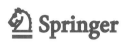

性与糖尿病

[美] 弗兰克·莫瓦伊伊斯-贾维斯 / 主编

秦贵军　郭立新 / 主译

科学技术文献出版社
SCIENTIFIC AND TECHNICAL DOCUMENTATION PRESS

·北京·

图书在版编目（CIP）数据

性与糖尿病 /（美）弗兰克·莫瓦伊斯–贾维斯主编；秦贵军，郭立新主译. —北京：科学技术文献出版社，2021.4
书名原文：Sex and Gender Factors Affecting Metabolic Homeostasis，Diabetes and Obesity
ISBN 978–7–5189–7758–1

Ⅰ.①性…　Ⅱ.①弗…　②秦…　③郭…　Ⅲ.①糖尿病—性激素—激素疗法
Ⅳ.① R587.105

中国版本图书馆 CIP 数据核字（2021）第 057775 号

著作权合同登记号　图字：01–2020–5125
中文简体字版权专有权归科学技术文献出版社所有
First published in English under the title
Sex and Gender Factors Affecting Metabolic Homeostasis，Diabetes and Obesity
edited by Franck Mauvais-Jarvis
Copyright © Springer International Publishing AG，2017
This edition has been translated and published under licence from
Springer Nature Switzerland AG.

性与糖尿病

策划编辑：蔡　霞　责任编辑：蔡　霞　责任校对：张永霞　责任出版：张志平	
出　版　者	科学技术文献出版社
地　　　址	北京市复兴路15号　邮编 100038
编　务　部	(010) 58882938，58882087（传真）
发　行　部	(010) 58882868，58882870（传真）
邮　购　部	(010) 58882873
官 方 网 址	www.stdp.com.cn
发　行　者	科学技术文献出版社发行　全国各地新华书店经销
印　刷　者	北京地大彩印有限公司
版　　　次	2021 年 4 月第 1 版　2021 年 4 月第 1 次印刷
开　　　本	889×1194　1/16
字　　　数	736千
印　　　张	25.75
书　　　号	ISBN 978–7–5189–7758–1
定　　　价	198.00元

译者编委会

主　译　秦贵军　郑州大学第一附属医院
　　　　　郭立新　北京医院

副主译　刘彦玲　郑州大学第一附属医院
　　　　　潘　琦　北京医院

译　者（按姓氏拼音排序）
　　　　　段晓晔　北京医院
　　　　　樊静雯　北京医院
　　　　　郭　丰　郑州大学第一附属医院
　　　　　李朦朦　北京医院
　　　　　李志臻　郑州大学第一附属医院
　　　　　林　栋　北京医院
　　　　　刘艳霞　郑州大学第一附属医院
　　　　　马晓君　郑州大学第一附属医院
　　　　　满富丽　北京医院

邵明玮　郑州大学第一附属医院

王伟好　北京医院

王晓霞　北京医院

吴丽娜　郑州大学第一附属医院

张　帅　北京医院

张献博　北京医院

赵艳艳　郑州大学第一附属医院

性与糖尿病

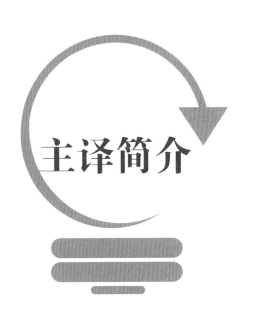

主译简介

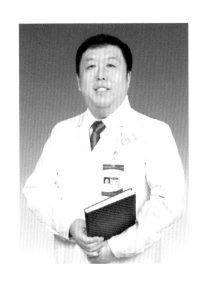

　　秦贵军，男，郑州大学第一附属医院主任医师、二级教授，郑州大学特聘教授，享受河南省政府特殊津贴。任中华医学会内分泌学分会常务委员、性腺学组组长，中华医学会糖尿病学分会委员，河南省医学会常务理事。受邀担任人民卫生出版社第八、第九版全国统编教材《内科学》编委，担任《中华糖尿病杂志》副总主编，以及《中华内分泌代谢杂志》《中国实用内科杂志》《郑州大学学报（医学版）》等10余部杂志编委。荣获河南省高层次人才、省管专家、河南省跨世纪学术和技术带头人、河南省先进工作者等多项荣誉。近年来承担和完成国家自然科学基金5项，国家级项目子课题10项，省厅级课题10余项，获得省科技成果二等奖4项。出版专著10余部，发表高水平学术论文300余篇，其中SCI收录论文100余篇，组织编写《特纳综合征诊治专家共识》《克莱恩费尔特综合征诊断治疗的专家共识》等多部国家级诊疗指南。

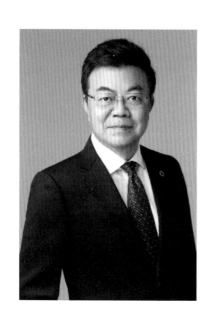

郭立新，男，医学博士，主任医师、教授，北京大学/中国协和医科大学博士研究生导师。现任北京医院·国家老年医学中心内分泌科主任。兼任中央保健会诊专家、国家慢病咨询专家委员会委员、中华医学会糖尿病学分会候任主任委员、北京医师协会内分泌专科医师分会会长、北京医学会糖尿病学分会前任主任委员、中华医学会老年医学分会内分泌学组副组长、中国药品安全合作联盟专家委员会副主任委员、中国科协全国糖尿病科普专家团秘书长、北京慢性病防治与健康教育研究会常务副会长。

担任《中华内分泌代谢杂志》《中国糖尿病杂志》《中华保健医学杂志》《中华临床营养杂志》《柳叶刀糖尿病及内分泌学杂志（中文版）》*Diabetes/Metabolism Research and Reviews*（*DMRR*）《中国实用内科杂志》《药品评价》《临床内科杂志》《内科急危重症杂志》等杂志编委/常务编委；*Diabetes Care*（中文版）副主编、《糖尿病（中文版）》副主编、《糖尿病研究与临床实践（中文版）》副主编、《中国医学前沿杂志》副主编、《中华糖尿病杂志》副总编辑。

从事内科、内分泌代谢病专业临床科研工作30余年，在糖尿病、糖尿病并发症及伴发病、糖尿病共病、老年内分泌代谢疾病领域做了大量的临床和科研工作，主持和参与多项国家级和省部级科研课题，主持和参与多项新药和新型医疗器械的注册研究。发表论文210余篇，主编、参编内分泌专著25部，参与本领域多项指南与共识的制定，在内分泌代谢疾病领域有所建树。

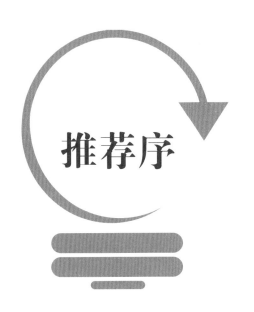

推荐序

在中国传统文化中，太极是古代哲学唯物辩证法的精髓。太极生阴阳，阴、阳是对立统一的两面，不可独存，是事物运动和发展变化的根源和规律，阴、阳又分别代表了女性和男性。近几年来，性别对代谢稳态、糖尿病和肥胖的影响逐渐成为内分泌学中的一个新兴领域。首先，两性之间固有的生物学差异，决定了雄性和雌性哺乳动物体内糖脂代谢和能量平衡在多个层面受到不同的调控，进而引起不同的表型和药物反应；其次，既往研究中，无论是基础还是临床，在性别选择上多有偏颇，仅关注男性或女性都容易一叶障目，不能展现疾病的全貌；再次，全球肥胖和糖尿病的发病率持续居高不下，而伴随着分子生物学、细胞生物学、遗传学、免疫学等基础学科的迅猛发展，性别差异在代谢领域的病理生理机制研究也获得了快速进步，不断有新发现报道。

对于这一方兴未艾的研究领域，国内很多学者也展示了浓厚兴趣和专业科研能力，但很遗憾的是，国内至今尚缺少归纳该领域研究成果的专业书籍。在此背景下，郑州大学第一附属医院秦贵军教授和北京医院郭立新教授团队通过持续关注该研究领域的科学家们和最新研究结果，系统编译了美国 Franck Mauvais-Jarvis 教授的书籍——《性与糖尿病》，填补了国内关于该领域专业书籍的空白。

本书旨在阐述生理性别和社会性别在代谢稳态及疾病中扮演的角色，以及雌激素和雄激素在其中的作用。内容新颖、丰富、全面，涵盖分子学水平和人群研究，包括：糖尿病和肥胖症的性别差异、雌激素在代谢稳态中的作用、雄激素对代谢稳态和代谢性疾病的影响、变性生物学与代谢。编译方面做到了信——语言力求精练、准确；雅——以贴近国内阅读习惯的文字呈现了纷繁复杂的研究内容；达——配以相关图示，可读性和实用性强，是一本既适合临床医生又适合科研工作者的专业著作。

本书提供了诸多的新知识、新观点，不仅为临床研究和基础研究提供了新的思路，也架起了二者之间的桥梁，有助于推动该领域的发展。今时今日，科学技术进步可谓一日千里，内分泌领域各亚专业的研究也是日新月异，希望本书可以继续紧跟研究热点，不断更新和再版，继续为国内学者提供新的内容和信息。正所谓公诸同好，将这本书推荐给大家，希望大家也喜欢它。

宁光

中国工程院院士

上海交通大学医学院附属瑞金医院院长

性与糖尿病

译者前言

　　很多基础和临床研究并不去关注受试者的性角色，部分研究仅选用一种性别作为观察对象，不同性别之间在诸多方面存在着明显的差异，包括社会学、心理学、生活方式偏爱、思维模式、机体的解剖结构、器官功能、生理学、激素节律，以及疾病的发生和发展，甚至存在巨大的性别间差异，尤其是其在内分泌代谢领域所产生的影响之深远比我们想象得更为普遍和重要，对于部分疾病，尤其是内分泌代谢疾病领域的很多疾病，立足于性别差别的研究才有可能呈现病理生理机制的全貌，才是科学的和严谨的。因此，进行相关的基础研究和临床实践也必须将性别差异的因素考虑在内。

　　这是一本关于性激素、性角色、性别差异与代谢稳态、肥胖和糖尿病领域的专业著作，本书共 4 章、27 节，主要介绍了代谢稳态及疾病中存在的性别差异，以及雌激素和雄激素在其中的重要作用。

　　第一章讨论了不同性别的糖尿病、肥胖和代谢综合征的流行病学，以及这些疾病在全球范围内表现出的性别偏倚。性别差异影响代谢的许多方面，涉及血糖异常和肥胖的发病机制，包括人体成分的差异、脂肪组织生物学和分布、胰岛素分泌及作用、代谢性炎症、瘦素调控心血管功能、营养和微生物介导的免疫代谢调节、雌激素受体 α 相关的肝脏生物学及功能、肌肉消耗、下丘脑神经元调控能量稳态过程等。

　　性激素是导致葡萄糖和能量稳态性别差异的主要原因。从第二章开始，本书分别论述了围绝经期及雌激素对女性葡萄糖稳态的影响、雌激素对肝脏脂质代谢的调节、雌激素受体在调节代谢平衡和胰岛素敏感性中的作用、雌激素对男性体重调节的影响、雌激素对棕色脂肪组织产热的调节、脑内雌激素在摄食行为中的作用、雌激素对机体低血糖反应的影响、雌激素对胰岛及胰岛素生成的影响、雌激素受体 α 调节能量和葡萄糖稳态的核膜作用、G 蛋白偶联雌激素受体在代谢稳态中的作用，以及雌激素硫酸转移酶和类固醇硫酸酯酶在代谢稳态中的性别依赖作用。

雄激素对两性的影响也是代谢与疾病性别特异性的一个重要方面。第三章介绍的内容包括睾酮缺乏及5α-还原酶抑制剂对男性代谢障碍的影响、睾酮治疗对性腺功能减退症男性葡萄糖稳态的疗效、母羊发育及成长过程中雄激素过多在PCOS发生代谢异常中的作用、非人灵长类动物雄激素对代谢调节的性别差异，雄激素过多在女性代谢紊乱中的作用。第四章介绍了跨性别个体中交叉激素性治疗对代谢的影响。

郑州大学第一附属医院和北京医院的内分泌同道们经过半年多的辛勤努力，联合翻译了本书。本书内容丰富，层次清晰、立足前沿最新的研究证据，内容涵盖性别与代谢稳态、糖尿病和肥胖症的方方面面。所提供的观点有助于我们理解性别对糖尿病等代谢性疾病的影响，以及更好地开展相关临床和临床前研究。全球糖尿病和肥胖负担日益加重，而其流行病学、病理生理，以及危险因素上的性别差异尚未有系统阐述，国内更是鲜有关注者，因此更彰显编译本书的重要性。

衷心感谢中国工程院院士宁光不辞辛苦，亲自提笔为本书撰写推荐序。

感谢郑州大学第一附属医院和北京医院同道们为本书付梓所做出的贡献。

感谢科学技术文献出版社编辑的精心编校。

作为译者，我们希望本书的编译能有助于内分泌代谢疾病领域或相关领域同道了解性别差异对内分泌代谢疾病发生发展产生的巨大影响，开展更多的相关科学研究，丰富证据，进而指导临床实践。在此也恳请各位读者提出宝贵意见。

秦贵军　郭立新

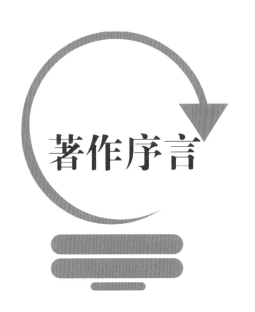

著作序言

在儿时我们就被教导"过马路时要向左右看"，这种顾全大局的意识可保障自己和他人的安全。在医学研究中，经常会出现没有"左右看"的情况，比如临床前研究仅选用雄性细胞或动物，临床研究仅选男性作为研究对象，这一现象在临床前研究更为普遍。事实上，人体解剖学、生理学和疾病谱普遍存在性别差异，仅关注男性容易以偏概全，不能展现病理生理机制的全貌。

在我还是一个眼科医生的时候，我对健康和疾病状态的性别差异首次产生了兴趣。因为我观察到许多眼科疾病女性的患病率高于男性，推测两性之间性激素的差异在其中发挥了一定的作用。以此为契机，我对健康及疾病相关各种研究中存在的性别差异产生了越来越浓厚的兴趣，以至于现在我担任着美国国立卫生研究院（National Institutes of Health，NIH）下属女性健康研究办公室（Office of Research on Women's Health，ORWH）主任的职务。NIH 一直提倡加强学术严谨度和透明度，提高科研的可重现性，ORWH 作为其中一部分，也一直致力于遵守相应的政策。我们要求接受 NIH 资助的科学家在进行基础研究、临床前研究、转化医学和临床研究时，必须将性别差异的因素考虑在内。

尽管已有大量关于性别差异的医学文献记载，但是在代谢领域，如能量平衡、脂肪分布、肥胖和代谢紊乱（如糖尿病）等方面，性别差异所产生的影响远比我们想象得更为普遍，更为重要。由于既往研究过度依赖雄性动物及细胞，且医学文献低估了性别差异对代谢的影响，所以代谢领域中一些有关性别差异的细节仍需要进一步研究。

所幸代谢稳态、肥胖和糖尿病领域相关研究已经开始重视性别差异。杜兰大学医学院内分泌学教授 Franck Mauvais-Jarvis 博士倡导在临床前研究中应该同时纳入男性和女性研究对象。作为本书的编辑，Franck Mauvais-Jarvis 博士召集在代谢稳态、糖尿病和肥胖症的病因和治疗等领域有卓越成就的科学家们，来充分阐述生理性别及社会性别因素在各代谢领域所发挥的作用。本书包括以下几个方面：糖尿病和肥胖症的流行病学；能量代谢、糖尿病和肥胖方面的性别差异；性激素在能量平衡、代谢平衡、体脂分布、肌肉功能和进食行为中的作用；以及男性和女性的激素替代治疗。

让所有的生物医学研究都考虑到性别差异是 NIH 的一个目标，这样可以做到"左右看"，从而获得整体而非片面的信息。临床前研究若不将性别差异考虑在内，就无法为后续的临床研究设计提供参考。仅选用雄性细胞或动物，可能会错过一些或许会使每个人都受益的发现，例如，某一性别中有"保护作用"的因素也许对所有人都具有治疗意义。生物医学研究中的基础知识具有重要临床意义，疾病的临床表现、临床护理及疗效和治疗中安全性等重要问题均可在基础研究中获取答案。既往临床前研究和临床研究对于性别差异影响的低估，为未来研究者提供了进一步完善的空间。

这本书为性别因素在代谢稳态、糖尿病和肥胖症中影响的研究提供了一个新的思路。不仅如此，本书还展示了许多重要的观点，大大推动了循证医学的进展。此外，由于全球肥胖和糖尿病负担日益加重，而其患病率、病理生理及伴随危险因素上的性别差异尚无系统阐述，这本书的出版可谓雪中送炭，对防治肥胖及糖尿病具有重要指导意义。

Janine Austin Clayton

美国国立卫生研究院

女性健康研究办公室

美国，马里兰州，贝塞斯达

2017

性与糖尿病

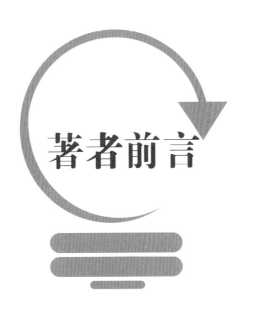

著者前言

　　由于两性之间固有的生物学差异，雄性和雌性哺乳动物体内葡萄糖稳态和能量平衡在多个层面受到不同的调控，进而影响了糖尿病和肥胖症的进展，以及对药物的反应。1993年，《美国国立卫生研究院振兴法案》规定将女性纳入临床试验，但许多研究人员仍未按不同性别分析结果。此外，因会增加研究的复杂性，多数研究人员在选择研究对象时会避开雌性啮齿动物，导致研究数据仅来自于雄性。NIH院长Francis Collins和负责女性健康研究办公室主任Janine Austin Clayton要求科学家们在临床前研究中要考虑到性别因素对研究结果的影响，以确保女性能从医学研究中有与男性相同的获益。NIH颁布了一项新的规定，即动物和细胞学研究要纳入两种性别的研究对象，从而避免临床前研究对雄性的过度依赖。2017年3月，在Debbie Clegg和Art Arnold的帮助下，我联系到了素未谋面的跨学科科研小组，并在加州太浩湖组织了第一届"性别因素影响代谢稳态、糖尿病和肥胖"的主题研讨会。参会者虽然来自于不同的基础和临床研究背景，但都致力于代谢性疾病中性别差异的研究。此次会议取得了圆满成功，从分子学角度到个体水平上，就性别在生物学和医学的重要性碰撞出了新知识、新观点。本书被认为是这次会议之后的必要补充，各章节由参会者参与编写，他们都是各自领域中研究代谢稳态和疾病在性别差异方面的专家。

Franck Mauvais-Jarvis

美国，路易斯安那州，新奥尔良

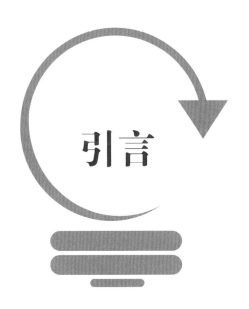

引言

　　本书旨在描述代谢稳态及疾病中存在的主要性别差异，以及雌激素和雄激素在其中的作用。在第一章中，我展示了一些流行病学证据，糖尿病、肥胖症和代谢综合征的发病率和患病率，在全球范围内表现出明显的性别偏倚。性别差异影响了代谢的许多方面，这些方面涉及血糖异常和肥胖症的发病机制。最明显的例子是人体成分的差异，由 Miriam Bredella 在"身体成分的性别差异"一节中进行讨论；脂肪组织生物学和分布，由 Susan Fried 及其同事在"人类和小鼠模型脂肪生物学与体型性别差异的细胞机制"一节中进行回顾；胰岛素的分泌及作用由 Rita Basu 及其同事在"男人来自火星，女人来自金星：胰岛素分泌及作用的性别差异"一节中阐述；肥胖引起的炎症在临床及临床前水平上也存在性别差异，由 Durga Singer 及其同事在"性别和性激素与代谢性炎症"一节中进行回顾；肥胖引起的高瘦素血症对心血管功能的影响由 Eric Belin De Chantemelle 在"瘦素对健康人和代谢性疾病患者心血管功能调控的性别差异"一节中进行分析；微生物及免疫系统在 1 型糖尿病中的作用由 Jayne Danska 及其同事在"防御下的性别效应：营养和微生物介导的免疫代谢调节"一节中进行讨论。Adriana Maggi 及其同事在"小鼠肝雌激素作用的性别二态性"一节中，讨论了雌激素受体 α（estrogen receptor-α，ERα）相关的肝生物学及功能的性别差异；Jose Garcia 及其同事在"肌肉消耗的性别差异"一节中回顾了骨骼肌新陈代谢及萎缩的性别差异，而 Holly Ingraham 在"精细调控代谢和行为性别差异的'司令官'：下丘脑腹外侧 VMH 神经元的起源和功能"一节中分析了下丘脑神经回路调控能量稳态过程中的性别差异。

　　青春期启动后性激素，包括雌激素和雄激素的分泌是导致葡萄糖和能量稳态性别差异的主要原因。从雌激素开始，我在"女性绝经、雌激素和葡萄糖稳态"一节中回顾了围绝经期及雌激素对于女性葡萄糖稳态的影响，且 John Stafford 在"雌激素在肝脂质代谢调控中的作用"一节中阐述了雌激素对肝脂质代谢的调节。ERα 在肌肉中的作用对于女性全身代谢平衡至关重要，由 Andrea Hevener 于"骨骼肌雌激素受体在调节代谢平衡和胰岛素敏感性中的作用"一节中进行描述；雌激素对男性体重调节的影响由 Katya Rubinow 在"男性雌激素和体重调节"一节中阐述。雌激素的一些最有力的作用（至少在实验中）与能量平衡的中枢调节和胰岛的保护有关，为了分别分析这些作用，Miguel Lopez 与其同事回顾了雌激素对棕色脂肪产热的调节作用（章节"雌二醇对棕色脂肪产热的调节"）；Yong Xu 解析了脑雌激素在摄食行为中的作用（章节"大脑雌激素和进食行为"）；Karen Briski 和同事关注雌激素对机体低血糖反应的影响（章节"性别差异及雌二醇在低血糖相关反调节中的作用"）；Mauvais-Jarvis 及其同事在"雌激素在胰岛生理病理中的作用"一节中分析了雌激素对胰岛及胰岛素生成的影响。雌激素的作用是由不同的细胞核和核外细胞，以及 G 蛋白偶联雌激素受体（G protein-coupled estrogen receptor，GPER）介导的，在"雌激素受体 α 的核膜作用：调节能量及葡萄糖稳态"一节中，Pierre Gourdy 和同事分析了 ERα 在细胞核和核膜上对能量和葡萄糖稳态的调节作用；Eric Prossnitz 与同事在"G 蛋白偶联雌激素受体与性别特异性代谢稳态"中回顾了 GPER 在代谢稳态中的作用；最后，在"雌激素硫酸转移酶和类固醇硫酸酯酶在代谢稳态中的性别依赖作用"一节中，Wen Xie 提供了关于雌激素在组织中的活化和失活，以及类固醇硫酸酯酶和雌激素硫酸转移酶在代谢稳态中的性别依赖作用的见解。

代谢与疾病的性别特异性的另一个关键方面涉及雄激素对男性和女性的影响。一方面，Abdulmaged Traish 在"睾酮缺乏及 5α- 还原酶抑制剂对男性代谢和性功能的负面影响"一节中描述了睾酮缺乏及 5α- 还原酶抑制剂（阻止睾酮转化为有生物活性的双氢睾酮）对男性代谢障碍的影响，同时 Farid Saad 在"睾酮缺乏男性的睾酮治疗与葡萄糖稳态"一节中讨论了睾酮治疗对性腺功能减退症男性葡萄糖稳态的疗效。另一方面，在发育期、青春期前及成年后体内雄激素过多被认为是多囊卵巢综合征（polycystic ovary syndrome，PCOS）的易感因素，后者是育龄期女性最常见的内分泌疾病。Vasantha Padmanabhan 在"母羊胰岛素抵抗的起源：胚胎时期的睾酮'编程'"一节中通过观察分析母羊发育及成长过程中雄激素过多在 PCOS 发生代谢异常中的作用。Charles Roberts 及其同事在"非人灵长类动物雄激素对代谢调节的性别差异"一节中分析了非人灵长类动物，而 Hector Escobar-Morreale 及其同事在"雄激素过多在女性代谢紊乱中的作用"一章中介绍了人类女性的情况。

最后，内分泌学中一个关键的新兴领域是跨性别个体中交叉激素治疗对代谢的影响，这个日益重要的问题涵盖在由 Deborah Clegg 及其同事编写的"变性生物学与代谢"一章中。

希望本书所汇集的知识能成为一剂催化剂，为代谢性疾病的性别特异性治疗开辟跨学科研究的通道。

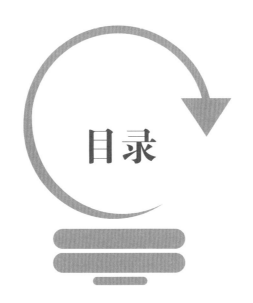

目录

第三章 雄激素对代谢稳态和代谢性疾病的影响

第四章 变性生物学与代谢

性
与
糖
尿
病

第一章

糖尿病和肥胖症的性别差异

第一节　糖尿病和肥胖症在流行病学中的性别差异

摘要

男性和女性在葡萄糖稳态及能量平衡方面的调节不同，该综述讨论了男性和女性在糖尿病和肥胖症方面最基础的性别差异，包括空腹血糖受损和葡萄糖耐量受损的患病率差异、2型糖尿病和1型糖尿病的患病率及发病率不同，以及代谢综合征和肥胖症的患病率差异。这些葡萄糖稳态和能量平衡方面的性别差异表明，应该进行基于性别的糖尿病治疗方案研究。

引言

流行病学被定义为一门对特定人群的健康和疾病模式、原因及影响进行研究的学科，是公共卫生的核心。它通过识别疾病的危险因素，并且以预防疾病为目标影响政策的制定和循证医学。越来越多的证据表明，性别会影响许多疾病的病理生理、发病率、患病率、病程和治疗反应。性别差异在生理和病理上至关重要，因为它代表着与性别相关的生物因素或许会带来更好的预防和治疗效果。男性与女性的葡萄糖稳态和能量平衡在某些方面受到不同的调节，本节概述了糖尿病和肥胖症中最基本的性别差异。这些差异包括空腹血糖受损和葡萄糖耐量受损的患病率、2型糖尿病和1型糖尿病的患病率及发病率，以及代谢综合征和肥胖症的患病率。葡萄糖稳态和能量平衡的性别差别为发展基于性别的代谢性疾病治疗方法提供了可能性。

葡萄糖稳态中的性别差异

口服葡萄糖耐量试验（oral glucose tolerance test，OGTT）的反应存在明显性别差异。与男性相比，女性具有较低的空腹血糖（fasting plasma glucose，FPG），较高的 OGTT 2 小时（plasma glucose 2 h following an OGTT，2-h PG）血糖。对于进行 75 g 糖耐量试验的女性而言，这些差异与身高呈正相关，由此进一步推测这与肌肉质量较少及肌肉对葡萄糖摄取情况有关。实际上，男性和女性的糖化血红蛋白量几乎相同，这表明男性和女性的餐后慢性血糖波动相似，而进行 OGTT 2 小时后血糖的差异可能是 OGTT 所给予的固定量葡萄糖负荷导致的结果。另外，性激素也可能是造成葡萄糖稳态性别差异的原因。事实上，在绝经期进行雌激素替代疗法可能会降低空腹血糖并损害葡萄糖耐量。

胰岛素敏感性也因性别而异。相较于同龄男性，健康女性的骨骼肌含量较低，脂肪组织含量较高，循环中游离脂肪酸较多，肌细胞内脂质含量较高，这些因素都会促进女性产生胰岛素抵抗。然而，女性却表现出与男性相似的胰岛素敏感性，甚至，女性会对游离脂肪酸诱导的胰岛素抵抗产生抗性。当身体健康程度类似时，由于女性骨骼肌对葡萄糖的处置能力较强，在高胰岛素正葡萄糖钳夹试验中，女性的胰岛素敏感性高于男性。但是务必要留意，身体健康状况是影响女性胰岛素敏感性的关键因素。健康状况较男性差的女性会表现出胰岛素抵抗，因此尽管葡萄糖通过胰岛素依赖性的方式促进了自身的处置能力（葡萄糖自身代谢效能），这些女性的葡萄糖处置能力与男性相当。餐后检测结果显示，女性餐后胰岛素和 C 肽浓度均较高（尽管血糖水平与男性相似）。这表明，与男性相比女性胰岛素的分泌量更多。实际上，女性的处置指数比男性更高，这反映在给定水平的胰岛素作用下女性分泌的胰岛素更多。与男性相比，促进女性葡萄糖稳态的机制尚不清楚，但这种差异至少部分归因于绝经期前内源性雌二醇的有益作用。

2型糖尿病中的性别差异

糖尿病前期综合征，如空腹血糖受损（impaired fasting glucose，IFG）和葡萄糖耐量受损（impaired glucose tolerance，IGT）的患病率在研究人群中也存在性别差异。事实上，IFG在男性中较多，而IGT在女性中更为普遍。早期血糖异常的性别差异原因尚不清楚，但可能涉及性激素的作用。现实中，在绝经期使用雌激素替代治疗会降低空腹血糖，同时损害葡萄糖耐量。2型糖尿病的患病率同样存在性别差异。总体而言，男性糖尿病的全球患病率较高，但女性糖尿病患者多于男性患者。这种糖尿病患病率的性别差异取决于个体所处的生殖阶段，在青春期之前男性糖尿病患病率高，而在绝经期之后女性糖尿病患者更多。在大多数人群中老年女性较老年男性更多，加上糖尿病患病率随年龄增长呈上升趋势，二者的共同作用导致了上述糖尿病患病率的性别差异。美国国家健康与营养调查（National Health and Nutrition Examination Survey，NHANES）20多年来的数据显示，糖尿病和糖尿病前期患者（包括未确诊的病例）几乎占到了美国成年人的一半，并表现出性别差异。在确诊糖尿病之前，作者对不同的数据库使用了两种不同的糖尿病诊断标准：第一种包括糖化血红蛋白（hemoglobin A1c，HbA1c）、FPG和2-h PG三个指标；第二种仅包括HbA1c和FPG，而没有2-h PG。这项2011—2012年的研究报告显示，在不包括2-h PG的糖尿病诊断标准下，男性总体糖尿病患病率显著较高（13.6% *vs.*11.4%，男性 *vs.* 女性），并且糖尿病前期的患病率呈上升趋势（39.1% *vs.* 33.8%，男性 *vs.* 女性）。这是一个重要的观察结果，正如前面所讨论的，更多的男性糖尿病患者表现出空腹血糖受损，而更多的女性表现出葡萄糖耐量受损（通过2-h PG评估）。因此，在计算糖尿病患病率时排除2-h PG值可能会低估女性糖尿病和糖尿病前期的患病率。

在酮症倾向糖尿病中也观察到了重要的男性主导现象（75%），这是一种严重的2型糖尿病（美国糖尿病协会将其归类为特发性1型糖尿病），主要发生在非高加索人群中，并且具有产生急性胰岛素依赖并在缓解期发生糖尿病酮症酸中毒的倾向。而处于无排卵或低雌激素状态以外的女性则对酮症倾向糖尿病具有一定的抵抗能力。

1型糖尿病中的性别差异

1型糖尿病（type 1 diabetes mellitus，T1DM）的发病率存在性别差异。T1DM是唯一一种不以女性优势为特征的自身免疫性疾病。事实上，2001年Gale等人的研究中，显示T1DM在高加索人群中男性占优势（男女比例为1.7：1）。与男孩相比，女孩残余β细胞功能更强大，女孩T1DM发病率的降低与青春期有关。这表明女性性激素可对T1DM起到短暂的预防作用。事实上，T1DM青少年血清中的主要雌激素、雌二醇（estradiol，E_2）和血清雌激素活性均降低，表明这些个体可能已经失去了E_2对T1DM的保护作用。此外，E_2已被证实可以保护啮齿动物和人类胰岛在体内的生存，免受多种代谢和促炎性损伤的侵害。在最近的一项临床前研究中，E_2疗法通过恢复iNKT细胞的免疫调节功能帮助非肥胖型糖尿病（nonobese diabetic，NOD）小鼠预防胰岛炎和T1DM。

代谢综合征和肥胖中的性别差异

在全球范围内，女性肥胖患病率高于男性。最近几十年，美国女性腹型肥胖率相比于男性增长了更多。

如今，在世界上许多国家中，女性存在与代谢综合征相关内脏肥胖的概率是之前的 2 ～ 10 倍。NHANES 最新一项研究报告数据显示，2012 年女性代谢综合征的患病率明显高于男性（35.6% *vs.* 30.3%）。早先一项使用了 1999—2006 年 NHANES 数据的研究曾报道美国女性代谢综合征的发病率增长显著高于男性。与男性相比，女性代谢综合征患病率大幅增加是一个值得关注的现象，在中国成年人（分别为 17.8% 和 9.8%）和印度成年人（分别为 39.9% 和 22.9%）中也有相同的现象。重要的是，在分析代谢综合征患者个体差异时，在美国成年人中，女性腹部肥胖的发生率明显高于男性（58.0% *vs.* 41.1%），印度（44% *vs.* 25.6%），特别是中国（13.9% *vs.* 1.7%）和阿曼（44.3% *vs.* 4.7%），成年女性腹型肥胖的发生率均明显高于男性。在所有年龄组，均能观察到中心性肥胖存在女性主导的倾向。

➕ 结论

性别效应是医学中的一个基础问题，在葡萄糖稳态、糖尿病前期综合征、2 型糖尿病和 1 型糖尿病中都存在性别差异。而性激素在这些性别差异中至少发挥着部分作用。对于葡萄糖稳态、胰岛素分泌、胰岛素作用，以及糖尿病的发生、发展过程中存在的性别差异的进一步探究，将提供一条预防血糖代谢障碍的新途径，并为临床研究提供依据。这些知识对于促进糖尿病相关性别治疗方案的发展至关重要。性别差异在全球腹型肥胖流行发展过程中起到的决定性作用，这种现象代表着一个新的方向，即开发基于性别的代谢综合征相关治疗方案。

（翻译：赵艳艳　审校：郭丰）

参考文献

1. AGUILAR M，BHUKET T，TORRES S，et al. Prevalence of the metabolic syndrome in the United States，2003-2012. JAMA，2005，313：1973-1974.

2. AL-LAWATI J A，MOHAMMED A J，AL-HINAI H Q，et al. Prevalence of the metabolic syndrome among Omani adults. Diabetes Care，2003，26：1781-1785.

3. BASU R，DALLA MAN C，CAMPIONI M，et al. Effects of age and sex on postprandial glucose metabolism：Differences in glucose turnover，insulin secretion，insulin action，and hepatic insulin extraction. Diabetes，2006，55：2001-2014.

4. BLOHME G，NYSTROM L，ARNQVIST H J，et al. Male predominance of type 1（insulin-dependent）diabetes mellitus in young adults：Results from a 5-year prospective nationwide study of the 15-34-year age group in Sweden. Diabetologia，1992，35：56-62.

5. FORD E S，GILES W H，MOKDAD A H. Increasing prevalence of the metabolic syndrome among U. S. Adults. Diabetes Care，2004，27：2444-2449.

6. FRIAS J P，MACARAEG G B，OFRECIO J，et al. Decreased susceptibility to fatty acid-induced peripheral tissue insulin resistance in women. Diabetes，2001，50：1344-1350.

7. GALE E A，GILLESPIE K M. Diabetes and gender. Diabetologia，2001，44：3-15.

8. GLUMER C，JORGENSEN T，BORCH-JOHNSEN K. Prevalences of diabetes and impaired glucose regulation in a Danish population：The Inter99 study. Diabetes Care，2003，26：2335-2340.

9. GOURDY P，BOURGEOIS E A，LEVESCOT A，et al. Estrogen therapy delays autoimmune diabetes and promotes the protective efficiency of natural killer T-cell activation in female nonobese diabetic mice. Endocrinology，2016，157：258-267.

10. GU D，REYNOLDS K，WU X，et al. Prevalence of the metabolic syndrome and overweight among adults in China. Lancet，2005，365：1398-1405.

性与糖尿病

11. GUPTA R，DEEDWANIA P C，GUPTA A，et al. Prevalence of metabolic syndrome in an Indian urban population. International Journal of Cardiology，2004，97：257-261.

12. KELLY T，YANG W，CHEN C S，et al. Global burden of obesity in 2005 and projections to 2030. International Journal of Obesity，2008，32：1431-1437.

13. LOUET J F，SMITH S B，GAUTIER J F，et al. Gender and neurogenin3 influence the pathogenesis of ketosis-prone diabetes. Diabetes，Obesity & Metabolism，2008，10：912-920.

14. MARTINEZ D，CASTRO A，MERINO P M，et al. Oestrogen activity of the serum in adolescents with Type 1 diabetes. Diabetic Medicine，2016，33：1366-1373.

15. MAUVAIS-JARVIS F. Role of sex steroids in beta cell function，growth，and survival. Trends in Endocrinology and Metabolism，2016，27：844-855.

16. MAUVAIS-JARVIS F，MANSON J E，STEVENSON J C，et al. Menopausal hormone therapy and type 2 diabetes prevention：Evidence，mechanisms and clinical implications. Endocrine Reviews，2017，38：173-188.

17. MAUVAIS-JARVIS F，SOBNGWI E，PORCHER R，et al. Ketosis-prone type 2 diabetes in patients of sub-Saharan African origin：Clinical pathophysiology and natural his- tory of beta-cell dysfunction and insulin resistance. Diabetes，2004，53：645-653.

18. MENKE A，CASAGRANDE S，GEISS L，et al. Prevalence of and trends in diabetes among adults in the United States，1988-2012. JAMA，2015，314：1021-1029.

19. MOZUMDAR A，LIGUORI G. Persistent increase of prevalence of metabolic syndrome among U. S. adults：NHANES III to NHANES 1999-2006. Diabetes Care，2011，34：216-219.

20. NUUTILA P，KNUUTI M J，MAKI M，et al. Gender and insulin sensitivity in the heart and in skeletal muscles. Studies using positron emission tomography. Diabetes，1995，44：31-36.

21. NYSTROM L，DAHLQUIST G，OSTMAN J，et al. Risk of developing insulin-dependent diabetes mellitus（IDDM） before 35 years of age：Indications of climatological determinants for age at onset. International Journal of Epidemiology，1992，21：352-358.

22. SAMUELSSON U，LINDBLAD B，CARLSSON A，et al. Residual beta cell function at diagnosis of type 1 diabetes in children and adolescents varies with gender and season. Diabetes/Metabolism Research and Reviews，2013，29：85-89.

23. SICREE R A，ZIMMET P Z，DUNSTAN D W，et al. Differences in height explain gender differences in the response to the oral glucose tolerance test- the AusDiab study. Diabetic Medicine，2008，25：296-302.

24. TIANO J P，MAUVAIS-JARVIS F. Importance of oestrogen receptors to preserve functional beta-cell mass in diabetes. Nature Reviews Endocrinology，2012，8：342-351.

25. UMPIERREZ G E，SMILEY D，KITABCHI A E. Narrative review：Ketosis-prone type 2 diabetes mellitus. Annals of Internal Medicine，2006，144：350-357.

26. VAN GENUGTEN R E，UTZSCHNEIDER K M，TONG J，et al. Effects of sex and hormone replacement therapy use on the prevalence of isolated impaired fasting glucose and isolated impaired glu- cose tolerance in subjects with a family history of type 2 diabetes. Diabetes，2006，55：3529-3535.

27. WILD S，ROGLIC G，GREEN A，et al. Global prevalence of diabetes：Estimates for the year 2000 and projections for 2030. Diabetes Care，2004，27：1047-1053.

28. WILLIAMS J W，ZIMMET P Z，SHAW J E，et al. Gender differences in the prevalence of impaired fasting glycaemia and impaired glucose tolerance in Mauritius. Does sex matter？ Diabetic Medicine，2003，20：915-920.

第一章 糖尿病和肥胖症的性别差异

第二节　身体成分的性别差异

摘要

　　男性和女性的身体成分有所不同，男性肌肉比例更高，女性脂肪比例更高。男性更容易在躯干和腹部堆积脂肪组织，女性的脂肪组织则通常堆积在臀部和大腿周围。而关于异位脂肪库的性别差异目前知之甚少。影像技术的进步使得对腹部和股臀脂肪区、肌细胞内脂质、肝内脂质、心包脂肪组织、颈部脂肪组织，包括棕色脂肪组织和舌部脂肪组织的无创评估成为可能。本节中，我们将讨论区域脂肪组织、肌肉质量、异位脂质和棕色脂肪组织的性别差异及其对心血管代谢风险的影响。此外，本节还将介绍能够无创量化身体成分的新型成像技术。

引言

　　男性和女性之间潜在的生理差异可能会影响肥胖和糖尿病的预防、诊断和治疗，这一点引起了人们极大的兴趣，虽然男性和女性都易患肥胖症，但发病率和预后在不同性别间存在差异，脂肪分布模式也是如此。BMI 相同的男性和女性，男性有更多的肌肉，女性有更多的脂肪，男性更容易在躯干和腹部积累脂肪组织，而女性通常在臀部和大腿周围积累脂肪组织。而关于异位脂肪库的性别差异目前知之甚少，影像技术的进步使得人们可以无创地评估腹部和臀大肌脂肪腔、细胞内脂质、肝内脂质、心包脂肪组织，以及颈部脂肪组织、棕色脂肪组织和舌部脂肪组织。本节中，将讨论区域脂肪组织、肌肉质量、异位脂质和棕色脂肪组织的性别差异及其对心血管代谢风险的影响。此外，还将介绍能够无创量化身体成分的新型成像技术。

腹部脂肪组织

　　在相同 BMI 的情况下，女性的体脂率更高，且股臀区体脂比例相对较高，而男性的腹部脂肪较多。研究表明，体脂分布情况对心血管代谢风险的影响大于总体脂肪量过多的影响。男性的腹部脂肪堆积与心血管代谢风险增加相关，而女性在臀大肌周围较多的脂肪分布可能相对具有保护作用。在腹部，脂肪会在皮下的脂肪组织（subcutaneous adipose tissue，SAT）或深部的内脏脂肪组织（visceral adipose tissue，VAT）中堆积。多项研究表明，VAT 与心血管代谢风险增加有关。影像技术的进步使得对皮下和内脏脂肪的详细评估成为可能。

　　双能 X 射线吸收测定法（dual-energy X-ray absorptiometry，DXA）是一种常见的用于筛查骨质疏松症的技术，应用方便，且辐射剂量很小，价格相对便宜。DXA 能够评估身体成分（如脂肪和肌肉），现被证实其与通过计算机断层扫描（computed tomography，CT）或磁共振成像（magnetic resonance imaging，MRI）获得的正常人群的测量结果十分接近。但是，已经证明，在体重处于极端情况下，如肥胖和厌食导致的消瘦时，DXA 低估了躯干脂肪（VAT 的替代物）和大腿脂肪，并且这种误差随着体重的增加而增加。如今，DXA 技术的进步允许使用基于灰度值变化和特殊建模技术的算法评估 VAT 和腹部 SAT。笔者进行了一项研究，在不同体重的女性中测试这项新技术，结果显示对于体重极低的受试者，DXA 定量测量 VAT 和 SAT 的准确性较低，而对于超重和肥胖的女性，DXA 的准确性较高。

性与糖尿病

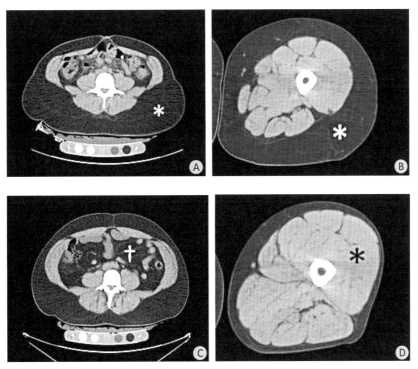

39 岁的肥胖女性（A、B），37 岁的肥胖男性（C、D），BMI 均为 33 kg/m²。女性腹部和大腿的皮下脂肪组织较多（白色星号），男性内脏脂肪组织较多（十字），肌肉质量较多（黑色星号）。与男性相比，女性拥有更好的代谢状况（血清低密度脂蛋白胆固醇 0.57 g/L *vs.* 1.47 g/L、高密度脂蛋白胆固醇 0.68 g/L *vs.* 0.32 g/L、甘油三酸酯 0.45 g/L *vs.* 1.59 g/L、胰岛素 4.9 × 10⁻³ U/L *vs.* 7.0 × 10⁻³ U/L、胰岛素抵抗指数 0.98 *vs.* 7.00）。

图 1-1　通过 CT 测定腹部和大腿的组成成分

　　CT 和 MRI 被认为是详细评估包括腹部脂肪区在内身体成分的金标准（图 1-1）。使用 CT 进行的研究表明，男性 VAT 质量是女性的 2 倍。Machann 等人使用全身 MRI 评估 150 名健康志愿者（90 名女性，60 名男性）身体成分上的性别差异，这些人年龄跨度大（19 ~ 69 岁），具有 2 型糖尿病（type 2 diabetes mellitus，T2DM）风险。在年龄和 BMI 相近的情况下，女性相比于男性有更高的总体脂肪组织百分比、更低的 VAT 百分比和更高的 SAT 百分比。与男性相比，女性的下肢脂肪更多。在一项针对绝经前女性的研究中，Lemieux 等人通过 CT 发现，尽管女性的全身脂肪比男性多，但其 VAT 较少，这与其更低的代谢风险具有相关性。Fox 等人选取了弗雷明汉心脏队列研究中接受了腹部 CT 检查的 3001 名受试者（1452 名女性，1549 名男性，平均年龄 51 岁），腹部 SAT 和 VAT 与血压、空腹血糖、三酰甘油、高密度脂蛋白胆固醇显著相关，与发生高血压、空腹血糖受损、2 型糖尿病和代谢综合征的概率增加相关，而 VAT 与大多数心血管代谢危险因素之间的相关性更强。与男性相比，女性 VAT 与心血管代谢危险因素的相关性更强。随着 SAT 和 VAT 的增加，性别差异越显著。相比于男性，女性与更多不利的心血管代谢危险因素，有更强的相关性。这些研究表明，虽然女性有更多的 VAT，但与男性相比，其心血管代谢风险反而更高。

⊕ 肌肉质量

　　骨骼肌在葡萄糖稳态调节中发挥至关重要的作用，其负责大部分基础和胰岛素刺激的葡萄糖摄取。骨骼肌水平的胰岛素作用受损是胰岛素抵抗和 2 型糖尿病临床表现的核心。此外，骨骼肌减少症，即骨骼肌质量和功能随年龄增长而下降，可能是一个未被重视的致 2 型糖尿病的危险因素。与健康对照组相比，2 型糖尿病患者腿部肌肉质量、力量和功能的下降幅度更大。脂肪较少或无脂肪的肌肉质量可以使用 DXA 评估，然而，DXA 会高估大腿肌肉质量，并且其误差随着体重的增加而增加。CT 和 MRI 被认为是量化骨骼肌质量的金标准（图 1-1）。

　　肌肉质量的性别差异在青春期变得明显，男孩比女孩拥有更大块的肌肉。Gallagher 等人通过 DXA 评估了 148 名女性和 136 名男性骨骼肌质量的性别差异：男性的肌肉质量高于女性，而且这种差异在上半身更为明显。随着年龄的增长，男性的肌肉萎缩幅度比女性更大。Janssen 等人对 468 名年龄在 18 ~ 88 岁的男性和女性中进行了全身 MRI 检查：男性骨骼肌的绝对质量和相对质量均显著高于女性（38% *vs.* 31%），身体上部（40%）的性别差异大于身体下部（33%）的性别差异，肌肉质量随衰老而减少，这种变化与性别无关，且下半身肌肉减少得更多。

　　一项研究调查了 1433 名 60 岁以上，并且参加了 2010 年第五次韩国国民健康与营养调查的受试者（658 名男性和 775 名女性），研究发现女性的肌少性肥胖患病率高于男性（31.3% *vs.* 19.6%）。Ochi 等人对 496 名健康中老年男性和女性进行了大腿 CT 检查，以评估经体重校正后的肌肉质量，并通过颈动脉超声评估颈动脉内膜中层厚度（intima-media thickness，IMT）和臂踝脉搏波传导速度（brachial-ankle pulse wave velocity，baPWV）。男性相对较多的肌肉与颈动脉 IMT 和 baPWV 呈负相关，而女性则没有这种相关性。第三次美国国家健康与营养调查中一项包括了 4652 名老年男性和女性 [平均年龄（70.6 ± 0.2）岁] 的研究显示，女性肌少性肥胖的患病率低于男性（18.1% *vs.* 42.9%）。然而，仅在女性中肌少性肥胖与死亡率增加相关，且无论是否存在肥胖，骨骼肌减少症女性的死亡率均高于男性。报告显示，肌肉质量的性别差异导致在女性中具有较高的疾病发生率和死亡率。结果提示随着年龄的增长保持肌肉质量的重要性，特别是那些由于脂肪含量高且肌肉质量低而更容易患上肌少性肥胖的女性。

✚ 肌细胞内脂质

　　在骨骼肌中，脂质存在于肌肉纤维之间，称为肌细胞外脂质（extramyocellular lipids，EMCL），而在肌肉细胞内的称为肌细胞内脂质（intramyocellular lipids，IMCL）。IMCL 被证实在胰岛素抵抗的发病机制中起关键作用。IMCL 可通过质子 MR 波谱（proton MR spectroscopy，^{1}H-MRS）进行定量测量，几项研究表明，^{1}H-MRS 在胰岛素抵抗、T2DM 和脂质代谢紊乱状态下测定的 IMCL 值偏高。对 IMCL 和 EMCL 的区分是基于两者在肌肉内几何排列的不同，这与其整体磁化率的不同有关，并进一步导致了两者之间的光谱分离（图 1-2）。

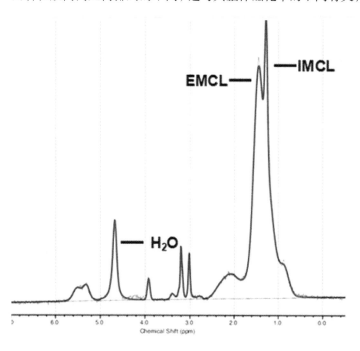

^{1}H-MRS 波谱显示 IMCL 和 EMCL 共振。1.3 ppm 的 IMCL（肌细胞内脂质）亚甲基质子；1.5 ppm 的 EMCL（肌细胞外脂质）亚甲基质子；H_2O 为残留水信号。

图 1-2　比目鱼肌质子 MR 波谱（^{1}H-MRS），用于评估肌细胞内脂质含量

性与糖尿病

8

Machann 等人对 150 名健康志愿者使用 ¹H-MRS 进行比目鱼肌内 IMCL 定量测定，并对脂肪组织贮存库进行全身 MRI 定量。尽管他们的 BMI 和年龄相似，但男性 IMCL 明显高于女性。在女性中，IMCL 与总脂肪组织、VAT 和腹部 SAT 呈正相关，与下肢脂肪组织呈负相关。

然而，IMCL 构成同样对心血管代谢风险起重要作用。胰岛素抵抗和代谢综合征患者的脂肪酸组成特点是饱和脂肪酸含量高，多不饱和脂肪酸含量低。因此，评估体内脂质成分和不饱和程度的技术也许可以提供关于心血管代谢风险的重要信息。利用局部二维相关光谱（localized 2d correlation spectroscopy，L-COSY）可以定量测定肌肉脂质的组成。为了研究骨骼肌组成的性别差异，Velan 等人对 8 名体重正常的绝经前女性和 8 名体重正常年龄相当的男性进行了研究，使用 L-COSY 测定比目鱼肌饱和脂肪酸和不饱和脂肪酸含量。与男性相比，女性 IMCL 和 EMCL 中脂肪酸的不饱和度较低。这可能促进了女性心血管代谢风险的增长。

🩺 肝内脂质

非酒精性脂肪肝（nonalcoholic fatty liver disease，NAFLD）是肥胖症的并发症之一，即在不摄入酒精的情况下肝发生脂肪浸润。NAFLD 的病变程度包括从初级的脂肪变性到非酒精性脂肪性肝炎（nonalcoholic fatty liver disease，NASH）。NASH 与肝纤维化、肝硬化和肝细胞癌的发展有关，预计将来 NASH 将成为肝移植最常见指征。虽然越来越多的人认识到胃肠道疾病中存在性别差异，但是关于 NAFLD 性别差异的资料却很少。磁共振成像技术的进步使肝脂质含量的无创精确定量成为可能，此外笔者已经研发出用于 ¹H-MRS 的脉冲序列，可以在一次屏气过程中评估肝脂质（图 1-3）。

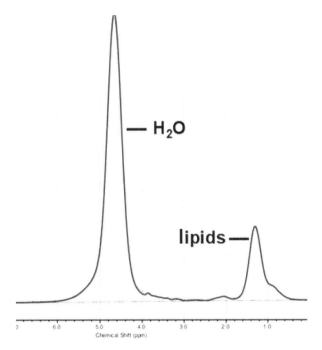

¹H-MRS 光谱显示脂质（1.3 ppm）和未抑制的水（4.7 ppm）共振。

图 1-3 单次屏息内右肝叶质子 MR 波谱（¹H-MRS），用于评估肝内脂质

Machann 等人对 150 名年龄跨度较大（19 ～ 69 岁）且有发展为 T2DM 风险的健康志愿者进行了 ¹H-MRS 肝脂质含量的定量分析。在 BMI 相似的情况下，男性和女性的肝脂质含量没有显著差异。然而，在女性中，肝内脂质与年龄、VAT 和腹部 SAT 呈正相关；在男性中，肝内脂质仅与 VAT 相关。Westerbacka 等人使用 ¹H-MRS 评估了 66 名男性和 66 名女性的肝内脂质，男性和女性的肝内脂质含量没有显著差异，肝内脂质与血

清胰岛素水平、年龄、BMI、腹内和皮下脂肪含量呈正相关，且无性别差异。

肝的脂肪浸润也可以通过 CT 评估，其方法是测量亨斯菲尔德单位（HU）的肝衰减，该衰减与 ^{1}H-MRS 测定的肝脂质含量相关。North 等人用 CT 检测了参与 NHLBI 家庭心脏研究的 1242 名男性和 1477 名女性的肝衰减，并将其作为脂肪浸润的标志。结果显示，与女性相比，男性的肝衰减率明显较低，这与脂肪浸润相一致（图 1-4）。在男性和女性中，脂肪浸润与 VAT、血清三酰甘油和胰岛素抵抗有关。然而，在女性中，肝脂肪浸润与 VAT 和 HOMA-IR 的相关性更强。肝脂肪浸润仅在男性中与饮酒和 BMI 相关，在女性中未观察到这种相关性。

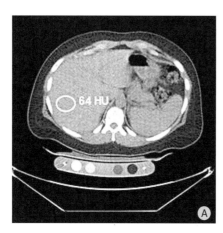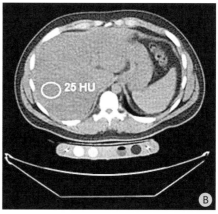

图 1-4　39 岁肥胖女性（BMI 31 kg/m²）（A）和 37 岁具有相同 BMI 的男性（B）右肝叶肝内脂质含量的无增强 CT 图像。图像使用相同窗和层面显示，男性的 CT 衰减比女性低，与脂肪浸润一致

Lonardo 等人通过超声检测研究了关于肝脂肪浸润预测因子的性别差异。研究表明，BMI 是男性和女性脂肪浸润的独立预测因子，糖耐量受损是女性肝脂肪浸润的预测因子，而在男性中则不是；血清三酰甘油升高是男性脂肪浸润的预测因子，女性则没有。此外，女性中心性肥胖是脂肪肝的预测因子，而在男性中未发现相关性。这些发现提示，肝脂肪浸润存在性别特异性途径。了解这些肝内脂肪积聚性别差异的潜在机制，可能有助于改进预防和治疗 NAFLD 和 NASH 的策略。

心包脂肪组织

最近的研究认为，心包脂肪组织（pericardial adipose tissue，PAT）即心脏周围的脂肪，是冠状动脉疾病（coronary artery disease，CAD）、房颤、颈动脉内膜 - 中层厚度增加和颈动脉硬化的一个新危险因素。PAT 是一种独特的脂肪库，它在解剖学上接近心肌、冠状动脉和心房传导系统，除了储存脂质，PAT 还分泌脂肪因子和炎性细胞因子，由于它们靠近冠状动脉并与冠状动脉壁共享血液供应，因此可能会导致动脉粥样硬化的加速，使用 CT 可以准确地定量 PAT。

心血管疾病（cardiovascular disease，CVD）的发病率因性别而异，虽然 CVD 和心脏病在老年男性中比女性更普遍，但患 CVD 的女性死亡率要高于男性。男性和女性之间 PAT 量的差异可能是观察到 CVD 临床表现存在性别差异的原因。

Rosito 等人在一项对 1155 名无心血管疾病，并且是弗雷明汉心脏研究参与者（522 名男性，633 名女性，平均年龄 63 岁）的研究中发现，尽管年龄和 BMI 相似，通过 CT 测得男性的 PAT 量明显高于女性（图 1-5），但是 PAT 却与女性的收缩压、舒张压和空腹血糖呈正相关，而在男性中无关。此外，PAT 独立于 BMI，与血清三酰甘油、高密度脂蛋白胆固醇相关，与高血压、空腹血糖受损、2 型糖尿病和代谢综合征显著相关，且对

女性的影响显著高于男性。这些数据表明，PAT 与女性的不良风险因素相关性高于男性。在弗雷明汉心脏研究
另一项包含 1946 名参与者的研究中 [1067 名男性，879 名女性，平均年龄（44.0±6.4）岁]，Friedman 等人通
过 P 波指数检测 PAT 和心房传导的关系。在男性和女性中，校正内脏和胸内脂肪后 PAT 与 P 波持续时间显著
相关。在女性中，PAT 与经胸内和内脏脂肪校正后的 P 波面积有关，与内脏脂肪校正后的 P 波终末电势有关。
在经 BMI 校正的多变量模型中，心包脂肪与女性的 P 波持续时间和 P 波终末电势，以及男性的 P 波振幅及终
末电势相关。Brinkley 等人对来自动脉粥样硬化多种族研究（multi-ethnic study of atherosclerosis，MESA）团队
的 5770 名参与者 [2719 名男性，3051 名女性，平均年龄（62.1±10.2）岁] 进行了颈动脉硬化的 CT 和超声评估。
在男性和女性中，PAT 与动脉硬化程度呈正相关，与身高、人口统计学、行为因素、血压、代谢因素、药物使
用、CRP、BMI 和腰围等参数无关。然而，在女性中统计的效应量高于男性。在一项关于 PAT 和颈动脉硬度之
间的关系是否被总体或腹部肥胖改变的探究性研究中，PAT 和颈动脉硬化的相关性在非肥胖女性中增强了 2 倍，
而在男性中，肥胖亚组间的相关性没有差异。这些发现表明，当身体脂肪总量较低或正常时，过多的 PAT 对
人体危害更大，并且这些变化在女性中更明显。

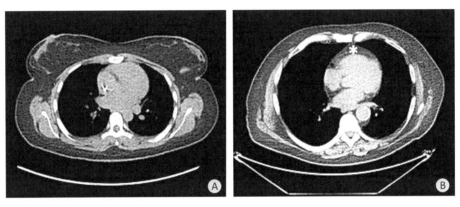

图 1-5　一名 33 岁的肥胖女性（BMI 31 kg/m²）（A）与年龄和 BMI 相似的男性（B）的胸部 CT 平扫，以评估心包脂肪组织。尽管 BMI 相同，
但该男性的心包脂肪组织（星号）面积高于女性

颈部脂肪组织

颈部的脂肪堆积（通常以颈围来估计）已被认为是一个独立于 BMI 和腰围的代谢性疾病重要标志。与明
确定义的腹部脂肪区（VAT 和 SAT）相比，对颈部的离散脂肪区和颈部脂肪组织的潜在性别差异了解较少。在
一项回顾性研究中，通过 CT 对 151 名女性和 152 名男性的颈部脂肪组织区进行了评估，受试者广泛分布于各
个年龄 [18～91 岁，平均年龄为（55±17）岁；16～47 kg/m²，平均 BMI 为（28±6）kg/m²]。每个 BMI
分组（正常体重、超重、肥胖）中有 101 名受试者，不同性别之间没有年龄差异。通过 CT 评估颈部脂肪组织，
并进行相关检查评估是否存在心血管（cardiovascular，CV）风险和代谢综合征。在颈部发现了 3 种离散的脂
肪组织：位于皮肤和颈深部脂肪之间的颈部皮下 / 浅表脂肪组织（subcutaneous/superficial neck adipose tssue，
NATsc）和两个肌肉间脂肪室；颈后脂肪组织（posterior cervical neck adipose tissue，NATpost）位于胸锁乳突肌、
斜角肌和斜方肌之间；而椎体周围脂肪组织（perivertebral neck adipose tissue，NATperivert）散布于颈椎周围的
肌肉之间。身材偏瘦的男性和女性颈部脂肪组织无显著差异。然而，超重和肥胖的女性颈部皮下脂肪明显多于
男性，尽管她们的年龄和 BMI 与男性相同。相反，超重和肥胖的男性与肥胖女性相比，颈部肌肉间的脂肪成分
（NATpost 和 NATperivert）明显更多（图 1-6）。NATpost 和 NATsc 与心血管代谢风险相关，女性的心血管代谢
风险高于男性。无论男女，即使在校正 BMI 之后，NATsc 仍与代谢综合征相关。在两种性别中，NATpost 较多

者的代谢综合征患病率最高，但进行 BMI 校正后，NATpost 与代谢综合征的相关性仅在女性中存在。在校正了 BMI 之后，NATperivert 仍然是女性代谢综合征的重要预测因子。与腹部相似，女性颈部皮下脂肪较多，男性肌肉间脂肪较多。与男性相比，女性颈部脂肪组织的累积导致代谢综合征的风险更高。

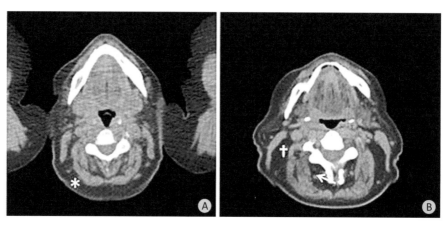

图 1-6　56 岁女性和 56 岁男性，具有相同 BMI（35 kg/m²），对颈部脂肪组织（NAT）进行的 CT 扫描。女性有更多的皮下 NAT（星号），而男性有更多的肌间脂肪组织 [颈后 NAT（十字）和椎旁 NAT（箭头）]。男性的血清指标提示代谢综合征，而女性则没有

棕色脂肪组织

正电子发射断层扫描（PET）和 CT 相结合的技术进步使得对人体棕色脂肪组织（brown adipose tissue，BAT）的无创评估成为可能。由于其代谢活性，可以利用 FDG-PET/CT 通过 ¹⁸F- 氟代脱氧葡萄糖（fluorodeoxyglucose，FDG）摄取 BAT 进行观察。

BAT 是在寒冷环境下非战栗产热的主要场所，其被认为与体温控制、能量消耗和肥胖有关。非战栗产热是由解偶联蛋白 1（uncoupling protein-1，UCP1）表达介导的，该蛋白仅在 BAT 的线粒体膜中表达。

BAT 受环境、营养、内分泌和神经因素调节，并且会受到寒冷环境的刺激，因此，在使用 FDG-PET/CT 进行 BAT 定量的前瞻性和纵向研究中，推荐使用针对性的降温方案。BAT 也受到性激素的调节。大鼠卵巢切除导致 BAT 库萎缩，而雌激素替代可逆转这一效应，表明雌激素可以刺激 BAT 的增长。

在常温条件下进行的几项人体研究显示，BAT 具有明显的性别差异，女性体内 BAT 的含量明显高于男性。Cypess 等人对 3640 例因各种原因在常温下进行临床 FDG-PET/CTs 检测的人群进行分析后发现，女性（7.5%）的 BAT 扫描阳性率明显高于男性（3.1%）。此外，与男性相比，女性的 BAT 质量和活动度明显更高。Au-Yong 等人对 3614 名在常温条件下进行 FDG-PET/CTs 检测的患者进行研究，发现了相似的结果，女性的 BAT 扫描阳性率为 7.2%，而男性为 2.8%。Ouellet 等人还发现，在常温条件下进行的 6652 例临床 FDG-PET/CTs 中，女性中 BAT 的出现率高于男性。然而，这种差异随着年龄的增长而减小，并且在对协变量（如年龄、BMI、去脂体重、糖尿病或室外温度）进行校正后，性别并不是 BAT 的独立影响因素。然而，即使在控制了协变量之后，女性的 BAT 数量和活性仍然显著高于男性。在迄今为止规模最大的研究中，Zhang 等人研究了在常温下进行常规医学检查或癌症监测的 31088 例 FDG-PET/CTs，发现其中女性（2.36%）的 BAT 存在的概率显著高于男性（0.7%）。这种性别差异在常规医学检查组更明显（女性 3.16% vs. 男性 0.77%），而在癌症监测组较低（女性 1.59% vs. 男性 0.61%）。然而，采用了针对性降温方案的前瞻性研究并没有证实 BAT 的性别差异。Saito 等人对 56 名健康志愿者降温 2 小时后进行 FDG-PET/CTs 测试，发现 BAT 出现的概率没有性别差异。在一项更大的前瞻性研究中，Yoneshiro 等人在实施 2 小时的降温方案后进行了 162 次 FDG-PET/CTs，发现 BAT 出现的

概率没有显著的性别差异。这些研究表明，在回顾性研究中观察到的 BAT 性别差异可能是由于其对环境温度的敏感性不同造成的。

🔲 舌部脂肪组织

舌在保持上呼吸道通畅中起着重要的作用，而舌的增大和舌内脂肪组织的积聚与阻塞性睡眠呼吸暂停（obstructive sleep apnea，OSA）的高风险相关。男性 OSA 患病率高于女性，舌部脂肪组织积累的性别差异可能是导致 OSA 存在性别差异的一种机制。Godoy 等人以 104 名女性和 102 名男性 [体重范围在 16 ～ 47 kg/m²，平均（28±6）kg/m²] 每 HU 上 CT 的衰减作为评估舌部脂肪浸润和气道通畅的标准。与女性相比，男性舌部脂肪浸润率更高（图 1-7），且独立于年龄和 BMI 因素，与上呼吸道通畅度降低相关，这表明男性与女性相比，上呼吸道更高，软组织负担更重，气道更窄。

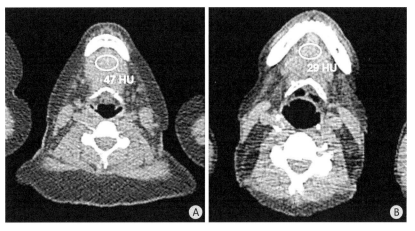

图 1-7　63 岁女性（BMI 34 kg/m²）（A）和 63 岁 BMI 相似男性（BMI 35 kg/m²）（B）的舌部脂肪组织的颈部 CT 平扫。男性比女性的 CT 衰减更低，与脂肪浸润相一致。图像在相同窗和层面上显示

🔲 总结

男性和女性的人体构成不同。男性 VAT、肌内和肌间脂肪组织、心包脂肪组织、舌部脂肪组织较多，虽然肌肉成分更多，但其仍与心血管代谢风险增高相关。同时，女性有更多的大腿和颈部 SAT，以及更多潜在的 BAT。这种女性脂肪分布模式在 BMI 相似时可以降低心血管代谢风险。然而，与男性相比，腹部、肌肉、心包和颈部的异位脂肪沉积与不利的心血管代谢风险关系更为密切。

（翻译：赵艳艳　审校：郭丰）

参考文献

1. ABATE N，BURNS D，PESHOCK R M，et al. Estimation of adipose tissue mass by magnetic resonance imaging：Validation against dissection in human cadavers. Journal of Lipid Research，1994，35：1490-1496.
2. ARNOLD A M，PSATY B M，KULLER L H，et al. Incidence of cardiovascular disease in older Americans：The cardiovascular health study. Journal of the American Geriatrics Society，2005，53：211-218.

3.　AU-YONG I T，THORN N，GANATRA R，et al. Brown adipose tissue and seasonal variation in humans. Diabetes，2009，58：2583-2587.

4.　BAKER A R，SILVA N F，QUINN D W，et al. Human epicardial adipose tissue expresses a pathogenic profile of adipocytokines in patients with cardiovascular disease. Cardiovascular Diabetology，2006，5：1.

5.　BATSIS J A，MACKENZIE T A，BARRE L K，et al. Sarcopenia，sarcopenic obesity and mortality in older adults：Results from the National Health and Nutrition Examination Survey III. European Journal of Clinical Nutrition，2014，68：1001-1007.

6.　BENEKE R，NEUERBURG J，BOHNDORF K. Muscle cross-section measurement by magnetic resonance imaging. European Journal of Applied Physiology and Occupational Physiology，1991，63：424-429.

7.　BJORNTORP P. Regional patterns of fat distribution. Annals of Internal Medicine，1985，103：994-995.

8.　BJORNTORP P. Metabolic abnormalities in visceral obesity. Annals of Medicine，1992，24：3-5.

9.　BJORNTORP P，ROSMOND R. Visceral obesity and diabetes. Drugs，1999，58：13-18；75-82.

10.　BLAKE G M，FOGELMAN I. Role of dual-energy X-ray absorptiometry in the diagnosis and treatment of osteoporosis. Journal of Clinical Densitometry，2007，10：102-110.

11.　BOESCH C. Musculoskeletal spectroscopy. Journal of Magnetic Resonance Imaging，2007，25：321-338.

12.　BOESCH C，KREIS R. Observation of intramyocellular lipids by 1H-magnetic resonance spectroscopy. Annals of the New York Academy of Sciences，2000，904：25-31.

13.　BOESCH C，SLOTBOOM J，HOPPELER H，et al. In vivo determination of intra- myocellular lipids in human muscle by means of localized 1H-MR-spectroscopy. Magnetic Resonance in Medicine，1997，37：484-493.

14.　BORKAN G A，HULTS D E，GERZOF S G，et al. Age changes in body composition revealed by computed tomography. Journal of Gerontology，1983，38：673-677.

15.　BREDELLA M A，UTZ A L，TORRIANI M，et al. Anthropometry，CT，and DXA as predictors of GH deficiency in premenopausal women：ROC curve analysis. Journal of Applied Physiology，2009，106：418-422.

16.　BREDELLA M A，GHOMI R H，THOMAS B J，et al. Comparison of DXA and CT in the assessment of body composition in premenopausal women with obesity and anorexia nervosa. Obesity（Silver Spring），2010，18：2227-2233.

17.　BREDELLA M A，HOSSEINI GHOMI R，THOMAS B J，et al. Comparison of 3. 0 T proton magnetic resonance spectroscopy short and long echo-time mea- sures of intramyocellular lipids in obese and normal-weight women. Journal of Magnetic Resonance Imaging，2010，32：388-393.

18.　BREDELLA M A，HOSSEINI GHOMI R，THOMAS B J，et al. Breath-hold 1H-magnetic resonance spectroscopy for intrahepatic lipid quantification at 3 tesla. Journal of Computer Assisted Tomography，2010，34：372-376.

19.　BREDELLA M A，GILL C M，KEATING L K，et al. Assessment of abdominal fat compartments using DXA in premenopausal women from anorexia nervosa to morbid obesity. Obesity（Silver Spring），2013，21：2458-2464.

20.　BRINKLEY T E，HSU F C，CARR J J，et al. Pericardial fat is associated with carotid stiffness in the multi-ethnic study of athero- sclerosis. Nutrition，Metabolism，and Cardiovascular Diseases，2011，21：332-338.

21.　CANNON B，NEDERGAARD J. Brown adipose tissue：Function and physiological signifi-cance. Physiological Reviews，2004，84：277-359.

22.　CHARLTON M. Cirrhosis and liver failure in nonalcoholic fatty liver disease：Molehill or mountain？ Hepatology，2008，47：1431-1433.

23.　CHEN K Y，CYPESS A M，LAUGHLIN M R，et al. Brown Adipose Reporting Criteria in Imaging STudies（BARCIST 1.0）：Recommendations for standardized FDG-PET/CT experiments in humans. Cell Metabolism，2016，24：210-222.

24.　CHENG K H，CHU C S，LEE K T，et al. Adipocytokines and proinflammatory mediators from abdominal and epicardial adipose tissue in patients with coronary artery disease. International Journal of Obesity，2008，32：268-274.

25.　CYPESS A M，LEHMAN S，WILLIAMS G，et al. Identification and impor- tance of brown adipose tissue in adult humans. The New England Journal of Medicine，2009，360：1509-1517.

26.　DEFRONZO R A，TRIPATHY D. Skeletal muscle insulin resistance is the primary defect in type 2 diabetes. Diabetes Care，2009，32：S157-S163.

性
与
糖
尿
病

27. DICHTEL L E，EAJAZI A，MILLER K K，et al. Short- and long-term reproducibility of intrahepatic lipid quantification by 1H-MR spectroscopy and CT in obesity. Journal of Computer Assisted Tomography，2016，40：678-682.

28. DING J，KRITCHEVSKY S B，HSU F C，et al. Association between non-subcutaneous adiposity and calcified coronary plaque：A substudy of the Multi-Ethnic Study of Atherosclerosis. The American Journal of Clinical Nutrition，2008，88：645-650.

29. ENGSTROM C M，LOEB G E，REID J G，et al. Morphometry of the human thigh muscles. A comparison between anatomical sections and computer tomographic and magnetic resonance images. Journal of Anatomy，1991，176：139-156.

30. FANTUZZI G，MAZZONE T. Adipose tissue and atherosclerosis：Exploring the connection. Arteriosclerosis，Thrombosis，and Vascular Biology，2007，27：996-1003.

31. FOX C S，MASSARO J M，HOFFMANN U，et al. Abdominal visceral and subcutaneous adipose tissue compartments：Association with metabolic risk factors in the Framingham Heart Study. Circulation，2007，116：39-48.

32. FRIEDMAN D J，WANG N，MEIGS J B，et al. Pericardial fat is associated with atrial conduction：The Framingham Heart Study. Journal of the American Heart Association，2014，3：e000477.

33. FULLER N J，HARDINGHAM C R，GRAVES M，et al. Assessment of limb muscle and adipose tissue by dual-energy X-ray absorptiom- etry using magnetic resonance imaging for comparison. International Journal of Obesity and Related Metabolic Disorders，1999，23：1295-1302.

34. GALLAGHER D，VISSER M，DE MEERSMAN R E，et al. 1997 Appendicular skeletal muscle mass：Effects of age，gender，and ethnicity. Journal of Applied Physiology，1985，83：229-239.

35. GLICKMAN S G，MARN C S，SUPIANO M A，et al. 2004 Validity and reliabil- ity of dual-energy X-ray absorptiometry for the assessment of abdominal adiposity. Journal of Applied Physiology，1985，97：509-514.

36. GODOY I R，MARTINEZ-SALAZAR E L，EAJAZI A，et al. Fat accumulation in the tongue is associated with male gender，abnormal upper airway patency and whole-body adiposity. Metabolism，2016，65：1657-1663.

37. GOODPASTER B H，THAETE F L，SIMONEAU J A，et al. Subcutaneous abdomi- nal fat and thigh muscle composition predict insulin sensitivity independently of visceral fat. Diabetes，1997，46：1579-1585.

38. GOODPASTER B H，THERIAULT R，WATKINS S C，et al. Intramuscular lipid con- tent is increased in obesity and decreased by weight loss. Metabolism，2000，49：467-472.

39. JANSSEN I，HEYMSFIELD S B，WANG Z M，et al. 2000 Skeletal muscle mass and distribution in 468 men and women aged 18-88 yr. Journal of Applied Physiology，1985，89：81-88.

40. KANEHISA H，IKEGAWA S，TSUNODA N，et al. Cross-sectional areas of fat and muscle in limbs during growth and middle age. International Journal of Sports Medicine，1994，15：420-425.

41. KIM A M，KEENAN B T，JACKSON N，et al. Tongue fat and its relationship to obstructive sleep apnea. Sleep，2014，37：1639-1648.

42. KVIST H，CHOWDHURY B，GRANGARD U，et al. Total and visceral adipose-tissue volumes derived from measurements with computed tomography in adult men and women：Predictive equations. The American Journal of Clinical Nutrition，1988，48：1351-1361.

43. LARSEN B A，WASSEL C L，KRITCHEVSKY S B，et al. Association of muscle mass，area，and strength with incident diabetes in older adults：The health ABC study. The Journal of Clinical Endocrinology and Metabolism，2016，101：1847-1855.

44. LEE J J，YIN X，HOFFMANN U，et al. Relation of pericardial fat，intrathoracic fat，and abdominal visceral fat with incident atrial fibrillation（from the Framingham Heart Study）. The American Journal of Cardiology，2016，118：1486-1492.

45. LEENDERS M，VERDIJK L B，VAN DER HOEVEN L，et al. Patients with type 2 diabetes show a greater decline in muscle mass，muscle strength，and functional capacity with aging. Journal of the American Medical Directors Association，2013，14：585-592.

46. LEMIEUX S，PRUD'HOMME D，BOUCHARD C，et al. Sex differences in the relation of visceral adipose tissue accumulation to total body fatness. The American Journal of Clinical Nutrition，1993，58：463-467.

47. LEMIEUX S, DESPRES J P, MOORJANI S, et al. Are gender differences in cardiovascular disease risk factors explained by the level of visceral adipose tissue？ Diabetologia, 1994, 37: 757-764.

48. LEVINE J A, ABBOUD L, BARRY M, et al. 2000 Measuring leg muscle and fat mass in humans: Comparison of CT and dual-energy X-ray absorptiometry. Journal of Applied Physiology, 1985, 88: 452-456.

49. LONARDO A, TRANDE P. Are there any sex differences in fatty liver？ A study of glu- cose metabolism and body fat distribution. Journal of Gastroenterology and Hepatology, 2000, 15: 775-782.

50. LOPEZ M, TENA-SEMPERE M. Estradiol and brown fat. Best Practice & Research. Clinical Endocrinology & Metabolism, 2016, 30: 527-536.

51. LOWELL B B, SPIEGELMAN B M. Towards a molecular understanding of adaptive ther- mogenesis. Nature, 2000, 404: 652-660.

52. MACHANN J, HARING H, SCHICK F, et al. Intramyocellular lipids and insulin resistance. Diabetes, Obesity & Metabolism, 2004, 6: 239-248.

53. MACHANN J, THAMER C, SCHNOEDT B, et al. Standardized assessment of whole body adipose tissue topography by MRI. Journal of Magnetic Resonance Imaging, 2005, 21: 455-462.

54. MACHANN J, THAMER C, SCHNOEDT B, et al. Age and gender related effects on adipose tissue compart- ments of subjects with increased risk for type 2 diabetes: A whole body MRI/MRS study. Magma, 2005, 18: 128-137.

55. MACHANN J, STEFAN N, SCHICK F. ^{1}H MR spectroscopy of skeletal muscle, liver and bone marrow. European Journal of Radiology, 2008, 67: 275-284.

56. MICKLESFIELD L K, GOEDECKE J H, PUNYANITYA M, et al. Dual- energy X-ray performs as well as clinical computed tomography for the measurement of vis- ceral fat. Obesity (Silver Spring), 2012, 20: 1109-1114.

57. MITSIOPOULOS N, BAUMGARTNER R N, HEYMSFIELD S B, et al. 1998 Cadaver validation of skeletal muscle measurement by magnetic resonance imag- ing and computerized tomography. Journal of Applied Physiology, 1985, 85: 115-122.

58. NICHOLS J H, SAMY B, NASIR K, et al. Volumetric measurement of pericardial adipose tissue from contrast-enhanced coronary computed tomography angiography: A reproducibility study. Journal of Cardiovascular Computed Tomography, 2008, 2: 288-295.

59. NORTH K E, GRAFF M, FRANCESCHINI N, et al. Sex and race differences in the prevalence of fatty liver disease as measured by computed tomography liver attenuation in European American and African American participants of the NHLBI family heart study. European Journal of Gastroenterology & Hepatology, 2012, 24: 9-16.

60. OCHI M, KOHARA K, TABARA Y, et al. Arterial stiffness is associated with low thigh muscle mass in middle-aged to elderly men. Atherosclerosis, 2010, 212: 327-332.

61. OH C, JHO S, NO J K, et al. Body composition changes were related to nutrient intakes in elderly men but elderly women had a higher prevalence of sarcopenic obesity in a population of Korean adults. Nutrition Research, 2015, 35: 1-6.

62. OHLSON L O, LARSSON B, SVARDSUDD K, et al. The influence of body fat distribution on the incidence of diabetes mel- litus. 13. 5 years of follow-up of the participants in the study of men born in 1913. Diabetes, 1985, 34: 1055-1058.

63. OUELLET V, ROUTHIER-LABADIE A, BELLEMARE W, et al. Outdoor temperature, age, sex, body mass index, and diabetic status determine the prevalence, mass, and glucose-uptake activity of 18F-FDG-detected BAT in humans. The Journal of Clinical Endocrinology and Metabolism, 2011, 96: 192-199.

64. PARK S W, GOODPASTER B H, LEE J S, et al. Excessive loss of skeletal muscle mass in older adults with type 2 diabetes. Diabetes Care, 2009, 32: 1993-1997.

65. PEDERSEN S B, BRUUN J M, KRISTENSEN K, et al. Regulation of UCP1, UCP2, and UCP3 mRNA expression in brown adipose tissue, white adipose tissue, and skeletal muscle in rats by estrogen. Biochemical and Biophysical Research Communications, 2001, 288: 191-197.

66. POWER M L, SCHULKIN J. Sex differences in fat storage, fat metabolism, and the health risks from obesity: Possible evolutionary origins. The British Journal of Nutrition, 2008, 99: 931-940.

67. PREIS S R, MASSARO J M, HOFFMANN U, et al. Neck circumference as a novel measure of cardiometabolic risk: The

Framingham Heart study. The Journal of Clinical Endocrinology and Metabolism，2010，95：3701-3710.

68.　RODRIGUEZ-CUENCA S，MONJO M，FRONTERA M，et al. Sex steroid receptor expression profile in brown adipose tissue. Effects of hormonal status. Cellular Physiology and Biochemistry，2007，20：877-886.

69.　ROSITO G A，MASSARO J M，HOFFMANN U，et al. Pericardial fat，visceral abdominal fat，cardiovascular disease risk factors，and vascular calcification in a community-based sample：The Framingham Heart Study. Circulation，2008，117：605-613.

70.　ROSSNER S，BO W J，HILTBRANDT E，et al. Adipose tissue determinations in cadavers - a comparison between cross-sectional planimetry and computed tomography. International Journal of Obesity，1990，14：893-902.

71.　SAITO M，OKAMATSU-OGURA Y，MATSUSHITA M，et al. High incidence of metabolically active brown adipose tissue in healthy adult humans：Effects of cold exposure and adiposity. Diabetes，2009，58：1526-1531.

72.　SAMPATH S C，SAMPATH S C，BREDELLA M A，et al. Imaging of brown adipose tissue：State of the art. Radiology，2016，280：4-19.

73.　SCHLETT C L，FERENCIK M，KRIEGEL M F，et al. Association of pericardial fat and coro- nary high-risk lesions as determined by cardiac CT. Atherosclerosis，2012，222：129-134.

74.　SCHWAB R J，GUPTA K B，GEFTER W B，et al. Upper airway and soft tissue anatomy in normal subjects and patients with sleep-disordered breathing. Significance of the lateral pharyngeal walls. American Journal of Respiratory and Critical Care Medicine，1995，152：1673-1689.

75.　SHULMAN G I. Cellular mechanisms of insulin resistance. The Journal of Clinical Investigation，2000，106：171-176.

76.　SHULMAN G I. Ectopic fat in insulin resistance，dyslipidemia，and cardiometabolic disease. The New England Journal of Medicine，2014，371：1131-1141.

77.　SNIJDER M B，VISSER M，DEKKER J M，et al. Low subcutaneous thigh fat is a risk factor for unfavourable glucose and lipid levels，independently of high abdominal fat. The Health ABC Study. Diabetologia，2005，48：301-308.

78.　SOLIMAN E Z，DING J，HSU F C，et al. Association between carotid intima-media thickness and pericardial fat in the Multi-Ethnic Study of Atherosclerosis（MESA）. Journal of Stroke and Cerebrovascular Diseases，2010，19：58-65.

79.　TANNER J M，HUGHES P C，WHITEHOUSE R H. Radiographically determined widths of bone muscle and fat in the upper arm and calf from age 3-18 years. Annals of Human Biology，1981，8：495-517.

80.　TCHERNOF A，DESPRES J P. Pathophysiology of human visceral obesity：An update. Physiological Reviews，2013，93：359-404.

81.　THOMAS M A，CHUNG H K，MIDDLEKAUFF H. Localized two-dimensional 1H magnetic resonance exchange spectroscopy：A preliminary evaluation in human muscle. Magnetic Resonance in Medicine，2005，53：495-502.

82.　THUZAR M，HO K K. Mechanisms in endocrinology：Brown adipose tissue in humans：Regulation and metabolic significance. European Journal of Endocrinology，2016，175：R11-R25.

83.　TORRIANI M，THOMAS B J，HALPERN E F，et al. Intramyocellular lipid quantification：Repeatability with 1H MR spectroscopy. Radiology，2015，236：609-614.

84.　TORRIANI M，THOMAS B J，BREDELLA M A，et al. Intramyocellular lipid quantification：Comparison between 3.0- and 1. 5-T ^{1}H-MRS. Magnetic Resonance Imaging，2007，25：1105-1111.

85.　TORRIANI M，GILL C M，DALEY S，et al. Compartmental neck fat accumulation and its relation to cardiovascular risk and metabolic syndrome. The American Journal of Clinical Nutrition，2014，100：1244-1251.

86.　VELAN S S，DURST C，LEMIEUX S K，et al. Investigation of muscle lipid metabolism by localized one- and two-dimensional MRS techniques using a clinical 3T MRI/MRS scanner. Journal of Magnetic Resonance Imaging，2007，25：192-199.

87.　VELAN S S，RAMAMURTHY S，AINALA S，et al. Implementation and validation of localized constant-time correlated spectroscopy（LCT-COSY）on a clinical 3T MRI scanner for investigation of muscle metabolism. Journal of Magnetic Resonance Imaging，2007，26：410-417.

88.　VELAN S S，SAID N，NARASIMHAN K，et al. Gender differences in muscu- loskeletal lipid metabolism as assessed by localized two-dimensional correlation spectroscopy. Magnetic Resonance Insights，2008，2008：1-6.

89.　VESSBY B，GUSTAFSSON I B，TENGBLAD S，et al. Desaturation and elongation of Fatty acids and insulin action. Annals of the New York Academy of Sciences，2002，967：183-195.

90.　WARENSJO E，RISERUS U，VESSBY B. Fatty acid composition of serum lipids predicts the development of the metabolic syndrome in men. Diabetologia，2005，48：1999-2005.

91.　WESTERBACKA J，CORNER A，TIIKKAINEN M，et al. Women and men have similar amounts of liver and intra-abdominal fat，despite more subcutaneous fat in women：Implications for sex differences in markers of cardiovascular risk. Diabetologia，2004，47：1360-1369.

92.　WHEELER G L，SHI R，BECK S R，et al. Pericardial and visceral adipose tissues measured volumetrically with computed tomography are highly associated in type 2 diabetic families. Investigative Radiology，2005，40：97-101.

93.　WILLIAMS C D，STENGEL J，ASIKE M I，et al. Prevalence of nonalcoholic fatty liver disease and nonalcoholic ste- atohepatitis among a largely middle-aged population utilizing ultrasound and liver biopsy：A prospective study. Gastroenterology，2011，140：124-131.

94.　WREE A，BRODERICK L，CANBAY A，et al. From NAFLD to NASH to cirrhosis-new insights into disease mechanisms. Nature Reviews. Gastroenterology & Hepatology，2013，10：627-636.

95.　YONESHIRO T，AITA S，MATSUSHITA M，et al. Age-related decrease in cold-activated brown adipose tissue and accumulation of body fat in healthy humans. Obesity（Silver Spring），2011，19：1755-1760.

96.　YUDKIN J S，ERINGA E，STEHOUWER C D. "Vasocrine" signalling from perivascular fat：A mechanism linking insulin resistance to vascular disease. Lancet，2005，365：1817-1820.

97.　ZHANG Z，CYPESS A M，MIAO Q，et al. The prevalence and predictors of active brown adipose tissue in Chinese adults. European Journal of Endocrinology，2014，170：359-366.

性与糖尿病

第三节　人类和小鼠模型脂肪生物学与体型性别差异的细胞机制

摘要

虽然不同解剖结构的脂肪库在脂肪组织分布、代谢、内分泌和免疫功能方面的性别差异已有阐述，但文献中尚无完整的记录。越来越明确的是，脂肪库在男性和女性中发挥着不同的功能，并具有特定的生理作用。然而关于调节男性和女性特定脂肪组织大小、功能的机制仍知之甚少。在小鼠模型中的新发现促进了对不同脂肪库中脂肪生长和重塑的理解，研究显示脂肪祖细胞的增殖和分化，既可以扩大组织中脂肪细胞的数量，又可以简单地替代功能失调的衰老和较大的脂肪细胞。代谢障碍会限制脂肪库的扩张或重塑能力，可能导致脂肪细胞过度肥大。然而，不同脂肪库脂肪细胞大小和功能的关系因性别不同而有差异。例如，绝经前女性的股骨脂肪组织通过增生和肥大表现出更显著的脂肪扩张能力，并且尽管这些臀股脂肪细胞体积较大，但仍对胰岛素敏感。性别和脂肪库相关的代谢与生长特性受到特定脂肪库微环境的影响，包括细胞外基质、细胞成分和细胞自主的遗传差异。尽管人类和啮齿类动物存在一些物种差异，但其脂肪细胞在生长与功能的分子和生理决定因素上都存在性别差异，需要相关研究进一步理解健康和疾病的性别差异。

引言

女性比男性对胰岛素更敏感，其在绝经前罹患代谢疾病的风险也更低。代谢谱中的性别差异与性别相关身体脂肪分布变异有关。女性的脂肪分布倾向于梨形或女性型（通常定义为腰臀比＜0.8），而男性则倾向于将更多的脂肪堆积在躯干内。虽然男性和女性的大部分身体脂肪都储存在皮下脂肪库中（占脂肪总量的80%～90%），但男性将更多的脂肪储存在内脏脂肪库中，即在生理上与消化道相连的腹腔内。流行病学和临床证据都表明，不依赖于全身脂肪或其替代指标——体质指数（body mass index，BMI）的女性型脂肪分布与较低的代谢异常、心血管疾病和总死亡率相关。此外，有大量研究揭示了性别依赖性的脂肪库大小、代谢和内分泌功能的机制。

体型很大程度上取决于脂肪库的质量，而脂肪库的质量又取决于脂肪细胞的大小和数量。到目前为止，每种受检物种的成熟脂肪细胞似乎都具有最大的体积，在每个脂肪细胞中最多可储存2～3 μg脂质。横断面研究中，当从一个脂肪库中分别分离出不同大小的脂肪细胞时，脂肪细胞功能随体积大小而变化。但是也与大小无关，但依赖脂肪库作用的脂肪细胞功能。例如，与较小的腹部脂肪细胞相比，绝经前女性的臀股脂肪细胞体积更大且拥有更高的体外胰岛素敏感性，因此在下半身肥胖妇女中有更高的体内脂肪储存效率。但是通常而言，当脂肪库中的脂肪细胞变得肥大时，它们分泌的"优质脂肪因子"（如脂联素等）就会减少，并且释放的脂肪酸（fatty acids，FA）超过每日消耗量的脂肪酸，从而导致异位脂肪沉积，进一步破坏肝、肌肉，以及其他组织的功能。因此，脂肪组织通过增生而扩张的能力可能起着保护作用，即在营养过剩时为多余能量提供安全储存。同时，大脂肪细胞也可以提供安全存储，并且在功能上保持一致性。因此，了解性别及脂肪库相关的调控脂肪组织肥大和增生性生长的细胞和分子机制很重要。

在肥胖背景下，脂肪细胞体积增大与细胞和全身代谢功能障碍密切相关，可导致组织和全身的慢性炎症。这些显著的联系为研究调控脂肪膨胀的细胞机制提供了动力，包括脂肪储存和动员的性别差异、脂肪组织的生长和重塑及其生理决定因素（如神经支配）。本节重点介绍可用的人体和小鼠研究数据，这些研究为性别差异的机制研究提供了新视角。

（1）基因调控性别差异的脂肪分布

全基因组关联研究明确了脂肪分布变化的遗传成分，并确定了影响男性和女性脂肪分布的位点，其对女性的影响更强。单个变异对表型变异的贡献都很小，迄今为止只有很少的研究关注基因库和性别差异的功能。由于最近已有关于脂肪分布遗传学研究的综述，因此笔者将重点关注脂肪生物学在组织和细胞水平上性别差异的最新研究进展。此外，营养和激素的表观遗传程序也会影响女性或男性的脂肪分布，但在很大程度上超出了本节论述的范围。

（2）直接比较脂肪组织转录组性别差异的研究较少

了解脂肪分布性别差异的首要方法是对人类和动物模型中主要脂肪库中表达差异的基因进行分类。小鼠体内的检测机制相对容易，故是最重要的模型。即使是从足够数量具有很好影响脂肪分布变量（包括总体和局部身体脂肪、年龄和绝经状态）特征的男、女性受试者脂肪库中采集的样本，由于其实际细节各异，相关的描述仍然有很大的差异。此外，脂肪组织由多种细胞类型组成，评估和观察何种细胞类型驱动脂肪库中基因表达差异的研究却很少。

基因型 – 组织表达（genotype-tissue expression，GTEx）联盟拥有关于男、女性腹部和大网膜（一个内脏脂肪库）脂肪组织转录组的最广泛数据，该联盟不断收集新近去世人类捐献的多种非病变组织。脂肪组织中大多数的性别偏倚基因在机体各组织中普遍存在性别偏倚。男性的过表达基因主要位于 Y 染色体，女性的过表达基因则主要位于 X 染色体。MMP3 是常染色体、蛋白编码基因中性别差异最大的基因（在男性中较大）。脂肪特异性差异基因包括肌醇磷酸激酶家族的转录调控因子（SALL1 和 AFF2）、免疫相关基因（CPAMD8、CYTL1 和 IP6K3）、未知功能基因（FAM151A 和 ZNF534），以及长链非编码 RNA LINC00230A。随着分析目标人群的扩展（从 $n=175 \sim 1000$），很有可能会发现更多性别偏倚基因。这些 RNAseq 数据对于产生和检测主要且一致的性别差异假设很有价值。但值得注意的是，该数据集缺乏 BMI 和年龄之外的表型特征来评估体脂及其分布的影响。

一些小规模临床研究分析了男、女性皮下脂肪组织的转录组（mRNA/miRNA），覆盖了多种途径，包括发育和 DNA 结合的转录因子。然而，性别差异还没有被详细地分析过，到目前的研究可能还不能支持这种比较。笔者发现，66 个基因（23%）只在男性的腹肌和臀肌之间有表达差异，159 个（56%）基因只在女性存在表达差异，而男、女性中均有差异表达的基因是 59 个（21%）。Pinnick 等人指出，肥胖相关的免疫和代谢基因在腹部的表达比臀部更明显，且男性比女性更明显。

微阵列研究比较了小鼠脂肪组织转录组的性别差异，发现雌性的炎症途径较低，胰岛素信号通路较高，主要是在性腺脂肪库中。由于该研究仅限于高脂饮食的动物，因此炎症是主要的差异。Reu 等人的一项新研究检测到男性和女性性腺脂肪库（附睾与子宫旁膜）中 miRNAs 的性别偏向表达，其中一些与脂肪形成有关。对特定饮食喂养雄、雌性小鼠多个脂肪库中的 mRNAs、miRNAs 和 LncRNAs 进行系统研究，可能很快就能为性别相关表型差异的驱动机制提供新解释。

区域脂肪细胞代谢的性别差异。脂肪组织的传统功能包括在进食状态下以三酰甘油的形式储存多余的脂肪酸，以及在禁食或运动时根据其他组织代谢需要按比例释放脂肪酸。前者是通过脂蛋白脂肪酶水解循环中乳糜微粒三酰甘油中的脂肪酸，并将其摄取、酯化并储存在脂肪细胞的脂滴中实现的。脂肪动员是通过脂酶（脂肪三酰甘油脂肪酶和激素敏感脂肪酶）作用于脂肪细胞的三酰甘油实现的。重要的是，上、下半身脂肪细胞代谢能力的差异会影响脂肪储存和动员的区域比率，进而影响脂肪的分布。

最近的研究提供了一些新见解，有助于了解脂肪酸如何直接储存在男女上、下半身脂肪库中。如前所述，进食状态下的性别差异很小，因为膳食中的脂肪酸大部分储存在男、女性的上半身脂肪中。下半身肥胖但上半身不肥胖的女性或男性臀股脂肪的关键酯化酶（乙酰辅酶 A 合成酶和甘油二酯乙酰转移酶）具有较高的活性，其可以优先、更大比例地将特定高脂肪、高热量食物中的能量储存在臀股脂肪。这些酶在腹部和内脏脂肪中的表达是相似的。此外，脂肪酸吸收也发生在与脂蛋白脂酶无关的吸收后状态，又称为直接脂肪酸吸收。这种现象反映了脂肪的分布，也就是说，男性腹部、女性臀股脂肪库中的直接脂肪酸吸收比例更高。在一项小型干预性研究中，通过手术使股骨脂肪 1 年内持续减少 1.1 kg，可使餐后三酰甘油升高而皮下脂肪库中的脂肪酸储量不变。

脂肪分解是指在禁食状态下从脂肪组织中释放脂肪酸为其他组织提供能量。由于男性比女性腹部脂肪库的脂肪活性更强，所以这并不能反应脂肪的分布，然而对代谢性燃料的利用则存在明显的性别差异，相对于全身需求的脂肪分解，女性的静息能量消耗约高出 40%。女性在锻炼和长时间禁食等高需求时更依赖于脂肪酸的氧化，即女性倾向于更多地依靠脂肪酸来产生 ATP，而 ATP 与性别相关的体内脂肪分解和线粒体基因表达的脂肪细胞速率变化有关。

脂肪分解中的性别差异可能部分是由性染色体和性激素（雌激素和孕酮）引起的。关于性激素在脂肪代谢调节中的作用，还有很多需要了解的地方。最近在急性（4 周）性腺功能减退的人体研究中探讨了这个问题。绝经前妇女雌激素和孕酮的抑制使餐后三酰甘油升高，但脂肪的储存和氧化没有改变。抑制男性睾酮水平将增加股骨脂蛋白脂酶活性和促进膳食中脂肪酸储存在股骨脂肪库中，这表明雄激素可以抑制男性下半身的脂肪酸储存。较长时间的雌激素缺乏也会通过增加内脏脂肪来影响脂肪的分布。

（1）脂肪组织增生引起的扩张依赖于脂肪祖细胞的募集

啮齿类动物模型和人类体内、体外研究显示，存在于脂肪组织中具有脂肪生成能力的细胞，即脂肪祖细胞（adipose progenitor cell，APC）或脂肪干细胞（adipose stem cell，ASC），在发育过程中因正能量平衡而被吸收。ASC 被特化为干细胞，因为它们有分化为成骨细胞或软骨细胞的潜力。这些细胞的谱系随脂肪库和性别的不同而不同。ASC 可逐步增殖并分化为前脂肪细胞。ASC 更倾向于向脂肪细胞转化，可表现出脂肪细胞分化的早期标记，但仍有成纤维细胞的外观。

1）性别和脂肪库的扩展性差异

有人认为，女性（可能还有一些男性）的下半身脂肪库可以作为脂肪储存的安全库，至少部分原因是通过募集新的脂肪细胞来增强其扩展能力。女性皮下脂肪库具有更高增生性膨胀能力的概念源于早期对小鼠成熟脂肪细胞计数的研究。与最近谱系追踪研究一致的是，遗传或饮食导致肥胖女性的皮下脂肪组织可表现出明显的增生性扩张。

在逻辑上，增生能力与脂肪库中 APC 的数量有关。研究使用流式细胞术分离出特定的 CD34$^+$/Sca-1$^+$ 的 APC 细胞，证实了 Joe 等的观察结果，即低脂喂养的 10 周龄 C57BL/6 雌性小鼠腹股沟和性腺的 APC 数量均高于雄性。在女性中，连续 14 周给予 45% 高脂（按卡路里）饮食产生的肥胖会增加性腺中 APC 和成熟脂肪细胞的数量，但不会增加腹股沟脂肪垫。随着高脂饮食时间的延长或饮食中脂肪的增加（60% vs. 45%），女性腹股沟可能会募集 APC，最终增加可计数的成熟脂肪细胞数量。与这种可能性一致的是，Jeffery 等人使用脉冲标记在高脂饮食（脂肪含量为 60%）第一周内形成的增殖性 APC，发现女性性腺和腹股沟脂肪库中 APC 的标记短暂增加。7 周后的随访研究显示，在 2 个脂肪库都发现了新的脂肪细胞。但没有证实这与成熟脂肪细胞数量的净增加有关。

与高脂饮食后女性性腺脂肪垫中观察到的脂肪细胞增生（脂肪细胞数量增加）和新脂肪细胞的募集相反，男性的性腺脂肪库并未增加可计数的成熟脂肪细胞数量。因此，脉冲标记或谱系追踪的研究结果则令人惊讶，给予 C57BL/6 雄性小鼠高脂喂养会导致脂肪细胞增生，正如谱系追踪所确定的附睾（性腺）脂肪垫中标记的新脂肪细胞外观所显示的。然而，这些研究并没有测量脂肪垫中成熟脂肪细胞的数量，因此不能确认脂肪库扩张是通过脂肪细胞增生还是新脂肪细胞代替死亡脂肪细胞。研究发现，高脂饮食的男性表现出性腺脂肪垫 APC 数量的增加，但无法通过标准方法检测到成熟脂肪细胞数量的增加。该结果与现有文献一致，男性即使接受 60% 的高脂饮食，性腺脂肪垫会发炎但脂肪细胞数量不会增加。Macotela 等的研究结论与该观察结果一致，即来自脂肪组织的 APC 分化能力较低。因此，新的脂肪细胞可以简单地取代大的、功能失调的脂肪细胞，而不会增加脂肪细胞的净数量。该过程非常重要，因为脂肪祖细胞或前脂肪细胞的募集对脂肪组织重塑过程至关重要，新的、成熟的脂肪细胞很快就会出现。尚需进一步研究是否由增生诱发生长，以及通过替代维持脂肪组织健康的决定因素。男性性腺脂肪库中的新脂肪细胞可能源于脂肪祖细胞的直接分化或死亡脂肪细胞的替代（图1-8），要明确这种现象，则需要同时测量脂肪细胞的新生和死亡。

最近一项研究检测了 Sprague-Dawley 大鼠两个血管周围脂肪库中的脂肪祖细胞，发现在这些与胸主动脉相关的特异脂肪库中 APC 数目较少，而与肠系膜阻力动脉无关。尽管 APC 的增殖和产脂能力在两性间相似，但雌性的 APC 数目较少。这些对于理解心血管疾病风险中的性别差异可能尤其重要。

综上所述，要分析脂肪细胞性质的动态变化，强调需要对多个脂肪库中脂肪细胞的周转进行研究。在啮齿动物腹股沟皮下脂肪库存在相关的生殖器官或乳腺组织，其是腹膜后脂肪库的局部影响因素。由于小鼠在性别解剖学上的相似，较少受到上述局部因素的影响，因此值得进一步研究。此外，大鼠腹膜后脂肪库的细胞结构对饮食诱导的肥胖最敏感。

2）人类前脂肪细胞数目在性别和脂肪库上的差异

前脂肪细胞定义为分离和构建后可以表达几种重要代谢相关 mRNAs 的间质血管细胞。Tchoukalova 等人注意到，该细胞在非肥胖女性的腹部和股骨皮下脂肪组织中比男性更多。在正常体重的健康成年人中，股骨前脂肪细胞也会因过量进食而产生更多的分化。但是该研究小组也指出，体外的股骨皮下前脂肪细胞比腹部皮下前脂肪细胞的分化程度低，所以这些机制可能并不是细胞自主的。Bouloumie 研究小组最近分析了人类腹部皮下和股骨脂肪组织中脂肪祖细胞增殖和分化的潜能。研究人员通过对 CD34$^+$/CD45$^-$/CD31$^-$ 细胞进行流式分选，确定了高表达 CD36 的脂肪祖细胞，发现健康女性股骨皮下脂肪库中脂肪祖细胞数量比腹部更多，但是未在男性中进行研究。CD36 促进脂肪酸的摄取和储存，因此这些祖细胞也具有较高的产脂潜能。显然，有必要研究脂肪祖细胞亚群的性别和区域差异。

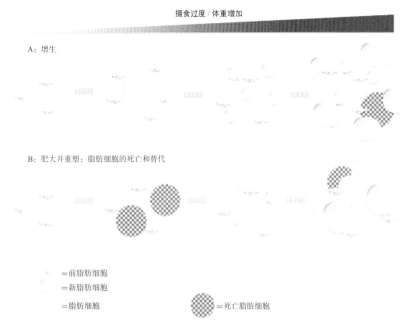

摄食过度/体重增加

A：增生

B：肥大并重塑：脂肪细胞的死亡和替代

= 前脂肪细胞
= 新脂肪细胞
= 脂肪细胞
= 死亡脂肪细胞

正如本节中描述的：脂肪组织增生相关的扩张依赖于脂肪祖细胞的募集，研究人员从脂肪祖细胞／前脂肪细胞中发现了新脂肪细胞的形成。A 展示了一个脂肪库由于增生而拥有的较高扩充能力，它从比 B 中更小的细胞开始。由于摄食过度，脂肪细胞通过肥大而增大，从而储存更多的脂质。同时，前脂肪细胞增殖并部分被诱导分化（深绿色），使组织质量增加 3 倍。摄食过度引起脂肪库中脂肪细胞数量的净增加。相反，B 展示了一个重塑的脂肪库，脂肪细胞净数量没有增加但可以继续工作。随着组织扩张以容纳额外的能量，最大的脂肪细胞死亡并被新的脂肪细胞（浅绿色）取代。然而在这个脂肪库中，脂肪细胞数量并没有净增加。新的较小脂肪细胞逐渐变大以容纳消耗的能量，但数量保持恒定。随着时间的推移，即使在能量平衡状态下，脂肪细胞也会随着正常的新陈代谢过程而不断死亡（A 和 B）。值得注意的是，尽管 B 中的脂肪细胞体积更大，但它们在代谢上仍然可能是健康的，它们通常出现在女性的下半身。这两种情况都可以维持脂肪组织的代谢健康。

图 1-8　过度营养导致脂肪细胞的增生和重塑

3）人体前脂肪细胞募集的脂肪库差异

White 等人使用双标记水追踪超重和肥胖妇女前脂肪细胞的增殖率，发现股骨脂肪库前脂肪细胞的增殖率比腹腔更高。该小组最近的一项研究对"可扩展性假说"进行了验证，检测了体内新脂肪细胞和前脂肪细胞形成与胰岛素敏感性、代谢健康的联系。与研究假设相反的是，脂肪细胞的形成与内脏脂肪组织占总脂肪组织的比例呈正相关（脂肪组织在新陈代谢上是有害的），而过度摄食 8 周以后 2 组脂肪库中的脂肪细胞形成与胰岛素敏感性呈负相关。一种可能的解释是，较大的脂肪细胞更容易死亡，通过重塑过程来取代它们。要想全面了解脂肪组织重塑的复杂动态变化，需要直接测量脂肪细胞的代谢功能和炎症反应，以及这些变化的时间进程。

（2）脂肪组织中脂肪增生、肥大和重塑的调节

1）增加可扩展能力的假说

脂肪可扩张性假说机制已经引起人们的关注，该机制可能将体内脂肪或特定脂肪库的增生扩展能力与全身性代谢功能障碍联系起来。目前，对可扩张性假说的认识还存在局限，如：①区域脂肪细胞结构和代谢健康的联系；②脂肪库特异性脂肪生长和重塑的细胞机制。Danforth 在 2000 年提出，脂肪器官无法扩张以容纳过多的热量，因此中心性肥胖 2 型糖尿病患者也是一种脂肪营养不良的形式，尽管和他们的表型并不一致。他还进一步指出，脂肪细胞太少易诱发 2 型糖尿病，进而解释了为何全身性、多细胞性肥胖比中心性肥胖有更低的 2 性糖尿病发病率，因后者在遗传或环境因素的作用下失去了分化新脂肪细胞以容纳多余能量的能力。

正如前文研究中证明的女性腹部、股骨脂肪组织中前脂肪细胞的募集率，脂肪器官不能再被视为一个单一的实体，有必要扩展"可扩张性假说"来探讨内脏、皮下脂肪组织生长对性别和脂肪库的依赖。

第一章　糖尿病和肥胖症的性别差异

基于腹部皮下脂肪组织的采样，Arner 团队使用新方法进行了开创性的研究，评估碳放射性核素与 DNA 的整合（作为一段离散时间内环境暴露的结果）。结果表明，脂肪细胞以较慢的速度（每年约 10%，半衰期为 10 年）发生周转，该周转率在消瘦、肥胖男性和女性中相似。这些数据表明，脂肪组织和其他组织一样，经历正常的细胞死亡并被新细胞取代的重塑过程。可以预见，腹部皮下脂肪库的新脂肪细胞在腹部脂肪较肥厚受试者中出现的概率更低，且与性别无关，这与过度肥厚则不能通过脂肪生成来募集前脂肪细胞的假设一致。关于脂肪库的扩张（即脂肪细胞数量的净增加）和周转率差异，目前只有有限的了解。不同脂肪库细胞结构和脂肪分布功能的潜在性别差异研究仍有大量空白。脂肪库的代谢健康状况可能取决于其重塑和扩张能力，可以有或无脂肪细胞的净增加。

虽然在动物研究中可以简单地通过解剖、脂质提取和称重轻松评估特定脂肪库的质量及脂质含量，甚至有可能与不同组动物脂肪库中脂肪细胞数量随时间的变化相结合。理想方式是通过对脂肪细胞的细胞性测量进行谱系追踪，但这在人类中是不可能的。因此，大多数关于人体脂肪细胞数量的研究都基于对一个脂肪库（通常是腹部）的采样。脂肪组织成像方面的最新进展则允许比较性别和肥胖水平对人体脂肪细胞数量的影响，如通过双能 X 射线吸收法（dual-energy X-ray absorptiometry，DXA）估计内脏与腹部皮下脂肪库的大小，磁共振成像或计算机断层成像联合脂肪库的细胞取样等。

2）特定人类脂肪库细胞特性的性别差异及与代谢功能障碍的关系

①腹部皮下：Arner 小组的研究发现，肥胖个体中脂肪体积大小与脂肪细胞的大小（以独立的成熟脂肪细胞衡量）和数量（以 DXA 估计的脂肪库大小为基础）有关。腹部脂肪细胞的大小随着腹部脂肪量的增加而趋于稳定。非肥胖男性的脂肪细胞大于女性，非肥胖女性的脂肪细胞多于男性。肥胖男性和女性脂肪细胞在大小和数量上没有差异，因为 2 组在相同的尺寸上趋于稳定。两性中的细胞大小都与胰岛素抵抗相关，尽管这种斜率关系在男性中更明显。这项研究还证实了之前的许多报告，这些报告是基于脂肪总量而非估计区域脂肪来计算细胞数量的，即肥胖患者的脂肪细胞数量高于非肥胖患者，且随着时间的推移，所有受试者的脂肪细胞数量都趋于稳定。与腹部脂肪细胞大小和代谢异常的联系一致，最近一项未评估性别差异的临床研究表明，短期摄食过度导致胰岛素敏感的超重或肥胖受试者腹部皮下脂肪细胞增大，并伴有内脏、肝脂肪增加，以及胰岛素敏感性降低，但胰岛素抵抗者没有。这项研究并没有涉及下半身脂肪库的潜在变化，这些变化可能因性别而异，也可能会减弱摄食过度带来的代谢压力。

②网膜：在调整身体总脂肪或 BMI 后，人体腹部皮下内脏（网膜）脂肪库大小是由脂肪细胞大小和数量决定的，与性别无关。然而，与胰岛素抵抗相关的是脂肪细胞的大小而不是数量。Tchernof 等发现，大网膜中肥大脂肪细胞较多的女性皮下脂肪细胞的脂肪生成能力较低，提示皮下脂肪库不能进一步增生性扩张而导致大网膜脂肪库脂肪细胞过度肥大，不利于代谢健康。

③股骨：性别差异相关的脂肪细胞肥大、增生对人体下半身脂肪库扩张和代谢的相对贡献尚不清楚。许多研究指出，绝经前妇女的臀股脂肪细胞比腹腔脂肪库中的脂肪细胞大，这表明脂肪生成受到限制或这些脂肪细胞具有更大安全储存脂肪的内在能力。但是，很少有研究计算出局部脂肪细胞的数量（即通过成像方法测量腹部和大腿的脂肪量）。Jensen 等人在为数不多的一项对比男、女性脂肪细胞大小和区域脂肪质量的大型研究中（188 名女性和 133 名 BMI 不同的男性）发现，绝经前女性的大腿脂肪细胞数量随着 BMI 的增加而显著增加，而在男性则没有相关表现。无论下半身脂肪细胞数量增加多少，男性股骨脂肪细胞大小的增加明显大于女性。这一结果提示男性股骨脂肪库可能具有较低的前脂肪细胞增殖或分化能力，但仍有待证明。此外，股骨脂肪细胞的大小、数量及脂肪库和个体代谢活动中的脂肪生成能力可能存在的性别差异还有待系统研究。最近一项小型而有趣的临床研究表明，雌激素治疗可以增加绝经后妇女股动脉的脂肪生成，但不能增加腹部脂肪祖细胞的数量。这些数据提示，绝经前和绝经后妇女脂肪扩张能力差异的机制值得进一步研究。

④估计脂肪细胞数量的方法学思考：应当注意，某些评估脂肪细胞大小的方法，尤其是分离的细胞或组织学切片，可能会低估较小脂肪细胞的总数。成熟和分离的脂肪细胞经胶原酶消化分离后，测量结果无法计入漂浮得不好的较小脂肪细胞（＜30 μm）。采用电子测量法（如库尔特计数法）测定铋固定细胞，可以检测到更多的小脂肪细胞，其分布常常是双峰的。小脂肪细胞的出现可能代表新的胰岛素敏感脂肪细胞，也可能代表功能失调的不能有效储存脂肪的脂肪细胞。随着时间的推移，这些细胞群发生动态变化，因此在横断面研究中很难解释它们的存在。该问题的存在，可能会导致文献中脂肪细胞大小分布与代谢健康的关系出现相互矛盾的结果。此外，铋通常用在库尔特计数之前固定脂肪组织，它可以固定所有的脂滴，包括正在被巨噬细胞清除的冠状结构死亡脂肪细胞的剩余脂滴。笔者认为，最好将评估脂肪细胞结构的多种方法与测量细胞衰老、死亡的免疫细胞化学方法相结合，以更好地了解脂肪组织细胞数量对衰老和饮食变化的反应。

（3）脂肪组织重塑的机制及对脂肪库、脂肪库生长和代谢的性别差异的重要性

越来越多的证据表明，脂肪库通过肥大和增生来扩展的能力是新陈代谢和健康的重要决定因素，越来越多的研究关注和探讨对这些过程的调节机制。正如 Werb 所回顾的，组织重塑是存在于所有组织中的动态过程，包括细胞外基质（胶原、糖蛋白和蛋白多糖）的分解及祖细胞增殖、迁移和分化。重塑包括脂肪细胞周转的变化（即新脂肪细胞的出现和死亡后的消失）、米色脂肪祖细胞的募集，以及可产生具有多个脂质滴、更多的线粒体和产热能力的细胞，也引起组织中不同细胞类型的转分化。

1）细胞外基质重塑在脂肪组织生长和功能上的重要性

虽然脂肪形成的分子细节在体外模型系统中已经得到了很好的了解，但人们越来越认识到，两性体内脂肪组织的局部微环境是脂肪细胞功能和祖细胞募集的重要决定因素。微环境包括细胞外基质的成分、脂肪细胞、脂肪祖细胞、成纤维细胞、内皮细胞，其通过旁分泌相互作用和神经来支配血液供应或血管生成。脂肪组织的细胞外基质包括多种类型的胶原蛋白、弹性蛋白、层粘连蛋白、纤连蛋白，它们通过整合素将多种信号传递给脂肪细胞。这种基质的力学性质可能会随着脂肪库、性别和肥胖而改变，脂肪生成将对其进行重塑。细胞外基质成分，特别是由成纤维细胞、脂肪祖细胞和肌成纤维细胞分泌的特定胶原，会改变其硬度，从而影响脂肪细胞的扩张能力。例如，缺乏胶原蛋白Ⅵ的基质脂肪细胞可明显变大，但胰岛素敏感性和内分泌功能仍得以维持。人体研究也证实纤维化程度（基质中过多的胶原积累）和脂肪细胞大小相关。因此，分析细胞外基质的成分、如何被重塑、对男性和女性脂肪组织中脂肪细胞功能和前脂肪细胞募集的影响，以及作为一种营养状态的功能，已经成为肥胖研究的一个重要新领域。

细胞外基质重组的关键酶在小鼠模型的表达存在性别差异。最近发现，基质金属蛋白酶 3（matrix metalloproteinase 3，MMP3）是一种抗脂肪生成的酶，其在小鼠脂肪祖细胞中表达，在女性的腹股沟库中表达明显高于男性。高脂饮食诱导的肥胖状态下女性腹股沟和性腺的 MMP3 蛋白均有下调，而对男性则无影响。此外，高脂饮食诱导的肥胖倾向于升高组织金属蛋白酶抑制剂 TIMP4 与 MMP3 的比率（在腹股沟区显著），而在男性中该比率则降低。因此，研究者认为 MMP 和 TIMP 的动态平衡以性别依赖的方式调节前脂肪细胞的募集和分化。与此观点一致的是，研究者还发现在人 APC 原代培养中，加入重组 MMP3 可抑制脂肪生成，加入 TIMP4 则增加脂肪生成，这些因素及其他因素的平衡效应在脂肪组织扩张中发挥作用。毫无疑问，对于理解性别依赖性脂肪重构促进脂肪组织代谢健康的复杂过程，这些观察只是冰山一角。

小鼠和人体研究证实了不同脂肪库细胞外基质的差异在决定 APC 分化中的重要性。雄性小鼠附睾脂肪库的脂肪祖细胞在标准二维培养中分化较差，而在细胞外基质中培养的皮下脂肪库脂肪祖细胞则分化较好。同样，与糖尿病患者相比，非糖尿病患者大网膜库的细胞外基质能更有效地改善脂肪细胞的分化和功能。

2）脂肪细胞死亡和周转机制

衰老或功能失调的脂肪细胞被 ASC 募集、分化和替代的过程尚不完全清楚，但认为与炎性细胞程序性死亡（一种促炎程序性细胞死亡）有关。这一过程伴随着巨噬细胞的聚集和激活，并可在死亡脂肪细胞周围形成冠状结构。男性脂肪组织，尤其是性腺组织，极易受高脂饮食诱导的炎症影响。与雄性小鼠相比，高脂饮食诱导雌性小鼠脂肪细胞死亡和组织炎症形成冠状结构的作用要小得多。然而，这些过程中的性别差异机制尚未被广泛研究，但可能与造血细胞和淋巴细胞的性别差异有关，女性的造血细胞和淋巴细胞的自主性别差异低于男性。脂肪祖细胞的细胞自主性与免疫细胞的相互作用是未来研究的重要领域。

3）脂肪重塑的炎症和性别差异

在小鼠中，活化巨噬细胞的出现证明了雄性性腺脂肪组织有更高的重塑率，这些巨噬细胞可产生更多的炎性细胞因子和围绕死亡脂肪细胞的冠状结构。炎性细胞因子（特别是 TNF-α）可强有力地抑制脂肪生成，在高脂喂养雄性的性腺脂肪库中观察到的脂肪形成增加令人惊讶。低浓度的细胞因子可作为生长因子发挥作用，事实上，最近来自 Scherer 实验室的证据表明炎症是脂肪生成所必需的。一种脂肪组织中 TNF 表达阴性的小鼠在长期（22 周）高脂饮食后，具有更低的脂肪生成、更多的冠状结构和更高的纤维化程度。这些结果表明，炎症对细胞外基质增长、重塑和增生性脂肪组织扩张是至关重要的，特别是在这项研究中的 TNF-α。脂肪炎症的性别差异已得到充分证明。

4）脂肪代谢和重塑的生理调控

脂肪组织的神经控制包括支配周围血管的交感神经（控制流向组织的血液）与含有去甲肾上腺素和神经肽 Y 的实质神经。雄性大鼠腹膜后非附睾脂肪库的神经分布密度随禁食时间延长而增加。Kim 等人发现，雌性老鼠性腺的交感神经分布程度高于雄性老鼠，这种性别差异没有在腹股沟脂肪组织中发现。β3- 肾上腺素能信号传导增加了女性性腺脂肪的棕色变，但对男性性腺脂肪没有影响，这种差异在卵巢衰竭诱发后被消除，该治疗对男女腹股沟处脂肪同样有效。因此，神经至少部分控制了白色脂肪组织向棕色脂肪组织转变的性别差异。迄今为止，尚无针对冷诱导棕色变的性别差异研究。线粒体融合蛋白 2 是线粒体融合和适应冷诱导的棕色脂肪组织产热所必需的，最近 Mahdaviani 等人指出，在雌性老鼠中敲除线粒体融合蛋白 2 可导致更高的 ATP 生产效率、脂肪酸氧化、防止高脂饮食诱导的肥胖，但该现象没有在雄性老鼠中观察到。

血管生成在脂肪代谢和重塑中也起着重要作用。如果脂肪组织的血管分布不随脂肪细胞变大而增加，就会导致局部缺氧。关于脂肪内皮细胞血管生成和促血管生成因子 VEGF 等的产生潜能可能存在的性别差异，需要进一步的研究关注。

5）脂肪祖细胞的性别差异是自主的还是受脂肪库微环境驱动

可能是局部因素驱动脂肪祖细胞的增殖和分化，而不是内在因素或性别差异。Jeffery 等人发现，将男性腹股沟 APCs（其增殖速度落后于男性性腺 APCs）移植到女性腹股沟库后其增殖可增加。因此，就像内源性的女性 APCs，增殖在两个脂肪库中是类似的。此外，将男性腹股沟前脂肪细胞置于（男性的）性腺库中，可观察到比其起源库中更高的增殖和分化。因此，在体外标准培养条件下观察到的性腺（附睾）APCs 低脂肪生成率和男性腹股沟脂肪细胞更好的脂肪生成并不能预测它们在体内的行为。来自 Zhang 实验室的研究表明，移植 APCs 的大小受供体小鼠性别的显著影响，并呈瘦素受体依赖性，即雌性供体细胞显著变小，且依赖瘦素受体的存在。确定每个脂肪库微环境中影响性别依赖性脂肪形成的内在和局部因素将是今后研究的重要课题。

很少有研究直接比较男性和女性脂肪祖细胞的产脂能力。有趣的是，Schlezinger 发现女性来源的骨髓干细胞在罗格列酮（一种 PPARγ 受体激动剂）刺激时表现出更高的脂肪生成能力，且与卵巢的状态无关，但没有研究系统比较体外脂肪衍生干细胞的脂肪形成能力。一些早期研究检测了卵巢切除大鼠的雌性性腺（子宫旁的）脂肪生成和肾周前脂肪细胞储存差异。

6) 性激素可能在决定脂肪组织生长和重塑中发挥作用

Jeffery 等人在 C57BL/6 小鼠中通过 BrdU 标记发现，切除卵巢抑制了雌性激素对脂肪祖细胞增殖的特异性作用。男性服用雌激素会增加高脂饮食诱导下腹股沟皮下脂肪组织中 APCs 的增殖，达到与性腺中的 APCs 增殖相等，即"女性"模式。该研究未评估脂肪炎症和冠状结构。然而，格鲁夫等人发现，卵巢切除几乎不会增加炎症，因此女性冠状结构的数量仍然远远低于男性。今后的研究应该评估卵巢切除后，在脂肪祖细胞招募和分化时间内炎症指标的影响。

7) 移植研究揭示了脂肪组织的内在差异

Tran 和 Kahn 最近的一些研究试图解决脂肪组织中的储存差异是否具有细胞自主性的问题。这些已经被广泛回顾。简而言之，在腹腔内移植皮下脂肪组织，而不是皮下移植，可以提高葡萄糖和胰岛素耐受性，而性腺脂肪移植则是有害或无效的。迄今为止发表的研究只对男性进行了研究。笔者的初步研究表明，与男性相比，女性腹股沟皮下脂肪移植到男性受体的皮下组织能够改善葡萄糖耐量，相关机制正在探讨中。

8) 通过白色脂肪细胞的转分化重塑脂肪组织

冷适应导致褐色脂肪细胞的出现，褐色脂肪细胞有较多的线粒体、较多的脂滴和棕色脂肪细胞的产热支持。这些细胞可能来自褐色前体细胞，或如某些证据所表明的，功能相似的脂肪细胞可能由转分化过程产生。Cinti 的研究为脂肪细胞表型和重塑的理解增添了"更多色彩"，在妊娠和哺乳期间，腹股沟皮下脂肪库（小鼠的乳腺库）发生了预发现的重塑。在这个脂肪库中，粉红色脂肪细胞可转分化为支持泌乳的上皮细胞。

✚ 啮齿动物是人类脂肪生物学中性别差异的模型

在研究脂肪性别差异时，应牢记人类和小鼠模型之间的几种差异。女性身体比男性有更高的脂肪比例，但同龄的雌性老鼠比雄性老鼠更瘦，尽管这种差异的幅度随着年龄的增长而减小。小鼠腹股沟脂肪库是最大的皮下脂肪库，常被认为类似于人类的臀股皮下脂肪库。然而，这个脂肪库的脂肪细胞比其他脂肪库的脂肪细胞（如女性的生殖腺、男性的附睾）更小，而人类的臀股脂肪细胞则更大。与男性相比，女性的臀部-股窝脂肪更多，而小鼠无论性别，腹股沟皮下脂肪占全身脂肪的比例都差不多，而雌性则有更低的脂肪质量。雌性啮齿类动物的腹股沟中包含乳腺，所以可能更类似于乳腺脂肪组织。

另外，人的臀股脂肪细胞表达抗脂解性 α_2-肾上腺素能受体，其在任何小鼠中均未表达。在人类中不存在性腺贮库（子宫旁和附睾）。虽然通常将男性的附睾库描述为内脏脂肪库，但从严格意义上讲，它并不是排水门户，就像人体的网膜库一样，它位于腹膜腔内的胃上方，因此可能与肠道有特殊的关系。此外，附睾脂肪的转录组特征更类似于人类的内脏而非皮下。最值得注意的是，人类的网膜脂肪和雄性小鼠的附睾脂肪在肥胖时更容易发炎，并形成更多的冠状结构。啮齿类动物和人类的肠系膜脂肪组织在解剖学上表现相似，脂肪细胞与肠道密切相关，且贮库部分排泄。虽然这些相似性和差异性很重要，但啮齿动物已经被证明是一个有用的模型，可以用来分析人类基本的脂肪组织生长和发育。同时，在代谢方面，雌性小鼠和大鼠脂肪细胞的胰岛素敏感性高于雄性，类似于女性和男性腹部脂肪细胞的性别差异。

✚ 总结与结论

关于小鼠模型和人类的研究表明，脂肪组织的发育、生长和代谢能力存在显著的性别差异，这些差异决定了体型、代谢健康及相关机制。有趣的是，脂肪库的局部微环境及细胞自主特性可能会以性别依赖的方式影响脂肪祖细胞的脂肪分化能力。然而，驱动这些性别差异的基本机制才刚刚开始被认识。虽然对于男女上、下半身脂肪分布的脂肪代谢性别差异已经有了很好的研究，但是对于男性和女性脂肪组织生长和重塑的研究却很少。鉴于脂肪组织分布和生物性别对代谢健康的多个方面有显著影响，并且小鼠与人类脂肪组织在生理学上存在一些基本差异，有充足的理由建议应在表型特征明确的非肥胖、肥胖男性和女性中进行脂肪组织基因组和功能水平的相关研究工作。

（翻译：邵明玮 审校：吴丽娜）

参考文献

1. ANDERSSON D P，ARNER E，HOGLING D E，et al. Abdominal subcutaneous adipose tissue cellularity in men and women. International Journal of Obesity（London），2017，41：1564-1569.

2. ARNER E，WESTERMARK P O，SPALDING K L，et al. Adipocyte turnover： Relevance to human adipose tissue morphology. Diabetes，2010，59：105-109.

3. ARNER P，ANDERSSON D P，THORNE A，et al. Variations in the size of the major omentum are primarily determined by fat cell number. The Journal of Clinical Endocrinology and Metabolism，2013，98：E897-E901.

4. BAKER N A，MUIR L A，WASHABAUGH A R，et al. Diabetes-specific regulation of adipocyte metabolism by the adipose tissue extra- cellular matrix. The Journal of Clinical Endocrinology and Metabolism，2017，102：1032-1043.

5. BONNANS C，CHOU J，WERB，Z. Remodelling the extracellular matrix in development and disease. Nature Reviews. Molecular Cell Biology，2014，15：786-801.

6. BRAGDON B，BURNS R，BAKER A. H，et al. Intrinsic sex-linked variations in osteogenic and adipo- genic differentiation potential of bone marrow multipotent stromal cells. Journal of Cellular Physiology，2015，230：296-307.

7. CANOY D，BOEKHOLDT S M，WAREHAM N，et al. Body fat distribution and risk of coronary heart disease in men and women in the European prospective investigation into cancer and nutrition in Norfolk cohort：A population-based prospective study. Circulation，2007，116：2933-2943.

8. CAREY V J，WALTERS E E，COLDITZ G A，et al. Body fat distribution and risk of non-insulin-dependent diabe- tes mellitus in women. The Nurses' Health Study. American Journal of Epidemiology，1997，145：614-619.

9. CHAN J M，RIMM E B，COLDITZ，G A，et al. Obesity，fat distribution，and weight gain as risk factors for clinical diabetes in men. Diabetes Care，1994，17：961-969.

10. CONTRERAS G A，THELEN K，AYALA-LOPEZ N，et al. The distribution and adipo- genic potential of perivascular adipose tissue adipocyte progenitors is dependent on sexual dimorphism and vessel location. Physiology Report，2016，4：e12993.

11. COX-YORK K A，ERICKSON C B，PEREIRA R I，et al. Region- specific effects of oestradiol on adipose-derived stem cell differentiation in post-menopausal women. Journal of Cellular and Molecular Medicine，2017，21：677-684.

12. CREWE C，AN Y A，SCHERER P E. The ominous triad of adipose tissue dysfunction：Inflammation，fibrosis，and impaired angiogenesis. The Journal of Clinical Investigation，2017，27：74-82.

13. DANFORTH E. Failure of adipocyte differentiation causes type II diabetes mellitus？ Nature Genetics，2000，26：13.

14. DIVOUX A，XIE H，LI J L，et al. MicroRNA-196 regulates HOX gene expression in human gluteal adipose tissue. Obesity（Silver Spring），2017，25：1375.

15. FALL T，MENDELSON M，SPELIOTES E K. Recent advances in human genetics and epi- genetics of adiposity：Pathway to precision medicine？ Gastroenterology，2017，152：1695-1706.

16. FAUST I M，JOHNSON P R，STERN J S，et al. Diet-induced adipocyte number increase in adult rats：A new model of obesity. The American Journal of Physiology，1978，235：E279-E286.

17. FOLEY J E，KASHIWAGI A，CHANG H，et al. Sex difference in insulin-stimulated glucose transport in rat and human adipocytes. The American Journal of Physiology，1984，246：E211-E215.

性与糖尿病

18. FRIED S K，LEE M J，KARASTERGIOU K. Shaping fat distribution：New insights into the molecular determinants of depot- and sex-dependent adipose biology. Obesity（Silver Spring），2015，23：1345-1352.

19. GAO H，VOLAT F，SANDHOW L，et al. CD36 is a marker of human adipocyte progenitors with pronounced adipogenic and triglyceride accumulation potential. Stem Cells，2017，35：1799-1814.

20. GESTA S，BLUHER M，YAMAMOTO Y，et al. Evidence for a role of developmental genes in the origin of obesity and body fat distribution. Proceedings of the National Academy of Sciences of the United States of America，2006，103：6676-6681.

21. GIORDANO A，FRONTINI A，MURANO I，et al. Regional-dependent increase of sympathetic innervation in rat white adi pose tissue during prolonged fasting. The Journal of Histochemistry and Cytochemistry，2005，53：679-687.

22. GIORDANO A，MURANO I，MONDINI E，et al. Obese adipocytes show ultrastructural features of stressed cells and die of pyroptosis. Journal of Lipid Research，2013，54：2423-2436.

23. GIORDANO A，SMORLESI A，FRONTINI A，et al. White，brown and pink adipocytes：The extraordinary plasticity of the adipose organ. European Journal of Endocrinology，2014，170：R159-R171.

24. GRANDL G，MULLER S，MOEST H，et al. Depot specific differences in the adipogenic potential of precursors are mediated by collagenous extracellular matrix and Flotillin 2 dependent signaling. Molecular Metabolism，2016，5：937-947.

25. GROVE K L，FRIED S K，GREENBERG A S，et al. A microarray anal- ysis of sexual dimorphism of adipose tissues in high-fat-diet-induced obese mice. International Journal of Obesity，2010，34：989-1000.

26. GUERRE-MILLO M，LETURQUE A，GIRARD J，et al. Increased insulin sensitivity and responsiveness of glucose metabolism in adipocytes from female versus male rats. The Journal of Clinical Investigation，1985，76：109-116.

27. GUO K，MOGEN J，STRUZZI S，et al. Preadipocyte transplantation：An in vivo study of direct leptin signaling on adipocyte morphogenesis and cell size. American Journal of Physiology. Regulatory Integrative and Comparative Physiology，2009，296：R1339-R1347.

28. HAMES K C，KOUTSARI C，SANTOSA S，et al. Adipose tissue fatty acid storage factors：Effects of depot，sex and fat cell size. International Journal of Obesity，2015，39：884-887.

29. HERNANDEZ T L，BESSESEN D H，COX-YORK K A，et al. Femoral lipectomy increases postpran- dial lipemia in women. American Journal of Physiology Endocrinology and Metabolism，2015，309：E63-E71.

30. JEFFERY E，CHURCH C D，HOLTRUP B，et al. Rapid depot-specific activation of adipocyte precursor cells at the onset of obesity. Nature Cell Biology，2015，17：376-385.

31. JEFFERY E，WING A，HOLTRUP B，et al. The adipose tissue microenvironment regulates depot-specific adipogenesis in obesity. Cell Metabolism，2016：24，142-150.

32. JOE A W，YI L，EVEN Y，et al. Depot-specific differences in adipogenic progenitor abundance and proliferative response to high-fat diet. Stem Cells，2009，27：2563-2570.

33. JOHNSON P R，HIRSCH J. Cellularity of adipose depots in six strains of genetically obese mice. Journal of Lipid Research，1972，13：2-11.

34. JOHNSON J A，FRIED S K，PI-SUNYER F X，et al. Impaired insulin action in subcutaneous adipocytes from women with visceral obesity. American Journal of Physiology Endocrinology and Metabolism，2001，280：E40-E49.

35. KARASTERGIOU K，SMITH S R，GREENBERG A S，et al. Sex differences in human adipose tissues - the biology of pear shape. Biology of Sex Differences，2012，3：13.

36. KARASTERGIOU K，FRIED S K，XIE H，et al. Distinct developmental signatures of human abdominal and gluteal subcutaneous adipose tissue depots. The Journal of Clinical Endocrinology and Metabolism，2013，98：362-371.

37. KARPE F，PINNICK K E. Biology of upper-body and lower-body adipose tissue - link to whole-body phenotypes. Nature Reviews. Endocrinology，2015，11：90-100.

38. KELLER M，HOPP L，LIU X，et al. Genome-wide DNA promoter methylation and transcriptome analysis in human adipose tissue unravels novel candidate genes for obesity. Molecular Metabolism，2017，6：86-100.

39. KIM S N，JUNG Y S，KWON H J，et al. Sex differences in sympathetic innervation and browning of white adipose tissue of mice. Biology of Sex Differences，2016，7：67.

40. LACASA D, GARCIA DOS SANTOS E, LI J L, et al. Site-specific control of rat preadipocyte adipose conversion by ovarian status: Possible involvement of CCAAT/enhancer- binding protein transcription factors. Endocrine, 2001, 15: 103-110.

41. LAFOREST S, MICHAUD A, PARIS G, et al. Comparative analysis of three human adipocyte size measurement methods and their relevance for cardiometabolic risk. Obesity (Silver Spring), 2017, 25: 122-131.

42. LESSARD J, LAFOREST S, PELLETIER M, et al. Low abdominal subcutaneous preadipocyte adipogenesis is associated with visceral obesity, visceral adipocyte hypertrophy, and a dysmetabolic state. Adipocytes, 2014, 3: 197-205.

43. LIN J Z, FARMER S R. Morphogenetics in brown, beige and white fat development. Adipocytes, 2016, 5, 130-135.

44. LINK J C, REUE K. The genetic basis for sex differences in obesity and lipid metabo- lism. Annual Review of Nutrition, 2017, 37: 225.

45. LINK J C, HASIN-BRUMSHTEIN Y, CANTOR R M, et al. Diet, gonadal sex, and sex chromosome complement influence white adipose tissue miRNA expression. BMC Genomics, 2017, 18: 89.

46. LIU Y, ARON-WISNEWSKY J, MARCELIN G, et al. Accumulation and changes in composition of collagens in subcutaneous adipose tissue after bariatric surgery. The Journal of Clinical Endocrinology and Metabolism, 2016, 101: 293-304.

47. MACARTNEY-COXSON D, BENTON M C, BLICK R, et al. Genome-wide DNA methylation analysis reveals loci that distinguish different types of adipose tissue in obese individuals. Clinical Epigenetics, 2017, 9: 48.

48. MACOTELA Y, BOUCHER J, TRAN T T, et al. Sex and depot differences in adipocyte insulin sensitivity and glucose metabolism. Diabetes, 2009, 58: 803-812.

49. MACOTELA Y, EMANUELLI B, MORI M A, et al. Intrinsic differences in adipocyte precursor cells from different white fat depots. Diabetes, 2012, 61: 1691-1699.

50. MAHDAVIANI K, BENADOR I Y, SU S, et al. Mfn2 deletion in brown adipose tissue protects from insulin resistance and impairs thermogenesis. EMBO Reports, 2017, 18: 1123-1138.

51. MARTINEZ-SANTIBANEZ G, SINGER K, CHO K W, et al. Obesity-induced remodeling of the adipose tissue elastin network is independent of the metalloelastase MMP-12. Adipocytes, 2015, 4: 264-272.

52. MCLAUGHLIN T, LAMENDOLA C, COGHLAN N, et al. Subcutaneous adipose cell size and distribution: Relationship to insulin resis- tance and body fat. Obesity (Silver Spring), 2014, 22: 673-680.

53. MCLAUGHLIN T, CRAIG C, LIU L F, et al. Adipose cell size and regional fat deposition as predictors of metabolic response to overfeeding in insulin-resistant and insulin-sensitive humans. Diabetes, 2016, 65: 1245-1254.

54. MEDRIKOVA D, JILKOVA Z M, BARDOVA K, et al. Sex differences during the course of diet-induced obesity in mice: Adipose tissue expandability and glycemic control. International Journal of Obesity, 2012, 36: 262-272.

55. MELE M, FERREIRA P G, REVERTER F, et al. Human genomics. The human transcrip- tome across tissues and individuals. Science, 2015, 348: 660-665.

56. MORGAN-BATHKE M, CHEN L, OBERSCHNEIDER E, et al. Sex and depot differences in ex vivo adipose tissue fatty acid storage and glycerol-3-phosphate acyltransferase activity. American Journal of Physiology Endocrinology and Metabolism, 2015, 308: E830-E846.

57. MUIR L A, NEELEY C K, MEYER K A, et al. Adipose tissue fibrosis, hypertrophy, and hyperplasia: Correlations with diabetes in human obesity. Obesity (Silver Spring), 2016, 24: 597-605.

58. MUNDI M S, KOUTSARI C, JENSEN M D. Effects of increased free fatty acid avail- ability on adipose tissue fatty acid storage in men. The Journal of Clinical Endocrinology and Metabolism, 2014, 99: E2635-E2642.

59. NOOKAEW I, SVENSSON P A, JACOBSON P, et al. Adipose tissue resting energy expenditure and expression of genes involved in mitochon- drial function are higher in women than in men. The Journal of Clinical Endocrinology and Metabolism, 2013, 98: E370-E378.

60. PALMER B F, CLEGG D J. The sexual dimorphism of obesity. Molecular and Cellular Endocrinology, 2015, 402: 113-119.

61. PASARICA M, GOWRONSKA-KOZAK B, BURK D, et al. Adipose tissue collagen VI in obesity. The Journal of Clinical

性与糖尿病

Endocrinology and Metabolism, 2009, 94: 5155-5162.

62. PINNICK K E, NICHOLSON G, MANOLOPOULOS K N, et al. Distinct developmental profile of lower-body adipose tissue defines resistance against obesity-associated metabolic complications. Diabetes, 2014, 63: 3785-3797.

63. PISCHON T, BOEING H, HOFFMANN K, et al. General and abdominal adiposity and risk of death in Europe. The New England Journal of Medicine, 2008, 359: 2105-2120.

64. POPE B D, WARREN C R, PARKER K K, et al. Microenvironmental control of adipocyte fate and function. Trends in Cell Biology, 2016, 26: 745-755.

65. PULIT S L, KARADERI T, LINDGREN C M. Sexual dimorphisms in genetic loci linked to body fat distribution. Bioscience Reports, 2017, 37: BSR20160184.

66. RAMSEYER V D, GRANNEMAN J G. Adrenergic regulation of cellular plasticity in brown, beige/brite and white adipose tissues. Adipocytes, 2016, 5: 119-129.

67. RANTALAINEN M, HERRERA B M, NICHOLSON G, et al. MicroRNA expression in abdominal and gluteal adipose tissue is associated with mRNA expression levels and partly genetically driven. PLoS One, 2011, 6: e27338.

68. SANCHEZ-GURMACHES J, GUERTIN D A. Adipocytes arise from multiple lineages that are heterogeneously and dynamically distributed. Nature Communications, 2014, 5: 4099.

69. SANCHEZ-GURMACHES J, HUNG C M, GUERTIN D A. Emerging complexities in adipo- cyte origins and identity. Trends in Cell Biology, 2016, 26: 313-326.

70. SANTOSA S, JENSEN M D. The sexual dimorphism of lipid kinetics in humans. Front Endocrinol (Lausanne), 2015, 6: 103.

71. SANTOSA S, HENSRUD D D, VOTRUBA S B, et al. The influence of sex and obesity phenotype on meal fatty acid metabolism before and after weight loss. The American Journal of Clinical Nutrition, 2008, 88: 1134-1141.

72. SANTOSA S, BONNES S L, JENSEN M D. Acute female hypogonadism alters adipose tissue fatty acid storage factors and chylomicronemia. The Journal of Clinical Endocrinology and Metabolism, 2016, 101: 2089-2098.

73. SANTOSA S, BUSH N C, JENSEN M D. Acute testosterone deficiency alters adipose tissue fatty acid storage. The Journal of Clinical Endocrinology and Metabolism, 2017, 102: 3056.

74. SCHMIDT S L, BESSESEN D H, STOTZ S, et al. Adrenergic control of lipolysis in women compared with men. J Appl Physiol (1985), 2014, 117: 1008-1019.

75. SHEA K L, GAVIN K M, MELANSON E L, et al. Body composition and bone mineral density after ovarian hormone suppression with or without estradiol treat- ment. Menopause, 2015, 22: 1045-1052.

76. SHUNGIN D, WINKLER T W, CROTEAU-CHONKA D C, et al. New genetic loci link adipose and insulin biology to body fat distribution. Nature, 2015, 518: 187-196.

77. SINGER K, MALEY N, MERGIAN T, et al. Differences in hematopoietic stem cells contribute to sexually dimorphic inflamma- tory responses to high fat diet-induced obesity. The Journal of Biological Chemistry, 2015, 290: 13250-13262.

78. SPALDING K L, ARNER E, WESTERMARK P O, et al. Dynamics of fat cell turnover in humans. Nature, 2008, 453: 783-787.

79. STRISSEL K J, STANCHEVA Z, MIYOSHI H, et al. Adipocyte death, adipose tissue remodeling, and obesity complications. Diabetes, 2007, 56: 2910-2918.

80. SUN K, KUSMINSKI C M, SCHERER P E. Adipose tissue remodeling and obesity. The Journal of Clinical Investigation, 2011, 121: 2094-2101.

81. TCHKONIA T, MORBECK D E, VON ZGLINICKI T, et al. Fat tissue, aging, and cellular senescence. Aging Cell, 2010, 9: 667-684.

82. TCHOUKALOVA Y D, KOUTSARI C, KARPYAK M V, et al. Subcutaneous adipocyte size and body fat distribution. The American Journal of Clinical Nutrition, 2008, 87: 56-63.

83. TCHOUKALOVA Y D, KOUTSARI C, VOTRUBA S B, et al. Sex- and depot-dependent differences in adipogen- esis in normal-weight humans. Obesity (Silver Spring), 2010, 18: 1875-1880.

84. TCHOUKALOVA Y D, VOTRUBA S B, TCHKONIA T, et al. Regional differences in cellular mechanisms of adipose

tissue gain with overfeed- ing. Proceedings of the National Academy of Sciences of the United States of America，2010，107：18226-18231.

85. TRAN T T，KAHN C R. Transplantation of adipose tissue and stem cells：Role in metab- olism and disease. Nature Reviews. Endocrinology，2010，6：195-213.

86. VAN BEEK L，VAN KLINKEN J B，PRONK A C，et al. The limited storage capacity of gonadal adipose tissue directs the development of metabolic disorders in male C57Bl/6J mice. Diabetologia，2015，58：1601-1609.

87. VIRTUE S，VIDAL-PUIG A. Adipose tissue expandability，lipotoxicity and the metabolic syndrome - an allostatic perspective. Biochimica et Biophysica Acta，2010，1801：338-349.

88. WANG Q A，TAO C，GUPTA R K，et al. Tracking adipogenesis during white adipose tissue development，expansion and regeneration. Nature Medicine，2013. 19：1338-1344.

89. WERNSTEDT ASTERHOLM I，TAO C，MORLEY T S，et al. Adipocyte inflammation is essential for healthy adipose tissue expansion and remodeling. Cell Metabolism，2014，20：103-118.

90. WHITE U A，FITCH M D，BEYL R A，et al. Differences in in vivo cellular kinetics in abdominal and femoral subcutaneous adipose tissue in women. Diabetes，2016，65：1642-1647.

91. WHITE U A，FITCH M D，BEYL R A，et al. Association of in vivo adipose tissue cellular kinetics with markers of metabolic health in humans. The Journal of Clinical Endocrinology and Metabolism，2017，102：2171.

92. WINKLER T W，JUSTICE A E，GRAFF M，et al. The influence of age and sex on genetic associations with adult body size and shape：A large-scale genome-wide interaction study. PLoS Genetics，2015，11：e1005378.

93. WU Y，LEE M J，IDO Y，et al. High-fat diet-induced obesity regulates MMP3 to modulate depot- and sex-dependent adipose expansion in C57BL/6J mice. American Journal of Physiology. Endocrinology and Metabolism，2017，312：E58-E71.

性与糖尿病

第四节 男人来自火星，女人来自金星：胰岛素分泌及作用的性别差异

摘要

性别差异在健康人群的糖代谢调节中发挥着重要作用。两性之间生活方式（如饮食和运动）、性激素和身体成分的差异均可导致糖代谢的性别差异。流行病学研究发现，女性比男性更容易出现糖耐量受损，关于此现象的成因，各学者的观点尚不统一，有些学者认为是身体成分差异所致，而另外一些学者则认为是胰岛素敏感性受损程度不同所致。一项葡萄糖代谢的临床研究中，共纳入了120名男性和90名女性，所有受试者接受进食混合餐后糖代谢指标的监测。该研究采用了新型的三重示踪放射性核素稀释法计算餐后葡萄糖生成速率、内源性葡萄糖合成和清除速率，并应用 Bergman 最小模型计算餐后胰岛素的分泌和作用。结果显示，尽管女性餐后生糖速率高于男性，但老年女性餐后血糖清除速率高于男性，年轻女性低于男性。由此可见，性别差异可影响餐后血糖代谢，而明确碳水化合物代谢的性别差异可能对防治糖尿病具有重要指导意义。

引言

2 型糖尿病及糖耐量异常的患病率在世界范围内迅速增加，但其相关机制仍是一个需积极探索的领域。健康状态下，葡萄糖在循环中规律地释放及清除来满足机体中葡萄糖的供需，从而使血糖在一个较窄的范围内波动。胰岛素对糖耐量的维持最为重要，除此之外，葡萄糖自身代谢效能（葡萄糖本身增强葡萄糖清除和抑制肝糖生成的能力）和其他多种激素（如生长激素、皮质醇）也对糖耐量产生重要影响。糖耐量随着年龄增长逐渐减低，而胰岛素分泌及作用受损会加剧衰老过程中的糖耐量减低。与男性相比，女性糖耐量异常患病率高，而空腹血糖受损患病率较低。这种餐后血糖性别差异的潜在机制目前尚不明确。据研究报道，两性之间生活方式、性激素、身体成分的差异都可能是造成糖耐量存在性别差异的因素。

性别对餐后糖代谢的影响

餐后糖代谢受胰岛素分泌方式、肝和外周胰岛素作用及葡萄糖自身代谢效能的调节。餐后血糖水平反映了循环中葡萄糖生成速率（rate of appearance，Ra）和清除速率（rate of disappearance，Rd）之间的净平衡。其 Ra 主要取决于膳食碳水化合物的生糖速率（rate of appearance of meal carbohydrate，MRa），在较小程度上取决于内源性葡萄糖合成（endogenous glucose production，EGP）速率，而 Rd 则反映了全身各组织的葡萄糖摄取速率。进餐后，若 Ra 大于 Rd，血糖水平升高，反之血糖水平则下降。在既往研究中，对于体内胰岛素作用的评估采用静脉葡萄糖耐量试验（intravenous glucose tolerance test，IVGTT）或胰岛素耐量试验，这两个试验均是在非生理状态下进行的，因此并不能反映真实的胰岛素作用。另外，肝胰岛素摄取、肥胖程度、胰岛素抵抗等多种因素均可影响胰岛素的分泌及作用，用空腹胰岛素水平代替胰岛素基础分泌也造成结果不够精确，因此

在后续的研究中，双重示踪放射性核素稀释法（葡萄糖二标法）逐渐取代了上述两种试验。葡萄糖二标法是指静脉注射一种葡萄糖放射性核素示踪剂，进食含有另一种葡萄糖放射性核素示踪剂的混合餐后，利用静脉注射的葡萄糖示踪剂测量食物中葡萄糖示踪剂的出现速率。然而，葡萄糖二标法在计算葡萄糖转化时也存在非稳态误差。为使这些非稳态误差最小化，提高测量精准度，一些研究通过静脉注射第三种葡萄糖放射性核素示踪剂，从而更好地拟合预期的膳食葡萄糖生成率，称之为三重示踪放射性核素稀释法（葡萄糖三标法）。目前，葡萄糖三标法已成为评估非糖尿病人群餐后血糖转换的金标准，且其准确性在 1 型糖尿病和 2 型糖尿病患者中均得到了验证。

为明确餐后碳水化合物的转化情况，笔者开展了一项临床试验。男性组纳入 90 名老年和 30 名青年，前者平均年龄（68.6 ± 0.6）岁，后者平均年龄（23.5 ± 0.6）岁；女性组纳入 60 名老年和 30 名青年，前者平均年龄（70.3 ± 0.8）岁，后者平均年龄（22.3 ± 0.6）岁。在该试验中，采用葡萄糖三标法确定混合餐摄入后的 Ra、EGP 和 Rd。在这项临床研究中，受试者摄入的混合餐包含 45% 碳水化合物，40% 脂肪及 15% 蛋白质，其中碳水化合物中包含 75 g 标记有放射性核素 $[1\text{-}^{13}C]$ 的葡萄糖，而静脉注射的标记有放射性核素 $[6\text{-}^{3}H]$ 和放射性核素 $[6，6\text{-}^{2}H_2]$ 的葡萄糖。该方法中 $[6\text{-}^{3}H]$ 葡萄糖与 $[1\text{-}^{13}C]$ 葡萄糖的比值、$[6，6\text{-}^{2}H_2]$ 葡萄糖与 EGP 的比值变化均达到最小，从而精确的反映了餐后血糖 Ra 及 EGP 情况，并使非稳态误差最小化，进而能真实反映机体餐后碳水化合物葡萄糖转化情况。

Bergman 教授团队根据葡萄糖和胰岛素代谢的动力学原理，曾提出过含有最少参数的最小模型（minimal model method），即 Bergman 模型，是另一种较为公认的胰岛素敏感性测定方法。在本研究中，分别采用胰岛素最小模型公式测算胰岛素敏感指数（insulin sensitivity，S_I）和胰岛素葡萄糖清除效力（effect of insulin on glucose disposal，S_I^*），以及 C 肽最小模型公式测算胰岛素分泌和清除速率。结果显示，各年龄段女性的空腹血糖水平均低于男性。老年女性的餐后血糖、空腹及餐后胰岛素、C 肽和胰高血糖素水平与男性相比均无显著性差异。然而，年轻女性的餐后血糖水平高于男性，空腹胰岛素及 C 肽水平与男性相当，餐后胰岛素和 C 肽水平却高于男性，提示年轻女性的胰岛素作用受损较重。

2 个年龄组女性空腹状态下的 EGP 速率均高于男性，但进食后，女性 EGP 速率被迅速抑制，所以总体来讲，女性 EGP 速率与同龄男性相当。在 2 个年龄组中，与男性相比，女性的膳食葡萄糖生成率均较高；而老年女性餐后葡萄糖清除指数较高，年轻女性该指数却较低，因此老年女性餐后血糖与男性相当，年轻女性餐后血糖高于男性，提示年轻女性的胰岛素作用受损更为严重（表 1-1）。

表 1-1　性别对混合餐后葡萄糖胰岛素代谢的影响

	老年女性 vs. 老年男性	年轻女性 vs. 年轻男性
餐后血糖	↑	↑
葡萄糖合成	-	-
葡萄糖清除	↑	-
胰岛素作用		↓
胰岛素分泌		
葡萄糖自身代谢效能	↑	↑
葡萄糖清除指数	↑	↓
肝胰岛素摄取	-	-

上文提到，我们采用 Bergman 最小模型计算胰岛素的作用和分泌。结果显示，各年龄段女性的 S_i 均低于男性。年轻女性的 S_i^* 显著低于男性，但老年女性的 S_i^* 与男性相当（图 1-9，图 1-10）。两个年龄组中，男、女性胰岛素分泌的所有静态指标（Phi_{static}）、动态指标（$Phi_{dynamic}$）和总指标（Phi_{total}）大致相当（图 1-11，图 1-12）。肝的胰岛素摄取率尽管老年男女高于年轻男女（图 1-13），但同年龄段的男女性之间并无显著性差异。

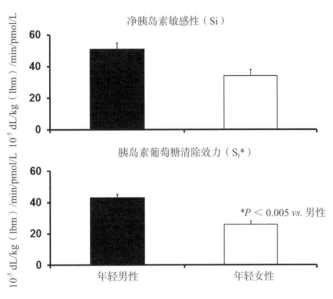

图 1-9　年轻男女性摄入混合餐后的胰岛素作用（S_i 和 S_i^*）

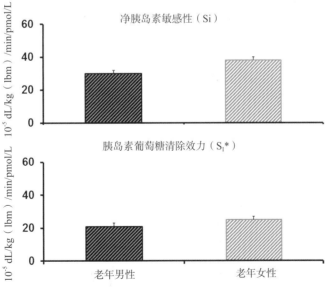

图 1-10　老年男女性摄入混合餐后的胰岛素作用（S_i 和 S_i^*）

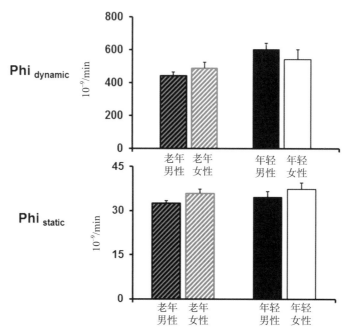

图 1-11　老年男女性及年轻男女性摄入混合餐后的胰岛素分泌指数（$Phi_{dynamic}$、Phi_{static}、Phi_{total}）

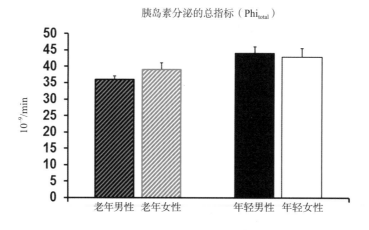

图 1-12　老年男女性及年轻男女性摄入混合餐后的胰岛素分泌指数（$Phi_{dynamic}$、Phi_{static}、Phi_{total}）

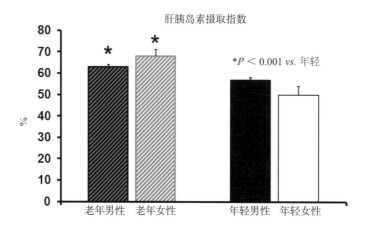

图 1-13　老年男女性及年轻男女性摄入混合餐后的肝胰岛素摄取指数

葡萄糖清除指数（glucose disposition index，GDI）是一个反映 β 细胞功能的指数，是由使用最小模型计算出的胰岛素敏感指数和胰岛素分泌指数（$S_I \times Phi_{total}$）的乘积得来的，可代表胰岛素抵抗程度。老年女性的 GDI 明显高于男性，这表明在既定的胰岛素作用水平下，老年女性的胰岛素分泌量较高，从而可抵消其较高的膳食葡萄糖生成率对餐后血糖的影响；年轻女性 GDI 低于男性，提示年轻女性胰岛素分泌不足，因此年轻女性餐后血糖高于男性（图 1-14）。

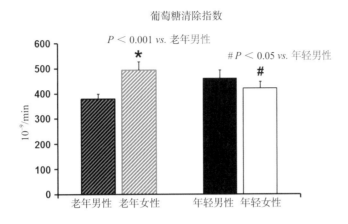

图 1-14　老年男女性及年轻男女性摄入混合餐后的血糖清除指数

性别对葡萄糖自身代谢效能的影响

葡萄糖效能（glucose effectiveness，GE）即葡萄糖增强自身清除和抑制肝糖合成的能力，在 2 个年龄组的女性和男性之间相当。女性葡萄糖自身代谢效能（effect of glucose on its own disposal，GE*）显著高于男性，表明年轻女性中较高 GE* 可代偿其较低胰岛素作用（图 1-15，图 1-16）。

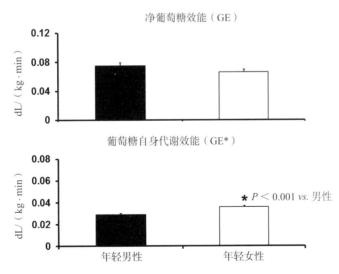

图 1-15　年轻男女性摄入混合餐后的葡萄糖自身代谢效能指数（GE 和 GE*）

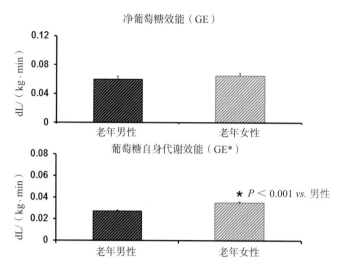

图 1-16　老年男女性摄入混合餐后的葡萄糖自身代谢效能指数（GE 和 GE*）

➕ 总结

　　综上，性别可影响胰岛素分泌、胰岛素作用、肝胰岛素摄取和葡萄糖自身代谢效能，因而不同年龄段的男女性餐后血糖代谢调节存在显著差异。虽然老年男女性的餐后血糖水平相当，但老年女性的膳食葡萄糖生成率和餐后葡萄糖清除率高于男性，表明任何可导致葡萄糖清除能力下降的因素都可能导致老年女性糖耐量受损。同样，年轻男女性的餐后血糖水平也相当，但年轻女性的膳食葡萄糖生成率和葡萄糖自身代谢效能明显高于男性，其中较高的自身代谢效能弥补了其较低的胰岛素清除葡萄糖能力。因此，由于餐后糖代谢调节的差异，男女性餐后高血糖的治疗方案也会有所不同。尚需更多研究探索糖尿病患者在控制空腹和餐后高血糖方面的性别差异。

➕ 结论

　　餐后糖代谢调节存在性别差异。因此，碳水化合物代谢的性别差异可能对防治 2 型糖尿病的策略具有重要意义。

（翻译：刘彦玲　审校：刘艳霞）

参考文献

1.　BASU R，BREDA E，OBERG A L，et al. Mechanisms of the age-associated deterioration in glucose tolerance：Contribution of alterations in insulin secretion，action and clearance. Diabetes，2003，52：1738-1748.

2.　BASU R，DI CAMILLO B，TOFFOLO G，et al. Use of a novel triple-tracer approach to assess postprandial glucose metabolism. American Journal of Physiology Endocrinology and Metabolism，2003，284：E55-E69.

3.　BASU R，DALLA MAN C，CAMPIONI M，et al. Effects of age and sex on postprandial glucose metabolism：Differences in glucose turnover，insulin secretion，insulin action，and hepatic insulin extraction. Diabetes，2006，55：2001-2014.

4.　BASU A，DALLA MAN C，BASU R，et al. Effects of type 2 diabetes on insulin secretion，insulin action，glucose effectiveness，and postprandial glucose metabolism. Diabetes Care，2009，32：866-872.

性与糖尿病

5. BJORNTORP P. Body fat distribution，insulin resistance，and metabolic diseases. Nutrition，1997，13：795-803.

6. BLAAK E E. Metabolic fluxes in skeletal muscle in relation to obesity and insulin resistance. Best Practice & Research. Clinical Endocrinology & Metabolism，2005，19：391-403.

7. BODEN G，CHEN X，DESANTIS R A，et al. Effects of age and body fat on insulin resistance in healthy men. Diabetes Care，1993，16：728-733.

8. BONADONNA R C，GROOP L C，SIMONSON D C，et al. Free fatty acid and glucose metabolism in human aging：Evidence for operation of the Randle cycle. The American Journal of Physiology，1994，266：E501-E509.

9. BORISSOVA A M，TANKOVA T，KIRILOV G，et al. Gender-dependent effect of ageing on peripheral insulin action. International Journal of Clinical Practice，2005，59：422-426.

10. BREDA E，CAVAGHAN M K，TOFFOLO G，et al. Oral glucose tolerance test minimal model indexes of beta-cell function and insulin sensitivity. Diabetes，2001，50：150-158.

11. CAUMO A，BERGMAN R N，COBELLI C. Insulin sensitivity from meal tolerance tests in normal subjects：A minimal model index. The Journal of Clinical Endocrinology and Metabolism，2000，85：4396-4402.

12. CHANG A M，HALTER J B. Aging and insulin secretion. American Journal of Physiology Endocrinology and Metabolism，2003，284：E7-E12.

13. CHEN M，BERGMAN R N，PACINI G，et al. Pathogenesis of age-related glucose intolerance in man：Insulin resistance and decreased beta-cell function. The Journal of Clinical Endocrinology and Metabolism，1985，60：13-20.

14. COON P J，ROGUS E M，DRINKWATER D，et al. Role of body fat distribution in the decline in insulin sensitivity and glucose tolerance with age. The Journal of Clinical Endocrinology and Metabolism，1992，75：1125-1132.

15. DALLA MAN C，CAUMO A，COBELLI C. The oral glucose minimal model：Estimation of insulin sensitivity from a meal test. IEEE Transactions on Biomedical Engineering，2002，49：419-429.

16. DALLA MAN C，CAUMO A，BASU R，et al. Minimal model estimation of glucose absorption and insulin sensitivity from oral test：Validation with a tracer method. American Journal of Physiology Endocrinology and Metabolism，2004，287：E637-E643.

17. DALLA MAN C，YARASHESKI K E，CAUMO A，et al. Insulin sensitivity by oral glucose minimal models：Validation against clamp. American Journal of Physiology Endocrinology and Metabolism，2005，289：E954-E959.

18. DALLA MAN C，CAMPIONI M，POLONSKY K S，et al. Two-hour seven-sample oral glucose tolerance test and meal protocol：Minimal model assessment of beta-cell responsivity and insulin sensitivity in non-diabetic individuals. Diabetes，2005，54：3265-3273.

19. Decode study group. Age- and sex-specific prevalences of diabetes and impaired glucose regulation in 13 European cohorts. Diabetes Care，2003，26：61-69.

20. DEFRONZO R A. Glucose intolerance and aging：Evidence for tissue insensitivity to insulin. Diabetes，1979，28：1095-1101.

21. DUNSTAN D W，ZIMMET P Z，WELBORN T A，et al. The rising prevalence of diabetes and impaired glucose tolerance：The Australian Diabetes，Obesity and Lifestyle Study. Diabetes Care，2002，25：829-834.

22. FE'RY F，BALASSE E O. Glucose metabolism during the starved-to-fed transition in obese patients with NIDDM. Diabetes，1994，43：1418-1425.

23. FERRANNINI E，SIMONSON D C，KATZ L D，et al. The disposal of an oral glucose load in patients with non-insulin dependent diabetes. Metabolism，1988，37：79-85.

24. FERRANNINI E，VICHI S，BECK-NIELSEN H，et al. the European Group for the study of insulin resistance. Insulin action and age. Diabetes，1996，45：947-953.

25. FIRTH R G，BELL P M，MARSH H M，et al. Postprandial hyperglycemia in patients with noninsulin-dependent diabetes mellitus. The Journal of Clinical Investigation，1986，77：1525-1532.

26. GOMYO M，SAKANE N，KAMAE I，et al. Effects of sex，age and BMI on screening tests for impaired glucose tolerance. Diabetes Research and Clinical Practice，2004，64：129-136.

27. GOODPASTER B H，KRISHNASWAMI S，RESNICK H，et al. Association between regional adipose tissue distribution

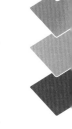

and both type 2 diabetes and impaired glucose tolerance in elderly men and women. Diabetes Care, 2003, 26: 372-379.

28. IOZZO P, BECK-NIELSEN H, LAAKSO M, et al. Independent influence of age on basal insulin secretion in non-diabetic humans. The Journal of Clinical Endocrinology and Metabolism, 1999, 84: 863-868.

29. JACKSON R A, HAWA M I, ROSHANIA R D, et al. Influence of aging on hepatic and peripheral glucose metabolism in humans. Diabetes, 1988, 37: 119-129.

30. KANAYA A M, FYR C L W, DE REKENEIRE N, et al. Predicting the development of diabetes in older adults: The derivation and valida？tion of a prediction rule. Diabetes Care, 2005, 28: 404-408.

31. KOHRT W M, KIRWAN J P, STATEN M A, et al. Insulin resistance in aging is related to abdominal obesity. Diabetes, 1993, 42: 273-281.

32. LIVESEY J H, WILSON P D G, DAINTY J R, et al. Simultaneous time-varying systemic appearance of oral and hepatic glucose in adults monitored with stable isotopes. American Journal of Physiology Endocrinology and Metabolism, 1998, 275: E717-E728.

33. LYSSENKO V, ALMGREN P, ANEVSKI D, et al. Predictors of and longitudinal changes in insulin sensitivity and secretion preceding onset of type 2 diabetes. Diabetes, 2005, 54: 166-174.

34. MORITA A, ISHIGAKI Y. Gender-difference in diabetes mellitus. Nihon Rinsho, 2015, 73: 606-610.

35. MULLER D C, ELAHI D, TOBIN J D, et al. Insulin response during the oral glucose tolerance test: The role of age, sex, body fat and the pattern of fat distribution. Aging Clinical and Experimental Research, 1996, 8: 13-21.

36. PEHLING G, TESSARI P, GERICH J E, et al. Abnormal meal carbohydrate disposition in insulin-dependent diabetes. The Journal of Clinical Investigation, 1984, 74: 985-991.

37. PERSEGHIN G, SCIFO P, PAGLIATO E, et al. Gender factors affect fatty acids induced insulin resistance in nonobese humans: Effects of oral steroidal contraception. The Journal of Clinical Endocrinology and Metabolism, 2001, 86: 3188-3196.

38. QIAO Q, HU G, TUOMILEHTO J, et al. Ageand sex-specific prevalence of diabetes and impaired glucose regulation in 11 Asian cohorts. Diabetes Care, 2003, 26: 1770-1780.

39. ROWE J W, MINAKER K L, PALLOTTA J A, et al. Characterization of the insulin resistance of aging. The Journal of Clinical Investigation, 1983, 71: 1581-1587.

40. RYAN A S. Insulin resistance with aging: Effects of diet and exercise. Sports Medicine, 2000, 30: 327-346.

41. SAAD A, DALLA MAN C, NANDY D K, et al. Diurnal pattern to insulin secretion and insulin action in healthy individuals. Diabetes, 2012, 61: 2691-2700.

42. SICREE R A, ZIMMET P Z, DUNSTAN D W, et al. Differences in height explain gender differences in the response to the oral glucose tolerance test: The AusDiab study. Diabetic Medicine, 2008, 25: 296-302.

43. STEELE R, BJERKNES C, RATHGEB I, et al. Glucose uptake and production during the oral glucose tolerance test. Diabetes, 1968, 17: 415-421.

44. TESSARI P. Role of insulin in age-related changes in macronutrient metabolism. European Journal of Clinical Nutrition, 2000, 54: S126-S130.

45. TESSARI P. Changes in protein, carbohydrate, and fat metabolism with aging: Possible role of insulin. Nutrition Reviews, 2000, 58 (1): 11-19.

46. TOFFOLO G, DE GRANDI F, COBELLI C. Estimation of beta-cell sensitivity from intravenous glucose tolerance tests C-peptide data. Diabetes, 1995, 44: 845-854.

47. TOFFOLO G, CAMPIONI M, RIZZA R, et al. A minimal model of insulin secretion and kinetics to assess hepatic insulin extraction. American Journal of Physiology Endocrinology and Metabolism, 2006, 290: E169-E176.

48. UTZSCHNEIDER K M, CARR D B, HULL R L, et al. Impact of intra-abdominal fat and age on insulin sensitivity and beta-cell function. Diabetes, 2004, 53: 2867-2872.

49. WILLIAMS J W, ZIMMET P Z, SHAW J E, et al. Gender differences in the prevalence of impaired fasting glycaemia and impaired glucose tolerance in Mauritius. Does sex matter？ Diabetic Medicine, 2003, 20: 915-920.

性与糖尿病

第五节　性别和性激素与代谢性炎症

摘要

肥胖引起的代谢和非代谢相关并发症日趋增多，但该病的发病机制仍不清楚。由于引起肥胖个体危险因素的变异性，使疾病的最终结局常难以预测，如糖尿病或胰岛素抵抗。与男性相比，女性脂肪含量多，但肥胖相关的代谢并发症却不易出现，所以推测性别是决定肥胖并发症的关键因素。肥胖患者体内免疫系统处于激活状态是研究肥胖和代谢综合征的新兴领域之一。此外，相关动物模型结果表明免疫反应存在性别差异，因此，这可能是导致代谢性疾病存在性别差异的机制之一。虽然性别差异相关话题仍有许多问题需要解决，但本节主要通过回顾当前的知识和文献，阐述性别和性激素在脂肪和代谢因素诱导的肥胖相关性炎症中的作用。

性别差异与代谢性疾病

肥胖在全球人口中所占比例令人震惊，涵盖了所有人群。不同个体对营养过剩的反应有很大差异，与性别、年龄和种族等在内的因素有关。易胖环境因素中，性别之间存在显著的代谢和表型差异很可能是高脂饮食诱导的代谢紊乱原因之一。尽管患肥胖的女性比例更高，但男性肥胖患者却更容易出现肥胖相关的并发症，可能与脂肪组织分布存在性别差异有一定关系。这些差异中起关键作用的是雄激素和雌激素，并参与了脂肪分解、肌肉代谢和大脑的饱腹感。循环中雄激素和雌激素的水平波动也可能导致绝经后女性发生代谢紊乱性疾病的风险明显增高。鉴于这种特点，临床上常用激素替代预防或治疗绝经后的肥胖女性及肥胖相关的代谢紊乱，然而对代谢的改善收效甚微。综上，性激素参与了代谢紊乱性疾病的发生，但在其发展过程的具体作用却仍待更深层次的研究。

肥胖免疫系统的激活是近年来一个热门领域，可更好地理解肥胖和性别差异在代谢性疾病中的联系。当然，这个领域仍有很多未解之谜。

体内脂肪分布的性别差异

鉴于雄性动物更易出现体重增加，所以目前研究脂肪与肥胖的关系多选择雄性动物作为模型。实验动物高脂饮食后，全身脂肪组织均增加，但增加的皮下脂肪组织（SAT）和内脏脂肪组织（VAT）的关键分布受一些因素调节。鉴于这种脂肪分布在疾病易感性中有着重要作用，因此在临床上了解这种分布很关键。性激素调节并影响两性中的脂肪组织分布，但这种调节背后的许多细胞和分子机制仍有待深入了解。总体而言，女性的肥胖率高于男性，但在相同的体质指数（BMI）下，男性的代谢疾病发生率却更高。

通常，中心型或腹型肥胖的男性更容易患代谢性疾病。而绝经前女性虽易出现下肢和外周的脂肪沉积，却不易发生代谢紊乱。绝经后，伴随雌激素水平下降，体内睾酮水平比例增加，导致内脏脂肪增多，这进一步证明了性激素在人体脂肪分布中的作用。

性激素在脂肪形成的储存模式中也发挥着特定作用，相比皮下腹股沟白色脂肪组织（inguinal white adipose

第一章　糖尿病和肥胖症的性别差异

tissue，IWAT），男性脂肪细胞优先在内脏性腺白色脂肪组织（viseral gonadal white adipose tissue，GWAT）中堆积。而在女性两者却没有差别。虽然雌激素主要是雄激素经芳香化作用在卵巢和睾丸中产生的，但局部雌激素水平可能会影响脂肪细胞的功能，且随全身脂肪的增加而成比例增加。女性绝经后，雌激素水平直线下降，同时雄激素水平相对更高，伴随 SAT 减少和 VAT 增加，这种脂肪分布的改变导致了体内炎症和系统性胰岛素抵抗的发生。

性激素参与脂肪代谢的机制之一是与类固醇受体结合后调节脂肪组织中的关键蛋白，如 Leptin 和脂蛋白脂肪酶。脂肪组织中存在雌激素受体（estrogen receptor，ER）和雄激素受体（androgen receptor，AR），另外脂肪细胞本身也参与性激素的合成和代谢。因此，脂肪组织内性激素的水平高低及其介导的不同靶向效应可能导致了脂肪的分布差异。雌激素缺乏 [卵巢切除、芳香化酶敲除（KO）小鼠、雌激素受体（ER）-*ERαKO*、*ERβKO* 和 *ERα/ERβKO* 双敲小鼠模型] 和雄激素缺乏 [阉割和雄激素受体敲除（*ARKO*）] 的小鼠动物模型研究，以及一些关于 PCOS、绝经后女性、芳香化酶缺陷男性的临床研究均证实雌激素对机体的保护作用，正如图 1-17 所示，肥胖时，雌激素通过维持胰岛素敏感性预防代谢综合征的发生。因此，阐明男性和女性储存脂肪的机制对于了解肥胖和代谢综合征的发生至关重要，该领域的内容在 "人类和小鼠模型脂肪生物学和体型性别差异的细胞机制" 这一节中有详细阐述。

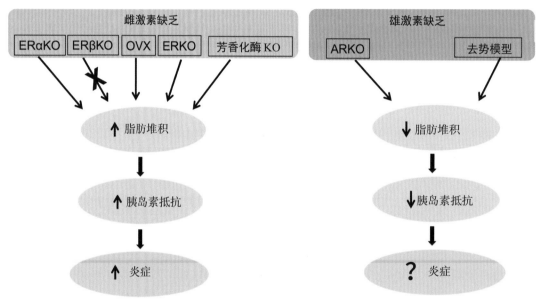

箭头↑代表升高，↓表示下降，X 提示无改变，？为证据不足。

图 1-17　雌激素和雄激素缺乏的模型图及其通过影响脂肪堆积、胰岛素抵抗、炎症参与肥胖发生的小结

肥胖诱导的代谢性炎症

（1）男性与肥胖诱导的代谢性炎症

目前将肥胖诱发的慢性低滴度炎症状态称为副炎症或代谢性炎症。与女性相比，肥胖男性的炎症反应更为强烈，所以绝大多数研究均在男性中进行。不过，肥胖引起的女性代谢性炎症在 "代谢性炎症的性别差异" 这一主题中有更详细的讨论，故此处不多叙述。在男性中，这种低滴度炎症与代谢综合征的发展及其相关的病理生理后果密切相关，如胰岛素抵抗、心血管疾病（cardiovascular disease，CVD）和许多非代谢性肥胖相关的不良结局。肥胖与促炎因子之间的联系在很大程度上与脂肪组织本身炎症有关，但机制仍不清楚。尽管如此，有

证据表明，在人类和雄性小鼠模型中，白细胞的激活，特别是髓系谱系，参与了代谢性炎症与肥胖相关的代谢或非代谢性紊乱的发生、发展。其中与中性粒细胞、巨噬细胞和单核细胞关系更为密切。临床研究中也已证实，肥胖时，这些炎性白细胞数量增加，并与肥胖风险增加密切相关。此外，它们的功能也会发生相应改变，如促炎因子分泌增加：白介素 -6、白介素 -1β 和肿瘤坏死因子 -α（简称 IL-6，IL-1β 和 TNF-α），如趋化因子水平升高：单核细胞趋化因子 -1（MCP-1/CCL2）及其受体（CCR2）。上述炎症因子和趋化因子部分由脂肪细胞本身分泌，但更多来自脂肪组织的巨噬细胞（adipose tissue macrophage，ATM），然而，它们介导的信号通路却可以作用于全身各系统。

在高脂饮食暴露下，性腺白色脂肪细胞的大小和数量增加，导致内脏白色脂肪组织重量增加和脂肪细胞出现凋亡。在此过程中，ATM 在 GWAT 中特异性聚集，从而加剧全身系统性炎症。已证实，抑制促炎性细胞因子和趋化因子的功能可改善胰岛素敏感性，从而将 ATM 与代谢综合征关联起来。

（2）肥胖男性与常驻和募集的脂肪组织巨噬细胞

易肥胖环境中的炎症标志是 VAT 中促炎、经典活化的 M1/CD11c$^+$ATM 的聚集。雄性动物模型、男性和女性相关临床试验均证实，肥胖时这种活化的 ATM 增加，并与胰岛素抵抗密切相关。机体正常稳态下，常驻ATM 是脂肪组织中主要的巨噬细胞亚群，其功能是维持体内稳态。正常机体内，这些细胞仅占基质血管部分（stromal vascular fraction，SVF）中所有细胞的 10% ~ 15%，且可通过 CD64$^+$/CD11c$^-$ 标志物区分。在高脂饮食暴露过程中，巨噬细胞表型发生改变，早期表现为常驻 ATM 增殖。当罹患肥胖后，炎性 CD11c$^+$ATM 亚群明显增加，可达 SVF 的 45% ~ 60%。但是，这些研究主要来自雄性动物模型实验。

雄性动物模型中，肥胖时 Ly6c$^+$/CCR2$^+$ 单核细胞数量增加，被募集到脂肪组织中，可分化为 CD11c$^+$ ATM（图 1-18）。阻断 Ly6c$^+$/CCR2$^+$ 单核细胞可减少脂肪组织中 CD11c$^+$ ATM 的数量，并改善胰岛素敏感性。而一旦 Ly6c$^+$ 单核细胞到达脂肪组织，它们便会分化成 CD11c$^+$ 巨噬细胞，并且通常会聚集在已经死亡的和即将死亡的脂肪细胞周围区域，形成冠状结构（crown-like structures，CLS，图 1-18C）。趋化因子（如 MCP-1）可以定向吸引单核细胞迁移到脂肪组织中。此外，这些信号通路可作用于骨髓，加快造血干细胞（hematopoietic stem cells，HSC）向髓系干细胞的分化。多项研究表明，慢性高脂饮食暴露会影响骨髓（bone marrow，BM）隔室内的造血干细胞和祖细胞。体外研究显示，高脂饮食来源的 BM 具有促炎特性。具体而言，用 HFD 的骨髓作为移植供体，骨髓的 HSC 会产生易诱发炎症反应的巨噬细胞和中性粒细胞。在这些骨髓移植（bone marrow transplant，BMT）实验中，与接受正常饮食（normal diet，ND）BMT 的受体小鼠相比，接受高脂饮食受体的小鼠具有更多的 CD11c$^+$ ATM 和更严重的胰岛素抵抗。相似地，高血糖也已被证实可促使骨髓隔室产生相同的活化巨噬细胞。虽然最初发现这种活化的巨噬细胞存在于脂肪组织中，但从其他关于人和小鼠的肥胖研究中可清楚地看出，髓系谱系细胞（嗜中性粒细胞和巨噬细胞）也在其他大多数代谢组织中增殖，如胰腺、大脑、肌肉和肝。在这些组织中，这些髓系细胞同样会导致器官功能障碍。因此，可以合理地假设代谢炎症的差异可导致代谢疾病的风险不同，在男性中尤为明显。

科学家们已经进行了很多相关研究工作探讨炎、肥胖和胰岛素抵抗之间的机制，但大部分工作是基于雄性动物模型进行的。脂肪组织结构和构成的性别差异也可能是导致男女肥胖情况不同的原因之一。脂肪组织中的主要细胞是脂肪细胞、白细胞和脂肪细胞的祖细胞。在脂肪组织中的所有这些细胞类型中，都已经鉴定出性激素受体和性别特异性功能差异，但是对白细胞变化的描述却不多。脂肪组织扩增和代谢疾病存在许多性别差异，因此探究不同性别之间的代谢性炎症就显得非常重要。

（1）固有免疫与性别差异

从免疫系统角度而言，男性和女性在固有免疫和造血功能上存在几点区别。体现在女性患自身免疫疾病风险较高和女性白细胞中脂多糖（lipopolysaccharide，LPS）反应性较低。这种免疫应答受抑制与白细胞上 Toll 样受体 4（toll-like receptor 4，TLR4）的表达降低和细胞因子的产生减少有关。所以，临床上女性败血症发生率低。用 LPS 刺激外周血单个核细胞（peripheral blood mononuclear cells，PBMC），与女性相比，男性 PBMC 中促炎因子 TNF-α 含量增加、保护性细胞因子 IL-10 含量降低。同样，用 LPS 刺激巨噬细胞，相比于雌性小鼠，雄性小鼠腹膜巨噬细胞表达更高的 TLR4 水平、产生更多的 CXC- 趋化因子配体 10（CXCL10）。而无论基线还是被 LPS 刺激，男性中性粒细胞比女性表达更高水平的 TLR4，并产生更多的 TNF-α。除 LPS 模型外，用病毒干预 PBMC，这种性别差异也同样存在，男性 PBMC 可导致更高的 TLR9 活化和更多的 IL-10 产生，且与男性的雄激素浓度呈正相关。

与女性相比，男性的单核细胞和中性粒细胞池本身更大、更容易被趋化。但女性绝经后，即使缺乏 LPS 刺激，促炎因子合成能力也在增加。与性激素的作用一致，17-β 雌二醇处理过的巨噬细胞可通过控制活化的 B 细胞中 NF-κB 的细胞内定位降低对 LPS 的反应。17-β 雌二醇甚至被证明可通过减少趋化因子和 NF-κB 所介导细胞因子的产生直接对脂肪细胞发挥抗炎作用。但是，小鼠卵巢切除，体内长期给予雌二醇却可促进 IL-1β、IL-6 和 TNF-α 等促炎细胞因子的生成。

除性激素影响白细胞生物学功能外，性染色体上的基因也被认为在免疫功能的性别差异中起作用。女性携带 2 条 X 染色体，所以研究一些 X 连锁基因，特别是影响 NF-κB 信号通路、细胞凋亡、吞噬作用和 TLR 级联反应的基因在免疫炎症反应中扮演的角色尤为重要。这些基因被认为是导致女性出现不同细胞免疫反应的原因。众所周知，女性患 X 染色体基因相关自身免疫疾病的风险更高，更容易导致免疫自我耐受功能的丧失。XX 或 XY 互补引起的性腺性别之间的差别可用转基因小鼠区分。在这些转基因小鼠中，XX 组合明显会增加系统性红斑狼疮和实验性自身免疫性脑脊髓炎的风险。但是，这些 X 染色体上的相关基因对巨噬细胞发育和单细胞产生的影响尚未明确。

（2）代谢性因素导致的炎症与性别差异

脂肪组织功能是研究肥胖存在性别差异的一个领域，认为其可能与预后截然相反有关。尽管女性体脂百分比高于男性，但糖尿病患病率却较低。将已知的风险因素任意组合后发现，代谢综合征患者中，男性心脏病和脑卒中风险是女性的 2 倍。而代谢性炎症与这些疾病和脂肪组织功能紧密相关，评估代谢性炎症中的性别差异是解释这些不同临床结局的重要研究领域。

在肥胖症的临床研究中，无论 T2DM 和非 T2DM 组，脂肪组织 TNF-α 浓度均与肥胖和胰岛素抵抗正相关。尽管女性肥胖发生率高，但她们代谢性疾病的患病率相比男性低，且全身炎症反应较轻。值得注意的是，尽管与男性肥胖患者相比，女性肥胖患者炎症指标较轻，但炎症反应过程是相似的。在肥胖女性中，与男性一样，脂肪组织 TNF-α mRNA 的表达与脂肪细胞脂解增加、空腹血糖、胰岛素和三酰甘油的浓度相关，只是程度较低而已。

动物模型中，暴露于高脂饮食同样的时间，雄性小鼠体重增加较雌性小鼠明显。同时，GWAT 中观察到 ATM 聚集增加，而雌性动物却可避免这种现象的发生。其他临床试验和动物模型研究中，对这种脂肪组织进行了详细剖析，发现炎症和胰岛素抵抗确实存在性别差异。而且在雌性小鼠中观察到的代谢"保护"作用至少部分与炎症诱导的代谢途径"受损"有关。与雌性小鼠相比，高脂饮食喂养的雄性小鼠中增加的 ATM 多为 CD11c⁺ 的促炎性巨噬细胞，可增加促炎细胞因子的产生，并进一步促进雄性小鼠的胰岛素抵抗，即使在体重匹配的情况下也是如此。

探讨雄性和雌性肥胖小鼠模型为何存在炎症差异的研究中，意外地解释了脂肪组织中 ATM 的起源问题（图 1-18）。通过评估饮食诱导的肥胖模型，发现雌性小鼠的外周血单核细胞和骨髓造血干细胞没有明显增加。LPS 或棕榈酸刺激小鼠 BM 的离体研究也显示这些骨髓细胞促炎细胞因子表达水平不高。在竞争性 BMT 实验中，将雄性和雌性小鼠的骨髓细胞以 1：1 的比例注射到受试小鼠者体内，受试小鼠再重新进行高脂饮食，结果显示雄性小鼠来源的 BM 细胞产生 CD11c⁺ATM 的能力更强。无论受体动物何种性别，均可观察到这种 ATM 诱导作用，表明骨髓造血干细胞对肥胖的反应与细胞本身的"原始性别"差异有关，且造血干细胞在暴露 HFD 后，会产生永久性"记忆"。总体而言，雌性小鼠似乎可以免受高脂饮食诱导的 HSC 重排、ATM 聚集和胰岛素抵抗，这与绝经前肥胖女性结果相似。这些结果表明，肥胖时不同性别人群的白细胞对肥胖引起的炎症反应具有细胞自主性差异。

由于肥胖时 T 细胞的直接活化，外周淋巴细胞和粒细胞群会发生变化。高脂饮食喂养的雄性小鼠，GWAT 有大量的 CD8⁺ 效应 T 细胞浸润，而 CD4⁺ 辅助细胞和 FoxP3⁺ 调节性 T 细胞（Treg）减少。相反，肥胖雌性小鼠的脂肪组织中抗炎性 Treg 细胞数量增加，这些也可能参与免疫相关的代谢性"保护"作用。

肥胖时，在其他代谢组织中也证明了代谢性炎症存在性别差异。如雌激素可直接抑制肝和心肌细胞产生促炎因子 IL-6、TNF-α 和 IL-1β，并影响肠道菌群的炎症反应。此外，肥胖会引发组织炎症（如乳腺炎），且肥胖已被证明可增加乳腺癌患病风险。

肥胖时内脏脂肪炎症因子的变化	
脂肪细胞大小	男女均增加（女性＞男性）
髓样祖细胞	男性中增加
Ly6C⁺ 单核细胞	男性中增加
CD11c⁺ 脂肪组织巨噬细胞	男性中增加
CD11c⁻ 脂肪组织巨噬细胞	男女均增加（女性＞男性）
促炎因子	男性合成增加
趋化因子	男性合成增加

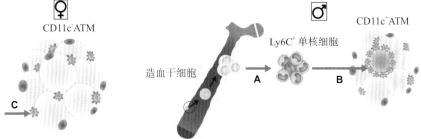

图 1-18 男性和女性肥胖模型中骨髓造血干细胞、髓系细胞和促炎因子比较（表格）。肥胖诱导的炎症有明显的性别差异。肥胖男性，造血干细胞分化为髓样干细胞和单核细胞（A），这些单核细胞募集到脂肪组织，变为 CD11c⁺ 的脂肪巨噬细胞，若围绕在坏死的脂肪细胞周围，成为经典的冠样结构（B）。而肥胖女性，仅有 CD11c⁻ 的脂肪巨噬细胞增殖

（1）雌激素与代谢性炎症

尽管性激素在人体脂肪分布和脂肪细胞功能中起着至关重要的作用，但对性激素在代谢性炎症中作用的了解仍然有限。大多数关于性别差异的研究都基于雌激素假定的保护作用，能改善胰岛素抵抗或减轻肥胖中的炎症。由于促炎标志物水平升高与肥胖相关并发症（如胰岛素抵抗）存在正相关，推测雌激素改善炎症、减少细胞因子分泌可能在胰岛素抵抗的性别差异中发挥作用。

临床研究发现，绝经期雌激素浓度下降与细胞因子水平升高（TNF-α、IL-1β 和 IL-6）有关。当患者接受雌激素治疗后，上述细胞因子的水平会明显降低。进一步的研究证实，雌激素具有抗炎特性及保护心血管作用，尤其是对围绝经期妇女，该作用的发挥可能与上调血管内皮细胞来源的一氧化氮（NO）有关。

在动物模型中进行的机制研究主要是通过卵巢切除术来改变女性的性激素。卵巢切除的小鼠分为 3 组：未处理组、外源性 E$_2$ 替代组和内源性雌激素替代组，结果显示，未处理组小鼠循环中 TNF-α 的浓度比后 2 组高出 7 倍。一种解释是雌激素缺失后，NO 水平降低和代谢受损，引起血管功能受损，从而造成 TNF-α 浓度升高。卵巢切除动物暴露于高脂饮食，会出现体内的促炎细胞因子如 IL-6 升高、CD11c$^+$ 基因表达增加，ATM 聚集增多，最终导致胰岛素抵抗。在脂肪组织中，对雄性、雌性和切除卵巢的小鼠基因进行表达分析，发现雄性小鼠比切除卵巢的雌性小鼠对炎症反应的应答更强烈。尽管可能与几个重要的调控因子有关，但目前相关机制较少。如卵巢切除的肥胖动物产生的 MCP-1 和 TNF 受体超家族成员 14（TNFRSF14）在增强活性氧（ROS）反应和脂肪组织炎症中的作用就是其中候选研究的方向之一。

高脂饮食小鼠切除卵巢后，胰岛素信号通路传导受损与巨噬细胞募集加快及浸润增加有关，补充雌激素后会缓解这种病理过程：胰岛素敏感性改善、炎症反应减轻。具体而言，卵巢切除的雌性小鼠再补充雌激素，IL-6、TNF-α 和 CD68 的表达会显著降低。更有意思的是，雄性动物进行雌二醇治疗也发现与年龄相关的炎症减轻。

与上述研究相反，一些研究小组发现，即使在改善胰岛素敏感性的情况下，切除卵巢的小鼠补充雌二醇会导致炎症细胞因子分泌增多。然而，来自 ERαKO 小鼠的骨髓嵌合体研究结果显示，切除卵巢的小鼠补充雌激素确实可以使促炎因子产生增加，这种促炎因子会随着 ERα 的敲除而消失，但雌激素对饮食诱导的代谢保护作用却仍然存在。这表明，雌激素对代谢和炎症的影响可以相互分离。

全部敲除 ERα 的小鼠会出现胰岛素抵抗和内脏脂肪组织炎症增强。脂肪细胞特异性 ERαKO 小鼠（AdipoERα）仅在雄性动物体内发现脂肪纤维化作用增强，TNF-α 和 TLR4 基因表达增加，炎症因子水平升高。如果没有 ERα 和 ERβ，将 AdipoERα 小鼠饲养到 ERβKO 背景中时，两种性别中循环 TNF-α 和 TLR4 的水平都增加，提示缺乏 ERα、ERβ 对炎症发生也具有保护作用。这些数据表明，脂肪组织中脂肪细胞的 ERα 和 ERβ 均可以预防男性和女性的肥胖和代谢性炎症。部分原因与 ERα 通过特异性调控脯氨酸羟化酶 3（PHD3）相关的缓解缺氧诱导因子 1-α（HIF1α）表达，从而诱导脂肪组织炎症和纤维化有关。与上述发现一致，过度表达芳香化酶的男性有更高的雌二醇水平，对胰岛素更敏感，脂肪组织巨噬细胞会随之减少。

此外已证明，若将 LDL 受体 KO 小鼠的骨髓 ERα 特异性敲除，实验小鼠出现葡萄糖耐量受损、胰岛素抵抗，最终导致动脉粥样硬化。敲除小鼠髓系细胞 ERα 后，小鼠的内脏脂肪增多，脂肪组织炎症明显。此外，与野生型小鼠相比，用棕榈酸酯刺激这些缺乏 ERα 小鼠的骨髓细胞，发现细胞因子产生增多。这些研究总体上强调了 ER 信号在髓样特异性细胞群中的作用，它影响肥胖和组织炎症，且独立于脂肪细胞（图 1-17）。

性与糖尿病

（2）雄激素与代谢性炎症

PCOS 患者体内雄激素过多，代谢综合征（胰岛素抵抗、β 细胞功能异常和脂肪组织炎症）的发生风险更高，这与男性易患代谢综合征相似，最近的研究认为是雄激素能增强代谢性炎症的原因之一。已知性腺功能减退的男性罹患糖尿病的风险增加，这可能由于肌肉和脂肪含量发生变化及与雄激素缺乏引起的 β 细胞功能障碍有关。临床证据表明，PCOS 患者 CD11c$^+$ATM 细胞群明显增多。同样，单核 / 巨噬细胞 *ARKO-LDLR$^-$* 小鼠动脉粥样硬化程度得到改善，表明单核 / 巨噬细胞中特异性 AR 在心血管疾病中的有害作用。

尚不清楚雄激素在肥胖引起的炎症中的作用，因为目前缺乏直接针对雄激素对免疫细胞的人体研究。雄激素活化巨噬细胞后不利用伤口愈合，阉割后小鼠的先天固有免疫基因会下调，均提示雄激素参与了免疫系统的激活。

去势模型和 *ARKO* 模型是研究男性肥胖症的 2 个主要动物模型。但得出的关于雄激素与能量代谢和慢性炎症关系的研究结果有许多矛盾之处。雄激素可能会促进 β 细胞分泌胰岛素、改善肌肉和肝胰岛素的敏感性，但在脂肪组织中的作用尚不清楚。阉割小鼠的模型被证明对代谢有多种影响，但关于评估炎症的研究表明，去势的 HFD 小鼠脂肪增加导致肥胖发生，但其炎症细胞因子的表达与 ND 喂养的去势小鼠相比却没有显著性差异。另外 2 项对 *ARKO* 小鼠的研究也证实，不同饮食模式下炎症变化很小。同样，研究发现 *ARKO* 雌性小鼠动脉粥样硬化程度增加。此外，AR 激动剂双氢睾酮（DHT）可改善切除卵巢小鼠的动脉粥样硬化程度、降低皮下脂肪含量和胆固醇水平，表明雄激素对雌性小鼠饮食引起的动脉粥样硬化具有保护作用。

造血干细胞 AR 缺乏会增加内脏脂肪含量，同时伴随肝巨噬细胞减少，以及循环 IL-6 降低，均表明造血干细胞中雄激素信号通路也参与了肥胖的发生、发展。模拟 PCOS 的动物模型已证明暴露于雄激素的母亲的后代发生胰岛素抵抗、肥胖症和慢性炎症的风险增加，所以雄激素对代谢性炎症的影响也可能在发育早期就已发挥作用。

总结

肥胖日益流行，带来的公共卫生费用巨大。所以很有必要阐明肥胖引起的代谢紊乱与性别差异之间的关系，以提高针对性别的不同治疗所带来的临床获益，现有研究也支持这一假设：脂肪组织功能存在两性差异。尽管有证据表明性激素，尤其是雌激素在脂肪功能中扮演保护角色，然而，人们对两性激素调控男性和女性脂肪分布的具体机制却知之甚少。同样仍有许多关于脂肪组织中雄激素作用的问题等待解决。雄激素对脂肪组织胰岛素敏感性的直接脂肪储存效应和性别特异性效应也亟待阐明。目前 PCOS 体内和体外相关研究结果显示，雄激素过多与胰岛素抵抗在其发病机制中至关重要。总之，雌激素和雄激素缺乏的小鼠动物模型为了解性激素在代谢性炎症中的作用提供了基础，但鼠类和人类之间在炎症方面因存在物种差异，所以仍需努力才能实现在人类受试者中的临床应用。关于微环境影响两性脂肪组织形成的因素，以及它们随后如何促进局部脂肪分布和参与人体代谢，都需要深入研究。另外，为治疗一些相关疾病的并发症（如自身免疫疾病），还需要进一步研究性激素在引起差异性炎症反应中的作用。综上，了解脂肪形成、巨噬细胞募集和增殖的规律可能会提供一种新的方法去改变脂肪功能，从而治疗肥胖症、炎症和 2 型糖尿病。

（翻译：刘艳霞　审校：刘彦玲）

1. ALEXANDRA KAUTZKY-WILLER J H, PACINI G. Sex and gender differences in risk, pathophysiology and complications of type 2 diabetes mellitus. Endocrine Reviews, 2016, 37: 278-316.

2. AOMATSU M, KATO T, KASAHARA E, et al. Gender difference in tumor necrosis factor-alpha production in human neutrophils stimulated by lipopolysaccharide and interferon-gamma. Biochemical and Biophysical Research Communications, 2013, 441: 220-225.

3. ARENAS I A, ARMSTRONG S J, XU Y, et al. Chronic tumor necrosis factor-alpha inhibition enhances NO modulation of vascular function in estrogen-deficient rats. Hypertension, 2005, 46: 76-81.

4. ARNETZ L, EKBERG N R, ALVARSSON M. Sex differences in type 2 diabetes: Focus on disease course and outcomes. Diabetes, Metabolic Syndrome and Obesity, 2014, 7: 409-420.

5. ASAI K, HIKI N, MIMURA Y, et al. Gender differences in cytokine secretion by human peripheral blood mononuclear cells: Role of estrogen in modulating LPS-induced cytokine secretion in an ex vivo septic model. Shock, 2001, 16: 340-343.

6. BALLESTRI S, NASCIMBENI F, BALDELLI E, et al. NAFLD as a Sexual dimorphic disease: Role of gender and reproductive status in the development and progression of nonalcoholic fatty liver disease and inherent cardiovascular risk. Advances in Therapy, 2017, 34 (6): 1291-1326.

7. BLOOR I D, SYMONDS M E. Sexual dimorphism in white and brown adipose tissue with obesity and inflammation. Hormones and Behavior, 2014, 66: 95-103.

8. BRUUN J M, NIELSEN C B, PEDERSEN S B, et al. Estrogen reduces pro-inflammatory cytokines in rodent adipose tissue: Studies in vivo and in vitro. Hormone and Metabolic Research, 2003, 35: 142-146.

9. CALIPPE B, DOUIN-ECHINARD V, DELPY L, et al. 17Beta-estradiol promotes TLR4-triggered proinflammatory mediator production through direct estrogen receptor alpha signaling in macrophages in vivo. Journal of Immunology, 2010, 185: 1169-1176.

10. CALIPPE B, DOUIN-ECHINARD V, LAFFARGUE M, et al. Chronic estradiol administration in vivo promotes the proinflammatory response of macrophages to TLR4 activation: Involvement of the phosphatidylinositol 3-kinase pathway. Journal of Immunology, 2008, 180: 7980-7988.

11. CANNON J G, SHARMA G, SLOAN G, et al. Leptin regulates CD16 expression on human monocytes in a sex-specific manner. Physiological Reports, 2014, 2: e12177.

12. CARANI C, QIN K, SIMONI M, et al. Effect of testosterone and estradiol in a man with aromatase deficiency. The New England Journal of Medicine, 1997, 337: 91-95.

13. CARR M C. The emergence of the metabolic syndrome with menopause. The Journal of Clinical Endocrinology and Metabolism, 2003, 88: 2404-2411.

14. CERNETICH A, GARVER L S, JEDLICKA A E, et al. Involvement of gonadal steroids and gamma interferon in sex differences in response to blood-stage malaria infection. Infection and Immunity, 2006, 74: 3190-3203.

15. CHAZENBALK G, CHEN Y H, HENEIDI S, et al. Abnormal expression of genes involved in inflammation, lipid metabolism, and Wnt signaling in the adipose tissue of polycystic ovary syndrome. The Journal of Clinical Endocrinology and Metabolism, 2012, 97: E765-E770.

16. CHEN Z, YUHANNA I S, GALCHEVA-GARGOVA Z, et al. Estrogen receptor alpha mediates the nongenomic activation of endothelial nitric oxide synthase by estrogen. The Journal of Clinical Investigation, 1999, 103: 401-406.

17. CHO K W, ZAMARRON B F, MUIR L A, et al. Adipose tissue dendritic cells are independent contributors to obesity-induced inflammation and insulin resistance. Journal of Immunology, 2016, 197: 3650-3661.

18. CHOI E K, KIM W K, SUL O J, et al. TNFRSF14 deficiency protects against ovariectomy-induced adipose tissue inflammation. The Journal of Endocrinology, 2014, 220: 25-33.

19. DAAN N M, KOSTER M P, DE WILDE M A, et al. Biomarker profiles in women with PCOS and PCOS offspring; a pilot

性与糖尿病

study. PLoS One，2016，11：e0165033.

20. DANTAS A P，SANDBERG K. Estrogen regulation of tumor necrosis factor-alpha：A missing link between menopause and cardiovascular risk in women？ Hypertension. Hypertension，2005，46：21-22.

21. DAVIS K E，NEINAST M D，SUN K，et al. The sexually dimorphic role of adipose and adipocyte estrogen receptors in modulating adipose tissue expansion，inflammation，and fibrosis. Molecular Metabolism，2013，2：227-242.

22. DE PERGOLA G. The adipose tissue metabolism：Role of testosterone and dehydroepiandrosterone. International Journal of Obesity and Related Metabolic Disorders，2000，24：S59-S63.

23. DEMERATH E W，SUN S S，ROGERS N，et al. Anatomical patterning of visceral adipose tissue：Race，sex，and age variation. Obesity（Silver Spring），2007，15：2984-2993.

24. DUBOIS V，LAURENT M R，JARDI F，et al. Androgen deficiency exacerbates high-fat diet-induced metabolic alterations in male mice. Endocrinology，2016，157：648-665.

25. ELGAZAR-CARMON V，RUDICH A，HADAD N，et al. Neutrophils transiently infiltrate intra-abdominal fat early in the course of high-fat feeding. Journal of Lipid Research，2008，49：1894-1903.

26. ESTRANY M E，PROENZA A M，GIANOTTI M，et al. High-fat diet feeding induces sex-dependent changes in inflammatory and insulin sensitivity profiles of rat adipose tissue. Cell Biochemistry and Function，2013，31：504-510.

27. FAGMAN J B，WILHELMSON A，MOTTA B M，et al. The androgen receptor confers protection against diet-induced atherosclerosis，obesity，and dyslipidemia in female mice. The FASEB Journal，2015，29：1540-1550.

28. FINKELSTEIN J S，LEE H，BURNETT-BOWIE S A，et al. Gonadal steroids and body composition，strength，and sexual function in men. The New England Journal of Medicine，2013，369：1011-1022.

29. FLORYK D，KUROSAKA S，TANIMOTO R，et al. Castration-induced changes in mouse epididymal white adipose tissue. Molecular and Cellular Endocrinology，2011，345：58-67.

30. FOLSOM A R，ALEKSIC N，SANHUEZA A，et al. Risk factor correlates of platelet and leukocyte markers assessed by flow cytometry in a population-based sample. Atherosclerosis，2009，205：272-278.

31. FRANCESCA AMATI M P，AZUMA K，DUBÉ J J，et al. Lower thigh subcutaneous and higher visceral abdominal adipose tissue content both contribute to insulin resistance. Obesity，2012，20：1115-1117.

32. GHISLETTI S，MEDA C，MAGGI A，et al. 17beta-estradiol inhibits inflammatory gene expression by controlling NF-kappaB intracellular localization. Molecular and Cellular Biology，2005，25：2957-2968.

33. GILLIVER S C. Sex steroids as inflammatory regulators. The Journal of Steroid Biochemistry and Molecular Biology，2010，120：105-115.

34. GILLIVER S C，RUCKSHANTHI J P，ATKINSON S J，et al. Androgens influence expression of matrix proteins and proteolytic factors during cutaneous wound healing. Laboratory Investigation，2007，87：871-881.

35. GOFF D C，JR LLOYD-JONES D M，BENNETT G，et al. 2013 ACC/ AHA guideline on the assessment of cardiovascular risk：A report of the American College of Cardiology/American Heart Association Task Force on Practice Guidelines. Journal of the American College of Cardiology，2014，63：2935-2959.

36. GROVE K L，FRIED S K，GREENBERG A S，et al. A microarray analysis of sexual dimorphism of adipose tissues in high-fat-diet-induced obese mice. International Journal of Obesity，2010，34：989-1000.

37. HONG J，STUBBINS R E，SMITH R R，et al. Differential susceptibility to obesity between male，female and ovariectomized female mice. Nutrition Journal，2009，8：11.

38. HOTAMISLIGIL G S，SHARGILL N S，SPIEGELMAN B M. Adipose expression of tumor necrosis factor-alpha：Direct role in obesity-linked insulin resistance. Science，1993，259：87-91.

39. HOTAMISLIGIL G S，SPIEGELMAN B M. Tumor necrosis factor alpha：A key component of the obesity-diabetes link. Diabetes，1994，43：1271-1278.

40. HU E，LIANG P，SPIEGELMAN B M. AdipoQ is a novel adipose-specific gene dysregulated in obesity. The Journal of Biological Chemistry，1996，271：10697-10703.

41. Huang C K，Pang H，Wang L，et al. New therapy via targeting androgen receptor in monocytes/macrophages to battle atherosclerosis. Hypertension，2014，63：1345-1353.

42. HUANG Z H, MANICKAM B, RYVKIN V, et al. PCOS is associated with increased CD11c expression and crown-like structures in adipose tissue and increased central abdominal fat depots independent of obesity. The Journal of Clinical Endocrinology and Metabolism, 2013, 98: E17-E24.

43. IMAHARA S D, JELACIC S, JUNKER C E, et al. The influence of gender on human innate immunity. Surgery, 2005, 138: 275-282.

44. JACKSON A S, STANFORTH P R, GAGNON J, et al. The effect of sex, age and race on estimating percentage body fat from body mass index: The Heritage Family Study. International Journal of Obesity and Related Metabolic Disorders, 2002, 26: 789-796.

45. JEFFERY E, WING A, HOLTRUP B, et al. The adipose tissue microenvironment regulates depot-specific adipogenesis in obesity. Cell Metabolism, 2016, 24: 142-150.

46. JO J, GAVRILOVA O, PACK S, et al. Hypertrophy and/or hyperplasia: Dynamics of adipose tissue growth. PLoS Computational Biology, 2009, 5: e1000324.

47. JONES M E, THORBURN A W, BRITT K L, et al. Aromatase-deficient (ArKO) mice have a phenotype of increased adiposity. Proceedings of the National Academy of Sciences of the United States of America, 2000, 97: 12735-12740.

48. KANDA H, TATEYA S, TAMORI Y, et al. MCP-1 contributes to macrophage infiltration into adipose tissue, insulin resistance, and hepatic steatosis in obesity. The Journal of Clinical Investigation, 2006, 116: 1494-1505.

49. KARASTERGIOU K, SMITH S R, GREENBERG A S, et al. Sex differences in human adipose tissues - The biology of pear shape. Biology of Sex Differences, 2012, 3: 13.

50. KAY E, GOMEZ-GARCIA L, WOODFIN A, et al. Sexual dimorphisms in leukocyte trafficking in a mouse peritonitis model. Journal of Leukocyte Biology, 2015, 98: 805-817.

51. KERN P A, RANGANATHAN S, LI C, et al. Adipose tissue tumor necrosis factor and interleukin-6 expression in human obesity and insulin resistance. American Journal of Physiology. Endocrinology and Metabolism, 2001, 280: E745-E751.

52. KIM M, NEINAST M D, FRANK A P, et al. ERalpha upregulates Phd3 to ameliorate HIF-1 induced fibrosis and inflammation in adipose tissue. Molecular Metabolism, 2014, 3: 642-651.

53. KIM W K, CHOI E, SUL O J, et al. Monocyte chemoattractant protein-1 deficiency attenuates oxidative stress and protects against ovariectomy-induced chronic inflammation in mice. PLoS One, 2013, 8: e72108.

54. KISSEBAH A H, VYDELINGUM N, MURRAY R, et al. Relation of body fat distribution to metabolic complications of obesity. The Journal of Clinical Endocrinology and Metabolism, 1982, 54: 254-260.

55. KROTKIEWSKI M, BJORNTORP P, SJOSTROM L, et al. Impact of obesity on metabolism in men and women. Importance of regional adipose tissue distribution. The Journal of Clinical Investigation, 1983, 72: 1150-1162.

56. KUHL J, HILDING A, OSTENSON C G, et al. Characterisation of subjects with early abnormalities of glucose tolerance in the Stockholm Diabetes Prevention Programme: The impact of sex and type 2 diabetes heredity. Diabetologia, 2005, 48: 35-40.

57. KULLO I J, HENSRUD D D, ALLISON T G. Comparison of numbers of circulating blood monocytes in men grouped by body mass index (< 25, 25 to < 30, > or=30). The American Journal of Cardiology, 2002, 89: 1441-1443.

58. LAWRENCE C B, BROUGH D, KNIGHT E M. Obese mice exhibit an altered behavioural and inflammatory response to lipopolysaccharide. Disease Models & Mechanisms, 2012, 5: 649- 659.

59. LEE Y S, LI P, HUH J Y, et al. Inflammation is necessary for long-term but not short-term high-fat diet-induced insulin resistance. Diabetes, 2011, 60: 2474-2483.

60. LIBERT C, DEJAGER L, PINHEIRO I. The X chromosome in immune functions: When a chromosome makes the difference. Nature Reviews. Immunology, 2010, 10: 594-604.

61. LOVRE D, LINDSEY S H, MAUVAIS-JARVIS F. Effect of menopausal hormone therapy on components of the metabolic syndrome. Therapeutic Advances in Cardiovascular Disease. 2016.

62. LUDGERO-CORREIA A, JR AGUILA M B, Mandarim-de-Lacerda C A, et al. Effects of high-fat diet on plasma lipids, adiposity, and inflammatory markers in ovariectomized C57BL/6 mice. Nutrition, 2012, 28: 316-323.

63. LUMENG C. N, BODZIN J L, SALTIEL A R. Obesity induces a phenotypic switch in adipose tissue macrophage

polarization. The Journal of Clinical Investigation, 2007, 117: 175-184.

64. LUMENG C N, DELPROPOSTO J B, WESTCOTT D J, et al. Phenotypic switching of adipose tissue macrophages with obesity is generated by spatiotemporal differences in macrophage subtypes. Diabetes, 2008, 57: 3239-3246.

65. LUMENG C N, SALTIEL A R. Inflammatory links between obesity and metabolic disease. The Journal of Clinical Investigation, 2011, 121: 2111-2117.

66. MAKKI K, FROGUEL P, WOLOWCZUK I. Adipose tissue in obesity-related inflammation and insulin resistance: Cells, cytokines, and chemokines. ISRN Inflammation, 2013, 2013: 139239.

67. MANSON J E, CHLEBOWSKI R T, STEFANICK M L, et al. Menopausal hormone therapy and health outcomes during the intervention and extended poststopping phases of the Women'S Health Initiative randomized trials. JAMA, 2013, 310: 1353-1368.

68. MARINO J S, ILER J, DOWLING A R, et al. Adipocyte dysfunction in a mouse model of polycystic ovary syndrome (PCOS): Evidence of adipocyte hypertrophy and tissue-specific inflammation. PLoS One, 2012, 7: e48643.

69. MARKLE J G, FRANK D N, ADELI K, et al. Microbiome manipulation modifies sex-specific risk for autoimmunity. Gut Microbes, 2014, 5: 485-493.

70. MARRIOTT I, BOST K L, HUET-HUDSON Y M. Sexual dimorphism in expression of receptors for bacterial lipopolysaccharides in murine macrophages: A possible mechanism for gender-based differences in endotoxic shock susceptibility. Journal of Reproductive Immunology, 2006, 71: 12-27.

71. MAUVAIS-JARVIS F. Estrogen and androgen receptors: Regulators of fuel homeostasis and emerging targets for diabetes and obesity. Trends in Endocrinology and Metabolism, 2011, 22: 24-33.

72. MAUVAIS-JARVIS F, CLEGG D J, HEVENER A L. The role of estrogens in control of energy balance and glucose homeostasis. Endocrine Reviews, 2013, 34: 309-338.

73. MAYES J S, WATSON G H. Direct effects of sex steroid hormones on adipose tissues and obesity. Obesity Reviews, 2004, 5: 197-216.

74. MEYER M R, CLEGG D J, PROSSNITZ E R, et al. Obesity, insulin resistance and diabetes: Sex differences and role of oestrogen receptors. Acta Physiologica (Oxford, England), 2011, 203: 259-269.

75. MEYER M R, HAAS E, BARTON M. Gender differences of cardiovascular disease: New perspectives for estrogen receptor signaling. Hypertension, 2006, 47: 1019-1026.

76. MICHAUD A, DROLET R, NOEL S, et al. Visceral fat accumulation is an indicator of adipose tissue macrophage infiltration in women. Metabolism, 2012, 61: 689-698.

77. MIERZEJEWSKA K, BORKOWSKA S, SUSZYNSKA E, et al. Hematopoietic stem/progenitor cells express several functional sex hormone receptors-novel evidence for a potential developmental link between hematopoiesis and primordial germ cells. Stem Cells and Development, 2015, 24: 927-937.

78. MORISHIMA A, GRUMBACH M, SIMPSON E R, et al. Aromatase deficiency in male and female siblings caused by a novel mutation and the physiological role of estrogens. The Journal of Clinical Endocrinology and Metabolism, 1995, 80: 3689-3698.

79. MORRIS D L. Minireview: Emerging concepts in islet macrophage biology in type 2 diabetes. Molecular Endocrinology, 2015, 29: 946-962.

80. MORRIS D L, SINGER K, LUMENG C N. Adipose tissue macrophages: Phenotypic plasticity and diversity in lean and obese states. Current Opinion in Clinical Nutrition and Metabolic Care, 2011, 14: 341-346.

81. MU P W, JIANG P, WANG M M, et al. Oestrogen exerts anti-inflammation via p38 MAPK/NF-kappaB cascade in adipocytes. Obesity Research and Clinical Practice, 2016, 10: 633-641.

82. NAGAREDDY P R, KRAAKMAN M, MASTERS S L, et al. Adipose tissue macrophages promote myelopoiesis and monocytosis in obesity. Cell Metabolism, 2014, 19: 821-835.

83. NAUGLER W E, SAKURAI T, KIM S, et al. Gender disparity in liver cancer due to sex differences in MyD88-dependent IL-6 production. Science, 2007, 317: 121-124.

84. NAVARRO G, ALLARD C, XU W, et al. The role of androgens in metabolism, obesity, and diabetes in males and

females. Obesity（Silver Spring）, 2015, 23: 13-719.

85. NAVARRO G, XU W, JACOBSON D A, et al. Extranuclear actions of the androgen receptor enhance glucose-stimulated insulin secretion in the male. Cell Metabolism, 2016, 23: 837-851.

86. NG M, FLEMING T, ROBINSON M, et al. Global, regional, and national prevalence of overweight and obesity in children and adults during 1980-2013: A systematic analysis for the Global Burden of Disease Study 2013. Lancet, 2014, 384: 766-781.

87. NISHIMURA S, MANABE I, NAGASAKI M, et al. CD8[+] effector T cells contribute to macrophage recruitment and adipose tissue inflammation in obesity. Nature Medicine, 2009, 15: 914-920.

88. OHLSSON C, HAMMARSTEDT A, VANDENPUT L, et al. Increased adipose tissue aromatase activity improves insulin sensitivity and reduces adipose tissue inflammation in male mice. American Journal of Physiology Endocrinology and Metabolism: ajpendo, 2017, 313（4）: E450-E462.

89. ONAT A, KARADENIZ Y, TUSUN E, et al. Advances in understanding gender difference in cardiometabolic disease risk. Expert Review of Cardiovascular Therapy, 2016, 14: 513-523.

90. PALMER B F, CLEGG D J. The sexual dimorphism of obesity. Molecular and Cellular Endocrinology, 2015, 402: 113-119.

91. PELLEGRINELLI V, HEUVINGH J, DU ROURE O, et al. Human adipocyte function is impacted by mechanical cues. The Journal of Pathology, 2014, 233: 183-195.

92. PETTERSSON U S, WALDEN T, CARLSSON P O, et al. Female mice are protected against high-fat diet induced metabolic syndrome and increase the regulatory T cell population in adipose tissue. PLoS One, 2012, 7: e46057.

93. PFEILSCHIFTER J, KODITZ R, PFOHL M, et al. Changes in proinflammatory cytokine activity after menopause. Endocrine Reviews, 2002, 23: 90-119.

94. YONEZAWA R, WADA T, MATSUMOTO N, et al. Central versus peripheral impact of estradiol on the impaired glucose metabolism in ovariectomized mice on a high-fat diet. American Journal of Physiology, 2012, 303: 445-456.

95. RETTEW J A, HUET Y M, MARRIOTT I. Estrogens augment cell surface TLR4 expression on murine macrophages and regulate sepsis susceptibility in vivo. Endocrinology, 2009, 150: 3877-3884.

96. RIANT E, WAGET A, COGO H, et al. Estrogens protect against high-fat diet-induced insulin resistance and glucose intolerance in mice. Endocrinology, 2009, 150: 2109-2117.

97. RIBAS V, DREW B G, LE J A, et al. Myeloid-specific estrogen receptor alpha deficiency impairs metabolic homeostasis and accelerates atherosclerotic lesion development. Proceedings of the National Academy of Sciences of the United States of America, 2011, 108: 16457-16462.

98. RIBAS V, DREW B G, ZHOU Z, et al. Skeletal muscle action of estrogen receptor alpha is critical for the maintenance of mitochondrial function and metabolic homeostasis in females. Science Translational Medicine, 2016, 8: 334-354.

99. RIBAS V, NGUYEN M T, HENSTRIDGE D C, et al. Impaired oxidative metabolism and inflammation are associated with insulin resistance in ERalpha-deficient mice. American Journal of Physiology. Endocrinology and Metabolism, 2010, 298: E304-E319.

100. ROLAND A V, MOENTER S M. Prenatal androgenization of female mice programs an increase in firing activity of gonadotropin-releasing hormone（GnRH）neurons that is reversed by metformin treatment in adulthood. Endocrinology, 2011, 152: 618-628.

101. ROMERO-ALESHIRE M J, DIAMOND-STANIC M K, HASTY A H, et al. Loss of ovarian function in the VCD mouse-model of menopause leads to insulin resistance and a rapid progression into the metabolic syndrome. American Journal of Physiology. Regulatory, Integrative and Comparative Physiology, 2009, 297: R587-R592.

102. RUBINOW K B, WANG S, DEN HARTIGH L J, et al. Hematopoietic androgen receptor deficiency promotes visceral fat deposition in male mice without impairing glucose homeostasis. Andrology, 2015, 3: 787-796.

103. RULL A, CAMPS J, ALONSO-VILLAVERDE C, et al. Insulin resistance, inflammation, and obesity: Role of monocyte chemoattractant protein-1（or CCL2）in the regulation of metabolism. Mediators of Inflammation, 2010: 326580.

104. SMITH S R, LOVEJOY J C, GREENWAY F, et al. Contributions of total body fat, abdominal subcutaneous adipose

性与糖尿病

tissue compartments, and visceral adipose tissue to the metabolic complications of obesity. Metabolism: Clinical and Experimental, 2001, 50: 425-435.

105. SARTIPY P, LOSKUTOFF D J. Monocyte chemoattractant protein 1 in obesity and insulin resistance. Proceedings of the National Academy of Sciences of the United States of America, 2003, 100: 7265-7270.

106. SCHNEIDER G, KIRSCHNER M A, BERKOWITZ R, et al. Increased estrogen production in obese men. The Journal of Clinical Endocrinology and Metabolism, 1979, 48: 633-638.

107. SHEN M, KUMAR S P, SHI H. Estradiol regulates insulin signaling and inflammation in adipose tissue. Hormone Molecular Biology and Clinical Investigation, 2014, 17: 99-107.

108. SIMPSON E R, BROWN K A. Minireview: Obesity and breast cancer: A tale of inflammation and dysregulated metabolism. Molecular Endocrinology, 2013, 27: 715-725.

109. SIMPSON E R, JONES M E. Of mice and men: The many guises of estrogens. Berlin: Springer, 2007: 45-68.

110. SINGER K, DELPROPOSTO J, MORRIS D L, et al. Diet-induced obesity promotes myelopoiesis in hematopoietic stem cells. Molecular Metabolism, 2014, 3: 664-675.

111. SINGER K, MALEY N, MERGIAN T, et al. Differences in hematopoietic stem cells contribute to sexually dimorphic inflammatory responses to high fat diet-induced obesity. The Journal of Biological Chemistry, 2015, 290: 13250-13262.

112. SMITH-BOUVIER D L, DIVEKAR A A, SASIDHAR M, et al. A role for sex chromosome complement in the female bias in autoimmune disease. The Journal of Experimental Medicine, 2008, 205: 1099-1108.

113. SORISKY A, MAGUN R, GAGNON A M. Adipose cell apoptosis: Death in the energy depot. International Journal of Obesity and Related Metabolic Disorders, 2000, 24: S3-S7.

114. SPOLARICS Z. The X-files of inflammation: Cellular mosaicism of X-linked polymorphic genes and the female advantage in the host response to injury and infection. Shock, 2007, 27: 597-604.

115. SPRITZER P M, LECKE S B, SATLER F, et al. Adipose tissue dysfunction, adipokines, and low-grade chronic inflammation in polycystic ovary syndrome. Reproduction, 2015, 149: R219-R227.

116. STEINBERG G R. Inflammation in obesity is the common link between defects in fatty acid metabolism and insulin resistance. Cell Cycle, 2007, 6: 888-894.

117. STOUT M B, STEYN F J, JURCZAK M J, et al. 17alpha- estradiol alleviates age-related metabolic and inflammatory dysfunction in male mice without inducing feminization. The Journals of Gerontology. Series A, Biological Sciences and Medical Sciences, 2017, 72: 3-15.

118. STUBBINS R E, NAJJAR K, HOLCOMB V B, et al. Oestrogen alters adipocyte biology and protects female mice from adipocyte inflammation and insulin resistance. Diabetes, Obesity & Metabolism, 2012, 14: 58-66.

119. SUMI D, IGNARRO L J. Estrogen-related receptor alpha 1 up-regulates endothelial nitric oxide synthase expression. Proceedings of the National Academy of Sciences of the United States of America, 2003, 100: 14451-14456.

120. TCHERNOF A, DESPRES J P, DUPONT A, et al. Relation of steroid hormones to glucose tolerance and plasma insulin levels in men. Importance of visceral adipose tissue. Diabetes Care, 1995, 18: 292-299.

121. TEUSCHER C, NOUBADE R, SPACH K, et al. Evidence that the Y chromosome influences autoimmune disease in male and female mice. Proceedings of the National Academy of Sciences of the United States of America, 2006, 103: 8024-8029.

122. TORCIA M G, NENCIONI L, CLEMENTE A M, et al. Sex differences in the response to viral infections: TLR8 and TLR9 ligand stimulation induce higher IL10 production in males. PLoS One, 2012, 7: e39853.

123. TORDJMAN J, GUERRE-MILLO M, CLEMENT K. Adipose tissue inflammation and liver pathology in human obesity. Diabetes & Metabolism, 2008, 34: 658-663.

124. VIEIRA POTTER V J, STRISSEL K J, XIE C, et al. Adipose tissue inflammation and reduced insulin sensitivity in ovariectomized mice occurs in the absence of increased adiposity. Endocrinology, 2012, 153: 266- 4277.

125. WADE G. N, GRAY J M, BARTNESS T J. Gonadal influences on adiposity. International Journal of Obesity, 1985, 9: 83-92.

126. WANG M, BAKER L, TSAI B M, et al. Sex differences in the myocardial inflammatory response to ischemia-reperfusion injury. American Journal of Physiology. Endocrinology and Metabolism, 2005, 288: E321-E326.

127. WEISBERG S P，HUNTER D，HUBER R，et al. CCR2 modulates inflammatory and metabolic effects of high-fat feeding. The Journal of Clinical Investigation，2006，116：115-124.

128. WEISBERG S P，MCCANN D，DESAI M，et al. Obesity is associated with macrophage accumulation in adipose tissue. The Journal of Clinical Investigation，2003，112：1796-1808.

129. WENTWORTH J M，NASELLI G，BROWN W A，et al. Pro-inflammatory CD11c$^+$CD206$^+$ adipose tissue macrophages are associated with insulin resistance in human obesity. Diabetes，2010，59：1648-1656.

130. WESTCOTT D J，DELPROPOSTO J B，GELETKA L M，et al. MGL1 promotes adipose tissue inflammation and insulin resistance by regulating 7/4hi monocytes in obesity. The Journal of Experimental Medicine，2009，206：3143-3156.

131. WINER S，CHAN Y，PALTSER G，et al. Normalization of obesity-associated insulin resistance through immunotherapy. Nature Medicine，2009，15：921-929.

132. ZAMARRON B F，MERGIAN T A，CHO K W，et al. Macrophage proliferation sustains adipose tissue inflammation in formerly obese mice. Diabetes，2017，66：392-406.

133. ZHANG H H，HALBLEIB M，AHMAD F，et al. Tumor necrosis factor-alpha stimulates lipolysis in differentiated human adipocytes through activation of extracellular signal-related kinase and elevation of intracellular cAMP. Diabetes，2002，51：2929-2935.

性与糖尿病

第六节　瘦素对健康人和代谢性疾病患者心血管功能调控的性别差异

摘要

瘦素是一种由脂肪合成并分泌的细胞因子样激素，1994 年首次发现瘦素的主要作用是控制饱腹感和体重调节，并且其分泌水平具有一定程度的性别依赖性。女性个体的瘦素水平是男性的 3～4 倍，而且超重和肥胖会加剧这种性别二态性（两性差异），但人们对瘦素水平性别二态性的起源和生理作用仍不清楚。尽管脂肪组织是瘦素分泌的主要部位，但瘦素受体在机体内广泛表达并且间接作用于脂肪组织，进而对多种生理功能具有潜在的调控作用。研究发现，除了在控制食物摄入和能量消耗方面发挥主要作用外，瘦素在免疫、骨骼、生殖和心血管功能调控方面亦具有一定的贡献。本节主要围绕瘦素在心血管功能调控中的作用进行回顾和讨论，并重点探讨性别二态性对瘦素分泌的作用，以及超重和肥胖引起的瘦素水平病理性升高的影响。

引言

（1）历史回顾

20 世纪 70 年代初，来自 Jackson 实验室的 Douglas Coleman 首次证实肥胖这种最初被认为是由行为和社交障碍（"暴食和懒惰"）引起的疾病存在生物学根源，并与一种可以降低体重的血源性因子有关。Coleman 对新发现的肥胖 ob 小鼠和糖尿病 db 小鼠进行异种共生研究后发现，ob 小鼠的肥胖与外周血中饱腹因子缺乏有关，而 db 小鼠的肥胖则是由于机体对该因子不敏感造成的。20 年后，经过为期 8 年的定位克隆工作，来自洛克菲勒大学的 Jeffrey Friedman 团队在 ob 小鼠品系中发现了导致肥胖的突变基因，给予重组的 ob 肽类可以改善 ob 表型。基于 ob 肽可以减轻体重的结果，Friedman 利用古希腊词汇将由 ob 基因表达的产物命名为"瘦素"。随后的研究发现，瘦素是脂肪组织释放的一种饱腹感信号，通过作用于中枢神经系统完成调节食欲和能量消耗的反馈回路。这一发现标志着人们对肥胖症的理解向前迈出了一大步。

（2）瘦素分泌的性别二态性

1994 年 Zhang 等人成功克隆了小鼠的 ob 基因及人类的同源序列，引发了人们对脂肪组织作为内分泌器官的研究兴趣，由此涌现了大量关于体重指数（BMI）、脂肪组织含量和瘦素水平之间相关性的研究。人类脂肪组织能够产生一种非突变形式的 ob 基因，并且血清瘦素水平与机体脂肪含量密切相关。瘦素的产生具有显著的性别二态性，女性个体和雌性啮齿类动物分泌的瘦素是男性个体及雄性啮齿类动物的 2～4 倍。此外，研究人员在不同年龄段、BMI 和体脂构成的啮齿类动物和人类中均观察到空腹血浆瘦素水平存在差异。

尽管在过去 20 年间已经开展了大量的研究，但目前对于瘦素分泌的性别二态性原因仍存在争议。研究人员在小规模人群研究中观察到，根据脂肪含量百分比校正瘦素水平能够消除这种性别差异。据此，有观点认为，瘦素水平的性别二态性是由于雌性个体的脂肪含量更高引起的。然而，随后在更大规模人群中进行的研究很快推翻了这一结论，人们发现在校正体重或体脂百分比后，瘦素水平的性别二态性仍然存在。在研究性别二态性的起源时，Lönqvist 等人认为雌雄个体之间存在内在的基因组差异，这是因为无论是体型瘦的女性或肥胖的女性，她们的脂肪细胞 ob 基因表达均高于男性。Havel 等人对女性性激素的作用进行了研究，结果显示，绝经前女性、未经治疗的绝经后女性（无月经来潮 1 年、双侧卵巢切除后或尿促卵泡素水平高于 50 mIU/mL）和接受激素替代治疗的绝经后女性的瘦素绝对值，以及脂肪含量校正后的瘦素水平相似。这表明瘦素绝对值和肥胖校正后的血浆瘦素水平与女性的年龄、生殖状况和激素替代治疗之间没有相关性。此外，一项在肥胖女性中进行的研究进一步证实，激素状态对瘦素分泌没有显著影响，该研究发现，瘦素绝对值和脂肪含量校正后的血浆瘦素浓度在未经治疗的，以及激素替代治疗的超重绝经后女性之间不存在差异。因此，基于上述研究结果，女性性激素、生殖健康状况或较高的脂肪含量可能均不是引起瘦素水平性别二态性的原因。

虽然上述研究认为脂肪含量和女性性激素对瘦素水平的影响微乎其微，但可能存在与男性性激素相关的证据。事实上，经脂肪含量校正后的瘦素水平与总睾酮和生物活性睾酮之间呈正相关，并且，睾酮替代治疗已被证明能够使青春期儿童和性腺功能减退的男性已升高的血清瘦素水平正常化。然而，支持睾酮在调节瘦素水平方面作用的最有力证据却来自于变性人的相关研究。这些研究结果显示，经雌激素和抗雄激素治疗的男性在向女性的转变过程中确实存在体重、体脂和瘦素水平的增高；而在由女性到男性的变性人中，服用睾酮会导致皮下脂肪减少，以及血浆瘦素水平降低。睾酮调节瘦素水平的一个潜在机制是影响机体脂肪的组成和分布。除了促进体脂和瘦素水平的增加，睾酮的主要作用在于抑制皮下脂肪组织的生长。这会导致男性的皮下脂肪较少，而女性的皮下脂肪更为发达。除此之外，由于 ob 基因的特异性高水平表达，皮下脂肪组织分泌瘦素高于内脏脂肪。这种不同部位脂肪组织间瘦素产生的差异在女性更加显著。事实上，瘦素 mRNA 在腹部皮下脂肪中的表达水平高于腹部内脏脂肪，女性皮下脂肪与内脏脂肪中瘦素（ob）mRNA 表达水平的比值是男性的 3.6 倍。因此，人们认为外周血瘦素水平性别二态性的产生源于睾酮的存在，睾酮能通过减少皮下脂肪含量和潜在的 ob 基因表达差异抑制瘦素分泌。女性瘦素水平与臀围之间存在相关性，并且，经相对身体成分（脂肪质量和脱脂质量）、身体脂肪分布（皮下脂肪组织和腹内脂肪组织）和睾酮校正后血清瘦素水平的性别二态性消失，这一发现也支持上述假设。

✚ 瘦素的生理作用：调控心血管功能

瘦素是由脂肪组织分泌的饱腹感因子，并向大脑传递能量储存状态信息，因此，最初关于瘦素的研究主要集中在食欲、代谢和肥胖症方面。不过，随后的研究发现，这种体液物质具有许多代谢外效应。起初人们认为瘦素受体的长信号形式仅表达于下丘脑，目前的证据显示瘦素受体在体内广泛表达，进而参与免疫、生殖、骨骼和心血管功能的调控。

（1）瘦素与血压的交感神经控制

关于瘦素在体重控制方面作用的早期研究显示，瘦素引起的体重减轻不能完全归因于食物摄入量的减少，此外，瘦素基因缺陷的 ob 小鼠和瘦素受体基因缺陷的 db 小鼠均存在产热作用障碍。因此，人们推测瘦素对脂肪组织的调节涉及激活交感神经系统，从而增加棕色脂肪组织的产热作用和能量消耗。随后 Collins 等人的实验证实了这一假设。该研究发现，瘦素能够增加肩胛区棕色脂肪组织中去甲肾上腺素的转化，提示交感神经对这一产热器官的调控水平增加。为确定瘦素是否选择性地增加了产热器官的交感神经活性，William Haynes 团队分别就支配棕色脂肪组织，以及肾、后肢和肾上腺的神经对瘦素的交感反应进行了测定。与预期不同的是，瘦素引起的交感神经活动（sympathetic nerve activity，SNA）在产热器官和心血管器官中均存在。除此之外，该研究还发现，db 基因突变的肥胖 Zucker 大鼠缺乏瘦素介导的 SNA 增加效应。这些数据首次证实，瘦素可能通过完整的瘦素受体介导心血管功能调控和产热作用。

1）瘦素对雄性动物血压的调控作用

早期证据表明瘦素具有调控心血管功能的作用，尤其是在血压（BP）调节方面。例如，John Hall 团队发现，通过静脉或动脉对健康、雄性 Sprague-Dawley 大鼠长期输注瘦素可以升高外周血瘦素水平，尽管大鼠体重有所下降，其血压和心率仍然是增加的，而通常认为体重下降与血压的降低密切相关。Correia 等人随后发现，慢性脑室内注射瘦素对血压和心率的影响与全身注射瘦素是相似的，这一结果表明瘦素调控心血管系统和自主神经系统（autonomic nervous system，ANS）的主要效应部位是中枢神经。而 ANS 的作用，特别是 ANS 的交感分支，已证实可以通过阻断 α 和 β 肾上腺素能受体消除瘦素介导的血压和心率的增加。与肾上腺素能受体阻断引起血压下降、血浆儿茶酚胺升高相一致的是，Wistar 雄性大鼠进行快速脑室内瘦素注射会导致血压升高，肾和腰椎交感神经活动增加，骨骼和内脏血管传导性降低。通过基因工程方法建立的瘦素过表达、瘦素超敏或靶向瘦素信号通路的特定蛋白瘦体质小鼠模型，不仅可以进一步证实瘦素、交感神经活性和 BP 之间的相互作用，也有助于识别参与瘦素调控交感神经张力，特别是肾 SNA 的下丘脑核团和信号通路。与观察到弓状核（arcuate nucleus，ARC）神经元向中间外侧核的交感节前神经元发出投射相一致，向 ARC 注射瘦素可增加肾和棕色脂肪组织的 SNA，而弓状核损伤时瘦素诱发的棕色脂肪组织 SNA 被阻断。除此之外，ARC 中瘦素受体的缺失会削弱瘦素引发的肾和棕色脂肪组织 SNA 激活。这些研究表明，ARC 是瘦素影响 SNA 的重要部位。事实上，相关研究已经证实，只有阿片样肽黑素皮质激素原神经元（ARC 中的一种主要神经元）中瘦素受体的缺失可以预防慢性高瘦素血症时的血压升高。总而言之，这些研究表明，瘦素通过中枢系统激活瘦体型健康雄性动物的 ANS 调控血压和心率。然而，必须注意的是，除了人们在瘦素超敏的动物中观察到的高血压没有进行外源性瘦素注射外，瘦素、SNA、BP 和心率之间的关联基本建立在千倍于生理浓度的超生理剂量瘦素水平基础上。虽然已确定高瘦素血症雄性动物的心血管表型，但它们在生理条件下对心血管功能的控制作用可能微乎其微。

2）瘦素对雌性动物血压的调控作用

尽管已有的证据表明瘦素分泌具有性别二态性，但关于雌性动物中瘦素、SNA 和血压的相互作用研究很少。Shi 等人首先进行了该方面研究，结果显示，脑室内快速注射瘦素会显著增加雌性大鼠腰椎和肾 SNA，同时加快心率。然而，瘦素对 SNA 和心率的影响仅存在于发情前期和雌激素治疗的去卵巢大鼠之中。无论是去卵巢的雌性大鼠，还是处于月经间期的大鼠，SNA 对瘦素的反应都没有增加，这表明瘦素介导的 SNA 增加需要雌激素的存在。与在雄性动物中进行的快速注射研究一致，雌激素处理的去卵巢雌性大鼠和发情前期的雌性大鼠均没有表现出对瘦素反应的血压升高，尽管其内脏、腰椎和肾的 SNA 均增加。这一发现表明，瘦素可能同时激活了降压机制，以代偿交感神经活性的增加。在上述研究中，瘦素是通过脑室进行注射的。因此，这意味着瘦素能够通过中枢作用同时激活升压和降压机制。雌激素是交感神经系统的有效抑制剂，尽管女性的瘦素水平比男性高 2～4 倍，但在围绝经期之前，女性的 SNA 要低于男性。因此，Shi 等人的数据显得不合情理，并且可能缺乏生理意义。由于该研究缺乏对血浆和脑脊液中瘦素水平的性别二态性分析，并且使用单次超生理剂量的瘦素进行脑室注射，这进一步引起了人们对上述研究结果生理学效应的质疑。

在最近进行的一项关于敲除瘦素信号传导通路，阻断分子蛋白酪氨酸磷酸酶 1b 得到的瘦素超敏小鼠模型心血管表型研究中，人们获得了更多关于瘦素在女性交感神经紧张性和动脉压控制中作用的证据。研究结果显示，尽管雄性和雌性动物循环瘦素水平均略有降低，但仍然因为对瘦素的超敏反应而表现为瘦素依赖性血压升高。然而，瘦素增敏可加强交感神经活性，更准确地说，其仅在雄性动物中增加了对 BP 的神经源性控制。尽管雌性个体的瘦素水平较高，但其中枢交感神经对外周的控制低于雄性个体，与之相一致的是，雌性瘦素敏感小鼠表现为对 BP 的神经源性控制降低，这反映为对神经节阻滞的 BP 反应减弱和血浆儿茶酚胺水平降低。这

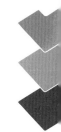

些关于雌性个体瘦素与交感神经控制解离的数据首次表明，瘦素可能通过性别特异性机制干预心血管功能的调控，特别是在血压方面。

3）瘦素对男性和女性血压和交感神经张力的调控

截至目前，利用啮齿类动物模型，人们已经针对瘦素对交感神经活动和血压的调控作用进行了大量研究。总体而言，瘦素在雄性个体能够通过调节交感神经张力干预血压调控。少数针对瘦素在健康人的交感神经和血压调控中的作用进行的研究并没有得到一致性结论。矛盾结果的产生可能是源于测量技术的复杂性、研究人群的异质性及技术的差异。

Eric Ravussin 团队首次对瘦素和人类交感神经活动的相关性进行了评估。基于升高 *ob* 小鼠瘦素水平能够通过恢复交感神经系统传出活动而重塑产热作用这一现象，该团队对健康年轻男性的脂肪量、空腹瘦素水平和基础肌肉交感神经活动（muscular sympathetic nerve activity，MSNA）之间的相关性进行了研究。结果显示，瘦素和 MSNA 之间存在线性关系。然而，这项研究的一个主要局限是没有对瘦素水平进行 BMI 校正，这表明瘦素和 MSNA 之间的关系可能继发于体脂和 MSNA 之间的相似关系。为消除 BMI 的潜在干扰，Machleidt 等人测定了 12 名 BMI 匹配的健康年轻男性受试者对超生理剂量瘦素的 MSNA 反应。结果显示，瘦素和 MSNA 之间确实存在正相关，进一步支持了瘦素在调节健康年轻男性交感神经中的作用。随后的研究集中在性别差异方面。Narkiewicz 等人通过对 88 名健康年轻男女进行的研究发现，男性瘦素水平与心率之间呈正相关，但与 MSNA 或 BP 之间不存在相关性。该研究还显示，上述相关性与个体 BMI、腰臀比和体脂百分比无关。年轻成年女性中，瘦素与 MSNA 或心率之间不存在相关性。虽然这与 Snitker 和 Machleidt 的研究相矛盾，但 Narkiewicz 的这项研究首次发现了瘦素和心脏功能的自主神经调控之间存在潜在的性别特异性关联。这种特定性别相互作用非常复杂，并且它的起源还不完全清楚。由于瘦素水平较低，且没有雌激素的抑制作用，人们推测男性可能比女性对瘦素及其兴奋作用更为敏感。几年后，Flanagan 等人利用心率变异性功率谱分析（心脏自主神经平衡的间接评估）对瘦素和心脏功能自主神经调控之间的潜在关系进行了研究。该研究结果显示，女性空腹瘦素水平升高与心率加快之间存在一定的关联性，并且逐步线性回归分析显示这种仅存在于女性的特异相关性不受 BMI 和其他体脂指标（腰臀比、每个皮褶测量和皮褶总和）的影响。除此之外，瘦素与功率谱分析的低频功率（low-frequency，LF）呈正相关，而与功率谱分析的高频 / 低频（HF/LF）比值则呈负相关，提示瘦素与女性心脏交感神经张力增加和迷走神经张力降低有关。然而，该研究并没有发现瘦素和 BP 之间存在相关性。需要注意的是，这些结果与 Narkiewicz 报道的男性瘦素和心率之间存在关联的结果完全相反。不同的研究方法（Narkiewicz 研究中的直接 MSNA *vs.* 间接光谱分析法）、记录的交感神经活动的类型（外周骨骼肌 *vs.* 心脏）及记录条件（Narkiewicz 研究中的休息条件得到很好的控制，而 Flanagan 研究中的 ECG 记录为 15 min）可能会导致不同的结果，这也突显了男性和女性瘦素、交感神经活动和血压之间关系的标准化研究的必要性。对这些相互矛盾的结果的一个合理解释是，在生理条件下，瘦素对男性和女性的交感神经张力和血压控制的贡献都很小。目前支持瘦素在健康患者中的微弱作用的证据是，研究发现男性受试者连续 6 天内瘦素水平升高对于改变心脏自主神经活动而言几乎没有影响。

（2）瘦素对肾功能的调控

啮齿类动物研究证实，尽管瘦素快速应用能增加肾、肾上腺和内脏的 SNA，但它对 BP 的影响很小，这表明降压机制能够平衡瘦素介导的交感神经激活。瘦素介导的尿钠排泄是一种潜在的降压机制。人们发现，肾髓质中表达特定的瘦素结合位点，表明瘦素可能在肾中发挥直接作用，在调节水钠平衡中具有潜在作用。在雄性动物中，瘦素快速输注可增加利尿和排钠，而利用多克隆抗体阻断瘦素则可显著减少尿钠排泄和尿量。无论是通过腹腔注射、静脉注射，还是通过肾动脉内输注，人们都观察到了瘦素快速输注的利钠作用，而肌酐清除率、肾素和醛固酮轴的激活、肾小球滤过率或钾排泄都没有变化。因此，人们推测瘦素的利钠作用源于肾小管钠重吸收作用受到了抑制。研究人员发现，利用非特异性一氧化氮（NO）合成酶抑制剂 Nω- 硝基 -l- 精氨酸甲酯（Nω-nitro-l-arginine methyl ester，L-NAME）阻断 NO 的产生，可减弱瘦素对健康雄性大鼠的利钠和利尿作用，表明瘦素诱导的利钠作用涉及 NO 依赖机制。

尽管大量证据表明瘦素能够起到促进尿钠排泄的作用，目前对瘦素诱导的急性尿钠排泄作用的生理意义仍然不完全清楚，特别是在显著超出生理范围的激素浓度下。除此之外，这些研究的另一个主要限制是缺乏关于女性的实验，女性除了比男性产生更多的瘦素外，还比男性表达更多的肾内皮细胞和诱导性 NO 合酶，并且对 NO 合酶抑制剂不那么敏感。因此，需要进一步的研究来确定瘦素在控制尿钠排泄方面是否存在性别二态性，以及在生理条件下是否能够发生瘦素介导的尿钠排泄，以平衡瘦素的交感神经介导的升压作用。

尽管多项研究已经证实，肾是平衡瘦素介导的交感神经激活升压作用的潜在器官，但大量关于瘦素长期输注升高血压机制的动物模型研究表明，肾是瘦素心血管作用的主要效应器之一，并伴随着肾交感神经活性的增加而导致瘦素介导的血压升高。然而，中枢神经介导的肾 SNA 激活在升高血压方面的机制仍不完全清楚。相关研究显示，瘦素介导的肾交感神经活性增加不会降低健康大鼠的肾血管传导性或增加钠潴留。因此可以推测，瘦素介导的肾 SNA 增加通过肾素依赖机制刺激雄性动物的肾素分泌并升高血压。这一假说在人们对交感神经活动对肾功能频率依赖性效应进行的研究中得到了证实。虽然需要高频肾神经活动来增加体液和钠的重吸收并降低肾脏血流动力学，但低频交感神经兴奋会导致肾素分泌的迅速增加。同样，这些研究的一个主要局限性是缺乏女性实验，导致目前瘦素对女性肾 SNA 活动和血流动力学长期影响的认识存在空白。女性性激素对肾素分泌的抑制作用可能预示着其亦存在性别差异。

总体而言，上述研究提示瘦素在控制雄性动物肾血流动力学方面具有双重作用：直接通过 NO 介导的尿钠排泄以中和中枢神经介导的升压机制，并可能通过肾素依赖的机制刺激肾钠重吸收作用。

（3）瘦素对血管功能的调控作用

瘦素对血压调节作用的相关研究表明，通过颈动脉输注瘦素或直接注入脑室，可以使其调控作用更加明显。长期静脉或皮下注射瘦素仅引起血压轻度升高或不升高，表明在这种情况下，瘦素对高血压的影响可能受到激素拮抗作用的影响，并且交感神经的激活也可通过降压机制来平衡。尽管前面已就瘦素在利尿和尿钠排泄调控中的作用进行了探讨；然而，其他证据表明，瘦素能够通过调节血管张力发挥额外的降压作用。早期的相关研究表明，内皮细胞能够表达瘦素受体的长信号形式（ObRb）。Lembo 等人随后的研究表明，在 Wistar-Kyoto 大鼠的主动脉环上，瘦素可诱导剂量依赖性的血管舒张，而瘦素介导的血管舒张在内皮剥离的血管中并不存在，并能够被非特异性 NO 合成酶抑制剂 L-NAME 消除。这表明对瘦素的血管舒张反应需要完整的内皮细胞，并且这一过程离不开 NO 的介导。相关研究发现，瘦素能够以一种剂量依赖性的方式诱导血浆 NO 水平增加，而这在 Zucker 肥胖大鼠中是不存在的，因此这一结果支持了上述机制对功能性瘦素受体的依赖性。这些数据表明，NO 在介导瘦素的降压作用中起着非常重要的作用。然而，这些结果的生理意义仍然需要进一步阐明。事实上，虽然瘦素能够降低交感神经大鼠的血压，但在 L-NAME 存在的情况下，尽管交感神经持续激活，但是它对心血管血流动力学的影响实际上微乎其微。此外，相关研究已经证实，瘦素不会扩张清醒状态大鼠的后肢血管床。虽然研究人员在男性受试者身上也发现了瘦素的血管舒张特性，但相关研究显示，对于男性受试者而言，高剂量的瘦素快速应用能够增加前臂血流量，并通过独立于 NO 的机制引起冠状动脉血管舒张，这一发现使得人们对 NO 依赖的机制产生了质疑。这些研究结果可能局限了瘦素的 NO 介导血管活性降压作用，并大大弱化了瘦素直接刺激内皮细胞 NO 分泌的生理作用。

需要注意的是，对于瘦素生理功能的研究，其血管效应的研究对象主要为雄性动物及男性受试者。由于女性比男性具有更好的内皮功能，以及更高的瘦素分泌水平，因此很容易推测，女性瘦素介导的血管NO分泌将会更显著。然而，研究结果恰恰相反。最近研究发现，通过全基因组敲除蛋白酪氨酸磷酸酶1b（protein tyrosine phosphatase 1b，Ptp1b，瘦素信号的阻断分子）提高小鼠对瘦素的敏感性，仅显著损害雌性小鼠的内皮依赖性舒张。尽管雄性动物对瘦素更敏感，但其内皮功能仍能够得以保存。截至目前，存在大量支持瘦素损害雌性小鼠内皮功能的论据，例如，慢性瘦素受体阻断能够恢复瘦素超敏型小鼠的内皮功能，而慢性瘦素输注则以剂量依赖的方式损害健康野生型雌性小鼠的内皮功能。除此之外，盐皮质激素受体阻滞剂螺内酯拮抗醛固酮的作用可有效恢复瘦素超敏型小鼠的内皮功能，并能有效预防野生型雌性小鼠的瘦素介导内皮功能障碍，这表明瘦素通过盐皮质激素受体激活的间接机制损害了雌性小鼠的内皮功能。这些研究表明，瘦素能够通过性别特异性机制干预内皮功能，包括男性个体直接诱导内皮细胞分泌NO，以及女性个体醛固酮依赖性激活盐皮质激素受体。

Kazuaki Chayama团队基于人群的研究发现，瘦素诱导内皮NO的产生可能不是瘦素调控男性血管功能和发挥降压活性的唯一机制。本团队开展的几项研究表明，通过 *Ptp1b* 缺失增加瘦素敏感性，或健康雄性小鼠瘦素水平的慢性升高同样会降低血管肾上腺素能收缩力。慢性瘦素增敏和输注并不会对一般血管收缩力产生影响，但能特异性降低血管的肾上腺素能收缩力，这一影响可能是通过减少血管 α- 肾上腺素能受体的表达来实现的。利用哌唑嗪阻断 α- 肾上腺素能受体的慢性交感抑制可恢复瘦素敏感小鼠的血管肾上腺素能收缩能力，并预防瘦素诱导的血管肾上腺素能脱敏。此外，研究人员发现，利用去氧肾上腺素慢性刺激 α₁- 肾上腺素能受体可以模拟瘦素对血管肾上腺素能收缩力的影响，并降低血管肾上腺素能收缩力。上述数据表明，瘦素能够通过交感神经介导的机制特异性地降低雄性动物的血管 α- 肾上腺素能信号。瘦素介导的血管肾上腺素能收缩力降低可能代表了另一种平衡瘦素升压效应的代偿机制。对瘦素缺乏或低剂量注射瘦素 [0.3mg/（kg·d）] 的研究支持这一机制的生理学相关性。而在几种小鼠模型中，研究人员发现，雌性小鼠并不存在由瘦素介导的血管肾上腺素能收缩力降低。相关研究证实，对于雄性个体而言，瘦素介导的血管肾上腺素能张力降低由交感神经所介导。在雌性小鼠中，对瘦素敏感性提高或对注射缺乏交感神经激活反应可能是能够保存血管肾上腺素能反应的原因。因此，血管系统对瘦素的这种性别差异性效应很可能是交感神经系统对瘦素性别二态性反应的结果。

需要注意的是，虽然本节内容的重点仅限于瘦素在自主神经、肾和血管功能调控中的作用，但瘦素的作用并不局限于这些特定的器官。大量的证据表明，瘦素受体同样在心脏和血管平滑肌细胞中表达，并且瘦素也参与了这些器官的调控。然而，人们对瘦素是否通过性别特异性机制来调节这些器官的功能目前尚不清楚，有待进一步的研究。

✚ 瘦素在肥胖相关心血管疾病中的作用

当今，由体脂超标所导致的超重（$25 \text{ kg/m}^2 <$ BMI $< 30 \text{ kg/m}^2$）和肥胖（BMI $> 30 \text{ kg/m}^2$）是困扰人们的一个难题。目前，在全球范围内超重的成人超过19亿，其中6亿人存在肥胖问题（源于世界卫生组织的数据）。除了代谢紊乱之外，超重和肥胖发生率在全球范围内增加的主要后果之一是心血管疾病发病率和死亡率的增加，部分原因是高血压的流行。与超重和肥胖相关的脂肪量增加是血浆瘦素水平显著增加的来源，同时也是超重和肥胖者循环中瘦素水平升高的原因。如前所述，瘦素是一种以性别特异性方式分泌的激素，女性分泌的瘦素水平是男性的3～4倍。并且，瘦素水平的性别二态性随着肥胖而进一步加剧。值得注意的是，女性瘦素水平随BMI增高而升高，其速度是男性的3.4倍。根据瘦素的心血管作用，在男性和女性患者中，瘦素似乎是过量脂肪和心血管疾病（尤其高血压）之间的一个纽带。

（1）人类证据

Agata 和 Hirose 首先发现了在代谢性疾病的背景下瘦素与高血压之间的相关性，结果显示，在日本患有原发性高血压的体重正常胰岛素抵抗患者，以及肥胖的男性青少年中，血浆瘦素浓度与血压之间呈显著正相关。Pasquale Strazzullo 研究团队通过对更大范围的人群进行长达 8 年的随访调查后发现，瘦素水平与血压呈分级正相关，且独立于年龄、体重、腹部肥胖、空腹血清胰岛素和肌酐水平。进一步的研究表明，在原本血压正常的男性中，循环瘦素水平是高血压发病风险的重要预测因子，且与体重指数和胰岛素抵抗无关。然而，由于受试者规模小，以及缺乏女性受试者，因此无法确定生物学性别对这种正相关的作用。因此，随后的研究对瘦素和血压之间的关系是否具有性别特异性进行了调查。在中国和意大利人群中进行的几项研究显示，只有男性高血压患者的瘦素水平升高，而女性高血压患者的循环瘦素水平没有升高，尽管本身她们的瘦素水平就高于男性。上述早期研究表明，瘦素可能只在男性高血压的发展中发挥一定的作用。不过，随后大型多中心和多种族研究严重动摇了这一论述，结果显示，绝经前和绝经后女性血浆瘦素水平与血压和高血压之间也存在显著相关性。这也得到了 Itoh 等人一项研究的支持，在肥胖女性实施为期 3 个月的减肥计划期间，血压的变化与瘦素水平的变化之间存在相关性。中国和意大利最初的研究中，种族差异和有限的样本量可能会导致不同研究之间存在不一致。

遗传因素似乎也能够对瘦素和高血压之间的相关性起到一定的作用，但其影响较为有限。研究人员通过基于家庭的关联性分析，对性别在瘦素（ob）基因变异性、血浆瘦素水平对血压变异性和高血压风险影响中的作用进行了研究。结果显示，ob 单核苷酸多态性与血压和高血压之间存在显著相关性，但这种相关性仅存在于绝经后女性。其他一些研究还就瘦素受体（db）基因多态性（Lys109Arg、Gln223Arg 和 Lys656Asn）与不同种族高血压风险的相关性进行了调查。尽管如此，人们对上述结果并没有达成一致。事实上，虽然 Liu 等人证实 LEPR Gln223Arg 多态性对中国北方汉族人群高血压易感性起着重要作用，Rosmond 等人却发现在瑞典人群中 Lys109Arg 和 Gln223Arg 多态性可以起到预防高血压的作用。然而，这 2 项研究都忽略了生物学性别和代谢性疾病对上述作用的影响。

（2）肥胖男性和女性高瘦素血症与高血压的联系机制

相关的研究通过利用健康志愿者和动物模型确认了瘦素在自主神经系统调控中的作用，在某些情况下，瘦素介导的交感活动增加与血压升高之间存在一定的相关性。大量证据表明，交感神经系统活动增加在男性肥胖相关高血压中起主要作用。事实上，当肥胖患者和肥胖动物模型中血浆和尿儿茶酚胺浓度都增加时，交感神经系统的药理阻断和肾去神经作用显著减弱了实验动物高脂饮食相关的钠潴留和高血压。此外，肥胖能够增加受试者的 MSNA 和肾去甲肾上腺素的分泌，体重减轻能够降低肥胖男性的 MSNA 和血浆去甲肾上腺素水平。尽管严重的肥胖会升高动脉血压，但瘦素缺乏的 ob/ob 小鼠比野生型对照小鼠血压略低，这一现象支持了瘦素在肥胖相关的交感神经激活增加中的作用。与这些发现一致的是，由于瘦素基因错义突变而导致的遗传性瘦素缺乏症可以保护男性和女性免受高血压和交感神经激活的影响，尽管这会导致严重肥胖。此外，下丘脑黑素皮质素 4 受体（melanocortin 4 receptor，MC4R）是下丘脑瘦素信号转导的主要效应因子，其功能失调逆转了通常在 MC4R 正常的男性和女性个体中发现的瘦素和 MSNA 之间的正相关，并且能够保护 MC4R 突变的个体免于交感神经过度激活，以及随之而来的高血压影响。这些发现表明，肥胖本身不足以提高交感神经活性和 BP，其中需要瘦素的调节作用。

已有研究证实，瘦素在男性肥胖相关高血压和交感神经激活中发挥重要作用；然而，肥胖和瘦素是否增加女性交感神经活性并不明确。健康绝经前女性分泌的瘦素是男性的 3～4 倍，但交感神经张力比同龄男性低。肥胖时，与男性相比，女性的瘦素水平增加更为显著，但交感神经张力增加程度很轻微或没有增加。此外，体重减轻仅降低肥胖男性的交感神经活性。与绝经前女性肥胖与交感神经活性增加无关的结果相一致，最近发现，肥胖不会升高黄色肥胖 agouti 鼠的循环儿茶酚胺水平。高血压与血压的神经源性调控降低之间存在相关性，这表明肥胖介导的高血压与女性交感神经活性的增加无关。慢性阻断瘦素受体可恢复黄色肥胖 agouti 鼠的血压，这也支持瘦素对高血压的影响确实存在浓度依赖性，以及瘦体型瘦素敏感雌性小鼠瘦素与交感神经激活之间不存在相关性。与上述小鼠数据一致，Matsumoto 等人在肥胖的日本成年女性中进行的一项研究同样发现肥胖和交感神经活动无关，这一结果强化了肥胖相关高血压不涉及女性瘦素诱导的交感神经激活的概念。

（3）肥胖性高血压中的醛固酮

除交感神经激活外，盐皮质激素醛固酮的过度分泌也是肥胖的另一个关键特征。有趣的是，人们发现，醛固酮是与肥胖相关的心血管和代谢功能障碍主要影响因子，并且醛固酮与肥胖女性的肥胖和高血压程度之间存在相关性，但在男性则不存在相关性。通过阻断盐皮质激素受体（mineralocorticoid receptor，MR）拮抗醛固酮作用，与男性相比，这种治疗在预防女性心血管疾病方面更为有效。迄今人们依旧不清楚肥胖如何引起醛固酮增多。作为调控醛固酮分泌的三个主要因素，血管紧张素、血浆钾或促肾上腺皮质激素均不是肥胖患者出现不适当高醛固酮水平的原因。由于醛固酮水平与腰围呈正相关，因此人们对脂肪源性细胞因子的作用进行了探讨，同时也对是否存在未知的人类脂肪培养细胞释放的醛固酮合成刺激分子进行了分析。瘦素作为一种脂肪细胞因子，能够调控女性肾上腺醛固酮合成酶的表达并刺激醛固酮的产生。此外，瘦素介导的醛固酮生成在肥胖相关心血管疾病，特别是高血压的发展中起关键作用。与人类研究一致，肥胖只会导致黄色雌性 agouti 鼠血浆醛固酮水平和肾上腺醛固酮合成酶表达水平增加 3 倍。并且，长期阻断瘦素受体可以恢复雌性 agouti 鼠的血浆醛固酮水平和血压，这说明瘦素在肥胖相关的醛固酮增多症和肥胖性高血压中具有重要调控作用。同时，通过 MR 阻断剂对醛固酮作用的长期抑制能有效恢复 BP，这表明瘦素能够通过醛固酮依赖的机制在肥胖雌性小鼠中起到升高 BP 的作用，并且肥胖雌性小鼠中瘦素 - 醛固酮轴的作用强于瘦素介导的交感激活途径。在研究醛固酮升高血压机制的过程中发现，肥胖女性比肥胖男性更容易发生血管功能障碍，黄色肥胖 agouti 雌性鼠会表现出内皮功能障碍，而雄性鼠没有。因此，瘦素受体和 MR 阻断剂能够恢复雌性动物的内皮功能，这也支持了瘦素介导的醛固酮分泌影响内皮功能障碍及其在高血压发展中的作用。这些研究提供了大量证据支持肥胖时瘦素通过性别特异性机制驱动高血压的新概念：男性个体交感神经激活，而女性个体则出现醛固酮 -MR 轴的激活（图 1-19）。

（4）肥胖患者选择性瘦素抵抗的性别差异

肥胖的一个共同特征是对瘦素的厌食效应产生抵抗力，从而导致尽管瘦素水平很高，但未能促进肥胖患者体重减轻。由于瘦素介导的棕色脂肪组织神经刺激随着肥胖而消失，但瘦素介导的肾交感神经活动的激活被保存下来，因此 Allyn Mark 团队在雄性动物中提出了"选择性瘦素抵抗"的概念。笔者团队扩展了本来仅限于肾交感神经活动的研究，结果显示，肥胖雄性动物对瘦素介导的神经源性血管调控增加，以及瘦素诱导的醛固酮产生仍然敏感。最近的一项研究发现瘦素介导的肾上腺醛固酮产生在肥胖雌性小鼠中也存在，这些小鼠能抵抗瘦素的厌食效应。得出的结论是，选择性瘦素抵抗不具有性别特异性，其在女性中同样存在。

🏥 结论与临床展望

瘦素是一种由脂肪合成并分泌的细胞因子样激素，1994 年首次发现瘦素的主要作用是控制饱腹感和体重调节，并且其分泌水平具有一定程度的性别依赖性。当分泌过量时，超重和肥胖会导致男性和女性出现相关心血管疾病。尽管大量的早期研究已明确高瘦素血症导致男性肥胖相关高血压的机制，而发生瘦素诱导的交感神经激活是其中一个重要的诱发因素。但是 20 年之后才证实，瘦素分泌对血管功能的影响存在性别二态性。而最近关于雌性动物的研究发现，肥胖雌性的瘦素水平与交感神经活性之间并不存在相关性，随后研究证实，瘦素是醛固酮合成酶表达的直接调节因子，并发现肥胖相关的过高水平瘦素能够通过激活醛固酮 – 盐皮质激素受体轴来进一步调控高血压的发展。上述发现形成了一个关于肥胖时瘦素能够通过性别特异性机制引起高血压的新概念，即雄性个体的交感神经激活，以及雌性个体的醛固酮 – 盐皮质激素受体轴的激活。这些新的发现可能有助于解释肥胖女性对盐皮质激素受体阻断剂更好的反应性，并且可能向个性化和性别特异性用药又迈进一步。

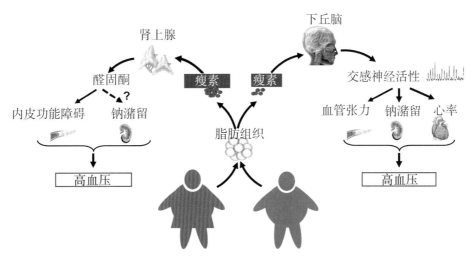

图 1-19　肥胖时瘦素通过性别特异性机制引发高血压

（翻译：马晓君　审校：李志臻）

参考文献

1.　AGATA J，MASUDA A，TAKADA M，et al. High plasma immunoreactive leptin level in essential hypertension. American Journal of Hypertension，1997，10：1171-1174.

2.　AIZAWA-ABE M，OGAWA Y，MASUZAKI H，et al. Pathophysiological role of leptin in obesity-related hypertension. The Journal of Clinical Investigation，2000，105：1243-1252.

3.　ASIRVATHAM-JEYARAJ N，FIEGE J K，HAN R，et al. Renal denervation normalizes arterial pressure with no effect on glucose metabolism or renal inflammation in obese hypertensive mice. Hypertension，2016，68：929-936.

4.　BARBA G，RUSSO O，SIANI A，et al. Plasma leptin and blood pressure in men：Graded association independent of body mass and fat pattern. Obesity Research，2003，11：160-166.

5.　BEHRE H M，SIMONI M，NIESCHLAG E. Strong association between serum levels of leptin and testosterone in men. Clinical Endocrinology，1997，47：237-240.

6.　BELIN DE CHANTEMELE E J，MUTA K，MINTZ J，et al. Protein tyrosine phosphatase 1B，a major regulator of leptin-mediated control of cardiovascular function. Circulation，2009，120：753-763.

7.　BELIN DE CHANTEMELE E J，MINTZ J D，RAINEY W E，et al. Impact of leptin-mediated sympatho-activation on cardiovascular function in obese mice. Hypertension，2011，58：271-279.

8.　BELL C，SEALS D R，MONROE M B，et al. Tonic sympathetic support of metabolic rate is attenuated with age，sedentary lifestyle，and female sex in healthy adults. The Journal of Clinical Endocrinology and Metabolism，2001，86：4440-4444.

9. BELTOWSKI J, GW J, GORNY D, et al. Human leptin administered intraperitoneally stimulates natriuresis and decreases renal medullary Na^+, K^+-ATPase activity in the rat - impaired effect in dietary-induced obesity. Medical Science Monitor, 2002, 8: BR221-BR229.

10. BELTOWSKI J, WOJCICKA G, BORKOWSKA E. Human leptin stimulates systemic nitric oxide production in the rat. Obesity Research, 2002, 10: 939-946.

11. BENNETT F I, MCFARLANE-ANDERSON N, WILKS R, et al. Leptin concentration in women is influenced by regional distribution of adipose tissue. The American Journal of Clinical Nutrition, 1997, 66: 1340-1344.

12. BOCHUD M, NUSSBERGER J, BOVET P, et al. Plasma aldosterone is independently associated with the metabolic syndrome. Hypertension, 2006, 48: 239-245.

13. BRUDER-NASCIMENTO T, BUTLER B R, HERREN D J, et al. Deletion of protein tyrosine phosphatase 1b in proopiomelanocortin neurons reduces neurogenic control of blood pressure and protects mice from leptin- and sympatho-mediated hypertension. Pharmaceutical Research, 2015, 102: 235-244.

14. CALHOUN D A, SHARMA K. The role of aldosteronism in causing obesity-related cardiovascular risk. Cardiology Clinics, 2010, 28: 517-527.

15. CAMPFIELD L A, SMITH F J, GUISEZ Y, et al. Recombinant mouse OB protein: Evidence for a peripheral signal linking adiposity and central neural networks. Science, 1995, 269: 546-549.

16. Carlyle M, Jones O B, Kuo J J, et al. Chronic cardiovascular and renal actions of leptin: Role of adrenergic activity. Hypertension, 2002, 39: 496-501.

17. CHRISTOU D D, JONES P P, JORDAN J, et al. Women have lower tonic autonomic support of arterial blood pressure and less effective baroreflex buffering than men. Circulation, 2005, 111: 494-498.

18. COLEMAN D L. Effects of parabiosis of obese with diabetes and normal mice. Diabetologia, 1973, 9: 294-298.

19. COLEMAN D L, HUMMEL K P. The influence of genetic background on the expression of the obese (Ob) gene in the mouse. Diabetologia, 1973, 9: 287-293.

20. COLLINS S, KUHN C M, PETRO A E, et al. Role of leptin in fat regulation. Nature, 1996, 380: 677.

21. CONSIDINE R V, SINHA M K, HEIMAN M L, et al. Serum immunoreactive-leptin concentrations in normal-weight and obese humans. The New England Journal of Medicine, 1996, 334: 292-295.

22. CORREIA M L G, MORGAN D A, SIVITZ W I, et al. Leptin acts in the central nervous system to produce dose-dependent changes in arterial pressure. Hypertension, 2001, 37: 936-942.

23. Correia M L G, Haynes W G, Rahmouni K, et al. The concept of selective leptin resistance. Diabetes, 2002, 51: 439-442.

24. DIBONA G F. Neural control of the kidney: Functionally specific renal sympathetic nerve fibers. American Journal of Physiology. Regulatory, Integrative and Comparative Physiology, 2000, 279: R1517-R1524.

25. DO CARMO J M, DA SILVA A A, CAI Z, et al. Control of blood pressure, appetite, and glucose by leptin in mice lacking leptin receptors in proopiomelanocortin neurons. Hypertension, 2011, 57: 918-926.

26. DOUCHI T, IWAMOTO I, YOSHIMITSU N, et al. Leptin production in pre- and postmenopausal women. Maturitas, 2002, 42: 219-223.

27. DUNBAR J C, HU Y, LU H. Intracerebroventricular leptin increases lumbar and renal sympathetic nerve activity and blood pressure in normal rats. Diabetes, 1997, 46: 2040-2043.

28. EHRHART-BORNSTEIN M, LAMOUNIER-ZEPTER V, SCHRAVEN A, et al. Human adipocytes secrete mineralocorticoid-releasing factors. Proceedings of the National Academy of Sciences, 2003, 100: 14211-14216.

29. ELBERS J M, ASSCHEMAN H, SEIDELL J C, et al. Reversal of the sex difference in serum leptin levels upon cross-sex hormone administration in transsexuals. The Journal of Clinical Endocrinology and Metabolism, 1997, 82: 3267-3270.

30. EMILSSON V, LIU Y L, CAWTHORNE M A, et al. Expression of the functional leptin receptor mRNA in pancreatic islets and direct inhibitory action of leptin on insulin secretion. Diabetes, 1997, 46: 313-316.

31. ESLER M, STRAZNICKY N, EIKELIS N, et al. Mechanisms of sympathetic activation in obesity-related hypertension. Hypertension, 2006, 48: 787-796.

性与糖尿病

32. FLANAGAN D E, VAILE J C, PETLEY G W, et al. Gender differences in the relationship between leptin, insulin resistance and the autonomic nervous system. Regulatory Peptides, 2007, 140: 37-42.

33. FREDERICH R C, HAMANN A, ANDERSON S, et al. Leptin levels reflect body lipid content in mice: Evidence for diet-induced resistance to leptin action. Nature Medicine, 1995, 1: 1311-1314.

34. FREDERIKSEN L, HOJLUND K, HOUGAARD D M, et al. Testosterone therapy decreases subcutaneous fat and adiponectin in aging men. European Journal of Endocrinology, 2012, 166: 469-476.

35. FRUHBECK G. Pivotal role of nitric oxide in the control of blood pressure after leptin administration. Diabetes, 1999, 48: 903-908.

36. GALLETTI F, D'ELIA L, BARBA G, et al. High-circulating leptin levels are associated with greater risk of hypertension in men independently of body mass and insulin resistance: Results of an eight-year follow-up study. The Journal of Clinical Endocrinology and Metabolism, 2008, 93: 3922-3926.

37. GERRA B, FUENTES T, DELGADO-GUERRA S, et al. Gender dimorphism in skeletal muscle leptin receptors, serum leptin and insulin sensitivity. PLoS One, 2008, 3: e3466.

38. GO A S, MOZAFFARIAN D, ROGER V L, et al. Heart disease and stroke statistics 2013 update: A report from the American Heart Association. Circulation, 2013, 127: e6-e245.

39. GRASSI G, SERAVALLE G, CATTANEO B M, et al. Sympathetic activation in obese normotensive subjects. Hypertension, 1995, 25: 560-563.

40. GREEN D J, HOPKINS N D, JONES H, et al. Sex differences in vascular endothelial function and health in humans: Impacts of exercise. Experimental Physiology, 2016, 101: 230-242.

41. GREENFIELD J R, MILLER J W, KEOGH J M, et al. Modulation of blood pressure by central melanocortinergic pathways. The New England Journal of Medicine, 2009, 360: 44-52.

42. HALAAS J L, GAJIWALA K S, MAFFEI M, et al. Weight-reducing effects of the plasma protein encoded by the obese gene. Science, 1995, 269: 543-546.

43. HALL J E, DO CARMO J M, DA SILVA A A, et al. Obesity-induced hypertension: Interaction of neurohumoral and renal mechanisms. Circulation Research, 2015, 116: 991-1006.

44. HARLAN S M, RAHMOUNI K. Neuroanatomical determinants of the sympathetic nerve responses evoked by leptin. Clinical Autonomic Research, 2013, 23: 1-7.

45. HARLAN S M, MORGAN D A, AGASSANDIAN K, et al. Ablation of the leptin receptor in the hypothalamic arcuate nucleus abrogates leptin-induced sympathetic activation. Circulation Research, 2011, 108: 808-812.

46. HARLAN S M, MORGAN D A, DELLSPERGER D J, et al. Cardiovascular and sympathetic effects of disrupting tyrosine 985 of the leptin receptor. Hypertension, 2011, 57: 627-632.

47. HATTANGADY N G, OLALA L O, BOLLAG W B, et al. Acute and chronic regulation of aldosterone production. Molecular and Cellular Endocrinology, 2012, 350: 151-162.

48. HAUPT D W, LUBER A, MAEDA J, et al. Plasma leptin and adiposity during antipsychotic treatment of schizophrenia. Neuropsychopharmacology, 2005, 30: 184-191.

49. HAVEL P J, KASIM-KARAKAS S, DUBUC G R, et al. Gender differences in plasma leptin concentrations. Nature Medicine, 1996, 2: 949-950.

50. HAY M. Sex, the brain and hypertension: Brain oestrogen receptors and high blood pressure risk factors. Clinical Science, 2016, 130: 9-18.

51. HAYNES W G, MORGAN D A, WALSH S A, et al. Receptor mediated regional sympathetic nerve activation by leptin. The Journal of Clinical Investigation, 1997, 100: 270-278.

52. HAYNES W G, SIVITZ W I, MORGAN D A, et al. Sympathetic and cardiorenal actions of leptin. Hypertension, 1997, 30: 619-623.

53. HELLSTROM L, WAHRENBERG H, HRUSKA K, et al. Mechanisms behind gender differences in circulating leptin levels. Journal of Internal Medicine, 2000, 247: 457-462.

54. HICKEY M S, ISRAEL R G, GARDINER S N, et al. Gender differences in serum leptin levels in humans. Biochemical

and Molecular Medicine, 1996, 59: 1-6.

55. HINOJOSA-LABORDE C, CHAPA I, LANGE D, et al. Gender differences in sympathetic nervous system regulation. Clinical and Experimental Pharmacology & Physiology, 1999, 26: 122-126.

56. HIROSE H, SAITO I, TSUJIOKA M, et al. The obese gene product, leptin: Possible role in obesity-related hypertension in adolescents. Journal of Hypertension, 1998, 16: 2007-2012.

57. HOGARTH A J, MACKINTOSH A F, MARY D A. Gender-related differences in the sympathetic vasoconstrictor drive of normal subjects. Clinical Science (London, England), 2007, 112: 353-361.

58. HUBY A C, ANTONOVA G, GROENENDYK J, et al. The adipocyte-derived hormone leptin is a direct regulator of aldosterone secretion, which promotes endothelial dysfunction and cardiac fibrosis. Circulation, 2015, 132: 2134-2145.

59. HUBY A C, OTVOS L, BELIN DE CHANTEMÈLE E J. Leptin induces hypertension and endothelial dysfunction via aldosterone-dependent mechanisms in obese female mice. Hypertension, 2016, 67: 1020-1028.

60. ITOH K, IMAI K, MASUDA T, et al. Relationship between changes in serum leptin levels and blood pressure after weight loss. Hypertension Research, 2002, 25: 881-886.

61. JACKSON E K, LI P. Human leptin has natriuretic activity in the rat. The American Journal of Physiology, 1997, 272: F333-F338.

62. JOCKENHOVEL F, BLUM W F, VOGEL E, et al. Testosterone substitution normalizes elevated serum leptin levels in hypogonadal men. The Journal of Clinical Endocrinology and Metabolism, 1997, 82: 2510-2513.

63. JONES P P, SNITKER S, SKINNER J S, et al. Gender differences in muscle sympathetic nerve activity: Effect of body fat distribution. The American Journal of Physiology, 1996, 270: E363-E366.

64. KANASHIRO-TAKEUCHI R M, HEIDECKER B, LAMIRAULT G, et al. Sex-specific impact of aldosterone receptor antagonism on ventricular remodeling and gene expression after myocardial infarction. Clinical and Translational Science, 2009, 2: 134-142.

65. KASSAB S, KATO T, WILKINS F C, et al. Renal denervation attenuates the sodium retention and hypertension associated with obesity. Hypertension, 1995, 25: 893-897.

66. Kennedy A, Gettys T W, WATSON P, et al. The metabolic significance of leptin in humans: Gender-based differences in relationship to adiposity, insulin sensitivity, and energy expenditure. The Journal of Clinical Endocrinology and Metabolism, 1997, 82: 1293-1300.

67. KHOKHAR K K, SIDHU S, KAUR G. Correlation between leptin level and hypertension in normal and obese pre- and postmenopausal women. European Journal of Endocrinology, 2010, 163: 873-878.

68. KIMURA K, TSUDA K, BABA A, et al. Involvement of nitric oxide in endothelium-dependent arterial relaxation by leptin. Biochemical and Biophysical Research Communications, 2000, 273: 745-749.

69. KUO J J, JONES O B, HALL J E. Inhibition of NO synthesis enhances chronic cardiovascular and renal actions of leptin. Hypertension, 2001, 37: 670-676.

70. LAMBERT E, STRAZNICKY N, EIKELIS N, et al. Gender differences in sympathetic nervous activity: Influence of body mass and blood pressure. Journal of Hypertension, 2007, 25: 1411-1419.

71. LEMBO G, VECCHIONE C, FRATTA L, et al. Leptin induces direct vasodilation through distinct endothelial mechanisms. Diabetes, 2000, 49: 293-297.

72. LICINIO J, NEGRAO A B, MANTZOROS C, et al. Sex differences in circulating human leptin pulse amplitude: Clinical implications. The Journal of Clinical Endocrinology and Metabolism, 1998, 83: 4140-4147.

73. LIU Y, LOU Y Q, LIU K, et al. Role of leptin receptor gene polymorphisms in susceptibility to the development of essential hypertension: A case-control association study in a Northern Han Chinese population. Journal of Human Hypertension, 2014, 28: 551-556.

74. LONNQVIST F, ARNER P, NORDFORS L, et al. Overexpression of the obese (ob) gene in adipose tissue of human obese subjects. Nature Medicine, 1995, 1: 950-953.

75. MA D, FEITOSA M F, WILK J B, et al. Leptin is associated with blood pressure and hyper- tension in women from the National Heart, Lung, and Blood Institute Family Heart Study. Hypertension, 2009, 53: 473-479.

76. MACHLEIDT F，SIMON P，KRAPALIS A F，et al. Experimental hyperleptinemia acutely increases vasoconstrictory sympathetic nerve activity in healthy humans. The Journal of Clinical Endocrinology and Metabolism，2013，98：E491-E496.

77. MACKINTOSH R M，HIRSCH J. The effects of leptin administration in non-obese human subjects. Obesity Research，2001，9：462-469.

78. MAFFEI M，HALAAS J，RAVUSSIN E，et al. Leptin levels in human and rodent：Measurement of plasma leptin and ob RNA in obese and weight-reduced subjects. Nature Medicine，1995，1：1155-1161.

79. MALLAMACI F，CXUZZOLA F，TRIPEPI G，et al. Gender-dependent differences in plasma leptin in essential hypertension. American Journal of Hypertension，2000，13：914-920.

80. MARK，A. L. Selective leptin resistance revisited. American Journal of Physiology - Regulatory，Integrative and Comparative Physiology，2013，305：R566-R581.

81. MARK A L，SHAFFER R A，CORREIA M L，et al. Contrasting blood pressure effects of obesity in leptin-deficient ob/ob mice and agouti yellow obese mice. Journal of Hypertension，1999，17：1949-1953.

82. MARK A L，AGASSANDIAN K，MORGAN D A，et al. Leptin signaling in the nucleus tractus solitarii increases sympathetic nerve activity to the kidney. Hypertension，2009，53：375-380.

83. MARTIN L J，MAHANEY M C，ALMASY L，et al. Leptin'S sexual dimorphism results from genotype by sex interactions mediated by testosterone. Obesity Research，2002，10：14-21.

84. MASUZAKI H，OGAWA Y，ISSE N，et al. Human obese gene expression. Adipocyte-specific expression and regional differences in the adipose tissue. Diabetes，1995，44：855-858.

85. MATSUDA K，TERAGAWA H，FUKUDA Y，et al. Leptin causes nitric-oxide independent coronary artery vasodilation in humans. Hypertension Research，2003，26：147-152.

86. MATSUKAWA T，SUGIYAMA Y，WATANABE T，et al. Gender difference in age-related changes in muscle sympathetic nerve activity in healthy subjects. The American Journal of Physiology，1998，275：R1600-R1604.

87. MATSUMOTO T，MIYATSUJI A，MIYAWAKI T，et al. Potential association between endogenous leptin and sympathovagal activities in young obese Japanese women. American Journal of Human Biology，2003，15：8-15.

88. MESSINA G，DE LUCA V，VIGGIANO A，et al. Autonomic nervous system in the control of energy balance and body weight：Personal contributions. Neurology Research International，2013：639280.

89. MITCHELL J L，MORGAN D A，CORREIA M L G，et al. Does leptin stimulate nitric oxide to oppose the effects of sympathetic activation？Hypertension，2001，38：1081-1086.

90. MONTAGUE C T，PRINS J B，SANDERS L，et al. Depot- and sex- specific differences in human leptin mRNA expression：Implications for the control of regional fat distribution. Diabetes，1997，46：342-347.

91. NAGY T R，GOWER B A，TROWBRIDGE C A，et al. Effects of gender，ethnicity，body composition，and fat distribution on serum leptin concentrations in children. The Journal of Clinical Endocrinology and Metabolism，1997，82：2148-2152.

92. NAKAGAWA K，HIGASHI Y，SASAKI S，et al. Leptin causes vasodilation in humans. Hypertension Research，2002，25：161-165.

93. NARKIEWICZ K，KATO M，PHILLIPS B G，et al. Leptin interacts with heart rate but not sympathetic nerve traffic in healthy male subjects. Journal of Hypertension，2001，19：1089-1094.

94. NEUGARTEN J，DING Q，FRIEDMAN A，et al. Sex hormones and renal nitric oxide synthases. Journal of the American Society of Nephrology，1997，8：1240-1246.

95. OSTLUND R E，JR YANG J W，KLEIN S，et al. Relation between plasma leptin concentration and body fat，gender，diet，age，and metabolic covariates. The Journal of Clinical Endocrinology and Metabolism，1996，81：3909-3913.

96. OZATA M，OZDEMIR I C，LICINIO J. Human leptin deficiency caused by a missense mutation：Multiple endocrine defects，decreased sympathetic tone，and immune system dysfunction indicate new targets for leptin action，greater central than peripheral resistance to the effects of leptin，and spontaneous correction of leptin-mediated defects. The Journal of Clinical Endocrinology and Metabolism，1999，84：3686-3695.

97. PAOLISSO G, RIZZO M R, MONE C M, et al. Plasma sex hormones are significantly associated with plasma leptin concentration in healthy subjects. Clinical Endocrinology, 1998, 48: 291-297.

98. PELLEYMOUNTER M A, CULLEN M J, BAKER M B, et al. Effects of the obese gene product on body weight regulation in ob/ob mice. Science, 1995, 269: 540-543.

99. RAHMOUNI K, MORGAN D A. Hypothalamic arcuate nucleus mediates the sympathetic and arterial pressure responses to leptin. Hypertension, 2007, 49: 647-652.

100. RAHMOUNI K, JALALI A, MORGAN D A, et al. Lack of dilator effect of leptin in the hindlimb vascular bed of conscious rats. European Journal of Pharmacology, 2005, 518: 175-181.

101. RECKELHOFF J F, HENNINGTON B S, MOORE A G, et al. Gender differences in the renal nitric oxide (NO) system: Dissociation between expression of endothelial NO synthase and renal hemodynamic response to NO synthase inhibition. American Journal of Hypertension, 1998, 11: 97-104.

102. ROCCHINI A P, KATCH V L, GREKIN R, et al. Role for aldosterone in blood pressure regulation of obese adolescents. The American Journal of Cardiology, 1986, 57: 613-618.

103. ROCCHINI A P, MAO H Z, BABU K, et al. Clonidine prevents insulin resistance and hypertension in obese dogs. Hypertension, 1999, 33: 548-553.

104. ROEMMICH J N, CLARK P A, BERR S S, et al. Gender differences in leptin levels during puberty are related to the sub-cutaneous fat depot and sex steroids. The American Journal of Physiology, 1998, 275: E543-E551.

105. ROSMOND R, CHAGNON Y C, HOLM G, et al. Hypertension in obesity and the leptin receptor gene locus. The Journal of Clinical Endocrinology and Metabolism, 2000, 85: 3126-3131.

106. SAAD M F, DAMANI S, GINGERICH R L, et al. Sexual dimorphism in plasma leptin concentration. The Journal of Clinical Endocrinology and Metabolism, 1997, 82: 579-584.

107. SAFAR M E, BALKAU B, LANGE C, et al. . Hypertension and vascular dynamics in men and women with metabolic syndrome. Journal of the American College of Cardiology, 2013, 61: 12-19.

108. SATOH N, OGAWA Y, KATSUURA G, et al. Sympathetic activation of leptin via the ventromedial hypothalamus: Leptin-induced increase in catecholamine secretion. Diabetes, 1999, 48: 1787-1793.

109. SAYK F, HEUTLING D, DODT C, et al. Sympathetic function in human carriers of melanocortin-4 receptor gene mutations. The Journal of Clinical Endocrinology and Metabolism, 2010, 95: 1998-2002.

110. SCHERRER U, RANDIN D, TAPPY L, et al. Body fat and sympathetic nerve activity in healthy subjects. Circulation, 1994, 89: 2634-2640.

111. SCHUNKERT H, DANSER A H, HENSE H W, et al. Effects of estrogen replacement therapy on the renin-angiotensin system in postmenopausal women. Circulation, 1997, 95: 39-45.

112. SCHWARTZ M W, PESKIND E, RASKIND M, et al. Cerebrospinal fluid leptin levels: Relationship to plasma levels and to adiposity in humans. Nature Medicine, 1996, 2: 589-593.

113. SERRADEIL-LE GAL C, RAUFASTE D, BROSSARD G, et al. Characterization and localization of leptin receptors in the rat kidney. FEBS Letters, 1997, 404: 185-191.

114. SHANKAR A, XIAO J. Positive relationship between plasma leptin level and hypertension. Hypertension, 2010, 56: 623-628.

115. SHEK E W, BRANDS M W, HALL J E. Chronic leptin infusion increases arterial pres- sure. Hypertension, 1998, 31: 409-414.

116. SHEU W H, LEE W J, CHEN Y T. High plasma leptin concentrations in hypertensive men but not in hypertensive women. Journal of Hypertension, 1999, 17: 1289-1295.

117. SHI Z, BROOKS V L. Leptin differentially increases sympathetic nerve activity and its baroreflex regulation in female rats: Role of oestrogen. The Journal of Physiology, 2015, 593: 1633-1647.

118. SIERRA-HONIGMANN M R, NATH A K, MURAKAMI C, et al. Biological action of leptin as an angiogenic factor. Science, 1998, 281: 1683-1686.

119. SIMONDS S E, PRYOR J T, RAVUSSIN E, et al. Leptin mediates the increase in blood pressure associated with obesity.

Cell，2014，159：1404-1416.

120. SNITKER S，PRATLEY R E，NICOLSON M，et al. Relationship between muscle sympathetic nerve activity and plasma leptin concentration. Obesity Research，1997，5：338-340.

121. TANK J，HEUSSER K，DIEDRICH A，et al. Influences of gender on the interaction between sympathetic nerve traffic and central adiposity. The Journal of Clinical Endocrinology and Metabolism，2008，93：4974-4978.

122. THOMAS T，BURGUERA B，MELTON L J，et al. Relationship of serum leptin levels with body composition and sex steroid and insulin levels in men and women. Metabolism，2000，49：1278-1284.

123. VAN HARMELEN V，REYNISDOTTIR S，ERIKSSON P，et al. Leptin secretion from subcutaneous and visceral adipose tissue in women. Diabetes，1998，47：913-917.

124. VASAN R S，EVANS J C，BENJAMIN E J，et al. Relations of serum aldosterone to cardiac structure. Hypertension，2004，43：957-962.

125. VAZ M，JENNINGS G，TURNER A，et al. Regional sympathetic nervous activity and oxygen consumption in obese normotensive human subjects. Circulation，1997，96：3423-3429.

126. VILLARREAL D，REAMS G，FREEMAN R H，et al. Renal effects of leptin in normotensive，hypertensive，and obese rats. The American Journal of Physiology，1998，275：R2056-R2060.

127. VILLARREAL D，REAMS G，FREEMAN R H. Effects of renal denervation on the sodium excretory actions of leptin in hypertensive rats. Kidney International，2000，58：989-994.

128. VILLARREAL D，REAMS G，SAMAR H，et al. Effects of chronic nitric oxide inhibition on the renal excretory response to leptin. Obesity Research，2004，12：1006-1010.

129. VILLARREAL D，REAMS G，FREEMAN R，et al. Leptin blockade attenuates sodium excretion in saline-loaded normotensive rats. Molecular and Cellular Biochemistry，2006，283：153-157.

130. ZABOLOTNY J M，BENCE-HANULEC K K，STRICKER-KRONGRAD A，et al. PTP1B regulates leptin signal transduction in vivo. Developmental Cell，2002，2：489-495.

131. ZHANG Y，PROENCA R，MAFFEI M，et al. Positional cloning of the mouse obese gene and its human homologue. Nature，1994，372：425-432.

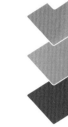

第七节　防御下的性别效应：营养和微生物介导的免疫代谢调节

> **摘要**
>
> 　　膳食化合物、衍生代谢产物与宿主代谢和免疫之间的关系受多种分子机制调控。这些动力的主要贡献来自于居住在人类消化道的微生物群落。微生物组的组成和功能是由可利用的营养物质决定的，反过来，这些微生物产生一种至今仍不明确的分子体系，这些分子与上皮屏障和黏膜免疫系统相互作用。证据表明，饮食来源的维生素和脂类存在调节免疫和代谢的功能，并且强调这些效应受到性别影响的不同机制。本节讨论了一些令人兴奋的新数据，这些数据来自使用高通量测序技术的研究、专门的小鼠模型、生物样本和人类受试者的临床数据，这些数据已经开始揭示这些相互作用的复杂性。本节还介绍了膳食营养素和肠道微生物在调节代谢、免疫和炎症相关性疾病上的显著性别差异。尽管许多自身免疫性疾病的发病率、严重程度和治疗反应因性别而异，但影响这些的分子机制仍知之甚少。

　　性别的双向影响表现在免疫系统调节的多个层次上。一般来说，成年女性比男性有更强的免疫反应，比男性更能抵抗感染，对疫苗的反应也比男性更强烈。与男性相比，女性更容易患上炎症和自身免疫性疾病，这表明了女性免疫反应更强的双面性。免疫性别差异的不同作用不仅表现在抗感染和抗肿瘤功能上，还表现在微生物、营养物质和代谢物的聚合作用上。

　　多种机制参与调节性别相关的免疫差异。性激素影响免疫的多个方面。雌激素和激活雌激素受体对多种免疫细胞的作用表现出剂量依赖性和环境依赖性，它们既能增强免疫信号通路，又能抑制免疫信号通路。雄激素通过雄激素受体对免疫系统产生全面的免疫抑制作用。X 和 Y 染色体上的编码基因也介导了免疫反应中的性别差异。例如，大量的 X 染色体组基因调节免疫功能，包括细胞增殖和激活、炎症信号和免疫耐受。Y 染色体基因多态性也可能导致感染性和自身免疫性疾病的易感性。

　　许多免疫介导性疾病的发病率、进展和严重程度存在性别差异。女性在许多自身免疫性疾病中的患病率高于男性，其中桥本病、格雷夫斯病、系统性红斑狼疮、干燥综合征和多发性硬化症中的女性与男性比率最高。自身免疫性疾病的严重程度也可能因性别而异。虽然多发性硬化症在女性中更为普遍，但男性多发性硬化症的病情往往更为严重，病残进展更为迅速，复发后预后较差。除生殖器官外，许多癌症在发病率、预后和治疗反应方面表现出明显的性别偏见。在许多地区，癌症对男性的影响是不成比例的。此外，就大多数癌症而言，男性死于某些癌症的风险几乎是女性的 2 倍。虽然行为上的性别差异无疑导致了这些差异风险，但生物学机制也导致了这种男性偏倚，包括激素调节和组织特异性基因表达的性别差异。

微生物

　　联系性别和免疫网络的一个关键部分是微生物集落，即微生物群落。微生物群落由上万亿的细菌、病毒和真菌组成，它们寄生在人的黏膜表面。肠道菌群对免疫系统的发育和成熟至关重要。相应地，肠道上皮和相关免疫组织对微生物群落的反应影响肠道微生物的组成和功能。微生物群与宿主组织之间的动态交互作用，影响着黏膜和全身免疫的稳态。微生物群落组成、功能的多样性和丰富性影响着宿主免疫和代谢健康的调节。肠道微生物组的组成是由宿主基因和环境共同决定的，尤其是饮食和生物多样性。引起微生物组成改变的扰动，被称为生物功能失调，已被确定为代谢和自身免疫性疾病的一个可能致病因素。

免疫和代谢功能之间的相互作用在两性健康中都是至关重要的，而微生物群落在这种相互作用中是关键的参与者。肠道微生物对食物来源代谢物调控宿主新陈代谢和免疫功能的产生至关重要。饮食决定了肠道微生物的组成和功能，这些影响与包括肥胖症、糖尿病和自身免疫病在内的慢性疾病发病率的迅速增长密切相关。西方饮食的特点是大量食用加工食品、盐和饱和脂肪，缺乏水果和蔬菜，这与罹患 1 型糖尿病和 2 型糖尿病的风险增加有关。与狩猎采集者和农村农业人口相比，西方饮食消费人群的肠道微生物组成显示出多样性的减少和特定细菌分类群的丧失。饮食不足也会影响微生物群，从而对健康产生影响。肠道微生物群落发育受损与儿童营养不良有关。将营养不良儿童的肠道菌群移植到无菌小鼠体内，与从年龄匹配的健康供体体内获得菌群的无菌小鼠相比，可导致生长受损、骨形态改变，以及肌肉、肝和大脑的代谢异常。所有这些研究支持了肠道微生物作为饮食化合物、代谢物生产者和代谢者的作用。

微生物组的组成和功能也受性别影响，并影响免疫和代谢健康。最近的人类研究显示，男性和女性的微生物组成不同。双胞胎研究表明，与同性双胞胎相比，异性双胞胎的微生物组成在青春期后变得更加多样化，这可能是对循环性激素的反应。该研究团队还在小鼠模型中证明了性激素对肠道微生物组和免疫的影响。自发自身免疫性糖尿病的非肥胖糖尿病小鼠模型，在特定的无菌环境下，疾病表现出雌性对雄性 2：1 的性别偏倚。在完全无菌条件下，糖尿病的发病率在两性间是相等的，这表明微生物组是性别偏倚的必要条件。非肥胖糖尿病小鼠雄性和雌性的微生物组组成在青春期之前是相似的，随后发生分化。将成年雄性小鼠的肠道菌群转移到正在断奶的雌性小鼠体内后，小鼠的血清睾酮水平升高，血清代谢物改变，微生物组成改变，从而增强了对糖尿病的抵抗力。在雄激素受体拮抗剂处理过的女性受试者中，男性微生物组的转移效应被抵消，这表明睾酮在保护转移效应中起关键作用。一项独立的研究表明，给完全无菌非肥胖糖尿病雌性小鼠定植来源于特定无菌雄性小鼠的特定细菌类群后，也会导致血清睾酮水平升高。这些结果共同阐明了性别和雄激素的作用有助于微生物组的组成和功能，从而影响免疫反应和自身免疫的进展。

饮食化合物和代谢产物影响肠道菌群和宿主免疫系统

正如对免疫系统所阐述的，在代谢稳态、T2DM 和肥胖中存在许多性别差异的例子。关于驱动这种性别差异的生物学机制研究，需要考虑性别如何影响这些关键的免疫 - 代谢相互作用。特别令人感兴趣的是性别差异在饮食、免疫和新陈代谢相互作用中扮演的角色。免疫细胞表达多种细胞表面受体和核受体，这些受体感知外界的信号，如来自饮食的信号，并介导这些信号影响免疫细胞发育、功能和调节。性激素可以影响这些营养受体的表达和下游作用，从而影响免疫和代谢过程。在接下来的章节中，将介绍饮食成分和代谢物在饮食、肠道微生物群、免疫和新陈代谢之间的相互作用，并举例说明性别影响这些系统可能机制的多样性。

人类免疫和代谢稳态需要一个复杂的网络，饮食是其中一个关键调节因子。饮食选择是 T2DM、炎症性肠病、某些自身免疫性疾病和某些癌症的确定危险因素。其中一些作用是由消化道和肺部的黏膜微生物群落介导的。食物来源的化合物及其代谢产物具有广泛的免疫调节功能。它们可以通过与免疫细胞直接相互作用，以及对肠道微生物组成和上皮屏障功能的影响来发挥促炎免疫反应或抗炎免疫反应。要了解饮食、黏膜微生物、免疫和代谢反应之间的相互作用，必须考虑生物性别差异的影响。本节将概述饮食衍生的维生素和脂类调节免疫、代谢功能的证据，并强调这些作用受性别影响的不同机制。

维生素 D 是免疫和肠道微生物组成、功能及复杂代谢过程中的重要调节因子。维生素 D 的主要生成来源是皮肤暴露在紫外线辐射下后，导致前体 7- 脱氢胆固醇转化为前维生素 D_3，而前维生素 D_3 非酶转化为维生素 D_3（胆固化醇）。膳食中富含脂肪的鱼、肝和奶酪都是维生素 D_3 的丰富来源，而奶制品和早餐麦片等现代食品通常都添加了维生素 D_2（麦角钙化醇）。摄入的维生素 D_3 和 D_2 在肠道中被吸收，以及皮肤中来自阳光的维生素 D_3，被肝脏转化为活性激素 1，25（OH）$_2D_3$。这种活性代谢物通过与细胞表面的维生素 D 受体（vitamin D receptor，VDR）结合并发出信号。VDR 的表达则受到肠道细菌、脂肪酸和包括雌激素在内激素的反馈调节。

虽然维生素 D 是一种众所周知的骨骼健康调节剂，但它对肠黏膜的平衡也很重要。在小鼠模型和人体模型中的研究表明，维生素 D 可以形成微生物成分，增强肠上皮屏障，并促进保护性免疫。例如，C57BL/6 小鼠喂食缺乏维生素 D 的饮食后，与维生素 D 充足饮食的小鼠相比，其粪便中拟杆菌门、厚壁菌门、放线菌门和变形杆菌门的相对丰度有所增加。而在 VDR 或肝酶 Cyp27B1 基因缺陷小鼠中的证据进一步表明维生素 D 能够使肠道微生物群恢复活力，其中 Cyp27B1 可以将维生素 D 前体转化为活性 1，25（OH）$_2D_3$。与野生型小鼠相比，VDR- 和 Cyp27B1 基因缺陷小鼠的拟杆菌门和变形杆菌门的相对丰度较高，而厚壁菌门和分枝杆菌门的相对丰度较低。在 C57BL/6 小鼠中进行的独立研究显示，缺乏维生素 D 的饮食降低了结肠细菌的总负荷和微生物多样性。维生素 D 还能促进肠道屏障的完整性。在右旋糖酐硫酸钠诱导的结肠炎模型中，缺乏维生素 D 饮食的野生型小鼠和充足维生素 D 饮食的小鼠相比，疾病严重程度升高，VDR 或 Cyp27B1 基因缺陷小鼠和野生型小鼠相比结论也是相同的。人体研究表明，维生素 D 对微生物组成也有类似的影响。在健康的人类志愿者中，口服补充维生素 D_3 降低了上消化道中变形杆菌的相对丰度，增加了细菌的多样性。在多发性硬化患者中，维生素 D_3 的补充增加了促进免疫耐受的阿克曼菌、粪杆菌属和粪球菌属的丰度，而这些菌属将促进抗炎短链脂肪酸丁酸盐的产生。此外，维生素 D_3 治疗增加了多发性硬化患者和健康对照组的肠杆菌丰度，而缓解复发的多发性硬化患者，治疗改变了厚壁菌门、放线菌门和变形菌门的相对丰度。总之，这些数据表明，膳食维生素 D 影响肠道微生物组成和黏膜完整性。

维生素 D 还具有强大的抗炎免疫调节作用。许多类型的免疫细胞表达 VDR，包括单核细胞、巨噬细胞、树突状细胞和 T 细胞。在单核细胞，维生素 D 诱导产生的炎性细胞因子包括肿瘤坏死因子和白细胞介素 1β、白细胞介素 6、白细胞介素 8。维生素 D 促进树突状细胞的成熟和存活，树突状细胞对局部环境信号做出反应，捕获抗原并提供给 T 细胞。树突状细胞对幼稚 T 细胞呈递的抗原和周围微环境的性质决定了 T 细胞分化为不同的辅助亚型，其效应活性受主调控转录因子的控制。研究发现维生素 D 可损害效应辅助 T17（Th17）细胞活性。Th17 细胞通常是促炎细胞，在多种免疫介导疾病的病理中发挥重要作用。维生素 D 还影响 T 调节细胞的频率和功能，这种 T 细胞亚群在维持对无害饮食抗原和共生微生物的免疫耐受方面起着重要作用。维生素 D 可能通过对树突状细胞的作用，增加与树突状细胞共培养 T 调节细胞的活化频率。VDR 激动剂还可增强 T 调节细胞的免疫抑制活性，并促进其向炎症部位募集。如上所述，肠道屏障完整性受维生素 D 的影响。这些效应的其他机制包括抗微生物肽诱导表达、一线防御入侵的微生物，以及分泌型肠 Paneth 细胞表达和释放分泌的抗菌防御素和肠上皮细胞紧密连接蛋白的表达。

许多研究已经开始探讨维生素 D 对代谢和自身免疫性疾病的影响，包括胰岛素抵抗、代谢综合征、T1DM 和 T2DM。维生素 D 对胰岛细胞功能、胰岛素释放和靶组织的胰岛素敏感性都有积极作用。事实上，缺乏维生素 D 可能会导致胰岛细胞功能障碍和胰岛素抵抗，这 2 种情况都会改变患糖尿病的风险。低血清 25（OH）D_3 水平与肥胖、代谢综合征和 T2DM 的发生率呈负相关。对于 T1DM，低紫外线辐射暴露与 T1DM 的高发病率之间存在全球地域联系。也有证据表明，维生素 D 水平与自身免疫性疾病的敏感性和严重程度有关。维生素 D 缺乏已被确定为系统性红斑狼疮、强直性脊柱炎和系统性硬化症等的危险因素。VDR 基因多态性和自身免疫性疾病风险之间也存在联系，其进一步支持维生素 D 在自身免疫性疾病中的作用。在一组自身免疫性疾病患者中进行了多次使用维生素 D 补充剂的临床试验。虽然这些试验中大多数的结果没有达到显著性，但仍有一些报道显示出降低系统性红斑狼疮严重程度的疗效，表明尚需要进一步的试验验证。令人特别感兴趣的是，维生素 D 缺乏是系统性硬化症易感性的风险因素。几项研究表明，血清中 25（OH）D_3 水平越高，疾病风险越低，复发越少，疾病严重程度越轻。基因诱导的低 25（OH）D_3 血清水平，以及参与维生素 D 代谢的基因多态性，也与多发性硬化症风险有关。来自动物模型和人类的证据均表明维生素 D 对女性的免疫调节是有益的，可能机制包括诱导亚群和抗炎性细胞因子、抑制炎性 Th17 细胞及其相关细胞因子、降低 B 细胞免疫反应性。微生物群是否及如何影响多发性硬化症患者体内维生素 D 与免疫调节之间的相互作用将是今后研究的一个重要领域。

有趣的是，维生素 D 水平可能在免疫介导性疾病中发挥性别依赖性作用。确定这些影响的一个潜在混杂因素是关于基础维生素 D 水平性别和性别差异的文献相互矛盾。由于维生素 D 是脂溶性的，可以隔离在脂肪组织中，因此性别差异可能受到体内脂肪组成和分布差异的影响。如前所述，许多自身免疫性疾病在发病率和临床表现上存在性别偏倚。维生素 D 可能影响疾病风险和（或）严重程度的性别二态性。维生素 D 缺乏可能参与干燥综合征的主要发病机制，特别是在女性中，一项研究发现患者的维生素 D 水平低于健康对照组。一些自身免疫性疾病在女性中的高发病率也可能反映了维生素 D 缺乏和雌激素合成增加之间的联系。雌激素可与维生素 D 形成协同作用，降低多发性硬化症的发病率和严重程度。实验性自身免疫性脑脊髓炎小鼠模型与人类多发性硬化症的某些特征相似，该小鼠的证据显示维生素 D、雌激素和疾病预防三者存在相关性。假手术组与切除卵巢组雌性小鼠相比，补充维生素 D 可以抑制小鼠的自身免疫性脑脊髓炎，且对雄性无影响。这种保护作用可能是由于 17β- 雌二醇介导的中枢神经系统 VDR 基因转录的增强。在人类中，较高的血清 25（OH）D_3 水平与女性疾病风险和严重程度的降低相关，但与男性无关。提示这些作用可能是由于维生素 D 介导调节 T 调节细胞维持免疫耐受所致。在 T1DM 中的一项随机交叉临床试验表明，补充维生素 D 可以提高男性患者调节性 T 细胞的效率，但不会提高女性患者调节性 T 细胞的效率。这些动物模型和人类研究报告了维生素 D 对自身免疫性疾病的影响，但上述发现的认知鸿沟造成这些疾病特异性、性别依赖性差异的机制仍是疑问。

➕ 维生素 A

众所周知，维生素 A 及其代谢产物在生物发育过程中具有重要作用，包括免疫功能。维生素 A 缺乏是免疫功能低下的主要原因，增加了儿童早期腹泻、感染和死亡的风险。维生素 A 是一种脂溶性维生素，仅从饮食中获取，并在胃肠道中加工成其活性形式。乳制品、蛋类和肉类等含有维生素 A 代谢物视黄醇和视黄醇酯。植物含有非生物活性的维生素原 A，称为类胡萝卜素或胡萝卜素，必须转化为视黄醛，然后还原为视黄醇，以使细胞摄取。在细胞质中，视黄醛脱氢酶产生的主要代谢物是全反式视黄酸和 9- 顺式视黄酸。特定细胞类型的视黄醛脱氢酶表达模式限制了视黄酸的作用。视黄酸与类固醇、甲状腺、视黄酸受体家族成员结合，该家族由视黄酸受体和视黄酸 X 受体组成。视黄酸受体异二聚体与视黄酸 X 受体产生配体依赖的转录因子。它们与位于启动子、内含子或更远基因间区域的视黄酸反应元件结合，以调节靶基因的表达。肠树突状细胞表达视黄醛脱氢酶 2，是免疫系统中视黄酸的重要来源。肠上皮细胞也可以通过表达组成型视黄醛脱氢酶 1 亚型而产生视黄酸。

视黄酸具有广泛的免疫调节活性，受细胞类型、视黄酸受体亚型和环境的影响。视黄酸信号在肠内作为变阻器调节免疫反应，平衡促炎和抗炎反应。视黄酸可调节肠树突状细胞抗原的表达，减少其炎性细胞因子的产生。相反在感染条件下，视黄酸介导的信号可促进树突状细胞和 CD4⁺ T 细胞的促炎反应。视黄酸对 T 细胞功能有多种影响。通过肠道树突状细胞，视黄酸可以通过诱导 9 型 CC 趋化因子受体和 a4β7 整合素在 T 细胞上的表达，而在 T 细胞上印记肠归巢特异性。视黄酸对于调节感染期间 T 细胞的反应尤为重要。视黄酸通过受体视黄酸 Rα 起作用，驱动促炎性 1 型 T 辅助细胞介导的免疫反应和吞噬细胞依赖的对细胞内细菌、病毒的反应。视黄酸在黏膜 CD8⁺T 细胞分化和发挥最佳细胞毒性效应中也发挥关键作用。这些 T 细胞亚群支持对细胞内病原体和肿瘤细胞的免疫防御。相反，视黄酸通过促进诱导的 T 调节细胞分化，响应转化生长因子 β 与 Th17 的相互抑制，达到促进免疫耐受的效果。尤其重要的是，视黄酸信号通过 B 细胞影响免疫球蛋白类别的转换，促进 IgA 抗体的产生，控制肠上皮细胞上多聚免疫球蛋白受体的表达。分泌型 IgA 与微生物直接结合，保护肠道上皮细胞，调节微生物群落组成、多样性和基因表达。

迄今为止，关于维生素 A 缺乏对人体肠道微生物组成和功能影响的研究还很有限。一些证据表明，视黄酸与微生物群之间存在着相互联系，很可能是通过对黏膜树突状细胞的影响而产生的。与缺乏叶酸、铁和锌等其他微量营养素的饮食相比，急性维生素 A 缺乏症会显著影响人类细菌的群落结构和基因表达。在啮齿动物研究中对因果关系进行的直接检验表明，微生物群对维生素 A 的反应发生了变化。视黄酸给药显著改变了小鼠肠道菌群的组成，可能是由于视黄酸对肠道免疫人群的作用。缺乏视黄酸信号的 B 细胞在口服免疫后表现出免疫应答的抗原特异性 IgA 反应，以及与野生型对照组相比的微生物组组成的改变。反过来，微生物组也影响视黄酸的免疫调节作用。微生物刺激树突状细胞上的 Toll 样受体是正常视黄酸脱氢酶表达所必需的，而视黄酸脱氢酶是视黄酸生物合成所必需的。特定菌株可促进视黄酸的合成和功能。例如，小鼠体内的双歧杆菌会导致黏膜树突状细胞数量增加，从而将维生素 A 代谢成视黄酸。

维生素 A 在 T1DM 和 T2DM 中发挥作用，可影响胰腺发育、改善胰腺细胞功能和影响脂肪细胞的稳态。关于维生素 A 对糖尿病作用的文献结果是相互矛盾的。高血清维生素 A 水平曾被报道与 T2DM 风险升高有关。然而，另一些研究发现血清维生素 A 水平与 T2DM 之间没有关系，又有另一些研究显示，高水平血清维生素 A 与保护胰岛素抵抗有关。维生素 A 在 T2DM 中可能具有治疗潜力。在丹麦的一项回顾性研究中，在胎儿发育期间服用维生素 A 与后代日后患 T2DM 的风险较低有关。在小鼠模型中，视黄酸通过胰岛产生 VEGF-A 改善 T2DM。视黄酸对 T1DM 也有有益影响，视黄酸可以在体内预防疾病、在细胞培养模型中保护 β 细胞免受白介素 -1 介导的损伤。

据报道，视黄酸生成酶对代谢的多个方面都有影响，包括调节女性特有的脂肪分布、性别特异性饮食引起的产热调节、白色脂肪的性别二态性，以及慢性疾病的风险。许多维生素 A 代谢酶在男性和女性中以组织特异性的方式差异表达，尽管这些差异的分子机制尚不清楚。视黄酸脱氢酶亚型的表达和功能同时受组织特异性和性别特异性调节。肥胖男性和女性在视黄酸脱氢酶表达上是双态的，性激素似乎支持这一调节。雌激素反应元件存在于视黄酸脱氢酶 2 型启动子中，而视黄酸脱氢酶 3 型可能由雄激素调控。进一步的研究表明，雌二醇同时抑制脂肪组织中的视黄酸脱氢酶 2 型和视黄酸脱氢酶 3 型。因此，男性视黄酸的产生依赖于视黄酸脱氢酶 1 型和 2 型，而女性则主要依赖于视黄酸脱氢酶 1 型催化产生视黄酸。这种区别已经影响了性别差异内脏肥胖的后果。与雄性小鼠相比，视黄酸脱氢酶 1 型缺乏更多地破坏了雌性小鼠内脏脂肪组织的形成，而 1 型对性别差异高脂饮食依赖性细胞因子的产生起着重要作用。鉴于维生素 A 在调节免疫和代谢方面的广泛作用，更深入地研究其对性别差异视黄酸合成和功能的影响是很有必要的。

🧰 膳食脂肪

膳食脂肪对宿主有促炎和抗炎的双重作用，并参与肠道调节和代谢健康。膳食脂肪代谢产生脂肪酸（饱和脂肪酸、单不饱和脂肪酸和多不饱和脂肪酸）及其衍生物甘油单酯、甘油二酯、三酰甘油、磷脂和甾醇，包括胆固醇。在西方饮食中，肉类和奶制品是饱和脂肪酸的主要来源。单不饱和脂肪酸和多不饱和脂肪酸，包括ω-3和ω-6多不饱和脂肪酸，存在于油、坚果、水果、种子和动物产品中。富含饱和脂肪的饮食与增加的白色脂肪组织炎症和代谢疾病有关，而富含不饱和脂肪的饮食可以对抗炎症、促进减重和代谢健康表型。脂肪在肠道被消化吸收，其在十二指肠内被胆汁盐乳化后，在肠内被胰脂肪酶水解。脂肪以脂肪酸和2-单酰基甘油的消化产物形式从小肠吸收。脂肪酸在被肠上皮细胞吸收后释放到固有层，通过肠系膜淋巴进入体循环。

膳食脂肪受体

膳食脂类通过特定的受体介导复杂的作用机制。尚有其他蛋白参与脂肪酸的摄取和转运，包括介导细胞摄取的转运蛋白和修饰脂肪酸信号的细胞内脂肪酸结合蛋白。G蛋白偶联受体作为脂质代谢物传感器，识别具有不同亲和性和表达模式的脂肪酸。配体激活的转录因子是另一类脂质受体，在脂质稳态和免疫中起重要作用。过氧化物酶体增殖激活受体（peroxisome proliferation-activated receptor，PPAR）作为转录修饰因子调控细胞的分化、发育和代谢。PPAR家族的三名成员：PPARα、PPARβ/δ、PPARγ表现出不同的表达模式，结合不同的脂肪酸及其代谢产物。PPARα在褐色脂肪组织和肝脏中高度表达，在心、肾和肠道也有一定程度的表达。PPARβ/δ在骨骼肌高度活跃，也在皮肤、肠道、胎盘、脂肪组织和大脑中表达。PPARγ调节白色和棕色脂肪细胞分化，在肠道、大脑和免疫细胞中跨组织广泛表达，其在脂肪中表达最高。胆固醇及其代谢物氧甾醇和胆汁酸，分别激活核受体中的肝X受体和法尼酯X受体。这些受体在肝、肠道和脂肪组织等代谢活跃的组织中表达，是肝和肠道中平衡脂质代谢的关键。

脂质受体对免疫通路的作用机制

膳食脂质可通过免疫亚群细胞表面表达、细胞质中的脂质传感器直接调节免疫和炎症反应。

人们对ω-3多不饱和脂肪酸对免疫系统的影响很感兴趣，尤其是其对巨噬细胞功能的调节。巨噬细胞吞噬凋亡细胞和微生物病原体，产生促炎或抗炎效应分子，促进组织修复。它们具有很高的可塑性，可以根据环境背景改变功能表型。一个极端功能是经典激活促炎性M1巨噬细胞，后者的功能包括防御病原体，以及慢性炎症、组织损伤和自身免疫。ω-3多不饱和脂肪酸和促炎巨噬细胞上表达的G蛋白偶联受体120结合后，可发挥抗炎作用。G蛋白偶联受体120的激活会触发几个信号级联，通过抑制TLR和细胞因子介导的信号通路，以及抑制NOD、LRR和pyrin域包含炎性小体阻断炎症信号。研究发现G蛋白偶联受体120介导的信号转导在高脂肪饮食条件下减少巨噬细胞向脂肪组织的趋化，并将脂肪组织巨噬细胞的整体基因表达谱转向抗炎表型。

PPAR的作用

PPAR广泛表达于各种免疫细胞，包括巨噬细胞、树突状细胞和淋巴细胞，其相关的多种脂质配体已显示出强大的抗炎和免疫耐受促进作用。PPAR主要与RXR形成专性异二聚体，在没有配体的情况下，PPAR与DNA反应元件结合，抑制靶基因的表达。结合配体会引起构象改变，从而减轻抑制，并允许启动靶基因表达。值得注意的是，在巨噬细胞中，PPAR通过配体依赖的基因转录抑制来抑制炎症反应。PPAR不直接与DNA序列结合，而是与其他类型的转录因子结合并起拮抗作用。其他家庭成员PPARα和PPARγ介导抑制主要调节基因的表达，包括免疫激活的NF-κB、激活蛋白1、核转录因子激活的T细胞、信号转化因子和转录激活因子。

PPARβ/δ 通过与转录抑制因子 B 细胞淋巴瘤 6 作用发挥效应。PPARβ/δ 在游离状态能隔绝抑制因子，其与配体结合后释放 B 细胞淋巴瘤 6，进而抑制促炎症介质 iNOS、COX2、TNF-α 和趋化因子 MCP-1、MCP-3 的表达。

PPAR 还调节 T 细胞的功能和分化。PPARα 和 PPARγ 可以作为负性 T 细胞调节因子。PPARα 配体抑制激活 CD4 T 细胞产生的 IL-2、TNF-α 和 IFN-γ。此外，PPAR/T 细胞对 T 细胞受体刺激反应灵敏。通过抑制核转录因子和 IL-2 的产生激活 T 细胞，PPARγ 可以在 TCR 刺激后负调控 T 细胞活化。在结肠炎小鼠模型应用 PPARα 或 PPARγ 配体治疗，已经证明可抑制炎性细胞因子的生成和减轻疾病严重程度，这也支持 PPAR 的负调节角色。PPAR 也被证明在 T 细胞分化中起重要作用。PPARα 通过调节 IL-4 和 IL-5 的基因表达促进效应 Th2 细胞的反应。PPARγ 还促进 Th2 细胞的免疫反应，同时抑制 Th1 的效应子功能和 Th17 细胞分化。PPARγ 似乎对 Th2 免疫至关重要，因为 PPARγ 缺陷型小鼠不会出现过敏性病理，并且对寄生虫感染的保护也很差。最后，体外证据表明在小鼠和人类中，PPARα 对于维持 T 调节细胞的效率和功能至关重要。内脏脂肪组织 Treg 上的 PPARγ 表达对于它们的积累、表型和功能至关重要。

LXR 和 FXR 的作用

LXR 和 FXR 的经典功能是调节胆固醇和胆汁酸代谢，但它们也调节炎症免疫反应和肠道屏障的完整性。与 PPAR 类似，LXR 和 FXR 通过与 RXR 形成专性异源二聚体来抑制基因表达，并通过转录因子的反转录来抑制促炎因子的产生，从而影响基因表达。LXR 在包括巨噬细胞的多种细胞类型中表达，它们控制胆固醇稳态，并调节巨噬细胞对细菌感染、凋亡细胞清除和其他促炎功能的反应。LXR 通过转录抑制 NF-κB 或 AP1，从而抑制促炎症基因 IL-6、IL-1b 和 iNOS 的转录。LXR 也被证明是 IL-18 的负调控因子，IL-18 是自身免疫和炎症疾病发病机制中的关键细胞因子。FXR 是肠固有免疫和黏膜内环境稳定的重要因素。FXR 主要在肝和肠上皮细胞中表达，除了调节胆汁酸稳态外，脂肪和葡萄糖代谢也是肠道屏障完整性和限制细菌生长所必需的。除 LXR 外，FXR 还可对单核细胞和巨噬细胞产生负调控作用。据报道，FXR 的激活可以抑制巨噬细胞 TLR4 基因的表达和促炎性细胞因子的产生。FXR 还可以通过阻止物理相互作用的 NLRP-3 和 caspase-1 复合物组装，来负调节 NLRP-3 炎性体。

虽然在巨噬细胞中 LXR 信号研究得最好，但它也介导淋巴细胞的增殖和分化。研究发现，配体激活的 LXR 信号抑制 T 细胞抗原受体驱动的克隆扩增和稳态增殖，LXR 也可以介导 Th17 细胞的分化。LXR 信号通路可抑制 IL-17 的表达，抑制其他 Th17 细胞因子 IL-21 和 IL-22 的表达。此外，配体激活的 LXR 抑制 RAR 相关的孤儿受体 γ 和芳基碳氢化合物的表达，这是 Th17 的主要转录因子。因此，脂质介导的信号通过一系列受体介导宿主代谢和免疫功能之间的交互作用。对这些核受体如何控制基本、相互关联的生理功能机制的理解进行研究，有广阔的前景。

代谢疾病中的膳食脂肪和肠道微生物

多项流行病学调查研究得出结论，脂肪摄入量增加与 T2DM 患病率较高有关。这种关系在很大程度上是由增加的脂肪和肥胖所决定的。相反，饮食中的 ω-3 多不饱和脂肪酸可能对代谢疾病有保护甚至治疗作用。在动物研究中，ω-3 多不饱和脂肪酸治疗改善了肥胖相关的胰岛素抵抗。关于 ω-3 多不饱和脂肪酸和 T2DM 风险之间的关系，在人类研究中的证据存在相互矛盾。这可能是由于基因、生活方式和不同饮食结构造成的，这些因素可能会影响 ω-3 多不饱和脂肪酸在预防和（或）改善疾病中的作用。在大多数研究中，高脂肪饮食降低了肠道微生物多样性。与喂食正常食物的小鼠相比，高脂肪饮食小鼠的微生物组成发生了广泛的变化。这种饮食诱导的成分变化发生在 24 h 内。饮食对微生物组成变化的影响可能参与了高脂肪饮食诱发的肥胖小鼠中观察到的轻度慢性炎症。令人惊讶的是，与定植小鼠相比，无菌小鼠可预防高脂肪饮食诱导的肥胖，并表现出 WAT 炎症和胰岛素抵抗的降低。与瘦小鼠相比，肥胖小鼠的肠道微生物群落具有更强的能量收集和储存能力。与从瘦小鼠体内移植微生物相比，从高脂饮食肥胖小鼠体内移植微的生物群能增加无菌受体小鼠的肥胖。与正常饮食的小鼠相比，高脂饮食导致肠道紧密连接蛋白表达受损、肠道通透性增加、WAT 炎症标志物和体脂增加。抗生素治疗消除了这些差异，表明微生物群是产生这些表型的必要条件。高脂饮食诱导的肠道屏障完整性破坏可能会提高系统循环中细菌脂多糖和 TLR4 介导免疫激活的水平，从而引发慢性轻度炎症和代谢性内毒素血症。最后，饮食中脂类对肠道菌群组成有不同的影响，这就导致了喂食饱和脂肪酸（猪油中提取）小鼠和喂食富含 ω-3 多不饱和脂肪酸鱼油小鼠之间的表型差异。与喂食鱼油的小鼠相比，喂食猪油小鼠的 TLR 激活增加，WAT 炎症增加，胰岛素感受器活性降低，这与饮食引起的微生物成分变化有关。因此，膳食脂肪和肠道微生物群之间的相互作用对宿主健康有着深远的影响。

⊞ 免疫中的 PPAR：性别对治疗目标的影响

PPAR 是代谢疾病的靶标，并逐渐成为治疗 T1DM、系统性红斑狼疮和多发性硬化的治疗靶标。在此背景下，了解 PPAR 介导免疫反应中的性别差异将是重要的。例如，PPARα 对实验性自身免疫性脑脊髓炎的作用具有性别二态性，可能是由于其表达和功能之间的性别差异。与野生型雄性相比，PPARα 缺陷型雄性小鼠具有更高的疾病易感性和严重性，而雌性则没有基因相关的差异。与雌性 T 细胞相比，雄性 PPARα 蛋白含量更高。这一发现可能表明，与女性相比，PPARα 是男性 T 细胞功能更有效的负性调节剂。从雄激素受体与 PPARα 基因启动子相互作用的证据中可洞悉性别依赖性调节的产生方式。在 EAE 小鼠模型中，雄激素显然对于维持 PPARα 表达和抑制 Th1 反应至关重要。在使用小干扰 RNA 敲低 T 细胞 PPARα 基因表达的实验中，也证明了 PPARα 功能的性别差异。在雄性 T 细胞中，PPARα 敲低导致 IFN-γ 产生增加，而与对照相比，类似处理的雌性 T 细胞表达 IL-17 增强。这些数据表明，PPARα 介导的 T 细胞效应功能的调控因性别而异，并且至少在一种自身免疫性疾病模型中，该机制是疾病发病中性别差异的关键。

PPARγ 激动剂是治疗血脂异常和胰岛素抵抗的一线药物，对自身免疫性疾病是否有治疗作用目前正在研究中。最近的观察表明，PPARγ 对小鼠模型中 T 细胞分化和功能的作用具有性别依赖性。与 PPARα 相比，PPARγ 在女性 T 细胞中的表达高于男性，这可能与雌激素相关。雄性小鼠 T 细胞暴露于雌二醇会增加 PPARγ 表达。在雌性小鼠中，PPARγ 表达水平与发情周期的阶段相关。在淋巴结的生发中心反映期间，滤泡辅助 T 细胞对于协助 B 细胞对外源性抗原的反应至关重要。用 PPARγ 激动剂治疗可降低雌性小鼠对注射外源性抗原的滤泡辅助 T 细胞反应。然而在男性中，需要同时使用雌二醇和 PPARγ 激动剂来减少滤泡辅助 T 细胞的免疫反应。PPARγ 功能的性别差异也已显示出对自身免疫综合征小鼠模型的影响。CD4+ T 细胞的细胞室中缺乏 PPARγ 的雌性小鼠，表现出自发性自身抗体产生、肾小球炎症、滤泡辅助 T 细胞效率和生发中心反应增加。相反，这些表型在雄性小鼠中减少或不存在。PPARγ 对滤泡辅助 T 细胞的调节作用取决于雌激素，雌激素起到增加 PPARγ 表达的作用。

PPAR 是免疫和代谢疾病中一个有吸引力的临床靶点。关于 PPARα 和 PPARγ 免疫效果显著性别差异的研究表明，生物学机制的实质性研究对于 PPAR 激动剂治疗免疫介导疾病的临床发展至关重要。

➕ 总结

　　饮食化合物和代谢产物之间的关系，以及对宿主代谢和免疫的影响涉及多种分子机制。肠道菌群是一个动态群落，由可获得性的营养物质和尚未完全了解的分子库构成。这些分子增强了肠壁屏障并向邻近的免疫细胞发出信号，而这些免疫细胞正好超出了一个细胞厚的上皮细胞。本节介绍了令人兴奋的最新数据，包括高通量测序技术、专门小鼠模型的应用，以及人类受试者的研究，这些研究开始揭示这些相互作用的复杂性。值得注意的是，许多介导饮食、影响代谢和免疫稳态的肠道微生物对信号通路的影响在生物功能上存在显著的性别差异。因此，需要进一步的研究探讨其生物机制，以及将其转化为临床实践，并且推广使之具有观察性别差异的能力。在这些性别差异中，存在发现生理调节新途径的机会，可以提高疾病预防、诊断和治疗的准确性，并减少不良后果的发生。

（翻译：邵明玮　审校：吴丽娜）

参考文献

1.　ABOU-RAYA A，ABOU-RAYA S，HELMII M. The effect of vitamin D supplementation on inflammatory and hemostatic markers and disease activity in patients with systemic lupus ery- thematosus：a randomized placebo-controlled trial. The Journal of Rheumatology，2013，40：265-272.

2.　ADORINI L. Immunomodulatory effects of vitamin D receptor ligands in autoimmune diseases. International Immunopharmacology，2002，2：1017-1028.

3.　ADORINI L，PENNA G. Control of autoimmune diseases by the vitamin D endocrine system. Nature Clinical Practice. Rheumatology，2008，4：404-412.

4.　AHMADIAN M，SUH J M，HAH N，et al. PPARgamma signaling and metabolism：The good，the bad and the future. Nature Medicine，2013，19：557-566.

5.　ALHARBI F M. Update in vitamin D and multiple sclerosis. Neurosciences（Riyadh），2015，20：329-335.

6.　ALLIE S R，ZHANG W，TSAI C Y，et al. Critical role for all- trans retinoic acid for optimal effector and effector memory CD8 T cell differentiation. Journal of Immunology，2013，190：2178-2187.

7.　AMISTEN S，MOHAMMAD AL-AMILY I，SONI A，et al. Anti-diabetic action of all-trans retinoic acid and the orphan G protein coupled receptor GPRC5C in pancreatic beta-cells. Endocrine Journal，2017，64：325-338.

8.　ASSA A，VONG L，PINNELL L J，et al. Vitamin D deficiency promotes epithelial barrier dysfunction and intestinal inflammation. The Journal of Infectious Diseases，2014，210：1296-1305.

9.　AZUMA Y T，NISHIYAMA K，MATSUO Y，et al. PPARalpha contributes to colonic protection in mice with DSS-induced colitis. International Immunopharmacology，2010，10：1261-1267.

10.　BACKHED F，MANCHESTER J K，SEMENKOVICH C F. Mechanisms under- lying the resistance to diet-induced obesity in germ-free mice. Proceedings of the National Academy of Sciences of the United States of America，2007，104：979-984.

11.　BAKDASH G，VOGELPOEL L T，VAN CAPEL T M，et al. Retinoic acid primes human dendritic cells to induce gut-homing，IL-10-producing regulatory T cells. Mucosal Immunology，2015，8：265-278.

12.　BARBACHANO A，FERNANDEZ-BARRAL A，FERRER-MAYORGA G，et al. The endocrine vitamin D system in the gut. Molecular and Cellular Endocrinology，2017，453：79-87.

13.　BASHIR M，PRIETL B，TAUSCHMANN M，et al. Effects of high doses of vitamin D3 on mucosa-associated gut microbiome vary between regions of the human gastrointestinal tract. European Journal of Nutrition，2016，55：1479-1489.

14.　BEBO B F，JR ZELINKA-VINCENT E，ADAMUS G，et al. Gonadal hormones influence the immune response to PLP 139-

151 and the clinical course of relapsing experimental autoimmune encephalomyelitis. Journal of Neuroimmunology，1998，84：122-130.

15. BELKAID Y，HAND T W. Role of the microbiota in immunity and inflammation. Cell，2014，157：121-141.

16. BENSINGER S J，BRADLEY M N，JOSEPH S B，et al. LXR signaling couples sterol metabolism to proliferation in the acquired immune response. Cell，2008，134：97-111.

17. BERGSTROM K S，KISSOON-SINGH V，GIBSON D L，et al. Muc2 protects against lethal infectious colitis by disassociating pathogenic and commensal bacteria from the colonic mucosa. PLoS Pathogens，2010，6：e1000902.

18. BLANTON L V，CHARBONNEAU M R，SALIH T，et al. Gut bacteria that prevent growth impairments transmitted by microbiota from malnourished children. Science，2016，351：311.

19. BOGDANOU D，PENNA-MARTINEZ M，FILMANN N，et al. T-lymphocyte and glycemic status after vitamin D treatment in type 1 diabetes：A randomized controlled trial with sequential crossover. Diabetes/Metabolism Research and Reviews，2017，33：e2865.

20. BOLLRATH J，POWRIE F M. Controlling the frontier：Regulatory T-cells and intestinal homeostasis. Seminars in Immunology，2013，25：352-357.

21. BONO M R，TEJON G，FLORES-SANTIBANEZ F，et al. Retinoic acid as a modulator of T cell immunity. Nutrients，2016，8：349.

22. BORBA V Z，VIEIRA J G，KASAMATSU T，et al. Vitamin D deficiency in patients with active systemic lupus erythematosus. Osteoporosis International，2009. 20：427-433.

23. BOUCHER B J. Vitamin D insufficiency and diabetes risks. Current Drug Targets，2011，12：61-87.

24. BRUCKLACHER-WALDERT V，CARR E J，LINTERMAN M A，et al. Cellular plasticity of CD4$^+$ T cells in the intestine. Frontiers in Immunology，2014，5：488.

25. BUCKLEY J D，HOWE P R. Anti-obesity effects of long-chain omega-3 polyunsaturated fatty acids. Obesity Reviews，2009，10：648-659.

26. CAESAR R，REIGSTAD C S，BACKHED H K，et al. Gut-derived lipopolysaccharide augments adipose macrophage accumulation but is not essential for impaired glucose or insulin tolerance in mice. Gut，2012，61：1701-1707.

27. CAESAR R，TREMAROLI V，KOVATCHEVA-DATCHARY P，et al. Crosstalk between gut microbiota and dietary lipids aggravates WAT inflammation through TLR signaling. Cell Metabolism，2015，22：658-668.

28. CALDER P C. n-3 polyunsaturated fatty acids，inflammation，and inflammatory diseases. The American Journal of Clinical Nutrition，2006，83：1505S-1519S.

29. CANI P D，BIBILONI R，KNAUF C，et al. Changes in gut microbiota control metabolic endotoxemia-induced inflammation in high-fat diet-induced obesity and diabetes in mice. Diabetes，2008，57：1470-1481.

30. CANTAREL B L，WAUBANT E，CHEHOUD C，et al. Gut microbiota in multiple sclerosis：Possible influence of immunomodulators. Journal of Investigative Medicine，2015，63：729-734.

31. CARAMASCHI P，DALLA GASSA A，RUZZENENTE O，et al. Very low levels of vitamin D in systemic sclerosis patients. Clinical Rheumatology，2010，29：1419-1425.

32. CASE L K，WALL E H，DRAGON J A，et al. The Y chromosome as a regulatory element shaping immune cell transcriptomes and susceptibility to autoimmune disease. Genome Research，2013，23：1474-1485.

33. CHAMBERS E S，HAWRYLOWICZ C M. The impact of vitamin D on regulatory T cells. Current Allergy and Asthma Reports，2011，11：29-36.

34. CHEN T，TIBBITT C A，FENG X，et al. PPAR-gamma promotes type 2 immune responses in allergy and nematode infection. Sci Immunol，2017，2：196.

35. CHIEN C Y，YUAN T A，CHO C H，et al. All-trans retinoic acid ameliorates glycemic control in diabetic mice via modu- lating pancreatic islet production of vascular endothelial growth factor-A. Biochemical and Biophysical Research Communications，2016，477：874-880.

36. CHINETTI-GBAGUIDI G，STAELS B. PPARbeta in macrophages and atherosclerosis. Biochimie，2017，136：59-64.

37. CHRISTIAN P，WEST K P，JR KHATRY S K，et al. Maternal night blindness increases risk of mortality in the first 6

months of life among infants in Nepal. The Journal of Nutrition, 2001, 131: 1510-1512.

38. CIPOLLETTA D, FEUERER M, LI A, et al. PPAR-gamma is a major driver of the accumulation and phenotype of adipose tissue Treg cells. Nature, 2012, 486: 549-553.

39. CLARK A, MACH N. Role of vitamin D in the hygiene hypothesis: The interplay between vitamin D, vitamin D receptors, gut microbiota, and immune response. Frontiers in Immunology, 2016, 7: 627.

40. CLARK R B, BISHOP-BAILEY D, ESTRADA-HERNANDEZ T, et al. The nuclear receptor PPAR gamma and immunoregulation: PPAR gamma mediates inhibition of helper T cell responses. Journal of Immunology, 2000, 164: 1364-1371.

41. COOMBES J L, SIDDIQUI K R, ARANCIBIA-CARCAMO C V, et al. A functionally specialized population of mucosal CD103+ DCs induces Foxp3+ regulatory T cells via a TGF-beta and retinoic acid-dependent mechanism. The Journal of Experimental Medicine, 2007, 204: 1757-1764.

42. CUI G, QIN X, WU L, et al. Liver X receptor (LXR) mediates negative regulation of mouse and human Th17 differentiation. The Journal of Clinical Investigation, 2011, 121: 658-670.

43. CUTOLO M. Further emergent evidence for the vitamin D endocrine system involvement in autoimmune rheumatic disease risk and prognosis. Annals of the Rheumatic Diseases, 2013, 72: 473-475.

44. CZARNEWSKI P, DAS S, PARIGI S M, et al. Retinoic acid and its role in modulating intestinal innate immunity. Nutrients, 2017, 9: 68.

45. D'AQUILA T, HUNG Y H, CARREIRO A, et al. Recent discoveries on absorption of dietary fat: Presence, synthesis, and metabolism of cytoplasmic lipid droplets within entero- cytes. Biochimica et Biophysica Acta, 2016, 1861: 730-747.

46. DAKSHINAMURTI K. Vitamins and their derivatives in the prevention and treatment of metabolic syndrome diseases(diabetes). Canadian Journal of Physiology and Pharmacology, 2015, 93: 355-362.

47. DANKERS W, COLIN E M, VAN HAMBURG J P, et al. Vitamin D in autoimmunity: Molecular mechanisms and therapeutic potential. Frontiers in Immunology, 2016, 7: 697.

48. DIMITROV V, WHITE J H. Vitamin D signaling in intestinal innate immunity and homeostasis. Molecular and Cellular Endocrinology, 2017, 453: 68-78.

49. DING S, CHI M M, SCULL B P, et al. High-fat diet: Bacteria interactions promote intestinal inflammation which precedes and correlates with obesity and insulin resistance in mouse. PLoS One, 2010, 5: e12191.

50. DOMINIANNI C, SINHA R, GOEDERT J J, et al. Sex, body mass index, and dietary fiber intake influence the human gut microbiome. PLoS One, 2015, 10: e0124599.

51. DORAK M T, KARPUZOGLU E. Gender differences in cancer susceptibility: An inadequately addressed issue. Frontiers in Genetics, 2012, 3: 268.

52. DUBRAC S, ELENTNER A, SCHOONJANS K, et al. Lack of IL-2 in PPAR-alpha-deficient mice triggers allergic contact dermatitis by affecting regulatory T cells. European Journal of Immunology, 2011, 41: 1980-1991.

53. DUESTER G. Retinoic acid synthesis and signaling during early organogenesis. Cell, 2008, 134: 921-931.

54. DUNN S E, OUSMAN S S, SOBEL, R A, et al. Peroxisome proliferator-activated receptor (PPAR) alpha expression in T cells mediates gender differences in development of T cell-mediated autoimmunity. The Journal of Experimental Medicine, 2007, 204: 321-330.

55. DURMUS B, ALTAY Z, BAYSAL O, et al. Does vitamin D affect disease severity in patients with ankylosing spondylitis? Chinese Medical Journal, 2012, 125: 2511-2515.

56. ERTEN S, SAHIN A, ALTUNOGLU A, et al. Comparison of plasma vitamin D levels in patients with Sjogren'S syndrome and healthy subjects. International Journal of Rheumatic Diseases, 2015, 18: 70-75.

57. FESKENS E J, VIRTANEN S M, RASANEN L, et al. Dietary factors determining diabetes and impaired glucose tolerance. A 20-year follow-up of the Finnish and Dutch cohorts of the Seven Countries Study. Diabetes Care, 1995, 18: 1104-1112.

58. FLACHS P, ROSSMEISL M, KOPECKY J. The effect of n-3 fatty acids on glucose homeo- stasis and insulin sensitivity. Physiological Research, 2014, 63: S93-S118.

59. FUJIMOTO W Y, HERSHON K, KINYOUN J, et al. Type II diabetes mellitus in Seattle and Tokyo. The Tohoku Journal of

Experimental Medicine，1983，141：133-139.

60. GARCIA-IRIGOYEN O，MOSCHETTA A. A novel protective role for FXR against inflamma- some activation and endotoxemia. Cell Metabolism，2017，25：763-764.

61. GIMENO R E. Fatty acid transport proteins. Current Opinion in Lipidology，2007，18：271-276.

62. GIULIETTI A，VAN ETTEN E，OVERBERGH L，et al. Monocytes from type 2 diabetic patients have a pro-inflammatory profile. 1，25-Dihydroxyvitamin D（3）works as anti-inflammatory. Diabetes Research and Clinical Practice，2007，77：47-57.

63. GOCKE A R，HUSSAIN R Z，YANG Y，et al. Transcriptional modulation of the immune response by peroxisome proliferator-activated receptor-alpha agonists in autoimmune disease. Journal of Immunology，2009，182：4479-4487.

64. GOLDEN L C，VOSKUHL R. The importance of studying sex differences in disease：The example of multiple sclerosis. Journal of Neuroscience Research，2017，95：633-643.

65. GORMAN S，KURITZKY L A，JUDGE M A，et al. Topically applied 1，25-dihydroxyvitamin D3 enhances the suppressive activity of CD4+ CD25+ cells in the draining lymph nodes. Journal of Immunology，2007，179：6273-6283.

66. GROSS B，PAWLAK M，LEFEBVRE P，et al. PPARs in obesity-induced T2DM，dyslipidaemia and NAFLD. Nature Reviews. Endocrinology，2017，13：36-49.

67. GUSHCHINA L V，YASMEEN R，ZIOUZENKOVA O. Moderate vitamin A supplementation in obese mice regulates tissue factor and cytokine production in a sex-specific manner. Archives of Biochemistry and Biophysics，2013，539：239-247.

68. HAGENAU T，VEST R，GISSEL T N，et al. Global vitamin D levels in relation to age，gender，skin pigmentation and latitude：An ecologic meta-regression analysis. Osteoporosis International，2009，20：133-140.

69. HALL J A，CANNONS J L，GRAINGER J R，et al. Essential role for retinoic acid in the promotion of CD4+ T cell effector responses via retinoic acid receptor alpha. Immunity，2011，34：435-447.

70. HAO H，CAO L，JIANG C，et al. Farnesoid X receptor regulation of the NLRP3 inflammasome underlies cholestasis-associated sepsis. Cell Metabolism，2017，25：856-867，e5.

71. HARO C，RANGEL-ZUNIGA O A，ALCALA-DIAZ J F，et al. Intestinal microbiota is influenced by gender and body mass index. PLoS One，2016，11：e0154090.

72. HARRISON E H. Mechanisms of digestion and absorption of dietary vitamin A. Annual Review of Nutrition，2005，25：87-103.

73. HELLER J J，QIU J，ZHOU L. Nuclear receptors take center stage in Th17 cell-mediated autoimmunity. The Journal of Clinical Investigation，2011，121：519-521.

74. HIBBERD M C，WU M，RODIONOV D A，et al. The effects of micronutrient deficiencies on bacterial species from the human gut microbiota. Science Translational Medicine，2017，9：69.

75. HICHAMI A，YESSOUFOU A，GHIRINGHELLI F，et al. Peroxisome proliferator-activated receptor alpha deficiency impairs regulatory T cell functions：Possible application in the inhibition of melanoma tumor growth in mice. Biochimie，2016，131：1-10.

76. HILDEBRANDT M A，HOFFMANN C，SHERRILL-MIX S A，et al. High-fat diet determines the composition of the murine gut microbiome independently of obesity. Gastroenterology，2009，137：e1-e2.

77. HIRASAWA A，TSUMAYA K，AWAJI T，et al. Free fatty acids regulate gut incretin glucagon-like peptide-1 secretion through GPR120. Nature Medicine，2005，11：90-94.

78. HONTECILLAS R，BASSAGANYA-RIERA J. Peroxisome proliferator-activated receptor gamma is required for regulatory CD4+ T cell-mediated protection against colitis. Journal of Immunology，2007，178：2940-2949.

79. HOTAMISLIGIL G S，BERNLOHR D A. Metabolic functions of FABPs - mechanisms and therapeutic implications. Nature Reviews Endocrinology，2015，11：592-605.

80. HUSSAIN M M. Intestinal lipid absorption and lipoprotein formation. Current Opinion in Lipidology，2014，25：200-206.

81. INTERNATIONAL MULTIPLE SCLEROSIS GENETICS C，WELLCOME TRUST CASE CONTROL C，SAWCER S，et al. Genetic risk and a primary role for cell-mediated immune mechanisms in multiple sclerosis. Nature，2011，476：214-219.

82. ITALIANI P，BORASCHI D. From monocytes to M1/m2 macrophages：Phenotypical vs. functional differentiation. Frontiers

第一章

糖尿病和肥胖症的性别差异

in Immunology, 2014, 5: 514.

83. IWATA M, HIRAKIYAMA A, ESHIMA Y, et al. Retinoic acid imprints gut-homing specificity on T cells. Immunity, 2004, 21: 527-538.

84. JAENSSON-GYLLENBACK E, KOTARSKY K, ZAPATA F, et al. Bile retinoids imprint intestinal CD103[+] dendritic cells with the ability to generate gut-tropic T cells. Mucosal Immunology, 2011, 4, 438-447.

85. JAFARI T, FALLAH A A, AZADBAKHT L. Role of dietary n-3 polyunsaturated fatty acids in type 2 diabetes: A review of epidemiological and clinical studies. Maturitas, 2013, 74: 303-308.

86. JANOWSKI B A, GROGAN M J, JONES S A, et al. Structural requirements of ligands for the oxysterol liver X receptors LXRalpha and LXRbeta. Proceedings of the National Academy of Sciences of the United States of America, 1999, 96: 266-271.

87. JEFFERY L E, BURKE F, MURA M, et al. 1, 25-Dihydroxyvitamin D_3 and IL-2 combine to inhibit T cell production of inflammatory cytokines and promote development of regulatory T cells expressing CTLA-4 and FoxP3. Journal of Immunology, 2009, 183: 5458-5467.

88. JOHNSON L K, HOFSO D, AASHEIM E T, et al. Impact of gender on vitamin D deficiency in morbidly obese patients: A cross-sectional study. European Journal of Clinical Nutrition, 2012, 66: 83-90.

89. JOSEPH S B, CASTRILLO A, LAFFITTE B A, et al. Reciprocal regulation of inflammation and lipid metabolism by liver X receptors. Nature Medicine, 2003, 9: 213-219.

90. JUNGERT A, NEUHAUSER-BERTHOLD M. Sex-specific determinants of serum 25-hydroxyvitamin D3 concentrations in an elderly German cohort: A cross-sectional study. Nutrition & Metabolism (London), 2015, 12: 2.

91. KAMEN D L, COOPER G S, BOUALI H, et al. Vitamin D deficiency in systemic lupus erythematosus. Autoimmunity Reviews, 2006, 5: 114-117.

92. KANG M K, YOON Y E, YANG J Y, et al. Protective effect of retinoic acid on interleukin-1 beta-induced cytotoxicity of pancreatic beta-cells. Mechanisms of Ageing and Development, 2004, 125: 483-490.

93. KANG S G, LIM H W, ANDRISANI O M, et al. Vitamin A metabolites induce gut-homing FoxP3[+] regulatory T cells. Journal of Immunology, 2007, 179: 3724-3733.

94. KAWATE R, YAMAKIDO M, NISHIMOTO Y, et al. Diabetes mellitus and its vascular complications in Japanese migrants on the Island of Hawaii. Diabetes Care, 1979, 2: 161-170.

95. KELLER A, ANGQUIST L, JACOBSEN R, et al. A retrospective analysis of a societal experiment among the Danish population suggests that exposure to extra doses of vitamin A during fetal development may lower type 2 diabetes mellitus (T2DM) risk later in life. The British Journal of Nutrition, 2017, 117: 731-736.

96. KENNEDY A, MARTINEZ K, CHUANG C C, et al. Saturated fatty acid-mediated inflammation and insulin resistance in adipose tissue: Mechanisms of action and implications. The Journal of Nutrition, 2009, 139: 1-4.

97. KIDANI Y, BENSINGER S J. Liver X receptor and peroxisome proliferator-activated recep- tor as integrators of lipid homeostasis and immunity. Immunological Reviews, 2012, 249: 72-83.

98. KLEIN S L, FLANAGAN K L. Sex differences in immune responses. Nature Reviews Immunology, 2016, 16: 626-638.

99. KLOTZ L, DANI I, EDENHOFER F, et al. Peroxisome proliferator-activated receptor gamma control of dendritic cell function contributes to development of CD4[+] T cell anergy. Journal of Immunology, 2007, 178, 2122-2131.

100. KONIECZNA P, FERSTL R, ZIEGLER M, et al. Immunomodulation by Bifidobacterium infantis 35624 in the murine lamina propria requires retinoic acid-dependent and independent mechanisms. PLoS One, 2013, 8: e62617.

101. KOS K, WONG S, TAN B K, et al. Human RBP4 adipose tissue expression is gender specific and influenced by leptin. Clinical Endocrinology, 2011, 74: 197-205.

102. KOVATS S. Estrogen receptors regulate innate immune cells and signaling pathways. Cellular Immunology, 2015, 294: 63-69.

103. KRAGT J, VAN AMERONGEN B, KILLESTEIN J, et al. Higher levels of 25-hydroxyvitamin D are associated with a lower incidence of multiple sclerosis only in women. Multiple Sclerosis, 2009, 15: 9-15.

104. KUMAR S, SANDELL L L, TRAINOR P A, et al. Alcohol and aldehyde dehydrogenases: retinoid metabolic effects in

性
与
糖
尿
病

mouse knockout models. Biochimica et Biophysica Acta，2012，1821：198-205.

105. VAN DE LAAR F A，VAN DE LISDONK E H，LUCASSEN P L，et al. Fat intake in patients newly diagnosed with type 2 diabetes：A 4-year follow-up study in general practice. The British Journal of General Practice，2004，54：177-182.

106. LACKEY D E，OLEFSKY J M. Regulation of metabolism by the innate immune system. Nature Reviews Endocrinology，2016，12：15-28.

107. LAGISHETTY V，MISHARIN A V，LIU N Q，et al. Vitamin D deficiency in mice impairs colonic antibacterial activity and predisposes to colitis. Endocrinology，2010，151：2423-2432.

108. LAGUNOVA Z，POROJNICU A C，LINDBERG F，et al. The dependency of vitamin D status on body mass index，gender，age and season. Anticancer Research，2009，29：3713-3720.

109. LALIA A Z，LANZA I R. Insulin-sensitizing effects of omega-3 fatty acids：Lost in translation？ Nutrients，2016，8：329.

110. LAMPEN A，MEYER S，ARNHOLD T，et al. Metabolism of vitamin A and its active metabolite all-trans-retinoic acid in small intestinal enterocytes. The Journal of Pharmacology and Experimental Therapeutics，2000，295：979-985.

111. LAMPING K G，NUNO D W，COPPEY L J，et al. Modification of high saturated fat diet with n-3 polyunsaturated fat improves glucose intolerance and vascular dysfunction. Diabetes，Obesity & Metabolism，2013，15：144-152.

112. LARANGE A，CHEROUTRE H. Retinoic acid and retinoic acid receptors as pleiotropic modulators of the immune system. Annual Review of Immunology，2016，34：369-394.

113. LEE H，KO G. Antiviral effect of vitamin A on norovirus infection via modulation of the gut microbiome. Scientific Reports，2016，6：25835.

114. LEE C H，CHAWLA A，URBIZTONDO N，et al. Transcriptional repression of atherogenic inflammation：Modulation by PPARdelta. Science，2003，302：453-457.

115. LEE J W，BAJWA P J，CARSON M J，et al. Fenofibrate represses interleukin-17 and interferon-gamma expression and improves colitis in interleukin-10-deficient mice. Gastroenterology，2007，133：108-123.

116. LEI J，HASEGAWA H，MATSUMOTO T，et al. Peroxisome proliferator-activated receptor alpha and gamma agonists together with TGF-beta convert human CD4[+] CD25- T cells into functional Foxp3[+] regulatory T cells. Journal of Immunology，2010，185：7186-7198.

117. LI X H，KAKKAD B，ONG D E. Estrogen directly induces expression of retinoic acid biosynthetic enzymes，compartmentalized between the epithelium and underlying stromal cells in rat uterus. Endocrinology，2004，145：4756-4762.

118. LIBERT C，DEJAGER L，PINHEIRO I. The X chromosome in immune functions：When a chromosome makes the difference. Nature Reviews Immunology，2010，10：594-604.

119. LINDSTROM J，PELTONEN M，ERIKSSON J G，et al. High-fibre，low-fat diet predicts long-term weight loss and decreased type 2 diabetes risk：The Finnish Diabetes Prevention Study. Diabetologia，2006，49：912-920.

120. LUCAS R M，GORMAN S，GELDENHUYS S，et al. Vitamin D and immunity. F1000Prime Rep，2014，6：118.

121. MAKISHIMA M，OKAMOTO A Y，REPA J J，et al. Identification of a nuclear receptor for bile acids. Science，1999，284：1362-1365.

122. MANTIS N J，ROL N，CORTHESY B. Secretory IgA'S complex roles in immunity and mucosal homeostasis in the gut. Mucosal Immunology，2011，4：603-611.

123. MARKLE J G，FRANK D N，MORTIN-TOTH S，et al. Sex differences in the gut microbiome drive hormone-dependent regulation of autoimmunity. Science，2013，339：1084-1088.

124. MARSHALL J A，HAMMAN R F，BAXTER J. High-fat，low-carbohydrate diet and the etiology of non-insulin-dependent diabetes mellitus：The San Luis Valley Diabetes Study. American Journal of Epidemiology，1991，134：590-603.

125. MARTINEZ F O，HELMING L，GORDON S. Alternative activation of macrophages：An immunologic functional perspective. Annual Review of Immunology，2009，27：451-483.

126. MARX N，KEHRLE B，KOHLHAMMER K，et al. PPAR activators as antiinflammatory mediators in human T lymphocytes：Implications for atherosclerosis and transplantation-associated arteriosclerosis. Circulation Research，2002，90：703-710.

127. MASLOWSKI K M，MACKAY C R. Diet，gut microbiota and immune responses. Nature Immunology，2011，12：5-9.

128. MATALONGA J，GLARIA E，BRESQUE M，et al. The nuclear receptor LXR limits bacterial infection of host macrophages through a mechanism that impacts cellular NAD metabolism. Cell Reports，2017，18：1241-1255.

129. MAUVAIS-JARVIS F. Sex differences in metabolic homeostasis，diabetes，and obesity. Biology of Sex Differences，2015，6：14.

130. MCCULLOUGH M L，WEINSTEIN S J，FREEDMAN D M，et al. Correlates of circulating 25-hydroxyvitamin D：Cohort consortium vitamin D pooling project of rarer cancers. American Journal of Epidemiology，2010，172：21-35.

131. MEEKER S，SEAMONS A，MAGGIO-PRICE L. Protective links between vitamin D，inflammatory bowel disease and colon cancer. World Journal of Gastroenterology，2016，22：933-948.

132. MEERZA D，IQBAL S，ZAHEER S，et al. Retinoids have therapeutic action in type 2 diabetes. Nutrition，2016，32，898-903.

133. MIELCARZ D W，KASPER L H. The gut microbiome in multiple sclerosis. Current Treatment Options in Neurology，2015，17：344.

134. MOHR S B，GARLAND C F，GORHAM E D，et al. The association between ultraviolet B irradiance，vitamin D status and incidence rates of type 1 diabetes in 51 regions worldwide. Diabetologia，2008，51：1391-1398.

135. MOKRY L E，ROSS S，AHMAD O S，et al. Vitamin D and risk of multiple sclerosis：A Mendelian randomization study. PLoS Medicine，2015，12：e1001866.

136. MORA J R，IWATA M，EKSTEEN B，et al. Generation of gut-homing IgA-secreting B cells by intestinal dendritic cells. Science，2006，314：1157-1160.

137. MUCIDA D，PARK Y，KIM G，et al. Reciprocal TH17 and regulatory T cell differentiation mediated by retinoic acid. Science，2007，317：256-260.

138. MUEHLEISEN B，GALLO R L. Vitamin D in allergic disease：Shedding light on a complex problem. The Journal of Allergy and Clinical Immunology，2013，131：324-329.

139. NASHOLD F E，SPACH K M，SPANIER J A，et al. Estrogen controls vitamin D3-mediated resistance to experimental autoimmune encephalomyelitis by controlling vitamin D3 metabolism and receptor expression. Journal of Immunology，2009，183：3672-3681.

140. NASRI H，BEHRADMANESH S，MAGHSOUDI A R，et al. Efficacy of supplementary vitamin D on improvement of glycemic parameters in patients with type 2 diabetes mellitus；a randomized double blind clinical trial. Journal of Renal Injury Prevention，2014，3：31-34.

141. NEVE A，CORRADO A，CANTATORE F P. Immunomodulatory effects of vitamin D in peripheral blood monocyte-derived macrophages from patients with rheumatoid arthritis. Clinical and Experimental Medicine，2014，14：275-283.

142. NGO S T，STEYN F J，MCCOMBE P A. Gender differences in autoimmune disease. Frontiers in Neuroendocrinology，2014，.35：347-369.

143. OH D Y，TALUKDAR S，BAE E J，et al. GPR120 is an omega-3 fatty acid receptor mediating potent anti-inflammatory and insulin-sensitizing effects. Cell，2010，142：687-698.

144. OOI J H，LI Y，ROGERS C J，et al. Vitamin D regulates the gut microbiome and protects mice from dextran sodium sulfate-induced colitis. The Journal of Nutrition，2013，143：1679-1686.

145. PANTAZI E，MARKS E，STOLARCZYK E，et al. Cutting edge：Retinoic acid signaling in B cells is essential for oral immunization and microflora composi- tion. Journal of Immunology，2015，195：1368-1371.

146. PARK H J，CHOI J M. Sex-specific regulation of immune responses by PPARs. Experimental & Molecular Medicine，2017，49：e364.

147. PARK H J，KIM D. H. CHOI J Y，et al. PPARgamma negatively regulates T cell activation to prevent follicular helper T cells and germinal center formation. PLoS One，2014，9：e99127.

148. PARK H J，PARK H S，LEE J U，et al. Gender-specific differences in PPARgamma regulation of follicular helper T cell responses with estrogen. Scientific Reports，2016，6：28495.

149. PASCUAL-GARCIA M，VALLEDOR A F. Biological roles of liver X receptors in immune cells. Archivum Immunologiae et Therapiae Experimentalis（Warsz），2012，60：235-249.

150. PAUN A，YAU C，DANSKA J S. The influence of the microbiome on Type 1 diabetes. Journal of Immunology，2017，198：590-595.

151. PENNA G，RONCARI A，AMUCHASTEGUI S，et al. Expression of the inhibitory receptor ILT3 on dendritic cells is dispensable for induc- tion of CD4$^+$Foxp3$^+$ regulatory T cells by 1，25-dihydroxyvitamin D3. Blood，2005，106：3490-3497.

152. PETROSINO J M，DISILVESTRO D，ZIOUZENKOVA O. Aldehyde dehydrogenase 1A1：Friend or foe to female metabolism？ Nutrients，2014，6：950-973.

153. PIERROT-DESEILLIGNY C，SOUBERBIELLE J C. Vitamin D and multiple sclerosis：An update. Multiple Sclerosis and Related Disorders，2017，14：35-45.

154. PILON C，REBELLATO A，URBANET R，et al. Methylation status of vitamin D receptor gene promoter in benign and malig- nant adrenal tumors. International Journal of Endocrinology，2015：375349.

155. PINO-LAGOS K.，GUO Y，BROWN C，et al. A retinoic acid-dependent checkpoint in the development of CD4$^+$ T cell-mediated immunity. The Journal of Experimental Medicine，2011，208：1767-1775.

156. POURCET B，GAGE M C，LEON T E，et al. The nuclear receptor LXR modulates interleukin-18 levels in macrophages through multiple mechanisms. Scientific Reports，2016，6：25481.

157. RABOT S，MEMBREZ M，BRUNEAU A，et al. Germ-free C57BL/6J mice are resistant to high-fat-diet-induced insu- lin resistance and have altered cholesterol metabolism. The FASEB Journal，2010，24：4948-4959.

158. RAMASAMY A，TRABZUNI D，FORABOSCO P，et al. Genetic evidence for a pathogenic role for the vitamin D3 metabolizing enzyme CYP24A1 in multiple sclerosis. Multiple Sclerosis and Related Disorders，2014，3：211-219.

159. REICHERT B，YASMEEN R，JEYAKUMAR S M，et al. Concerted action of aldehyde dehydrogenases influences depot-specific fat formation. Molecular Endocrinology，2011，25：799-809.

160. RHEAD B，BAARNHIELM M，GIANFRANCESCO M，et al. Mendelian randomization shows a causal effect of low vitamin D on multiple sclerosis risk. Neurology Genetics，2016，2：e97.

161. RHEE E J，PLUTZKY J. Retinoid metabolism and diabetes mellitus. Diabetes and Metabolism Journal，2012，36：167-180.

162. DA ROCHA L F，JR REGO M J，CAVALCANTI M B，et al. Synthesis of a novel thiazolidinedione and evaluation of its modulatory effect on IFN- gamma，IL-6，IL-17A，and IL-22 production in PBMCs from rheumatoid arthritis patients. BioMed Research International，2013：926060.

163. ROCHETTE-EGLY C，GERMAIN P. Dynamic and combinatorial control of gene expression by nuclear retinoic acid receptors （RARs）. Nuclear Receptor Signaling，2009，7：e005.

164. DI ROSA M，MALAGUARNERA M，NICOLETTI F，et al. Vitamin D3：A helpful immuno-modulator. Immunology，2011，134：123-139.

165. ROUND J L，MAZMANIAN S K. The gut microbiota shapes intestinal immune responses during health and disease. Nature Reviews Immunology，2009，9：313-323.

166. ROWLAND I，GIBSON G，HEINKEN A，et al. Gut microbiota functions：Metabolism of nutrients and other food components. European Journal of Nutrition，2017：1-24.

167. RUBTSOVA K，MARRACK P，RUBTSOV A V. Sexual dimorphism in autoimmunity. The Journal of Clinical Investigation，2015，125：2187-2193.

168. SCHAIBLE U E，KAUFMANN S H. Malnutrition and infection：Complex mechanisms and global impacts. PLoS Medicine，2007，4：e115.

169. SCHWINGSHACKL L，HOFFMANN G. Monounsaturated fatty acids and risk of cardiovascular disease：Synopsis of the evidence available from systematic reviews and meta-analyses. Nutrients，2012，4：1989-2007.

170. SHEN W，WOLF P G，CARBONERO F，et al. Intestinal and systemic inflammatory responses are positively associated with sulfido- genic bacteria abundance in high-fat-fed male C57BL/6J mice. The Journal of Nutrition，2014，144：1181-1187.

171. SOMMER A. Vitamin a deficiency and clinical disease：An historical overview. The Journal of Nutrition，2008，138：1835-1839.

172. SONNENBURG J L，BACKHED F. Diet-microbiota interactions as moderators of human metabolism. Nature，2016，535：56-64.

173. SPACH K M，HAYES C E. Vitamin D3 confers protection from autoimmune encephalomyelitis only in female mice. Journal of Immunology，2005，175：4119-4126.

174. STERN M P，GONZALEZ C，MITCHELL B D，et al. Genetic and environmental determinants of type II diabetes in Mexico City and San Antonio. Diabetes，1992，41：484-492.

175. STRAUS D S，GLASS C K. Anti-inflammatory actions of PPAR ligands：New insights on cellular and molecular mechanisms. Trends in Immunology，2007，28：551-558.

176. SU D，NIE Y，ZHU A，et al. Vitamin D signaling through induction of paneth cell defensins maintains gut microbiota and improves metabolic disorders and hepatic steatosis in animal models. Frontiers in Physiology，2016，7：498.

177. SUBRAMANIAN S，HUQ S，YATSUNENKO T，et al. Persistent gut microbiota immaturity in malnourished Bangladeshi children. Nature，2014，510：417-421.

178. SUN L，QI Q，ZONG G，et al. Elevated plasma retinol-binding protein 4 is associated with increased risk of type 2 diabetes in middle-aged and elderly Chinese adults. The Journal of Nutrition，2014，144：722-728.

179. TAVERA-MENDOZA L E，WHITE J H. Cell defenses and the sunshine vitamin. Scientific American，2007，297：62-65，68-70，72.

180. THORBURN A N，MACIA L，MACKAY C R. Diet, metabolites, and "western-lifestyle" inflammatory diseases. Immunity，2014，40：833-842.

181. TONTONOZ P，SPIEGELMAN B M. Fat and beyond：The diverse biology of PPARgamma. Annual Review of Biochemistry，2008，77：289-312.

182. TRASINO S E，GUDAS L J. Vitamin A：A missing link in diabetes？ Diabetes Management（London），2015，5：359-367.

183. TRASINO S E，HARRISON E H，WANG，T T. Androgen regulation of aldehyde dehydrogenase 1A3（ALDH1A3）in the androgen-responsive human prostate cancer cell line LNCaP. Experimental Biology and Medicine（Maywood，N. J.），2007，232：762-771.

184. TRIGUNAITE A，DIMO J，JORGENSEN T N. Suppressive effects of androgens on the immune system. Cellular Immunology，2015，294：87-94.

185. Tsunehara C H，Leonetti D L，Fujimoto W Y. Diet of second-generation Japanese-American men with and without non-insulin-dependent diabetes. The American Journal of Clinical Nutrition，1990，52：731-738.

186. TURNBAUGH P J，BACKHED F，FULTON L，et al. Diet-induced obesity is linked to marked but reversible alterations in the mouse distal gut microbiome. Cell Host & Microbe，2008，3：213-223.

187. TURNBAUGH P J，RIDAURA V K，FAITH J J，et al. The effect of diet on the human gut microbiome：A metagenomic analysis in humanized gnotobiotic mice. Science Translational Medicine，2009，1：14.

188. VACCA A，CORMIER C，PIRAS M，et al. Vitamin D deficiency and insufficiency in 2 independent cohorts of patients with systemic sclerosis. The Journal of Rheumatology，2009，36：1924-1929.

189. VAN DER AAR，A. M，SIBIRYAK D. S，et al. Vitamin D3 targets epi- dermal and dermal dendritic cells for induction of distinct regulatory T cells. The Journal of Allergy and Clinical Immunology，2011，127：e7.

190. VARGA T，CZIMMERER Z，NAGY L. PPARs are a unique set of fatty acid regulated transcription factors controlling both lipid metabolism and inflammation. Biochimica et Biophysica Acta，2011，1812：1007-1022.

191. VASILE M，CORINALDESI C，ANTINOZZI C，et al. Vitamin D in autoimmune rheu- matic diseases：A view inside gender differences. Pharmacological Research，2017，117：228-241.

192. VAVASSORI P，MENCARELLI A，RENGA B，et al. The bile acid receptor FXR is a modulator of intestinal innate immunity. Journal of Immunology，2009，183：6251-6261.

193. VELDHOEN M，BRUCKLACHER-WALDERT V. Dietary influences on intestinal immunity. Nature reviews. Immunology，2012，12：696-708.

194. WAHLI W，MICHALIK L. PPARs at the crossroads of lipid signaling and inflammation. Trends in Endocrinology and Metabolism，2012，23：351-363.

195. WANG X，SPERKOVA Z，NAPOLI J L. Analysis of mouse retinal dehydrogenase type 2 promoter and expression.

性与糖尿病

Genomics，2001，74：245-250.

196. WANG S，VILLABLANCA E J，DE CALISTO J，et al. MyD88-dependent TLR1/2 signals educate dendritic cells with gut-specific imprinting properties. Journal of Immunology，2011，187：141-150.

197. WEST K P，JR MEHRA S. Vitamin A intake and status in populations facing economic stress. The Journal of Nutrition，2010，140：201S-207S.

198. WIMALAWANSA S J. Associations of vitamin D with insulin resistance，obesity，type 2 diabetes，and metabolic syndrome. The Journal of Steroid Biochemistry and Molecular Biology，2016：30253-30259.

199. WORTSMAN J，MATSUOKA L Y，CHEN T C，et al. Decreased bioavailability of vitamin D in obesity. The American Journal of Clinical Nutrition，2000，72：690-693.

200. XU J，WAGONER G，DOUGLAS J C，et al. Liver X receptor agonist regulation of Th17 lymphocyte function in autoimmunity. Journal of Leukocyte Biology，2009，86：401-409.

201. YAN Y，JIANG W，SPINETTI T，et al. Omega-3 fatty acids prevent inflammation and metabolic disorder through inhibition of NLRP3 inflammasome activation. Immunity，2013，38：1154-1163.

202. YANG X Y，WANG L H，CHEN T，et al. Activation of human T lymphocytes is inhibited by peroxisome proliferator-activated receptor gamma（PPARgamma）agonists. PPARgamma co-association with transcription factor NFAT. Journal of Biological Chemistry，2000，275：4541-4544.

203. YASMEEN R，REICHERT B，DEIULIIS J，et al. Autocrine function of aldehyde dehydrogenase 1 as a determinant of diet- and sex-specific differences in visceral adiposity. Diabetes，2013，62：124-136.

204. YATSUNENKO T，REY F E，MANARY M J，et al. Human gut microbiome viewed across age and geography. Nature，2012，486：222-227.

205. YURKOVETSKIY L，BURROWS M，KHAN A A，et al. Gender bias in autoimmunity is influenced by microbiota. Immunity，2013，39：400-412.

206. ZHANG M A，REGO D，MOSHKOVA M，et al. Peroxisome proliferator-activated receptor（PPAR）alpha and -gamma regulate IFNgamma and IL-17A production by human T cells in a sex-specific way. Proceedings of the National Academy of Sciences of the United States of America，2012，109：9505-9510.

207. ZIMMET P Z，MAGLIANO D J，HERMAN W H，et al. Diabetes：A 21st century challenge. The Lancet Diabetes and Endocrinology，2014，2：56-64.

208. ZUNINO S J，STORMS D H，STEPHENSEN C B. Diets rich in polyphenols and vitamin A inhibit the development of type I autoimmune diabetes in nonobese diabetic mice. The Journal of Nutrition，2007，137：1216-1221

第一章

糖尿病和肥胖症的性别差异

第八节　小鼠肝雌激素作用的性别二态性

📖 摘要

新近研究表明，雌激素受体 α（estrogen receptor alpha，ERα）在小鼠肝中表达，可直接影响与能量及药物代谢相关的肝细胞基因。肝 ERα 的性别差异表达还引出另外一个问题，即该受体是否与肝生理病理学中观察到的性别差异有关。

🏥 科学发现中的机遇

科学研究中，实验结果有时会偏离最初的研究目标，朝向意料之外的研究领域，笔者科研小组就曾遇到过这样的情况。当时，笔者刚刚制备出 ERE-Luc 小鼠（可由雌激素驱动启动子调控荧光素酶表达的转基因小鼠），初步研究结果表明，各个组织的荧光素酶表达量确实可以很好地代表雌激素受体（ER）的转录活性，不过还获得了一个意外发现，那就是肝竟然也是雌激素的主要靶器官之一，而且荧光素酶表达的生物化学定位及全身活体成像结果均支持这一论断（图 1-20A）。

当时人们还普遍认为主要是垂体激素和自主神经系统参与调节包括葡萄糖和能量稳态在内的肝生理功能。其中迷走神经调节葡萄糖稳态，交感神经通过直接作用于线粒体氧化和极低密度脂蛋白颗粒生成来负向调节脂质合成。而循环中雌激素对肝脂代谢和转运蛋白合成的作用，被认为仅仅是大脑雌激素信号传递的外周效应。笔者在 ERE-Luc 小鼠中得出肝是雌激素直接靶器官的结论，是与传统理念相悖的。在 ERE-Luc 小鼠的肝中，荧光素酶的表达量与生殖器官相当或更高，高度提示肝是雌激素作用的主要靶器官。因此，进一步探索了雌激素对肝转录活性的影响。

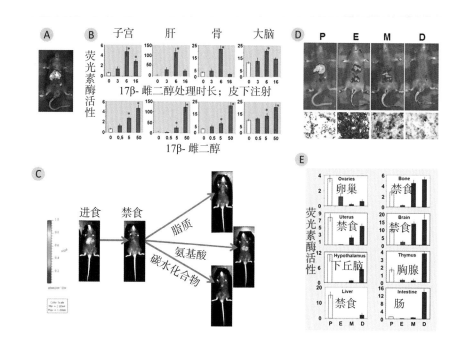

A. 雄性 ERE-Luc 小鼠光子发射的伪彩色图像。B. E₂ 处理过的 ERE-Luc 小鼠不同组织中荧光素酶活性的表达；上图：雌性小鼠接受 5 μg/kg 17β- 雌二醇处理 6 h 的时程研究（雌激素通过皮下注射）。C. 一只代表性雌性 ERE-Luc 小鼠在进食和禁食条件下，以及口服等热量脂质、氨基酸或碳水化合物后的光子发射伪彩色图像。D. 一只代表性 ERE-Luc 小鼠在发情周期不同阶段的全身成像；对应于发情周期每个阶段阴道涂片的 HE 染色。E.ERE-Luc 雌性小鼠在发情周期不同阶段各种组织中测得的荧光素酶活性。

图 1-20　体内和体外研究表明，ERE-Luc 报告基因小鼠中，荧光素酶表达与雌激素受体转录活性平行

性与糖尿病

肝雌激素受体的转录调控

既往研究表明，肝 ER 的主要形式是 α 亚基（ERα）。为明确 ERE-Luc 小鼠荧光素酶报告基因在多大程度上代表了 ERα 转录活性，给小鼠皮下注射 17β- 雌二醇，然后检测不同时段的荧光素酶活性。结果显示，肝对雌激素的反应曲线呈时间和剂量依赖性，且与子宫、骨骼和大脑等其他已知雌激素作用靶组织的反应曲线相重叠（图 1-20B）。然而，令人感到困惑的是，对照小鼠（未注射雌激素组）肝中荧光素酶含量的变化幅度非常大，且其他器官中并未观察到此现象。此外，肝 ERα 的转录活性清晨高于夜晚，推测与昼夜节律效应或食物摄入有关。这一推测在进一步的研究中很快就得到了证实，数据显示：小鼠肝 ERα 的转录活性在进食后可被激活，而饥饿或热量限制时 ERα 转录活性则显著降低（图 1-20C）。另外 ERE-Luc 小鼠过夜禁食后分为 3 组，分别喂食等热量的脂质（lipids，L）、碳水化合物（carbohydrates，CARB）或氨基酸（amino acids，AA）。结果显示，氨基酸可诱导肝合成荧光素酶，即 ER 转录活性被激活，而碳酸化合物或脂质却不能，而进一步摄入 ER 特异性拮抗剂后，荧光素酶的合成则被抑制，从侧面支持了氨基酸可激活 ER 转录活性这一论断。

为进一步证明 ERE-Luc 小鼠体内的荧光素酶报告基因对 ER 转录活性变化足够敏感，对发情周期不同阶段中的雌性 ERE-Luc 小鼠分别进行了全身活体成像。如图 1-20D 显示，同先前预测的一致，雌性 ERE-Luc 小鼠生殖器官和肝组织中荧光素酶活性与循环中的雌激素浓度相平行，发情前期循环中雌激素水平达到峰值，肝 ER 的转录活性也最高。相比之下，骨骼和大脑等组织中 ER 的转录活性在发情间期最高。另外，不同组织中的荧光素酶活性（图 1-20E）定量分析也显示肝与生殖组织中 ER 转录活性一致。这些研究结果首次表明，肝和生殖组织之间存在某种功能上的联系，并促使进一步开展试验来验证哺乳动物以外的其他物种是否也存在这种联系。结果发现，无脊椎动物（如头索动物文昌鱼）或脊椎动物（如爬行动物、两栖动物、鱼类和鸟类）中 ER 表达最高的器官均是性腺和肝，进一步支持性腺和肝在组织功能上的关联性。

从基因和功能层面探索 ER 对肝功能的调控作用

应用全基因组学来验证发情周期对肝 ER 转录的影响，以更好地了解雌激素在肝功能中的作用。RNA-Seq 分析显示，1178 个基因（占整个肝转录组的 9.1%）的表达在发情前期和发情后期之间发生变化（图 1-21A）；染色质免疫沉淀 – 基因芯片结果表明，与 ERα 共沉淀的 919 个 DNA 片段中，有 366 个与发情前期特异相关，479 个与发情后期特异相关，仅有 74 个同时与发情前期和后期均相关，提示 ERα 直接影响肝基因的表达，且肝 ER 转录活性在发情前期及后期明显不同。而进一步的生物信息学研究显示，在发情后期，利用 Chip-on-chip 鉴定出一些基因位点，其邻近基因刚好是参与脂质和碳水化合物代谢的一些基因；而在发情前期，这些基因位点可能与转录调控必需蛋白（如锌指蛋白、组蛋白去甲基酶、同源盒蛋白）及调节生殖功能的基因相关（图 1-21B）。

将白蛋白启动子下表达 Cre 重组酶的小鼠与 ERα-floxed 小鼠交配，制备出肝 ERα 特异敲除（LERKO）小鼠，以进一步探索肝 ERα 参与脂质代谢的程度，结果表明，在 LERKO 小鼠中，ERα 主要通过下调脂肪酸和胆固醇合成调控肝脂合成。另外，雌激素还调节脂质转运蛋白（如 ApoA1 和 ApoE）及其受体的代谢，这种调节功能部分可能是由肝脏 LXRα 所介导，因 LXRα 在肝的表达丰度在发情周期的不同阶段变化显著，且在排卵周期中与 ERα 存在交叉偶联。

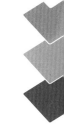

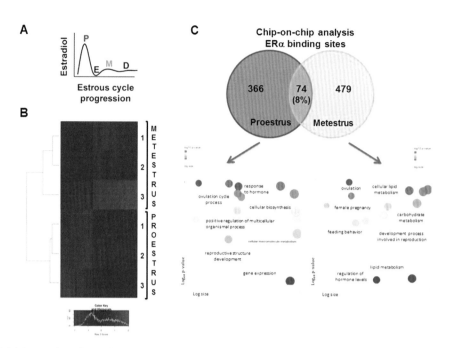

A. 小鼠发情周期不同阶段，血清 E$_2$ 水平的变化。B. 在发情后期（metestrus，M）和发情前期（proestrus，P）（3 只小鼠 / 组）的雌鼠肝中进行 RNA-Seq 分析，得出的 1178 个 DEG（FDR ＜ 0.05）集群的热图。热图用网络界面 shinyheatmap 生成（http: //shinyheatmap.com）。C. 上图，维恩图总结了在发情前期（P，左侧的红色圆圈）和发情后期（M，右侧的黄色圆圈）雌性肝 ERα 结合位点之间的重叠；下图，与 ERα 共沉淀且位于已知基因 20 kb 以内 DNA 片段的基因本体分类；散点图使用 Web 界面 REVIGO 生成（http: //revigo.irb.hr/）。

图 1-21　RNA-Seq 和染色质免疫沉淀表明，在小鼠排卵周期的不同阶段，肝 ERα 对小鼠肝转录活性产生不同影响

综上所述，肝脏 ERα 在调控肝脏代谢及排卵周期中发挥着重要作用。这个结论又引出另外一个问题，即 ERα 是否是连接代谢和生殖功能的重要感受器。

肝脏 ERα 整合了哺乳动物的代谢和生殖功能

饥饿可导致生育能力受损，因此其分子机制对动物的生存至关重要。在整个进化过程中，生物个体自成体系，来保存生育与食物摄取之间的关系。笔者进行了一些详细的生化研究来明确卵生动物营养和生殖之间的偶联途径。在卵生动物中，卵黄蛋白是一种高密度糖脂蛋白，是雌性个体卵黄的主要成分，在卵黄发生期迅速积累，储存在卵中，提供了胚胎发育所必需的营养物质（如碳水化合物、磷酸盐和硫酸盐），是胚胎和幼体早期发育主要的营养来源。卵黄蛋白不仅负责脂肪的储存和动员，还是调节生育能力的关键蛋白；卵黄蛋白原作为卵黄蛋白的前体，可在雌性个体肝中合成（或在进化程度较低的动物中与肝类似的器官，如线虫的肠道）。研究结果表明，卵黄蛋白原的转录受内分泌激素和一些营养素的调控，且机制不同，如性腺激素主要调节卵黄蛋白原合成，饮食中氨基酸则是激活进化保守的营养信号级联反应（雷帕霉素通路的靶点）。在非洲爪蟾肝中进行雌激素对卵黄蛋白原转录调控的研究相对较多，因而成为这方面研究的范本，同时，氨基酸与昆虫生育能力的相关性也得以阐明。因此，在卵生雌性动物中，卵巢功能缺陷或长时间饥饿可能会阻止卵子成熟，从而影响生殖。

哺乳动物生育能力下降的具体机制尚不明确，但是推测肝在其中发挥着一定作用，如肝 VLDL 或 Apo-B（载脂蛋白 B-100 是卵黄蛋白原家族的一员）基因突变的动物，会出现生育能力下降和无法形成活胎。如前文所述，氨基酸可激活肝 ER 转录活性，在此基础上，进一步探索了氨基酸依赖性肝 ER 转录活化对生育能力的影响，结果显示，小鼠氨基酸依赖性的肝 ERα 活化是胰岛素样生长因子 1（insulin-like growth factor 1，IGF-1）合成

所必需的，而 IGF-1 合成在发情周期向排卵进展过程中必不可少，故推测氨基酸依赖性的肝 ER 活化与哺乳动物的生育能力密切相关。

综上，哺乳动物进化过程中，生育与肝代谢功能密切相关。

⊞ 雌性哺乳动物能量代谢和生殖的微妙平衡

与卵生动物不同，雌性哺乳动物在排卵后可通过妊娠和哺乳继续维持生殖功能，其生育和营养之间存在一些微妙机制，使得母体能够应对生殖周期中各个阶段（周期性排卵、妊娠和泌乳）不同能量需求。动物和人类的研究结果表明，雌性哺乳动物的生殖功能可能会在排卵周期（如前所述）、妊娠及哺乳期间显著影响肝代谢。

妊娠初期，雌性个体的肝会自动将其脂质合成潜能最大化，利用氨基酸等所有可利用的底物来增加脂质及能量存储必需运输蛋白的合成，从而保障整个妊娠期胚胎的能量供应。在妊娠后期，肝限制脂肪合成，转而促进脂质动员，并为胎儿保留氨基酸和葡萄糖。由此可见，在大多数物种的妊娠中期，肝逐渐完成从合成代谢到分解代谢的转换。然后，在哺乳期，肝重新大量合成葡萄糖，被乳腺吸收后生成乳糖及三酰甘油（乳脂合成的框架）。

在经历了 1.2 亿年的重大进化后，雌性哺乳动物体内的肝代谢调控与生殖功能之间关联机制也逐渐进化得更加完善，因此包括人类在内的哺乳动物肝可见高程度的性别二态性，这一点在诸多生化、药理和临床研究中也得以证实。

⊞ 肝是最"出类拔萃"的性别二态性器官

大量临床和临床前研究表明，肝具有高度性别二态性。众所周知，肝中一些 P450 酶是性别特异性表达的，如女性中 CYP3A4 含量远高于男性，因此内源性激素（如皮质醇和睾酮等）的分解代谢存在性别差异。内源性激素及三环类抗抑郁药、苯二氮䓬类等药物均通过 CYP3A3/4 进行 6β 羟基化。新近的研究发现，与男性相比，育龄期女性的肝游离脂肪酸吸收、酯化及 VLDL-TG 合成和分泌能力更高，胆固醇利用率更高，而且这些途径中涉及的基因表达也出现显著性变化（图 1-22A，图 1-22B）。转录组和蛋白质组学研究也表明，肝中高达 72% 的基因具有性别特异性。因此，同一些大脑区域一样，肝似乎也是哺乳动物性别分化最明显的器官。肝的代谢调节功能具有显著的性别二态性，分别了解男性和女性肝调节代谢的机制有助于了解此现象的医学意义。

目前认为性激素和垂体生长激素（growth hormone，GH）是影响肝性别分化的主要激素。成年男性中，GH 呈脉冲式分泌，每次脉冲间隔 3 ～ 4 h，成年女性因 GH 脉冲峰度低，血清中 GH 含量也相对低。而性激素及与营养状况相关的内源性信号（禁食、运动、血糖水平）共同调节 GH 的分泌。GH 在肝中可促进脂肪分解、减少葡萄糖摄取及糖异生、增加蛋白质合成，提示 GH 可能在决定肝基因的性别特异性表达中起主要作用。

研究发现，肝 ERα 直接参与脂质代谢调控基因的调节，修正了既往 GH 在肝功能性别差异中发挥重要作用的观点。*LERKO* 小鼠初步研究表明，肝 ERα 在肝功能和生殖功能偶联中发挥重要作用，且 ER 对肝的直接作用有助于维持性别二态性。因此，充分了解肝 ERα 的功能及其调控机制对于理解两性的肝功能非常重要。

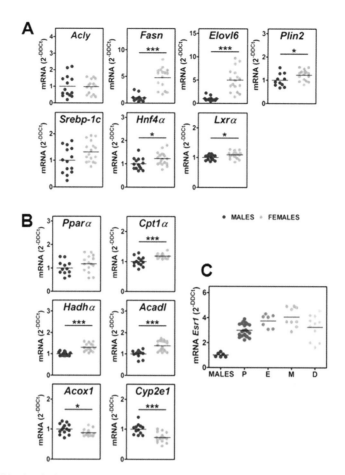

A、B. 雄鼠和雌鼠肝编码肝代谢相关蛋白质 mRNA 含量的比较分析。每个点代表一只动物。t 检验：**$p < 0.05$ 和 ***$p < 0.001$。C. 成年雄鼠和雌鼠肝中的 ERα mRNA 含量。在发情周期的每个阶段解剖雌性肝：发情前期（P），发情期（E），发情后期（M），发情间期（D）。

图 1-22　肝代谢的性别二态性

　　近期，将研究对象延伸到雄性个体肝。有趣的是，转录组研究显示雄鼠肝不表达芳香化酶，结合既往的文献数据，推测雄性个体肝可能不是雌激素的靶器官。此外，肝 mRNA（图 1-22C）和蛋白质的定量分析显示，雄性小鼠肝中 ERα 的含量明显低于雌性。另外与雌性小鼠一样，雄性小鼠肝中 ERβ mRNA 浓度比 ERα 低数倍。尽管如此，ERE-Luc 小鼠研究表明，雄鼠摄食和外源性雌激素给药后，肝中的 ERα 转录活性也可被激活，提示雄鼠肝 ERα 敲除也具有显著的代谢影响。因此，雄性 ERα 对代谢发挥的重要作用有待于进一步研究。

肝性别二态性对人类健康的影响

　　ERα 是哺乳动物肝中雌激素的主要靶标，这一发现使人们可以更好地了解女性代谢的生理调节，以及营养–生殖–代谢之间的交互作用。迄今为止的研究表明，至少在女性肝中，ER 是肝代谢调控所必需的生殖功能传感器。因此，疾病所致的卵巢功能衰竭可对肝代谢乃至整个机体产生严重影响。正如所观察到的，围绝经期妇女代谢、心血管、骨骼、免疫和脑部疾病患病率增加。ER 在肝功能中所发挥的重要作用，可解释女性衰老过程中产生的一系列功能障碍，也为将来的治疗干预提供理论基础。

　　综上所述，笔者的研究为肝性别二态性的起源提供了新的理论依据。至少在小鼠中，两性的肝 ER 受摄食（特别是氨基酸）转录调控，氨基酸易通过 ERα 诱导调节肝转录活性，并从中推测饮食不均衡所带来的后果。肝的性别二态性有助于明确育龄期女性有比男性更加优越的健康福利，并为饮食干预提供新的治疗靶点及理

性与糖尿病

论依据。最后，本研究进一步强调了将性别作为一个生物学变量的必要性，这对个性化饮食和药物治疗的设计至关重要。

（翻译：刘彦玲　审校：刘艳霞）

参考文献

1.　ABBOTT R D，GARRISON R J，WILSON P W，et al. Joint distribution of lipoprotein cholesterol classes. The Framingham study. Arteriosclerosis，1983，3：260-272.

2.　ATTARDO G M，HANSEN I A，RAIKHEL A S. Nutritional regulation of vitellogenesis in mosquitoes：Implications for anautogeny. Insect Biochemical Molecular Biology，2005，35：661-675.

3.　BAARDMAN M E，KERSTJENS-FREDERIKSE W S，BERGER R M，et al. The role of maternal-fetal cholesterol transport in early fetal life：Current insights. Biology Reproductive，2013，88：24.

4.　BARNES J F，FARISH E，RANKIN M，et al. A comparison of the effects of two continuous HRT regimens on cardiovascular risk factors. Atherosclerosis，2002，160：185-193.

5.　BURTON G J，FOWDEN A L. The placenta：A multifaceted，transient organ. Philosophical Transactions Royal Social London B Biological Science，2015，370：20140066.

6.　BUTTE N F. Carbohydrate and lipid metabolism in pregnancy：Normal compared with gestational diabetes mellitus. American Journal Clinical Nutrient，2000，71：1256S-1261S.

7.　CHOWEN J A，FRAGO L M，ARGENTE J. The regulation of GH secretion by sex steroids. European Journal of Endocrinology，2004，151：U95-U100.

8.　CIANA P，DI LUCCIO G，BELCREDITO S，et al. Engineering of a mouse for the in vivo profiling of estrogen receptor activity. Molecular Endocrinology，2001，15：1104-1113.

9.　CIANA P，RAVISCIONI M，VEGETO E，et al. In vivo imaging of transcriptionally active estrogen receptor. Nature Medicine，2003，9：82-86.

10.　CIANA P，BRENA A，SPARACIARI P，et al. Estrogenic activities in rodent estrogen-free diets. Endocrinology，2005，146：5144-5150.

11.　DELLA TORRE S，MAGGI A. Sex differences：A resultant of an evolutionary pressure？ Cell Metabolism，2017，25：499-505.

12.　DELLA TORRE S，RANDO G，MEDA C，et al. Amino acid-dependent activation of liver estrogen receptor alpha integrates metabolic and reproductive functions via IGF-1. Cell Metabolism，2011，13：205-214.

13.　DELLA TORRE S，BENEDUSI V，FONTANA R，et al. Energy metabolism and fertility：A balance preserved for female health. Nature Reviews Endocrinology，2014，10：13-23.

14.　DELLA TORRE S，MITRO N，FONTANA R，et al. An essential role for liver ER α in coupling hepatic metabolism to the reproductive cycle. Cell Reports，2016，15：360-371.

15.　FERNÁNDEZ-PÉREZ L，GUERRA B，DÍAZ-CHICO J C，et al. Estrogens regulate the hepatic effects of growth hormone，a hormonal interplay with multiple fates. Frontiers Endocrinology（Lausanne），2013，4：66.

16.　GHIO A，BERTOLOTTO A，RESI V，et al. Triglyceride metabolism in pregnancy. Advance Clinical Chemical，2011，55：133-153.

17.　GRIFFIN C，FLOURIOT G，SONNTAG-BUCK V，et al. Two functionally different protein isoforms are produced from the chicken estrogen receptor-alpha gene. Molecular Endocrinology，1999，13：1571-1587.

18.　GUSTAFSSON J A，MODE A，NORSTEDT G，et al. Sex steroid induced changes in hepatic enzymes. Annual Review of Physiology，1983，45：51-60.

19. HANSEN I A, ATTARDO G M, ROY S G, et al. Target of rapamycin-dependent activation of S6 kinase is a central step in the transduction of nutritional signals during egg development in a mosquito. The Journal of Biological Chemistry, 2005, 280: 20565-20572.

20. JASMANI S, OHIRA T, JAYASANKAR V, et al. Localization of vitellogenin mRNA expression and vitellogenin uptake during ovarian maturation in the giant freshwater prawn Macrobrachium rosenbergii. Journal Experimental Zoology A Comparative Experimental Biology, 2004, 301: 334-343.

21. JENSEN K J, ALPINI G, GLASER S. Hepatic nervous system and neurobiology of the liver. Comprehensive Physiology, 2013, 3: 655-665.

22. NAGLER J J, KRISFALUSI M, CYR D G. Quantification of rainbow trout (Oncorhynchus mykiss) estrogen receptor-alpha messenger RNA and its expression in the ovary during the reproductive cycle. Journal Molecular Endocrinology, 2000, 25: 243-251.

23. POCAI A, OBICI S, SCHWARTZ G J, et al. A brain-liver circuit regulates glucose homeostasis. Cell Metabolism, 2005, 1: 53-61.

24. ROMANO M, ROSANOVA P, ANTEO C, et al. Lipovitellins and phosvitins of the fertilized eggs during embryo growth in the oviparous lizard Podarcis sicula. Molecular Reproductive Development, 2002, 63: 341-348.

25. TATA J R. Regulation of expression of Xenopus vitellogenin genes. Developmental Biology, 1988, 5: 241-265.

26. TODO T, ADACHI S, YAMAUCHI K. Molecular cloning and characterization of Japanese eel estrogen receptor cDNA. Molecular and Cellular Endocrinology, 1996, 119: 37-45.

27. VILLA A, DELLA TORRE S, STELL A, et al. Tetradian oscillation of estrogen receptor α is necessary to prevent liver lipid deposition. Proceedings National Academy Science USA, 2012, 109: 11806-11811.

28. WAXMAN D J, HOLLOWAY M G. Sex differences in the expression of hepatic drug metabolizing enzymes. Molecular Pharmacology, 2009, 76: 215-228.

29. Williams E T, Leyk M, Wrighton S A, et al. Estrogen regulation of the cytochrome P450 3A subfamily in humans. Journal Pharmacology Experimental Therapy, 2004, 31: 728-735.

30. WOOLLETT L A. Transport of maternal cholesterol to the fetal circulation. Placenta, 2011, 32: S218-S221.

31. YAMAUCHI T, IWAI M, KOBAYASHI N, et al. Noradrenaline and ATP decrease the secretion of triglyceride and apoprotein B from perfused rat liver. Pflügers Archiv, 1998, 435: 368-374.

32. YANG X, SCHADT E E, WANG S, et al. Tissue-specific expression and regulation of sexually dimorphic genes in mice. Genome Research, 2006, 16: 995-1004.

性
与
糖
尿
病

第九节 肌肉消耗的性别差异

摘要

随着年龄的增长和其他肌肉消耗性疾病的发生、发展，不同性别的患者均经历了相似的骨骼肌病理改变：炎症水平和氧化应激增加、线粒体功能障碍、星形细胞衰老、细胞凋亡和蛋白酶体活性增加、蛋白合成和心肌细胞再生减少等。摄食和体力活动减少亦可导致肌肉消耗。性激素在维持骨骼肌代谢平衡中起重要作用。睾酮作为同化激素可促进肌肉中蛋白合成和肌细胞再生。雌激素可通过减轻肌肉炎症反应起到保护骨骼肌的作用。然而，与睾酮相比，骨骼肌中雌激素的作用机制尚不清楚。老龄化和（或）疾病相关的性激素水平改变是引起肌肉消耗的主要原因。因此，不同性别之间由于激素谱不同，可能对分解代谢状态的反应不同。本节综述了不同性别的肌少症和由一些疾病如恶性肿瘤、终末期肾病/慢性肾病、肝病、慢性心衰和慢性阻塞性肺病等导致的恶病质患者之间的异同点，同时也对常用的改善肌量和肌肉功能的治疗方式及其有效性的性别差异进行了综述。

引言

肌量减少常与衰老和（或）存在基础疾病相关，并可导致身体功能和生活质量的下降。随着年龄的增长和其他消耗性疾病的发生、发展，骨骼肌会发生一系列病理改变，如炎症水平和氧化应激增加、线粒体功能障碍、星形细胞衰老、细胞凋亡和蛋白酶体活性增高、蛋白合成和心肌细胞再生受抑制等。此外，摄食和体力活动的减少，循环中激素水平如性激素、生长激素的降低均可导致肌肉消耗增多。

肌少症是指与年龄相关的肌量减少、肌力或肌肉功能的减退。当肌少症伴有脂肪过度堆积时，称之为"肌少性肥胖"。从 50 岁时，人的肌量开始减少，直至生命终止。到 80 岁时，平均减少的肌量为 20 多岁时峰值肌量的 40%。肌少症会导致许多不良结局，如跌倒和骨折风险增加、药物毒性作用增加、生活质量下降和存活率降低。2000 年，美国因肌少症所产生的医疗费用约占总体医疗费用的 1.5%。与之相反，恶病质是指在 12 个月内，非刻意、无水肿的体重减轻超过 10%，或 6 个月内超过 5%，或是存在潜在的未知疾病时，任一时期 BMI < 20 kg/m^2 且体重下降 2%。恶病质时，肌量和脂肪量均减少，并伴随有炎症状态改变、肌肉力量和功能减退及厌食等。有报道，2009 年伴有恶病质患者的住院天数中位数为 6 天，而不伴恶病质者仅为 3 天。与此类似，恶病质住院者的住院费用中位数超过 10000 美元，而非恶病质患者的中位数费用为 6000 美元。

肌肉消耗是由于蛋白合成与降解之间失衡引起的蛋白净丢失所致。调节蛋白合成与降解的转录和翻译机制主要受 PI3K/Akt/mTOR 通路和泛素 - 蛋白酶体系统（ubiquitin proteasome system，UPS）调节（图 1-23）。PI3K/Akt 通过激活 mTOR 通路调节蛋白合成，而胰岛素样生长因子 -1（IGF-1）等生长因子信号转导可激活 PI3K/Akt，Akt 还可调节叉头状转录因子 O（FOXO）萎缩诱导基因，*FOXO* 基因作为一个转录因子，可通过上调 2 个肌肉特异性连接酶基因 *atrogin-1* 和 *MuRF-1* 诱导 UPS。Akt 通过磷酸化 *FOXO* 基因使 FOXO 转位至胞质，导致其转录活性受抑制。分解代谢状态下，Akt 活性降低，*FOXO* 基因又转位至细胞核，恢复其转录活性。atrogin-1 标记目标蛋白真核细胞启动因子 3 亚基 5 和肌基因 *MyoD*，使其可以被 UPS 降解，引起蛋白分解，从而导致肌肉萎缩。MuRF-1可作用于肌球蛋白重链并使其降解。另外一个肌萎缩相关基因－肌抑素（myostatin），通过与激活素受体ⅡB（ActRⅡB）结合，强效负性调节肌量。肌抑素降低Akt和mTOR信号活性，与促进蛋白降解的atrogin-1和MuRF-1发挥协同作用，共同抑制蛋白合成。

　　性激素在维持骨骼肌稳态中起重要作用。正常情况下，雄激素和雌激素的不同作用导致骨骼肌形态和功能方面的性别差异。在年轻的健康成人中，男性较女性有更多的肌量、更快的速度、更多的快速收缩肌纤维。因此，疲劳时，男性较女性的力量产生和松弛时间更快，而女性较男性耐力更持久，恢复速度更快。睾酮作为一种促进合成代谢的激素（同化激素），可通过雄激素受体信号通路促进蛋白合成和肌肉再生（图1-23）。骨骼肌中的间充质干细胞、星形细胞、肌细胞、成纤维细胞均表达雄激素受体。睾酮对骨骼肌有较强的同化作用，其机制之一是通过增加肌肉IGF-1表达，激活Akt信号通路，从而导致肌细胞增生肥大，人睾酮的缺乏与循环及肌肉中IGF-1水平下降相关，从而对肌量和肌肉力量产生负性影响。

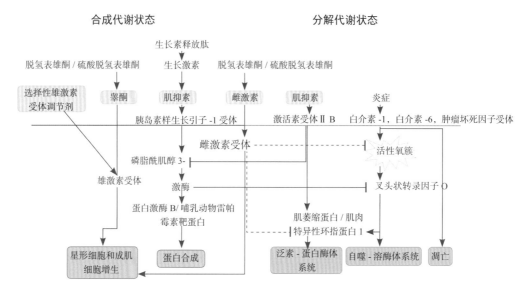

合成代谢状态和分解代谢状态不平衡会导致肌肉消耗。对于合成代谢状态：脱氢表雄酮（DHEA）及其硫酸酯（DHEAS）是睾酮和雌激素的前体。睾酮和选择性雄激素受体调节剂（SARMs）与雄激素受体（AR）结合，从而诱导星形细胞和成肌细胞增殖并激活蛋白合成。Ghrelin促进生长激素（GH）释放，并进一步促进IGF-1的分泌。IGF-1与IGF-1受体（IGF-1R）结合，通过激活PI3K-Akt-mTOR信号转导诱导蛋白合成。另外，Akt抑制FOXOs的激活。雌激素作用于雌激素受体（estrogenreceptors，ER）α和β，活化星形细胞和成肌细胞的增殖。对于分解代谢状态：3个主要的分解代谢系统是UPS、自噬－溶酶体系统和凋亡。骨骼肌中的大多数肌原纤维蛋白（如肌球蛋白和肌动蛋白）通过UPS降解。在分解代谢条件下，肌抑素与ⅡB型激活素受体（ActRⅡB）结合，后者通过E3连接酶（atrogin-1和MuRF1）激活UPS，并通过抑制Akt信号转导抑制蛋白合成。包括肿瘤坏死因子（TNF）、白介素（IL）-1β和IL-6在内的炎症因子可促进活性氧簇（ROS）的生成并激活FOXO蛋白，从而进一步促进UPS的激活。另外，FOXO负责自噬－溶酶体系统的活化，该系统是一种分解代谢系统，用于去除蛋白聚集体、功能异常的线粒体和内质网膜。炎性细胞因子还通过caspases激活细胞凋亡，介导肌纤维的丢失。相反，雌激素通过抑制ROS和E3连接酶而具有抗分解代谢作用。但是，ER介导的机制目前尚不清楚（虚线）。

图1-23　肌肉合成代谢（蓝色框）和分解代谢（红色框）所涉及的抑制（红线）和激活（蓝色箭头）信号通路

　　雌激素对骨骼肌分解代谢和合成代谢平衡的影响是肌生理学研究的一个相对较新领域。雌激素受体α和雌激素受体β在骨骼肌星形细胞、肌纤维细胞和内皮细胞中均有表达。研究显示，雌二醇可减轻绝经后女性慢性肌萎缩，并可减轻年轻女性运动所致的肌纤维损伤。有小型研究探讨了雌激素对肌肉炎症和分解代谢通路的影响。在基础状态下，未行激素替代治疗（hormone replacement therapy，HRT）且雌激素水平极低的老年女性（约85岁）较年轻女性表现为更低的胞浆内磷酸化FOXO3a和更高的胞核内总FOXO3a水平。此外，年轻女性在抗阻训练12周后，萎缩相关基因MuRF-1和肌抑素的基础mRNA水平降低，而老年男性的肌抑素mRNA表达升高。在急剧运动情况下，激素替代治疗者运动诱导的肌肉炎症相关基因IL-6、IL-8、IL-15和

TNF-α 表达增幅较小，而肌抑素和激活素受体 Ⅱ B（activin receptorIIB，ActR Ⅱ B）表达的降幅较大。这些结果提示，雌激素对女性骨骼肌具有抗炎和抗分解代谢作用，特别是在运动后。然而，目前尚缺乏雌激素对肌量有明显作用的证据，雌激素受体通路和下游的抗炎、抗分解代谢作用之间的具体关系尚不清楚（图 1-23）。

年龄和（或）疾病导致的性激素水平改变是肌肉消耗的主要原因。因此，男性和女性由于激素谱不同而对分解代谢状态的反应不同。

年龄相关的肌肉消耗：肌少症

60 ～ 70 岁老年人中肌少症的患病率为 5% ～ 13%，而在 80 岁以上人群，患病率可增至 11% ～ 50%。肌少症的特征是肌纤维体积减小（萎缩）和肌纤维数量减少（发育不良），特别是快速收缩纤维 Ⅱ B 最易受影响。肌纤维数量减少是由于运动单位的损失所致，自 60 岁时，运动单位开始减少，并在此后以每年 3% 的速度递减。肌纤维体积的下降还由于蛋白更新速度的降低，包括蛋白合成与降解比值的下降。随着年龄增长，男性和女性的同化激素水平如睾酮、IGF-1 等均快速下降，从而导致蛋白的净丢失。另外，年龄相关的胰岛素敏感性降低也与 IGF-1 作用受损有关。另一方面，蛋白降解系统，包括 UPS、自噬、凋亡等被分解代谢相关因子激活，如炎症因子 IL-6、TNF-α 和老龄相关的活性氧簇（ROS）过度产生等。其他年龄相关的因素如营养不良和体力活动减少，均通过蛋白消耗增多和神经肌肉刺激减少而导致肌少症发生。尽管大多数导致肌少症的因素在男性和女性中的作用相似，但是衰老过程中一些性激素水平急剧变化的时期如女性绝经期不同性别中的作用差异较大。理解肌少症的性别差异对于区别性别依赖的肌少症治疗靶点是非常重要的。

（1）肌少症的性别差异

1）肌量和体质成分

与女性相比，男性肌量、肌力、运动功能下降与脂肪量增加的关系更为明显。而女性肌少症的患病率却更高，这是因为女性的初始绝对肌量较少，女性较男性上半身肌量少 40%，下半身肌量少 30%，且随着年龄增长，女性肌量的绝对和相对减少也较少。例如，20 ～ 70 岁的 50 年间，男性和女性的总附肢骨骼肌的肌量减少量分别为 4 kg（约 15%）和 2 kg（约 11%）。另一项老年人群的研究显示，男性和女性 7 年内总附肢骨骼肌的肌量减少绝对值分别为 1 kg 和 0.6 kg。另外，一项 68 ～ 78 岁人群肌萎缩速率的研究显示，2 年内女性较男性肌量减少的速率较低。初始肌量较多只是男性肌量丢失量大的部分原因。

无论男性和女性，老龄化过程中均可见脂肪量的增多。一般来讲，女性较年龄相当的男性具有较多的脂肪和较少的瘦体重。在 HealthABC 研究中，通过双能 X 线吸收测量法（DEXA）研究了 3075 名 70 ～ 79 岁身体功能良好人群的体质成分，结果显示，老年女性较老年男性具有较高的脂肪量（女 vs. 男：28.9 kg vs.24.1 kg），而附肢瘦体重女性少于男性（女 vs. 男：16.5 kg vs.23.9 kg）。与此相似，另一项 79 个 75 ～ 76 岁社区的居民研究中，BMI 相似的男性和女性相比，女性的总非矿盐瘦体重（mineral-free lean mass，MFLM）和下半身非矿盐瘦体重较男性少，而体脂量较高。然而，年龄相关的脂肪改变男性较女性更明显，在 HealthABC 研究中，男性总脂肪的绝对和相对增加量均较女性更多。

2）肌力和肌量

随着年龄的增长，男性和女性均会出现肌力的下降。尽管同年龄老年男性比女性具有更高的绝对肌力，但随着年龄的增长，男性丧失的肌肉力量会更多、更快。在 HealthABC 的研究中，3 年内男性失去的绝对膝盖伸肌力量是女性的 2 倍。同样有报道，老年女性比老年男性能更好地保持偏心峰值转矩，具体而言，即与年龄相关的男性膝关节伸肌偏心峰值转矩下降为 31%，女性为 22%。不过，在同一研究中，年龄引起的膝关节伸肌同心峰值转矩的下降在男性和女性中是相似的（分别为 33% 和 35%）。

3）身体功能

随着年龄增长，男性和女性的机体活动能力和功能适应能力均下降。一项研究比较了 60～69 岁和 70～80 年龄人群的功能适应能力，评估指标包括：30 s 连续坐椅站立测试（30 s chair stand）、30 s 伸屈臂测试（arm curl）、坐椅体前伸（chair sit-and-reach）、肩膀伸展测试（back scratch）、起立走 8 英尺测试（8 ft up-and-go）、2 min 踏步测试（2 min step）。结果显示，男性的所有评估指标均呈与年龄相关的显著下降。女性除了坐椅体前伸和 2 min 踏步测试无显著差异外，其余评估指标的变化与男性相似。这说明男性和女性均存在随增龄而产生的身体机能下降，而女性比男性更灵活。研究表明，在功能上，肌少症对女性的影响大于男性。65～74 岁的人群中，女性运动功能受限的程度高于男性。临床研究也观察到，相对老年男性，老年女性的身体功能受损、身体衰弱和独立活动能力丧失与肌少症的关系更密切。

（2）睾酮随年龄的变化

循环中约 60% 的睾酮与性激素结合球蛋白（sex hormone binding globulin，SHBG）结合，结合形式的睾酮不能与雄激素受体结合。游离（约 2%）和白蛋白结合（约 38%）的睾酮具有生物活性。随着年龄的增长，男性和女性总睾酮（总 T）和游离睾酮（游离 T）均减少，SHBG 增加。40 岁以后，循环中男性的总睾酮水平每年下降约 1%。独立生活的老年男性（73～94 岁）血清中的总 T 和游离 T 水平分别为 255 ng/dL（8.83 nmol/L）和 1 ng/dL（0.03 nmol/L），而内分泌学会指南建议健康年轻男性的总 T 和游离 T 正常参考范围下限分别为 300 ng/dL 和 5 ng/dL。在老年男性中，低睾酮血症的患病率较高，这与总 T 水平和游离 T 水平的下降有关。在巴尔的摩老龄化纵向研究中，低 T 血症是通过年龄校正的总 T 水平确定的，定义为低于 325 ng/dL（21～45 岁男性总 T 值的 2.5 百分位）。根据这个定义，在 50 岁以上、60 岁以上、70 岁和 80 岁以上的男性中，低 T 血症的患病率分别为 12%、19%、28% 和 49%。女性总 T 水平从 20～40 岁开始下降，而与年龄相关的游离 T 变化很小。到 40 岁时，女性的睾酮水平为 20 岁时水平的 50%。绝经时（通常在刚超过 50 岁时），睾酮水平尽管低于绝经前水平，但无进一步的明显下降。65 岁后，由于雌二醇相关的 SHBG 降低，游离 T 水平略有增加。具体而言，65 岁以上女性的总 T 和游离 T 水平分别为 20 ng/dL 和 0.28 ng/dL，而在 20～45 岁的绝经前女性中，总 T 和游离 T 分别为 35 ng/dL 和 0.37 ng/dL。由于睾酮和 IGF-1 水平均随年龄的增长而下降，与女性相比，老年男性肌量减少更快的原因可能与男性睾酮水平的降幅更大有关。此外，研究已证明雄激素在星形细胞和成肌细胞增殖中的作用。与野生型相比，雄激素受体敲除的雄性小鼠肌肉中参与终末肌原性分化的基因（*Cdkn1c* 和 *Igf2*）上调，而肌肉分化的负调节基因 *Itgb1bp3* 下调。这些结果表明雄激素在维持成肌细胞处于增殖状态和延迟分化中发挥作用。雄激素在肌肉再生的炎症阶段也起一定作用。去势小鼠在注射蛇毒后比目鱼肌中肌球蛋白重链的水平较低，并且骨骼肌移植后肌细胞吞噬作用下降。在人类，睾酮作用于星形细胞可减少与年龄相关的心肌细胞凋亡。应用睾酮会增加线粒体面积和星形细胞数量，从而导致肌肉体积增大。游离 T 水平降低与活动能力受限的发展有关。在一项纵向研究中，与游离 T 水平正常的男性相比，游离 T 水平低的男性更容易出现活动能力受限。许多研究表明，睾酮治疗可增加肌肉的体积和强度。这些研究将在本章后面讨论。

（3）雌激素随年龄的变化

女性绝经后（约 50 岁以后）雌激素水平下降。在绝经前后的 6 个月内，雌激素（包括雌二醇和雌酮）的水平急剧下降，并在绝经后 3 年内持续下降。研究发现雌激素缺乏与肌肉力量下降和炎症增加有关。低雌激素水平动物，如卵巢切除小鼠的骨骼肌力量减弱，并可被雌二醇替代治疗逆转。此外，雌二醇可减少运动所致的肌损伤引起的炎症反应。雌二醇还可通过 PI3K/Akt 信号转导发挥抗细胞凋亡作用。体外研究表明，雌二醇预处理的 C2C12 肌细胞可以抵抗 H_2O_2 诱导的细胞凋亡改变，如核分裂、线粒体重组和细胞色素 C 增多。绝经期雌激素的减少与较高的受伤风险和瘦体重减少相关。尽管绝经后含雌二醇的激素替代治疗（HRT）的促合成代谢作用不如睾酮强，但研究显示女性 HRT 可改善肌肉功能。HRT 1 年后，与对照组相比，50 ～ 57 岁绝经后妇女的肌肉力量增加了 15%，足底屈肌转矩增加了 32%，跑步 / 步行速度提高了 2% ～ 7%。同一研究发现，HRT 可以防止大腿肌肉的脂肪浸润和肌量丢失。但是，HRT 在绝经后女性中并不常用，因为它可能有多种不良反应，如心血管疾病、乳腺癌的风险增高，以及深静脉血栓形成等。将来可能开发选择性雌激素受体调节剂（SERM），在安全的前提下有更好的获益。

性别对治疗反应的影响

迄今为止，尚无被批准用于肌少症的药物。抗阻训练因可促进肌细胞增生而被普遍应用。也有证据表明，有氧运动对老年男性和女性肌少症患者的下肢肌肉功能均有改善作用。尽管尚未在大型随机对照试验中证实其有效性，非药理作用水平的维生素 D、抗氧化剂应用和营养元素补充等亦用于肌少症的治疗。

（1）睾酮和同化激素

随着年龄增长，睾酮水平下降与肌萎缩和肌无力有关。许多研究表明，应用睾酮可保持肌量和改善肌力。在较低剂量下，睾酮可增加蛋白合成，导致肌肉肥大。在较高剂量下，睾酮还可改善星形细胞的聚集并抑制脂肪干细胞。为了研究睾酮治疗对低睾酮血症老年男性体能、性功能和精力的作用，来自美国 12 个地区的 790 名 65 岁以上男性进行了睾酮试验（T 试验）。受试者每天接受睾酮或安慰剂凝胶治疗。与安慰剂组相比，睾酮治疗组的性功能得到改善，而步行距离未得到改善。2 组之间的不良事件数量相似。然而，通过冠脉 CTA 检查发现，睾酮治疗与冠状动脉非钙化斑块体积的明显增加相关。将来需要更多研究来了解这一发现的临床意义。

一些小型研究表明，睾酮治疗可能对肌少症有效，但潜在的不良反应包括心血管事件增加、水潴留和前列腺癌风险增加。Basaria 等研究了每日睾酮凝胶治疗对超过 65 岁行动不便男性社区居民的影响（TOM 试验），由于睾酮治疗组心血管事件（其中包括晕厥、心肌梗死、外周水肿和血压升高）明显增加（睾酮组 *vs.* 安慰剂组：22% *vs.*5%），该研究在进行 6 个月后终止。女性中，很少有关于睾酮同化作用对肌少症作用的研究。与仅接受酯化雌激素的妇女相比，绝经后妇女用 Estratest（甲基睾丸激素和酯化雌激素复合制剂）治疗 16 周可改善瘦体重（lean body mass，LBM）和下肢力量，且无明显不良反应。但是，女性接受睾酮治疗可能导致男性化表现（面部毛发过多、秃顶、声粗和阴蒂肿大）。此外，也有报道女性应用睾酮的其他不良反应，如心血管事件风险增加和水潴留等。尽管一些流行病学研究表明雄激素水平升高与患乳腺癌风险相关，但也有研究表明睾酮对乳腺组织具有保护作用。

（2）选择性雄激素受体调节剂（SARM）

尽管睾酮在男性和女性均可促进肌肉合成代谢，但其不良反应（如男性的心血管不良事件、前列腺癌和女性男性化）限制了其应用。选择性雄激素受体调节剂（SARM）是一类组织选择性雄激素受体配体，通过与雄激素受体结合来激活雄激素信号转导。SARM 保留了对骨骼肌的合成代谢作用，但可能比睾酮具有更好的安全性。另外 SARM 可以口服，而睾酮口服则受其肝不良反应的限制。有研究证实 SARM 具有促进合成代谢的作用。JNJ-28330835 是一种非甾体类 SARM，可预防睾丸切除术后大鼠的肌萎缩。MK0773 是一种 4- 氮杂固醇类 SARM，对男性和女性均有促进合成代谢作用，并且使用安全、耐受性好。在 Ⅱ A 期随机、安慰剂对照临床试验中，MK0773 可增加 65 岁以上患有肌少症和中度躯体功能障碍女性的肌量、双侧腿部压力和爬楼梯能力。但是，与安慰剂相比，MK0773 治疗组的血清转氨酶水平升高。此外，MK0773 治疗组中可观察到血红蛋白、血细胞比容和收缩压升高。GTx-024（enobosarm）也是一种非甾体类 SARM，具有强大的功效和良好的安全性。

在一项为期 12 周的随机、双盲、安慰剂对照试验中，在 60 岁以上的老年男性和绝经后女性（＞ 60 岁）中，GTx-024 可呈剂量依赖性的增加瘦体重和改善身体机能（爬楼梯）。且 GTx-024 在研究中的耐受性良好，发生心血管疾病和胰岛素抵抗的风险较低。

（3）脱氢表雄酮及其硫酸酯

脱氢表雄酮（dehydro epiandrosterone，DHEA）是各种性激素类固醇的前体，如睾酮和雌二醇。DHEA 的硫酸酯（dehydroepiandrosterone sulfate，DHEAS）也是血循环中的一种雄激素。在 20 ～ 35 岁的成年人中，男性的 DHEA 和 DHEAS 水平比女性高 10% ～ 20%。随着年龄的增长，从 30 岁开始，男性和女性的 DHEA 和 DHEAS 水平均会下降。到 70 岁时，DHEA 水平为 20 ～ 30 岁时峰值水平的 20%。据报道，较低的 DHEA 和 DHEAS 水平与肌量、肌力和运动能力的降低，以及跌倒风险增高相关。一些研究提出 DHEA 可以通过轻度升高睾酮和雌二醇水平而促进合成代谢，且其雄激素样作用较弱。老年人应用 DHEA 可以提高 IGF-1 和性激素水平，提高胰岛素敏感性。一些研究发现，DHEA 治疗可以改善患者瘦体重、肌力和肌肉功能。但这些研究均是小型的单中心研究，并且各研究之间的结果不一致。例如，在一项随机对照试验中，65 ～ 78 岁的男性和女性，给予 DHEA 治疗 6 个月可改善胰岛素敏感性，并可减少内脏和皮下脂肪。同样，另一项对 DHEA 水平较低的年老体弱妇女（约 76 岁）的研究表明，DHEA 与钙剂、维生素 D_3，以及轻柔运动联合应用可增加 DHEA、雌二醇、雌酮和睾酮水平。此外，在一项安慰剂对照试验中，DHEA 治疗后，女性下肢肌肉力量和功能得到了显著改善。然而，其他临床研究尚未证实 DHEA 治疗对肌量和肌肉功能的影响。如在一项为期 2 年的安慰剂对照、随机、双盲研究中，与安慰剂相比，DHEAS 水平较低的不同性别老年人给予 DHEA 治疗后，体质成分、身体功能、胰岛素敏感性或生活质量均未得明显改善。此外，在 60 ～ 80 岁健康男性和女性中，应用 DHEA 与安慰剂进行 1 年的双盲试验，结果显示，与安慰剂组相比，DHEA 治疗组 DHEAS 水平显著增加，但肌肉力量和心肌细胞横截面积无明显改善。此外，Igwebuike 等报道了运动联合 DHEA 与不联合 DHEA 治疗对绝经后妇女的影响。尽管结果显示运动 +DHEA 与运动 + 安慰剂组相比改善了 IGF-I 和性激素的水平，但结果未显示 DHEA 在体质成分或身体功能指标方面的益处。关于性别的影响，Morales 等报道了更高剂量的 DHEA 补充治疗对 50 ～ 65 岁受试者作用的性别差异。应用 DHEA 6 个月后，男性和女性的体质成分均得到改善，瘦体重增加、脂肪减少。然而，仅男性的肌肉力量轻度增加，仅女性的睾酮水平增加。总体而言，DHEA 治疗的耐受性良好，女性中不良反应轻微，包括痤疮、面部毛发增多和水肿等。男性中需要关注的一个问题是前列腺可能会受到 DHEA 转化产生的雄激素影响。但是，在老年男性经过 DHEA 治疗 2 年后，没有前列腺不良事件的报道。总之，DHEA 治疗后，虽然某些合成代谢的标志物似乎得到改善，但这些变化所能带来的获益模棱两可，尚需要更多资料来支持推荐使用这种干预措施。

（4）生长激素和胰岛素样生长因子 -1

研究结果显示，啮齿类动物中 IGF-1 过表达可改善肌量和肌力，其机制主要是通过激活 IGF-1/Akt 信号转导，进而 mTORC1 激活，诱导蛋白合成，而泛素 - 蛋白酶体系统被抑制，蛋白降解减少。在人类，应用生长激素（GH）后，男性和女性的瘦体重均会增加。然而，GH 单独应用并未发现可增加肌力，而 GH 和睾酮联合应用可增加肌力。一项在 65 ～ 88 岁美国社区居民中进行的为期 26 周的随机、双盲、安慰剂对照试验，分别给予受试者 GH 和性激素类固醇的 4 种不同组合方式治疗：GH+ 性激素类固醇、GH+ 类固醇安慰剂、GH 安慰剂 + 性激素类固醇、GH 安慰剂 + 类固醇安慰剂。用于女性的类固醇为经皮雌二醇 + 口服甲羟孕酮醋酸盐，在每个 28 天周期的最后 10 天中应用，用于男性的类固醇是睾酮庚酸酯，每 2 周通过肌内注射一次。结果显示，无论是否联用性激素类固醇，不同性别 GH 治疗组的瘦体重均显著增加，脂肪量减少。治疗第 17 周时，仅 GH 和睾酮联合治疗组的男性表现出一次重复最大负荷的改善，在 GH 和（或）激素替代治疗的女性中没有发现明

性与糖尿病

显的肌力改善。不过，这些研究规模较小，结果尚未在较大型的对照研究中得到验证。因此，由于 GH 治疗肌少症的疗效仍存在争议，推荐 GH 治疗应用于肌少症尚需进一步研究。另外，需要注意 GH 治疗中的不良反应，包括腕管综合征、水肿、关节痛和糖耐量异常等。

（5）生长素释放肽和生长素释放肽类似物

生长素释放肽（ghrelin）可通过与其表达于下丘脑和垂体生长激素细胞的受体结合，促进摄食和 GH 释放。尽管年轻和老年女性的空腹 ghrelin 水平均高于男性，但不同性别的 ghrelin 水平均随年龄增长而下降。老年人群中，与无肌少症者相比，患有肌少症者 ghrelin 水平较低。ghrelin 类似物与 ghrelin 相似，能刺激食欲并增加 GH 分泌。ghrelin 类似物的优点是半衰期更长、口服效果好。

有几项研究评估了 ghrelin 类似物对健康老年人的合成代谢作用。MK0677（伊布莫仑甲磺酸盐）是一种 ghrelin 类似物，每日给药可提高老年人（＞ 60 岁）的 IGF-1 水平至年轻成人水平，尽管用药后患者瘦体重有所增加，但未见机体功能明显改善。在年龄超过 65 岁的髋部骨折患者中，每天服用 MK0677 可使血 IGF-1 水平增加 84%，且可显著改善反复坐起能力。在另一项髋部骨折研究中，MK0677 治疗 24 周可改善 60 岁以上近期单侧髋部骨折患者的步态速度和爬楼梯能力，但其他机体功能却无明显改善。由于心衰的发生率增加，该研究被提前终止。关于另一种 Ghrelin 类似物卡莫瑞林（capromorelin）的研究显示，在 65 ～ 84 岁的衰弱前期老年人中，capromorelin 可呈剂量依赖性地升高 IGF-1 水平。capromorelin 治疗 6 个月可增加瘦体重和直线行走速度，治疗 12 个月可改善爬楼梯能力。迄今为止，还没有关于 ghrelin 和 ghrelin 类似物治疗反应性别差异的报道，尽管这些研究数据尚不足以发现这些差异。ghrelin 类似物的不良反应多为轻中度，包括空腹血糖、糖化血红蛋白和胰岛素抵抗指数的增高等。总之，ghrelin 和 ghrelin 类似物似乎可增加老年人的瘦体重、食欲和 IGF-I 水平，但在肌少症中应用的安全性和有效性尚需进一步确定。

疾病相关的肌肉消耗：恶病质

（1）恶性肿瘤

1）肌肉消耗的发病率和发病机制的性别差异

恶性肿瘤的肌肉消耗是恶病质的症状之一。恶病质是一种持续性肌量丢失的多重代谢综合征，可伴或不伴脂肪丢失，可致机体功能衰退，营养补充并不能完全逆转。宿主对肿瘤的反应，以及肿瘤负荷可增加细胞因子和分解代谢因子的产生，并可降低合成代谢水平和抑制食欲中枢，进而促进脂肪动员和蛋白降解、减少蛋白合成并增加静息能量消耗（resting energy expenditure，REE），最终导致体重减轻、肌量和脂肪量减少、生活质量（quality of life，QOL）降低。化疗 / 放疗通常会加剧这些症状。恶性肿瘤恶病质的最初临床表现常是无知觉的体重减轻（在 12 个月或更短的时间内体重减轻＞ 10%，在 6 个月或更短的时间内体重减轻＞ 5%，或者 BMI ＜ 20 kg/m²），常伴疲劳和食欲不振。恶病质的患病率在胃癌、胰腺癌和食管癌中最高（80%），其次是头颈部肿瘤（70%），以及肺癌、结直肠癌和前列腺癌（60%）。在各种恶性肿瘤中，40% ～ 60% 的男性和 30% ～ 50% 的女性会发生恶病质。如一些研究显示，男性和女性胃肠道恶性肿瘤患者中恶病质的发病率分别为 43% 和 47%；大 B 细胞淋巴瘤患者中，60% 的男性和 49% 的女性会发生恶病质；男性和女性非小细胞肺癌患者中分别有 61% 和 31% 发生恶病质。这些数据表明恶性肿瘤患者发生恶病质存在性别差异。在荷瘤小鼠中，雄性较雌性小鼠体重丧失更多。这不是由于肿瘤负荷不同，而是由于肌肉和脂肪量迅速减少。在雌性小鼠中，恶病质早期即可出现脂肪量的减少，而肌量丢失较缓慢。约 40% 的雌性荷瘤小鼠出现动情周期停止，这与肌肉中炎症相关基因表达和严重恶病质相关。此外，有研究发现 40% ～ 90% 的男性恶性肿瘤患者可出现性腺功能减退。然而，关于性腺功能低下与恶性肿瘤恶病质之间因果关系的研究结果并不一致。

2）药物疗效的性别差异

睾酮和SARM已被用于治疗恶性肿瘤患者。一项Ⅱ期临床试验显示，患有各种晚期恶性肿瘤和性腺功能减退的男性患者每2周接受一次睾酮或安慰剂治疗，持续10周，使血睾酮水平达到70～270 ng/dL，与安慰剂治疗组相比，睾酮治疗可改善患者性欲和身体状态，而2组之间的体质成分、肌肉力量或机体功能没有明显差异。在患有各种肿瘤且体重减轻≥2%的男性和女性患者中，3 mg/d的enobosarm（一种SARM）应用在Ⅱ期临床试验中耐受性良好，与安慰剂相比，enobosarm应用16周后可增加肌量和爬楼梯能力。但这些结果在2项非小细胞肺癌患者持续5个月的大型Ⅲ期临床试验中未得到证实，与安慰剂相比，治疗组瘦体重明显增加，而爬楼梯能力无明显变化。目前尚不清楚在enobosarm试验中，药物治疗是否存在性别差异。

与这些同化激素干预的试验结果相似，运动和营养补充在减少恶性肿瘤患者的肌量丢失或增加肌量方面大都无效。其他干预措施如ghrelin及其类似物、β_2-激动剂或抗炎症反应药物等，不管单独治疗或联合治疗可能具有更大的潜力。在一项Ⅱ期临床试验中，尽管无安慰剂对照，ghrelin治疗8周后，患有胃肠道恶性肿瘤伴恶病质男性和女性患者的肌量均可得到改善。在ghrelin激动剂阿拉莫林（anamorelin）的Ⅱ期和Ⅲ期试验中，与安慰剂相比，男性和女性晚期恶性肿瘤伴恶病质患者应用阿拉莫林12周后肌量和食欲增加。但是，Ⅱ期临床试验中发现的握力增加，在Ⅲ期临床试验中未得以证实。在一项多中心Ⅱ期临床试验中，晚期结直肠癌或非小细胞肺癌患者中，espindolol（一种非特异性β阻滞剂）与安慰剂相比可改善肌量。有建议应用espindolol可通过抗分解代谢（通过阻断β受体降低分解代谢，通过中枢拮抗血清素亚型5-HT_{1a}受体减少疲劳和产热）和促合成代谢机制（激动β_2-受体）缓解恶病质。抗炎症反应治疗有望改善恶病质。一项Ⅱ期临床试验结果显示，晚期非细胞肺癌患者接受ALD518（抗IL-6抗体）治疗12周后，可减轻肌量的丢失，此研究无受试者性别的数据报道。Ⅰ期临床试验表明，MABp1（抗IL-1a抗体）应用8周具有增加转移癌患者肌量的潜在作用。如二十碳五烯酸（EPA）之类的ω-3多不饱和脂肪酸可拮抗环氧合酶的致炎作用。在一项Ⅱ/Ⅲ期临床试验中，应用EPA与等热量饮食相比，伴有恶病质的非小细胞肺癌患者进行2个化疗周期后，肌量得以改善，但其他指标未见改善。目前尚不清楚恶性肿瘤患者对ghrelin及其类似物、β激动剂或抗炎症反应药物等的疗效是否存在性别差异。

目前尚无批准用于恶性肿瘤恶病质的治疗方法，且个别治疗方式在缓解恶病质方面的前景有限。当前的研究还不足以了解治疗反应中是否存在性别差异，这个问题在恶性肿瘤恶病质中可能非常重要，因为女性患者恶病质的发生率较男性有较低的趋势。此外，未来的研究应探索多模式疗法对减少不同性别患者恶病质症状的作用。

（2）慢性阻塞性肺疾病

1）肌肉消耗发病率和发病机制的性别差异

据报道，慢性阻塞性肺疾病（chronic obstructive pulmonary disorder，COPD）患者中有15%～50%发生骨骼肌消耗，男性和女性的发病率分别为15%～38%和16%～25%。与每年急性COPD发作少于一次的患者相比，每年急性COPD发作多于一次患者的肌量减少更多。口服类固醇激素维持治疗的患者比没有类固醇激素治疗的患者肌量减少更明显，但是戒烟的患者肌量可能会增加。COPD患者还常表现为腹部脂肪增加和四肢肌量减少。COPD中恶病质的可能机制包括全身肌原纤维蛋白分解增加、星形细胞衰老，以及肌肉萎缩盒F基因（MAFbx）和肌抑素表达增加等。与健康对照组相比，伴或不伴肌肉消耗的COPD患者均发现存在静息能量消耗增加，循环中肌抑素、IL-6、TNF-α和CRP增加。关于COPD中氧化应激、肌肉自噬和肌肉再生能力的改变尚未得到一致报道。尚不清楚恶病质的发生是否存在性别差异，仅有关于男性患者的研究探讨了肌原纤维蛋白分解增加和星形细胞衰老。研究发现，不同性别患者中均可观察到MAFbx和肌抑素表达增加，循环肌抑素、CRP和细胞因子水平增加，但无性别之间比较的结果。然而，循环肌抑素水平仅与男性的低肌量相关。在这一点上，尚无足够的证据确定 COPD 患者在出现肌肉消耗的机制上是否存在性别差异。

2）药物疗效的性别差异

目前尚无改善 COPD 患者肌量或减轻肌肉功能障碍的通用疗法。但是，潜在的治疗方法包括 ghrelin 及其类似物、睾酮及其衍生物和运动疗法。无论男性或女性患者，低体重 COPD 患者的 ghrelin 水平高于体重正常的 COPD 患者，当不考虑体重时，不同研究发现男性 COPD 患者 ghrelin 水平高于或低于健康男性均有可能，结果并不一致。关于在 COPD 伴恶病质患者中应用 ghrelin 治疗的疗效，研究结果也不一致。一项小型的单因素干预研究显示，COPD 伴恶病质患者接受为期 3 周的 ghrelin 静脉应用（每天 2 次，每次 2 μg/kg）可增加体重、增加肌量、增加握力（handgrip strength，HGS）和 6 min 步行测试（6-MWT）距离。另一项研究显示，COPD 伴恶病质患者接受相同的 3 周治疗并未增加体重或肌量，但与安慰剂相比可增加 6-MWT 距离。一项研究显示，ghrelin 类似物 SUN11031（每天 2 次，每次 20 μg/kg 或 40 μg/kg）治疗 12 周后，与安慰剂相比，COPD 伴恶病质患者的体重和肌量均增加，而 6-MWT 距离或 HGS 没有差异，但合并严重恶病质患者接受每天 2 次剂量为 40 μg/kg 的 Ghrelin 治疗有改善 6-MWT 距离和 HGS 的趋势。这些关于 ghrelin 及其类似物的试验均未提供性别比较。

睾酮及其衍生物可能会增加 COPD 患者的肌量。虽然目前尚未获得 FDA 批准用于该适应证，但对 COPD 患者同化雄激素干预治疗的综述显示，每周肌内注射苯丙酸诺龙 50～200 mg 治疗，持续 12 周可能会增加严重 COPD 患者的肌量。该方案的有效性需要充分的临床试验来验证。有研究显示，睾酮衍生物治疗 4 个月后，COPD 伴恶病质患者体重增加。一项仅对男性 COPD 患者的研究显示，与对照组相比，另一种睾酮衍生物 stanozolol 应用 4 个月后可增加体重和肌量。在一项 II 期临床试验中，与安慰剂相比，诺龙治疗 8 周可增加男性 COPD 患者（未详细说明肌肉消耗情况）的肌量，而对肌肉功能没有影响。而另一项 II 期临床试验显示，与安慰剂相比，16 周的诺龙治疗未影响男性和女性患者的体重、脂肪量、肌量或 6-MWT 距离。这些研究没有提供性别差异分析，这 2 项研究结果之间的差异可能是由于后一项研究纳入了女性患者所致。然而，在没有恶病质 COPD 男性中进行的为期 6 个月的睾酮补充治疗研究显示，与安慰剂相比，睾酮治疗可增加肌量。睾酮与运动联合治疗也可能会增加肌量，但尚不清楚其增加的幅度是否优于单独睾酮治疗。合并低睾酮血症和 COPD 且无恶病质的男性分别接受 10 周睾酮 ± 抗阻训练（RT）或安慰剂 ±RT 后，与安慰剂组相比，睾酮治疗和睾酮 +RT 治疗组的肌量增加；与非 RT 组相比，只有睾酮 +RT 可以提高肌肉强度。同样，8 周有氧运动 + 营养 + 诺龙与有氧运动 + 营养 + 安慰剂或有氧运动 + 安慰剂相比，男性和女性无恶病质的 COPD 患者均有肌量增加，合并恶病质的 COPD 患者接受运动 + 营养 + 诺龙治疗可维持肌量，而安慰剂组患者可见肌量丢失，在观察指标方面均未见性别差异。目前没有确切的证据表明，在 COPD 患者中，睾酮单独或联合运动治疗的疗效是否存在性别差异。

尚不清楚单独运动治疗是否可增加不同性别 COPD 患者的肌量。在一项 II 期临床试验中，伴或不伴恶病质的不同性别 COPD 患者在有或无营养补充的情况下，抗阻训练 8 周后大腿肌量增加。这些变化与接受相同干预的健康对照组没有区别，此研究也没有提供不同性别的比较。男性和女性 COPD 患者接受抗阻训练联合有氧运动与单独进行抗阻训练或有氧运动相比，肌肉力量和有氧代谢能力均同等程度增加。这些研究没有报道肌量的变化，也没有说明患者是否合并恶病质，也没有提供性别的比较。目前尚不清楚 COPD 患者传统运动治疗的疗效是否存在性别差异。

非传统的锻炼方式，如神经肌肉电刺激（neuromuscular electrical stimulation，NMES），可能具有改善无法接受运动治疗 COPD 患者运动功能障碍的作用，如由于急性加重而在住院期间无法运动的患者。COPD 合并严重恶病质的男性和女性患者，与单独常规护理相比，1 个月的 NMES 联合常规护理可增加肌肉力量。NMES

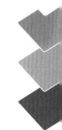

联合常规康复治疗与单独进行常规康复治疗相比，可增加肌量和 6-MWT 距离。同样，男性和女性重度 COPD 患者接受 NMES 治疗 6 周，与安慰剂组相比，大腿和小腿肌肉的横截面积、肌力和 6-MWT 距离有所增加，此外这项研究还观察到，肌肉 atrogin-1 蛋白表达下降和 P70S6K 磷酸化增加，说明肌肉的合成代谢可能有所增加。这些 NMES 试验未报告性别差异。大多数 COPD 患者的运动干预试验未报道肌量改变和疗效的性别差异。NMES 显示出具有改善重度 COPD 症患者肌肉消耗的潜力，但尚无证据确定这种治疗方式的疗效是否存在性别差异。

目前尚无批准的 COPD 所致恶病质患者的治疗方法，并且目前的研究尚未提供足够的证据确定不同治疗方式的疗效是否存在性别差异。当前的研究数据未能够提供性别分析，这可能是未来研究中的重要考虑因素，因为与男性 COPD 患者相比，女性患者恶病质的发生率可能较低。

（3）慢性心力衰竭

1）肌肉消耗发病率和发病机制的性别差异

心力衰竭（HF）中恶病质的定义为 ≥ 5% 非水肿、非刻意的体重减轻，而肌少症则定义为肌量和肌力的丢失，可伴或不伴脂肪的丢失。人们一般认为肌少症发生在恶病质的初期阶段。但是，尚不清楚肌肉损失的程度是否存在性别差异。据报道，慢性心衰（CHF）中恶病质的总体发生率为 8% ～ 36%，其中男性和女性的发生率分别为 17.5% ～ 35% 和 5% ～ 44%。与没有恶病质的慢性心衰患者相比，慢性心衰合并恶病质患者的脂联素、血管紧张素 II、Ghrelin、GH、IL-6 和肿瘤坏死因子（tumor necrosis factor，TNF）水平可增高，而循环 IGF-1、肌抑素和瘦素水平可降低。健康女性脂联素水平高于健康男性，而男性和女性慢性心衰患者的脂联素水平无明显差异，因此男性慢性心衰患者的脂联素水平增高似乎较女性患者明显。目前尚不清楚合并恶病质的慢性心衰患者是否存在性别差异。合并恶病质的慢性心衰患者循环肌抑素水平无性别差异。另外，与没有恶病质的慢性心衰患者相比，合并恶病质的慢性心衰患者骨骼肌表现出骨骼肌细胞凋亡增加，考虑可能的原因是 TNF 或其他细胞因子的增加所致。尚不确定合并恶病质的慢性心衰患者肌细胞凋亡是否存在性别差异。

2）药物疗效的性别差异

慢性心衰中恶病质的潜在治疗手段包括营养补充、运动和激素。在 II 期临床试验中，患有严重慢性心衰的患者经过 18 周 ω-3 多不饱和脂肪酸治疗可降低 TNF-α 水平，而体重或肌量无明显变化。一项试验中，患有 CHF 和恶病质的不同性别患者蛋白补充治疗 6 周后肌量增加，但治疗至 18 周时肌量并未得以维持。但该试验没有设立对照组，也不清楚在肌量变化中可否观察到性别差异。与没有蛋白补充的患者相比，蛋白补充治疗 2 个月可以改善慢性心衰合并恶病质患者的体重，但不能改善肌量，且体重变化无性别差异。迄今为止，尚无评估慢性心衰患者进行营养干预治疗的性别差异研究。

抗阻训练尚未被证明可有效改善慢性心衰者的肌量，目前研究的干预措施较少，且没有纳入恶病质患者。在一项 II 期临床试验中，3 个月的抗阻训练和蛋白补充治疗在改善不伴恶病质的慢性心衰患者体重方面并不比单独抗阻训练更为有效，该研究并未报道肌量的改变，也未提供性别分析。与拉伸训练组相比，患有慢性心衰的女性进行抗阻训练 10 周可增加肌量和耐力，而总肌量或肌纤维面积变化没有差异。相比之下，有氧运动可能具有更大的潜力来改善慢性心衰患者的肌肉消耗，尽管试验也未纳入恶病质患者。一项 II 期研究结果显示，与不运动的对照组相比，12 周有氧运动可减少慢性心衰患者的蛋白酶体活性，该研究未提供性别比较。在另一项 II 期试验中，与无慢性心衰的健康男性相比，有慢性心衰的男性有氧运动训练 12 周可增加大腿肌肉面积，并可降低肌肉中肌抑素 mRNA 和蛋白水平。在 IV 期试验中，男性慢性心衰患者有氧训练 ± 睾酮治疗 4 个月，所有运动组肌量增加，而所有睾酮组肌量减少。此外，与仅使用睾酮组相比，有氧训练＋睾酮组的 I 型和 II 型肌纤维面积增加。与久坐对照组相比，男性慢性心衰患者经过 6 个月的有氧训练可增加有氧运动能力，并可降低肌肉中 IL-6、TNF-α 和 IL-1β mRNA 的表达，该试验没有体重或肌量变化的报道。在一项 II 期试验中，男性慢性心衰患者有氧训练 + 睾酮或有氧训练 + 安慰剂治疗 12 周后，2 组之间的体重变化或性能指标无差异。慢性心衰患者的运动干预，特别是有氧运动干预主要在男性患者中进行。因此，没有足够的证据确定骨骼肌或机体功能的疗效是否存在性别差异。

尽管研究并未纳入合并恶病质的患者，单独睾酮治疗的试验已显示其具有改善慢性心衰患者运动能力的潜力。一项研究显示，与安慰剂组相比，12 周睾酮补充治疗可增加步行往返试验中的步行距离，但对肌量或肌力没有影响。在另一项试验中，安慰剂组相比，睾酮治疗可改善男性慢性心衰患者 6-MWT 距离，而对肌量没有影响。与此相似，在一项 II 期临床试验中，男性慢性心衰患者接受 12 周睾酮治疗可增加体重，改善有氧运动能力和肌肉强度，但无肌量改变的报道。另一项 II 期临床试验中，与安慰剂相比，6 个月睾酮治疗可增加往返试验中的步行距离，但对肌量、握力或循环 TNF 水平无明显影响。女性慢性心衰患者的一项研究显示，与安慰剂组相比，6 个月的睾酮治疗可增加 6-MWT 距离、肌肉力量和有氧运动能力，而 2 组的体重均无变化，该研究也未报道肌量改变的数据。与睾酮治疗有关的运动能力改善可能均适用于男性和女性慢性心衰患者。但无论对于男性或者女性患者，睾酮治疗对肌量的改善作用尚不清楚。与此相似，在慢性心衰患者中进行 GH 治疗的研究纳入了不同性别的患者，但未提供性别比较，也未特别纳入合并恶病质的患者。初步研究发现，GH 治疗 3 个月可改善运动能力，另有研究结果显示对运动能力没有影响，这些研究中 GH 治疗对体重均无明显影响。这些 GH 干预研究没有报告肌量改变或提供性别差异的分析。由于 GH 的合成代谢作用有限，因此 GH 治疗不大可能改善慢性心衰患者的肌肉消耗。目前，对慢性心衰患者的肌肉消耗采用睾酮治疗的有效性缺乏足够证据支持。另外，绝大多数慢性心衰患者的睾酮干预试验未纳入女性患者。

慢性心衰患者的其他潜在促进合成代谢干预措施包括 ghrelin 和 β₂- 肾上腺素受体激动剂。在同时患有慢性心衰和恶病质的患者中进行 3 周的 ghrelin 治疗，有氧运动能力、握力和瘦体重得以改善，而安慰剂组无明显变化。尚不清楚慢性心衰患者对 ghrelin 的治疗反应是否存在性别差异。数据表明，ghrelin 类似物具有与 ghrelin 一样改善瘦体重的潜力，这可能是由于动物实验显示 ghrelin 可导致肌抑素表达降低所致，但这并未在慢性心衰患者中进行研究。在一项先导性研究中，患有慢性心衰的男性在接受 β₂ 受体激动剂沙丁胺醇治疗 3 周后，体重、运动能力、肌肉力量和大腿肌肉面积无明显改变。另一项研究中，男性和女性慢性心衰患者在接受另一种 β₂- 激动剂盐酸克伦特罗治疗 12 周后，与安慰剂相比，肌肉强度无明显增加，该研究没有提供性别分析，克伦特罗可降低运动耐力，增加瘦体重，而安慰剂组表现为运动耐力的增加而无瘦体重的增加。目前尚不清楚慢性心衰合并恶病质患者对 β₂- 激动剂所致的瘦体重改变反应是否存在性别差异；此外，由于 β 受体阻滞剂是慢性心衰标准治疗的一部分，因此这种治疗方式可能在临床上用途有限。总而言之，目前尚无批准的慢性心衰中恶病质治疗方法，数据表明，不同性别的恶病质发生率相似。但是，目前尚不清楚不同性别患者对不同治疗方式的反应是否存在差异。

（4）终末期肾病／慢性肾病

1）肌肉消耗发病率和发病机制的性别差异

蛋白质 - 能量消耗（protein-energy wasting，PEW）是终末期肾病（end-stage renal disease，ESRD）／慢性肾病（本文统称为 ESRD）中营养不良／肌少症临床表现的拟议术语。ESRD 患者中，PEW 的发病率男性为 40% ～ 60%，女性为 35% ～ 70%，肌肉消耗是该综合征的主要组成部分。ESRD 中肌肉消耗的机制包括酸中毒、慢性低度炎症、合并症（性腺功能减退、糖尿病等）、血液透析治疗、活动减少、蛋白营养不良、食欲不振、IGF-1 水平减低和糖皮质激素应用等。据报道，男性 ESRD 患者中性腺功能减退症的患病率为 33% ～ 66%。目前尚不清楚 PEW 中肌肉消耗的机制在不同性别之间是否存在差异。但是，女性可能比男性存在更多的肌肉消耗。

另外，握力（HGS）是男性而非女性肾移植术后存活率的重要预测指标。在一项性别比较研究中，瘦体重低于该研究中瘦体重中位数男性的生存率低于瘦体重高于中位数的男性，而瘦体重高于或低于中位数女性之间的生存率没有差异。这些观察结果表明，ESRD 中的肌肉消耗在不同性别之间可能存在内在差异。

2）药物疗效的性别差异

目前已有多种 ESRD 患者肌肉消耗的治疗方式，包括同化激素、运动和热量 / 营养补充等。与对照组相比，重组人 GH 治疗 4 周后，不同性别 ESRD 患者的上臂中部肌围均未增加，该研究没有评价肌肉功能。与安慰剂相比，睾酮衍生物羟甲烯龙治疗 24 周，不论男女，ESRD 患者的肌肉质量和握力均增加，虽然治疗可致肝酶升高，但超过正常参考范围上限 3 倍以上肝酶升高的发生率与安慰剂无差异。目前尚不清楚同化激素治疗所致的瘦体重改变是否存在性别差异。

一般来说，与对照组相比，单独抗阻训练，或抗阻训练联合营养补充剂 / 睾酮治疗 12 ～ 24 周对肌量无明显改善。然而，另一项研究报道，男性和女性 ESRD 患者进行渐进性抗阻训练 8 周后，股直肌的横截面积和体积增加。目前尚不清楚这些报道中治疗导致的肌肉变化方面是否存在性别差异。单独营养干预在缓解 ESRD 中的肌肉消耗方面也无明显效果。但是，补充碳酸氢盐以减少酸中毒治疗 2 年后可能增加男性或女性患者手臂的肌肉周长。此外，维生素 D 治疗 1 年可增加男性 ESRD 患者的肌量，而女性无明显增加。由于尚无旨在探讨性别对肌肉消耗各种治疗方式疗效影响的试验，因此尚不清楚 ESRD 患者运动、激素或营养补充治疗后的瘦体重改变是否存在性别差异。

线粒体能量学是一个有望带来治疗益处的研究领域。刺激线粒体生物合成有可能影响肌量，因为在肌肉失用期间的肌量损失与线粒体功能障碍有关，sirtuins 激活剂（如白藜芦醇）可以减轻 ESRD 小鼠的肌肉萎缩。尚无研究探讨性别对 ESRD 患者线粒体功能障碍的影响及白藜芦醇治疗反应的性别差异。同时应考虑到，即使临床前研究提示有希望的治疗手段，转化为临床应用后并不一定能有真正的临床获益。

总体而言，研究表明，男性与女性 ESRD 患者中恶病质的患病率大致相同，有限的数据显示女性患恶病质的可能性较大。恶病质发生机制的性别差异尚不清楚，但一些证据表明，男性的肌肉质量可能比女性受到的影响更大。目前也不清楚治疗反应的性别差异。

（5）肝病

1）肌肉消耗发病率和发病机制的性别差异

肝病中肌肉消耗的主要原因是代谢改变，表现为脂肪酸氧化和糖异生增加，血氨升高导致骨骼肌分解代谢增加，以及由于消化功能改变导致的内毒素血症等。其他相关因素包括摄食减少、机体活动减少和疲劳增加，也包括男性由于芳香化酶活性增加和 IGF-1 降低所致的性腺功能减退。由于同化激素对肌量的影响，据报道晚期肝病的男性和女性患者中分别有 50% ～ 80% 和 20% ～ 50% 存在低肌量。据报道，患有晚期肝病的男性中性腺功能减退症占 60% ～ 90%，其平均总睾酮水平低于健康对照组。低睾酮也与死亡率增加相关。与低肌量相比，低睾酮是患者死亡的更好预测因子。

女性中，低雌激素可能会促进肝病的进展，特别是绝经后妇女和患有多囊卵巢综合征妇女中的非酒精性脂肪性肝病。动物研究表明，雌激素缺乏可引起卵巢衰老和肝炎，这表明雌激素除了对骨骼肌有保护作用外（这在“雌激素随年龄的变化”部分中进行了讨论），还可能对肝有保护作用。这可能是女性肝病患者肌肉消耗发生率较低的机制。

2）药物疗效的性别差异

男性肝病患者中，同化雄激素治疗性腺功能低下具有良好的耐受性。与对照组相比，同化激素治疗的主要益处在于白蛋白水平增高和男性乳腺发育减少,而生存率或不良事件发生率没有差异。然而,雄激素干预对肝病中肌肉消耗的影响仍不清楚。唯一的相关研究显示,睾酮治疗 1 年后,与对照组相比,CT 检测的四肢肌量和总肌量增加,这为睾酮治疗男性肝病患者的肌肉萎缩提供了证据。尚不知道女性患者采用睾酮治疗是否具有类似的效果。雌二醇治疗可改善健康绝经后妇女的肝酶,并可降低丙型肝炎妇女的肝纤维化水平。但雌激素由于其潜在的心血管和恶性肿瘤风险,因此不太可能用于治疗肌肉消耗。尚不清楚选择性雌激素受体调节剂(SERM)是否可能获益。热量补充是试图改善体重和肌量的常用方法。虽然单独的热量补充尚未被证明能有效逆转或改善肝病中的肌肉消耗,但深夜或清晨热量摄入可能会改善肝硬化患者的肌量。目前尚不清楚夜间热量补充治疗疗效的性别差异。

综上所述,数据表明,与女性相比,男性肝病患者的恶病质患病率更高,这可能是由于男性性腺功能低下症的发生率较高。由于目前的研究主要集中在男性性腺功能减退症的治疗,没有进行性别分析,因此仍不清楚对治疗反应的性别差异。

🔲 总结与结论

通常,在衰老、恶性肿瘤和其他分解代谢疾病下,性激素缺乏是导致肌肉消耗的主要原因之一。因此,由于男性和女性的激素谱不同,他们在这些疾病状态下的表现也不同。表 1-2 总结了肌肉消耗发生机制的性别差异和治疗反应的性别差异。

性激素在骨骼肌的生长和维持中起重要作用。因为睾酮可促进蛋白质合成和肌肉再生(特别是在健康年轻男性),故具有潜在维持肌量的作用。在衰老和(或)其他疾病状态下,与女性相比,睾酮缺乏可导致男性更强烈的分解代谢反应(如肌少症和恶病质)。另一方面,雌激素可通过抗炎和抗分解代谢作用对肌量和肌肉功能起到保护作用。尽管绝大部分的证据来自于临床前研究中,但绝经后女性的雌激素缺乏与老年男性相比更可能与肌少症相关。迄今为止,由于其潜在的促合成代谢作用,已对睾酮和其他性激素或受体激动剂(SARM,DHEA)的治疗进行了研究。但是,睾酮和其他性激素调节剂的获益主要在男性中观察到,而对女性的影响则微乎其微或未知。同样,由于睾酮和其他性激素调节剂对生殖系统(如前列腺和乳房)的影响不同,其不良反应在不同性别之间存在差异,如睾酮的男性化不良反应可能是男性患者希望的结果,而对女性的类似不良反应轻微。尽管其他同化激素类药物(如 GH、ghrelin 及其类似物)治疗均在不同性别患者中进行了研究,但其有效性和安全性方面的性别差异尚不清楚。

总之,尽管男性和女性肌量调节的生理机制存在差异,大多数研究没有基于研究性别差异的目标而设计或未对性别差异进行探讨。另外,女性肌肉消耗的治疗选择有限,因为大多数治疗靶点的开发是基于对男性患者的研究转化而来。NIH 近期对不同性别的研究是朝着这个方向迈出的重要的第一步。因此,了解由衰老和(或)疾病引起肌肉消耗中性别差异的潜在机制将为不同性别患者提供潜在的治疗选择。

表 1-2　肌肉消耗机制的性别差异和性别对治疗方式的影响

	男性	女性
肌少症		
机制	睾酮是调节男性骨骼肌合成代谢的主要因素。与老年女性相比，男性与年龄相关的睾酮水平下降程度更大，导致肌肉中分解代谢增加更加明显，肌量和肌力的丧失更多，机体脂肪量增多更明显，机体活动能力减退更多	女性的寿命更长，但随年龄增长其功能衰退的可能性更高。这可能是由于与同龄男性相比，女性的肌量和肌力较低，体脂比例更高和骨质疏松发生率更高有关 绝经引起的雌激素水平降低也与肌肉力量和功能下降有关。尽管大多数证据来自临床前研究，但这种情况下雌激素可能会调节炎症。由于存在多种不利影响，HRT 的获益值得怀疑
治疗效果	睾酮：大部分研究对男性患者的睾酮治疗反应进行了研究。不良反应的性别差异：对男性前列腺组织的影响、女性男性化，不同性别患者均存在心血管潜在风险 SARM：需要更多数据。与睾酮作用相似，但与睾酮相比男性和女性患者的不良反应均较少 生长激素：单独应用可提高肌肉力量的证据不足，尤其在女性中。长期应用对男性和女性都有安全隐患 生长素释放肽及其类似物：需要更多数据。生长素释放肽及其类似物疗效方面无性别差异 DHEA/DHEAS：不同性别均可改善同化激素水平和体质成分。对肌肉力量的影响尚不清楚，尤其对女性。需要更多数据	
恶病质		
机制	在某些情况下，男性恶病质的发生率更高，尤其是在恶性肿瘤和肝病情况下，这可能是由于在这些情况下性腺功能减退的发生率较高，以及男性肺癌和胃肠道恶性肿瘤的患病率较高所致	据推测，雌激素可能对肝和肌肉具有抗炎作用，从而可减少肝病中恶病质的发生 乳腺癌恶病质的发生率较低可能是女性患者恶病质总体发生率较低的原因之一
治疗效果	在大多数情况下，没有足够证据确定药物治疗反应存在性别差异 睾酮可能会增加恶病质患者的肌量，主要表现在男性患者中。尚不清楚睾酮在女性恶病质患者中是否具有相同的潜力 生长素释放肽类似物或运动治疗也可能增加恶病质患者的肌量，但尚无足够证据确定是否存在性别差异 在推荐每种治疗方式前，都需要更多证据来证实其治疗效果和性别特异的安全性问题	

（翻译：李志臻　审校：马晓君）

参考文献

1. ABS R, BENGTSSON B A, HERNBERG-STAHL E, et al. GH replacement in 1034 growth hormone deficient hypopituitary adults: Demographic and clinical characteristics, dosing and safety. Clinical Endocrinology, 1999, 50: 703-713.

2. ADAMS V, JIANG H, YU J T, et al. Apoptosis in skeletal myocytes of patients with chronic heart failure is associated with exercise intolerance. Journal of the American College of Cardiology, 1999, 33: 959-965.

3. ADUNSKY A, CHANDLER J, HEYDEN N, et al. MK-0677 (ibutamoren mesylate) for the treatment of patients recovering from hip fracture: A multicenter, randomized, placebo-controlled phase IIb study. Archives of Gerontology and Geriatrics, 2011, 53: 183-189.

性与糖尿病

4. ALI S，GARCIA J M. Sarcopenia，cachexia and aging：Diagnosis，mechanisms and the rapeutic options-a mini review. Gerontology，2014，60：294-305.

5. ALI S，CHEN J A，GARCIA J M. Clinical development of ghrelin axis-derived molecules for cancer cachexia treatment. Current Opinion in Supportive and Palliative Care，2013，7：368-375.

6. ALLAN G F，TANNENBAUM P，SBRISCIA T，et al. A selective androgen receptor modulator with minimal prostate hypertrophic activity enhances lean body mass in male rats and stimulates sexual behavior in female rats. Endocrine，2007，32：41-51.

7. AMIROUCHE A，DURIEUX A C，BANZET S，et al. Down-regulation of Akt/mammalian target of rapamycin signaling pathway in response to myostatin over expression in skeletal muscle. Endocrinology，2009，150：286-294.

8. ANDERSON L J，ALBRECHT E D，GARCIA J M. Update on management of cancer related cachexia. Current Oncology Reports，2017，19：3.

9. ANKER S D. Wasting as an independent risk factor for mortality in chronic heart failure. Lancet，1997，349：1258.

10. ANKER S D，PONIKOWSKI P P，CLARK A L，et al. Cytokines and neurohormones relating to body composition alterations in the wasting syndrome ofchronic heart failure. European Heart Journal，1999，20：683-693.

11. ANKER S D，VOLTERRANI M，PFLAUM C D，et al. Acquired growth hormone resistance in patients with chronic heart failure：Implications for therapy with growth hormone. Journal of the American College of Cardiology，2001，38：443-452.

12. ANKER S D，NEGASSA A，COATS A J S，et al. Prognostic importance of weight loss in chronic heart failure and the effect of treatment with angiotensin-converting-enzyme inhibitors：An observational study. Lancet，2003，361：1077-1083.

13. AQUILANI R，OPASICH C，GUAGCO A，et al. Adequate energy-protein intake is not enough to improve nutritional and metabolic status in muscle-depleted patients with chronic heart failure. European Journal of Heart Failure，2008，10：1127-1135.

14. ARAUJO J P，LOURENCO P，ROCHA-GONCALVES F，et al. Adiponectin is increased in cardiac cachexia irrespective of body mass index. European Journal of Heart Failure，2009，11：567-572.

15. ARTHUR S T，NOONE J M，VANDOREN B A，et al. One-year prevalence，comorbidities and cost of cachexia-related inpatient admissions in the USA. Drugs Context，2014，3：212-265.

16. BACH M A，ROCKWOOD K，ZETTERBERG C，et al. The effects of MK-0677，an oral growth hormone secretagogue，in patients with hip fracture. Journal of the American Geriatrics Society，2004，52：516-523.

17. BACKER J M. The regulation and function of Class III PI3Ks：Novel roles for Vps34. The Biochemical Journal，2008，410：1-17.

18. BARACOS V E，REIMAN T，MOURTZAKIS M，et al. Body composition in patients with non-small cell lung cancer：A contemporary view of cancer cachexia with the use of computed tomography image analysis. American Journal of Clinical Nutrition，2010，91：1133s-1137s.

19. BASARIA S，COVIELLO A D，TRAVISON T G，et al. Adverse events associated with testosterone administration. The New England Journal of Medicine，2010，363：109-122.

20. BASUALTO-ALARCON C，VARELA D，DURAN J，et al. Sarcopenia and androgens：A link between pathology and treatment. Frontier Endocrinology（Lausanne），2014，5：217.

21. BATISTA M L，PERES S B，MCDONALD M E，et al. Adipose tissue inflammation and cancer cachexia：Possible role of nuclear transcription factors. Cytokine，2012，57：9-16.

22. BAUMANN C W，KWAK D，LIU H M，et al. Age-inducedoxidativestress：How does it influence skeletal muscle quantity and quality？Journal AppliedPhysiology，2016，121：1047-1052.

23. BAUMGARTNER R N，WATERS D L，GALLAGHER D，et al. Predictors of skeletal muscle mass in elderly men and women. Mechanisms of Ageing and Development，1999，107：123-136.

24. BEA J W，ZHAO Q，CAULEY J A，et al. Effect of hormone therapy on lean body mass，falls，and fractures：6-year results from the Women'S Health Initiative hormone trials. Menopause，2011，18：44-52.

25. BEAUDART C，BUCKINX F，RABENDA V，et al. The effects of vitamin D on skeletal musclestrength，muscle mass，and muscle power：A systematic review and meta analysis of randomized controlled trials. The Journal of Clinical

Endocrinology and Metabolism, 2014, 99: 4336-4345.

26. BEKFANI T, PELLICORI P, MORRIS D A, et al. Sarcopenia in patients with heart failure with preserved ejection fraction: Impact on muscle strength, exercise capacity and quality of life. International Journal of Cardiology, 2016, 222: 41-46.

27. BHASIN S, JASUJA R. Selective androgen receptor modulators as function promoting therapies. Current Opinion in Clinical Nutrition and Metabolic Care, 2009, 12: 232-240.

28. BHASIN S, CALOF O M, STORER T W, et al. Drug insight: Testosterone and selective androgen receptor modulators as anabolic therapies for chronic illness and aging. Nature Clinical Practice. Endocrinology & Metabolism, 2006a, 2: 146-159.

29. BHASIN S, CUNNINGHAM G R, HAYES F J, et al. Testosterone therapy in adult men with androgen deficiency syndromes: An endocrine society clinical practice guideline. The Journal of Clinical Endocrinologyand Metabolism, 2006b, 91: 1995-2010.

30. BIESEMANN N, MENDLER L, WIETELMANN A, et al. Myostatin regulates energy homeostasis in the heartand prevents heart failure. Circulation Research, 2014, 115: 296-310.

31. BLACKMAN M R, SORKIN J D, MUNZER T, et al. Growth hormone and sex steroid administration in healthy aged women and men: A randomized controlled trial. JAMA, 2002, 288: 2282-2292.

32. BOLAND R, VASCONSUELO A, MILANESI L, et al. 17 beta- estradiol signaling in skeletal muscle cells and its relationship to apoptosis. Steroids, 2008, 73: 859-863.

33. BONKOVSKY H L, FIELLIN D A, SMITH G S, et al. A randomized, controlled trial of treatment of alcoholic hepatitis with parenteral-nutrition and oxandrolone. 1. Short-term effects on liver function. American Journal of Gastroenterology, 1991, 86: 1200-1208.

34. BUDOFF M J, ELLENBERG S S, LEWIS C E, et al. Testosterone treatment and coronary artery plaque volume in older men with low testosterone. JAMA, 2017, 317: 708-716.

35. CABELLO-VERRUGIO C, CORDOVA G, SALAS J D. Angiotensin II: Role in skeletal muscle atrophy. Current Protein & Peptide Science, 2012, 13: 560-569.

36. CALNAN D R, BRUNET A. The FoxO code. Oncogene, 2008, 27: 2276-2288.

37. CAMINITI G, VOLTERRANI M, IELLAMO F, et al. Effect of long-acting testosterone treatment on functional exercise capacity, skeletal muscle performance, insulin resistance, and barore flex sensitivity in elderly patients with chronic heart failure a double-blind, placebo-controlled, randomized study. Journal of the American College of Cardiology, 2009, 54: 919-927.

38. CAMPBELL M J, MCCOMAS A J, PETITO F. Physiological changes in ageing muscles. Journal of Neurology, Neurosurgery, and Psychiatry, 1973, 36: 174-182.

39. CAPPOLA A R, RATCLIFFE S J, BHASIN S, et al. Determinants of serum total and free testosterone levels in women over the age of 65 years. The Journal of Clinical Endocrinology and Metabolism, 2007, 92: 509-516.

40. CARRERO J J, CHMIELEWSKI M, AXELSSON J, et al. Muscle atrophy, inflammation and clinical outcome in incident and prevalent dialysis patients. Clinical Nutrition, 2008, 27: 557-564.

41. CARRERO J J, STENVINKEL P, CUPPARI L, et al. Etiology of the protein-energy wasting syndrome in chronic kidney disease: A consensus statement from the International Society of Renal Nutrition and Metabolism (ISRNM). Journal of Renal Nutrition, 2013, 23: 77-90.

42. CARSON J A, MANOLAGAS S C. Effects of sex steroids on bones and muscles: Similarities, parallels, and putative interactions in health and disease. Bone, 2015, 80: 67-78.

43. CARTER A, DOBRIDGE J, HACKNEY A C. Influence of estrogen on markers of muscle tis sue damage following eccentric exercise. Fiziologiia Cheloveka, 2001, 27: 133-137.

44. CASABURI R, BHASIN S, COSENTINO L, et al. Effects of testosterone and resistance training in men with chronic obstructive pulmonary disease. American Journal of Respiratory and Critical CareMedicine, 2004, 170: 870-878.

45. CHEEMA B, ABAS H, SMITH B, et al. Progressive exercise for anabolism in kidney disease (PEAK): A randomized, controlled trial of resistance training during hemodialysis. Journal of the American Society of Nephrology,

2007a，18：1594-1601.

46.　CHEEMA B，ABAS H，SMITH B，et al. Randomized controlled trial of intradialytic resis tance training to target muscle wasting in ESRD：The progressive exercise for anabolismin kidney disease（PEAK）study. American Journal of Kidney Diseases，2007b，50：574-584.

47.　CHEN J，KIM J，DALTON J T. Discovery and therapeutic promise of selective androgen receptor modulators. Molecular Interventions，2005，5：173-188.

48.　CHRISTENSEN H M，KISTORP C，SCHOU M，et al. Prevalence of cachexia in chronic heart failure and characteristics of body composition and metabolic status. Endocrine，2013，43：626-634.

49.　CHURCHWARD-VENNE T A，BREEN L，PHILLIPS S M. Alterations in human muscle pro tein metabolism with aging：Protein and exercise as counter measures to offsets arcopenia. BioFactors，2014，40：199-205.

50.　CIANCIARUSO B，BRUNORI G，KOPPLE J D，et al. Cross-sectional comparison of malnutrition in continuous ambulatory peritoneal-dialysis and hemodialysis patients. American Journal of Kidney Diseases，1995，26：475-486.

51.　CICOIRA M，KALRA P R，ANKER S D. Growth hormone resistance in chronic heart failure and its therapeutic implications. Journal of Cardiac Failure，2003，9：219-226.

52.　CLARKE B A，DRUJAN D，WILLIS M S，et al. The E3 ligase MuRF1 degrades myosin heavy chain protein in dexamethasone-treated skeletal muscle. Cell Metabolism，2007，6：376-385.

53.　COATS A J S，HO G F，PRABHASH K，et al. Espindolol for the treatment and prevention of cachexia in patients with stage III/IV non-small cell lung cancer or colorectal cancer：A randomized，double-blind，placebo-controlled，international multicentre phase II study（theACT-ONEtrial）. Journal of Cachexia Sarcopenia and Muscle，2016，7：355-365.

54.　CODES L，ASSELAH T，CAZALS-HATEM D，et al. Liver fibrosis in women with chronic hepatitis C：Evidence for the negative role of the menopause and steatosis and the potential benefit of hormone replacement therapy. Gut，2007，56：390-395.

55.　COHEN S，BRAULT J J，GYGI S P，et al. During muscle atrophy，thick，but not thin，filament components are degraded by MuRF1-dependent ubiquitylation. The Journal of Cell Biology，2009，185：1083-1095.

56.　COHN L，FELLER A G，DRAPER M W，et al. Carpal tunnel syndrome and gynaecomastia during growth hormone treatment of elderly men with low circulating IGF-I concentrations. Clinical Endocrinology，1993，39：417-425.

57.　CONSTANTIN D，MENON M K，HOUCHEN-WOLLOFF L，et al. Skeletal muscle molecular responses to resistance training and dietary supplementation in COPD. Thorax，2013，68：625-633.

58.　CRAWFORD J，JOHNSTON M A，TAYLOR R P，et al. Enobosarm and lean body mass in patients with non-small cell lung cancer. Journal of Clinical Oncology，2014，32：9618.

59.　CREUTZBERG E C，WOUTERS E F，MOSTERT R，et al. A role for anabolic steroids in the rehabilitation of patients with COPD？Adouble-blind，placebo-controlled，randomized trial. Chest，2003，124：1733-1742.

60.　CRUZ-JENTOFT A J，BAEYENS J P，BAUER J M，et al. Sarcopenia：European consensus on definition and diagnosis：Report of the European Working Group on Sarcopenia in Older People. Age and Ageing，2010，39：412-423.

61.　CUNHA T F，BACURAU A V N，MOREIRA J B N，et al. Exercise training prevents oxidative stress and ubiquitin-proteasome system over activity and reverse skeletal muscle atrophy in heart failure. Plos One，2012，7：e41701.

62.　DALTON J T，BARNETTE K G，BOHL C E，et al. The selective androgen receptor modulator GTx-024（eno-bosarm）improves lean body mass and physical function in healthy elderly men and post-menopausal women：Results of a double-blind，placebo-controlled phase II trial. Journal of Cachexia Sarcopenia and Muscle，2011，2：153-161.

63.　DASARATHY S，MERLI M. Sarcopenia from mechanism to diagnosis and treatment in liver disease. Journal of Hepatology，2016，65：1232-1244.

64.　DEBRITO-ASHURST I，VARAGUNAM M，RAFTERY M J. Bicarbonate supplementation slows progression of CKD and improves nutritional status. Journal of the American Society of Nephrology，2009，20：2075-2084.

65.　DEL FABBRO E，HUI D，NOORUDDIN Z I，et al. Associations among hypogonadism，C-reactive protein，symptom burden，and survival in male cancer patients with cachexia：A preliminary report. Journal of Painand Symptom Management，2010，39：1016-1024.

66.　DEL FABBRO E，GARCIA J M，DEV R，et al. Testosterone replacement for fatigue in hypogonadal ambulatory males with advanced cancer: A preliminary double-blind placebo-controlled trial. Support Care Cancer, 2013, 21: 2599-2607.

67. DENNISON E M, SAYER A A, COOPER C. Epidemiology of sarcopenia and insightinto possible therapeutic targets. Nature Reviews Rheumatology, 2017, 13, 340-347.

68. DIELI-CONWRIGHT C M, SPEKTOR T M, RICE J C, et al. Hormone therapy attenuates exercise-induced skeletal muscle damage in postmenopausal women. Journal Applied Physiology, 2009, 107: 853-858.

69. DIELI-CONWRIGHT C M, SPEKTOR T M, RICE J C. Hormone therapy and maximal eccentric exercise alters myostatin-related gene expressionin postmenopausal women. Journal of Strength and Conditioning Research, 2012, 26: 1374-1382.

70. DOBS A S, NGUYEN T, PACE C, et al. Differential effects of oral estrogen versus oral estrogen-androgen replacement therapy on body composition in postmenopausal women. The Journal of Clinical Endocrinology and Metabolism, 2002, 87: 1509-1516.

71. DOBS A S, BOCCIA R V, CROOT C C, et al. Effects of enobosarm on muscle wasting and physical function in patients with cancer: A double-blind, randomized controlled phase2 trial. Lancet Oncology, 2013, 14: 335-345.

72. DONG J, SUNDELL M B, PUPIM L B, et al. The effect of resistance exercise to augment long-term benefits of intradialyticoral nutritional supplementation in chronic hemodialysis patients. Journal of Renal Nutrition, 2011, 21: 149-159.

73. DOSSANTOS M R, SAYEGH A L C, BACURAU A V N, et al. Effect of exercise training and testosterone replacement on skeletal muscle wasting in patients with heart failure with testosterone deficiency. Mayo Clinic Proceedings, 2016, 91: 575-586.

74. DUBOIS V, LAURENT M, BOONEN S, et al. Androgens and skeletal muscle: Cellular and molecular action mechanisms underlying the anabolic actions. Cellular and Molecular Life Sciences, 2012, 69: 1651-1667.

75. EBNER N, ELSNER S, SPRINGER J, et al. Molecular mechanisms and treat- ment targets of muscle wasting and cachexia in heart failure: An overview. Current Opinion in Supportive and Palliative Care, 2014, 8: 15-24.

76. EVANS W J. Skeletal muscle loss: Cachexia, sarcopenia, and inactivity. The American Journal of Clinical Nutrition, 2010, 91: 1123S-1127S.

77. FAZIO S, SABATINI D, CAPALDO B, et al. A preliminary study of growth hormone in the treatment of dilated cardiomyopathy. New England Journal of Medicine, 1996, 334: 809-814.

78. FEARON K C H, BARBER M D, MOSES A G, et al. Double-blind, placebo-controlled, randomized study of eicosapentaenoic acid diester in patients with cancer cachexia. Journal of Clinical Oncology, 2006, 24: 3401-3407.

79. FEARON K, STRASSER F, ANKER S D, et al. Definition and clas- sification of cancer cachexia: An international consensus. Lancet Oncology, 2011, 12: 489-495.

80. FENSTER L F. Non efficacy of short-term anabolic steroid therapy in alcoholic liver disease. Annals of Internal Medicine, 1996, 65: 738.

81. FERRANDO A A, SHEFFIELD-MOORE M, PADDON-JONES D, et al. Differential anabolic effects of testosterone and amino acid feeding in older men. The Journal of Clinical Endocrinology and Metabolism, 2003, 88: 358-362.

82. FERREIRA I M, VERRESCHI I T, NERY L E, et al. The influence of 6 months of oral anabolic steroids on body mass and respiratory muscles in undernourished COPD patients. Chest, 1998, 114: 19-28.

83. FERRY, NOIREZ, PAGE C L, et al. Effects of anabolic/and rogenic steroids on regenerating skeletal muscles in the rat. Acta Physiologica Scandinavica, 1999, 166: 105-110.

84. FLYNN M A, WEAVER-OSTERHOLTZ D, SHARPE-TIMMS K L, et al. Dehydroepi androsterone replacement in aging humans. The Journal of Clinical Endocrinology and Metabolism, 1999, 84: 1527-1533.

85. FOUQUE D, KALANTAR-ZADEH K, KOPPLE J, et al. A proposed nomenclature and diagnostic criteria for protein-energy wasting in acute and chronic kidney disease. Kidney International, 2008, 73: 391-398.

86. FRIED L P, TANGEN C M, WALSTON J, et al. Frailty in older adults: Evidence for a phenotype. The Journals of Gerontology. Series A, Biological Sciences and Medical Sciences, 2001, 56: M146-M156.

87. FULSTER S, TACKE M, SANDEK A, et al. Muscle wasting in patients with chronic heart failure: Results from the studies investigating co-morbidities aggravating heart failure (SICA-HF). European Heart Journal, 2013, 34: 512-519.

性与糖尿病

88.　GALLAGHER D，VISSER M，DEMEERSMAN R E，et al. Appendicular skeletal muscle mass：Effects of age，gender，and ethnicity. Journal Applied Physiology（1985），1997，83：229-239.

89.　GALLAGHER D，RUTS E，VISSER M，et al. Weight stability masks sarcopenia in elderly men andwomen. American Journal of Physiology. Endocrinology and Metabolism，2000，279：E366-E375.

90.　GARCIA J M，LI H，MANN D，et al. Hypogonadism in male patients with cancer. Cancer，2006，106：2583-2591.

91.　GARCIA J M，BOCCIA R V，GRAHAM C D，et al. Anamorelin for patients with cancer cachexia：An integrated analysis of two phase2，randomised，placebo-controlled，double-blind trials. Lancet Oncology，2015，16：108-116.

92.　GIELEN S，ADAMS V，MOBIUS-WINKLER S，et al. Anti-inflammatory effects of exercise training in the skeletal muscle of patients with chronic heart failure. Journal of the American Collegeof Cardiology，2003，42，861-868.

93.　GLASER R，DIMITRAKAKIS C. Testosterone therapy in women：Myths and misconceptions. Maturitas，2013，74：230-234.

94.　GLASS D J. Skeletal muscle hypertrophy and atrophy signaling pathways. The International Journal of Biochemistry & Cell Biology，2005，37：1974-1984.

95.　GLUUD C. Testosterone treatment of men with alcoholic cirrhosis-a double-blind-study. Hepatology，1986，6：807-813.

96.　GOODPASTER B H，PARK S W，HARRIS T B，et al. The loss of skeletal muscle strength，mass，and quality in older adults：The health，aging and body composition study. The Journals of Gerontology Series A：Biological Sciences and Medical Sciences，2006，61：1059-1064.

97.　GOSKER H R，KUBAT B，SCHAART G，et al. Myopathological features in skeletal muscle of patients with chronic obstructive pulmonary disease. The European Respiratory Journal，2003，22：280-285.

98.　GRINSPOON S，CORCORAN C，LEE K，et al. Loss of leanbody and muscle mass correlates with androgen levels in hypogonadal men with acquired immunodeficiency syndrome and wasting. The Journal of Clinical Endocrinology and Metabolism，1996，81：4051-4058.

99.　GROBE Y G，RODRIGUEZ G P，RAMOS M H，et al. Prevalence of nonalcoholic fatty liver disease in premenopausal，posmenopausal and polycystic ovary syndrome women. The role of estrogens. Annals of Hepatology，2010，9：402-409.

100.　GROSS D N，VAN DENHEUVEL A P，BIRNBAUM M J. The role of FoxO in the regulation of metabolism. Oncogene，2008，27：2320-2336.

101.　GROSSMANN M，HOERMANN R，GANI L，et al. Low testosterone levels as an independent predictor of mortality in menwith chronic liver disease. Clinical Endocrinology，2012，77：323-328.

102.　GROUNDS M D. Phagocytosis of necrotic muscle in muscle isografts is influenced by the strain，age，and sex of host mice. The Journal of Pathology，1987，153：71-82.

103.　GULATI P，GASPERS L D，DANN S G，et al. Amino acids activate mTOR complex 1 via Ca^{2+}/CaM signaling to hVps34. Cell Metabolism，2008，7：456-465.

104.　GUNGOR O，KIRCELLI F，CARRERO J J，et al. Endogenous testosterone and mortality in male hemodialysis patients：Is it the result of aging？ Clinical Journal of the American Society of Nephrology，2010，5：2018-2023.

105.　HAIZLIP K M，HARRISON B C，LEINWAND L A. Sex-based differences in skeletal muscle kinetics and fiber-type composition. Physiology（Bethesda），2015，30：30-39.

106.　HANAI T，SHIRAKI M，NISHIMURA K，et al. Sarcopenia impairs prognosis of patients with liver cirrhosis. Nutrition，2015，31：193-199.

107.　HARMAN S M，METTER E J，TOBIN JD，et al. Longitudinal effects of aging on serum total and free testosterone levels in healthy men. Baltimore Longitudinal Study of Aging. The Journal of Clinical Endocrinology and Metabolism，2001，86：724-731.

108.　HARRINGTON D，CHUA T P，COATS A J S. The effect of salbutamol on skeletal muscle in chronic heart failure. International Journal of Cardiology，2000，73：257-265.

109.　HEIMBURGER O，QURESHI A R，BLANER W S，et al. Hand- grip muscle strength，lean body mass，and plasma proteins as markers of nutritional statusin patients with chronic renal failure close to start of dialysis therapy. American Journal of Kidney Diseases，2000，36：1213-1225.

110. HERBST K L, BHASIN S. Testosterone action on skeletal muscle. Current Opinion in Clinical Nutrition and Metabolic Care, 2004, 7: 271-277.

111. HETZLER K L, HARDEE J P, LAVOIE H A, et al. Ovarian function'S role during cancer cachexia progression in the female mouse. American Journalof Physiology Endocrinology and Metabolism, 2017, 312: E447-E459.

112. HONG D S, JANKU F, NAING A, et al. Xilonix, a novel true human antibody targeting the inflammatory cytokine interleukin-1 alpha, in non-small cell lung cancer. Investigational New Drugs, 2015, 33: 621-631.

113. HOPKINSON N S, TENNANT R C, DAYER M J, et al. A prospective study of decline in fat free mass and skeletal muscle strength in chronic obstructive pulmonary disease. Respiratory Research, 2007, 8: 25.

114. HORSTMAN A M, DILLON E L, URBAN R J, et al. The role of androgens and estrogens on healthy aging and longevity. The Journals of Gerontology. SeriesA, Biological Sciences and Medical Sciences, 2012, 67: 1140-1152.

115. HUANG H, TINDALL D J. Dynamic FoxO transcription factors. Journal of Cell Science, 2007, 120: 2479-2487.

116. IELLAMO F, VOLTERRANI M, CAMINITI G, et al. Testosterone therapy in women with chronic heart failure a pilot double-blind, randomized, placebo-controlled study. Journal of the American College of Cardiology, 2010, 56: 1310-1316.

117. IGLESIAS P, DIEZ J J, FERNANDEZ-REYES M J, et al. Recombinant human growth hormone therapyin malnourished dialysis patients: A randomized controlled study. American Journal of Kidney Diseases, 1998, 32: 454-463.

118. IGWEBUIKE A, IRVING B A, BIGELOW M L, et al. Lack of dehydroepi androsterone effect on a combined endurance and resistance exercise program in postmenopausal women. The Journal of Clinical Endocrinology and Metabolism, 2008, 93: 534-538.

119. IKIZLER T A, PUPIM L B, BROUILLETTE J R, et al. Hemodialysis stimulates muscle and whole body protein loss and alter s substrate oxidation. American Journal of Physiology. Endocrinology and Metabolism, 2002, 282: E107-E116.

120. ISGAARD J, BERGH C H, CAIDAHL K, et al. A placebo-controlled study of growth hormone in patients with congestive heart failure. European Heart Journal, 1998, 19: 1704-1711.

121. ITOH T, NAGAYA N, YOSHIKAWA M, et al. Elevated plasma ghrelin level in underweight patients with chronic obstructive pulmonary disease. American Journal of Respiratory and Critical Care Medicine, 2004, 170: 79-882.

122. JANG S W, YANG S J, SRINIVASAN S, et al. Akt phosphorylates Mst I and prevents its proteolytic activation, blocking FOXO3 phosphorylation and nuclear translocation. The Journal of Biological Chemistry, 2007, 282: 30836-30844.

123. JANSSEN I, HEYMSFIELD S B, WANG Z M, et al. Skeletal muscle mass and distribution in 468 men and women aged 18-88 yr. Journal Applied Physiology (1985), 2000, 89: 81-88.

124. JANSSEN I, BAUMGARTNER R N, ROSS R, et al. Skeletal muscle cut-points associated with elevated physical disability risk in older men and women. American Journal of Epidemiology, 2004a, 159: 413-421.

125. JANSSEN I, SHEPARD D S, KATZMARZYK P T, et al. The healthcare costs of sarcopenia in the United States. Journal of the American Geriatrics Society, 2004b, 52: 80-85.

126. JASUJA R, LEBRASSEUR N K. Regenerating skeletal muscle in the face of aging and disease. American Journal of Physical Medicine & Rehabilitation, 2014, 93: S88-S96.

127. JEDRZEJUK D, MEDRAS M, MILEWICZ A, et al. Dehydroepi androsterone replacement in healthy men with age-related decline of DHEA-S: Effects on fat distribution, insulin sensitivity and lipid metabolism. The Aging Male, 2003, 6: 151-156.

128. JOHANSEN K L, PAINTER P L, SAKKAS G K, et al. Effects of resistance exercise training and nandrolone decanoate on body composition and muscle function among patients who receive hemodialysis: A randomized, controlled trial. Journalof the American Society of Nephrology, 2006, 17: 2307-2314.

129. JU C R, CHEN R C. Serum myostatin levels and skeletal muscle wasting in chronic obstructive pulmonary disease. Respiratory Medicine, 2012, 106: 102-108.

130. KAIZU Y, OHKAWA S, ODAMAKI M, et al. Association between inflammatory mediators and muscle mass in long-term hemodialysis patients. American Journal of Kidney Diseases, 2003, 42: 295-302.

131. KAMADA Y, KISO S, YOSHIDA Y, et al. Estrogen deficiency worsens steatohepatitis in mice fed high-fat and high-

性与糖尿病

cholesterol diet. American Journal of Physiology Gastrointestinal and Liver Physiology, 2011, 301: G1031-G1043.

132. KAMALAKKANNAN G, PETRILLI C M, GEORGE I, et al. Clenbuterol increases lean muscle mass but not endurancein patients with chronic heart failure. Journal of Heart and Lung Transplantation, 2008, 27: 457-461.

133. KENNY A M, BOXER R S, KLEPPINGER A, et al. Dehydroepi androsterone combined with xercise improves muscle strength and physical function in frail older women. Journal of the American Geriatrics Society, 2010, 58: 1707-1714.

134. KHOR S C, ABDUL KARIM N, NGAH W Z, et al. Vitamin E in sarcopenia: Current evidences on its role in prevention and treatment. Oxidative Medicine and Cellular Longevity, 2014, 2014: 914853.

135. KOPPLE J D, WANG H Y, CASABURI R, et al. Exercise in maintenance hemodialysis patients induces transcriptional changes in genes favoring anabolic muscle. Journal of the American Society of Nephrology, 2007, 18: 2975-2986.

136. KOVACHEVA E L, HIKIM A P, SHEN R, et al. Testosterone supplementation reverses sarcopenia in aging through regulation of myostatin, c-JunNH2-terminal kinase, Notch, and Akt signaling pathways. Endocrinology, 2010, 151: 628-638.

137. KRASNOFF J B, BASARIA S, PENCINA M J, et al. Free testosterone levels are associated with mobility limitation and physical performance in community-dwelling men: The Framingham Offspring Study. The Journal of Clinical Endocrinology and Metabolism, 2010, 95: 2790-2799.

138. LACOLLA A, PRONSATO L, MILANESI L, et al. 17beta-estradiol and testosterone in sarcopenia: Role of satellite cells. Ageing Research Reviews, 2015, 24: 166-177.

139. LAGIRAND-CANTALOUBE J, OFFNER N, CSIBI A, et al. The initiation factor eIF3-f is a majortarget for atrogin1/MAFbx function in skeletal muscle atrophy. The EMBO Journal, 2008, 27: 1266-1276.

140. LAGIRAND-CANTALOUBE J, CORNILLE K, CSIBI A, et al. Inhibition of atrogin-1/MAFbx mediated MyoD proteolysis prevents skeletal muscle atrophy in vivo. PLoS One, 2009, 4: e4973.

141. LAVIANO A, MEGUID M M. Nutritional issues in cancer management. Nutrition, 1996, 12: 358-371.

142. LEE S J, MCPHERRON A C. Regulation of myostatin activity and muscle growth. Proceedings of the National Academy of Sciences of the United States of America, 2001, 98: 9306-9311.

143. LEGRAIN S, MASSIEN C, LAHLOU N, et al. Dehydroepiandrosterone replacement administration: Pharmacokinetic and pharmacodynamic studies in healthy elderly subjects. The Journal of Clinical Endocrinology and Metabolism, 2000, 85: 3208-3217.

144. LENK K, ERBS S, HOLLRIEGEL R, et al. Exercise training leads to a reduction of elevated myostatin levels in patients with chronic heart failure. European Journal of Preventive Cardiology, 2012, 19: 404-411.

145. LENK K, PALUS S, SCHUR R, et al. Effect of ghrelin and its analogues, BIM-28131 and BIM-28125, on the expression of myostatin in a rat heart failure model. Journal of Cachexia, Sarcopenia and Muscle, 2013, 4: 63-69.

146. LEVINE B, KALMAN J, MAYER L, et al. Elevated circulating levels of tumor-necrosis-factor in severe chronic heart-failure. New England Journal of Medicine, 1990, 323: 236-241.

147. LEVINSON B G J. Randomized study of the efficacy and safety of SUN11031 (synthetic human ghrelin) in cachexia associated with chronic obstructive pulmonary disease. e-SPEN Journal, 2012, 7: e171-e175.

148. LINDBERG S, JENSEN J S, BJERRE M, et al. Cardio-adipose tissue cross-talk: Relationship between adiponectin, plasma probrain natriureticpeptide and incident heart failure. European Journal of Heart Failure, 2014, 16: 633-638.

149. LINDLE R S, METTER E J, LYNCH N A, et al. Age and gender comparisons of muscle strength in 654 women and men aged 20-93 yr. Journal Applied Physiology (1985), 1997, 83: 1581-1587.

150. LUND L H, WILLIAMS J J, FREDA P, et al. Ghrelin resistance occurs in severe heart failure and resolves after heart transplantation. European Journal of Heart Failure, 2009, 11: 789-794.

151. LUNDHOLM K, GUNNEBO L, KORNER U, et al. Effects by daily long term provision of ghrelin to unselected weight-losing cancer patients a randomized double-blind study. Cancer, 2010, 116: 2044-2052.

152. LUO F M, LIU X J, LI S Q, et al. Circulating ghrelin in patients with chronic obstructive pulmonary disease. Nutrition, 2005, 21: 793-798.

153. MACLEAN H E, CHIU W S, NOTINI A J, et al. Impaired skeletal muscle development and function in male, but not female, genomic androgen receptor knockout mice. The FASEB Journal, 2008, 22: 2676-2689.

154. MALKIN C J, PUGH P J, WEST J N, et al. Testosterone therapy in men with moderate severity heart failure: A double blind RCT. European Heart Journal, 2006, 27: 23.

155. MARCEN R, TERUEL J L, DELACAL M A, et al. The impact of malnutrition in morbidity and mortality in stable haemodialysis patients. Nephrology, Dialysis, Transplantation, 1997, 12: 2324-2331.

156. MAURAS N, HAYES V, WELCH S, et al. Testosterone deficiency in young men: Marked alterations in whole bodyprotein kinetics, strength, and adiposity. The Journal of Clinical Endocrinology and Metabolism, 1998, 83: 1886-1892.

157. MCENTEGART M B, AWEDE B, PETRIE M C, et al. Increase in serum adiponectin concentration in patients with heart failure and cachexia: Relationship with leptin, other cytokines, and B-type natriureticpeptide. European Heart Journal, 2007, 28: 829-835.

158. MCKENZIE J, FISHER B M, JAAP A J, et al. Effects of HRT on liver enzyme levels in women with type 2 diabetes: A randomized placebo-controlled trial. Clinical Endocrinology, 2006, 65: 40-44.

159. MCMAHON C D, CHAI R, RADLEY-CRABB H G, et al. Life long exercise and locally produced insulin-like growth factor-1 (IGF-1) have a modest influence on reducing age-related muscle wasting in mice. Scandinavian Journal of Medicine & Science in Sports, 2014, 24: e423-e435.

160. MEHRA M R, LAVIE C J, VENTURA H O, et al. Fishoils produce anti- inflammatory effects and improve body weight in severe heart failure. Journal of Heart and Lung Transplantation, 2006, 25: 834-838.

161. MENDENHALL C L, ANDERSON S, GARCIA-PONT P, et al. Short-term and long-term survival in patients with alcoholic hepatitis treated with oxandrolone and prednisolone. The New England Journal of Medicine, 1984, 311: 1464-1470.

162. MENDENHALL C L, MORITZ T E, ROSELLE G A, et al. A study of oral nutritional support with oxandrolone in malnourished patients with alcoholic hepatitis-results of a department-of-veterans-affairs cooperative study. Hepatology, 1993, 17: 564-576.

163. MIKI K, MAEKURA R, NAGAYA N, et al. Ghrelin treatment of cachectic patients with chronic obstructive pulmonary disease: A multicenter, randomized, double-blind, placebo-controlled trial. Plos One, 2012, 7: e35708.

164. MILANOVIC Z, PANTELIC S, TRAJKOVIC N, et al. Age-related decrease in physical activity and functional fitness among elderly men and women. Clinical Interventions in Aging, 2013, 8: 549-556.

165. MIRDAMADI A, GARAKYARAGHI M, POURMOGHADDAS A, et al. Beneficial effects of testosterone therapy on functional capacity, cardiovascular parameters, and quality of life in patients with congestive heart failure. Biomed Research International, 2014: 1-7.

166. MITCH W E. Malnutrition is an unusual cause of decreased muscle mass in chronic kidney disease. Journal of Renal Nutrition, 2007, 17: 66-69.

167. MITCHELL W K, WILLIAMS J, ATHERTON P, et al. Sarcopenia, dynapenia, and the impact of advancing age on human skeletal muscle size and strength; a quantitative review. Frontiers in Physiology, 2012, 3: 260.

168. MIYAZAKI M, ESSER K A. Cellular mechanisms regulating protein synthesis and skeletal muscle hypertrophy in animals. Journal Applied Physiology (1985), 2009, 106: 1367-1373.

169. MONDELLO P, MIAN M, ALOISI C, et al. Cancer cachexia syndrome: Pathogenesis, diagnosis, and new therapeutic options. Nutrition and Cancer International Journal, 2015, 67: 12-26.

170. MONTANO-LOZA A J. Severe muscle depletion predicts postoperative length of stay but is not associated with survival after liver transplantation. Liver Transplantation, 2014, 20: 1424.

171. MOORADIAN A D, MORLEY J E, KORENMAN S G. Biological actions of androgens. Endocrine Reviews, 1987, 8: 1-28.

172. MORALES A J, HAUBRICH R H, HWANG J Y, et al. The effect of six months treatment with a 100mg daily dose of dehydroepiandrosterone (DHEA) on circulating sex steroids, body composition and muscle strength in age-advanced men and women. Clinical Endocrinology, 1998, 49: 421-432.

173. MORAN A L, NELSON S A, LANDISCH R M, et al. Estradiol replacement reverses ovariectomy-induced muscle contractile and myosin dysfunctionin mature female mice. Journal Applied Physiology (1985), 2007, 102: 1387-1393.

174. MORI A, NISHINO T, OBATA Y, et al. The effect of active vitamin D administration on muscle mass in hemodialysis patients. Clinical Drug Investigation, 2013, 33: 837-846.

175. MORLEY J E. Pharmacologic options for the treatment of sarcopenia. Calcified Tissue International, 2016, 98: 319-333.

176. MORLEY J E, MALMSTROM T K. Frailty, sarcopenia, and hormones. Endocrinology and Metabolism Clinics of North America, 2013, 42: 391-405.

177. MORLEY J E, PERRY H M. Androgens and women at the menopause and beyond. The Journals of Gerontology Series A: Biological Sciences and Medical Sciences, 2003, 58: M409-M416.

178. MORLEY J E, THOMAS D R, WILSON M M G. Cachexia: Pathophysiology and clinical relevance. American Journal of Clinical Nutrition, 2006, 83: 735-743.

179. MURDOCH D R, ROONEY E, DARGIE H J, et al. Inappropriately low plasma leptin concentration in the cachexia associated with chronicheart failure. Heart, 1999, 82: 352-356.

180. NAGAYA N, MORIYA J, YASUMURA Y, et al. Effects of ghrelin administration on left ventricular function, exercise capacity, and muscle wasting in patients with chronic heart failure. Circulation, 2004, 110: 3674-3679.

181. NAGAYA N, ITOH T, MURAKAMI S, et al. Treatment of cachexia with ghrelin in patients with COPD. Chest, 2005, 128: 1187-1193.

182. NAIR K S, RIZZA R A, O'BRIEN P, et al. DHEA in elderly women and DHEA or testosterone in elderly men. The New England Journal of Medicine, 2006, 355: 1647-1659.

183. NAKAE J, OKI M, CAO Y. The FoxO transcription factors and metabolic regulation. FEBS Letters, 2008, 582: 54-67.

184. NAKAMURA N, HARA T, SHIBATA Y, et al. Sarcopenia is an independent prognostic factor in male patients with diffuse large B-cell lymphoma. Annals of Hematology, 2015, 94: 2043-2053.

185. NARICI M V, MAFFULLI N. Sarcopenia: Characteristics, mechanisms and functionalsig- nificance. British Medical Bulletin, 2010, 95: 139-159.

186. NASS R, PEZZOLI S S, OLIVERI M C, et al. Effects of an oral ghrelin mimetic on body composition and clinical outcomes in healthy older adults: A randomized trial. Annals of Internal Medicine, 2008, 149: 601-611.

187. NEWMAN A B, BRACH J S. Gender gap in longevity and disability in older persons. Epidemiologic Reviews, 2001, 23: 343-350.

188. ORENTREICH N, BRIND J L, VOGELMAN J H, et al. Long-termlongi- tudinal measurements of plasma dehydroepiandrosterone sulfate in normal men. The Journal of Clinical Endocrinology and Metabolism, 1992, 75: 1002-1004.

189. ORTEGA F, TORAL J, CEJUDO P, et al. Comparison of effects of strength and endurance training in patients with chronic obstructive pulmonary disease. American Journal of Respiratory and Critical Care Medicine, 2002, 166: 669-674.

190. OSTERZIEL K J, STROHM O, SCHULER J, et al. Randomised, double-blind, placebo- controlled trial of human recombinant growth hormone in patients with chronic heartfailure due to dilated cardiomyopathy. Lancet, 1998, 351: 1233-1237.

191. PAGE S T, AMORY J K, BOWMAN F D, et al. Exogenous testosterone (T) alone or with finasteride increases physical performance, grip strength, and lean body mass in older men with low serum T. The Journal of Clinical Endocrinology and Metabolism, 2005, 90: 1502-1510.

192. PAHOR M, GURALNIK J M, AMBROSIUS W T, et al. Effect of structured physical activity on prevention of major mobility disability in older adults: The LIFE study randomized clinical trial. JAMA, 2014, 311: 2387-2396.

193. PALUS S, VON HAEHLING S, DOEHNER W, et al. Effect of application route of the ghrelin analog BIM-28131 (RM-131) on body weight and body composition in a rat heart failure model. International Journal of Cardiology, 2013, 168: 2369-2374.

194. PAPANICOLAOU D A, ATHER S N, ZHU H, et al. A phase IIA randomized, placebo-controlled clinical trial to study the efficacy and safety of the selective androgen receptor modulator (SARM), MK-0773 in female participants with sarcopenia. The Journal of Nutrition, Health & Aging, 2013, 17: 533-543.

195. PENG S, PLANK L D, MCCALL J L, et al. Body composition, muscle function, and energy expenditure in patients with

liver cirrhosis: A comprehensive study. American Journal of Clinical Nutrition, 2007, 85: 1257-1266.

196. PERCHERON G, HOGREL J Y, DENOT-LEDUNOIS S, et al. Effect of 1-year oral administration of dehydroepiandrosterone to 60- to 80-year-old individuals on muscle function and cross-sectional area: A double-blind placebo-controlled trial. Archives of Internal Medicine, 2003, 163: 720-727.

197. PERRINI S, LAVIOLA L, CARREIRA M C, et al. The GH/IGF1 axis and signaling pathways in the muscle and bone: Mechanisms underlying age-related skeletal muscle wasting and osteoporosis. The Journal of Endocrinology, 2010, 205: 201-210.

198. PINEDA-JUAREZ J A, SANCHEZ-ORTIZ N A, CASTILLO-MARTINEZ L, et al. Changes in body composition in heart failure patients after a resistance exercise program and branched chain amino acid supplementation. Clinical Nutrition, 2016, 35: 41-47.

199. PLANK L D, GANE E J, PENG S, et al. Nocturnal nutritional supplementation improves total body protein status of patients with liver cirrhosis: A randomized 12-month trial. Hepatology, 2008, 48: 557-566.

200. PLANT P J, BROOKS D, FAUGHNAN M, et al. Cellular markers of muscle atrophy in chronic obstructivepul-monary disease. American Journal of Respiratory Cell and Molecular Biology, 2010, 42: 461-471.

201. PLATA-SALAMAN C. Cytokines and feeding. International Journal of Obesity, 2001, 25: S48-S52.

202. POLLANEN E, RONKAINEN P H, HORTTANAINEN M, et al. Effects of combined hormone replacement therapy or its effective agents on the IGF-1 pathway in skeletal muscle. Growth Hormone & IGF Research, 2010, 20: 372-379.

203. POMIES P, RODRIGUEZ J, BLAQUIERE M, et al. Reduced myotube diameter, atrophicsignal-lingand elevated oxidative stress in cultured satellite cells from COPD patients. Journal of Cellular and Molecular Medicine, 2015, 19: 175-186.

204. POWERS S K, WIGGS M P, DUARTE J A, et al. Mitochondrial signaling contributes to disuse muscle atrophy. American Journal of Physiology. Endocrinology and Metabolism, 2012, 303: E31-E39.

205. PRADO C M M, BARACOS V E, MCCARGAR L J, et al. Sarcopenia as a determinant of chemo-therapy toxicity and time to tumor progression in metastatic breast cancer patients receiving capecitabine treatment. Clinical Cancer Research, 2009, 15: 2920-2926.

206. PU C T, JOHNSON M T, FORMAN D E, et al. Randomized trial of progressive resistance training to counteract the myopathy of chronic heart failure. Journal of Applied Physiology, 2001, 90: 2341-2350.

207. PUGH P J, JONES R D, WEST J N, et al. Testosterone treatment for men with chronic heart failure. Heart, 2004, 90: 446-447.

208. PUIG-VILANOVA E, RODRIGUEZ D A, LLORETA J, et al. Oxidativestress, redox signaling pathways, and autophagy in cachectic muscles of male patients with advanced COPD and lung cancer. Free Radical Biology & Medicine, 2015, 79: 91-108.

209. PULIYEL M M, VYAS G P, MEHTA G S. Testosterone in management of cirrhosis of liver-controlled-study. Australian and NewZealand Journal of Medicine, 1977, 7: 596-599.

210. QUINTEN C, COENS C, MAUER M, et al. Baseline quality of life as aprognstic indicator of survival: A meta-analysis of individual patient data from EORTC clinical trials. Lancet Oncology, 2009, 10: 865-871.

211. QURESHI A R, ALVESTRAND A, DANIELSSON A, et al. Factors predicting malnutrition in hemodialysis patients: A crosssectional study. Kidney International, 1998, 53: 773-782.

212. RAJ D S C, ZAGER P, SHAH V O, et al. Protein turnover and aminoacid transport kinetics in end-stage renal disease. American Journal of Physiology. Endocrinology and Metabolism, 2004, 286: E136-E143.

213. RAUCHHAUS M, DOEHNER W, FRANCIS D P, et al. Plasma cytokine parameters and mortality in patients with chronic heart failure. Circulation, 2000, 102: 3060-3067.

214. REID J, NOBLE H, SLEE A, et al. Distinguishing between cachexia, sarcopenia and protein energy wasting in end-stage renal disease patients on dialysis. Palliative Medical Hospital Care Open Journal, 2016, 2: e11-e13.

215. RIGAS J R, SCHUSTER M, ORLOV S V, et al. Efect of ALD518, a humanized anti-IL-6 antibody, on lean body mass loss and symptoms in patients with advanced non-small cell lung cancer (NSCLC): Results of a phaseII randomized

double-blind safety and efficacy trial. Journal of Clinical Oncology, 2010, 28: 7622.

216. RONKAINEN P H, KOVANEN V, ALEN M, et al. Postmenopausal hormone replacement therapy modifies skeletal muscle composition and function: A study with monozygotic twin pairs. Journal of Applied Physiology, 2009, 107: 25-33.

217. ROSSIGNOL P, MASSON S, BARLERA S, et al. Loss in body weight is an independent prognostic factor for mortality in chronic heart failure: Insights from the GISSI-HF and Val-HeFT trials. European Journal of Heart Failure, 2015, 17: 424-433.

218. ROSSOUW J E, ANDERSON G L, PRENTICE R L, et al. Risks and benefits of estrogen plus progestin in healthy postmenopausal women- principal results from the Women'S Health Initiative randomized controlled trial. JAMA- Journal of the American Medical Association, 2002, 288: 321-333.

219. ROTH S M, MARTEL G F, IVEY F M, et al. High-volume, heavy-resistance strength training and muscle damage in young and older women. Journal Applied Physiology (1985), 2000, 88: 1112-1118.

220. ROZENTRYT P, VONHAEHLING S, LAINSCAK M, et al. The effects of a high-caloric protein-rich oral nutritional supplement in patients with chronic heart failure and cachexia on quality of life, body composition, and inflammation markers: A randomized, double-blind pilot study. Journal of Cachexia, Sarcopenia and Muscle, 2010, 1: 35-42.

221. RUDMAN D, FELLER A G, NAGRAJ H S, et al. Effects of human growth hormone in men over 60 years old. The New England Journal of Medicine, 1990, 323: 1-6.

222. RUTTEN E P A, FRANSSEN F M E, ENGELEN M P K J, et al. Greater whole-body myofibrillar protein breakdown in cachectic patients with chronic obstructive pulmonary disease. American Journal of Clinical Nutrition, 2006, 83: 829-834.

223. SACHECK J M, HYATT J P, RAFFAELLO A, et al. Rapid disuse and denervation atrophy involve transcriptional changes similar to those of muscle wasting during systemic diseases. The FASEB Journal, 2007, 21: 140-155.

224. SALIH D A, BRUNET A. FoxO transcription factors in the maintenance of cellular homeostasis during aging. Current Opinion in Cell Biology, 2008, 20: 126-136.

225. SAMARAS N, SAMARAS D, FRANGOS E, et al. A review of age-related dehydroepiandrosterone decline and its association with well-known geriatric syndromes: Is treatment beneficial? Rejuvenation Research, 2013, 16: 285-294.

226. SANCHEZ-LARA K, TURCOTT J G, JUAREZ-HERNANDEZ E, et al. Effects of an oral nutri- tional supplement containing eicosapentaenoicacidon nutritional and clinical outcomes in patients with advanced non-small cell lung cancer: Randomised trial. Clinical Nutrition, 2014, 33: 1017-1023.

227. SANDRI M. Signaling in muscle atrophy and hypertrophy. Physiology (Bethesda), 2008, 23: 160-170.

228. SCHOLS A M W J, SOETERS P B, MOSTERT R, et al. Physiological effects of nutritional support and anabolic-steroids in patients with chronic obstructive pulmonary disease a placebo-controlled randomized trial. American Journal of Respiratory and Critical Care Medicine, 1995, 152: 1268-1274.

229. SERGI G, COIN A, MARIN S, et al. Body composition and resting energy expenditure in elderly mate patients with chronic obstructive pulmonary disease. Respiratory Medicine, 2006, 100: 1918-1924.

230. SERRA-PRAT M, PAPIOL M, MONTEIS R, et al. Relationship between plasma ghrelin levels and sarcopenia in elderly subjects: A cross-sectional study. The Journal of Nutrition, Health & Aging, 2015, 19: 669-672.

231. SHARMA S, ARNEJA A, MCLEAN L, et al. Anabolic steroids in COPD: A review and preliminary results of a randomized trial. Chronic Respiratory Disease, 2008, 5: 169-176.

232. SIMONS J P F H A, SCHOLS A M W J, BUURMAN W A, et al. Weight loss and low body cell mass in males with lung cancer: Relationship with systemic inflammation, acute phase response, resting energy expenditure, and catabolic and anabolic hormones. Clinical Science, 1999, 97: 215-223.

233. SINCLAIR M, GOW P J, GROSSMANN M, et al. Review article: Sarcopenia in cirrhosis - aetiology, implications and potential therapeutic interventions. A limentary Pharmacology & Therapeutics, 2016a, 43: 765-777.

234. SINCLAIR M, GROSSMANN M, ANGUS P W, et al. Low testosterone as abetter predictor of mortality than sarcopenia in men with advanced liver disease. Journal of Gastroenterology and Hepatology, 2016b, 31: 661-667.

235. SINHA-HIKIM I, ARVER S, BEALL G, et al. The use of a sensitive equilibrium dialysis method for the measurement of free testosterone levels in healthy, cycling women and in human immunodeficiency virus infected women. The Journal of

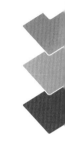

第一章

糖尿病和肥胖症的性别差异

Clinical Endocrinology and Metabolism, 1998, 83: 1312-1318.

236. SINHA-HIKIM I, TAYLOR W E, GONZALEZ-CADAVID N F, et al. Androgen receptor in human skeletal muscle and cultured muscle satellite cells: Up-regulation by androgen treatment. The Journal of Clinical Endocrinology and Metabolism, 2004, 89: 5245-5255.

237. SIPILA S, TAAFFE D R, CHENG S, et al. Effects of hormone replacement therapy and high-impact physical exerciseon skeletal muscle in post-menopausal women: A randomized placebo-controlled study. Clinical Science (London, England), 2001, 101: 147-157.

238. SIPILA S, NARICI M, KJAER M, et al. Sex hormones and skeletal muscle weakness. Biogerontology, 2013, 14: 231-245.

239. SNYDER P J, PEACHEY H, HANNOUSH P, et al. Effect of testosterone treatment on body composition and muscle strength in men over 65 years of age. The Journal of Clinical Endocrinology and Metabolism, 1999, 84: 2647-2653.

240. SNYDER P J, BHASIN S, CUNNINGHAM G R, et al. Effects of testosterone treatment in older men. The New England Journal of Medicine, 2016, 374: 611-624.

241. SORENSEN M B, ROSENFALCK A M, HOJGAARD L, et al. Obesity and sarcopenia after menopause are reversed by sex hormone replacement therapy. Obesity Research, 2001, 9: 622-626.

242. STENVINKEL P, BARANY P, CHUNG S H, et al. A comparative analysis of nutritional parameters as predictors of outcome in male and female ESRD patients. Nephrology, Dialysis, Transplantation, 2002, 17: 1266-1274.

243. STEPHENS N A, GRAY C, MACDONALD A J, et al. Sexual dimorphism modulates the impact of cancer cachexia on lower limb muscle mass and function. Clinical Nutrition, 2012, 31: 499-505.

244. STITT T N, DRUJAN D, CLARKE B A, et al. The IGF-1/PI3K/Akt pathway prevents expression of muscle atrophy-induced ubiquitin ligases by inhibiting FOXO transcription factors. Molecular Cell, 2004, 14: 395-403.

245. STOUT M, TEW G A, DOLL H, et al. Testosterone therapy during exercise rehabilitation in male patients with chronic heart failure who have low testosterone status: A double-blind randomized controlled feasibility study. American Heart Journal, 2012, 164: 893-901.

246. STRAIGHT C R, BRADY A O, EVANS E. Sex-specific relationships of physical activity, body composition, and muscle quality with lower-extremity physical function in older men and women. Menopause, 2015, 22: 297-303.

247. STRASSER F, PALMER J L, SCHOVER L R, et al. The impact of hypogonadism and autonomic dysfunction on fatigue, emotional function, and sexual desire in male patients with advanced cancer: A pilot study. Cancer, 2006, 107: 2949-2957.

248. STRATTON R J, BIRCHER G, FOUQUE D, et al. Multinutrient oral supplements and tube feeding in maintenance dialysis: A systematic review and meta-analysis. American Journal of Kidney Diseases, 2005, 46: 387-405.

249. SUN L J, SUN Y N, CHEN S J, et al. Resveratrol attenuates skeletal muscle atrophy induced by chronic kidney disease via MuRF1 signaling pathway. Biochemical and Biophysical Research Communications, 2017, 487: 83-89.

250. SUPASYNDH O, SATIRAPOJ B, ARAMWIT P, et al. Effect of oral anabolic steroid on muscle strength and muscle growth in hemodialysis patients. Clinical Journal of the American Society of Nephrology, 2013, 8: 271-279.

251. SVARTBERG J, AASEBO U, HJALMARSEN A, et al. Testosterone treatment improves body composition and sexual function in men with COPD, in a 6-month randomized controlled trial. Respiratory Medicine, 2004, 98: 906-913.

252. SZABO T, SCHERBAKOV N, SANDEK A, et al. Plasma adiponectin in heart failure with and without cachexia: Catabolic signal linking catabolism, symptomatic status, and prognosis. Nutrition, Metabolism, and Cardiovascular Diseases, 2014, 24: 50-56.

253. TAIRA A V, MERRICK G S, GALBREATH R W, et al. Pretreatment serum testosterone and androgend eprivation: Effect on disease recurrence and overall survival in prostate cancer patients treated with brachy therapy. International Journal of Radiation Oncology, Biology, Physics, 2009, 74: 1143-1149.

254. TANDON P, NEY M, IRWIN I, et al. Severe muscle depletion in patients on the liver transplant waitlist: Its prevalence and independent prognostic value. Liver Transplantation, 2012, 18: 1209-1216.

255. TEIXEIRA P J, GOING S B, HOUTKOOPER L B, et al. Resistance training in postmenopausal women with and without

hormone therapy. Medicine and Science in Sports and Exercise，2003，35：555-562.

256. TEMEL J S，ABERNETHY A P，CURROW D C，et al. Anamorelin in patients with non-small-cell lung cancer and cachexia（ROMANA1and ROMANA 2）：Results from two randomised，double-blind，phase 3 trials. Lancet Oncology，2016，17：519-531.

257. THERIAULT M E，PARE M E，MALTAIS F，et al. Satellite cells senescence in limb muscle of severe patients with COPD. Plos One，2012，7：e39124.

258. THOMPSON L V. Age-related muscle dysfunction. Experimental Gerontology，2009，44：106-111.

259. TOMA M，MCALISTER F A，COGLIANESE E E，et al. Testosterone supplementation in heart failure a meta-analysis. Circulation. Heart Failure，2012，5：315-321.

260. TRAISH A M，KANG H P，SAAD F，et al. Dehydroepiandrosterone（DHEA）-a precursor steroid or an active hormone in human physiology. The Journal of Sexual Medicine，2011，8：2960-2982. quiz 2983.

261. TSENG L A，DELMONICO M J，VISSER M，et al. Body composition explains sex differential in physical performance among older adults. The Journals of Gerontology. Series A，Biological Sciences and Medical Sciences，2014，69：93-100.

262. TUROLA E，PETTA S，VANNI E，et al. Ovarian senescence increases liver fibrosis in humans and zebrafish with steatosis. Disease Models & Mechanisms，2015，8：1037-1046.

263. UTECH A E，TADROS E M，HAYES T G，et al. Predicting survival in cancer patients：The role of cachexia and hormonal，nutritional and inflammatory markers. Journal of Cachexia，Sarcopenia and Muscle，2012，3：245-251.

264. UZUM A K，AYDIN M M，TUTUNCU Y，et al. Serum ghrelin and adiponectin levels are increased but serum leptin level is unchanged in low weight chronic obstructive pulmonary disease patients. European Journal of Internal Medicine，2014，25：364-369.

265. VALENTOVA M，VONHAEHLING S，BAUDITZ J，et al. Intestinal congestion and right ventricular dysfunction：A link with appetite loss，inflammation，and cachexia in chronic heart failure. European Heart Journal，2016，37：1684-1691.

266. VANDENBELD A W，DEJONG F H，GROBBEE D E，et al. Measures of bioavailable serum testosterone and estradiol and their relationships with muscle strength，bone density，and body composition in elderly men. The Journal of Clinical Endocrinology and Metabolism，2000，85：3276-3282.

267. VANDENBORST B，GOSKER H R，KOSTER A，et al. The influence of abdominal visceral fat on inflammatory pathways and mortality risk in obstructive lung disease. American Journal of Clinical Nutrition，2012，96：516-526.

268. VASCONSUELO A，PRONSATO L，RONDA A C，et al. Role of 17 beta-estradiol and testosterone in apoptosis. Steroids，2011，76：1223-1231.

269. VELEMA M S，KWA B H，DERONDE W. Should androgenic anabolic steroids be considered in the treatment regime of selected chronic obstructive pulmonary disease patients？Current Opinion in Pulmonary Medicine，2012，18：118-124.

270. VESCOVO G，VOLTERRANI M，ZENNARO R，et al. Apoptosis in the skeletal muscle of patients with heart failure：Investigation of clinical and biochemical changes. Heart，2000，84：431-437.

271. VESTBO J，PRESCOTT E，ALMDAL T，et al. Body mass，fat-free body mass，and prognosis in patients with chronic obstructive pulmonary disease from a random population sample - findings from the Copenhagen City Heart Study. American Journal of Respiratory and Critical Care Medicine，2006，173：79-83.

272. VILLAREAL D T，HOLLOSZY J O. Effect of DHEA on abdominal fat and insulin action in elderly women and men：A randomized controlled trial. JAMA，2004，292：2243-2248.

273. VIVODTZEV I，PEPIN J L，VOTTERO G，et al. Improvement in quadriceps strength and dyspnea in daily tasks after 1 month of electrical stimulation in severely deconditioned and malnourished COPD. Chest，2006，129：1540-1548.

274. VIVODTZEV I，DEBIGARE R，GAGNON P，et al. Functional and muscular effects of neuromuscular electrical stimulation in patients with severe COPD a randomized clinical trial. Chest，2012，141：716-725.

275. VOGIATZIS I，STRATAKOS G，SIMOES D C，et al. Effects of rehabilitative exercise on peripheral muscle TNF alpha，IL-6，IGF-I and MyoD expression in patients with COPD. Thorax，2007，62：950-956.

276. VONHAEHLING S. The wasting continuum in heart failure：From sarcopenia to cachexia. Proceedings of the Nutrition Society，2015，74：367-377.

277. VONHAEHLING S，MORLEY J E ANKER S D. An overview of sarcopenia：Factsand numbers on prevalence and clinical impact. Journal of Cachexia，Sarcopenia and Muscle，2010，1：129-133.

278. VONBANK K，STRASSER B，MONDRZYK J，et al. Strength training increases maximum working capacity in patients with COPD - randomized clinical trial comparing three training modalities. Respiratory Medicine，2012，106：557-563.

279. WATSON E L，GREENING N J，VIANA J L，et al. Progressive resistance exercise training in CKD：A feasibility study. American Journal of Kidney Diseases，2015，66：249-257.

280. WELCH A A. Nutritional influences on age-related skeletal muscle loss. The Proceedings of the Nutrition Society，2014，73：16-33.

281. WELLS R. Prednisolone and testosterone propionate in cirrhosis of the liver - a controlled trial. Lancet，1960，2：1416-1419.

282. WHITE H K，PETRIE C D，LANDSCHULZ W，et al. Effects of an oral growth hormone secretagogue in older adults. The Journal of Clinical Endocrinology and Metabolism，2009，94：1198-1206.

283. WHITE J P，BAYNES J W，WELLE S L，et al. The regulation of skeletal muscle protein turnover during the progression of cancer cachexia in the Apc（Min/+）mouse. PLoS One，2011，6：e24650.

284. WILLIAMSON D L，RAUE U，SLIVKA D R，et al. Resistance exercise，skeletal muscle FOXO3A，and 85-year-old women. The Journals of Gerontology. Series A，Biological Sciences and Medical Sciences，2010，65：335-343.

285. WOLF I，SADETZKI S，KANETY H，et al. Adiponectin，ghrelin，and leptin in cancer cachexia in breast and colon cancer patients. Cancer，2006，106：966-973.

286. WOLFE R，FERRANDO A，SHEFFIELD-MOORE M，et al. Testosterone and muscle protein metabolism. Mayo Clinic Proceedings，2000，75（Suppl）：S55-S59. discussion S59-S60.

287. YEH S S，DEGUZMAN B，KRAMER T，et al. Reversal of COPD-associated weight loss using the anabolic agent oxandrolone. Chest，2002，122：421-428.

288. YENDE S，WATERER G W，TOLLEY E A，et al. Inflammatory markers are associated with ventilatory limitation and muscle dysfunction in obstructive lung disease in well functioning elderly subjects. Thorax，2006，61：10-16.

289. ZAMBOM-FERRARESI F，CEBOLLERO P，GOROSTIAGA E M，et al. Effects of combined resistance and endurance training versus resistance training alone on strength，exercise capacity，and quality of life in patients with COPD. Journal of Cardiopulmonary Rehabilitation and Prevention，2015，35：446-453.

290. ZAMBONI M，ZOICO E，SCARTEZZINI T，et al. Body composition changes in stable weight elderly subjects：The effect of sex. Aging Clinical and Experimental Research，2003，15：321-327.

291. ZANOTTI E，FELICETTI G，MAINI M，et al. Peripheral muscle strength training in bed-bound patients with COPD receiving mechanical ventilation - effect of electrical stimulation. Chest，2003，124：292-296.

292. ZIETZ B，LOCK G，PLACH B，et al. Dysfunction of the hypothalamic-pituitary-glandular axes and relation to Child-Pugh classification in male patients with alcoholic and virus-related cirrhosis. European Journal of Gastroenterology & Hepatology，2003，15：495-501.

293. ZUMOFF B，STRAIN G W，MILLER L K，et al. Twenty-four-hour mean plasma testosterone concentration declines with age in normal premenopausal women. The Journal of Clinical Endocrinology and Metabolism，1995，80：1429-1430.

性与糖尿病

第十节 精细调控代谢和行为性别差异的"司令官"：下丘脑腹外侧 VMH 神经元的起源和功能

摘要

神经内分泌系统的中枢下丘脑已成为哺乳动物，尤其是啮齿类动物中具有性别二态性的最高级别大脑区域之一。这样看来，它们在控制性别依赖的生理差异中起关键作用也就显得不足为奇。该大脑区域作为首席执行官或主要监管者，主要通过整合外部和内部信号，调控着机体的生理稳态。本节中，描述了下丘脑的一个区域——下丘脑腹内侧核（ventromedial hypothalamus，VMH）的腹外侧（the ventrolateral subregion of the ventromedial hypothalamus，VMHvl）在调控能量稳态中的性别差异，重点关注男性和女性神经元在代谢和行为方面的不同功能。由于本书中其他章节已经阐述过 VMH 的信号通路在调控代谢相关性别差异方面的内容，本节的讨论将局限于调控性别二态性中枢 VMHvl 的发育，以及控制 VMHvl 功能和生理结局的关键调节因子。在过去的 10 年中，通过使用最先进遗传和分子生物工具进行的几项令人兴奋的新研究，理解了特定神经元如何协调男性和女性的一些生理反应。而结合了交叉空间和遗传方法的新技术现在可进一步帮助完善描述、探究和操控与能量代谢有关的重要两性神经回路问题。

引言

如果有人问一个很普遍的问题：为什么能量代谢环路中存在性别差异？答案很明确：保护和增强生殖能力。但该答案隐含雄性和雌性动物进行繁殖必须要经历进化压力。2017 年 Torre 和 Maggi 对该话题进行评论，描述了雌性而非雄性个体中，不断变化的环境如何通过进化压力来优化繁殖过程中能量的摄入和消耗。这种进化压力在无脊椎动物中很明显，尤其是胚胎期和哺乳期的脊椎动物。在过去的 20 年中，来自多个实验室的工作研究整体叙述了 VMHvl 中的神经元如何帮助控制有性别差异的男女行为和代谢反应（图 1-24）。VMHvl 是表达性类固醇雌激素、雌激素受体 α（ERα，由 *Esr1* 编码）的主要大脑区域之一，在产后女性中表达明显增加（图 1-25A）。随之也发现了其他 ERα 表达区域，包括位于下丘脑内侧基底部（medial basal hypothalamus，MBH）的弓状核（arcuate nucleus，ARC）、视前内侧区（medial preoptic area，MPOA）和终末纹床核（bed nucleus of the stria terminalis，BnST）。因为 VMHvl 神经核受体主要是核受体，所以可以合理地假设在 VMHvl 中，几乎所有的雌激素信号传导都通过基因组而不是非基因组方式起作用。1990 年 Koch 发现 ERα 的显著特征之一是啮齿动物的性别差异模式，雌性 VMHvl 的转录和蛋白质水平都比男性高。这在 2015 年 Correa 等的文献中也得到证实。而雌激素受体 β（ERβ），也称为 GPR30，和 7 次跨膜 G 蛋白偶联雌激素受体 1（GPER-1）的转录水平都超低，故贡献极小。但实际上，Zuloaga 和 Brailoiu 分别发现在成年 VMHvl 中，ERβ 和 GPER 的表达很少或检测不到。除此之外，2009 年 Wu 和 2014 年 Stanic 的团队发现 VMHvl 还表达编码芳香化酶的 Cyp19A1，而芳香化酶是雄激素局部转化为雌激素的必需酶。Yang 和 Shah 2014 年阐述到，在男性中，VMHvl 区中的芳香化酶表达使雄激素转化为雌激素，被认为是男性大脑早期男性化的关键。的确，如果通过标准居住 / 入

第一章 糖尿病和肥胖症的性别差异

侵方法检测雄性动物攻击发作的频率和持续时间，会发现雄性个体中芳香化酶的功能缺失会导致雄性攻击性行为下降。

另一种核受体，孕激素受体（PR）也在 VMHvl 中表达。PR 基因属于 ERα 公认的转录靶基因。2013 年 Yang 等人发现 PR 基因作为性别二态性基因在成年 VMHvl 中被检测到。随后 2015 年 Correa 等人发现在妊娠早期，PR 基因不仅在 VMHvl 表达，而是存在于整个 VMH 中。因此，PR 与 ERα 在 VMH 中的表达方式不一定在所有发育阶段都相同。实际上，早在 20 世纪 90 年代，Hagihara 和 Simerly 等团队的研究结果就表明：从出生后就可以观察到 ERα 表达方式呈很明确的性别依赖，但 PR 基因的转录本直到成年才出现性别差异。

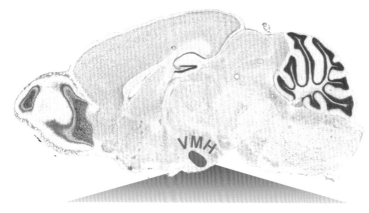

性别依赖的功能	VMH 的亚型标志物
能量消耗	ERa、NKX2-1、TAC-1
攻击性	ERa、PR
生殖行为	ERa、PR

非性别依赖的功能	
能量消耗	LEPR、IR、SF-1
恐惧	SF-1
焦虑	SF-1
葡萄糖稳态	SF-1

在下丘脑内，VMH（红色阴影区域）控制着能量代谢和行为的多个方面。瘦素受体（LEPR）和胰岛素受体（IR）的表达与 SF-1 有重叠，它们一起调控男性和女性的代谢，而 VMH 的性别依赖性功能则由表达 ERα 的 VMH 神经元介导。

图 1-24　由表达 ERα 的 VMHvl 神经元介导的性别依赖性 VMH 功能

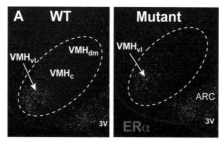

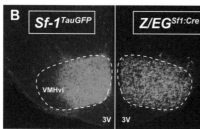

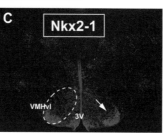

A. 免疫组化显示，雌性小鼠 ERα 仅在 VMHvl 和弓形核（ARC）表达。如文中所述，与 Nkx2-1fl/fl 对照雌性小鼠（WT）相比，Nkx2-1$^{Sf1-Cre}$ 突变雌性（Mutant）小鼠出生时 VMHERα 神经元更少。第三脑室（3V）。B. 使用携带 GFP 报告基因的 Sf-1^{TauGFP} 转基因小鼠，发现 VMHvl 神经元不表达 SF-1。然而，Cre 介导的谱系追踪实验（Z/EG）$^{Sf1: Cre}$ 揭示了大多数 VMHvl 神经元都来自表达 SF1 的前体神经元。C. 产后 NKX2-1 的表达主要在 ERα 阳性和 SF-1 阴性的 VMHvl 神经元。

图 1-25　调节女性能量稳态的 VMHvl 模型开发

性与糖尿病

VMH 介导能量消耗中的性别差异

关于 VMHvl 与雄激素的关系，可以查阅 2014 年 Yang 和 Shah 等的研究。如无特殊，一般情况下，结论都是来自大鼠和小鼠的研究。1 个世纪以前，Strominger 的开创性研究发现，女性的能量代谢与男性存在许多不同之处。第二次世界大战后，虽受限于当时的研究方法和试剂，Brobeck 等人还是观察到：雌性动物的发情周期和活动高峰密切相关，且常伴随食物的摄入减少。21 世纪，通过 SiRNA 或 Cre 基因技术干预雌激素信号传导的研究很明确地表示：VMHvl 是女性能量代谢性别差异的中心。2007 年 Musatov 等发现，实际上，敲除大鼠 VMH 中 ERα 的 ShRNA 会导致实验动物摄取食物增加，而饮食诱导的产热和活动量则减少，从而导致肥胖。Xu 等人在 2011 年使用 *Sf1-Cre* 小鼠条件性敲除 VMH 中的 ERα，发现雌性小鼠的棕色脂肪组织（BAT）产热降低，并且由于性腺脂肪垫的重量增加，雌性小鼠会出现轻度的短暂体重增加。应当提到的是，早在 2007 年，Musatov 等将针对 ERα 的 SiRNA 立体定向到整个 VMH 区域，早期研究发现动物的食物摄入量显著增加。然而，迄今为止，多项研究（2011 年 Xu、2015 年 Correa 和 H.A.I. 未发表的数据）使用 Cre 介导的 3 种不同转基因动物模型：*Esr1^{Sf1-Cre}*、*Esr1^{NKX-1Cre}* 和 *Nkx2-1^{Sf1-Cre}*，却未能得出小鼠 VMHvl 的雌激素信号直接控制食物摄入的观点。值得注意的是，在 VMHvl 中，与 *Sf1-Cre* 相比，*Nkx2-1^{Cre}* 小鼠的 Cre- 重组效率要高得多，可有效消除下丘脑亚区域中的所有 ERα。表 1-3 中列出了在 VMHvl 中消除 ERα 的这 3 种不同小鼠模型的表型。

表 1-3　敲除 VMHvl 中 ERα 的不同小鼠模型比较

表型	*Nkx2-1^{Sf1-Cre}*	*Esr1^{Sf1-Cre}*	*Esr1^{Nkx2-1Cre}*
ERα 表达	++	+	−
Tac1 表达	++	+++	+++
VMHvl 的神经元数量	++	+++	+++
生殖能力	有生育能力	不孕	不孕
体重（chow）	增加	短暂增加	无变化
BAT 产热	正常	降低	降低
食物摄入量	正常	正常	正常
运动	减少	持续降低	减少

注：+++= 野生型水平。该表的参考文献：Xu 等（2011）、Correa 等（2015）和未发布的数据（H.A.I）。

VMHvl 的发育

2013 年，Cheung 等观察到最早在胚胎（E）10.5 天可见 VMH，而这时神经元细胞还没有进行有丝分裂，提示 VMH 回路的形成始于神经生成，McClallan 在 2006 年也曾对此进行综述。借助 BrdU 标记，2003 年，Tran 等人观察到了脑室区（ventricular zone）向 VMHvl 的原始迁移过程。核受体类固醇生成因子 1（*SF-1*，*NR5A1*）在 E9 天时在 VMH 中开始表达，是整个 VMH 中最早表达的分子标记之一。尽管 VMH 神经元早期的形成和迁移不需要 SF-1，但该转录因子对于 VMH 神经元的终末分化和维持却至关重要。SF-1 的丢失会导致杏仁核的传出投射减少，从视前区到 VMH 的传出投影也会发生改变。

早期基于免疫荧光染色及 SF-1 蛋白和转录的原位杂交描述性研究，支持 SF-1 标记所有可能产生 VMH 胚胎神经元的设想。然而，将 SF-1 谱系和表达 SF-1 谱系的 VMH 神经元进行比较后发现，VMHv1 神经元簇，以及与之有联系的 ERα 神经元会在 VMH 内演变成一个独特的神经元亚群。

具体而言，在胚胎和出生后阶段，可用在 VMH 中广泛表达 SF-1 的 2 种方法追踪 SF-1 的表达和 VMH 的主要轴突投射（图 1-25B）。第一种方法是将麦胚芽凝集素（WGA）和 tau- 绿色荧光蛋白（tau GFP）串联成报告基因，然后把它们敲入到 Sf-1（Nr5a1）基因的 3' 非编码区（UTR），这称为 Sf-1^{TauGFP} 基因敲入模型，其中 WGA 和 GFP 在完整调控元件的控制下，可与 SF-1 基因共表达和调控。第二种方法是制备标准更高的 Cre 介导转基因模型，Sf1：Cre 转基因小鼠与 Z/EG 报告基因小鼠杂交，生成 Z/EGS^{f1：Cre} 转基因小鼠，在 Cre 介导的重组后可使 eGFP（增强的 GFP）持续稳定性表达。基于此研究发现，SF-1 神经元在 E10.5 天出现在推测的 VMH 区域，一直到 E14.5 天后才开始融合成常规的神经椭圆形核。即使在这个非常早期的发育阶段，显著的 VMH 神经投射功能仍然是显而易见的。此外，虽然人们普遍认为 SF-1 在整个 VMH 都有表达，但是如果 VMH 神经元被内源性 SF-1 启动子标记或被 Cre 重组替代，结果则大不相同。用 GFP+ 标记 VMH 的所有亚区域，通过直接比较 Sf-1^{TauGFP} 和 Z/EGSf1-Cre 转基因小鼠，得出如下结论：SF-1 在胚胎早期阶段呈瞬时表达，然后在形成 VMHv1 的前体神经元中沉默。这些结果暗示在 E14.5 天之前必须存在一些发育信号来沉默 VMHv1 中的 SF-1 表达。而此时，ERα 的表达已经开始，在这个关键点，SF-1 和 ERα 之间的相互作用尚不清楚。而转录组图谱分析的研究节点或在 E14.5 天之后，或贯穿整个 VMH 发育周期，故这个问题可能需要等待来自全面单细胞测序的数据分析。最终，对雄性和雌性动物中 VMHv1 进行详细的转录组分析，应该可以一窥 VMHv1 中存在的分子复杂性。当前，基于不同的表型结果，只能假设 VMHv1 独特的分子模型形成独特的神经回路，并最终导致有性别差异的生理结局。应该注意的是，在 VMHv1 附近确实存在数量有限的 ERα 神经元，它们共同表达 SF-1；远离 VMHv1 背侧的细胞尤其如此。在 VMH 其他 2 个子区域（中央和背内侧）中的 VMHv1 具有独特的分子特征，这与 VMHv1 中不表达 SF-1 的神经元参与了性别依赖性生理和行为的观点非常吻合。

✚ 能量消耗的性别差异

最近的研究表明，除 BAT 的产热作用之外，VMHv1 中雌激素敏感的神经元介导了个体的身体活动或运动。同源盒转录因子 Nkx2-1 在其中起了很大作用，该因子是胰腺、肺、甲状腺和脑等几个主要器官正常发育所必需的。NKX2-1 参与了许多大脑区域（包括腹侧下丘脑）的形成，腹侧下丘脑随后发育成 VMH。在成年雄性和雌性小鼠中，NKX2-1 同 ERα 一样，仅在 VMHv1 特异表达（图 1-25C）。根据免疫荧光检查，并使用 Nkx2-1Cre 小鼠和报告基因小鼠进行详细的谱系追踪技术发现：并非 VMHv1 中所有 NKX2-1 神经元都表达 ERα，在发育早期，NKX2-1 在整个预期的 MBH 中均有表达，且出现时间比 SF-1 更早、表达范围更广。如果 Nkx2-1 基因的表达完全缺失，会影响 VMH 和其他下丘脑核的发育，从而导致糖尿病。但是，如果在发育后期（E9 ~ E10 天）之后，通过 Sf1-Cre 技术沉默 NKX2-1 的表达，VMH 发育则不受影响。用 Synapsin-Cre 沉默 NKX2-1 的表达，可以观察到同样的结果。从这些和其他早期研究中，可以推测，NKX2-1 神经元是 VMH 中最早出现或最古老的神经元，其中表达 NKX2-1 的大多数细胞最终变成了 ERα 阳性的 VMHv1 神经元。此外，条件性敲除 VMHv1 中的 Nkx2-1，会使表达 ERα 的 VMHv1 神经元减少 30% 左右。这些数据验证了以下结论：VMHv1 中不是所有雌激素敏感神经元的发育或迁移均依赖于 NKX2-1。

在 VMHv1 亚群（Nkx2-1^{Sf1-Cre}）中敲除 Nkx2-1，与雄性相比，雌性动物活动量下降，但 BAT 产热能力和生育能力却没有变化，从而导致饮食无关的女性特异性肥胖症（图 1-26，表 1-3）。使用 Esr1Sf1-Cre 技术仅消除 VMH 中 ERα 的部分功能，小鼠的活动量所受影响较小，但 BAT 的产热和小鼠的繁殖能力却受到损伤。值得注意的是，在这 2 种模型中，雄性小鼠的能量代谢或繁殖力未发生变化。正如许多 Cre 系列转基因小鼠所证实

性与糖尿病

的，很少会出现人们所期望的时间和空间特异性。以 *Sf1-Cre* 转基因小鼠为例，实际上，它在外周内分泌器官和 VMH 中均具有活性。事实上，SF-1 在肾上腺、垂体前叶、性腺和脾发育早期即可大量表达。鉴于 *SF1-Cre* 影响早期原始双向潜能性腺和成年卵巢的分化，这些小鼠模型中描述的性别依赖性表型可能部分与下丘脑－垂体－性腺轴的反馈环被打破有关。

为了规避 Cre-Lox 系统存在的有限空间特异性问题，并更明确地证明了 VMH 神经元在参与运动行为中的作用，研究者们采用病毒载体携带特定药物激活的特定受体（DREADD）通过立体定向递送到 VMH 中表达的方法。结果发现，ERα 参与了雌性小鼠 VMH 神经元中药物遗传学介导或 DREADD 诱导的运动行为，而雄性小鼠中未观察到该现象（图 1-25），但耗氧量有轻度增加。尽管增加的耗氧量与运动量或产热并不相关，但不排除 VMHvl 神经元在雄性动物运动行为中起次要作用的可能性。实际上，VMHvl 中的兴奋性氨基酸（excitatory amino acid，EAA）被激活后诱导了雄性大鼠的运动活动增加。但与 DREADD 或 ChR- 诱导的雄性运动行为相比，DREADD 诱导的女性运动行为似乎更为敏感。事实上采用 DREADD 方法单一或有限地干预 VMHvl 神经元，也可观察到雌性小鼠运动量的增加。如此处所示，通过敲除 *ERα* 基因，钝化 DREADD 诱导的运动能力验证了 ERα 信号传导是激素诱导的机体运动行为主要介质之一，如先前关于 ERα 信号介导女性性行为的研究一样。如前述，试验性诱导包括社交恐惧、交配和攻击性在内，雄性运动行为的雌激素依赖性尚未得到证实。

以小鼠为实验模型的局限性之一难以明确女性激素的周期性变化与能量消耗变化之间的紧密联系。DREADD 诱导的雌性小鼠运动似乎对雌激素的正常波动不敏感。只有消除了所有的性腺激素或所有的 ERα 信号之后，才观察到雌激素信号对 DREADD 所诱导运动的明显影响。其他研究结果显示，发情周期对小鼠的运动几乎没有影响，大鼠发情周期对体力活动的影响远强于小鼠。现有及既往数据还表明，发情周期对雌性小鼠实验参数的影响被高估了，从而直接挑战了既往排斥应用两性差异来解释雌雄小鼠不同试验参数的错误观点。

Nkx2-1^{Sf-1-Cre} 和 *Esr1^{Sf1-Cre}* 小鼠模型之间生殖和能量代谢存在显著的表型差异，对于剖析女性 VMHvl 神经元复杂而协调的代谢和生殖功能具有指导意义。研究者们想通过阐述 VMHvl 中 ERα 的信号转导通路和靶基因，从而了解引起性别依赖性不同生理学结局的原因。在 VMHvl 神经元中，有一个同时表达 ERα 和 Tac1 的 NKX2-1 阳性 VMHvl 神经元亚群，这个亚群对雌性运动很重要（图 1-26），与雄性相比，雌性 VMHvl 中表达更丰富，而在 *Nkx2-1^{Sf-1-Cre}* 突变的雌性小鼠中却不存在。先前对大鼠的研究结果显示，*Tac1* 基因在 VMHvl 神经元中表达丰富。消除 VMHvl 神经元 ERα 的表达，可导致 *Nkx2-1^{Sf1-Cre}* 小鼠的 *Tac1* 转录减少，表明该神经肽可能参与雌性个体性别特异性的生理功能。然而，*Tac1* 不受 ERα 的直接调控。ERα^+ 和 Tac1^+ VMH 神经元可能投射到 MPOA 神经元，而 MPOA 神经元与雌激素诱导的大鼠运动有关。其他与运动有关的 VMH 投射可能包括丘脑底部和中脑运动区域，这些区域激活时会使大鼠受其控制的运动量增加，或人体中该大脑中枢受损会导致运动障碍。由于神经肽编码基因速激肽 1（*Tac1*）与雌激素敏感的 VMHvl 神经元有关，并且多表达在雌性个体，这激发了人们去了解其在介导性别依赖不同行为中作用的兴趣。遗憾的是，Karagiannides 等的 2 项研究均表明，当完全敲除 *Tac1* 及其受体（NK-1）后，雄性小鼠的葡萄糖稳态却得到改善，同时不易患饮食诱发的肥胖。尽管如此，这可能表明由 *Tac1* 编码的神经激肽 A（以前为 P 物质）作用与雌激素相反，可对抗负能量状态。

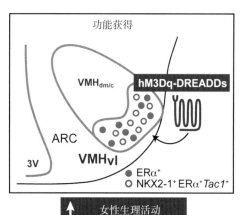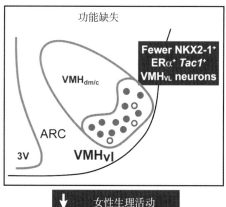

通过化学遗传修饰的方法激活 VMHvl 神经元能增加雌性动物的生理运动来提高能量消耗，这一过程需要 ERα 和 Tac1（左图）的参与。相反，减少 VMH$^{ERα, TAC}$1 神经元的数量会降低生理运动量，引发女性特异性肥胖（右图）。

图 1-26　VMH^{ERα} 神经元的不同亚群对诱发雌性小鼠生理运动的关键作用

➕ VMH 神经元的兴奋活动和性别差异

　　几乎所有的 VMH 神经元都表达类固醇生成因子 1（由 *Nr5a1* 编码的 SF-1）和囊泡谷氨酸转运蛋白 2（由 *Slc17a6* 编码的 VGLUT2）。VGLUT2 在 VMH 中的显著表达表明：兴奋性谷氨酸神经传递参与了 VMH 功能的多个方面，比如 VMHvl 神经元的性别二态性（图 1-27）。在雄性和雌性个体中，整个 VMH，包括 VMHvl 神经元大多数情况下不表达抑制性神经元的谷氨酸脱羧酶（Gad67）。先前的研究已经证实 VMH 与其他大脑代谢性的中枢（如弓状核）之间也存在谷氨酸能递质传递，所以可推测，破坏 VMH 的兴奋性神经传递可改变动物的食物摄入量，并增加对饮食诱导肥胖的敏感性。最初的研究是 Tong 等人完成的，他们在小鼠混合基因遗传背景下，使用 *Sf1-Cre*（*Vglut2$^{Sf1-Cre}$*）敲除小鼠 VMH 中的 Vglut2 表达并探讨了该问题。尽管这种方法瞄准的应该是 VMHvl 神经元，但他们公开的结果中却没有发现性别依赖的相应代谢指标变化。然而，他们发现，雌性和雄性小鼠的空腹血糖均降低，但进食后血糖不受影响，提示 VMH 兴奋性神经递质可拮抗低血糖反应。2015 年 Cheung 团队用 C57BL/6 小鼠重新做了类似实验。他们选择 C57BL/6 小鼠是因为该品系小鼠可出现自发体重增加和高血糖，是饮食诱导肥胖的理想动物模型。在这种小鼠背景下，Cheung 团队发现 VMH 的兴奋性神经传递在能量代谢方面确实存在性别差异。他们将给予 10 周龄的实验小鼠高脂饮食后，与 *Vglut2$^{fl/fl}$* 对照组相比，*Vglut2$^{Sf1-Cre}$* 雌性小鼠的体重增加减慢，而雄性小鼠两组体重差异不大。这与雌性小鼠不易出现 DIO 诱导肥胖的结果相一致，而腹腔葡萄糖耐量试验（IPGTT）也显示 *Vglut2$^{Sf1-Cre}$* 雌性小鼠的糖耐量较对照组有明显改善。这个结果与 2007 年 Tong 的报道有些矛盾，Tong 等发现给予小鼠高脂、高蔗糖的饮食后，雌性和雄性小鼠 *Vglut2$^{Sf1-Cre}$* 组体重均较 *Vglut2$^{fl/fl}$* 组高，这可能与小鼠的品系和饮食有关。

　　雌性 *Vglut2$^{Sf1-Cre}$* 小鼠体重减轻的原因尚不清楚，可能与雌激素信号激活引起的代谢有关。换句话说，VMHvl 神经元的兴奋性递质传递减少对能量平衡有消极影响。该结果推翻了一个简单的假设，即增强雌激素信号通路可使 VMH 神经递质兴奋性神经传递输出增加，换言之，抑制雌激素信号通路可减少 VMH 神经递质兴奋性神经传递，促进能量储存（图 1-27）。除此之外，由于该大脑区域与生殖行为紧密相关，所以有人推测，在营养过剩状态下，雌性动物中雌激素参与 VMH 的谷氨酸能神经元调节可最大限度地储存能量，从而适应营养不良状况下引发的生殖问题。

　　兴奋性神经元功能丧失后，行为性别差异也很明显。尽管雄性和雌性 *Vglut2$^{Sf1-Cre}$* 小鼠在标准测试中（如空阔的地方或高架迷宫中）未表现出明显焦虑，但雄性 *Vglut2^{Sf1-Cre}* 小鼠却有更大的探究驱动力。正如上述引用的文献那样，常驻的雄性 *Vglut2^{Sf1-Cre}* 小鼠与 *Vglut2^{fl/fl}* 对照小鼠相比攻击性和攻击频率均显著减低。总之，*Vglut2^{Sf1-Cre}* 小鼠表现出的表型与 VMHv1 参与调节性别依赖的能量代谢反应和社会行为的新证据一致。特异针对 VMHv1 中不同分子兴奋性输出的研究对于剖析和描绘控制男性和女性能量代谢和生理行为的神经环路非常重要。

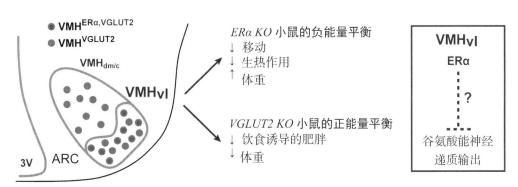

VMH^{VGLUT2} 和 VMH^{ERα, VGLUT2} 神经元的相对分布，以及敲除 *ERα* 或 *VGLUT2* 基因后导致的代谢结局的摘要。在 VMH 中敲除 *ERα* 或 *VGLUT2* 后，在突变雌性小鼠中观察到相反的代谢表型，表明 ERα 信号传导降低 VMHv1 的谷氨酸兴奋性递质释放。

图 1-27　沉默谷氨酸能 VMH 兴奋性神经元可促进雌性小鼠负能量平衡

未来展望

　　当前最关键和紧迫的问题之一是雄性和雌性动物 ERα 神经元介导的类固醇信号传导如何调控运动行为或生理行为。因此，虽然在小鼠模型中雌激素信号通路可明显影响女性的能量消耗，但雌激素和大脑神经元输出之间的连接点仍不清楚。雄性和雌性动物 VMHv1 神经元的不同可能很大程度与依赖类固醇信号传导有关。如上所述，要充分理解这些性别相关结局如何在不同 VMHv1 神经元分子模块中建立，需要应用更新的方法对 VMHv1 神经元进行更细致的观察和更精确的遗传操作。如果雌激素敏感的 VMHv1 神经元不是通过自身直接作用于下游 *ERα* 基因，则可能使这项任务更具挑战性。目前，尚不清楚如何将小鼠动物模型中的新发现应用于人类自身，若想更好地了解雌激素对女性健康的全部代谢益处，这一点尤为重要。

（翻译：刘艳霞　审校：刘彦玲）

参考文献

1. BRAILOIU E，DUN S L，BRAILOIU G C，et al. Distribution and characterization of estrogen receptor G protein-coupled receptor 30 in the rat central nervous system. The Journal of Endocrinology，2007，193：311-321.

2. BRAZ J M，RICO B，BASBAUM A I. Transneuronal tracing of diverse CNS circuits by Cre-mediated induction of wheat germ agglutinin in transgenic mice. Proceedings of the National Academy of Sciences of the United States of America，2002，99：15148-15153.

3. BROBECK J R，WHEATLAND M，STROMINGER J L. Variations in regulation of energy exchange associated with estrus，diestrus and pseudopregnancy in rats. Endocrinology，1947，40：65-72.

4. BROCK O，DE MEES C，BAKKER J. Hypothalamic expression of oestrogen receptor alpha and androgen receptor is sex-，age- and region-dependent in mice. Journal of Neuroendocrinology，2015，27：264-276.

5. BUDEFELD T, TOBET S A, MAJDIC G. Altered position of cell bodies and fibers in the ventromedial region in SF-1 knockout mice. Experimental Neurology, 2011, 232: 176-184.

6. CHEUNG C C, KRAUSE W C, EDWARDS R H, et al. Sex-dependent changes in metabolism and behavior, as well as reduced anxiety after eliminating ventromedial hypothalamus excitatory output. Molecular Metabolism, 2015, 4: 857-866.

7. CHEUNG C C, KURRASCH D M, LIANG J K, et al. Genetic labeling of steroidogenic factor-1 (SF-1) neurons in mice reveals ventromedial nucleus of the hypothalamus (VMH) circuitry beginning at neurogenesis and development of a separate non-SF-1 neuronal cluster in the ventrolateral VMH. The Journal of Comparative Neurology, 2012, 521: 1268-1288.

8. CHIMENTO A, SIRIANNI R, CASABURI I, et al. Role of estrogen receptors and g protein-coupled estrogen receptor in regulation of hypothalamus-pituitary-testis axis and spermatogenesis. Frontiers in Endocrinology (Lausanne), 2014, 5: 1.

9. COLLINS S, MARTIN T L, SURWIT R S, et al. Genetic vulnerability to diet-induced obesity in the C57BL/6J mouse: Physiological and molecular characteristics. Physiology & Behavior, 2004, 81: 243-248.

10. CORREA S M, NEWSTORM D W, WARNE J P, et al. An estrogen-responsive module in the ventromedial hypothalamus selectively drives sex-specific activity in females. Cell Reports, 2015, 10: 62-74.

11. DAVIS A M, SENEY M L, STALLINGS N R, et al. Loss of steroidogenic factor 1 alters cellular topography in the mouse ventromedial nucleus of the hypothalamus. Journal of Neurobiology, 2004, 60: 424-436.

12. DELLA TORRE S, MAGGI A. Sex differences: A resultant of an evolutionary pressure? Cell Metabolism, 2017, 25: 499-505.

13. DHILLON H, ZIGMAN J M, YE C, et al. Leptin directly activates SF1 neurons in the VMH, and this action by leptin is required for normal body-weight homeostasis. Neuron, 2006, 49: 191-203.

14. DORNAN W A, AKESSON T R, MICEVYCH P E. A substance P projection from the VMH to the dorsal midbrain central gray: Implication for lordosis. Brain Research Bulletin, 1990, 25: 791-796.

15. FAHRBACH S E, MEISEL R L, PFAFF D W. Preoptic implants of estradiol increase wheel running but not the open field activity of female rats. Physiology & Behavior, 1985, 35: 985-992.

16. FREMEAU R T, JR TROYER M D, PAHNER I, et al. The expression of vesicular glutamate transporters defines two classes of excitatory synapse. Neuron, 2001, 31: 247-260.

17. FU L Y, VAN DEN POL A N. Agouti-related peptide and MC3/4 receptor agonists both inhibit excitatory hypothalamic ventromedial nucleus neurons. The Journal of Neuroscience, 2008, 28: 5433-5449.

18. HAGIHARA K, HIRATA S, OSADA T, et al. Distribution of cells containing progesterone receptor mRNA in the female rat di- and telencephalon: An in situ hybridization study. Brain Research Molecular Brain Research, 1992, 14: 239-249.

19. HATHOUT G M, BHIDAYASIRI R. Midbrain ataxia: An introduction to the mesencephalic locomotor region and the pedunculopontine nucleus. AJR American Journal of Roentgenology, 2005, 184: 953-956.

20. IKEDA Y, SHEN W H, INGRAHAM H A, et al. Developmental expression of mouse steroidogenic factor-1, an essential regulator of the steroid hydroxylases. Molecular Endocrinology, 1994, 8: 654-662.

21. IKEDA Y, LUO X, ABBUD R, et al. The nuclear receptor steroidogenic factor 1 is essential for the formation of the ventromedial hypothalamic nucleus. Molecular Endocrinology, 1995, 9: 478-486.

22. IKEDA Y, TAKEDA Y, SHIKAYAMA T, et al. Comparative localization of Dax-1 and Ad4BP/SF-1 during development of the hypothalamic-pituitary- gonadal axis suggests their closely related and distinct functions. Developmental Dynamics, 2001, 220: 363-376.

23. INGRAHAM H A, LALA D S, IKEDA Y, et al. The nuclear receptor steroidogenic factor 1 acts at multiple levels of the reproductive axis. Genes & Development, 1994, 8: 2302-2312.

24. KARAGIANNIDES I, BAKIRTZI K, KOKKOTOU E, et al. Role of substance P in the regulation of glucose metabolism via insulin signaling-associated pathways. Endocrinology, 2011a, 152: 4571-4580.

25. KARAGIANNIDES I, STAVRAKIS D, BAKIRTZI K, et al. Substance P (SP)-neurokinin-1 receptor (NK-1R) alters adipose tissue responses to high-fat diet and insulin action. Endocrinology, 2011b, 152: 2197-2205.

26. KIMURA S, HARA Y, PINEAU T, et al. The T/ebp null mouse: Thyroid-specific enhancer-binding protein is essential for the organogenesis of the thyroid, lung, ventral forebrain, and pituitary. Genes & Development, 1996, 10: 60-69.

性与糖尿病

27. KOCH M. Effects of treatment with estradiol and parental experience on the number and distribution of estrogen-binding neurons in the ovariectomized mouse brain. Neuroendocrinology，1990，51：505-514.

28. KOPP C，RESSEL V，WIGGER E，et al. Influence of estrus cycle and ageing on activity patterns in two inbred mouse strains. Behavioural Brain Research，2006，167：165-174.

29. KURRASCH D M，CHEUNG C C，LEE F Y，et al. The neonatal ventromedial hypothalamus transcriptome reveals novel markers with spatially distinct patterning. The Journal of Neuroscience，2007，27：13624-13634.

30. LEE H，KIM D W，REMEDIOS R，et al. Scalable control of mounting and attack by Esr1+ neurons in the ventromedial hypothalamus. Nature，2014，509：627-632.

31. LUNAHN D B，MOYER J S，GOLDING T S，et al. Alteration of reproductive function but not prenatal sexual development after insertional disruption of the mouse estrogen receptor gene. Proceedings of the National Academy of Sciences of the United States of America，1993，90：11162-11166.

32. MARIN O，BAKER J，PUELLES L，et al. Patterning of the basal telencephalon and hypothalamus is essential for guidance of cortical projections. Development，2002，129：761-773.

33. MASTRONARDI C，SMILEY G G，RABER J，et al. Deletion of the Ttf1 gene in differentiated neurons disrupts female reproduction without impairing basal ganglia function. The Journal of Neuroscience，2006，26：13167-13179.

34. MCCALL K. Eggs over easy：Cell death in the drosophila ovary. Developmental Biology，2004，274：3-14.

35. MCCLALLAN K M，PARKER K L，TOBET S. Development of the ventromedial nucleus of the hypothalamus. Frontiers in Neuroendocrinology，2006，27：193-209.

36. MONTGOMERY M K，HALLAHAN N L，Brown S H，et al. Mouse strain-dependent variation in obesity and glucose homeostasis in response to high-fat feeding. Diabetologia，2013，56：1129-1139.

37. MUSATOV S，CHEN W，PFAFF D W，et al. RNAi-mediated silencing of estrogen receptor {alpha} in the ventromedial nucleus of hypothalamus abolishes female sexual behaviors. Proceedings of the National Academy of Sciences of the United States of America，2006，103：10456-10460.

38. MUSATOV S，CHEN W，PFAFF D W，et al. Silencing of estrogen receptor alpha in the ventromedial nucleus of hypothalamus leads to metabolic syndrome. Proceedings of the National Academy of Sciences of the United States of America，2007，104：2501-2506.

39. NARITA K，YOKAWA T，NIDHIHARA M，et al. Interaction between excitatory and inhibitory amino acids in the ventromedial nucleus of the hypothalamus in inducing hyper-running. Brain Research，1993，603：243-247.

40. OGAWA S，ENG V，TAYLOR J，et al. Roles of estrogen receptor-alpha gene expression in reproduction-related behaviors in female mice. Endocrinology，1998，139：5070-5081.

41. PRENDERGAST B J，ONISHI K G，ZUCKER I. Female mice liberated for inclusion in neuroscience and biomedical research. Neuroscience and Biobehavioral Reviews，2014，40：1-5.

42. PROSSNITZ E R，ARTERBURN J B，SMITH H O，et al. Estrogen signaling through the transmembrane G protein-coupled receptor GPR30. Annual Review of Physiology，2008，70：165-190.

43. SALVATIERRA J，LEE D A，ZIBETTI C，et al. The LIM homeodomain factor Lhx2 is required for hypothalamic tanycyte specification and differentiation. The Journal of Neuroscience，2014，34：16809-16820.

44. SHEN W H，MOORE C C，IKEDA Y，et al. Nuclear receptor steroidogenic factor 1 regulates the mullerian inhibiting substance gene：A link to the sex determination cascade. Cell，1994，77：651-661.

45. SHIMAMURA K，RUBENSTEIN J L. Inductive interactions direct early regionalization of the mouse forebrain. Development，1997，124：2709-2718.

46. SILVA B A，MATTUCCI C，KRZYWKOWSKI P，et al. Independent hypothalamic circuits for social and predator fear. Nature Neuroscience，2013，16：1731-1733.

47. SIMERLY R B，CHANG C，MURAMATSU M，et al. Distribution of androgen and estrogen receptor mRNA-containing cells in the rat brain：An in situ hybridization study. The Journal of Comparative Neurology，1990，294：76-95.

48. SKINNER R D，GARCIA-RILL E. The mesencephalic locomotor region（MLR）in the rat. Brain Research，1984，323：385-389.

49. SPITERI T, OGAWA S, MUSATOV S, et al. The role of the estrogen receptor alpha in the medial preoptic area in sexual incentive motivation, proceptivity and receptivity, anxiety, and wheel running in female rats. Behavioural Brain Research, 2012, 230: 11-20.

50. STANIC D, DUBOIS S, CHUA H K, et al. Characterization of aromatase expression in the adult male and female mouse brain. I. Coexistence with oestrogen receptors alpha and beta, and androgen receptors. PLoS One, 2014, 9: e90451.

51. STERNSON S M, SHEPHERD G M, FRIEDMAN J M. Topographic mapping of VMH − > arcuate nucleus microcircuits and their reorganization by fasting. Nature Neuroscience, 2005, 8: 1356-1363.

52. SUSSEL L, KALAMARAS J, HARTIGAN-O'CONNOR D J, et al. Mice lacking the homeodomain transcription factor Nkx2. 2 have diabetes due to arrested differentiation of pancreatic beta cells. Development, 1998, 125: 2213-2221.

53. SUSSEL L, MARIN O, KIMURA S, et al. Loss of Nkx2. 1 homeobox gene function results in a ventral to dorsal molecular respecification within the basal telencephalon: Evidence for a transformation of the pallidum into the striatum. Development, 1999, 126: 3359-3370.

54. TONG Q, YE C, MCCRIMMON R J, et al. Synaptic glutamate release by ventromedial hypothalamic neurons is part of the neurocircuitry that prevents hypoglycemia. Cell Metabolism, 2007, 5: 383-393.

55. TRAN P V, LEE M B, MARIN O, et al. Requirement of the orphan nuclear receptor SF-1 in terminal differentiation of ventromedial hypothalamic neurons. Molecular and Cellular Neurosciences, 2003, 22: 441-453.

56. WU M V, MANOLI D S, FRASER E J, et al. Estrogen masculinizes neural pathways and sex-specific behaviors. Cell, 2009, 139: 61-72.

57. XU Y, NEDUGADI T P, ZHU L, et al. Distinct hypothalamic neurons mediate estrogenic effects on energy homeostasis and reproduction. Cell Metabolism, 2011, 14: 453-465.

58. YANG C F, SHAH N M. Representing sex in the brain, one module at a time. Neuron, 2014, 82: 261-278.

59. YANG C F, CHIANG M C, GRAY D C, et al. Sexually dimorphic neurons in the ventromedial hypothalamus govern mating in both sexes and aggression in males. Cell, 2013, 153: 896-909.

60. YEE C L, WANG Y, ANDERSON S, et al. Arcuate nucleus expression of NKX2. 1 and DLX and lineages expressing these transcription factors in neuropeptide Y (+), proopiomelanocortin (+), and tyrosine hydroxylase (+) neurons in neonatal and adult mice. The Journal of Comparative Neurology, 2009, 517: 37-50.

61. ZIEGLER D R, CULLINAN W E, HERMAN J P. Distribution of vesicular glutamate transporter mRNA in rat hypothalamus. The Journal of Comparative Neurology, 2002, 448: 217-229.

62. ZULOAGA D G, ZULOAGA K L, HINDS L R, et al. Estrogen receptor beta expression in the mouse forebrain: Age and sex differences. The Journal of Comparative Neurology, 2014, 522: 358-371.

性与糖尿病

第二章

雌激素在代谢稳态中的作用

第一节　女性绝经、雌激素和葡萄糖稳态

📖 摘要

　　随机试验表明绝经激素治疗（menopausal hormone therapy，MHT）可以预防 2 型糖尿病。然而，其预防糖尿病的作用机制仍存在争议。本节通过流行病学和临床证据分析揭示绝经和 MHT 对 2 型糖尿病发生和预防的作用机制。另外，本节讨论了雌二醇对葡萄糖稳态的有益作用，即葡萄糖稳态在绝经期丧失并可通过 MHT 改善，从而延缓 2 型糖尿病的发生。本节旨在分析绝经和 MHT 对 2 型糖尿病影响的不同研究之间的差异，并认为该差异是由评估葡萄糖稳态方法的生理差异引起的。

🩺 引言

　　大型随机对照试验表明，MHT 可以降低女性 2 型糖尿病的发病率。然而，对其机制的研究却很少。本节的目的是综合有关绝经和 MHT 对女性 2 型糖尿病发病风险影响的流行病学和临床证据，讨论绝经和 MHT 影响女性胰腺 β 细胞功能和胰岛素敏感性的机制。既往已对动物研究进行了阐述，所以本节着重于女性研究。本节也阐述了选择性雌激素受体调节剂对绝经后女性葡萄糖稳态和糖尿病的作用。

🩺 绝经会改变体内葡萄糖稳态吗？

　　尽管在啮齿类动物模型中有大量证据表明，雌激素对葡萄糖稳态有益并且可预防糖尿病，但绝经对女性血糖代谢障碍的确切影响尚不清楚。事实上，基础研究已利用啮齿类动物卵巢切除作为急性绝经的模型。但是女性的自然绝经是一个复杂的过程，包括进行性卵巢功能衰竭、雄激素相对过剩、衰老、中心性肥胖增加和体育活动减少等。

　　遗憾的是，应用精确测量葡萄糖稳态来评估绝经对胰岛素抵抗影响的研究是有限的。一项大型研究通过对女性进行静脉葡萄糖耐量试验，并对年龄和 BMI 进行校正，发现绝经后女性的非胰岛素依赖性葡萄糖摄取（葡萄糖有效性）显著降低，而胰岛素敏感性增加。另有一些研究应用高胰岛素正常血糖钳夹试验（评估全身胰岛素作用的金标准）发现，校正后，年龄相仿的绝经前后女性之间的胰岛素作用无差异。因此，绝经有可能以非胰岛素依赖性方式改变葡萄糖促进自我代谢的能力，在稳定状态下行高胰岛素正常血糖钳夹试验是无法检测到的。

　　尽管关于绝经对女性胰岛素分泌影响的研究很少，但研究表明绝经会引起 β 细胞功能障碍。绝经后女性的肝胰岛素清除率较绝经前降低，但在葡萄糖负荷试验中循环的胰岛素浓度无变化。这表明绝经改变 β 细胞的方式无法通过临床评估葡萄糖和胰岛素水平来检测，而仅在动态试验和检测 C 肽时才能揭示。雌激素对女性胰岛功能的影响尚需进一步研究。2 项研究强调了内源性雌激素在预防女性糖尿病中的重要性。InterAct 研究是一项随访超过 10 年的前瞻性病例队列研究，发现绝经过早可导致 E_2 缺乏时间延长，与 2 型糖尿病发生的高风险有关。Rotterdam 研究是一项基于人群的前瞻性队列研究，进行了超过 9 年的随访，发现自然绝经期提前是绝经后女性患 2 型糖尿病的独立危险因素。

性与糖尿病

🏥 MHT 对糖尿病的预防作用

现有研究均没有将 MHT 对糖尿病预防的影响作为主要终点，现有数据也不能很好地揭示雌激素对 2 型糖尿病的预防作用。纳入超过 100 项随机试验的荟萃分析显示，通过使用胰岛素抵抗稳态模型评估（homeostasis model assessment of insulin resistance，HOMA-IR），将 MHT 与安慰剂或无治疗的非糖尿病女性进行比较，发现 MHT 与空腹血糖和胰岛素水平下降有关，从而改善胰岛素抵抗。相似的荟萃分析表明，接受 MHT 治疗可使糖尿病的发病率降低 30%。绝经后雌激素 / 孕激素干预（post menopausal estrogen/progestin interventions，PEPI）研究是首个大型的随机安慰剂对照试验（randomized placebo-controlled trial，RCT），通过 3 年的随访，评估含或不含孕激素的孕马结合雌激素（conjugated equine estrogens，CE）对绝经后女性糖尿病发病率的影响。PEPI 研究发现接受 MHT 的女性空腹血糖和胰岛素水平显著降低，表明胰岛素敏感性改善。心脏和雌激素 / 孕激素治疗研究（the heart and estrogen/progestin replacement study，HERS）探讨了 MHT 或安慰剂对患冠心病 4 年以上的绝经后女性糖尿病发病率的影响。研究发现 MHT 组糖尿病发病率降低了 35%，主要归因于接受 MHT 的女性空腹血糖水平降低。妇女健康倡议（the women's health initiative，WHI）雌激素联合激素试验（estrogen plus progestin trial，CE/MPA）是无糖尿病基础病的绝经后女性中规模最大、最新的 RCT 研究。WHI 研究了使用降糖药物治疗后糖尿病的发生情况。与安慰剂组相比，试验 1 年后，积极治疗组的空腹血糖和胰岛素水平下降，HOMA-IR 水平降低。经过平均 6 年的随访，糖尿病的发病率相对减少了 20%。在 HERS 和 WHI 研究中，经随机化校正后，结果显示 MHT 的抗糖尿病作用与 BMI 降低无关，这表明 MHT 对糖尿病的预防有直接益处，而与脂肪减少无关。在 WHI 研究中，仅使用 CE 的女性糖尿病发病风险亦降低。与 CE 疗法降低糖尿病风险的效果一致，在对 2 个 WHI 试验进行 13 年随访的延长干预后，发现糖尿病发病风险显著降低。这些 RCT 试验证实了大型观察性研究的结论。例如，"护士健康研究"（the nurses' health study，NHS）显示，与以前使用 MHT 和从未使用过 MHT 的女性相比，正在接受 MHT 的女性糖尿病发病率降低了 20%。法国全国妇女教育研究小组（the etude epidémiologique de femmes de la mutuelle générale de l'education nationale，E3N）的前瞻性队列研究是绝经后女性中规模最大的观察性研究之一，经过 1 年的随访，发现接受 MHT 治疗女性的糖尿病发病率较从未使用过 MHT 女性降低了 25%。此外，一项针对女性绝经后早期的队列研究显示，与未使用 MHT 的女性相比，接受 MHT 的女性其糖尿病发病率降低了 69%。显然，为了得出更明确的结论，有必要进行大型的 RCT 研究，将 MHT 对糖尿病预防的影响作为主要终点。

在 PEPI 试验中，MHT 可降低空腹血糖水平但却升高餐后血糖水平。在 Women's HOPE RCT 和横断面 Rancho Bernardo 研究中，也观察到了 MHT 对非糖尿病绝经后女性的这种作用。无论是否服用孕激素都能观察到 MHT 对餐后血糖的这种作用，这很可能是由于 CE 所致。轻微的葡萄糖耐量受损不会改变慢性血糖控制，因为大型 RCT 已发现 MHT 与糖尿病发病率降低和 HbA1c 降低相关。

MHT 也被证实可改善患糖尿病绝经后女性的血糖控制，并使糖尿病女性的 HOMA-IR 平均降低 36%，这比未患有糖尿病绝经后女性的 HOMA-IR 降低幅度更大。HERS 研究中患有糖尿病的女性占 1/4，尽管这项研究得出结论的证据不足，但其研究结果与 MHT 对糖尿病女性空腹血糖的有益作用是一致的。在 2 项安慰剂对照、随机、交叉试验中，对绝经后 2 型糖尿病女性进行 CE 或 E_2 治疗，发现雌激素可降低空腹血糖、HbA1c 和胰岛素抵抗，但不影响餐后血糖水平。同样，在一项针对患有 2 型糖尿病的绝经后女性接受 E_2 治疗的 RCT 研究中，E_2 可降低 HbA1c 水平，并增加肝胰岛素敏感性。因此，这些研究与 MHT 对患糖尿病绝经后女性血糖控制有益的结论是一致的。

最近研究已对雌激素不同给药途径（口服与经皮）对葡萄糖稳态和糖尿病的影响进行了比较。

MHT 对胰岛素分泌和敏感性的影响

研究表明，MHT 可减少内脏脂肪，这有助于 MHT 的抗糖尿病作用。但是，在 RCT 研究中，MHT 对绝经后女性的抗糖尿病作用与 BMI 和腰围的降低无关。大型观察性研究 NHS 和 E3N 也证实了类似的结果。因此，现有证据表明，雌激素可通过直接增加胰岛素敏感性或胰岛素分泌来改善葡萄糖稳态。

（1）MHT 改善胰岛素敏感性

一项荟萃分析表明，MHT 改善胰岛素敏感性基于 HOMA-IR 的改善，后者结合了空腹血糖和胰岛素水平。但是，通过高胰岛素正常血糖钳夹试验评估全身胰岛素的作用，发现 MHT 对胰岛素作用无影响，因此，内分泌学会发表了一项结论，认为 MHT 可独立于胰岛素敏感性而改善葡萄糖稳态。然而，雌激素疗法并不能改善全身胰岛素的作用（通过高胰岛素正常血糖钳夹试验评估），这一发现与其改善 HOMA-IR 和预防糖尿病的研究存在冲突。

对这些差异的一种可能解释是，高胰岛素正常血糖钳夹试验并非旨在评估 MHT 的"机会之窗"，并且在大多数研究中年龄差异很大。最近一项研究发现 E_2 在女性绝经后早期（绝经少于 6 年）有增加全身胰岛素的作用，而在绝经后晚期（绝经超过 10 年）则有降低全身胰岛素作用。这表明 E_2 对胰岛素敏感性的有益作用取决于绝经时间的长短。

另一种可能解释是，雌激素改善葡萄糖稳态可能独立于全身胰岛素作用，后者可通过高胰岛素正常血糖钳夹试验测定，其仅代表了胰岛素依赖性部分的葡萄糖摄取。雌激素治疗可能提高女性非胰岛素依赖性的葡萄糖摄取或葡萄糖有效性，而这种作用是稳态条件下使用高胰岛素正常血糖钳夹试验无法检测到的。需要开展新的研究来阐明胰岛素依赖性和非依赖性的 MHT 作用机制。

（2）MHT 改善胰岛素分泌

最近有研究阐述雌激素治疗对胰腺 β 细胞功能的有益影响。在多种促凋亡因子的作用下，雌激素可促进啮齿动物和人类的胰岛存活并维持胰岛功能。重要的是，在糖尿病损伤的情况下，体内出现如促炎性细胞因子增多、氧化应激、高糖和脂毒性环境，雌激素治疗可保护体外培养的人胰岛存活和功能。体内研究发现雌激素还能维持移植到免疫缺陷糖尿病小鼠体内胰岛的功能。在这种背景下，雌激素治疗可能对绝经后女性的胰岛 β 细胞功能和胰岛素分泌具有有益作用，这一观点得到了多项研究的支持。这些研究使用静脉或口服葡萄糖耐量试验，然后对血浆葡萄糖、胰岛素和 C 肽水平进行数学建模，评估 β 细胞的功能。总之，绝经后女性 β 细胞功能的研究与 MHT 增加葡萄糖刺激的胰岛素分泌（C 肽）和增强肝胰岛素清除率（C 肽与胰岛素之比）的有益作用相一致，虽然胰岛素水平不变，但可通过胰岛素摄取增强肝脏胰岛素作用。

总之，雌激素对 β 细胞胰岛素分泌和肝胰岛素清除率具有有利影响，从而导致葡萄糖稳态保持不变。这些作用在绝经后消失，但可通过 MHT 治疗恢复。

结论和未来方向

本节提出的证据表明，内源性雌二醇的生理窗口对维持葡萄糖稳态具有有利作用，这种稳态在绝经后丧失，从而使绝经后女性易患 2 型糖尿病。MHT 治疗可增加胰岛素分泌，提高葡萄糖自身代谢效能和胰岛素敏感性。使用 HOMA-IR 和静脉或口服葡萄糖耐量试验等临床指标可检测到胰岛素敏感性的改善，但在稳态下的高胰岛素正常血糖钳夹试验则无法检测到。尽管如此，RCT 研究发现，使用 MHT 可降低女性 2 型糖尿病的发病率。由于其风险与收益之间的复杂关系，因此，MHT 未获得 FDA 批准用于预防女性 2 型糖尿病。

雌激素面临的挑战是其长期用于慢性疾病预防时的不良反应。未来的治疗前景在于雌激素配体，它将保留雌激素在脑、骨骼、心血管系统和代谢组织中的有益作用，而不会对乳房和子宫产生有害影响，也不会增加静脉血栓栓塞（venous thrombus embolism，VTE）风险。这些都是未来必须探索的关键方向，以推动该领域的发展并为绝经和糖尿病的治疗奠定基础。

（翻译：吴丽娜　审校：邵明玮）

参考文献

1. ANDERSSON B，MATTSSON L A，HAHN L，et al. Estrogen replacement therapy decreases hyperandrogenicity and improves glucose homeostasis and plasma lipids in postmenopausal women with noninsulin-dependent diabetes mellitus. The Journal of Clinical Endocrinology and Metabolism，1997，82：638-643.

2. BONDS D E，LASSER N，QI L，et al. The effect of conjugated equine oestrogen on diabetes incidence：The women'S health initiative randomised trial. Diabetologia，2006，49：459-468.

3. BRAND J S，VAN DER SCHOUW Y T，ONLAND-MORET N C，ct al. Age at menopause，reproductive life span，and type 2 diabetes risk：Results from the EPIC-InterAct study. Diabetes Care，2013，36：1012-1019.

4. BRUSSAARD H E，GEVERS LEUVEN J A，FROLICH M，et al. Short-term oestrogen replacement therapy improves insulin resistance，lipids and fibrinolysis in postmenopausal women with NIDDM. Diabetologia，1997，40：843-849.

5. CAGNACCI A，SOLDANI R，CARRIERO P L，et al. Effects of low doses of transdermal 17 beta-estradiol on carbohydrate metabolism in postmenopausal women. The Journal of Clinical Endocrinology and Metabolism，1992，74：1396-1400.

6. DE LAUZON-GUILLAIN B，FOURNIER A，FABRE S，et al. Menopausal hormone therapy and new-onset diabetes in the French Etude Epidemiologique de Femmes de la Mutuelle Generale de l'Education Nationale（E3N）cohort. Diabetologia，2009，52：2092-2100.

7. ESPELAND M A，HOGAN P E，FINEBERG S E，et al. Effect of postmenopausal hormone therapy on glucose and insulin concentrations. PEPI investigators. Postmenopausal estrogen/Progestin interventions. Diabetes Care，1998，21：1589-1595.

8. FRIDAY K E，DONG C，FONTENOT R U. Conjugated equine estrogen improves glycemic control and blood lipoproteins in postmenopausal women with type 2 diabetes. The Journal of Clinical Endocrinology and Metabolism，2001，86：48-52.

9. GODSLAND I F，GANGAR K，WALTON C，et al. Insulin resistance，secretion，and elimination in postmenopausal women receiving oral or transdermal hormone replacement therapy. Metabolism，1993，42：846-853.

10. GODSLAND I F，MANASSIEV N A，FELTON C V，et al. Effects of low and high dose oestradiol and dydrogesterone therapy on insulin and lipoprotein metabolism in healthy postmenopausal women. Clinical Endocrinology，2004，60：541-549.

11. HODIS H N，MACK W J，LOBO R A，et al. Estrogen in the prevention of atherosclerosis. A randomized，double- blind，placebo-controlled trial. Annals of Internal Medicine，2001，135：939-953.

12. KANAYA A M，HERRINGTON D，VITTINGHOFF E，et al. Glycemic effects of postmenopausal hormone therapy：The heart and Estrogen/progestin replacement study. A randomized，double-blind，placebo-controlled trial. Annals of Internal Medicine，2003，138：1-9.

13. KIM D J，BARRETT-CONNOR E. Association of serum proinsulin with hormone replacement therapy in nondiabetic older women：The Rancho Bernardo study. Diabetes Care，2006，29：618-624.

14. LIU S，KILIC G，MEYERS M S，et al. Oestrogens improve human pancreatic islet transplantation in a mouse model of insulin deficient diabetes. Diabetologia，2013，56：370-381.

15. LOBO R A，BUSH T，CARR B R，et al. Effects of lower doses of conjugated equine estrogens and medroxyprogesterone

acetate on plasma lipids and lipoproteins, coagulation factors, and carbohydrate metabolism. Fertility and Sterility, 2001, 76: 13-24.

16. MANSON J E, CHLEBOWSKI R T, STEFANICK M L, et al. Menopausal hormone therapy and health outcomes during the intervention and extended poststopping phases of the Women'S Health Initiative randomized trials. JAMA, 2013, 310: 1353-1368.

17. MANSON J E, RIMM E B, COLDITZ G A, et al. A prospective study of postmenopausal estrogen therapy and subsequent incidence of non-insulin-dependent diabetes mellitus. Annals of Epidemiology, 1992, 2: 665-673.

18. MARGOLIS K L, BONDS D E, RODABOUGH R J, et al. Effect of oestrogen plus progestin on the incidence of diabetes in postmenopausal women: Results from the Women'S Health Initiative hormone trial. Diabetologia, 2004, 47: 1175-1187.

19. MAUVAIS-JARVIS F. Novel link between inflammation, endothelial dysfunction, and muscle insulin resistance. Diabetes, 2013, 62: 688-690.

20. MAUVAIS-JARVIS F. Role of sex steroids in beta cell function, growth, and survival. Trends in Endocrinology and Metabolism, 2016, 27 (12): 844-855.

21. MAUVAIS-JARVIS F, CLEGG D J, HEVENER A L. The role of estrogens in control of energy balance and glucose homeostasis. Endocrine Reviews, 2013, 34: 309-338.

22. MAUVAIS-JARVIS F, KULKARNI R N, KAHN C R. Knockout models are useful tools to dissect the pathophysiology and genetics of insulin resistance. Clinical Endocrinology, 2002, 57: 1-9.

23. MAUVAIS-JARVIS F, MANSON J E, STEVENSON J C, et al. Menopausal hormone therapy and type 2 diabetes prevention: Evidence, mechanisms and clinical implications. Endocrine Reviews, 2017, 38 (3): 173-188.

24. MUKA T, ASLLANAJ E, AVAZVERDI N, et al. Age at natural menopause and risk of type 2 diabetes: A prospective cohort study. Diabetologia, 2017, 60 (10): 1951-1960.

25. MUSCELLI E, KOZAKOVA M, FLYVBJERG A, et al. The effect of menopause on carotid artery remodeling, insulin sensitivity, and plasma adiponectin in healthy women. American Journal of Hypertension, 2009, 22: 364-370.

26. PAOLETTI A M, PILLONI M, ORRU M, et al. Efficacy and safety of oral and transdermal hormonal replacement treatment containing levonorgestrel. Maturitas, 2002, 42: 137-147.

27. PENTTI K, TUPPURAINEN M T, HONKANEN R, et al. Hormone therapy protects from diabetes: The Kuopio osteoporosis risk factor and prevention study. European Journal of Endocrinology, 2009, 160: 979-983.

28. PEREIRA R I, CASEY B A, SWIBAS T A, et al. Timing of estradiol treatment after menopause may determine benefit or harm to insulin action. The Journal of Clinical Endocrinology and Metabolism, 2015, 100: 4456-4462.

29. SALPETER S R, WALSH J M, ORMISTON T M, et al. Meta-analysis: effect of hormone-replacement therapy on components of the metabolic syndrome in postmenopausal women. Diabetes, Obesity & Metabolism, 2006, 8: 538-554.

30. SANTEN R J, ALLRED D C, ARDOIN S P, et al. Postmenopausal hormone therapy: An endocrine society scientific statement. The Journal of Clinical Endocrinology and Metabolism, 2010, 95: s1-s66.

31. SPENCER C P, GODSLAND I F, COOPER A J, et al. Effects of oral and transdermal 17beta-estradiol with cyclical oral norethindrone acetate on insulin sensitivity, secretion, and elimination in postmenopausal women. Metabolism, 2000, 49: 742-747.

32. TIANO J P, MAUVAIS-JARVIS F. Importance of oestrogen receptors to preserve functional beta-cell mass in diabetes. Nature Reviews. Endocrinology, 2012, 8: 342-351.

33. TOTH M J, SITES C K, ELTABBAKH G H, et al. Effect of menopausal status on insulin-stimulated glucose disposal: Comparison of middle-aged premenopausal and early postmenopausal women. Diabetes Care, 2000, 23: 801-806.

34. WALTON C, GODSLAND I F, PROUDLER A J, et al. The effects of the menopause on insulin sensitivity, secretion and elimination in non-obese, healthy women. European Journal of Clinical Investigation, 1993, 23: 466-473.

35. XU B, LOVRE D, MAUVAIS-JARVIS F. Effect of selective estrogen receptor modulators on metabolic homeostasis. Biochimie, 2015, 124: 92-97.

性与糖尿病

第二节　雌激素在肝脂质代谢调控中的作用

摘要

绝经前女性相较男性不易罹患与肥胖相关的动脉粥样硬化性心脏病。性激素被认为是降低女性心血管疾病患病风险的重要原因。本节汇集相关文献，围绕绝经后内源性激素和激素治疗如何调节脂肪酸、三酰甘油和胆固醇代谢，以及其如何影响心血管患病风险进行讨论。

雌激素信号通路在脂质代谢方面发挥重要调节作用。但绝经后女性激素替代治疗的临床研究未得到一致结果，究其原因可能与雌激素的剂型、给药途径及孕激素的匹配剂量不同有关。多种口服雌激素制剂治疗可增加极低密度脂蛋白（very-low-density lipoprotein，VLDL）及三酰甘油（triglyceride，TG）的产生。孕激素在人及动物体内可通过加速 VLDL 清除来对抗该作用；但经皮雌二醇制剂治疗则不会增加血清 VLDL 及三酰甘油水平。

动脉粥样硬化性心脏病的性别差异与雌激素受体 α（estrogen receptor α，ERα）、雌激素受体 β（estrogen receptor β，ERβ）和 G 蛋白偶联雌激素受体（G-protein-coupled estrogen receptor，GPER）等的表达分布有关。超过 1000 种人类肝基因的表达存在性别偏倚，涉及的信号通路与脂质代谢及心血管疾病最为相关，且其中许多基因的表达随小鼠发情周期而变化。因此，如何将雌激素靶向作用于特定组织或信号通路，从而在绝经后治疗中再现绝经前生理保护作用，可能是未来的研究重点。

引言

绝经前女性相较男性不易罹患与肥胖相关的动脉粥样硬化性心脏病。女性首次发生心肌梗死的平均时间比男性延后了近 10 年；此外，任何年龄段的女性罹患心血管疾病的风险约为同年龄段男性的一半。其中，性激素被认为是降低女性心血管疾病患病风险的重要原因。就女性而言，卵巢产生的雌激素和孕激素是其体内的主要性激素。循环中天然的雌激素可以预防动脉粥样硬化性心血管疾病；但在绝经后，女性心血管疾病风险的增加与卵巢激素分泌雌激素下降有关。雌激素作用于许多组织及器官影响心血管疾病的发生风险与保护作用，调节肝脂质代谢和血清脂蛋白水平是其中的关键一环。肝能够协调脂肪酸、TG 和胆固醇代谢以满足生理需要，是脂质调节的重要场所，而肥胖则会干扰肝脂质代谢调节过程。本节主要回顾雌激素在人和动物模型中对血脂和肝脂质代谢的复杂调节作用。

动脉粥样硬化性心脏病的发生风险存在性别差异，受到肌肉、脂肪和肝中雌激素分布及作用的影响。肥胖男性和女性血液中游离脂肪酸（free fatty acid，FFA）释放增加，导致其向肝的输送增加，进而在肝中被包装成富含 TG 的 VLDL 颗粒。肥胖与肝生成 VLDL-TG 颗粒增加有关，且男性更甚于女性。部分原因是肌肉对 FFA 的清除能力增强，导致向肝输送的 FA 减少，从而减少了 VLDL-TG 的产生。此外，当 FFA 输送到肝时，女性分泌的 VLDL 颗粒富含更多的 TG，从而帮助肝排出 TG，防止肥胖相关的肝脂肪堆积。女性体内产生富含 TG 的 VLDL 颗粒与 VLDL-TG 清除加速相匹配，进一步降低女性肥胖患者血浆的 VLDL-TG 水平。因此，雌激素几乎在脂质代谢的每个调控点上都发挥了调节作用。

由卵巢产生的 17β- 雌二醇（estradiol，E_2）是人体血液循环中主要的雌激素形式，作为一种内分泌激素，E_2 通过性激素结合球蛋白在血浆内循环运输，以被动扩散的方式透过细胞膜进入靶组织。组织还可在局部将雄激素前体转化为雌激素，并以旁分泌的方式起作用。已证实乳腺癌细胞和男性生殖系统中存在这种调节作用，但包括肝在内的其他组织尚不清楚。子宫是雌激素作用最具代表性的靶组织，雌激素可促进子宫内膜增殖。在动物研究中，子宫质量可作为反映体内总雌激素水平的指标。此外，许多体内其他组织也会对雌激素的作用产生反应。通过转基因小鼠模型中检测雌激素信号转导情况，发现肝对 E_2 的反应最强。

雌激素可通过多种机制在肝中发挥生物学作用。经典作用机制包括 E_2 与类固醇核激素受体、雌激素受体 α（estrogen receptor alpha，ERα）或雌激素受体 β（estrogen receptor beta，ERβ）相结合。ERα 和 ERβ 具有类固醇激素受体的典型特征——包括转录激活域 1（activation function 1，AF1）、配体结合域、DNA 结合域和转录激活域 2（activation function 2，AF2）。当未与配体结合时，ERα 和 ERβ 通过与热休克蛋白 90（heat shock protein 90，Hsp90）形成复合物而保留于细胞质中。当雌激素激活 ERα 或 ERβ 后引起其构象改变，进而诱导 Hsp90 解离，促进受体二聚化并转位进入细胞核。一旦进入细胞核，ERα 和 ERβ 的 DNA 结合域便与基因组上相应序列识别结合。这段基因组上的特定序列通常被称为雌激素反应元件（estrogen response elements，EREs），特征是包含 3 个核苷酸的反向重复序列（5' AGGTCAnnnTGACCT 3'）。此类 EREs 通常存在于肝基因的启动子或增强子区域，其转录受雌激素调节。超过 1000 种人类肝基因的表达存在性别偏倚，涉及的信号通路与脂质代谢及冠心病最为相关。通过对 100 只小鼠进行遗传分析发现，饮食和性别的相互作用在胰岛素抵抗的发展中至关重要。研究发现，一些变化显著的基因同时参与了 TG 代谢和 FA 氧化，并且具有性别差异。另外，通过染色质免疫沉淀实验发现，ERα 可调节 43 种脂质基因的转录。在小鼠体内，肝内大量参与 TG 和胆固醇代谢的基因以 ERα 依赖方式按小鼠的 4 天发情周期发生变化，表明肝脂质代谢与生殖需求紧密协调。

除了通过识别 ERE 与基因位点结合外，ERα 和 ERβ 还可以通过蛋白质 – 蛋白质结合的方式与其他转录因子互作，间接结合基因组上的位点。例如，ERα 与 NFκB 的 c-rel 亚基相互作用，从而抑制 NFκB 介导的 IL-6 表达。此外，ERα 通过结合不同配体，可以共激活或共抑制 Fos-/Jun 转录。ERα 可作为辅调节因子抑制肝中 IL-1β 基因转录。因此，ERα 和 ERβ 可以促进或抑制基因转录，具体取决于其在特定基因组位点所起的转录作用。

ERα 调节肝脂代谢的另外一个机制是影响信号转导，且其独立于直接转录调控。雌激素可通过与细胞质膜上的受体结合来改变细胞信号转导。业已证明，ERα 和 ERβ 可通过棕榈酰化丝氨酸残基并与细胞膜微囊蛋白 -1（caveolin-1，Cav-1）结合而定位于细胞膜。定位于细胞膜的 ERα 和 ERβ 可通过 ERK 1/2 和 PI3K 通路启动信号转导。经由手术切除卵巢后，ERα 激动剂丙基吡唑三醇（propyl pyrazole triol，PPT）可以作用于细胞膜上的 ERα，极大程度上恢复雌激素受体在肝脂代谢方面的作用。

除了膜定位的 ERα 和 ERβ 外，雌激素可通过结合 G 蛋白偶联雌激素受体（G-protein-coupled estrogen receptor，GPER，又称 Gpr30）发挥信号转导作用，这种受体广泛表达于包括肝在内的多种组织中。E_2 与 GPER 的结合触发 2 种信号级联放大，一种引起环腺苷酸（cyclic AMP，cAMP）水平增加；另一种导致细胞内 Ca^{2+} 水平上调。此外，GPER 介导的信号转导也可引起表皮生长因子受体（epidermal growth factor receptor，EGFR）部分激活。尽管 GPER 最显著的特征是调节细胞信号转导，但亦可直接调节相关基因表达，已有研究证实 E_2 干预可改变 ERα/ERβ 双基因敲除小鼠的基因表达谱。对于 GPER 基因全身敲除的小鼠予以致动脉粥样硬化饮食喂养，其 LDL 胆固醇水平升高，伴随动脉粥样硬化加速。尚不清楚 GPER 缺失导致小鼠体内 LDL 升高的原因是直接源于肝的作用，还是其他组织中 GPER 缺失而导致的间接影响。此外，已有文献报道雌激素结合 ERα，可通过膜效应和转录效应两方面影响血糖和 TG 代谢。然而，通过 ERα、ERβ 或 GPER 产生的雌激素信号转导效应，对肝基因表达的调控和心血管疾病风险的影响仍然值得进一步研究。

✚ 绝经后女性的激素治疗与罹患心血管疾病的风险

雌激素信号通路在调节脂质代谢方面发挥重要作用，但绝经后女性激素替代治疗的临床试验未得到一致的研究结果。究其原因，可能与剂型、给药途径及孕激素的匹配剂量不一致有关。"雌激素假说"认为，绝经前女性体内较高的雌激素水平可预防心血管疾病，并由此推断绝经后女性罹患心血管疾病的风险比绝经前女性更高。20 世纪 70–90 年代的一系列前瞻性研究表明，雌激素（特别是结合雌激素）治疗可以降低罹患心血管疾病的风险。然而，此类前瞻性研究虽然内容丰富，但存在各种偏倚。其中一种被称为"健康女性"偏倚，这是在雌激素治疗的前瞻性研究中潜在的选择性偏倚。这种偏倚来源于受试者积极寻求医治的愿望。因为这些愿意接受激素治疗的女性对于自己健康状况的关注更为密切，同时也更有可能服用其他药物进行治疗，使得她们在总体上表现得更加健康。

许多随机对照临床试验陆续开展，旨在确定激素治疗是否可以降低绝经后女性罹患心血管疾病的风险。其中 20 世纪 90 年代进行的女性健康促进计划（WHI）和心脏与雌激素 / 孕激素替代研究（HERS）是其中规模最大的 2 项随机对照试验。研究中，如果女性子宫完整，则接受雌激素和孕激素双重治疗；如果女性先前已做过子宫切除术，则仅使用雌激素治疗。WHI 试验入组了超过 16 000 名绝经后女性，在平均 5.6 年的时间里监测其心血管疾病结局。HERS 试验入组 2700 多名女性，并在平均 6.8 年的时间里监测其心血管疾病结局。尽管在 HERS 试验中发现导致胆固醇和糖尿病的危险因素有所改善，但激素治疗未能改善心血管疾病的患病风险。而在 WHI 试验中，激素治疗实际上反而升高了心血管疾病的患病风险。在 WHI 试验中，绝经后 10 年以上的女性接受激素治疗，其罹患心血管疾病的情况最为严重。因而，导致了"时间假说"的发展，即激素治疗如在绝经后不久开始最为有益，如在绝经后期（> 10 年）开始则具有潜在风险。

早期与晚期雌二醇干预对比试验（Early versus Late Intervention Trial with Estradiol，ELITE）旨在验证"时间假说"的正确性。ELITE 研究试验入组了 600 多名绝经后女性，被随机分配接受安慰剂治疗或口服雌二醇加黄体酮阴道凝胶治疗，每个周期 10 天。同时，入选 ELITE 研究的女性按绝经时间被分成 2 组：研究开展前 6 年以内绝经的女性为绝经初期组，研究开展前绝经 10 年以上的女性为绝经晚期组。研究者对参与试验的女性进行为期 5 年的随访，以颈动脉内膜中层厚度（carotid intima medial thickness，CIMT）和冠状动脉钙化（coronary artery calcium，CAC）评分作为评估动脉粥样硬化的指标。结果显示，雌二醇治疗降低了绝经初期组 CIMT 的程度，但未能延缓绝经晚期组的动脉粥样硬化进展。这一结果证实了雌激素治疗"时间假说"的正确性。在 ELITE 试验后期才加入 CAC 评分作为冠状动脉粥样硬化程度的评估指标。口服雌二醇制剂对绝经初期组和晚期组的冠状动脉粥样硬化均无影响，造成该结果的原因是药物作用不足还是口服雌二醇制剂对冠状动脉粥样硬化的保护作用欠佳尚不清楚。对 WHI 试验中绝经初期女性（50 ～ 59 岁）进行事后分析，并结合冠状动脉钙化显像检测发现，服用结合雌激素可减少冠状动脉粥样硬化。激素治疗增加了 ELITE 试验受试者的血浆 TGs 水平，这与 WHI 和 HERS 试验的结果一致。这表明经激素治疗后 TG 水平增加可能会改善与心血管疾病风险相关的血脂水平。因此，需要进一步研究来证实刚绝经的女性接受雌激素制剂治疗除了 CIMT 改善外是否存在更多的心血管获益，以及如何通过不同激素治疗平衡血脂异常的潜在风险。除心血管事件结局外，2 项规模较小的随机对照试验发现雌激素治疗对冠状动脉粥样硬化影响的结果有所不同。一项女性雌孕降脂激素相关的动脉粥样硬化回归试验（Women's Estrogen–Progestin Lipid Lowering Hormone Atherosclerosis Regression Trial，WELL-HART）

入组了 226 名患有冠心病的绝经后女性,其平均年龄为 63.5 岁,被随机分为安慰剂组、微粒化雌激素治疗组、微粒化雌激素和孕激素联合治疗组。研究发现无论是微粒化雌激素治疗组还是微粒化雌激素和孕激素联合治疗组均无法延缓冠状动脉粥样硬化的发展。而另一项关于雌激素对动脉粥样硬化预防作用的临床试验中(Estrogen in the Prevention of Atherosclerosis Trial,EPAT),共纳入 222 名平均年龄为 62.2 岁的健康绝经后女性,她们被随机分为 2 组,一组服用微粒化雌激素,另一组服用安慰剂。最终,EPAT 研究结果与 WELL-HART 研究背道而驰,EPAT 研究试验中,微粒化雌激素降低了颈动脉亚临床动脉粥样硬化的发生率。由此,WELL-HART 试验和 EPAT 试验的结果差异为激素治疗和降低心血管疾病患病风险带来了更多的思考。首先,可能需要单独使用雌激素预防心血管疾病。其次,激素治疗可能对预防动脉粥样硬化有效,但可能无法逆转绝经后女性已存在的动脉粥样硬化。再次,由于 EPAT 和 ELITE 试验均显示雌激素治疗可降低颈动脉粥样硬化,因此雌激素治疗可能在预防或逆转颈动脉粥样硬化方面较冠状动脉粥样硬化具有更强的效用。

绝经后女性接受激素治疗而导致高三酰甘油血症的原因一直存在争议。月经周期中雌激素水平的正常周期变化不会影响 VLDL-TG 或 VLDL-apoB 动力学或浓度。无论是周期性服用激素还是单独或联合使用雌激素进行治疗,都不及正常激素周期变化对 FA 浓度或 FA 向肝输送的影响显著。相比之下,雌激素似乎对肝 VLDL 的产生影响显著,而这取决于给药途径。研究发现,口服微粒化雌二醇可使 VLDL 的生成率提高 80%,明显高于服用结合雌激素,而经皮雌二醇对 VLDL 的生成率几无影响。另一项研究证实,口服炔雌醇后 VLDL-apoB 的产生增加超过 100%,这与先前使用马源性结合雌激素治疗的研究结果相似。进一步研究发现孕激素通过刺激人和动物体内的 VLDL 清除拮抗雌激素的作用,这一结果证实在绝经后女性口服激素治疗过程中,雌激素才是高三酰甘油血症的主要驱动因素,有研究者撰写综述对其进行了阐释。

经皮雌二醇相较于口服雌激素制剂对降低 LDL 及增加 HDL 的作用较弱。此外,经皮雌二醇治疗与口服雌激素制剂相比似乎不会增加血浆 TG 浓度;事实上,大多数研究表明经皮雌二醇治疗实际降低了血浆 TG 浓度,但不同临床试验的结果并不一致。在一项关于 VLDL-TG 代谢动力的小型研究中,研究者发现经皮雌二醇可通过提高 VLDL-TG 的清除率降低血浆 TG,而不影响 VLDL-TG 的生成。综上所述,经皮雌二醇相比于口服雌激素对血脂代谢的影响似乎较弱,因此,雌激素可能主要通过肝引起绝经后女性循环中 VLDL-TG 的增加。

雌激素信号转导的缺失可促进肝 TG 的积累,并导致肝胰岛素抵抗

无论使用拮抗剂还是绝经状态下抑或是体外动物模型中,雌激素的缺失均会导致肝脂肪堆积,这与雌激素介导的 FA 向肝输送减少和 VLDL-TG 增加相反。他莫昔芬(tamoxifen,TMX)是一种用于治疗激素敏感型乳腺癌的雌激素拮抗药物。TMX 的不良反应之一是发生非酒精性脂肪肝(nonalcoholic fatty liver disease,NAFLD)和脂肪性肝炎。随着女性进入绝经期,非酒精性脂肪肝的风险也随之增加。衰老是 NAFLD 的自然危险因素,这可能与绝经期对 NAFLD 发病风险的影响因素相混淆。部分年轻女性因医疗原因做了卵巢切除手术,就这部分女性而言其 NAFLD 发病的风险增加了近 2 倍。此外,在绝经后的女性群体中,激素治疗降低了血浆中肝酶水平,而肝酶是 NAFLD 肝损伤的标志。因此,卵巢激素的缺乏致使绝经后女性 NAFLD 发病风险增加,而雌激素治疗至少可以部分逆转 NAFLD 的发病风险。

雌激素信号转导的降低对肝脂质代谢的影响在啮齿类动物模型中已被广泛研究。在啮齿动物中,卵巢切除会导致肝三酰甘油堆积,这与绝经后女性类似。此外,通过使用4-乙烯基环己烯二环氧化合物(4-vinylcyclohexene diepoxide,VCD)可以建立绝经期的化学模型,该模型会消耗原始卵泡,产生胰岛素抵抗、脂肪肝和血脂异常。在啮齿类动物模型中,发现雌激素缺失将导致脂肪变性,雌激素替代治疗可减少脂肪变性。

雌激素与 ERα 对肝脂质代谢的生理调节

雌激素对于肝脂质代谢的调节可能与生物进化需要相关，以协调营养与生殖。昆虫、鸟类和鱼类均通过雌激素相关通路增加了肝内 TG 转运，从而促进卵子发育。为明确雌激素信号转导的组织特异性作用，数个研究团队创建了肝细胞特异性 *ERα* 敲除的小鼠模型，以明确雌激素信号转导通过肝 ERα 的作用。Della Torre 及其同事证明肝 ERα 在介导生殖周期中对氨基酸的调节具有重要作用。通过对肝细胞特异性 *ERα* 敲除小鼠模型的研究，证明雌激素对肝脂肪变性的保护能力随着肝中 ERα 的缺失而丧失，这表明雌激素通过 ERα 直接作用于肝从而降低 TG 含量。研究结果正如预期：肝中 ERα 缺失会导致脂质合成基因的表达增加、雌激素靶基因调节能力丧失，以及雌激素对其他脂质代谢靶基因的调节功能受损。因此，研究者针对 ERα 调节脂质合成的靶标分子提出一种机制假说，即雌激素通过 ERα 调节核受体的小异源二聚体伴侣受体（small heterodimer partner，SHP）发挥作用。此外，雌激素 ERα 可经由 microRNA-125b 来调节肝脂质代谢。未来需要开展更多研究，旨在明确这些分子标记在人体中的临床相关性，探寻雌激素治疗在肝降脂作用方面的应用前景，以减轻 NAFLD 诊疗的临床压力。

卵巢切除术的雌鼠使用雌二醇治疗可阻断高胰岛素血症对脂质代谢的影响，从而抑制脂肪从头合成并维持肝 VLDL 的正常生成。E_2 治疗的净效应是降低肝 TG 和甘油二酯（diacyl glycerol，DAG）含量，并改善胰岛素对血糖代谢的影响。对肝特异敲除 *ERα* 的雌鼠进行卵巢切除后，使用 E_2 治疗可延缓肥胖发展，但不能改善胰岛素敏感性、限制肝 DAG 合成，亦不能改善高胰岛素所致的 VLDL 生成异常。通过 ^{14}C 标记的甘油沉积示踪发现，相于于卵巢切除组和假手术组，E_2 治疗卵巢切除小鼠和高脂饮食喂养小鼠可通过减少甘油沉积，显著降低肝 TG 和 DAG 的含量，同时在高胰岛素血症的情况下维持肝三酰甘油的输出效率。

肝雌激素信号转导对改善肝胰岛素敏感性、抑制脂肪生成、促进肝 VLDL 输出的作用与雌激素调节体重的能力无关。因为肝细胞 *ERα* 敲除小鼠卵巢切除接受雌激素治疗后，由于中枢神经系统和其他组织中雌激素信号转导完好而体重下降，但却未能改善肝代谢。此外，喂养小鼠进行配对研究表明，E_2 对脂肪肝的保护作用与其影响中枢神经系统，减少食物摄入量的作用无关。

雌激素信号转导通过减少肝脏脂肪从头合成限制肝脏脂肪堆积

根据不同实验室的报道，减少脂肪从头合成是雌激素信号转导防止肝脂肪变性的机制之一。Gao 等人通过染色质免疫沉淀反应和芯片分析（ChIP-on-chip）相结合的方法，确定肝染色质中 ERα 与 DNA 的结合区域。该分析显示差异表达的 19 种基因本体论（gene ontology，GO）类别，其中包括脂类生物合成（GO 0008610）和脂肪酸代谢（GO 0006520）的部分基因，经雌二醇治疗 2 h 后 ERα 被招募至其启动子从而显著富集。qPCR 后行 ChIP 分析结果显示，经雌二醇或 ERα 受体激动剂治疗后，结合 ERα 脂肪生成基因的启动子区域（包括 STAT3 和 SHP）持续激活。此研究报告与其先前的观察结果一致，即 E_2 治疗促进了 ERα 与 *STAT3* 启动子和 STAT3-Tyr 磷酸化的结合，从而抑制 *ob/ob* 小鼠肝中 *Fasn*、*Scd1*、*Acaa1* 和 *Gpam* 的表达。而雌二醇治疗会抑制卵巢完整雌鼠肝中的 FASN 和 SCD-1。报告还提到，E_2 可通过抑制葡萄糖 -6- 磷酸脱氢酶（glucose-6-phosphate，G-6-P）的表达降低肝葡萄糖生成（hepatic glucose production，HGP）。

E_2 治疗通过维持乙酰辅酶 A 羧化酶（acetyl-CoA carboxylase，ACC）的磷酸化抑制肝脂肪生成，这在实验室和其他研究中均有报道。这一机制可能有助于通过 E_2 选择性干预肝中相关通路纠正胰岛素抵抗，因为观察到：在高胰岛素钳夹过程中，胰岛素抑制 ACC 磷酸化以促进脂肪生成，而在 E_2 治疗后脂肪生成的作用却呈减弱趋势。ACC 磷酸化受到肝中 AMP 依赖蛋白激酶 α [adenosine 5'-monophosphate（AMP）-activated protein kinase，

第二章　雌激素在代谢稳态中的作用

AMPKα]磷酸化的调节。雌二醇通过 ERα 诱发信号转导，定位到细胞质膜和细胞核。Pedram 等人的一项研究显示，应用 ERα 激动剂 PPT 治疗野生型小鼠，以及仅在细胞膜表达 ERα 配体结合域的转基因小鼠，能够激活肝雌激素信号通路促进 AMPK 磷酸化，但 *ERα* 基因敲除小鼠的 AMPK 磷酸化不受影响。该项研究表明，由膜定位 ERα 介导的基因表达变化可导致重要的代谢效应，而与核定位 ERα 无关。此研究中，通过激活 ERα 而导致的 AMPK 磷酸化与 ACC 的磷酸化相关。此外，活化的膜 ERα 也抑制了胰岛素的作用，促进脂肪生成基因 *Srebf1* 的 mRNA 表达。再则，卵巢切除术后，口服结合雌激素（conjugated estrogen，CE）、选择性雌激素受体调节剂（selective estrogen receptor modulators，SERM）和巴多昔芬（bazedoxifene，BZA）也可经由肝的 ERα 促进 AMPK 磷酸化。在 Kim 等人的研究中，口服 CE 和 BZA 降低了雌鼠在卵巢切除术（ovariectomy，OVX）后肝 FAS 的表达和活性，并与降低雌鼠肝的 TG 积累存在相关性。这在一定程度上可能通过诱导 CEACAM1 的表达和磷酸化，从而引起 CEACAM1 结合肝中的 FAS 并下调其活性所致。

雌二醇治疗可能促进肝游离脂肪酸氧化。CPT-1 是一种将脂肪酸转运到线粒体以进行 β 氧化的蛋白质，E_2 治疗可诱导其 mRNA 水平升高。据报道，E_2 治疗的卵巢切除小鼠肝耗氧量和 ATP 产生增加，这与肝中 UCP2 的表达变化有关，该小鼠肝中的脂肪酸氧化增加。另外，E_2 和 CE 会增加肝 FGF21 的产生，这也可能促进肝中 FA 的氧化。而肝细胞内脂质积累引起的脂肪毒性会导致肝内胰岛素抵抗与血糖代谢异常。与短期高脂饮食喂养的假手术对照组相比，卵巢切除后雌性小鼠在进行高胰岛素 - 正糖钳夹时，尽管肝 TG 和 DAG 在高脂饮食期内并无显著增加，胰岛素抑制 HGP 的作用呈减弱趋势。而 AKT 的磷酸化检测表明，胰岛素作用减弱与肝中胰岛素信号转导减弱相关。与野生对照组相比，未接受高脂喂养的 *ERα* 全身敲除小鼠 HGP 减弱了 20%，这也与高胰岛素 - 正糖钳夹过程中胰岛素信号转导的减弱有关。与野生对照组相比，在血糖代谢清除率无差异的意识丧失小鼠中，钳夹过程中血糖输注率（glucose infusion rate，GIR）的降低可归因于 ERα 缺失小鼠的 HGP 升高。此外，发现经高脂饮食喂养的小鼠接受卵巢切除术会导致肝 TG 和 DAG 积累增加，引起 GIR 降低和 HGP 升高，且在高胰岛素血症时肝胰岛素信号转导减弱。

雌激素调节因子间接影响肝脂质代谢

尽管雌激素可直接调节与心血管疾病有关的多种通路，尤其在肝中，但许多其他组织中的活性雌激素可能间接地参与了雌激素对血脂和肝脂代谢的调节。最初假设认为，心血管疾病在男女性别间的差异与体脂分布不同有关。肥胖时，女性以皮下脂肪分布为主，而男性以内脏脂肪分布为主。此外，女性体脂分布随绝经期发生变化，由皮下脂肪分布转变为更多的内脏脂肪分布。通过腰臀比测量可反映体脂分布，预测罹患心血管疾病的风险，所以，女性因更有利的体脂分布可能罹患心血管疾病的风险较低。1947 年，Vague 提出了关于体脂分布会增加罹患心血管疾病风险的假说。为证明这一假设需要经年累月的研究证据，但已有 2 项大型前瞻性研究证实，体脂分布确实可以预测未来罹患心血管疾病的风险。虽然运动和减肥可以降低腰臀比，进而降低罹患心血管疾病的风险；但由于体重反弹等原因，肥胖患者的长期减肥对于临床工作来讲仍是挑战。目前尚未研制出改变体内脂肪分布的药物。此外，经由一项荟萃分析发现，男性和女性的腰臀比对罹患心血管风险的影响类似。因此，了解女性罹患心血管疾病的风险低于男性的其他潜在原因显得尤为重要。

因为脂肪组织中雌激素信号转导可抑制血清中胰岛素诱导的 FA 释放，并在骨骼肌中促进了 FA 氧化，从而限制 FA 向肝的输送，所以雌激素可能间接发挥对肝的保护作用。禁食状态下 VLDL 中约 75% 的脂质是通过脂肪分解而被送到肝的脂肪酸，仅有 4% 的脂质来自于脂肪生成。当进食时，43% 的脂质仍然来自脂肪，25% 来自饮食，要么来自乳糜微粒，要么来自血浆脂肪池。因此，相比于胰岛素启动的脂肪从头合成，FA 向肝输送增加是导致脂肪肝和血脂异常更为重要的驱动因素。在实验（试验）中，女性和啮齿类动物通过向肝输送

FFA，减少 FFA 介导的肌肉和全身组织胰岛素抵抗。肌肉特异性敲除 *ERα* 的雌性小鼠胰岛素抵抗及肌肉脂质堆积加重，其原因可能与线粒体功能异常有关。

随着 FFA 向肝输送增加，肝会氧化或重新酯化 FFA。其中部分 FFA 会导致甘油二酯积聚，从而激活 PKC 信号通路导致糖代谢受损。在禁食期间，形成三酰甘油的脂肪酸与增加的 VLDL-TG 分泌相匹配。然而，除了生理上正常的肝脂肪（＜5%）外，随着 VLDL 的输出增加至最高水平，肝脂肪堆积亦随之发生。因此，因肥胖导致的血脂异常和血糖异常的部分原因，使脂肪、肌肉和肝在 FFA 输送方面的协调受损，而雌激素信号转导对如前所述的几个关键步骤起到了调节作用。

人鼠雌激素调节肝脂质代谢的差异及其对疾病的影响

研究表明，绝经后雌激素治疗后糖耐量受损减轻及 2 型糖尿病的发生率降低，与血糖和胰岛素水平下降有关。因此，雌激素可降低 2 型糖尿病的患病风险，而 2 型糖尿病又是冠心病的危险因素。尽管许多危险因素有所改善，但绝经后妇女接受激素治疗对心血管疾病的风险有一定的负面影响。激素治疗在 WHI、HERS 和 ELITE 试验中，以及许多前瞻性研究中均增加了血浆 TG 浓度。多项研究表明，血浆 TG 浓度的增加是因为雌激素治疗增加了 VLDL 的生成。但激素治疗中的孕激素成分可加速 TG 清除，因此可能不会导致高三酰甘油血症的发生。此外，由于较高的首过代谢效应，口服胆固醇酯便可增加血清 TG，而经皮给药可将 TG 增加降至最低。由于小鼠模型不能再现 E_2 治疗后血浆 TG 的增加，因此口服胆固醇酯导致 VLDL-TG 增加的机制一直未能完全阐明。

胆固醇酯转运蛋白（cholesteryl ester transfer protein，CETP）是一种 74 kD 的糖蛋白，它在肝和脂肪中表达，被分泌到血液循环中负责三酰甘油和胆固醇酯（cholesteryl esters，CE）的脂蛋白运输。当出现肥胖时，VLDL 中的 TG 升高。此时，CETP 携带升高的 TG 穿梭至 HDL 颗粒，引起 HDL 支架蛋白 ApoA1 结合不稳定，导致 HDL 清除率升高，HDL 胆固醇水平降低。虽然 CETP 主要与 HDL 胆固醇水平相关，但 CETP 的表达模式提示其在肥胖的代谢适应中发挥重要作用。CETP 在肝和脂肪组织中高表达，这些组织介导血糖和 TG 代谢。在人体研究中，CETP 的活性变化是动物体内的 6～8 倍。其中，胆固醇喂养、胰岛素和卵巢激素均可引起 CETP 活性的显著变化。最近的研究表明，CETP 是卵巢切除术小鼠 E_2 治疗后血浆 TG 增加所必需的。CETP 是一种血浆分泌蛋白，它可在血浆脂蛋白之间运输 TG 和胆固醇酯。虽然小鼠天生缺乏 CETP，但 CETP 转基因小鼠的三酰甘油升高与在雌性小鼠中雌激素引起的效应相似。已经证明，CETP 可以增加雌激素对包括肝脂质代谢在内的多种通路的调节作用。例如，E_2 治疗增加了蛋白二硫键异构酶（PDI）的活性，该类蛋白仅参与 CETP 过表达小鼠的 VLDL 脂化过程。此外，发现雌激素介导的 VLDL-TG 生成增加被肝细胞特异性核受体 SHP 缺失所消除，而非 ERα 缺失。由于血浆 TG 升高与心血管疾病风险增加相关，雌激素引起的血浆 TG 升高可能对减轻雌激素治疗心血管疾病风险的一些有益方面。对 CETP-SHP-PDI 通路调节雌激素介导的 VLDL 生成增加机制的进一步研究，有助于更好地研发治疗策略，从而缓解雌激素治疗对高三酰甘油血症的影响。

选择性雌激素递送途径与肝脂质代谢

雌激素靶向特定组织或信号通路的治疗价值在实验模型中已被证明。E_2 分子与聚（酰胺）胺分子偶联而成的雌激素 – 大分子结合物（estrogen dendrimer conjugate，EDC），可以选择性激活小鼠的非核雌激素受体。这种 EDC 化合物不具有促进子宫生长的活性，也不会促进乳腺癌的生长，但会延缓肥胖时肝脂肪的堆积，这表明非核雌激素受体对肝脂肪含量发挥至关重要的调节作用。有趣的是，在 apoE 缺陷型小鼠中，EDC 靶向非核雌激素并不能预防动脉粥样硬化，而雌二醇却可以。

卵巢切除雌性小鼠单独使用 BZA 或联合低剂量雌二醇或 CE 联合治疗，均可防止卵巢切除后高脂喂养引起的体重增加。BZA 也可防止卵巢切除后肝脂肪的堆积，但其疗效不如服用结合雌激素显著。有趣的是，与结合雌激素和 E_2 治疗相比，BZA 可通过诱导多种通路介导雌激素对肝脂代谢、FGF15 和 SHP 的保护作用。

此外，通过将 GLP-1 与雌二醇偶联，可使雌二醇靶向作用于代谢组织，从而防止肥胖小鼠体重继续增加及血糖代谢紊乱。这种行为不单由 GLP-1 介导。与 EDC 化合物一样，GLP-1 偶联雌二醇并不会促进子宫内膜或 MCF-7 乳腺癌细胞的生长。

雌激素调节肝胆固醇的摄取和胆固醇的逆向转运

雌激素被认为可以通过胆固醇的逆向转运（reverse cholesterol transport，RCT）预防动脉粥样硬化。胆固醇的逆向转运是一种从外周组织中清除胆固醇并将其排泄的过程，可以直接排泄到胆汁中，也可以转化为胆汁酸再分泌到胆汁中。起初，关于雌激素在人体 RCT 通路中的作用存在争议。来自同一研究团队的 2 项研究，其中一项认为女性血浆胆固醇排泄能力强于男性，另一项则认为女性与男性的胆固醇排泄能力类似。就绝经前女性而言，血浆中雌激素浓度与胆固醇的外排能力无关。在绝经前多囊卵巢综合征（polycystic ovary syndrome，PCOS）患者中，较低的雌激素水平与降低胆固醇外排能力有关。然而，与绝经前女性相比，绝经后女性雌激素缺乏将增加 HDL 外排能力，可能与 VLDL-TG 水平升高有关。绝经后女性激素替代治疗可有效提高 HDL 外排能力。因此，雌激素已被证明对胆固醇的外排能力有一定影响，但根据文献所述，人体中雌激素作用增强与胆固醇逆向转运初始步骤的减弱之间并不存在一致关系。

在肝中，雌激素信号通路对促进 RCT 的后期活动具有更稳固的作用。于雌激素水平较高的发情前期，肝雌激素通过 ERα 信号通路调节肝胆固醇摄取和 HDL 从巨噬细胞的外排能力。然而，人类性别差异和雌激素对 RCT 后期作用的影响并未得到充分研究，因为目前尚无可用来量化人体内 RCT 的方法。最近研究表明，与西方饮食模式喂养的雄性小鼠相比，雌性小鼠的总体 RCT 有所增加。同时，还发现雌性小鼠肝 ERα 的缺失会损害 RCT 总体进程，这表明肝需要 ERα 维持 RCT。E_2 和 PPT 治疗均可促进小鼠肝胆固醇分泌入胆汁，可通过同时使用 ERα 拮抗剂来预防。

雌激素调节肝内胆固醇的生物合成

在羟甲基戊二酸辅酶 A（3-hydroxy-3-methyl glutaryl coenzyme A，HMG-CoA）还原酶基因的启动子中发现了一种功能性雌激素反应元件，其功能涉及肝内胆固醇生物合成的第一步。包括乳腺导管上皮和子宫内膜在内的外周组织中，E_2 可激活 HMG-CoA 还原酶基因启动子并转录，增加胆固醇生物合成，促进细胞增殖。然而，E_2 治疗降低了肝细胞中的游离胆固醇含量。动物研究表明，雌性小鼠或经 E_2 治疗的雄性大鼠体内 HMG-CoA 还原酶的蛋白水平均低于未处理的成年雄性小鼠，该效应通过核 SREBP2 活性调节所致。与这一结果类似，Pedram 等人报道 ERα 激动剂 PPT 抑制 HMG-CoA 还原酶的表达和肝内胆固醇含量，并伴有 *srebf2* 基因表达降低。

雌激素对肝内胆固醇摄取的调节

为了维持高密度脂蛋白介导的细胞胆固醇从泡沫细胞有效流出，HDL 颗粒中的胆固醇和胆固醇酯要么通过清道夫受体 B 类成员 I（scavenger receptor class B member I，SR-BI）途径被肝清除，要么通过 CETP 转移到血液中含有 apoB 的颗粒中，然后通过低密度脂蛋白受体（low-density lipoprotein receptor，LDLR）或残余受体途径清除。雌二醇促进肝内胆固醇向胆汁中分泌，可通过使用 ERα 拮抗剂治疗来对抗。对于已切除卵巢的大鼠而言，雌激素缺乏可下调胆汁酸合成相关酶的表达。在小鼠中，雌激素循环的自然变化与胆汁酸合成基因表达的变化有关。此外，雌激素可提高胆汁酸的合成，使用 ERα 拮抗剂治疗可对抗上述效应。此外，E_2 不能促进 ERα 缺乏小鼠的胆汁分泌，提示雌激素通过 ERα 促进胆汁分泌。雌激素介导胆汁酸合成基因表达增加的机制似乎需要肝 ERα 参与。

（1）LDLR

RCT 中几个步骤的调节受损可能与冠心病发病风险增加有关，而肝的 LDLR 和 SR-BI 在 RCT 调节中起关键作用。肝 LDLR 的活性是饮食和激素调节血浆胆固醇水平的主要机制。用炔雌醇治疗 III 型高脂血症的受试者，其体内 β-VLDL 和 LDL 清除增加。一项体外研究表明，雌二醇可增加人肝癌细胞表面 LDLR 活性，但对真皮层成纤维细胞无影响。炔雌醇通过剂量和时间依赖的方式刺激 LDL 与 LDLR 结合，而在培养基中预处理 LDL 可以减少这种结合。在大鼠中，一定剂量的雌激素刺激肝可导致 LDLR mRNA 和蛋白水平增加，同时伴随血浆 LDL 清除的显著增加和血浆胆固醇的降低。

虽然 LDLR 启动子不包含经典的雌激素作用元件，但观察发现，雌激素干预后 LDLR mRNA 在动物体内和肝癌细胞中均上调，提示雌激素可通过另一种机制调节该基因的表达。Li 等人利用瞬时转染构建表达功能性 ERα 和 LDLR 启动子的人肝癌细胞，他们认为，E_2 通过 Sp1 与 LDLR 启动子结合提升其活性。同样在肝 *ERα* 基因敲除的雌性和雄性小鼠中，肝组织中的 LDLR 蛋白水平降低。在体内和肝癌细胞中酪氨酸激酶（tyrosine kinase，TK）和蛋白激酶 C（protein kinase C，PKC）信号通路均被 E_2 激活。在 LDLR 启动子转染的人肝癌细胞系中过表达 ERα，分析应用 TK 抑制剂与 PKC 抑制剂与不应用情况下启动子活性。研究结果表明，LDLR 基因的基础转录依赖于 PKC 活性，而 TK 活性是 E_2 诱导 LDLR 基因表达所必需的。

雌激素对肝 LDLR 表达的间接影响也有相关研究报道。雌激素可能通过生长激素的作用促进 LDLR 的表达，因为观察到 E_2 治疗垂体切除后的大鼠不能促进肝低密度脂蛋白受体的表达和降低血浆胆固醇。雌二醇降低人肝癌细胞内游离胆固醇含量是维持 LDLR 活性的重要机制。E_2 治疗可使人肝 HuH7 细胞中 LDLR 蛋白水平呈剂量依赖性升高；然而，除非 E_2 剂量非常高，否则 LDLR 的 mRNA 不会增加，这表明雌激素对 LDLR 具有翻译后的调节作用。此外，雌激素也可能通过改变 *PCSK9* 活性促进 LDLR 介导的胆固醇摄取，而 E_2 治疗未能增加 *PCSK9* 基因敲除 HuH7 细胞的 LDLR 活性。

（2）SR-BI

当高密度脂蛋白受体通过刺激肝来摄取 HDL 胆固醇时，可促进小鼠胆固醇逆向转运，并降低小鼠的动脉粥样硬化。多个研究发现，雌激素可上调 HDL 受体的 mRNA 表达，并促进外周组织对 HDL 胆固醇的摄取。因此，雌激素通过调节肝摄取 HDL 胆固醇时，可能导致罹患心血管的风险存在性别差异。由此，该通路的激活可能是预防心血管疾病的潜在治疗靶点。

✚ 雌激素对男性的脂肪肝和肝胰岛素抵抗有保护作用

男性在许多组织中也表达雌激素受体，而芳香化酶则催化雄激素转化为雌激素。人体中，ERα 或芳香化酶基因功能缺失型突变与糖耐量减退、高血糖和高胰岛素血症相关。睾酮对雌二醇的芳香化作用可导致男性性欲增强，并还可预防与睾酮治疗相关的男性内脏肥胖。据报道，ERα 缺失雄性小鼠会发生肝脂肪变性，但 ERβ 缺失雄性小鼠却未发生。芳香化酶敲除（aromatase knockout，ArKO）小鼠肝内脂肪明显堆积，并伴有 *FASN* 和

SCD-1 等脂肪生成基因表达增加。对于 *ArKO* 雄性小鼠，雌二醇或特异性 ERα 受体激动剂治疗可抑制 *FASN* 基因表达，并逆转肝脂肪的堆积。对雄性小鼠进行 TMX 的抗雌激素治疗可通过激活脂肪酸合成诱导肝中 TG 的堆积。与此同时，经 TMX 治疗后，肝细胞中 ^{3}H 标记的油酸酯向 TG 的掺入量增加。对于雄性大鼠，高脂饮食诱导脂肪肝，但通过 E$_2$ 治疗可以改善，这与 E$_2$ 治疗后引起 ACC 磷酸化介导脂肪生成减少相关。研究人员使用 ^{14}C 标记醋酸盐评估肝细胞脂肪从头合成情况，发现 E$_2$ 治疗减少了 ^{14}C 标记的水平，这与 TMX 治疗的效应类似。该研究还阐述了肝脂肪变性男性患者的基因表达发生了类似变化。肝 ERα 特异性敲除的雄性小鼠经高脂饮食喂养后肝 TG 和 DAG 含量升高，这与胰岛素刺激 ACC 磷酸化和 DGAT1/2 蛋白表达失调相一致。对 OVX 小鼠进行 E$_2$ 治疗的研究表明，经由肝 ERα 介导的雌激素信号通路激活，将有助于预防与男性高脂饮食喂养有关的胰岛素抵抗。因此，通过 ERα 增强肝雌激素信号通路可减轻肥胖对男性和女性罹患糖尿病和心血管疾病风险的影响。

结论与未来研究方向

为了解女性较男性不易受到心血管疾病侵害的原因，科学家们进行了大量研究工作，发现雌激素可以通过调节肝脂质代谢过程中的多个步骤发挥保护作用。然而，使用各种雌激素制剂治疗绝经后女性并不能完全恢复其对绝经前女性心血管疾病的保护。此外，雌激素和相关激素治疗可预防脂肪肝、胰岛素抵抗和糖尿病，但始终无法预防心血管疾病的发生。但是，外源性口服雌激素治疗引起的高三酰甘油效应，可能降低雌激素的其他心血管获益。深入了解雌激素信号通路调节机制后，针对雌激素对脂质代谢作用的特定靶点进行干预成为可能。因此，雌激素靶向特定组织或特定信号通路的治疗可能成为未来研究的主要方向，以期在绝经后治疗中再现绝经前雌激素的生理保护作用。此外，肝中雌激素信号通路对男性胰岛素抵抗具有保护作用，因此针对性别差异表达的通路进行研究，在治疗肥胖相关心血管疾病方面具有潜在意义。

（翻译：郭丰　审校：赵艳艳）

参考文献

1.　AGUILAR-SALINAS C A，GARCIA-GARCIA E，GOMEZ PEREZ F J，et al. The healthy women bias and hormone replacement therapy in women with type 2 diabetes. Diabetes Care，2002，25：246-247.

2.　ARAI T，WANG N，BEZOUEVSKI M，et al. Decreased atherosclerosis in heterozygous low density lipoprotein receptor-deficient mice expressing the scavenger receptor BI transgene. The Journal of Biological Chemistry，1999，274：2366-2371.

3.　ARII K，SUEHIRO T，YAMAMOTO M，et al. Suppression of plasma cholesteryl ester transfer protein activity in acute hyperinsulinemia and effect of plasma nonesterified fatty acid. Metabolism，1997，46：1166-1170.

4.　BADEAU R M，METSO J，WAHALA K，et al. Human macrophagecholesterol efflux potential is enhanced by HDL-associated 17beta-estradiol fatty acyl esters. The Journal of Steroid Biochemistry and Molecular Biology，2009，116：44-49.

5.　BADEAU R M，METSO J，KOVANEN P T，et al. The impact of gender and serum estradiol levels on HDL-mediated reverse cholesterol transport. European Journal of Clinical Investigation，2013，43：317-323.

6.　BAKSU B，DAVAS I，AGAR E，et al. Do different delivery systems of estrogen therapy influence serum lipids differently in surgically menopausal women?. The Journal of Obstetrics and Gynaecology Research，2007，33：346-352.

7.　BARRERA J，CHAMBLISS K L，AHMED M，et al. Bazedoxifene and conjugated estrogen prevent diet-induced obesity，hepatic steatosis，and type 2 diabetes in mice without impacting the reproductive tract. American Journal of Physiology Endocrinology and Metabolism，2014，307：E345-E354.

性与糖尿病

8. BARRETT-CONNOR E, SLONE S, GREENDALE G, et al. The postmenopausal estrogen/progestin interventions study: Primary outcomes in adherent women. Maturitas, 1997, 27: 261-274.

9. BARROWS B R, PARKS E J. Contributions of different fatty acid sources to very low-density lipoprotein-triacylglycerol in the fasted and fed states. The Journal of Clinical Endocrinology and Metabolism, 2006, 91: 1446-1452.

10. BARROWS B R, TIMLIN M T, PARKS E J. Spillover of dietary fatty acids and use of serum nonesterified fatty acids for the synthesis of VLDL-triacylglycerol under two different feeding regimens. Diabetes, 2005, 54: 2668-2673.

11. BJORNSTROM L, SJOBERG M. Mechanisms of estrogen receptor signaling: Convergence of genomic and nongenomic actions on target genes. Molecular Endocrinology, 2005, 19: 833-842.

12. BONDS D E, LASSER N, QI L, et al. The effect of conjugated equine oestrogen on diabetes incidence: The women's health initiative randomised trial. Diabetologia, 2006, 49: 459-468.

13. BOURASSA P A, MILOS P M, GAYNOR B J, et al. Estrogen reduces atherosclerotic lesion development in apolipoprotein E-deficient mice. Proceedings of the National Academy of Sciences of the United States of America, 1996, 93: 10022-10027.

14. BRYZGALOVA G, GAO H, AHREN B, et al. Evidence that oestrogen receptor-alpha plays an important role in the regulation of glucose homeostasis in mice: Insulin sensitivity in the liver. Diabetologia, 2006, 49: 588-597.

15. BRYZGALOVA G, LUNDHOLM L, PORTWOOD N, et al. Mechanisms of antidiabetogenic and body weight-lowering effects of estrogen in high-fat diet-fed mice. American Journal of Physiology. Endocrinology and Metabolism, 2008, 295: E904-E912.

16. BURCH J C, BYRD B F. The effects of long-term estrogen on hysterectomized women. American Journal of Obstetrics and Gynecology, 1974, 118: 778-782.

17. BUSH T L, COWAN L D, BARRETT-CONNOR E, et al. Estrogen use and all-cause mortality. Preliminary results from the lipid research clinics program follow-up study. JAMA, 1983, 249: 903-906.

18. CAMPOREZ J P, JORNAYVAZ F R, LEE H Y, et al. Cellular mechanism by which estradiol protects female ovariectomized mice from high-fat diet-induced hepatic and muscle insulin resistance. Endocrinology, 2013, 154: 1021-1028.

19. CANOY D, BOEKHOLDT S M, WAREHAM N, et al. Body fat distribution and risk of coronary heart disease in men and women in the European prospective investigation into cancer and nutrition in Norfolk cohort: A population-based prospective study. Circulation, 2007, 116: 2933-2943.

20. CHAMBLISS K L, WU Q, OLTMANN S, et al. Non-nuclear estrogen receptor alpha signaling promotes cardiovascular protection but not uterine or breast cancer growth in mice. The Journal of Clinical Investigation, 2010, 120: 2319-2330.

21. CHAMBLISS K L, BARRERA J, UMETANI M, et al. Nonnuclear estrogen receptor activation improves hepatic steatosis in female mice. Endocrinology, 2016, 157: 3731-3741.

22. CHEN F P, LEE N, SOONG Y K, et al. Comparison of transdermal and oral estrogen-progestin replacement therapy: Effects on cardiovascular risk factors. Menopause, 2001, 8: 347-352.

23. CHOW J D, JONES M E, PRELLE K, et al. A selective estrogen receptor alpha agonist ameliorates hepatic steatosis in the male aromatase knockout mouse. The Journal of Endocrinology, 2011, 210: 323-334.

24. CIANA P, RAVISCIONI M, MUSSI P, et al. In vivo imaging of transcriptionally active estrogen receptors. Nature Medicine, 2003, 9, 82-86.

25. CLEGG D, HEVENER A L, MOREAU K L, et al. Sex hormones and cardiometabolic health: Role of estrogen and estrogen receptors. Endocrinology, 2017, 158: 1095-1105.

26. COLDITZ G A, WILLETT W C, STAMPFER M J, et al. Menopause and the risk of coronary heart disease in women. The New England Journal of Medicine, 1987, 316: 1105-1110.

27. COLE L K, JACOBS R L, VANCE D E. Tamoxifen induces triacylglycerol accumulation in the mouse liver by activation of fatty acid synthesis. Hepatology, 2010, 52: 1258-1265.

28. COOPER A D, NUTIK R, CHEN J. Characterization of the estrogen-induced lipoprotein receptor of rat liver. Journal of Lipid Research, 1987, 28: 59-68.

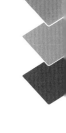

29. COTE I, YASARI S, PIGHON A, et al. Liver fat accumulation may be dissociated from adiposity gain in ovariectomized rats. Climacteric, 2012, 15: 594-601.

30. CRIQUI M H, SUAREZ L, BARRETT-CONNOR, et al. Postmenopausal estrogen use and mortality. Results from a prospective study in a defined, homogeneous community. American Journal of Epidemiology, 1988, 128: 606-614.

31. CROFT P, HANNAFORD P. Risk factors for acute myocardial infarction in women. BMJ, 1989, 298: 674.

32. DAVIS R A. Evolution of processes and regulators of lipoprotein synthesis: From birds to mammals. The Journal of Nutrition, 1997, 127: 795S-800S.

33. DE KONING L, MERCHANT A T, POGUE J, et al. Waist circumference and waist-to-hip ratio as predictors of cardiovascular events: Meta-regression analysis of prospective studies. European Heart Journal, 2007, 28: 850-856.

34. DE MARINIS E, MARTINI C, TRENTALANCE A, et al. Sex differences in hepatic regulation of cholesterol homeostasis. The Journal of Endocrinology, 2008, 198: 635-643.

35. DE OLIVEIRA M C, GILGLIONI E H, DE BOER B A, et al. Bile acid receptor agonists INT747 and INT777 decrease oestrogen deficiency-related postmenopausal obesity and hepatic steatosis in mice. Biochimica et Biophysica Acta, 2016, 1862: 2054-2062.

36. DE VRIES R, PERTON F G, DALLINGA-THIE G M, et al. Plasma cholesteryl ester transfer is a determinant of intima-media thickness in type 2 diabetic and nondiabetic subjects: Role of CETP and triglycerides. Diabetes, 2005, 54: 3554-3559.

37. DELLA TORRE S, RANDO G, MEDA C, et al. Amino acid-dependent activation of liver estrogen receptor alpha integrates metabolic and reproductive functions via IGF-1. Cell Metabolism, 2011, 13: 205-214.

38. DELLA TORRE S, MITRO N, FONTANA R, et al. An essential role for liver ER alpha in coupling hepatic metabolism to the reproductive cycle. Cell Reports, 2016, 15: 360-371.

39. DI CROCE L, BRUSCALUPI G, TRENTALANCE A. Independent behavior of rat liver LDL receptor and HMGCoA reductase under estrogen treatment. Biochemical and Biophysical Research Communications, 1996, 224: 345-350.

40. DI CROCE L, VICENT G P, PECCI A, et al. The promoter of the rat 3-hydroxy-3-methylglutaryl coenzyme A reductase gene contains a tissue-specific estrogen-responsive region. Molecular Endocrinology, 1999, 13: 1225-1236.

41. DISTEFANO E, MARINO M, GILLETTE J A, et al. Role of tyrosine kinase signaling in estrogen-induced LDL receptor gene expression in HepG2 cells. Biochimica et Biophysica Acta, 2002, 1580: 145-149.

42. EL KHOUDARY S R, HUTCHINS P M, MATTHEWS K A, et al. Cholesterol efflux capacity and subclasses of HDL particles in healthy women transitioning through menopause. The Journal of Clinical Endocrinology and Metabolism, 2016, 101: 3419-3428.

43. ESPELAND M A, HOGAN P E, FINEBERG S E, et al. Effect of postmenopausal hormone therapy on glucose and insulin concentrations. PEPI Investigators. Postmenopausal Estrogen/Progestin Interventions. Diabetes Care, 1998, 21: 1589-1595.

44. FABBRINI E, MAGKOS F, MOHAMMED B S, et al. Intrahepatic fat, not visceral fat, is linked with metabolic complications of obesity. Proceedings of the National Academy of Sciences of the United States of America, 2009, 106: 15430-15435.

45. FERRARA A, KARTER A J, ACKERSON L M, et al. Hormone replacement therapy is associated with better glycemic control in women with type 2 diabetes: The Northern California Kaiser Permanente Diabetes Registry. Diabetes Care, 2001, 24: 1144-1150.

46. FINAN B, YANG B, OTTAWAY N, et al. Targeted estrogen delivery reverses the metabolic syndrome. Nature Medicine, 2012, 18: 1847-1856.

47. FINKELSTEIN J S, LEE H, BURNETT-BOWIE S A, et al. Gonadal steroids and body composition, strength, and sexual function in men. The New England Journal of Medicine, 2013, 369: 1011-1022.

48. FREEDMAN D S, OTVOS J D, JEYARAJAH E J, et al. Sex and age differences in lipoprotein subclasses measured by nuclear magnetic resonance spectroscopy: The Framingham Study. Clinical Chemistry, 2004, 50: 1189-1200.

49. FRIAS J P, MACARAEG G B, OFRECIO J, et al. Decreased susceptibility to fatty acid-induced peripheral tissue insulin resistance in women. Diabetes, 2001, 50: 1344-1350.

性与糖尿病

50. FUKATA Y, YU X, IMACHI H, et al. 17beta-Estradiol regulates scavenger receptor class BI gene expression via protein kinase C in vascular endothelial cells. Endocrine, 2014, 46: 644-650.

51. GALIEN R, GARCIA T. Estrogen receptor impairs interleukin-6 expression by preventing protein binding on the NF-κB site. Nucleic Acids Research, 1997, 25: 2424-2429.

52. GAO H, BRYZGALOVA G, HEDMAN E, et al. Long-term administration of estradiol decreases expression of hepatic lipogenic genes and improves insulin sensitivity in ob/ob mice: A possible mechanism is through direct regulation of signal transducer and activator of transcription 3. Molecular Endocrinology, 2006, 20: 1287-1299.

53. GAO H, FALT S, SANDELIN A, et al. Genome-wide identification of estrogen receptor alpha-binding sites in mouse liver. Molecular Endocrinology, 2008, 22: 10-22.

54. GLUECK C J, FALLAT R W, SCHEEL D. Effects of estrogenic compounds on triglyceride kinetics. Metabolism, 1975, 24: 537-545.

55. GRADY D, RUBIN S M, PETITTI D B, et al. Hormone therapy to prevent disease and prolong life in postmenopausal women. Annals of Internal Medicine, 1992, 117: 1016-1037.

56. GRADY D, HERRINGTON D, BITTNER V, et al. Cardiovascular disease outcomes during 6. 8 years of hormone therapy: Heart and estrogen/progestin replacement study follow-up (HERS II). JAMA, 2002, 288: 49-57.

57. GRODSTEIN F, STAMPFER M. The epidemiology of coronary heart disease and estrogen replacement in postmenopausal women. Progress in Cardiovascular Diseases, 1995, 38: 199-210.

58. HAMMOND C B, JELOVSEK F R, LEE K L, et al. Effects of long-term estrogen replacement therapy. I. Metabolic effects. American Journal of Obstetrics and Gynecology, 1979, 133: 525-536.

59. HENDERSON B E, PAGANINI-HILL A, ROSS R K. Decreased mortality in users of estrogen replacement therapy. Archives of Internal Medicine, 1991, 151: 75-78.

60. HERNANDEZ AVILA M, WALKER A M, JICK H. Use of replacement estrogens and the risk of myocardial infarction. Epidemiology, 1990, 1: 128-133.

61. HEVENER A, REICHART D, JANEZ A, et al. Female rats do not exhibit free fattyacid-induced insulin resistance. Diabetes, 2002, 51: 1907-1912.

62. HODIS H N, MACK W J, LOBO R A, et al. Estrogen in the prevention of atherosclerosis. A randomized, double-blind, placebo-controlled trial. Annals of Internal Medicine, 2001, 135: 939-953.

63. HODIS H N, MACK W J, AZEN S P, et al. Hormone therapy and the progression of coronary-artery atherosclerosis in postmenopausal women. The New England Journal of Medicine, 2003, 349: 535-545.

64. HODIS H N, MACK W J, HENDERSON V W, et al. Vascular effects of early versus late postmenopausal treatment with estradiol. The New England Journal of Medicine, 2016, 374: 1221-1231.

65. HSIA J, LANGER R D, MANSON J E, et al. Conjugated equine estrogens and coronary heart disease -The women'S health initiative. Archives of Internal Medicine, 2006, 166: 357-365.

66. HU F B, GRODSTEIN F, HENNEKENS C H, et al. Age at natural menopause and risk of cardiovascular disease. Archives of Internal Medicine, 1999, 159: 1061-1066.

67. HULLEY S, GRADY D, BUSH T, et al. Randomized trial of estrogen plus progestin for secondary prevention of coronary heart disease in postmenopausal women. Heart and estrogen/progestin replacement study (HERS) research group. JAMA, 1998, 280: 605-613.

68. JENSEN M D, MARTIN M L, CRYER P E, et al. Effects of estrogen on free fatty acid metabolism in humans. The American Journal of Physiology, 1994, 266: E914-E920.

69. JIANG X C, MOULIN P, QUINET E, et al. Mammalian adipose tissue and muscle are major sources of lipid transfer protein mRNA. The Journal of Biological Chemistry, 1991, 266: 4631-4639.

70. JOHANSSON L E, DANIELSSON A P, PARIKH H, et al. Differential gene expression in adipose tissue from obese human subjects during weight loss and weight maintenance. The American Journal of Clinical Nutrition, 2012, 96: 196-207.

71. JONES M E, THORBURN A W, BRITT K L, et al. Aromatase-deficient (ArKO) mice have a phenotype of increased adiposity. Proceedings of the National Academy of Sciences of the United States of America, 2000, 97: 12735-12740.

72.　JONES M E, THORBURN A W, BRITT K L, et al. Aromatase-deficient (ArKO) mice accumulate excess adipose tissue. The Journal of Steroid Biochemistry and Molecular Biology, 2001, 79: 3-9.

73.　JORNAYVAZ F R, BIRKENFELD A L, JURCZAK M J, et al. Hepatic insulin resistance in mice with hepatic overexpression of diacylglycerol acyltransferase 2. Proceedings of the National Academy of Sciences of the United States of America, 2011, 108: 5748-5752.

74.　KANNEL W B, HJORTLAND M C, MCNAMARA P M, et al. Menopause and risk of cardiovascular disease: The Framingham study. Annals of Internal Medicine, 1976, 85: 447-452.

75.　KIM H J, KALKHOFF R K. Sex steroid influence on triglyceride metabolism. The Journal of Clinical Investigation, 1975, 56: 888-896.

76.　KIM J H, MEYERS M S, KHUDER S S, et al. Tissue-selective estrogen complexes with bazedoxifene prevent metabolic dysfunction in female mice. Molecular Metabolism, 2014, 3: 177-190.

77.　KISSEBAH A H, HARRIGAN P, WYNN V. Mechanism of hypertriglyceridaemia associated with contraceptive steroids. Hormone and Metabolic Research, 1973, 5: 184-190.

78.　KUSHWAHA R S, HAZZARD W R, GAGNE C, et al. Type III hyperlipoproteinemia: Paradoxical hypolipidemic response to estrogen. Annals of Internal Medicine, 1977, 87: 517-525.

79.　LEVIN E R. Plasma membrane estrogen receptors. Trends in Endocrinology and Metabolism, 2009, 20: 477-482.

80.　LI C, BRIGGS M R, AHLBORN T E, et al. Requirement of Sp1 and estrogen receptor alpha interaction in 17beta-estradiol-mediated transcriptional activation of the low density lipoprotein receptor gene expression. Endocrinology, 2001, 142: 1546-1553.

81.　LIAO C C, CHIU Y S, CHIU W C, et al. Proteomics analysis to identify and characterize the molecular signatures of hepatic steatosis in ovariectomized rats as a model of postmenopausal status. Nutrients, 2015, 7: 8752-8766.

82.　LINDBERG M K, WEIHUA Z, ANDERSSON N, et al. Estrogen receptor specificity for the effects of estrogen in ovariectomized mice. The Journal of Endocrinology, 2002, 174: 167-178.

83.　LLOYD-JONES D, ADAMS R, CARNETHON M, et al. Heart disease and stroke statistics - 2009 update: A report from the American Heart Association Statistics Committee and Stroke Statistics Subcommittee. Circulation, 2009, 119: e21-181.

84.　LOPEZ D, MCLEAN M P. Estrogen regulation of the scavenger receptor class B gene: Anti-atherogenic or steroidogenic, is there a priority? Molecular and Cellular Endocrinology, 2006, 247: 22-33.

85.　MA P T, YAMAMOTO T, GOLDSTEIN J L, et al. Increased mRNA for low density lipoprotein receptor in livers of rabbits treated with 17 alpha-ethinyl estradiol. Proceedings of the National Academy of Sciences of the United States of America, 1986, 83: 792-796.

86.　MAFFEI L, MURATA Y, ROCHIRA V, et al. Dysmetabolic syndrome in a man with a novel mutation of the aromatase gene: Effects of testosterone, alendronate, and estradiol treatment. The Journal of Clinical Endocrinology and Metabolism, 2004, 89: 61-70.

87.　MAGKOS F, MITTENDORFER B. Gender differences in lipid metabolism and the effect of obesity. Obstetrics and Gynecology Clinics of North America, 2009, 36: 245-265.

88.　MAGKOS F, PATTERSON B W, MITTENDORFER B. No effect of menstrual cycle phase on basal very-low-density lipoprotein triglyceride and apolipoprotein B-100 kinetics. American Journal of Physiology Endocrinology and Metabolism, 2006, 291: E1243-E1249.

89.　MAGKOS F, PATTERSON B W, MITTENDORFER B. Reproducibility of stable isotope-labeled tracer measures of VLDL-triglyceride and VLDL-apolipoprotein B-100 kinetics. Journal of Lipid Research, 2007, 48: 1204-1211.

90.　MAGKOS F, PATTERSON B W, MOHAMMED B S, et al. Women produce fewer but triglyceride-richer very low-density lipoproteins than men. The Journal of Clinical Endocrinology and Metabolism, 2007, 92: 1311-1318.

91.　MANSON J E, HSIA J, JOHNSON K C, et al. Estrogen plus progestin and the risk of coronary heart disease. The New England Journal of Medicine, 2003, 349: 523-534.

92.　MANSON J E, ALLISON M A, ROSSOUW J E, et al. Estrogen therapy and coronary-artery calcification. The New England Journal of Medicine, 2007, 356: 2591-2602.

性与糖尿病

93. MARINO M，PALLOTTINI V，TRENTALANCE A. Estrogens cause rapid activation of IP3-PKC-alpha signal transduction pathway in HEPG2 cells. Biochemical and Biophysical Research Communications，1998，245：254-258.

94. MARINO M，DISTEFANO E，PALLOTTINI V，et al. Activation of IP（3）-protein kinase C-alpha signal transduction pathway precedes the changes of plasma cholesterol，hepatic lipid metabolism and induction of low-density lipoprotein receptor expression in 17-beta-oestradiol-treated rats. Experimental Physiology，2001，86：39-45.

95. MARINO M，GALLUZZO P，ASCENZI P. Estrogen signaling multiple pathways to impact gene transcription. Current Genomics，2006，7：497-508.

96. MAROTTI K R，CASTLE C K，BOYLE T P，et al. Severe atherosclerosis in transgenic mice expressing simian cholesteryl ester transfer protein. Nature，1993，364：73-75.

97. MARSH M M，WALKER V R，CURTISS L K，et al. Protection against atherosclerosis by estrogen is independent of plasma cholesterol levels in LDL receptor-deficient mice. Journal of Lipid Research，1999，40：893-900.

98. MATSUO K，GUALTIERI M R，CAHOON S S，et al. Surgical menopause and increased risk of nonalcoholic fatty liver disease in endometrial cancer. Menopause，2016，23：189-196.

99. MATTHAN N R，JALBERT S M，BARRETT P H，et al. Gender-specific differences in the kinetics of nonfasting TRL，IDL，and LDL apolipoprotein B-100 in men and premenopausal women. Arteriosclerosis，Thrombosis，and Vascular Biology，2008，28：1838-1843.

100. MCKENZIE J，FISHER B M，JAAP A J，et al. Effects of HRT on liver enzyme levels in women with type 2 diabetes：A randomized placebo-controlled trial. Clinical Endocrinology，2006，65：40-44.

101. MEYER M R，FREDETTE N C，HOWARD T A，et al. G Protein-coupled estrogen receptor protects from atherosclerosis. Scientific Reports，2014，4：7564.

102. MITTENDORFER B，PATTERSON B W，KLEIN S. Effect of sex and obesity on basal VLDL-triacylglycerol kinetics. The American Journal of Clinical Nutrition，2003，77：573-579.

103. MURATA Y，OGAWA Y，SAIBARA T，et al. Unrecognized hepatic steatosis and non-alcoholic steatohepatitis in adjuvant tamoxifen for breast cancer patients. Oncology Reports，2000，7：1299-1304.

104. NILSSON B O，OLDE B，LEEB-LUNDBERG L M. G protein-coupled oestrogen receptor 1（GPER1）/GPR30：A new player in cardiovascular and metabolic oestrogenic signalling. British Journal of Pharmacology，2001，163：1131-1139.

105. NISHINO M，HAYAKAWA K，NAKAMURA Y，et al. Effects of tamoxifen on hepatic fat content and the development of hepatic steatosis in patients with breast cancer：High frequency of involvement and rapid reversal after completion of tamoxifen therapy. AJR American Journal of Roentgenology，2003，180：129-134.

106. O'SULLIVAN A J，CRAMPTON L J，FREUND J，et al. The route of estrogen replacement therapy confers divergent effects on substrate oxidation and body composition in postmenopausal women. The Journal of Clinical Investigation，1998，102：1035-1040.

107. OHLSSON C，HELLBERG N，PARINI P，et al. Obesity and disturbed lipoprotein profile in estrogen receptor-alpha-deficient male mice. Biochemical and Biophysical Research Communications，2000，278：640-645.

108. OIEN K A，MOFFAT D，CURRY G，et al. Cirrhosis with steatohepatitis after adjuvant tamoxifen. Lancet，1999，353：36-37.

109. OSBORNE C K，SCHIFF R. Estrogen-receptor biology：Continuing progress and therapeutic implications. Journal of Clinical Oncology，2005，23：1616-1622.

110. OTERO Y F，STAFFORD J M，MCGUINNESS O P. Pathway-selective insulin resistance and metabolic disease：The importance of nutrient flux. The Journal of Biological Chemistry，2014，289：20462-20469.

111. OWMAN C，BLAY P，NILSSON C，et al. Cloning of human cDNA encoding a novel heptahelix receptor expressed in Burkitt'S lymphoma and widely distributed in brain and peripheral tissues. Biochemical and Biophysical Research Communications，1996，228：285-292.

112. PAECH K，WEBB P，KUIPER G G J M，et al. Differential ligand activation of estrogen receptors ER α and ER β at AP1 sites. Science，1997，277：1508.

113. PALMISANO B T，LE T D，ZHU L，et al. Cholesteryl ester transfer protein alters liver and plasma triglyceride metabolism

through two liver networks in female mice. Journal of Lipid Research, 2016, 57: 1541-1551.

114. PAQUETTE A, SHINODA M, RABASA LHORET R, et al. Time course of liver lipid infiltration in ovariectomized rats: Impact of a high-fat diet. Maturitas, 2007, 58: 182-190.

115. PARK C J, ZHAO Z, GLIDEWELL-KENNEY C, et al. Genetic rescue of nonclassical ERalpha signaling normalizes energy balance in obese Eralpha-null mutant mice. The Journal of Clinical Investigation, 2011, 121: 604-612.

116. PARKS B W, SALLAM T, MEHRABIAN M, et al. Genetic architecture of insulin resistance in the mouse. Cell Metabolism, 2015, 21: 334-346.

117. PASQUALINI J R, CHETRITE G, BLACKER C, et al. Concentrations of estrone, estradiol, and estrone sulfate and evaluation of sulfatase and aromatase activities in pre- and postmenopausal breast cancer patients. The Journal of Clinical Endocrinology and Metabolism, 1996, 81: 1460-1464.

118. PEDRAM A, RAZANDI M, O'MAHONY F, et al. Estrogen reduces lipid content in the liver exclusively from membrane receptor signaling. Science Signaling, 2013, 6: ra36.

119. PETITTI D B, PERLMAN J A, & SIDNEY S. Noncontraceptive estrogens and mortality: Long-term follow-up of women in the Walnut Creek Study. Obstetrics and Gynecology, 1987, 70: 289-293.

120. QIAN Y M, SUN X J, TONG M H, et al. Targeted disruption of the mouse estrogen sulfotransferase gene reveals a role of estrogen metabolism in intracrine and paracrine estrogen regulation. Endocrinology, 2001, 142: 5342-5350.

121. RADER D J, TALL A R. The not-so-simple HDL story: Is it time to revise the HDL cholesterol hypothesis? Nature Medicine, 2012, 18: 1344-1346.

122. RADER D J, ALEXANDER E T, WEIBEL G L, et al. The role of reverse cholesterol transport in animals and humans and relationship to atherosclerosis. Journal of Lipid Research, 2009, 50 Suppl: S189-S194.

123. REAVEN G M, BERNSTEIN R M. Effect of obesity on the relationship between very low density lipoprotein production rate and plasma triglyceride concentration in normal and hypertriglyceridemic subjects. Metabolism, 1978, 27: 1047-1054.

124. RIBAS V, NGUYEN M T, HENSTRIDGE D C, et al. Impaired oxidative metabolism and inflammation are associated with insulin resistance in ERalpha-deficient mice. American Journal of Physiology Endocrinology and Metabolism, 2010, 298: E304-E319.

125. RIBAS V, DREW B G, ZHOU Z, et al. Skeletal muscle action of estrogen receptor α is critical for the maintenance of mitochondrial function and metabolic homeostasis in females. Science Translational Medicine, 2016, 8: 334-354.

126. ROCHIRA V, MADEO B, ZIRILLI L, et al. Oestradiol replacement treatment and glucose homeostasis in two men with congenital aromatase deficiency: Evidence for a role of oestradiol and sex steroids imbalance on insulin sensitivity in men. Diabetic Medicine, 2007, 24: 1491-1495.

127. ROE A, HILLMAN J, BUTTS S, et al. Decreased cholesterol efflux capacity and atherogenic lipid profile in young women with PCOS. The Journal of Clinical Endocrinology and Metabolism, 2014, 99: E841-E847.

128. ROGER V L, GO A S, LLOYD-JONES D M, et al. Heart disease and stroke statistics-2011 update: A report from the American Heart Association. Circulation, 2011, 123: e18-e209.

129. ROGERS N H, PERFIELD J W, STRISSEL K J, et al. Reduced energy expenditure and increased inflammation are early events in the development of ovariectomy-induced obesity. Endocrinology, 2009, 150: 2161-2168.

130. ROMERO-ALESHIRE M J, DIAMOND-STANIC M K, HASTY A H, et al. Loss of ovarian function in the VCD mouse-model of menopause leads to insulin resistance and a rapid progression into the metabolic syndrome. American Journal of Physiology Regulatory Integrative and Comparative Physiology, 2009, 297: R587-R592.

131. ROSENSON R S, BREWER H B, JR, et al. Cholesterol efflux and atheroprotection: Advancing the concept of reverse cholesterol transport. Circulation, 2012, 125: 1905-1919.

132. ROSSI R, ORIGLIANI G, MODENA M G. Transdermal 17-beta-estradiol and risk of developing type 2 diabetes in a population of healthy, nonobese postmenopausal women. Diabetes Care, 2004, 27: 645-649.

133. RUDLING M, NORSTEDT G, OLIVECRONA H, et al. Importance of growth hormone for the induction of hepatic low density lipoprotein receptors. Proceedings of the National Academy of Sciences of the United States of America, 1992, 89: 6983-6987.

性与糖尿病

134. RYU S，SUH B S，CHANG Y，et al. Menopausal stages and non-alcoholic fatty liver disease in middle-aged women. European Journal of Obstetrics，Gynecology，and Reproductive Biology，2015，190：65-70.

135. SANADA M，TSUDA M，KODAMA I，et al. Substitution of transdermal estradiol during oral estrogen-progestin therapy in postmenopausal women：Effects on hypertriglyceridemia. Menopause，2004，11：331-336.

136. SCHAEFER E J，FOSTER D M，ZECH L A，et al. The effects of estrogen administration on plasma lipoprotein metabolism in premenopausal females. The Journal of Clinical Endocrinology and Metabolism，1983，57：262-267.

137. SEMENKOVICH C F，OSTLUND R E，JR. Estrogens induce low-density lipoprotein receptor activity and decrease intracellular cholesterol in human hepatoma cell line Hep G2. Biochemistry，1987，26：4987-4992.

138. SHARMA G，MAUVAIS-JARVIS F，PROSSNITZ E R. Roles of G protein-coupled estrogen receptor GPER in metabolic regulation. The Journal of Steroid Biochemistry and Molecular Biology. 2017

139. SMITH E P，BOYD J，FRANK G R，et al. Estrogen resistance caused by a mutation in the estrogen-receptor gene in a man. The New England Journal of Medicine，1994，331：1056-1061.

140. SMITH G I，REEDS D N，OKUNADE A L，et al. Systemic delivery of estradiol，but not testosterone or progesterone，alters very low density lipoprotein-triglyceride kinetics in postmenopausal women. The Journal of Clinical Endocrinology and Metabolism，2014，99：E1306-E1310.

141. STAMPFER M J，WILLETT W C，COLDITZ G A，et al. A prospective study of postmenopausal estrogen therapy and coronary heart disease. The New England Journal of Medicine，1985，313：1044-1049.

142. STARR A E，LEMIEUX V，NOAD J，et al. Beta-estradiol results in a proprotein convertase subtilisin/kexin type 9-dependent increase in low-density lipoprotein receptor levels in human hepatic HuH7 cells. The FEBS Journal，2015，282：2682-2696.

143. STEINBERG M，TOLKSDORF S，GORDON A S. Relation of the adrenal and pituitary to the hypocholesterolemic effect of estrogen in rats. Endocrinology，1967，81：340-344.

144. STRANDBERG T E，YLIKORKALA O，TIKKANEN M J. Differing effects of oral and transdermal hormone replacement therapy on cardiovascular risk factors in healthy postmenopausal women. The American Journal of Cardiology，2003，92：212-214.

145. SULLIVAN J M，VANDER ZWAAG R，HUGHES J P，et al. Estrogen replacement and coronary artery disease. Effect on survival in postmenopausal women. Archives of Internal Medicine，1990，150：2557-2562.

146. SVENDSEN O L，HASSAGER C，CHRISTIANSEN C. Age- and menopause-associated variations in body composition and fat distribution in healthy women as measured by dual-energy X-ray absorptiometry. Metabolism，1995，44：369-373.

147. TATO F，VEGA G L，GRUNDY S M. Bimodal distribution of cholesteryl ester transfer protein activities in normotriglyceridemic men with low HDL cholesterol concentrations. Arteriosclerosis Thrombosis and Vascular Biology，1995，15：446-451.

148. MILLER V T，LAROSA J，BARNABEI V，et al. Effects of estrogen or estrogen/progestin regimens on heart disease risk factors in postmenopausal women. The postmenopausal estrogen/progestin interventions（PEPI）trial. The Writing Group for the PEPI Trial. JAMA，1995，273：199-208.

149. TUAZON M A，MCCONNELL T R，WILSON G J，et al. Intensity-dependent and sex-specific alterations in hepatic triglyceride metabolism in mice following acute exercise. Journal of Applied Physiology. 2015，118：61-70.

150. ULLOA N，ARTEAGA E，BUSTOS P，et al. Sequential estrogen-progestin replacement therapy in healthy postmenopausal women：Effects on cholesterol efflux capacity and key proteins regulating high-density lipoprotein levels. Metabolism，2002，51：1410-1417.

151. VAGUE J. La différenciation sexuelle；facteur déterminant des formes de l'obésité. Presse Médicale，1947，55：339.

152. VAN DER SCHOUW Y T，VAN DER GRAAF Y，STEYERBERG E W，et al. Age at menopause as a risk factor for cardiovascular mortality. Lancet，1996，347：714-718.

153. VILLA A，DELLA TORRE S，STELLA A，et al. Tetradian oscillation of estrogen receptor alpha is necessary to prevent liver lipid deposition. Proceedings of the National Academy of Sciences of the United States of America，2012，109：11806-11811.

154. WALSH B W，SCHIFF I，ROSNER B，et al. Effects of postmenopausal estrogen replacement on the concentrations and

metabolism of plasma lipoproteins. The New England Journal of Medicine, 1991, 325: 1196-1204.

155. WANG H H, AFDHAL N H, WANG D Q. Estrogen receptor alpha, but not beta, plays a major role in 17beta-estradiol-induced murine cholesterol gallstones. Gastroenterology, 2004, 127: 239-249.

156. WANG H H, AFDHAL N H, WANG D Q H. Overexpression of estrogen receptor a increases hepatic cholesterogenesis, leading to biliary hypersecretion in mice. Journal of Lipid Research, 2006, 47: 778-786.

157. WANG X, LU Y, WANG E, et al. Hepatic estrogen receptor alpha improves hepatosteatosis through upregulation of small heterodimer partner. Journal of Hepatology, 2015, 63: 183-190.

158. WIEGRATZ I, JUNG-HOFFMANN C, GROSS W, et al. Effect of two oral contraceptives containing ethinyl estradiol and gestodene or norgestimate on different lipid and lipoprotein parameters. Contraception, 1998, 58: 83-91.

159. WILMOT K A, O'FLAHERTY M, CAPEWELL S, et al. Coronary Heart Disease Mortality Declines in the United States From 1979 Through 2011 CLINICAL PERSPECTIVE postmenopausal estrogen use, cigarette smoking, and cardiovascular morbidity in women over 50. The Framingham Study. The New England Journal of Medicine, 2015, 313: 1038-1043.

160. WINDLER E E, KOVANEN P T, CHAO Y S, et al. The estradiol-stimulated lipoprotein receptor of rat liver. A binding site that membrane mediates the uptake of rat lipoproteins containing apoproteins B and E. The Journal of Biological Chemistry, 1980, 255: 10464-10471.

161. WOLF P H, MADANS J H, FINUCANE F F, et al. Reduction of cardiovascular disease-related mortality among postmenopausal women who use hormones: Evidence from a national cohort. American Journal of Obstetrics and Gynecology, 1991, 164: 489-494.

162. YAMAMOTO Y, MOORE R, HESS H A, et al. Estrogen receptor alpha mediates 17alpha- ethynylestradiol causing hepatotoxicity. The Journal of Biological Chemistry, 2006, 281: 16625-16631.

163. YANG J D, ABDELMALEK M F, PANG H, et al. Gender and menopause impact severity of fibrosis among patients with nonalcoholic steatohepatitis. Hepatology, 2014, 59: 1406-1414.

164. YUSUF S, HAWKEN S, OUNPUU S, et al. Obesity and the risk of myocardial infarction in 27, 000 participants from 52 countries: A case-control study. Lancet, 2005, 366: 1640-1649.

165. ZEGURA B, GUZIC-SALOBIR B, SEBESTJEN M, et al. The effect of various menopausal hormone therapies on markers of inflammation, coagulation, fibrinolysis, lipids, and lipoproteins in healthy postmenopausal women. Menopause, 2016, 13（4）, 643-650.

166. ZHANG Y, HOWARD B V, COWAN L D, et al. The effect of estrogen use on levels of glucose and insulin and the risk of type 2 diabetes in American Indian postmenopausal women: The strong heart study. Diabetes Care, 2002, 25: 500-504.

167. ZHANG Y, DA SILVA J R, REILLY M, et al. Hepatic expression of scavenger receptor class B type I（SR-BI）is a positive regulator of macrophage reverse cholesterol transport in vivo. The Journal of Clinical Investigation, 2005, 115: 2870-2874.

168. ZHANG Y, KLEIN K, SUGATHAN A, et al. Transcriptional profiling of human liver identifies sex-biased genes associated with polygenic dyslipidemia and coronary artery disease. PLoS One, 2011, 6: e23506.

169. ZHANG H, LIU Y, WANG L, et al. Differential effects of estrogen/androgen on the prevention of nonalcoholic fatty liver disease in the male rat. Journal of Lipid Research, 2013, 54: 345-357.

170. ZHANG Z C, LIU Y, XIAO L L, et al. Upregulation of miR-125b by estrogen protects against non-alcoholic fatty liver in female mice. Journal of Hepatology, 2015, 63: 1466-1475.

171. ZHU L, BROWN W C, CAI Q, et al. Estrogen treatment after ovariectomy protects against fatty liver and may improve pathway-selective insulin resistance. Diabetes, 2013, 62: 424-434.

172. ZHU L, MARTINEZ M N, EMFINGER C H, et al. Estrogen signaling prevents diet-induced hepatic insulin resistance in male mice with obesity. American Journal of Physiology. Endocrinology and Metabolism, 2014, 306: E1188-E1197.

第三节　骨骼肌雌激素受体在调节代谢平衡和胰岛素敏感性中的作用

摘要

现代女性不仅面临着绝经期症状的困扰，而且将在随后长达 30 年的寿命中面临日益增加的肥胖和代谢性疾病风险。对这些临床疾病的生物学原因缺乏了解，对雌激素的作用及其受体的组织特异性功能缺乏了解，从而阻碍了针对代谢功能障碍及病理改变的治疗策略更新。本节论述并证实骨骼肌雌激素受体 α 在维持体内代谢平衡和胰岛素敏感性方面的关键保护作用。明确关键的 ER 调节通路对于疾病预防至关重要，同时也为更新治疗策略、改善女性健康、减少继发于激素替代治疗而产生的并发症奠定重要基础。

概述：绝经期、性激素和代谢性疾病

美国疾病控制与预防中心发布的《全国人口统计报告》显示，白种人女性的预期寿命已从 1900 年的 48 岁延长至 2009 年的 80.9 岁，且白种人女性的预期寿命相较于男性存在近 5 岁的差异。据统计，女性平均绝经年龄为 51 岁（NIA，www.nia.nih.gov），因此现代女性面临着绝经期症状的巨大挑战，而且将在随后长达 30 年的寿命中面临日益增加的肥胖和代谢性疾病风险。如果想提高全世界妇女的健康水平，就必须了解卵巢功能衰竭对健康的影响，并进一步了解雌激素在非生殖组织中的生物学作用。尽管许多研究人员和临床医生都关注雌激素替代治疗的研究，并证实其可改善临床症状并发挥有益保护作用，但令人感到失望和困惑的是，由于对激素作用、雌激素受体分布和功能并未完全了解，致使研究人员无法针对慢性疾病的病理更新治疗策略。

通过绝经后雌激素替代治疗（HRT）与安慰剂对照的大型随机临床试验，以及前瞻性队列研究，研究人员评估外源性激素替代治疗对绝经后糖尿病风险的影响，发现空腹血糖、胰岛素及新发 2 型糖尿病（T2DM）的患病率均有所降低。荟萃分析表明，HRT 治疗绝经后女性新发 T2DM 的相对风险与安慰剂组相比降低了 30% [RR 0.7（CI：0.6 ～ 0.9）]。但 HRT 治疗降低绝经期女性 T2DM 发病的机制尚不明确；对啮齿类动物的研究表明，这种保护作用可能因雌激素诱导胰岛素敏感性提升所致。骨骼肌通常仅占总体重的 30% ～ 40%，但却有 75% ～ 85% 的葡萄糖经由胰岛素刺激后进入骨骼肌被利用。因此，将研究重心集中于雌二醇 / 雌激素受体 α（estrogen receptor α，ERα）在肌肉组织中的作用及机制。

本节中，我们将介绍骨骼肌中雌激素受体在控制葡萄糖稳态和胰岛素敏感性方面的生物学作用。目前，胰岛素抵抗和代谢功能障碍是困扰人们的众多慢性疾病（不只是肥胖和 2 型糖尿病）的病理生理学重要基础。因此认为，雌激素受体，特别是受体的 α 亚型，是对抗代谢功能障碍的重要靶标。

（1）雌激素受体作用的分子机制

既往研究揭示了生殖组织中雌二醇作用的模式，即经典的核受体作为配体激活转录因子。尽管 ER 以 2 种主要亚型存在，即 α 和 β，但它们具有多种功能未知的剪接变体，并且 ER 在表达和功能上均表现出了组织特异性。ER 经典的作用机制（基因组机制）即被配体激活的 ER 与分子伴侣分离，受体二聚化后可与靶基因启动子中的雌激素反应元件（estrogen response elements，ERE）直接结合，或通过其他转录因子与AP-1或SP-1等反应元件间接结合，使激活的ER与DNA结合（图2-1）。然后，与DNA结合的ER二聚体与转录因子相互作用，进而激活或抑制靶基因表达。当受体单独表达时，E_2配体与ERα和ERβ结合的位点重叠；然而，当2个ER同时存在时，共同结合的位点却很少。任何一个ER均限制了雌激素与其他ER结合位点的结合能力，而ERα又通常占主导地位。此外，配体激活的ER以循环方式促进转录。因此，在E_2持续刺激下，受体复合物启动子和靶外启动子的重复循环可能表现出一种持续感知和适应外部激素环境的机制，从而产生适当的转录反应。

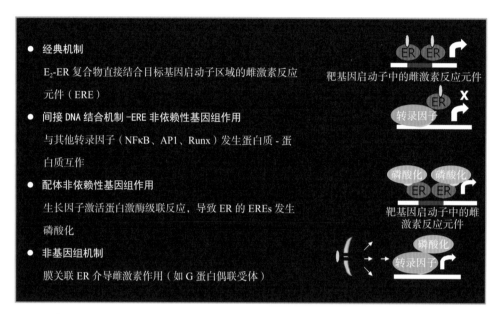

图2-1　ERα通过经典机制、DNA结合机制、非基因组作用激活机制、抑制靶基因的分子作用机制进行调节

除经典信号转导外，E_2-ERα可以通过胞核外和膜相关受体结合的形式在几秒至几分钟内发挥作用。膜相关受体定位于细胞膜的微囊，与其他信号分子结合发挥作用，包括G蛋白、生长因子受体、酪氨酸激酶（如Src）、连接蛋白（如MNAR）和孤儿G蛋白偶联受体（orphan G-protein-coupled receptors，GPCR）。在多种细胞类型中，细胞膜和细胞核外的ER可以激活蛋白激酶使转录因子磷酸化，从而促进其核转位和转录作用。据报道，G蛋白偶联雌激素受体（G-protein-coupled estrogen receptor，GPER）或GPR30可对E_2发生反应，但其能否发挥类似ER一样的作用仍然存在争议。尽管有证据表明，GPR30在小鼠肌肉细胞的细胞核、线粒体和细胞质中的分布存在差异，但该受体的功能尚不明确；因此，本节将不讨论GPR30。尽管人们认为生殖功能几乎完全通过经典的核内ER作为配体激活转录因子进行调节，但能量代谢作为ER功能的重要组成部分也被认为与核外ER调节有关。最近该领域出现了新的研究热点，就众多靶点而言，核信号和非核信号必须协同才能实现雌二醇的全部生物作用。非基因组信号通路是在特定细胞特定条件下激活的，故而对这些通路的研究仍然具有挑战性；因此，组织特异性作用位点和ERα选择性激活或抑制靶基因的分子机制依旧是该领域研究的核心问题。

（2）雌激素作用，代谢功能和胰岛素敏感性

不论男性、女性还是啮齿类动物，由于基因改变（包括遗传变异）导致的全身ERα表达降低或ERα功能受损，与以胰岛素抵抗和肥胖为典型特征的代谢综合征患病率增加密切相关。肥胖是雌激素/ERα缺失啮齿动物模型中的突出表型，因此目前世界上许多实验室将研究集中于ERα在脂肪细胞中的特定作用，以及由小鼠脂肪特异性敲除*ERα*所导致的肥胖表型及后果。在全身*Esr1*敲除小鼠或携带ESR1特定单核苷酸多态性的女性中，

肥胖表型的形成是脂肪组织中ERα的功能受损引起，还是作为其他代谢组织中ERα损伤的继发表型仍需要探讨。

胰岛素抵抗是肥胖和2型糖尿病发病机制中的核心环节，也是代谢综合征的特征性改变，后者为一组代谢异常性疾病，包括肥胖、高血压、葡萄糖耐受不良和血脂异常等。代谢功能障碍及其聚集令人担忧，因为目前此类临床代谢异常被认为影响了近1/4的美国人口，并导致许多慢性疾病的风险增加，包括糖尿病、心血管疾病、神经退行性疾病和某些癌症。因为女性的瘦体重较男性轻，所以正常情况下绝经前女性与男性相比，其瘦体重标化后的胰岛素敏感性较高。因此，相比于男性，改善胰岛素敏感性和预防促进胰岛素抵抗的因素可能是减少绝经前女性1型糖尿病发病率的基础。举例来讲，男性高脂饮食后胰岛素介导的葡萄糖利用减少40%～50%，而体内富含雌激素的女性和雌性啮齿类动物则能够抵抗高脂饮食和急性脂肪酸诱导的胰岛素抵抗。

绝经期或卵巢切除术（ovariectomy，OVX）后的女性与绝经前正常的女性相比，其代谢性保护形成了鲜明对比：胰岛素敏感性急剧下降，脂肪量急剧增加，同时循环中炎症标志物、LDL、三酰甘油和脂肪酸亦升高。OVX小鼠和大鼠产生胰岛素抵抗，表现为运动刺激葡萄糖进入肌肉过程受损，并更容易受到高脂饮食的有害影响；此外，OVX的这种生理效应可通过补充恢复循环内雌二醇的生理浓度或应用ERα特异性受体激动剂来预防。

尽管长期服用E_2可改善啮齿类动物的胰岛素敏感性，但E_2在促进胰岛素刺激葡萄糖摄取进入肌肉的短期作用方面仍存在争议，即便已经观察到E_2诱导后Akt和AMP活化蛋白激酶[adenosine 5'-monophosphate（AMP）-activated protein kinase，AMPK]的激活结果一致。此外，分别对绝经后的女性或OVX大鼠静脉注射结合雌激素和E_2、行高胰岛素－正糖钳夹试验（实验），发现葡萄糖利用显著增加，但E_2治疗离体骨骼肌未能再现等同于胰岛素刺激后体内葡萄糖利用的增加。由于目前只在超生理胰岛素浓度下进行了检测，可能掩盖了生理剂量下E_2对胰岛素作用的真实影响，因此方法学问题始终未能明确二者关系。Rogers等人通过体外培养人原代细胞，再现了体内E_2增强胰岛素作用的研究结果，这与绝经后女性和老年男性肌管中短期E_2治疗后胰岛素对于肌管的作用形成对比。

与妇女和啮齿类动物卵巢功能衰竭的研究结果相似，小鼠循环雌激素的减少是由Cyp19（cytochrome P450 family 19，即芳香化酶基因）的罕见失活突变或Cyp19的实验性缺失引起的，这可能是引起肥胖胰岛素抵抗表型的原因。生理学和遗传学研究表明，当E_2维持在一个较低的生理浓度时，E_2和ER有利于保持任何性别的啮齿类动物和人类的胰岛素敏感性。事实上，将E_2替换或增加至超生理水平，或过度刺激ER均会诱发继发于高胰岛素血症的胰岛素抵抗，或降低肌肉中总葡萄糖转运蛋白4（glucose transporters 4，GLUT4）的表达。实际上，已有2项前瞻性研究表明，对于绝经后的女性来说，较高的E_2血浆水平与罹患T2DM的风险增加存在联系。显然，为更好地了解包括E_2、睾酮和孕激素在内的类固醇激素与糖调节组织代谢和胰岛素作用的相互作用，有必要对啮齿动物和人类进行剂量－反应策略的进一步研究。即便如此，许多问题仍待解决：E_2是否增强骨骼肌胰岛素敏感性？最小药理学剂量是多少？为保护机体免受营养诱导的胰岛素抵抗，E_2作用的关键组织是什么？

（3）雌激素受体：结构与功能

雌激素的细胞作用由2个ER介导：ESR1（编码ERα）和ESR2（编码ERβ）。ESR1于1958年被发现，ESR2于1996年首次在大鼠前列腺和卵巢中被发现。已鉴定出的每个受体均具有不同的剪接变体，并且每个受体均表现出不同的组织表达模式和功能。除ERαD$_3$亚型外，所有其他ERs均由A到F的6个功能域组成，其中包含NH2末端域（NH2-terminal domain，NTD）、DNA结合域（DNA-binding domain，DBD）和COOH末端配体结合域（the COOH-terminal ligand-binding domain，LBD）。2个被称为激活功能域（activation functions，AF）的区域被认为是ER转录反应的关键区域：第一个定位于NTD，第二个定位于LBD。由于ER

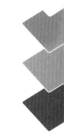

是配体介导的转录因子，而 ESR1 和 ESR2 在配体结合囊的结构上存在差异，因此，这一研究成果推动了受体特异性选择性配体相关研究的发展。尽管 ER 是第一个被克隆的核受体超家族，但是组织特异性基因靶点和作用机制，包括参与代谢健康综合调控基因的激活和抑制，仍是值得深入研究的领域。

（4）ERα/ESR1 及其在调节全身代谢中的作用

ESR1 在中枢神经系统和包括脂肪、骨骼肌、肝和免疫细胞在内的外周组织中广泛表达。携带 ESR1 变异体的男性和女性，以及雄性和雌性小鼠均会出现代谢综合征，包括肥胖、葡萄糖耐受不良和胰岛素抵抗，而这种代谢异常会增加罹患心脏病、2 型糖尿病和某些癌症的风险。具有转化意义的是，全身 ERα 基因敲除（knockout，KO）小鼠（ERαKO）与具有罕见受体失活突变的男性受试者或具有受体遗传多态性的受试者相比，具有类似显著的代谢功能障碍。这种小鼠不仅因能量消耗减少而导致肥胖增加，而且还表现出葡萄糖耐受不良和胰岛素抵抗，证明 ESR1 在调节能量和代谢平衡方面发挥关键作用。中枢和外周 ESR1 作用的整合，以及 ERα 与性染色体的相互作用尚未确定；然而，利用组织解剖学的方法对 ERα 等位基因条件敲除的小鼠进行研究，使研究团队能够在特定的组织和性别背景下探索 ERα 独特的生物学作用。

最近的观察结果表明，患有代谢综合征的女性肌肉中 ESR1 的表达水平降低，而 ESR1 是代谢健康的标志（即肌肉 ESR1 低表达水平与代谢功能障碍和肥胖增加有关），其在女性肌肉中表达的自然变化也与肥胖和禁食时的胰岛素呈负相关。在许多近亲繁殖的雌鼠品系和遗传性肥胖的动物身上，也观察到了非常相似的结果。整合这些数据发现，维持 ERα 表达或激活肌肉 ESR1 可以作为一种改善代谢和对抗代谢功能障碍相关疾病的有效手段。尽管这些极为相关的研究表明，肌肉 ERα 的表达水平与代谢健康之间存在一定的关系，但很少有研究证实肌肉 ER 对代谢和胰岛素调节的直接作用。

迄今为止，已有数个实验室对全身 ERαKO 小鼠进行了鉴定（图 2-2）；然而，该小鼠模型表现出的复杂表型揭示出更多额外问题，包括胰岛素抵抗 - 肥胖表型的出现。肥胖是由脂肪细胞内 ERα 缺失引起的，还是由脑、骨骼肌、肝甚至某些免疫细胞中 ERα 缺失引起的继发表型？另外，ERα 的缺失是由肌细胞特异性所致，还是骨骼肌胰岛素抵抗的产生引起？这种 ERαKO 表型是因肥胖增加和脂肪因子 / 细胞因子分泌改变而引致 / 加剧的吗？

虽然在糖调节的组织中两种形式的雌激素受体均有所表达，但 ERα 表达丰度远高于 ERβ 或 GPR30，而且在人体和啮齿动物的肌肉中几乎检测不到 ERβ 和 GPR30 的转录产物。这与前述观察结果一致，但与骨骼肌胰岛素抵抗 ERαKO 动物模型中观察到的结果相反（图 2-2），即 ERβ 的纯合缺失未能产生胰岛素抵抗。因此，导致 ERαKO 动物肌肉中胰岛素作用减弱的潜在机制仍未明确。Bryzgalova 等人 2006 年发表的研究表明，肌肉中总 GLUT4 水平降低是 ERαKO 产生胰岛素抵抗表型的根本原因。此外，Ribas 等人发现，ERαKO 小鼠的骨骼肌尽管能够维持 GLUT4 的 mRNA 和蛋白质水平，但其胰岛素抵抗程度比 Bryzgalova 等人研究中的结果更为严重。而 Hevener 及其同事认为，ERαKO 小鼠骨骼肌中胰岛素抵抗主要是 ERα 缺失对胰岛素作用的直接影响，以及炎症对近端肌肉中胰岛素信号通路的继发性影响所致。后来通过肌肉条件性敲除等位基因的手段，在体内、离体和体外研究中证实上述假设。

事实上，尽管通过钳夹试验证实，在肌肉特异性 ERα 基因敲除小鼠和 ERα 基因敲除的肌管中胰岛素刺激的葡萄糖释放减少，但在骨骼肌中未观察到 GLUT4 mRNA 或蛋白质的改变。肌肉特异性 ERα 敲除小鼠的观察结果与全身 ERα 敲除小鼠的结果一致。此外，Barros 等人观察 OVX 小鼠补充 / 不补充 E_2 后 GLUT4 表达情况，其结果与类似研究的结论相悖。由于在 GLUT4 启动子中的 ERE 研究没有一致结果，在报告基因和染色质免疫沉淀分析中也没有确证性发现，因此需要进一步研究 ERα 对 GLUT4 表达的调节作用。GLUT4 受到几种复杂转录通路的调节。考虑到人类或啮齿类动物在患有胰岛素抵抗、肥胖和 2 型糖尿病的情况下，或在男性和女性

性与糖尿病

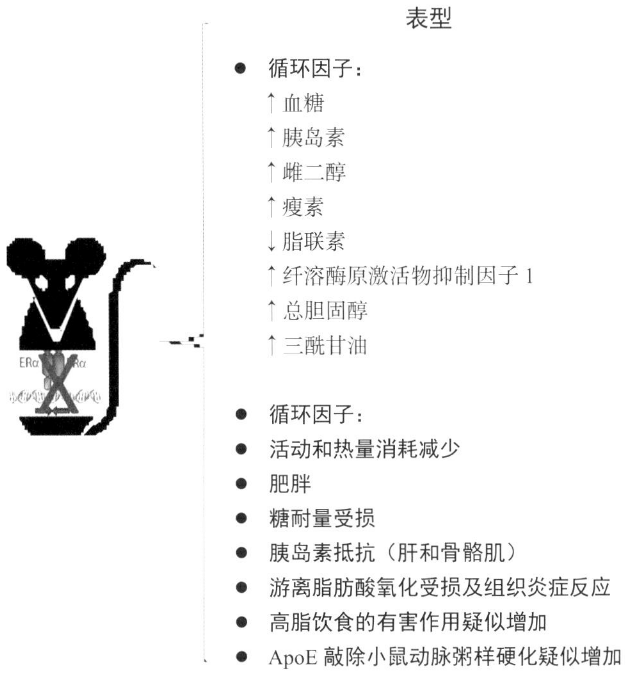

表型

- 循环因子：
  - ↑血糖
  - ↑胰岛素
  - ↑雌二醇
  - ↑瘦素
  - ↓脂联素
  - ↑纤溶酶原激活物抑制因子1
  - ↑总胆固醇
  - ↑三酰甘油

- 循环因子：
- 活动和热量消耗减少
- 肥胖
- 糖耐量受损
- 胰岛素抵抗（肝和骨骼肌）
- 游离脂肪酸氧化受损及组织炎症反应
- 高脂饮食的有害作用疑似增加
- ApoE 敲除小鼠动脉粥样硬化疑似增加

图 2-2　全身敲除 *ERα* 对代谢表型和动脉粥样硬化病变发展的影响

之间，总 *GLUT4* 转录产物和蛋白质并未减少，在缺乏 ERα 情况下其发生差异的原因可能在于通过补偿其他转录因子来维持 *GLUT4* 的水平。这并不是说 ERα 与训练后观察到的运动刺激的 GLUT4 增加无关，因为在训练过的人和小鼠肌肉中观察到的 ERα 表达也随之增加

肌细胞增强因子 2（myocyte enhancer factor，*MEF2*）的表达和 *GLUT4* 启动子中的功能性 MEF2 元件对 *GLUT4* 基因表达调节至关重要。此外，可在心肌细胞中观察到 ERα 和 MEF2 通过 ERα 与 Ⅱ 类 HDAC 相互作用的方式相互调节。虽然 *GLUT4* 的表达调节涉及复杂的转录信号整合，但可以想象，活性增强的 ERα 可以通过与 *GLUT4* 启动子上 MEF2 蛋白直接结合或通过 AMPK 的间接作用，促进 *GLUT4* 转录的增加。值得注意的是，基础条件下，GLUT4 启动子的转录活性较低，而其他卵巢激素（如孕激素）在调节 GLUT4 表达中起拮抗作用。这些问题及干预研究期间给予 E_2 的剂量（E_2 的超生理剂量的脱靶效应可能对代谢有害）、受试者和啮齿动物的年龄，以及激素状态，是分析文献过程中的重要考虑因素。

鉴于肌肉和脂肪组织在控制全身代谢平衡中所起的作用存在差异，因此，不同组织间 GLUT4 转录调节因子的相互作用也可能存在显著差异。综上所述，这些结果提示 ERα 具有在一定条件下增强作肌肉中 *GLUT4* 转录的潜在作用，但在基础条件下，不一定直接调节 GLUT4 的表达。

Ribas 等人的研究共同表明，在全身 *ERαKO* 小鼠和具有肌肉特异性 ERα 缺失的动物中观察到的骨骼肌胰岛素抵抗主要是胰岛素信号转导受损的结果。笔者已经提出 ERα 在调节近端胰岛素信号转导中的作用，研究中对胰岛素抵抗的啮齿动物进行 E_2 干预，胰岛素受体底物（insulin receptor substrate，IRS）-1 的丰度随之增加，并且胰岛素刺激增加了酪氨酸磷酸化水平，以及 Akt 上 Ser473 位点发生磷酸化激活。Akt 在肌细胞中有多种功能，包括 ERα 诱导的肌原性分化调节、通过 FOXO1 抑制泛素连接酶减少肌肉萎缩、诱导与肌细胞增殖相关的基因表达等。在乳腺癌细胞系、内皮细胞和脑皮质神经元中，ERα 特异性结合并激活 PI3K，同时抑制肿瘤抑制因子、PI3K 抑制蛋白、PTEN。然而，这种直接作用仅限于骨骼肌。此外，E_2 通过 ERα 激活后也表现出 p38 MAPK 磷酸化的促进作用，并且通过信号级联转导增强 GLUT4 的固有活性和葡萄糖摄取。此外，ERα 激活 Akt 和 MAPK 通路被认为是 E_2 介导肌肉保护机制的基础，以防止年龄诱导的肌少症、运动诱导的肌肉损伤和

各种因素引起的心肌细胞凋亡。因此，ERα 通过这些途径刺激肌肉生长和胰岛素敏感性是合理的假设

有证据表明，当 ERβ-ERα 同时升高时，与 ERα 发挥的防护作用不同，ERβ 可能促进骨骼肌胰岛素抵抗。就 OVX 小鼠而言，虽然通过丙基吡唑三醇（PPT）特异性激活 ERα 可改善肌肉的胰岛素作用，但相反，通过 DPN（ERβ 激动剂）对 ERβ 配体特异性的激活却未能改善肌肉的胰岛素作用。此外，切除雌激素过多的 *ER* 敲除小鼠卵巢（通过剩余 ERβ 抑制 E₂ 的作用）可改善糖耐量和胰岛素敏感性。另外，应用 ERβ 选择性激动剂干预 E₂ 缺失的 *ArKO* 雄性小鼠可降低葡萄糖摄取。最后，有证据表明，ERβ 缺乏可增加脂肪细胞 PPARγ 信号通路，间接改善骨骼肌胰岛素作用，促进脂肪组织而非肌肉中的脂质积累，从而保护雄性小鼠免受饮食诱导的胰岛素抵抗。

（5）ERα 和骨骼肌脂肪酸代谢与炎症

与缺乏雌激素的女性和男性相比，绝经前生理周期正常的女性可保护自身免受短期脂质诱导胰岛素抵抗的影响。此外，绝经前女性与年龄匹配的男性相比，尽管其甘油三酸酯含量高出 47%，但其肌肉的胰岛素敏感性更高。该结果与女性呼吸商较低和更多地依赖脂肪酸氧化作为燃料来源相一致。这些数据显示，E_2 水平较高的女性和接受运动训练的受试者之间存在有趣的相似性，包括肌肉 ERα 的表达增加、胰岛素敏感性提高、肌肉脂质耐受性提高和氧化能力增强。本研究与 E_2 对代谢影响的研究结果一致，即男性在高强度体力运动期间补充雌激素可增强其体内的脂质氧化，而在体外可增强男性离体肌管中棕榈酸酯氧化过程。E_2 可增加脂肪酸转运蛋白 FAT/CD36 和 FABP 的表达，以及调节氧化代谢的转录因子和关键酶的表达，而这些可能是产生上述结果的基础。此外，通过高胰岛素 – 正糖钳夹评估，E_2 治疗通过 ERα 依赖的方式使 HFD 诱导的骨骼肌胰岛素抵抗降低 50%。在肌细胞和啮齿动物肌肉中可以观察到脂质中间产物的积累、炎症信号级联激活和胰岛素作用受损之间的机制联系，事实上，这种关联因素在肥胖患者、2 型糖尿病受试者，以及全身和特异性 *ERα* 敲除小鼠的肌肉中均可观察到。据报道，包括 DAG 和神经酰胺在内的生物活性脂质中间产物，可以激活包括 IKKβ、c-Jun-N- 末端激酶（c-Jun-N-terminal kinase，JNK）和部分特定 nPKC 在内的应激酶。事实上，正常饲料喂养的全身 *ERα* 敲除小鼠的肌肉中炎症信号增强，表现为 JNK 磷酸化和 TNF-α 转录显著增加。总之，除了在 *ERα* 敲除小鼠的肌肉中发现具有生物活性的脂质中间产物显著增加外，氧自由基的产生，以及细胞核内被 ERα 选择性抑制炎症靶点的解除，可能介导了肌肉炎症反应的加剧。

此外，运动和 E_2 被证明可以快速刺激肌肉和肌管中 AMPK 的磷酸化。AMPK 被认为是细胞众多生理过程的中心调节因子，包括生长、线粒体形成和氧化代谢。与 E_2 的作用相类似，ERα 选择性激动剂 PPT 可刺激卵巢切除雌性大鼠肌肉中的 AMPK 磷酸化，而 OVX 或全身 ERα 敲除则导致骨骼肌磷酸化 AMPK 的水平降低。Lipovka 等人的最新研究证据显示，ERα 而不是 ERβ 可直接与 AMPKα 的 βγ 亚基结合。此外，在全身 ERα 敲除小鼠中，肌肉 PPARα、PPAR δ 和 UCP2 的表达降低，这表明通过 E_2 激活 ERα 后在调节氧化代谢过程中发挥至关重要的协调作用。有趣的是，尽管在肌肉特异性 ERα 敲除小鼠（MERKO）模型中对肌肉脂肪氧化受损的表型进行反复评估，但并未观察到 p-AMPK、PPARα、PPAR δ 或 UCP2 的基础水平发生任何改变，因此提示肌肉基因表达的这些特殊变化继发于其他代谢组织中 ERα 的丢失（如中枢神经系统、脂肪组织或肝）。

（6）肌肉 ERα 在调节线粒体功能中的作用

尽管这些模型在基因和蛋白质表达上存在差异，但 *ERα* 敲除和 *MER* 敲除的动物在骨骼肌胰岛素抵抗和具有生物活性的脂质堆积方面却惊人地相似。*ERα* 全身敲除或特异性肌肉敲除的雌性小鼠肌肉中，三酰甘油、甘油二酯和神经酰胺均显著升高。与这种观察结果一致，*ERα* 基因敲除的 C2C12 肌管细胞的耗氧率也呈显著降低趋势。此外，来自肌肉细胞的线粒体缺乏 ERα，产生高水平的活性氧（ROS），从而促进细胞氧化应激。同时，通过对线粒体形态和功能行进一步分析，结果证实 *ER* 敲除的肌肉中呼吸复合物 1 的活性降低。

与线粒体功能缺陷结果相一致，*MERKO* 小鼠模型中敲除 *Esr1* 后，肌肉和肌管中唯一的哺乳动物线粒体 DNA 聚合酶 Polg1 表达减少。此外，以重水标记新合成的 mtDNA，示踪结果显示 mtDNA 复制率降低，这表明降低 MERKO 小鼠肌肉中 *Polg1* 表达对线粒体功能产生了影响。进一步研究表明，雌二醇和 ERα 选择性配体治疗可诱导肌肉细胞中 Polg1 的表达；然而，当受体缺失时，配体则无法诱导该基因表达。鉴于 Polg1 启动子存在 ERE 序列，因此，Hevener 实验室正在进行研究以期揭示 ERα 通过 *Polg1* 调节 mtDNA 复制的机制。

mtDNA 复制与线粒体重塑密切相关，因而这一过程被称为线粒体分裂。Hevener 实验室的研究显示，使用 ERα 受体激动剂治疗小鼠肌管也促进了线粒体形态的改变，其通过高级别的线粒体分裂蛋白 1 寡聚物（dynamin-related protein 1 oligomer）诱导线粒体分裂为两个子细胞器。有趣的是，虽然 ERα 的激活促进了线粒体的分裂，但它似乎是通过线粒体分裂激活剂钙调神经磷酸酶和钙调神经磷酸酶抑制剂 Rcan1 的协同酶调节来实现线粒体结构的这种改变的。观察到雌性和雄性 MERKO（肌肉特异性 *ER* 敲除）小鼠肌肉中线粒体被放大、拉长和过度融合，这说明分裂融合的动力减少，从而支持 ERα 对线粒体形态调节中的作用。线粒体动力学信号分析显示 Drp1 减少了分裂信号（包括抑制性 Ser637 位点的磷酸化增加，线粒体外膜上的 Drp1 总蛋白减少），线粒体内外膜融合蛋白 OPA1 和 Mfn2 的丰度增加，这与透射电镜获得的形态学数据从本质上来说是一致的（图 2-3）。有趣的是，Ribas 等人观察到线粒体裂变抑制剂 Rcan1 在 Esr1 敲减的肌管、雌性 MERKO 小鼠和代谢综合征女性患者的肌肉中表达均显著增加。与此同时，Ribas 等人使用慢病毒在肌管中过表达 Rcan1，发现表达升高的 Rcan1 诱导肌肉胰岛素作用受损达到 *MERKO* 小鼠的水平。此外，Hevener 实验室未发表的数据表明，肌肉线粒体分裂的慢性损伤可促进骨骼肌胰岛素抵抗。因此，假设 ERα 对胰岛素信号传导的直接作用和线粒体功能障碍介导的间接作用均有所受损，从而加剧整体胰岛素抵抗的发生和代谢功能障碍的发展（图 2-4）。

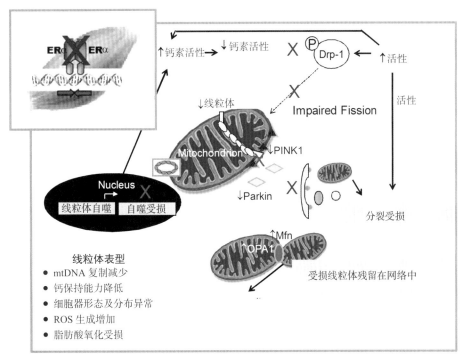

尽管 mtDNA 拷贝数维持在一定水平，但骨骼肌特异性 ERα 缺失减少了线粒体 DNA 复制并损害了肌肉氧化代谢。增加的 PKA 和降低的钙调神经磷酸酶活性水平促进了 *MERKO* 肌肉中线粒体的伸长及融合。形态学上的变化，加上不平衡的 PKA-钙调神经磷酸酶轴，通过 DRP1 和 FIS1 减弱了线粒体分裂信号，削弱了巨噬细胞的自噬，这两个过程对于线粒体更新及吞噬至关重要。除了线粒体分裂的缺陷外，线粒体特异性融合蛋白 Mfn 2 和 OPA1 的表达增加也允许线粒体内膜和内膜无障碍融合。受损的线粒体与 *MERKO* 小鼠骨骼肌中的 ROS 产生、炎症和胰岛素抵抗有关。总的来说，研究结果暗示了 ERα 在维持肌肉线粒体和代谢健康中的关键作用。

图 2-3 ERα 缺失对线粒体功能和动力学的影响

根据观察，尽管在雄性和雌性 MERKO 小鼠中均发现类似的线粒体分裂受损，但 Rcan1 仅在雌性 MERKO 小鼠的肌肉中被诱导而非雄性 MERKO 小鼠，因此，Hevener 实验室已经着手研究在缺乏 ERα 的情况下性别特异性机制是否可改变线粒体动力和功能。众所周知，性别是导致疾病发病率和病理生理学差异的重要原因，因此这些研究对于破解性别调节的相关机制具有重要意义。

Hevener 实验室对 MERKO 小鼠进行后续研究，同时针对肌肉特异性 Polg1、Parkin（Park2）、Drp1（Dnml1）敲除动物模型，以及肌肉特异性 ERα 过表达小鼠展开新的研究，这将揭示在 MERKO 小鼠肌肉中观察到的 mtDNA 复制停滞现象，是否是导致肌肉线粒体代谢改变和胰岛素作用缺陷的主要原因。其次，将了解 MERKO 肌肉线粒体损伤和更新障碍究竟是 DNA 复制停滞及胰岛素抵抗的原因还是结果。由于迄今为止大多数 ERα 靶基因是在体外培养的癌细胞中确定的，随着 ERα 在组织解剖学研究中的进展，鉴定细胞特异性 ERα 靶基因变得尤为重要。在具有条件性 ERα 等位基因敲除的啮齿动物中广泛使用转录组、蛋白质组和代谢组等方法进行研究，同时使用更具针对性的染色质免疫沉淀分析，将有助于鉴定 ERα 新的靶基因，从而揭示肌肉中调控代谢功能和胰岛素信号通路的新机制。这些研究将促使新型 ERα 配体的研发，将其应用于代谢性疾病的防治，可消除传统激素替代治疗所致脱靶效应的困扰。

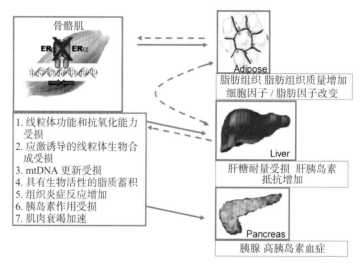

骨骼肌特异性 ERα 敲除加重了肌肉的胰岛素抵抗和葡萄糖耐量异常、肝胰岛素抵抗和肥胖的继发表型。

图 2-4　骨骼肌特异性 ERα 敲除对雌性小鼠全身胰岛素敏感性和肥胖的影响

对于肌肉特异性 ERα 敲除、肌肉特异性 ER 敲除及小鼠模型的研究发现，ERα 通过下述机制在骨骼肌脂肪酸氧化过程中发挥至关重要的调节作用：①调节细胞脂肪酸转运；②激活对改变底物代谢至关重要的中间信号分子；③调节脂肪酸代谢的转录因子；④线粒体 DNA 的复制、功能和质量控制。肌肉特异性 ER 敲除小鼠完全重现了在全身 ERα 敲除小鼠中观察到的肥胖表型，因此，骨骼肌中的 ERα 可能通过间接作用成为肥胖的中心调节因子。

此外，由高胰岛素 - 正糖钳夹评估证实，E2 治疗以 ERα 依赖性方式使 HFD 诱导的骨骼肌胰岛素抵抗降低了 50%。肌细胞和啮齿动物肌肉的研究结果展现出脂质中间体积累、炎症信号级联激活和胰岛素作用受损之间的联系，事实上，这种联系在肥胖患者、2 型糖尿病受试者，以及全身和特异性 ERα 敲除小鼠的肌肉中亦可被观察到。据报道，包括甘油二酯和神经酰胺在内的生物活性脂质中间体可以激活一系列应激酶，包括 IKKβ、JNK 和一些 PKC。事实上，全身 ERα 敲除小鼠接受正常饲料喂养，其肌肉组织中 JNK 磷酸化和 TNF-α 转录显著增加，提示炎症信号增强。总之，除了在 ERαKO 肌肉中发现的生物活性脂质中间产物显著增加外，氧自由基的产生，以及核内炎症靶点对 ERα 的选择性抑制，同样是加剧肌肉炎症的可能原因。

炎症和氧化应激标志物在肥胖的啮齿动物模型和 2 型糖尿病患者中明显升高。Gpx3 是一种可清除过氧化氢并减少氧化应激的初级抗氧化酶，在 ERα 敲除的肌管和骨骼肌中 Gpx3 的表达显著降低。与之相反，在 OVX 动物模型中，E_2 替代治疗显著增加骨骼肌中 Gpx3 的表达。基于既往研究可知：①女性骨骼肌中 Gpx3 表达水平高于男性；② T2DM 患者骨骼肌中 Gpx3 表达水平降低；③骨骼肌中 Gpx3 表达水平与胰岛素抵抗和代谢功能障碍相关；④且该基因现已被确定为肥胖的病因候选者，因此，开展研究确定雌激素在调节抗氧化酶（包括 Gpx3）中的直接作用尤为重要。虽然线粒体数量和功能的减少与胰岛素抵抗的病理生理学有关，且线粒体生物学作用的性别差异也已证实，但 E_2/ERα 是否通过维持线粒体完整性（包括控制氧化物质的产生）来维持胰岛素的作用目前尚不明确。Hevener 实验室未发表的最新数据表明，骨骼肌 ERα 对于维持线粒体功能和质量控制（包括受损细胞器经线粒体的更新利用）至关重要。然而，这背后所涉及的机制目前尚未完全揭示。

结论与展望

近年来，新分子靶点的出现，为恢复代谢稳态、改善胰岛素作用、减轻糖尿病和肥胖相关并发症提供了药物干预的前景。数十年的深入研究和知识更新证实了使用雌激素或雌激素受体激动剂治疗的种种获益，这些研究涉及生物学/临床疗效和通过临床前模型和人类体内研究获得的毒性特征。经研究证明，雌激素可促进体内能量代谢平衡，优化体内脂肪分布，同时改善胰岛素抵抗、β 细胞功能障碍和炎症。然而，相对窄的治疗指数对长期使用雌激素治疗造成巨大挑战。因此，本节论述的糖尿病和肥胖症治疗进展，尽管在啮齿类动物身上取得成功，在推广到临床实践时却存在种种问题。WHI 研究得出了雌激素治疗的风险大于其获益这一结论，然而在 10 年后，WHI 在重新评估疗效时发现乳腺癌、冠心病、脑卒中和肺栓塞的在雌激素 - 孕激素治疗过程中的风险均被夸大，这也促使北美绝经协会发表了一份立场声明，称 HRT 在短期治疗绝经期症状方面有一定积极作用。该领域的临床专家正在尝试的更为积极的雌二醇治疗新策略，以明确绝经早期患者短期应用 HRT 是否能预防代谢功能障碍并改善胰岛素抵抗，显得至关重要。

此外，必须明确 ER 是通过何种机制特异性调节能量平衡和葡萄糖稳态的通路，通过开发能够特异性启动细胞信号通路的雌激素模拟物，以期产生代谢方面收益而不会增加不良反应。这通过合成新的融合肽或选择性雌激素受体调节剂（selective estrogen receptor modulators，SERM）来实现，这种 SERM 可保留 E_2 在骨骼肌等组织中的有益代谢作用，同时在乳腺和子宫中发挥拮抗雌激素的作用。而未来关于全身代谢、肥胖和胰岛素敏感性的研究，应集中于 ERα 介导的代谢通路在各种糖代谢组织间交互通话的关键节点，因为这种整合网络可能为治疗研发提供新的药理靶点。对 E_2-ER 作用的理解和解释还存在一定局限性，对于核外与核内雌激素受体作用的异同缺乏深入研究，对于雌激素受体通过配体与非配体途径调控胰岛素反应的关键节点亦缺乏研究。对于这些通路的深入研究，将不断推动该领域的发展，更新治疗策略，从而在改善女性代谢功能和整体健康方面发挥关键作用。

（翻译：郭丰 审校：赵艳艳）

参考文献

1. ADAMS J M，PRATIPANAWATR T，BERRIA R，et al. Ceramide content is increased in skeletal muscle from obese insulin-resistant humans. Diabetes，2004，53：25-31.

2. ALBERTI K G，ECKEL R H，GRUNDY S M，et al. Harmonizing the metabolic syndrome：A joint interim statement

of the International Diabetes Federation Task Force on Epidemiology and Prevention; National Heart, Lung, and Blood Institute; American Heart Association; World Heart Federation; International Atherosclerosis Society; and International Association for the Study of Obesity. Circulation, 2009, 120: 1640-1645.

3.　ALONSO A, ORDONEZ P, FERNANDEZ R, et al. 17beta-estradiol treatment is unable to reproduce p85 alpha redistribution associated with gestational insulin resistance in rats. The Journal of Steroid Biochemistry and Molecular Biology, 2009, 116: 160-170.

4.　ALONSO A, GONZALEZ-PARDO H, GARRIDO P, et al. Acute effects of 17 beta-estradiol and genistein on insulin sensitivity and spatial memory in aged ovariectomized female rats. Age (Dordrecht, Netherlands), 2010, 32: 421-434.

5.　AMATI F, DUBE J J, ALVAREZ-CARNERO E, et al. Skeletal muscle triglycerides, diacylglycerols, and ceramides in insulin resistance: Another paradox in endurance-trained athletes? Diabetes, 2011, 60: 2588-2597.

6.　ARNAL J F, FONTAINE C, ABOT A, et al. Lessons from the dissection of the activation functions (AF-1 and AF-2) of the estrogen receptor alpha in vivo. Steroids, 2013, 78: 576-582.

7.　BALTGALVIS K A, GREISING S M, WARREN G L, et al. Estrogen regulates estrogen receptors and antioxidant gene expression in mouse skeletal muscle. PLoS One, 2010, 5: e10164.

8.　BANKS E A, BROZINICK J T, YASPELKIS B B, et al. Muscle glucose transport, GLUT-4 content, and degree of exercise training in obese Zucker rats. The American Journal of Physiology, 1992, 263: E1010-E1015.

9.　BARROS R P, GUSTAFSSON J A. Estrogen receptors and the metabolic network. Cell Metabolism, 2011, 14: 289-299.

10.　BARROS R P A, MACHADO U F, WARNER M, et al. Muscle GLUT4 regulation by estrogen receptors ERβ and ERα. Proceedings of the National Academy of Sciences of the United States of America, 2006, 103: 1605-1608.

11.　BARROS R P, MORANI A, MORISCOT A, et al. Insulin resistance of pregnancy involves estrogen-induced repression of muscle GLUT4. Molecular and Cellular Endocrinology, 2008, 295: 24-31.

12.　BEFROY D E, PETERSEN K F, DUFOUR S, et al. Impaired mitochondrial substrate oxidation in muscle of insulin-resistant offspring of type 2 diabetic patients. Diabetes, 2007, 56: 1376-1381.

13.　BOLAND R, VASCONSUELO A, MILANESI L, et al. 17beta-estradiol signaling in skeletal muscle cells and its relationship to apoptosis. Steroids, 2008, 73 (9-10), 859-863.

14.　BONDS D E, LASSER N, QI L, et al. The effect of conjugated equine oestrogen on diabetes incidence: The Women'S Health Initiative randomised trial. Diabetologia, 2006, 49: 459-468.

15.　BORRAS C, SASTRE J, GARCIA-SALA D, et al. Mitochondria from females exhibit higher antioxidant gene expression and lower oxidative damage than males. Free Radical Biology & Medicine, 2003, 34: 546-552.

16.　BROZINICK J T, ETGEN G J, YASPELKIS B B, et al. Effects of exercise training on muscle GLUT-4 protein content and translocation in obese Zucker rats. The American Journal of Physiology, 1993, 265: E419-E427.

17.　BROZINICK J T, ETGEN G J, YASPELKIS B B, et al. Glucose uptake and GLUT-4 protein distribution in skeletal muscle of the obese Zucker rat. The American Journal of Physiology, 1994, 267: R236-R243.

18.　BRYZGALOVA G, GAO H, AHREN B, et al. Evidence that oestrogen receptor-alpha plays an important role in the regulation of glucose homeostasis in mice: Insulin sensitivity in the liver. Diabetologia, 2006, 49: 588-597.

19.　CAMPBELL S E, FEBBRAIO M A. Effect of the ovarian hormones on GLUT4 expression and contraction-stimulated glucose uptake. American Journal of Physiology. Endocrinology and Metabolism, 2002, 282: E1139-E1146.

20.　CAMPBELL S E, MEHAN K A, TUNSTALL R J, et al. 17beta-estradiol upregulates the expression of peroxisome proliferator-activated receptor alpha and lipid oxidative genes in skeletal muscle. Journal of Molecular Endocrinology, 2003, 31: 37-45.

21.　CASAZZA K, PAGE G P, FERNANDEZ J R. The association between the rs2234693 and rs9340799 estrogen receptor alpha gene polymorphisms and risk factors for cardiovascular disease: A review. Biological Research for Nursing, 2010, 12: 84-97.

22.　CHARN T H, LIU E T, CHANG E C, et al. Genome-wide dynamics of chromatin binding of estrogen receptors alpha and beta: Mutual restriction and competitive site selection. Molecular Endocrinology, 2010, 24: 47-59.

23.　CHEN J Q, DELANNOY M, COOKE C, et al. Mitochondrial localization of ERalpha and ERbeta in human MCF7 cells.

性
与
糖
尿
病

American Journal of Physiology Endocrinology and Metabolism，2004，286：E1011-E1022.

24. CHEN Z，BASSFORD T，GREEN S B，et al. Postmenopausal hormone therapy and body composition a substudy of the estrogen plus progestin trial of the Women's Health Initiative. The American Journal of Clinical Nutrition，2005，82：651-656.

25. CHOI C S，FILLMORE J J，KIM J K，et al. Overexpression of uncoupling protein 3 in skeletal muscle protects against fat-induced insulin resistance. The Journal of Clinical Investigation，2007，117：1995- 2003.

26. CHUNG S S，KIM M，YOUN B S，et al. Glutathione peroxidase 3 mediates the antioxidant effect of peroxisome proliferator-activated receptor gamma in human skeletal muscle cells. Molecular and Cellular Biology，2009，29：20-30.

27. CLEMMENSEN C，MULLER T D，FINAN B，et al. Current and emerging treatment options in diabetes care. Handbook of Experimental Pharmacology，2016，233：437-459.

28. COOKE P S，HEINE P A，TAYLOR J A，et al. The role of estrogen and estrogen receptor-alpha in male adipose tissue. Molecular and Cellular Endocrinology，2001，178：147-154.

29. CORNIER M A，DABELEA D，HERNANDEZ T L，et al. The metabolic syndrome. Endocrine Reviews，2008，29：777-822.

30. CORTRIGHT R N，KOVES T R. Sex differences in substrate metabolism and energy homeostasis. Canadian Journal of Applied Physiology，2000，25：288-311.

31. COUSE J F，KORACH K S. Estrogen receptor null mice：What have we learned and where will they lead us？ Endocrine Reviews，1999，20：358-417.

32. COUSE J F，CURTIS S W，WASHBURN T F，et al. Disruption of the mouse oestrogen receptor gene：Resulting phenotypes and experimental findings. Biochemical Society Transactions，1995，23：929-935.

33. DEFRONZO R A，BONADONNA R C，FERRANNINI E. Pathogenesis of NIDDM. A balanced overview. Diabetes Care，1992，15：318-368.

34. DELA F，PLOUG T，HANDBERG A，et al. Physical training increases muscle GLUT4 protein and mRNA in patients with NIDDM. Diabetes，1994，43：862-865.

35. DENG H W，LI J，LI J L，et al. Association of estrogen receptor-alpha genotypes with body mass index in normal healthy postmenopausal Caucasian women. The Journal of Clinical Endocrinology and Metabolism，2000，85：2748-2751.

36. D'EON T M，ROGERS N H，STANCHEVA Z S，et al. Estradiol and the estradiol metabolite，2-hydroxyestradiol，activate AMP-activated protein kinase in C2C12 myotubes. Obesity（Silver Spring），2008，16：1284-1288.

37. DIELI-CONWRIGHT C M，SPEKTOR T M，RICE J C，et al. Hormone therapy attenuates exercise-induced skeletal muscle damage in postmenopausal women. Journal of Applied Physiology，2009，107：853-858.

38. DING E L，SONG Y，MANSON J E，et al. Plasma sex steroid hormones and risk of developing type 2 diabetes in women：A prospective study. Diabetologia，2007，50：2076-2084.

39. DONATH M Y，SHOELSON S E. Type 2 diabetes as an inflammatory disease. Nature Reviews. Immunology，2011，11：98-107.

40. ENNS D L，TIIDUS P M. Estrogen influences satellite cell activation and proliferation following downhill running in rats. Journal of Applied Physiology，2008，104：347-353.

41. ENNS D L，IQBAL S，TIIDUS P M. Oestrogen receptors mediate oestrogen-induced increases in post-exercise rat skeletal muscle satellite cells. Acta Physiologica（Oxford，England），2008，194：81-93.

42. FORYST-LUDWIG A，CLEMENZ M，HOHMANN S，et al. Metabolic actions of estrogen receptor beta（ERbeta） are mediated by a negative cross-talk with PPARgamma. PLoS Genetics，2008，4：e1000108.

43. FRIAS J P，MACARAEG G B，OFRECIO J，et al. Decreased susceptibility to fatty acid-induced peripheral tissue insulin resistance in women. Diabetes，2001，50：1344-1350.

44. FU M H，MAHER A C，HAMADEH M J，et al. Exercise，sex，menstrual cycle phase，and 17beta-estradiol influence metabolism-related genes in human skeletal muscle. Physiological Genomics，2009，40：34-47.

45. FURTADO L M，SOMWAR R，SWEENEY G，et al. Activation of the glucose transporter GLUT4 by insulin. Biochemistry and Cell Biology，2002，80：569-578.

第二章 雌激素在代谢稳态中的作用

46. GALLUZZO P, RASTELLI C, BULZOMI P, et al. 17beta-Estradiol regulates the first steps of skeletal muscle cell differentiation via ER-alpha-mediated signals. American Journal of Physiology Cell Physiology, 2009, 297: C1249-C1262.

47. GAN Z, BURKART-HARTMAN E M, HAN D H, et al. The nuclear receptor PPARbeta/delta programs muscle glucose metabolism in cooperation with AMPK and MEF2. Genes & Development, 2011, 25: 2619-2630.

48. GARVEY W T, MAIANU L, HANCOCK J A, et al. Gene expression of GLUT4 in skeletal muscle from insulin-resistant patients with obesity, IGT, GDM, and NIDDM. Diabetes, 1992, 41: 465-475.

49. GARVEY W T, MAIANU L, ZHU J H, et al. Evidence for defects in the trafficking and translocation of GLUT4 glucose transporters in skeletal muscle as a cause of human insulin resistance. The Journal of Clinical Investigation, 1998, 101: 2377-2386.

50. GOMEZ-PEREZ Y, AMENGUAL-CLADERA E, CATALA-NIELL A, et al. Gender dimorphism in high-fat-diet-induced insulin resistance in skeletal muscle of aged rats. Cellular Physiology and Biochemistry, 2008, 22: 539-548.

51. GONG H, XIE J, ZHANG N, et al. MEF2A binding to the Glut4 promoter occurs via an AMPKalpha2-dependent mechanism. Medicine and Science in Sports and Exercise, 2011, 43: 1441-1450.

52. GORRES B K, BOMHOFF G L, MORRIS J K, et al. In vivo stimulation of oestrogen receptor alpha increases insulin-stimulated skeletal muscle glucose uptake. The Journal of Physiology, 2011, 589: 2041-2054.

53. GREEN S, WALTER P, GREENE G, et al. Cloning of the human oestrogen receptor cDNA. Journal of Steroid Biochemistry, 1986, 24: 77-83.

54. GUERCIO G, DI PALMA M I, PEPE C, et al. Metformin, estrogen replacement therapy and gonadotropin inhibition fail to improve insulin sensitivity in a girl with aromatase deficiency. Hormone Research, 2009, 72: 370-376.

55. HAMADEH M J, DEVRIES M C, TARNOPOLSKY M A. Estrogen supplementation reduces whole body leucine and carbohydrate oxidation and increases lipid oxidation in men during endurance exercise. The Journal of Clinical Endocrinology and Metabolism, 2005, 90: 3592-3599.

56. HAMILTON D J, MINZE L J, KUMAR T, et al. Estrogen receptor alpha activation enhances mitochondrial function and systemic metabolism in high-fat-fed ovariectomized mice. Physiol Rep, 2016, 17: e12913.

57. HAMMES S R, LEVIN E R. Extranuclear steroid receptors: Nature and actions. Endocrine Reviews, 2007, 28: 726-741.

58. HANSEN P A, MCCARTHY T J, PASIA E N, et al. Effects of ovariectomy and exercise training on muscle GLUT-4 content and glucose metabolism in rats. Journal of Applied Physiology, 1996, 80: 1605-1611.

59. HARDIE D G. AMP-activated protein kinase: An energy sensor that regulates all aspects of cell function. Genes & Development, 2011, 25: 1895-1908.

60. HEINE P A, TAYLOR J A, IWAMOTO G A, et al. Increased adipose tissue in male and female estrogen receptor-alpha knockout mice. Proceedings of the National Academy of Sciences of the United States of America, 2000, 97: 12729-12734.

61. HEVENER A L, REICHART D, OLEFSKY J. Exercise and thiazolidinedione therapy normalize insulin action in the obese Zucker fatty rat. Diabetes, 2000, 49: 2154-2159.

62. HEVENER A, REICHART D, JANEZ A, et al. Female rats do not exhibit free fatty acid-induced insulin resistance. Diabetes, 2002, 51: 1907-1912.

63. HEVENER A L, OLEFSKY J M, REICHART D, et al. Macrophage PPAR gamma is required for normal skeletal muscle and hepatic insulin sensitivity and full antidiabetic effects of thiazolidinediones. The Journal of Clinical Investigation, 2007, 117: 1658-1669.

64. HOEG L, ROEPSTORFF C, THIELE M, et al. Higher intramuscular triacylglycerol in women does not impair insulin sensitivity and proximal insulin signaling. Journal of Applied Physiology, 2009, 107: 824-831.

65. HOEG L D, SJOBERG K A, JEPPESEN J, et al. Lipid-induced insulin resistance affects women less than men and is not accompanied by inflammation or impaired proximal insulin signaling. Diabetes, 2011, 60: 64-73.

66. HOLLAND W L, BROZINICK J T, WANG L P, et al. Inhibition of ceramide synthesis ameliorates glucocorticoid-, saturated-fat-, and obesity-induced insulin resistance. Cell Metabolism, 2007, 5: 167-179.

67. HOLLAND W L, KNOTTS T A, CHAVEZ J A, et al. Lipid mediators of insulin resistance. Nutrition Reviews, 2007, 65: S39-S46.

68. HOTAMISLIGIL G S. Inflammation and endoplasmic reticulum stress in obesity and diabetes. International Journal of Obesity, 2008, 32: S52-S54.

69. ITANI S I, RUDERMAN N B, SCHMIEDER F, et al. Lipid-induced insulin resistance in human muscle is associated with changes in diacylglycerol, protein kinase C, and IkappaB-alpha. Diabetes, 2002, 51: 2005-2011.

70. JENSEN E V, JACOBSON H I, WALF A A, et al. Estrogen action: A historic perspective on the implications of considering alternative approaches. Physiology & Behavior, 2010, 99: 151-162.

71. JIA M, DAHLMAN-WRIGHT K, GUSTAFSSON J A. Estrogen receptor alpha and beta in health and disease. Best Practice & Research Clinical Endocrinology & Metabolism, 2015, 29: 557-568.

72. JONES M E, THORBURN A W, BRITT K L, et al. Aromatase-deficient (ArKO) mice have a phenotype of increased adiposity. Proceedings of the National Academy of Sciences of the United States of America, 2000, 97: 12735-12740.

73. JONES M E, MCINNES K J, BOON W C, et al. Estrogen and adiposity- utilizing models of aromatase deficiency to explore the relationship. The Journal of Steroid Biochemistry and Molecular Biology, 2007, 106: 3-7.

74. KALYANI R R, FRANCO M, DOBS A S, et al. The association of endogenous sex hormones, adiposity, and insulin resistance with incident diabetes in postmenopausal women. The Journal of Clinical Endocrinology and Metabolism, 2009, 94: 4127-4135.

75. KAMANGA-SOLLO E, WHITE M E, HATHAWAY M R, et al. Effect of Estradiol-17beta on protein synthesis and degradation rates in fused bovine satellite cell cultures. Domestic Animal Endocrinology, 2010, 39: 54-62.

76. KANAYA A M, HERRINGTON D, VITTINGHOFF E, et al. Glycemic effects of postmenopausal hormone therapy: The heart and estrogen/progestin replacement study. A randomized, double-blind, placebo-controlled trial. Annals of Internal Medicine, 2003, 138: 1-9.

77. KIM J Y, JO K J, KIM O S, et al. Parenteral 17beta-estradiol decreases fasting blood glucose levels in non-obese mice with short-term ovariectomy. Life Sciences, 2010, 87: 358-366.

78. KUIPER G G, ENMARK E, PELTO-HUIKKO M, et al. Cloning of a novel receptor expressed in rat prostate and ovary. Proceedings of the National Academy of Sciences of the United States of America, 1996, 93: 5925-5930.

79. KUIPER G G, CARLSSON B, GRANDIEN K, et al. Comparison of the ligand binding specificity and transcript tissue distribution of estrogen receptors alpha and beta. Endocrinology, 1997, 138: 863-870.

80. LEE Y R. PARK J, YU H N, et al. Up-regulation of PI3K/Akt signaling by 17beta-estradiol through activation of estrogen receptor-alpha, but not estrogen receptor-beta, and stimulates cell growth in breast cancer cells. Biochemical and Biophysical Research Communications, 2005, 336: 1221-1226.

81. LEGER B, DERAVE W, DE BOCK K, et al. Human sarcopenia reveals an increase in SOCS-3 and myostatin and a reduced efficiency of Akt phosphorylation. Rejuvenation Research, 2008, 11: 163B-175B.

82. LEMOINE S, GRANIER P, TIFFOCHE C, et al. Effect of endurance training on oestrogen receptor alpha transcripts in rat skeletal muscle. Acta Physiologica Scandinavica, 2002, 174: 283-289.

83. LEMOINE S, GRANIER P, TIFFOCHE C, et al. Effect of endurance training on oestrogen receptor alpha expression in different rat skeletal muscle type. Acta Physiologica Scandinavica, 2002, 175: 211-217.

84. LEVIN E R. Extranuclear steroid receptors are essential for steroid hormone actions. Annual Review of Medicine, 2015, 66: 271-280.

85. LEWIS S C, UCHIYAMA L F, NUNNARI J. ER-mitochondria contacts couple mtDNA synthesis with mitochondrial division in human cells. Science, 2016, 353: 5549.

86. LIAO S. Cellular receptors and mechanisms of action of steroid hormones. International Review of Cytology, 1975, 41: 87-172.

87. LIPOVKA Y, CHEN H, VAGNER J, et al. Oestrogen receptors interact with the alpha-catalytic subunit of AMP-activated protein kinase. Bioscience Reports, 2015, 35.

88. LIU S, MAUVAIS-JARVIS F. Minireview: Estrogenic protection of beta-cell failure in metabolic diseases. Endocrinology, 2010, 151: 859-864.

89. MAFFEI L, MURATA Y, ROCHIRA V, et al. Dysmetabolic syndrome in a man with a novel mutation of the aromatase

gene: Effects of testosterone, alendronate, and estradiol treatment. The Journal of Clinical Endocrinology and Metabolism, 2004, 89: 61-70.

90. MAFFEI L, ROCHIRA V, ZIRILLI L, et al. A novel compound heterozygous mutation of the aromatase gene in an adult man: Reinforced evidence on the relationship between congenital oestrogen deficiency, adiposity and the metabolic syndrome. Clinical Endocrinology, 2007, 67: 218-224.

91. MAHER A C, AKHTAR M, TARNOPOLSKY M A. Men supplemented with 17beta-estradiol have increased beta-oxidation capacity in skeletal muscle. Physiological Genomics, 2010, 42: 342-347.

92. MAHER A C, AKHTAR M, VOCKLEY J, et al. Women have higher protein content of beta-oxidation enzymes in skeletal muscle than men. PLoS One, 2010, 5: e12025.

93. MANNELLA P, BRINTON R D. Estrogen receptor protein interaction with phosphatidylinositol 3-kinase leads to activation of phosphorylated Akt and extracellular signal-regulated kinase 1/2 in the same population of cortical neurons: A unified mechanism of estrogen action. The Journal of Neuroscience, 2006, 26: 9439-9447.

94. MARGOLIS K L, BONDS D E, RODABOUGH R J, et al. Effect of oestrogen plus progestin on the incidence of diabetes in postmenopausal women: Results from the women'S health initiative hormone trial. Diabetologia, 2004, 47: 1175-1187.

95. MAUVAIS-JARVIS F, MANSON J E, STEVENSON J C, et al. Menopausal hormone therapy and type 2 diabetes prevention: Evidence, mechanisms, and clinical implications. Endocrine Reviews, 2017, 38: 173-188.

96. MCLOUGHLIN T J, SMITH S M, DELONG A D, et al. FoxO1 induces apoptosis in skeletal myotubes in a DNA-binding-dependent manner. American Journal of Physiology. Cell Physiology, 2009, 297: C548-C555.

97. MESSIER V, RABASA-LHORET R, BARBAT-ARTIGAS S, et al. Menopause and sarcopenia: A potential role for sex hormones. Maturitas, 2011, 68: 331-336.

98. MIHAYLOVA M M, SHAW R J. The AMPK signalling pathway coordinates cell growth, autophagy and metabolism. Nature Cell Biology, 2011, 13: 1016-1023.

99. MIRANDA P J, DEFRONZO R A, CALIFF R M, et al. Metabolic syndrome: Definition, pathophysiology, and mechanisms. American Heart Journal, 2005, 149: 33-45.

100. MORA S, PESSIN J E. The MEF2A isoform is required for striated muscle-specific expression of the insulin-responsive GLUT4 glucose transporter. The Journal of Biological Chemistry, 2000, 275: 16323-16328.

101. MORENO H, SERRANO A L, SANTALUCIA T, et al. Differential regulation of the muscle-specific GLUT4 enhancer in regenerating and adult skeletal muscle. The Journal of Biological Chemistry, 2003, 278: 40557-40564.

102. MORINO K, PETERSEN K F, DUFOUR S, et al. Reduced mitochondrial density and increased IRS-1 serine phosphorylation in muscle of insulin-resistant offspring of type 2 diabetic parents. The Journal of Clinical Investigation, 2005, 115: 3587-3593.

103. MORISHIMA A, GRUMBACH M M, SIMPSON E R, et al. Aromatase deficiency in male and female siblings caused by a novel mutation and the physiological role of estrogens. The Journal of Clinical Endocrinology and Metabolism, 1995, 80: 3689-3698.

104. MURGIA M, JENSEN T E, CUSINATO M, et al. Multiple signalling pathways redundantly control glucose transporter GLUT4 gene transcription in skeletal muscle. The Journal of Physiology, 2009, 587: 4319-4327.

105. NAAZ A, ZAKROCZYMSKI M, HEINE P, et al. Effect of ovariectomy on adipose tissue of mice in the absence of estrogen receptor alpha (ERalpha): A potential role for estrogen receptor beta (ERbeta). Hormone and Metabolic Research, 2002, 34: 758-763.

106. NADAL A, ALONSO-MAGDALENA P, SORIANO S, et al. The pancreatic eta-cell as a target of estrogens and xenoestrogens: Implications for blood glucose homeostasis and diabetes. Molecular and Cellular Endocrinology, 2009, 304: 63-68.

107. NILSSON S, MAKELA S, TREUTER E, et al. Mechanisms of estrogen action. Physiological Reviews, 2001, 81: 1535-1565.

108. NILSSON M, DAHLMAN I, RYDEN M, et al. Oestrogen receptor alpha gene expression levels are reduced in obese compared to normal weight females. International Journal of Obesity, 2007, 31: 900-907.

性与糖尿病

109. NIU W，HUANG C，NAWAZ Z，et al. Maturation of the regulation of GLUT4 activity by p38 MAPK during L6 cell myogenesis. The Journal of Biological Chemistry，2003，278：17953-17962.

110. NOH E M，LEE Y R，CHAY K O，et al. Estrogen receptor alpha induces down-regulation of PTEN through PI3-kinase activation in breast cancer cells. Molecular Medicine Report，2011，4：215-219.

111. NORTH AMERICAN MENOPAUSE SOCIETY. The 2012 hormone therapy position statement of：The North American Menopause Society. Menopause，2012，19：257-271.

112. O'MALLEY B W. Mechanisms of action of steroid hormones. The New England Journal of Medicine，1971，284：370-377.

113. OHLSSON C，HELLBERG N，PARINI P，et al. Obesity and disturbed lipoprotein profile in estrogen receptor-alpha-deficient male mice. Biochemical and Biophysical Research Communications，2000，278：640-645.

114. OKURA T，KODA M，ANDO F，et al. Association of polymorphisms in the estrogen receptor alpha gene with body fat distribution. International Journal of Obesity and Related Metabolic Disorders，2003，27：1020-1027.

115. OKURA T，KODA M，ANDO F，et al. Relationships of resting energy expenditure with body fat distribution and abdominal fatness in Japanese population. Journal of Physiological Anthropology and Applied Human Science，2003，22：47-52.

116. OKURA T，KODA M，ANDO F，et al. Association of the mitochondrial DNA 15497G/A polymorphism with obesity in a middle-aged and elderly Japanese population. Human Genetics，2003，113：432-436.

117. ORDONEZ P，MORENO M，ALONSO A，et al. 17beta-Estradiol and/or progesterone protect from insulin resistance in STZ-induced diabetic rats. The Journal of Steroid Biochemistry and Molecular Biology，2008，111：287-294.

118. OSHEL K M，KNIGHT J B，CAO K T，et al. Identification of a 30-base pair regulatory element and novel DNA binding protein that regulates the human GLUT4 promoter in transgenic mice. The Journal of Biological Chemistry，2000，275：23666-23673.

119. PARK Y W，ZHU S，PALANIAPPAN L，et al. The metabolic syndrome：prevalence and associated risk factor findings in the US population from the Third National Health and Nutrition Examination Survey，1988-1994. Archives of Internal Medicine，2003，163：427-436.

120. PATTI M E，BUTTE A J，CRUNKHORN S，et al. Coordinated reduction of genes of oxidative metabolism in humans with insulin resistance and diabetes：Potential role of PGC1 and NRF1. Proceedings of the National Academy of Sciences of the United States of America，2003，100：8466-8471.

121. PEDRAM A，RAZANDI M，BLUMBERG B，et al. Membrane and nuclear estrogen receptor alpha collaborate to suppress adipogenesis but not triglyceride content. The FASEB Journal，2016，30：230-240.

122. PENTTI K，TUPPURAINEN M T，HONKANEN R，et al. Hormone therapy protects from diabetes：The Kuopio osteoporosis risk factor and prevention study. European Journal of Endocrinology，2009，160：979-983.

123. PETERSEN K F，DUFOUR S，BEFROY D，et al. Impaired mitochondrial activity in the insulin-resistant offspring of patients with type 2 diabetes. The New England Journal of Medicine，2004，350：664-671.

124. RIANT E，WAGET A，COGO H，et al. Estrogens protect against high-fat diet-induced insulin resistance and glucose intolerance in mice. Endocrinology，2009，150：2109-2117.

125. RIBAS V，DREW B G，SOLEYMANI T，et al. Skeletal muscle specific ER alpha deletion is causal for the metabolic syndrome. Endocrine Reviews，2010，31：S5.

126. RIBAS V，NGUYEN M T，HENSTRIDGE D C，et al. Impaired oxidative metabolism and inflammation are associated with insulin resistance in ERalpha-deficient mice. American Journal of Physiology. Endocrinology and Metabolism，2010，298：E304-E319.

127. RIBAS V，DREW B G，ZHOU Z，et al. Skeletal muscle action of estrogen receptor alpha is critical for the maintenance of mitochondrial function and metabolic homeostasis in females. Science Translational Medicine，2016，8：334-354.

128. ROCHIRA V，MADEO B，ZIRILLI L，et al. Oestradiol replacement treatment and glucose homeostasis in two men with congenital aromatase deficiency：Evidence for a role of oestradiol and sex steroids imbalance on insulin sensitivity in men. Diabetic Medicine，2007，24：1491-1495.

129. RODNICK K J，HOLLOSZY J O，MONDON C E，et al. Effects of exercise training on insulin-regulatable glucose-

transporter protein levels in rat skeletal muscle. Diabetes, 1990, 39: 1425-1429.

130. ROGERS N H, WITCZAK C A, HIRSHMAN M F, et al. Estradiol stimulates Akt, AMP-activated protein kinase (AMPK) and TBC1D1/4, but not glucose uptake in rat soleus. Biochemical and Biophysical Research Communications, 2009, 382: 646-650.

131. RONDA A C, BOLAND R L. Intracellular distribution and involvement of GPR30 in the actions of E_2 on C2C12 cells. Journal of Cellular Biochemistry, 2016, 117: 793-805.

132. RONDA A C, BUITRAGO C, BOLAND R. Role of estrogen receptors, PKC and Src in ERK2 and p38 MAPK signaling triggered by 17beta-estradiol in skeletal muscle cells. The Journal of Steroid Biochemistry and Molecular Biology, 2010, 122: 287-294.

133. RONDA A C, VASCONSUELO A, BOLAND R. Extracellular-regulated kinase and p38 mitogen-activated protein kinases are involved in the antiapoptotic action of 17beta-estradiol in skeletal muscle cells. The Journal of Endocrinology, 2010, 206: 235-246.

134. SAFE S, KIM K. Non-classical genomic estrogen receptor (ER) /specificity protein and ER/activating protein-1 signaling pathways. Journal of Molecular Endocrinology, 2008, 41: 263-275.

135. SALEHZADEH F, RUNE A, OSLER M, et al. Testosterone or 17β-estradiol exposure reveals sex-specific effects on glucose and lipid metabolism in human myotubes. The ournal of Endocrinology, 2011, 210: 219-229.

136. SALPETER S R, WALSH J M, ORMISTON T M, et al. Meta-analysis: Effect of hormone-replacement therapy on components of the metabolic syndrome in postmenopausal women. Diabetes Obesity & Metabolism, 2006, 8: 538-554.

137. SHANG Y, HU X, DIRENZO J, et al. Cofactor dynamics and sufficiency in estrogen receptor-regulated transcription. Cell, 2000, 103: 843-852.

138. SIMONCINI T, HAFEZI-MOGHADAM A, BRAZIL D P, et al. Interaction of oestrogen receptor with the regulatory subunit of phosphatidylinositol-3-OH kinase. Nature, 2000, 407: 538-541.

139. SIMONCINI T, FORNARI L, MANNELLA P, et al. Novel non-transcriptional mechanisms for estrogen receptor signaling in the cardiovascular system. Interaction of estrogen receptor alpha with phosphatidylinositol 3-OH kinase. Steroids, 2002, 67: 935-939.

140. SIPILA S, TAAFFE D R, CHENG S, et al. Effects of hormone replacement therapy and high-impact physical exercise on skeletal muscle in post-menopausal women: A randomized placebo-controlled study. Clinical Science (London, England), 2001, 101: 147-157.

141. SMITH E P, BOYD J, FRANK G R, et al. Estrogen resistance caused by a mutation in the estrogen-receptor gene in a man. The New England Journal of Medicine, 1994, 331: 1056-1061.

142. SMITH J A, KOHN T A, CHETTY A K, et al. CaMK activation during exercise is required for histone hyperacetylation and MEF2A binding at the MEF2 site on the Glut4 gene. American Journal of Physiology. Endocrinology and Metabolism, 2008, 295: E698-E704.

143. SORENSEN M B, ROSENFALCK A M, HOJGAARD L, et al. Obesity and sarcopenia after menopause are reversed by sex hormone replacement therapy. Obesity Research, 2001, 9: 622-626.

144. SOTIRIADOU S, KYPAROS A, ALBANI M, et al. Soleus muscle force following downhill running in ovariectomized rats treated with estrogen. Applied Physiology, Nutrition, and Metabolism, 2006, 31: 449-459.

145. STITT T N, DRUJAN D, CLARKE B A, et al. The IGF-1/PI3K/Akt pathway prevents expression of muscle atrophy-induced ubiquitin ligases by inhibiting FOXO transcription factors. Molecular Cell, 2004, 14: 395-403.

146. STUBBINS R E, HOLCOMB V B, HONG J, et al. Estrogen modulates abdominal adiposity and protects female mice from obesity and impaired glucose tolerance. Eur J Nutr, 2012, 51 (7): 861-870.

147. SUMMERS S A. Ceramides in insulin resistance and lipotoxicity. Progress in Lipid Research, 2006, 45: 42-72.

148. SWEENEY G, SOMWAR R, RAMLAL T, et al. An inhibitor of p38 mitogen-activated protein kinase prevents insulin-stimulated glucose transport but not glucose transporter translocation in 3T3-L1 adipocytes and L6 myotubes. The Journal of Biological Chemistry, 1999, 274: 10071-10078.

149. SZMUILOWICZ E D, STUENKEL C A, SEELY E W. Influence of menopause on diabetes and diabetes risk. Nature

性
与
糖
尿
病

Reviews Endocrinology，2009，5：553-558.

150. TAKEDA K，TODA K，SAIBARA T，et al. Progressive development of insulin resistance phenotype in male mice with complete aromatase（CYP19）deficiency. The Journal of Endocrinology，2003，176：237-246.

151. TEIXEIRA P J，GOING S B，HOUTKOOPER L B，et al. Resistance training in postmenopausal women with and without hormone therapy. Medicine and Science in Sports and Exercise，2003，35：555-562.

152. THOMAS A，BUNYAN K，TIIDUS P M. Oestrogen receptor-alpha activation augments post-exercise myoblast proliferation. Acta Physiologica（Oxford，England），2010，198：81-89.

153. TIANO J P，MAUVAIS-JARVIS F. Importance of oestrogen receptors to preserve functional beta-cell mass in diabetes. Nat Rev Endocrinol，2012，8（6）：342-351.

154. TIIDUS P M. Estrogen and gender effects on muscle damage，inflammation，and oxidative stress. Canadian Journal of Applied Physiology，2000，25：274-287.

155. TURCOTTE L P，RICHTER E A，KIENS B. Increased plasma FFA uptake and oxidation during prolonged exercise in trained vs. untrained humans. The American Journal of Physiology，1992，262：E791-E799.

156. VAN PELT R E，GOZANSKY W S，SCHWARTZ R S，et al. Intravenous estrogens increase insulin clearance and action in postmenopausal women. American Journal of Physiology Endocrinology and Metabolism，2003，285：E311-E317.

157. VAN ROOIJ E，FIELITZ J，SUTHERLAND L B，et al. Myocyte enhancer factor 2 and class II histone deacetylases control a gender-specific pathway of cardioprotection mediated by the estrogen receptor. Circulation Research，2010，106：155-165.

158. VASCONSUELO A，MILANESI L，BOLAND R. 17Beta-estradiol abrogates apoptosis in murine skeletal muscle cells through estrogen receptors：Role of the phosphatidylinositol 3-kinase/Akt pathway. The Journal of Endocrinology，2008，196：385-397.

159. VILLABLANCA A，LUBAHN D，SHELBY L，et al. Susceptibility to early atherosclerosis in male mice is mediated by estrogen receptor alpha. Arteriosclerosis，Thrombosis，and Vascular Biology，2004，24：1055-1061.

160. VOGEL H，WOLF S，RABASA C，et al. GLP-1 and estrogen conjugate acts in the supramammillary nucleus to reduce food-reward and body weight. Neuropharmacology，2016，110：396-406.

161. WANG F，HE Q，SUN Y，et al. Female adult mouse cardiomyocytes are protected against oxidative stress. Hypertension，2010，55：1172-1178.

162. WELLEN K E，HOTAMISLIGIL G S. Inflammation，stress，and diabetes. The Journal of Clinical Investigation，2005，115：1111-1119.

163. WIIK A，GUSTAFSSON T，ESBJORNSSON M，et al. Expression of oestrogen receptor alpha and beta is higher in skeletal muscle of highly endurance-trained than of moderately active men. Acta Physiologica Scandinavica，2005，184：105-112.

164. YAMADA Y，ANDO F，NIINO N，et al. Association of polymorphisms of the estrogen receptor alpha gene with bone mineral density of the femoral neck in elderly Japanese women. Journal of Molecular Medicine，2002，80：452-460.

165. YANG G，BADEANLOU L，BIELAWSKI J，et al. Central role of ceramide biosynthesis in body weight regulation，energy metabolism，and the metabolic syndrome. American Journal of Physiology. Endocrinology and Metabolism，2009，297：E211- E224.

166. YANG X，DEIGNAN J L，QI H，et al. Validation of candidate causal genes for obesity that affect shared metabolic pathways and networks. Nature Genetics，2009，41：415-423.

167. YKI-JARVINEN H. Sex and insulin sensitivity. Metabolism，1984，33：1011-1015.

168. ZORZANO A，PALACIN M，GUMA A. Mechanisms regulating GLUT4 glucose transporter expression and glucose transport in skeletal muscle. Acta Physiologica Scandinavica，2005，183：43-58.

第四节　男性雌激素和体重调节

📖 摘要

近几十年来，人们对性激素在男性体内代谢作用的认识有了很大的进展。尽管曾经认为睾酮会增加男性的代谢风险，但已明确证实充分的雄激素暴露对于维持男性健康的代谢调节十分重要。目前越来越多的证据也证明了雌激素在男性代谢调节中的关键作用。最新临床干预研究数据表明，雌二醇在男性中可能是比睾酮更能决定肥胖的因素，甚至短期内雌二醇缺乏也会导致脂肪量的增加。本节将概述迄今为止有关雌激素有助于调节男性体重和肥胖的机制。通过呈现最新的临床数据及临床前研究结果，揭示雌激素介导的身体成分调节机制。对男女性的研究结果进行回顾，比较并强调有关雌激素作用的认识空白，尤其在男性中。最后，将讨论男性雌激素暴露的临床意义，特别是在全球肥胖发病率上升和男性临床应用性激素治疗不断扩大的背景下。

🩺 引言

肥胖已成为全球流行病。据估计，全球超重和肥胖症患病人数超过 20 亿，首次超过营养不良的人数。虽然女性患肥胖症的风险高于男性，但是男性更易患与肥胖相关的疾病，包括胰岛素抵抗、2 型糖尿病（T2DM）、非酒精性脂肪肝和心血管疾病。因此，确定肥胖及其相关并发症（特别是在男性中）的危险因素，已成为人们研究的热点。在过去的 20 年中，男性性激素缺乏已引起越来越多的关注，它是导致代谢疾病的一个关键危险因素。研究显示，生理性性腺功能减退症男性或接受雄激素剥夺治疗（androgen deprivation treatment，ADT）的前列腺癌患者罹患肥胖症和相关代谢紊乱（包括胰岛素抵抗、非酒精性脂肪肝和 T2DM）的风险更高。临床数据证明了睾酮缺乏在这些代谢紊乱中的因果关系，外源性睾酮治疗可逆转性腺功能减退症男性体重的增加，并可能改善患有 T2DM 的性腺功能减退症男性的胰岛素敏感性。

重要的是，临床和临床前数据均表明，睾酮对男性代谢的有利作用不仅仅是由雄激素介导的。睾酮可通过芳香化酶转化为 17β- 雌二醇，目前雌二醇缺乏已成为生理性或医源性性腺功能减退相关代谢风险的关键因素。雌激素在男性代谢中的重要性是在约 20 年前首次报道男性先天性雌激素缺乏的罕见综合征时发现的。在这些临床观察之后，出现了一系列动物模型研究，证明了雌激素在调节雄性和雌性小鼠体重、肥胖和葡萄糖稳态中的关键和保护作用。值得注意的是，具有雌激素受体 α（ERα）或芳香化酶基因缺失的雄性小鼠比雄激素受体（AR）信号传导阻断的雄性小鼠表现出更明显的肥胖和代谢异常表型。这些临床前数据最近已通过男性的临床干预研究证实，研究表明雌二醇比睾酮具有更强的男性脂肪累积抑制作用。进一步了解雌激素调节男性体重和身体组成的机制是至关重要的。这些机制的探索有利于：①为性腺功能减退症男性制定最佳的性激素替代策略；②避免在临床实践中使用性激素干预带来的潜在危害；③开发预防和治疗男性肥胖症的新措施。

🩺 雌激素的产生和代谢

男性中，约有 15% 的循环雌激素直接由睾丸产生，其余由雄激素通过芳香化酶的外周活性产生。男性中循环雌激素的主要形式是 17β- 雌二醇，它是由睾酮的芳构化生成的。雌酮也存在于循环中，由雄烯二酮的芳构化形成。雌激素可通过多种途径介导效应，其基因组和非基因组的作用均通过结合 ERα 和 ERβ 受体而产生。雌激素还可以通过膜结合的 G 蛋白偶联受体（GPER）传递信号。此外，ERα 和 ERβ 可以介导基因组和非基因组非配体依赖性效应。值得注意的是，这 3 种受体都参与了男女性的体重和肥胖调节。脂肪组织中富含雌激素和其他性激素，其雌激素和雄激素的浓度均明显高于血清中的浓度。

重要的是，循环雌激素水平并不是组织雌激素水平的唯一决定因素，这凸显了内分泌学（激素释放进入循环系统）和细胞内分泌学（性激素代谢的细胞特异性调节）之间的区别（图 2-5）。实际上，一些临床研究已经证明了循环中和脂肪内雌激素水平之间的分离现象，包括针对男性受试者的研究。芳香化酶广泛表达于中枢和外周组织，包括大脑、脂肪组织，以及骨骼肌。因此，关键代谢组织中的局部芳香化酶以组织特异性的方式调控雌激素的产生。雌激素的代谢也受到局部调节，主要是通过雌激素硫酸转移酶（enzyme estrogen sulfotransferase，EST）来实现的，该酶通过硫酸结合使 17β- 雌二醇失活。

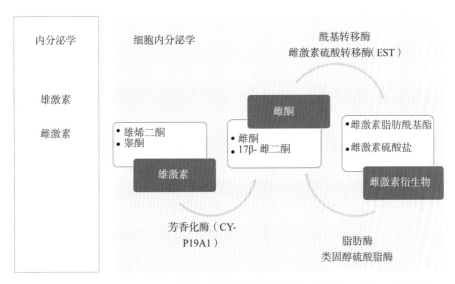

图 2-5　外周组织内雌激素产生和代谢的广泛调节是通过芳香化酶的局部表达实现的，芳香化酶可将雄激素转化为雌激素。另外，雌激素可通过雌激素硫酸转移酶和酰基转移酶的活化分别转化为雌激素硫酸盐和雌激素脂肪酰基酯。最后，这些雌激素衍生物可以通过类固醇硫酸酯酶和脂肪酶的活性转化雌激素

雌激素也可以在酰基转移酶的介导下转化为脂肪酰基酯。在血清和周围组织中均发现了雌激素脂肪酰基酯和雌激素硫酸盐。此外，雌激素脂肪酰基酯和雌激素硫酸盐可分别通过脂肪酶和类固醇硫酸酯酶转化为具有生物活性的对应物。脂肪组织富含雌激素脂肪酰基酯，因此具有广泛的缓冲系统，可以调节局部雌激素的产生和代谢。值得注意的是，在一项针对肥胖男性的研究中，血清和脂肪中 17β- 雌二醇脂肪酰基酯水平显著相关，这提示血清雌激素水平可能会影响脂肪组织中储存的雌激素含量，但向生物活性形式的转化是局部调节的。这些发现凸显了循环雌激素水平作为组织特异性调节指标的局限性，并强调需要进一步探讨雌激素代谢和信号传导的组织特异性通路，以便全面确定雌激素介导的男性体重调节的机制。

➕ 男性和小鼠的遗传突变

20 世纪 90 年代发表的一系列病例详细介绍了男性编码芳香化酶或 *ERα* 基因的罕见突变，这些突变导致雌激素信号传导的部分或全部丧失。虽然最初报道的主要是骨骼表型，但先天性雌激素缺乏很快被确定为代谢紊乱综合征，其特征是中心性肥胖、胰岛素抵抗和非酒精性脂肪肝的增加。此外，在芳香化酶缺乏的情况下，这些代谢紊乱可以通过外源性雌二醇逆转，但不能通过睾酮治疗逆转。

模拟雌激素缺乏症的转基因小鼠模型为证明雌激素信号通路在男性代谢中的重要性提供了进一步、有力的证据。这些临床前模型也为雌激素在雄性和雌性小鼠体内促进能量平衡和体重调节的机制提供了新见解。首先观察了全身 ERα 缺陷的雄性和雌性小鼠惊人的代谢表型。缺乏 ERα 的雄性小鼠肥胖症增多，并随着年龄的增长而变得更加明显，表现为老年小鼠的白色脂肪组织质量是野生型对照的 2 倍以上，而棕色脂肪组织质量无差异。这种表型归因于 ERα 缺陷型小鼠的能量消耗减少，而不是食物摄入量的不同。具有脂肪细胞特异性 ERα 缺陷的雄性小鼠同样表现出白色脂肪组织质量的显著增加，这表明脂肪组织内 ERα 信号传导特异性缺失会导致能量代谢的变化，从而引起肥胖的增加。

与 ERα 缺陷模型相反，具有全身 ERβ 缺陷的雄性小鼠在接受普通饮食喂养时，表现出与野生型小鼠类似的体重和胰岛素敏感性。但是，当 ERβ 缺陷型雌性小鼠接受高脂饮食时，与野生型小鼠相比，表现出更多的脂肪沉积、较低的胰岛素抵抗，该表型归因于 PPARγ 活性的增强。迄今为止，尚缺乏雄性小鼠中高脂喂养和 ERβ 缺陷之间关系的相关研究。

与 ERα 信号缺陷的雄性小鼠相似，具有芳香化酶缺乏症的雄性小鼠表现出肥胖的增加。在这些小鼠中，脂肪量的增加归因于自发体力活动和葡萄糖氧化的减少，并与胰岛素抵抗和肝脂肪变性有关。芳香化酶缺乏的雄性小鼠肝显示出脂肪酸合成相关基因表达的增加，并且脂肪变性可通过 17β- 雌二醇或 ERα 治疗逆转，但 ERβ 激动剂则不能。在另一个芳香化酶缺乏的雄性小鼠模型中，发现高血糖归因于肝胰岛素抵抗和糖异生增加；外源性雌二醇可逆转这一肝表型。在芳香化酶缺乏的雌性小鼠中，脂肪组织中脂蛋白脂肪酶（lipoprotein lipase，Lpl）表达增加，与脂肪酸摄取增加相一致，然而这一发现在雄性小鼠中尚未得到证实。

最近，膜雌激素受体 GPER（GPR30）的潜在代谢作用已通过遗传模型得以证实。与野生型对照组相比，全身 GPER 缺乏的雄性小鼠体重较重、脂肪累积更多。肥胖增加与脂肪细胞体积增大有关，这与能量消耗减少有关，而与食物摄入量无关。值得注意的是，GPER 缺乏而导致的肥胖在雄性小鼠中比雌性小鼠出现得更早。

雌激素介导体重调节的主要机制

雌激素可以通过中枢和外周组织的多种机制调节男性体重（图 2-6）。大量的研究表明，中枢性雌二醇信号传导在食欲、能量消耗和体重调节中起关键作用。芳香化酶在大脑中广泛表达，在下丘脑表达尤为丰富，下丘脑是食欲和能量消耗，以及生殖行为的主要调节位点。下丘脑也具有丰富的 ER 表达，特别是在弓状核、室旁核和腹内侧核中，通常 ERα 表达高于 ERβ。中枢神经系统是从头产生雌激素的部位，因为星形胶质细胞和神经元具有从胆固醇合成雌二醇的所有必需酶。

雌二醇是女性食物摄入和能量消耗的关键调节因子，大量研究表明，雌二醇在下丘脑的弓状核和腹内侧核中具有信号传导作用。迄今为止，大多数研究都集中在雌二醇调节女性体重的核心机制上，但大量证据证明雌二醇在男性中也有类似作用。芳香化酶在男性和女性的大脑大部分区域表达相当；下丘脑 ER 在雄性和雌性啮齿动物中的表达相当，包括在弓状核和室旁核中。

针对男性的临床前研究表明，中枢性雌二醇与瘦素信号传导之间存在相互作用，这在女性中已得到证实。瘦素的厌食效应在女性中比男性更明显，这归因于雌二醇对瘦素信号的敏感作用。正常雄性大鼠在瘦素中枢性给药后其食物摄入量没有变化支持了该观点。然而，切除睾丸的雄性大鼠经皮下雌二醇治疗后，瘦素给药可使食物摄入量明显减少。尽管仅在接受雌二醇药物治疗的男性中发现瘦素敏感性增加，但这些研究结果并未排除雌二醇在男性生理水平上对瘦素的增敏作用。因此，尚需进一步的研究以明确在选择性雌二醇缺乏的男性中是否出现瘦素敏感性的降低。研究进一步发现男性中雌二醇和瘦素之间的动态交互作用，在瘦素缺乏的情况下，男性和女性下丘脑弓状核中均表现出 ERα 上调。重要的是，瘦素不仅是能量摄入的关键调节因子，而且还是

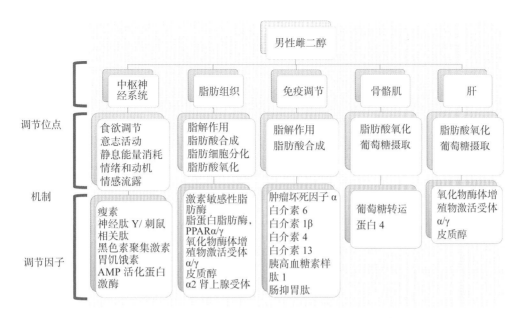

图 2-6　雌激素通过关键代谢组织中的多种途径影响男性体重和身体组成

能量消耗的关键调节因子。瘦素亦增加能量消耗，部分是通过增强交感神经系统的活动来实现的。

　　然而，雌二醇对雄性动物的厌食作用显然不是单纯通过瘦素介导的，因为瘦素基因缺乏的肥胖雄性小鼠在接受雌二醇治疗后，表现出食物摄入减少和体重减轻。这种现象归因于雌激素通过独立于瘦素的 ERα-STAT3 通路介导弓状核中 POMC 神经元的激活。男性接受超生理剂量雌二醇引起的厌食效应也归因于其他途径。因此，在雄性大鼠中，雌二醇治疗后引起食物摄入量减少部分是由于抑制了食欲调节神经肽 – 黑色素聚集激素（melanin-concentrating hormone，MCH）。雌二醇介导的 MCH 调节可能反映了一种间接的相互作用，尽管 ERα 在雄性大鼠中并未与 MCH 神经元共定位，但在下丘脑外侧区域均发现了两者丰富的神经元。尽管如此，在 MCH 和瘦素缺乏的雄性小鼠中均观察到雌二醇引起的食欲减退，当小鼠接受高脂饮食时，食欲减退的反应更明显。男性中雌二醇介导食欲减退的其他机制包括对大麻素和 ghrelin 信号传导的调节。因此，雌二醇已被证明可以下调下丘脑中大麻素受体的表达并减弱大麻素诱导的食欲亢进。此外，研究发现 17β- 雌二醇可抑制雄性大鼠中枢性给予食欲调节激素 ghrelin 引起的食欲亢进。

　　值得注意的是，动物研究并没有一致证明雌二醇介导的食欲调节作用在雌二醇暴露程度相当的雄性和雌性中是相似的。下丘脑雌二醇信号传导中明显的性别二态性（两性差异）已通过实验模型阐述，该模型是在雌性母羊和阉割的公羊中同时给予外源性雌二醇。女性和补充雌二醇的男性在下丘脑基因的表达上有明显差异，这些基因与仅周期和食物限制引起的食欲调节有关。下丘脑 ERα 信号传导的性别二态性也已在小鼠中得到证实，下丘脑腹内侧核中 ERα 的沉默导致雌性小鼠体重增加，但不引起雄性小鼠体重增加。同样，下丘脑弓状核 POMC 神经元中 ERα 的敲减促进了雌性小鼠食物摄入量和体重的增加。

　　雌二醇除了通过下丘脑信号转导直接调节食欲外，还可以通过间接影响男性的情绪和动力介导能量平衡的变化。情绪波动可能会导致食欲和意志活动发生变化，从而影响整体能量平衡，进而影响体重。睾酮替代治疗导致接受睾丸切除术的雄性大鼠表现出抗焦虑和抗抑郁作用，但同时给予芳香化酶抑制剂可消除这些行为变化。较低的血清 17β- 雌二醇水平与老年男性，以及肥胖男性人群中更多的抑郁症状有关。

　　有趣的是，尽管喂食高植物雌激素雄性小鼠的食物摄入量增加，但脂肪含量却降低。这种表型部分归因于随下丘脑神经肽变化引起的自主活动和静息能量消耗增加。下丘脑基因表达变化包括促食欲素 A 和 MCH 的 mRNA 表达显著增加，刺鼠相关肽（agouti-related peptide，Agrp）的 mRNA 表达降低。食欲素 A 和 MCH 表达的增加是动物食物摄入增加的基础，而基础代谢率、脂质氧化和自主活动的增加则归因于 Agrp 表达的减少。值得注意的是，在接受 17β- 雌二醇治疗的永生下丘脑神经元中，ERα 介导的信号传导减少了 Agrp 的表达，而 ERβ 介导的信号传导增加了 Agrp 的表达。雌激素治疗后，接受睾丸切除术的雄性小鼠表现出 ERα 依赖性自主活动的增加。

因此，迄今为止的研究支持中枢性雌二醇信号在男性食欲和能量消耗调节中的作用。但是，大多数研究是基于使男性暴露于超生理剂量的外源雌二醇模型上的。这些模型强调不要将男性简单地视为雌激素缺乏女性的重要性，并强调需要进一步研究针对男性的生理性雌激素信号。事实上，一些实验模型证明雌二醇在男性生理水平上对食欲调节的重要作用。因此，需要更多的研究探讨雌二醇对体重调节的中枢性介导作用在浓度依赖性效应和真正性别二态性之间的区别。

雌激素介导体重调节的脂肪特定机制

在外周代谢组织中，脂肪组织中的芳香化酶和 ER 表达特别丰富。脂肪组织中芳香化酶主要存在于前脂肪细胞中，是糖皮质激素介导的促脂肪形成过程的一部分。与中枢神经系统类似，通常脂肪组织中 ERα 表达水平比 ERβ 高，而二者的两性表达水平相当。ERα 已在成熟脂肪细胞和前脂肪细胞中发现，而 ERβ 仅在成熟的脂肪细胞中发现。脂肪组织中 ER 的调节部分取决于雌二醇，表现出细胞类型特异性和性别二态性。17β- 雌二醇上调女性脂肪细胞中 ERα 和 ERβ 的表达，而选择性上调男性脂肪细胞中 ERα 的表达。此外，前脂肪细胞中的 ERα 表达在两性细胞中都不受雌二醇调节。

临床前和临床数据均支持脂肪组织中雌二醇的抗肥胖作用。脂肪量积累的方式为脂肪细胞肥大及脂肪细胞增生，后者则通过前脂肪细胞分化产生新的脂肪细胞。通过脂肪生成和（或）细胞外脂质摄取，脂质在脂肪内的不断积累引起脂肪细胞肥大。雌二醇抑制肥胖的一种机制是抑制 Lpl，Lpl 水解三酰甘油，从而释放出游离脂肪酸以供细胞摄取。研究发现雌二醇可抑制女性的 Lpl 活性并抑制培养的 3T3-L1 细胞中 Lpl 表达，3T3-L1 细胞是一种可被诱导分化为表型类似脂肪细胞的永生化细胞系。Lpl 介导的脂肪酸摄取增加也被认为是导致芳香化酶缺乏小鼠肥胖增加的主要机制，尽管这一发现仅限于雌性小鼠。为了证明雌激素介导效应的剂量依赖性，高剂量雌二醇治疗可抑制女性脂肪细胞中 Lpl 蛋白的表达，而最低剂量治疗则增加 Lpl 表达。然而，这种剂量依赖性效应在男性脂肪细胞中尚未确定。

啮齿类动物研究已广泛应用睾丸切除术来探讨性激素对雄性代谢的影响，但迄今为止，很少有研究能详细区分雄激素和雌激素介导的结果。最近的一项研究中雄性小鼠接受睾丸切除术，应用睾酮进行激素替代（加或不加芳香化酶抑制剂）。结果发现睾丸切除术导致肥胖增加，同时脂肪组织中 Lpl 和脂肪生成基因脂肪酸合成酶和固醇调节元件结合蛋白 -1（sterol regulatory element-binding protein-1，SREBP-1）表达增加。脂肪量和基因表达的变化通过睾酮的替代而被完全逆转。脂肪组织中 Lpl 和脂肪酸合成酶的表达部分被雌激素治疗抑制，而 SREBP-1 表达则明显被雌激素治疗抑制。因此，与仅接受睾酮替代治疗的动物相比，用睾酮和芳香化酶抑制剂治疗可导致中间表型，其肥胖程度低于睾丸切除的动物，但脂肪量和脂肪生成基因表达则持续增加。另外，在体外培养的小鼠脂肪细胞中，17β- 雌二醇可减低 SREBP-1 调控的生脂基因表达。研究进一步发现雌激素对雄性小鼠有抗肥胖作用，喂富含植物雌激素饮食的雄性小鼠肥胖减少，同时脂肪组织中 AMP 活化蛋白激酶（AMPK）信号转导增强。由于 AMPK 促进脂肪酸 β- 氧化并抑制脂肪生成，雌激素调节可能是另一种机制，其中雌激素对脂质利用的作用优于对脂质吸收、合成和储存的作用。总之，这些临床前研究表明，充分的雄激素和雌激素治疗可能均抑制男性肥胖。

已发现男性体内的雌二醇信号传导有助于调节前脂肪细胞的增殖和分化，是脂肪积累的中心环节。同

性与糖尿病

样，雌二醇对脂肪形成的影响也有显著的性别二态性。因此，17β- 雌二醇增强雌性大鼠前脂肪细胞的增殖及分化，在雄性大鼠中则不然。然而，在雌性和雄性大鼠的成熟脂肪细胞中，雌二醇可上调 PPARγ 的表达，后者是脂肪细胞分化的中心转录调节因子。在一项临床研究中，17β- 雌二醇可增加男性和女性前脂肪细胞的增殖，而女性前脂肪细胞的增殖速度明显更快。雌二醇在脂肪形成中的作用机制之一可能是调节糖皮质激素的代谢。尽管糖皮质激素在前脂肪细胞分化过程中诱导芳香化酶的表达和雌激素的生成，但这可能反映了雌二醇抑制脂肪形成的关键作用是通过对糖皮质激素信号的负反馈调节。因此，在饮食诱导的雄性小鼠肥胖症模型中，外源性给予 17β- 雌二醇可降低体重。脂肪的减少与脂肪组织 mRNA 表达降低和 11β- 羟类固醇脱氢酶 1 型（11β-hydroxysteroid dehydrogenase type 1，11β-HSD1）活性降低有关，后者是催化可的松转化成皮质醇的一种酶。这些发现提示，抑制皮质醇产生及其相关的促脂肪形成作用是雌二醇抑制男性脂肪累积的主要机制。17β- 雌二醇迅速抑制体外培养 3T3-L1 脂肪细胞的 11β-HSD 活性，支持了这一结论。有趣的是，这种作用似乎并不依赖于 ER 信号传导。

雌二醇还参与脂肪细胞脂解的调控，这是其作为脂质储存和动员之间平衡的关键决定因素的另一种机制。雌二醇的促脂和抗脂解作用均已有报道。用雌二醇刺激女性皮下脂肪细胞后发现细胞 α_2- 肾上腺素能受体上调，提示雌二醇可抑制脂解。与之相反，17β- 雌二醇治疗可放大儿茶酚胺诱导的小鼠脂肪细胞脂解作用。与这 2 个研究结果一致，睾酮治疗可同时上调阉割的雄性仓鼠脂肪细胞中 β- 肾上腺素能受体和 α_2- 肾上腺素能受体。这些效应是雄激素还是雌激素依赖性的尚未确定。在女性皮下脂肪细胞中，雌二醇可通过激素敏感性脂肪酶的剂量依赖性方式发挥促脂解作用。在男性脂肪细胞中，雌二醇是否有类似作用仍有待证实。

脂肪组织中雌激素水平不仅通过芳香化酶的局部产生来调节，还通过 EST 介导的雌激素代谢来调节。研究已经明确了 EST 在体重和脂肪量调节中的作用，有趣的是，EST 表达呈现性别二态性，并可能对啮齿动物和人类的脂肪形成产生不同的影响。雄性啮齿动物白色脂肪组织中有 EST 表达，但雌性中无 EST 表达，且雄性小鼠 EST 缺乏可导致附睾脂肪量增加，脂肪细胞体积增大。这些结果与体外研究数据一致，研究表明 EST 表达随 3T3-L1 细胞和小鼠原代脂肪细胞的分化而下降，而 EST 过表达可抑制 3T3-L1 细胞的分化。在人类中，EST 最初在肥胖男性和女性的皮下脂肪组织中检测到，随后在非肥胖女性的脂肪组织中也检测到。与临床前研究结果相反，人脂肪组织干细胞中 EST 过表达促进脂肪细胞的分化，同时增加脂肪形成基因的表达，而 EST 下调则抑制脂肪细胞分化。此外，研究还发现这些作用是 ER 依赖性的，提示其通过 EST 酶活性引起雌二醇失活。研究还发现脂肪组织 EST 表达与 BMI 正相关。但是，这些发现仅针对女性脂肪干细胞，在男性脂肪干细胞中是否有同样作用仍需要进一步证实。

雌激素介导体重调节的其他外周机制

尽管芳香化酶和 ER 的表达在脂肪组织中特别丰富，但其他外周代谢组织中的雌激素信号也可能对雌激素介导的能量代谢和体重调节起重要作用。雌性小鼠中雌二醇可下调骨骼肌和肝中脂质基因的表达。此外，雌二醇增加骨骼肌中 AMPK 和 PPAR δ 的活化，这是雌二醇引起脂质存储向脂肪酸氧化转变的公认机制。雌性小鼠骨骼肌中 ERα 缺乏导致性腺脂肪量增加和葡萄糖耐量受损，这与线粒体更新和功能失调有关。已证明 ERα 和 ERβ 均能调节雄性小鼠骨骼肌和脂肪组织中葡萄糖转运蛋白 4（GLUT4）的表达，但 2 种受体亚型的作用不同；ERα 上调 GLUT4 的表达，而 ERβ 则下调 GLUT4 的表达。尽管 ERα 介导的 GLUT4 表达增加可能对葡萄糖的利用有利，但它也有助于增加脂肪细胞的能量吸收，在正能量平衡的情况下可能表现为脂肪累积。

性激素在调节肠道菌群中的作用是一个新兴的研究领域。肠道菌群的组成作为引起肥胖和相关代谢异常的潜在因素已受到广泛关注。最近的一项小鼠动物模型研究表明性激素可能影响肠道菌群的组成。因此，在喂高脂饮食的雄性小鼠中，阉割导致小鼠内脏脂肪增多和肠道菌群改变。此外，阉割引起的内脏脂肪增加可被抗生素治疗抑制。重要的是，在喂正常饮食的小鼠中未发现肠道菌群的变化，表明这些变化可能不是性激素直接介导的，而是通过性激素与饮食和（或）过多能量摄入之间的相互作用。但是，该研究没有区分雄激素和雌激素对肠道菌群的影响。关于性激素和肠道菌群的临床数据很少。在一项包括健康男性在内的横断面研究中，尿中雌激素水平与肠道菌群多样性和粪便 β- 葡萄糖醛酸苷酶活性呈显著正相关，提示肠道菌群可能调节循环雌激素水平。这种关系可能是相反的或双向的。因此，雌激素介导的除脂肪外其他部位的能量代谢信号传导也可能引起男性能量平衡、体重和肥胖的变化。然而，重要的是，雌激素介导剂量、环境和性别依赖性作用，因此需要进一步研究来阐述雌激素介导的这些作用，尤其是在男性中。

雌二醇的免疫调节作用

越来越多的研究集中在探讨雌二醇的免疫调节作用如何促进雌激素介导的能量平衡和身体成分调节。已知雌二醇影响免疫细胞功能，在适应性免疫和先天性免疫中均详细阐述了其对细胞分化、表型和功能的影响。脂肪组织内存在常驻的免疫细胞，在正负能量平衡状态下，其数量和表型均发生动态变化，并伴有脂肪组织重塑。动物实验表明，脂肪组织免疫细胞是脂质和葡萄糖代谢、脂肪细胞分化和组织重塑的关键介质，其通过分泌生长和血管生成因子、基质金属蛋白酶和细胞因子等旁分泌效应子而发挥作用。

雌二醇对免疫功能的影响高度依赖于环境，并且随雌二醇浓度和暴露时间、不同的微环境和并发信号，以及靶细胞类型而变化。然而，不管雌二醇介导效应的环境依赖性程度和方向如何，研究已证实雌二醇可调节淋巴细胞和骨髓细胞的分化、存活，以及趋化因子和细胞因子的产生。雌二醇的免疫调节作用由 ERα 信号传导介导，但 ERβ 和 GPER 也参与雌二醇介导的免疫细胞功能调节。

细胞因子分泌调节是雌二醇间接调节能量代谢、胰岛素敏感性和脂肪形成的一种普遍机制。研究发现雌二醇调节巨噬细胞来源的细胞因子 TNF-α、IL-1β 和 IL-6 的产生，其对分泌的刺激或抑制作用主要取决于巨噬细胞的活化状态。通常，较高浓度的细胞因子对脂肪细胞的分化和脂肪酸合成具有抑制作用，同时可促进脂肪分解。然而，重要的是，免疫衍生的介质在代谢调节中有着复杂的作用，并不能简单地将其定义为对代谢有益或有害。TNF-α 阐明了这一原理，因为它通常被称为"促炎性"或促胰岛素抵抗细胞因子，无法明确其代谢作用的复杂性和环境依赖性。TNF-α 对脂肪细胞中 GLUT4 表达和胰岛素信号传导的影响随时间和 TNF 剂量的变化而变化。在芳香化酶缺乏小鼠中 TNF-α 水平显著升高，其在芳香化酶缺乏引起的代谢失调中起致病作用。令人惊讶的是，敲低芳香化酶缺乏小鼠的 1 型 TNF 受体（TNF receptor type 1，TNFR1）后，肝脂肪变性和胰岛素抵抗不仅没有改善，反而进一步恶化。

除 TNF 外，雌二醇调节的细胞因子似乎也具有重要的代谢作用。啮齿动物和人体研究均证实 IL-6 在促进胰高血糖素样肽 1（glucagon-like peptide-1，GLP-1）分泌中的作用，GLP-1 是一种肠源性激素，可调节饱腹感和葡萄糖稳态。细胞因子 IL-4 和 IL-13 参与脂肪组织能量代谢的调节，二者均可增加脂肪细胞中解偶联蛋白 1（uncoupling protein 1，UCP1）的表达和产热能力。因此，雌二醇可以仅通过调节细胞因子的分泌介导脂肪细胞分化和能量代谢的变化，从而显著影响脂肪的累积。此外，除了直接影响免疫细胞表型和功能外，雌二醇还可以通过瘦素、糖皮质激素或交感神经系统功能间接调节免疫活性，进而影响免疫细胞功能，上述途径均受 17β- 雌二醇调节。

研究发现在雌性小鼠中雌二醇通过免疫调节作用调节肥胖和能量代谢。因此，卵巢切除导致脂肪组织中细胞因子表达和免疫细胞群的改变。骨髓或所有造血细胞中选择性 ERα 缺陷的雌性小鼠模型提供了更直接的证据。在这 2 种模型中，ERα 缺乏导致脂肪量显著增加。在骨髓特异性 ERα 缺乏的小鼠中，发现脂肪量增加、脂肪细胞增大和脂肪组织巨噬细胞浸润增多有关。因此，这些研究表明，在全身性 ERα 缺乏的小鼠中，雌二醇的免疫调节作用至少部分参与肥胖和相关代谢紊乱的调节。然而，迄今为止，尚未在雄性小鼠中进行平行研究。

✚ 17β- 雌二醇之外的雌激素：雌酮和 17α- 雌二醇

尽管 17β- 雌二醇是男性和绝经前女性体内主要的循环雌激素，但就男性的代谢调控而言，其可能不是唯一相关的雌激素。研究发现在参加糖尿病预防计划的男性中，血清雌酮水平与 T2DM 的发生、发展呈正相关。另一项研究同样发现，循环中的雌酮水平与男性 T2DM 的发生、发展相关，并且比血清雌二醇水平能更好地预测糖尿病的发展。血清雌酮水平的变化与 BMI 呈正相关，并且在血清雌酮水平最高的 1/5 男性中，糖尿病和心血管疾病的患病率均升高。其他研究也证实肥胖男性体重与血清雌酮水平之间呈正相关。

血清雌激素水平与男性肥胖之间的这种关系归因于脂肪堆积过程中脂肪组织芳香化酶活性增加。然而，雌酮不仅是脂肪组织芳香化酶活性的标志，还可以介导代谢作用。在体外研究中，雌酮及其脂肪酰基酯油酰基雌酮均影响啮齿动物的体重和脂肪形成。给予雌性大鼠油酰基雌酮可通过减少食物摄入量、促进脂解和脂肪氧化作用减少脂肪量。同样，油酰基雌酮可减少雄性 Zucker 大鼠的食物摄入量，甚至比雌性大鼠脂肪量减少更明显。糖皮质激素治疗可消除油酰基雌酮的抗肥胖作用，提示抑制糖皮质激素信号转导可能是油酰基雌酮减少脂肪量的关键机制。但是，与此相反，高水平雌酮暴露可直接导致体重和肥胖增加。大鼠急性食物剥夺后，血清雌酮水平升高，而雌酮脂肪酸水平下降，这可能与两者对能量的储存和利用效应一致有关。

与代谢调节有关的另一种雌激素是 17α- 雌二醇。17α- 雌二醇是 17β- 雌二醇的天然对应体，被称为大脑中的旁分泌调节子，但最近发现它在体重调节和能量稳态中发挥作用。在雄性小鼠中，17α- 雌二醇全身给药比适度热量限制更能减轻肥胖，尤其减少内脏脂肪组织。目前中枢和外周作用机制均得到证实。研究显示，17α- 雌二醇治疗的小鼠表现出较低的食物摄入量，与下丘脑有关食欲调节的基因表达变化有关，而在体外培养的 3T3-L1 脂肪细胞中，17α- 雌二醇处理可引起能量感应信号的变化。17α- 雌二醇治疗的雄性小鼠脂肪组织中 AMPK 活性增加，而在肝或骨骼肌中 AMPK 活性无变化。17α- 雌二醇产生的调控机制尚未阐明，但在小鼠性腺切除和（或）肾上腺切除后，17α- 雌二醇在整个大脑中持续存在提示其可由大脑局部产生。因此，雌酮和 17α- 雌二醇强调了局部雌激素代谢的复杂性。因此，详细的组织特异性雌激素及其衍生物研究，对于全面阐述男性雌激素介导的体重调节机制至关重要。

✚ 男性的雌激素和肥胖：太多还是太少？

雌二醇缺乏使男性易患肥胖症和代谢异常。但是，与之相反的是，男性肥胖与高雌激素血症有关，此外，过量的雌二醇暴露对肥胖的发展和伴随而来的代谢异常有加剧作用。尽管研究结果不一致，但肥胖男性通常表现出循环中的雄激素低水平，而雌酮和 17β- 雌二醇水平较高。男性肥胖和高雌激素血症同时发生的原因尚不明确，但可能与芳香化酶基因 CYP19A1 中 TTTA 多态性重复数有关。虽然并不是所有肥胖男性血清雌激素水平都会显著升高，但有人提出，肥胖也可能代表了一种雌激素相对过量而非绝对过量的状态。肥胖男性睾酮的外周芳香化酶增加可能导致中枢雌二醇信号增强，从而抑制促性腺激素的产生，导致持续的性腺功能减退状态。随着血清睾酮和促性腺激素水平的升高，性激素的血清分布随体重的下降而趋于正常，而随着减肥手术或行为改变的影响，血清雌二醇水平下降。因此，无论是绝对的还是相对的，雌激素过量被认为与男性肥胖有双向关系，并导致进行性肥胖和代谢异常。

一些临床前研究已经证实了雌二醇的促脂肪形成作用。在雄性前脂肪细胞中，17β- 雌二醇可诱导芳香化酶活性，推测脂肪组织中过量的雌二醇可能自我繁殖，导致瘦素和皮质醇信号增加，促进脂肪形成。此外，睾酮向雌二醇的转化增强会导致雄激素的相对减少，从而抑制脂肪组织中雄激素的抗脂肪形成作用。脂肪内雌二醇既有促脂肪形成又有抗脂肪形成的作用，这一悖论的一种可能解释是，将肥胖视为动态的而非静态的，其特征为正能量平衡，以及向外周组织持续输送过量的葡萄糖和脂质。脂肪组织仍然是过多能量摄入的主要吸收源，但由于充足的血液和氧气供应，以及身体的限制，肥胖患者的脂肪量膨胀受到限制。在这种情况下，脂肪组织中雌二醇生成增加可视为对脂肪生成和脂质存储的一种适应性变化，既可以抑制脂肪的形成，又可以存储多余的葡萄糖和脂质，否则将导致异位脂肪的增加。

即使雌二醇生成的增加可能是适应性的，但仍可能在代谢调节方面带来有害和有益作用。雌二醇是一种调节介质，可以发挥促脂或抗脂作用，或同时发挥这两种作用。例如，在关于脂肪生成方面，17β- 雌二醇抑制雄性大鼠脂肪细胞中 11β-HSD1 活性，从而抑制促脂的皮质醇生成。然而，17β- 雌二醇也增加瘦素的表达和分泌，继而增加前脂肪细胞中 11β-HSD1 的表达，此外，其还通过上调芳香化酶进一步促进雌二醇的生成。雌二醇对 Lpl 活性的浓度依赖性作用进一步显示，雌二醇在脂肪细胞脂质摄取中发挥不同的作用，再次表明雌二醇可以抑制或促进脂肪细胞中脂质的积累。因此，对脂肪生成和脂肪量影响的最终结果将取决于组织环境中局部雌二醇水平和并发信号，以及能量底物向脂肪组织的总传递（图 2-7）。雌二醇介导的 TNF-α 调节也显示了雌二醇的环境依赖性。高浓度 TNF-α 可以抑制脂肪细胞的分化，促进脂肪分解，并抑制胰岛素刺激的葡萄糖摄取，因此可作为一种有效的抗脂肪形成信号。因此，雌二醇抑制 TNF-α 生成将促进脂肪细胞形成、脂质储存和葡萄糖摄取。同雌二醇对 TNF-α 生成的抑制作用一样，TNF-α 的抗脂肪形成作用是浓度依赖性的。因此，仅在肥胖或其他以脂肪组织中雌二醇和 TNF-α 生成增加为特征的状态下，雌二醇通过抑制 TNF-α 表达发挥的促脂肪作用才得以突显。相反，在中性或负能量平衡状态下，TNF-α 的生成普遍较低，这可能是雌二醇抗脂肪形成作用突显的一个因素。

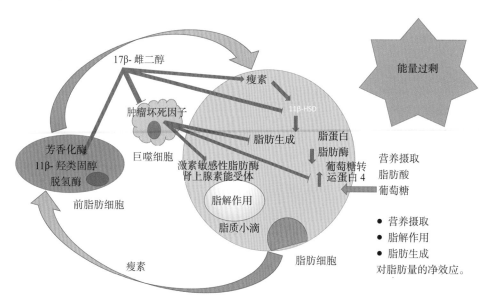

图 2-7　雌二醇在脂肪组织中介导多种作用，参与脂肪细胞分化、营养摄取和脂解调控，这些作用可被认为是促肥胖或抑制肥胖的。雌二醇对脂肪累积的作用取决于环境，更重要的是取决于整体能量平衡

雌二醇过量促进肥胖患者脂肪进一步累积，但这可能并不是真正的异常反应。相反，更接近生理的模型可能是一个传播的、放大的过程，从而引起正能量平衡的持续状态。因此，该过程可能是完全可调控的和可逆的，且已有研究证实，在诱导负能量平衡导致体重减轻后，肥胖受试者血清雌二醇水平恢复正常、代谢调节明显改善。该模型表明，脂肪组织中雌二醇水平的增加是对持续摄入过量营养的适应性反应，而不是男性肥胖的主要

性与糖尿病

致病因素。雌二醇生成的增加可能促进持续的（虽然不是无限制的）脂肪生成，以及营养吸收，以处理过量的脂质和葡萄糖，从而维持脂肪组织作为能量储存的主要储存库，同时解决对脂肪组织扩张的限制。在肥胖男性中，芳香化酶抑制剂的临床研究证实了脂肪雌二醇的增加是适应性反应而非致病性作用。尽管芳香化酶抑制剂可降低循环雌二醇水平并恢复正常的循环睾酮水平，但迄今为止，临床干预试验未能显示任何相关的代谢益处。这些阴性结果强调了雌二醇作为旁分泌和细胞内调节因子的重要性，而不是仅仅评估其循环水平。

➕ 临床干预研究

仅在过去的几年中，临床干预试验才开始验证临床前研究结果，证明雌二醇有助于男性的体重调节和代谢。一项小型研究观察了睾酮替代治疗对血清睾酮低于正常基线的肥胖男性的影响。尽管使用睾酮凝胶治疗可显著降低肥胖，但当睾酮与芳香化酶抑制剂联合使用时，却观察不到这些变化。在一项针对健康男性的大型研究中，2 组受试者给予 GnRH 类似物醋酸戈舍瑞林，以抑制内源性性激素的产生。第一组受试者接受安慰剂凝胶或不同剂量的睾酮凝胶，第二组受试者接受安慰剂凝胶或含有芳香化酶抑制剂的睾酮凝胶。令人惊讶的是，研究发现虽然雄激素似乎可以调节非脂肪量的变化，但雌二醇而非睾酮是脂肪量变化的主要决定因素。随后，另一项类似临床研究招募了具有正常性腺功能的男性，并通过使用 GnRH 拮抗剂 acyline 使他们在医学上被阉割。在该研究中，受试者使用不同剂量的安慰剂凝胶、低剂量或完全替代量的睾酮凝胶或含芳香化酶抑制剂的完全替代量的睾酮凝胶。在 3 个治疗组中，受试者均表现为性激素缺乏，而在药物治疗 4 周后体内脂肪量明显增加。同样，雌二醇而非睾酮缺乏与肥胖增加呈现出更强的相关性。

➕ 对临床实践的意义

更好地了解雌激素维持男性代谢的重要性，对于男性性腺功能减退症的最佳治疗，以及在临床实践中理解性激素治疗对代谢的影响至关重要。对于男性性腺功能减退症患者，外源性睾酮疗法可恢复循环雄激素水平，但不能恢复生育能力，这引起人们对寻找替代性治疗策略的关注。ER 拮抗剂克罗米酚及其衍生物也被认为是治疗男性继发性性腺功能减退症的干预药物。克罗米酚阻断雌二醇介导的促性腺激素抑制，有助于恢复正常的睾酮生成，并维持生育能力。有学者提议应用芳香化酶抑制剂治疗高雌激素血症相关的男性性腺功能减退症患者，包括迟发性和肥胖相关的性腺功能减退男性。但是，随着人们对雌激素在男性代谢中重要作用认识的增加，应用基于抗雌激素治疗男性性腺功能减退症的方法时需要谨慎。同样，也有学者提出使用选择性雄激素受体调节剂治疗性腺功能减退症，但该策略可能无法完全恢复雌二醇信号传导，因此不能优化性腺功能减退症男性的代谢功能。相反，选择性雌激素受体调节剂可能对改善性腺功能减退症男性的身体组成和代谢调节至关重要。促进 ERα 信号转导的新型、有针对性的药理策略可能对男性性腺功能减退症的治疗有重要作用，已开发出双重 ERα/GLP-1 激动剂作为代谢紊乱的潜在治疗药物。

与雌二醇代谢效应高度相关的另一种人群是患有前列腺癌的男性。在美国，前列腺癌患者约 200 万，其中高达 50% 的男性将在其治疗过程中的某个时间点接受雄激素剥夺治疗（androgen deprivation therapy，ADT）。ADT 的最常见形式包括引起中枢性性腺功能减退症的 GnRH 类似物，在过去 10 年中，临床证据明确显示接受 ADT 的男性患肥胖症、胰岛素抵抗、T2DM 和心血管疾病的风险显著高于与其年龄匹配的伴或不伴前列腺癌的对照组。ADT 引起的性腺功能减退是雄激素和雌激素缺乏的一种状态，现在认为后者是导致接受 GnRH 类似物男性代谢失调的重要因素。有趣的是，雌二醇是最初用于治疗前列腺癌的 ADT 制剂之一，因为雌激素类 ADT 可以有效抑制雄激素生成，同时减少 GnRH 类似物引起的代谢不良后果，最近重新引起了人们的关注。

最后，随着人们不断努力，开发出了一种有效的男性激素避孕药，这些发现共同强调了需要仔细评估不同避孕方法对雌二醇水平的影响。越来越多的证据表明，雌二醇替代疗法是男性性腺功能减退症治疗的一个关键方面，而且通过推论，无论是生理性性腺功能减退、雄激素剥夺疗法，还是激素形式的避孕措施，雌激素缺乏状态都必须尽可能避免，以优化男性的健康代谢。

（翻译：吴丽娜　审校：邵明玮）

参考文献

1. ABDELGADIR S E, RESKO J A, OJEDA S R, et al. Androgens regulate aromatase cytochrome P450 messenger ribonucleic acid in rat brain. Endocrinology, 1994, 135: 395-401.

2. AHIMA R S, STANLEY T L, KHOR V K, et al. Estrogen sulfotransferase is expressed in subcutaneous adipose tissue of obese humans in association with TNF-alpha and SOCS3. The Journal of Clinical Endocrinology and Metabolism, 2011, 96: E1153-E1158.

3. ANDERSON L A, MCTERNAN P G, BARNETT A H, et al. The effects of androgens and estrogens on preadipocyte proliferation in human adipose tissue: Influence of gender and site. The Journal of Clinical Endocrinology and Metabolism, 2001, 86: 5045-5051.

4. ARCHER Z A, FINDLAY P A, MCMILLEN S R, et al. Effects of nutritional status and gonadal steroids on expression of appetite-regulatory genes in the hypothalamic arcuate nucleus of sheep. The Journal of Endocrinology, 2004, 182: 409-419.

5. ARMAMENTO-VILLAREAL R, AGUIRRE L E, QUALLS C, et al. Effect of lifestyle intervention on the hormonal profile of frail, obese older men. The Journal of Nutrition, Health & Aging, 2016, 20: 334-340.

6. AYOUB R, PAGE S T, SWERDLOFF R S, et al. Comparison of the single dose pharmacokinetics, pharmacodynamics, and safety of two novel oral formulations of dimethandrolone undecanoate (DMAU): A potential oral, male contraceptive. Andrology, 2016, 5 (2): 278-285.

7. BARROS R P, MACHADO U F, WARNER M, et al. Muscle GLUT4 regulation by estrogen receptors ERbeta and ERalpha. Proceedings of the National Academy of Sciences of the United States of America, 2006, 103: 1605-1608.

8. BARROS R P, GABBI C, MORANI A, et al. Participation of ERalpha and ERbeta in glucose homeostasis in skeletal muscle and white adipose tissue. American Journal of Physiology Endocrinology and Metabolism, 2009, 297: E124-E133.

9. BéLANGER C, HOULD F S, LEBEL S, et al. Omental and subcutaneous adipose tissue steroid levels in obese men. Steroids, 2006, 71: 674-682.

10. BHASIN S, WOODHOUSE L, STORER T W. Androgen effects on body composition. Growth Hormone & IGF Research, 2003, 13 (Suppl A): S63-S71.

11. BHASIN S, CUNNINGHAM G R, HAYES F J, et al. Testosterone therapy in men with androgen deficiency syndromes: An endocrine society clinical practice guideline. The Journal of Clinical Endocrinology and Metabolism, 2010, 95: 2536-2559.

12. BHATTACHARYA I, TARABAR S, LIANG Y, et al. Safety, pharmacokinetic, and pharmacodynamic evaluation after single and multiple ascending doses of a novel selective androgen receptor modulator in healthy subjects. Clinical Therapeutics, 2016, 38: 1401-1416.

13. BLANKENSTEIN M A, SZYMCZAK J, DAROSZEWSKI J, et al. Estrogens in plasma and fatty tissue from breast cancer patients and women undergoing surgery for non-oncological reasons. Gynecological Endocrinology, 1992, 6: 13-17.

14. BLASKO E, HASKELL C A, LEUNG S, et al. Beneficial role of the GPR30 agonist G-1 in an animal model of multiple sclerosis. Journal of Neuroimmunology, 2009, 214: 67-77.

15. BRIND J, STRAIN G, MILLER L, et al. Obese men have elevated plasma levels of estrone sulfate. International Journal of Obesity, 1990, 14: 483-486.

性与糖尿病

16. BROWN L M, CLEGG D J. Central effects of estradiol in the regulation of food intake, body weight, and adiposity. The Journal of Steroid Biochemistry and Molecular Biology, 2010, 122: 65-73.

17. BROWN T J, NAFTOLIN F, MACLUSKY N J. Sex differences in estrogen receptor binding in the rat hypothalamus: Effects of subsaturating pulses of estradiol. Brain Research, 1992, 578: 129-134.

18. BURNETT-BOWIE S A, ROUPENIAN K C, DERE M E, et al. Effects of aromatase inhibition in hypogonadal older men: A randomized, double-blind, placebo-controlled trial. Clinical Endocrinology (Oxf), 2009, 70: 116-123.

19. CANNATA D H, KIRSCHENBAUM A, LEVINE A C. Androgen deprivation therapy as primary treatment for prostate cancer. The Journal of Clinical Endocrinology and Metabolism, 2012, 97: 360-365.

20. CARANI C, QIN K, SIMONI M, et al. Effect of testosterone and estradiol in a man with aromatase deficiency. The New England Journal of Medicine, 1997, 337: 91-95.

21. CARRIER N, SALAND S K, DUCLOT F, et al. The anxiolytic and antidepressant-like effects of testosterone and estrogen in gonadectomized male rats. Biological Psychiatry, 2015, 78: 259-269.

22. CASTANHO T C, MOREIRA P S, PORTUGAL-NUNES C, et al. The role of sex and sex-related hormones in cognition, mood and well-being in older men and women. Biological Psychology, 2014, 103: 158-166.

23. CEDERROTH C R, VINCIGUERRA M, KüHNE F, et al. A phytoestrogen-rich diet increases energy expenditure and decreases adiposity in mice. Environmental Health Perspectives, 2007, 115: 1467-1473.

24. CEDERROTH C R, VINCIGUERRA M, GJINOVCI A, et al. Dietary phytoestrogens activate AMPactivated protein kinase with improvement in lipid and glucose metabolism. Diabetes, 2008, 57: 1176-1185.

25. CHAKRABORTY S, SACHDEV A, SALTON S R, et al. Stereological analysis of estrogen receptor expression in the hypothalamic arcuate nucleus of ob/ob and agouti mice. Brain Research, 2008, 1217: 86-95.

26. CHAO J, RUBINOW K B, KRATZ M, et al. Short-term estrogen withdrawal increases adiposity in healthy men. The Journal of Clinical Endocrinology and Metabolism, 2016, 101: 3724-3731.

27. CLEGG D J, BROWN L M, WOODS S C, et al. Gonadal hormones determine sensitivity to central leptin and insulin. Diabetes, 2006, 55: 978-987.

28. CLEGG D J, BROWN L M, ZIGMAN J M, et al. Estradiol-dependent decrease in the orexigenic potency of ghrelin in female rats. Diabetes, 2007, 56: 1051-1058.

29. COOKE P S, HEINE P A, TAYLOR J A, et al. The role of estrogen and estrogen receptor-alpha in male adipose tissue. Molecular and Cellular Endocrinology, 2001, 178: 147-154.

30. CORONA G, RASTRELLI G, MORELLI A, et al. Hypogonadism and metabolic syndrome. Journal of Endocrinological Investigation, 2011, 34: 557-567.

31. CORONA G, RASTRELLI G, MONAMI M, et al. Body weight loss reverts obesity-associated hypogonadotropic hypogonadism: A systematic review and meta-analysis. European Journal of Endocrinology, 2013, 168: 829-843.

32. CUNNINGHAM M, GILKESON G. Estrogen receptors in immunity and autoimmunity. Clinical Reviews in Allergy & Immunology, 2011, 40: 66-73.

33. D'EON T M, SOUZA S C, ARONOVITZ M, et al. Estrogen regulation of adiposity and fuel partitioning. Evidence of genomic and non-genomic regulation of lipogenic and oxidative pathways. The Journal of Biological Chemistry, 2005, 280: 35983-35991.

34. DAKIN R S, WALKER B R, SECKL J R, et al. Estrogens protect male mice from obesity complications and influence glucocorticoid metabolism. International Journal of Obesity (Lond), 2015, 39: 1539-1547.

35. DAVIS K E, CARSTENS E J, IRANI B G, et al. Sexually dimorphic role of G protein-coupled estrogen receptor (GPER) in modulating energy homeostasis. Hormones and Behavior, 2014, 66: 196-207.

36. DE BOER H, VERSCHOOR L, RUINEMANS-KOERTS J. et al. Letrozole normalizes serum testosterone in severely obese men with hypogonadotropic hypogonadism. Diabetes, Obesity & Metabolism, 2005, 7: 211-215.

37. DESLYPERE J P, VERDONCK L, VERMEULEN A. Fat tissue: A steroid reservoir and site of steroid metabolism. The Journal of Clinical Endocrinology and Metabolism, 1985, 61: 564-570.

38. DIEUDONNE M N, PECQUERY R, LENEVEU M C, et al. Opposite effects of androgens and estrogens on adipogenesis

in rat preadipocytes: Evidence for sex and site-related specificities and possible involvement of insulin-like growth factor 1 receptor and peroxisome proliferator-activated receptor gamma2. Endocrinology, 2000, 141: 649-656.

39. DIEUDONNé M N, LENEVEU M C, GIUDICELLI Y, et al. Evidence for functional estrogen receptors alpha and beta in human adipose cells: Regional specificities and regulation by estrogens. American Journal of Physiology Cell Physiology, 2004, 286: C655-C661.

40. DIEUDONNé M N, SAMMARI A, DOS SANTOS E, et al. Sex steroids and leptin regulate 11beta-hydroxysteroid dehydrogenase I and P450 aromatase expressions in human preadipocytes: Sex specificities. The Journal of Steroid Biochemistry and Molecular Biology, 2006, 99: 189–196.

41. DING E L, SONG Y, MALIK V S, et al. Sex differences of endogenous sex hormones and risk of type 2 diabetes: A systematic review and meta-analysis. JAMA, 2006, 295: 1288-1299.

42. FAN W, YANASE T, NOMURA M, et al. Androgen receptor null male mice develop late-onset obesity caused by decreased energy expenditure and lipolytic activity but show normal insulin sensitivity with high adiponectin secretion. Diabetes, 2005, 54: 1000-1008.

43. FINAN B, YANG B, OTTAWAY N, et al. Targeted estrogen delivery reverses the metabolic syndrome. Nature Medicine, 2012, 18: 1847-1856.

44. FINKELSTEIN J S, LEE H, BURNETT-BOWIE S A, et al. Gonadal steroids and body composition, strength, and sexual function in men. The New England Journal of Medicine, 2013, 369: 1011-1022.

45. FLORES R, SHI J, FUHRMAN B, et al. Fecal microbial determinants of fecal and systemic estrogens and estrogen metabolites: A cross-sectional study. Journal of Translational Medicine, 2012, 10: 253.

46. FORYST-LUDWIG A, KINTSCHER U. Metabolic impact of estrogen signalling through ERalpha and ERbeta. The Journal of Steroid Biochemistry and Molecular Biology, 2010, 122: 74-81.

47. FORYST-LUDWIG A, CLEMENZ M, HOHMANN S, et al. Metabolic actions of estrogen receptor beta（ERbeta）are mediated by a negative cross-talk with PPARgamma. PLoS Genetics, 2008, 4: e1000108.

48. FRANK A, BROWN L M, CLEGG D J. The role of hypothalamic estrogen receptors in metabolic regulation. Frontiers in Neuroendocrinology, 2014, 35: 550-557.

49. GAO Q, MEZEI G, NIE Y, et al. Anorectic estrogen mimics leptin'S effect on the rewiring of melanocortin cells and Stat3 signaling in obese animals. Nature Medicine, 2007, 13: 89-94.

50. GERRIETS V A, MACIVER N J. Role of T cells in malnutrition and obesity. Frontiers in Immunology, 2014, 5: 379.

51. GILLIES G E, MCARTHUR S. Estrogen actions in the brain and the basis for differential action in men and women: A case for sex-specific medicines. Pharmacological Reviews, 2010, 62: 155-198.

52. GIUDICELLI Y, DIEUDONNE M N, LACASA D, et al. Modulation by sex hormones of the membranous transducing system regulating fatty acid mobilization in adipose tissue. Prostaglandins, Leukotrienes, and Essential Fatty Acids, 1993, 48: 91-100.

53. GRASA M M, ESTEVE M, MASANéS R M, et al. Oral gavage of oleoyloestrone has a stronger effect on body weight in male Zucker obese rats than in female. Diabetes, Obesity & Metabolism, 2001, 3: 203-208.

54. HAMILTON E J, GIANATTI E, STRAUSS B J, et al. Increase in visceral and subcutaneous abdominal fat in men with prostate cancer treated with androgen deprivation therapy. Clinical Endocrinology, 2011, 74: 377-383.

55. HAMMOUD A, CARRELL D T, MEIKLE A W, et al. An aromatase polymorphism modulates the relationship between weight and estradiol levels in obese men. Fertility and Sterility, 2010, 94: 1734-1738.

56. HARADA N, HANAOKA R, HORIUCHI H, et al. Castration influences intestinal microflora and induces abdominal obesity in high-fat diet-fed mice. Scientific Reports, 2016, 6: 23001.

57. HEINE P A, TAYLOR J A, IWAMOTO G A, et al. Increased adipose tissue in male and female estrogen receptor-alpha knockout mice. Proceedings of the National Academy of Sciences of the United States of America, 2000, 97: 12729-12734.

58. HEMSELL D L, GRODIN J M, BRENNER P F, et al. Plasma precursors of estrogen. II. Correlation of the extent of conversion of plasma androstenedione to estrone with age. The Journal of Clinical Endocrinology and Metabolism, 1974, 38: 476-479.

性与糖尿病

59. HOLLAND A M, ROBERTS M D, MUMFORD P W, et al. Testosterone inhibits expression of lipogenic genes in visceral fat by an estrogen-dependent mechanism. Journal of Applied Physiology（1985）, 2016, 121: 792-805.

60. HOMMA H, KURACHI H, NISHIO Y, et al. Estrogen suppresses transcription of lipoprotein lipase gene. Existence of a unique estrogen response element on the lipoprotein lipase promoter. The Journal of Biological Chemistry, 2000, 275: 11404-11411.

61. IHUNNAH C A, WADA T, PHILIPS B J, et al. Estrogen Sulfotransferase/SULT1E1 promotes human adipogenesis. Molecular and Cellular Biology, 2014, 34: 1682-1694.

62. ISIDORI A M, GIANNETTA E, GRECO E A, et al. Effects of testosterone on body composition, bone metabolism and serum lipid profile in middle-aged men: A meta-analysis. Clinical Endocrinology（Oxf）, 2005, 63: 280-293.

63. JASUJA G K, TRAVISON T G, DAVDA M, et al. Age trends in estradiol and estrone levels measured using liquid chromatography tandem mass spectrometry in community-dwelling men of the Framingham heart study. The Journals of Gerontology Series A, Biological Sciences and Medical Sciences, 2013a, 68: 733-740.

64. JASUJA G K, TRAVISON T G, DAVDA M, et al. Circulating estrone levels are associated prospectively with diabetes risk in men of the Framingham Heart Study. Diabetes Care, 2013b, 36: 2591-2596.

65. JONES M E, THORBURN A W, BRITT K L, et al. Aromatase-deficient（ArKO）mice have a phenotype of increased adiposity. Proceedings of the National Academy of Sciences of the United States of America, 2000, 97: 12735-12740.

66. JONES M E, THORBURN A W, BRITT K L, et al. Aromatasedeficient（ArKO）mice accumulate excess adipose tissue. The Journal of Steroid Biochemistry and Molecular Biology, 2001, 79: 3-9.

67. JONES M E, BOON W C, PROIETTO J, et al. Of mice and men: The evolving phenotype of aromatase deficiency. Trends in Endocrinology and Metabolism, 2006, 17: 55-64.

68. JONES T H, ARVER S, BEHRE H M, et al. Testosterone replacement in hypogonadal men with type 2 diabetes and/or metabolic syndrome（the TIMES2 study）. Diabetes Care, 2011, 34: 828-837.

69. JUANG P S, PENG S, ALLEHMAZEDEH K, et al. Testosterone with dutasteride, but not anastrozole, improves insulin sensitivity in young obese men: A randomized controlled trial. The Journal of Sexual Medicine, 2014, 11: 563-573.

70. KAHLES F, MEYER C, MöLLMANN J, et al. GLP-1 secretion is increased by inflammatory stimuli in an IL-6-dependent manner, leading to hyperinsulinemia and blood glucose lowering. Diabetes, 2014, 63: 3221-3229.

71. KAMINETSKY J, WERNER M, FONTENOT G, et al. Oral enclomiphene citrate stimulates the endogenous production of testosterone and sperm counts in men with low testosterone: comparison with testosterone gel. The Journal of Sexual Medicine, 2013, 10: 1628-1635.

72. KAUTZKY-WILLER A, HANDISURYA A. Metabolic diseases and associated complications: Sex and gender matter! European Journal of Clinical Investigation, 2009, 39: 631-648.

73. KEATING N L, O'MALLEY A J, SMITH M R. Diabetes and cardiovascular disease during androgen deprivation therapy for prostate cancer. Journal of Clinical Oncology, 2006, 24: 4448-4456.

74. KEATING N L, O'MALLEY A, FREEDLAND S J, et al. Diabetes and cardiovascular disease during androgen deprivation therapy: Observational study of veterans with prostate cancer. Journal of the National Cancer Institute, 2012, 104: 1518-1523.

75. KELLERT B A, NGUYEN M C, NGUYEN C, et al. Estrogen rapidly attenuates cannabinoid-induced changes in energy homeostasis. European Journal of Pharmacology, 2009, 622: 15-24.

76. KHAN M J, GERASIMIDIS K, EDWARDS C A, et al. Role of gut microbiota in the aetiology of obesity: Proposed mechanisms and review of the literature. Journal of Obesity, 2016, 2016: 7353642.

77. KHOR V K, TONG M H, QIAN Y, et al. Gender-specific expression and mechanism of regulation of estrogen sulfotransferase in adipose tissues of the mouse. Endocrinology, 2008, 149: 5440-5448.

78. KIM E D, MCCULLOUGH A, KAMINETSKY J. Oral enclomiphene citrate raises testosterone and preserves sperm counts in obese hypogonadal men, unlike topical testosterone: Restoration instead of replacement. BJU International, 2016, 117: 677-685.

79. KLEY H K, DESELAERS T, PEERENBOOM H, et al. Enhanced conversion of androstenedione to estrogens in obese

males. The Journal of Clinical Endocrinology and Metabolism, 1980a, 51: 1128-1132.

80. KLEY H K, EDELMANN P, KRüSKEMPER H L. Relationship of plasma sex hormones to different parameters of obesity in male subjects. Metabolism, 1980b, 29: 1041-1045.

81. KOVATS S. Estrogen receptors regulate an inflammatory pathway of dendritic cell differentiation: Mechanisms and implications for immunity. Hormones and Behavior, 2012, 62: 254-262.

82. KOVATS S. Estrogen receptors regulate innate immune cells and signaling pathways. Cellular Immunology, 2015, 294: 63-69.

83. LACASA D, TALEB S, KEOPHIPHATH M, et al. Macrophagesecreted factors impair human adipogenesis: Involvement of proinflammatory state in preadipocytes. Endocrinology, 2007, 148: 868-877.

84. LEBHERZ C, KAHLES F, PIOTROWSKI K, et al. Interleukin-6 predicts inflammation-induced increase of Glucagon-like peptide-1 in humans in response to cardiac surgery with association to parameters of glucose metabolism. Cardiovascular Diabetology, 2016, 15: 21.

85. LOVES S, RUINEMANS-KOERTS J, DE BOER H. Letrozole once a week normalizes serum testosterone in obesity-related male hypogonadism. European Journal of Endocrinology, 2008, 158: 741-747.

86. LOVES S, DE JONG J, VAN SORGE A, et al. Somatic and psychological effects of low-dose aromatase inhibition in men with obesity-related hypogonadotropic hypotestosteronemia. European Journal of Endocrinology, 2013, 169: 705-714.

87. LU C, KUMAR P A, FAN Y, et al. A novel effect of growth hormone on macrophage modulates macrophage-dependent adipocyte differentiation. Endocrinology, 2010, 151: 2189-2199.

88. LUMENG C N, DELPROPOSTO J B, WESTCOTT D J, et al. Phenotypic switching of adipose tissue macrophages with obesity is generated by spatiotemporal differences in macrophage subtypes. Diabetes, 2008, 57: 3239–3246.

89. MACDONALD A A, HERBISON G P, SHOWELL M, et al. The impact of body mass index on semen parameters and reproductive hormones in human males: A systematic review with meta-analysis. Human Reproduction Update, 2010, 16: 293-311.

90. MAFFEI L, ROCHIRA V, ZIRILLI L, et al. A novel compound heterozygous mutation of the aromatase gene in an adult man: Reinforced evidence on the relationship between congenital oestrogen deficiency, adiposity and the metabolic syndrome. Clinical Endocrinology, 2007, 67: 218-224.

91. MAH P M, WITTERT G A. Obesity and testicular function. Molecular and Cellular Endocrinology, 2010, 316: 180-186.

92. MATHER K J, KIM C, CHRISTOPHI C A, et al. Steroid sex hormones, sex hormone-binding globulin, and diabetes incidence in the diabetes prevention program. The Journal of Clinical Endocrinology and Metabolism, 2015, 100: 3778-3786.

93. MATHIS D. Immunological goings-on in visceral adipose tissue. Cell Metabolism, 2013, 17: 851–859.

94. MATSUMINE H, HIRATO K, YANAIHARA T, et al. Aromatization by skeletal muscle. The Journal of Clinical Endocrinology and Metabolism, 1986, 63: 717-720.

95. MAUVAIS-JARVIS F, CLEGG D J, HEVENER A L. The role of estrogens in control of energy balance and glucose homeostasis. Endocrine Reviews, 2013, 34: 309-338.

96. MENG M V, GROSSFELD G D, SADETSKY N, et al. Contemporary patterns of androgen deprivation therapy use for newly diagnosed prostate cancer. Urology, 2002, 60: 7-11, discussion 11-12.

97. MERCHENTHALER I, LANE M V, NUMAN S, et al. Distribution of estrogen receptor alpha and beta in the mouse central nervous system: In vivo autoradiographic and immunocytochemical analyses. The Journal of Comparative Neurology, 2004, 473: 270-291.

98. MIHALCA R, FICA S. The impact of obesity on the male reproductive axis. Journal of Medicine and Life, 2014, 7: 296-300.

99. MISSO M L, MURATA Y, BOON W C, et al. Cellular and molecular characterization of the adipose phenotype of the aromatase-deficient mouse. Endocrinology, 2003, 144: 1474-1480.

100. MONTEAGUDO P T, FALCãO A A, VERRESCHI I T, et al. The imbalance of sexhormones related to depressive symptoms in obese men. The Aging Male, 2016, 19: 20-26.

性与糖尿病

101. MONTEIRO R, TEIXEIRA D, CALHAU C. Estrogen signaling in metabolic inflammation. Mediators of Inflammation, 2014, 2014: 615917.

102. MORISHIMA A, GRUMBACH M M, SIMPSON E R, et al. Aromatase deficiency in male and female siblings caused by a novel mutation and the physiological role of estrogens. The Journal of Clinical Endocrinology and Metabolism, 1995, 80: 3689-3698.

103. MORTON G J, SCHWARTZ M W. Leptin and the central nervous system control of glucose metabolism. Physiological Reviews, 2011, 91: 389-411.

104. MUSCHAMP J W, HULL E M. Melanin concentrating hormone and estrogen receptoralpha are coexstensive but not coexpressed in cells of male rat hypothalamus. Neuroscience Letters, 2007, 427: 123-126.

105. MYSTKOWSKI P, SEELEY R J, HAHN T M, et al. Hypothalamic melaninconcentrating hormone and estrogen-induced weight loss. The Journal of Neuroscience, 2000, 20: 8637-8642.

106. OGAWA S, CHAN J, GUSTAFSSON J A, et al. Estrogen increases locomotor activity in mice through estrogen receptor alpha: Specificity for the type of activity. Endocrinology, 2003, 144: 230-239.

107. OHLSSON C, HELLBERG N, PARINI P, et al. Obesity and disturbed lipoprotein profile in estrogen receptor-alpha-deficient male mice. Biochemical and Biophysical Research Communications, 2000, 278: 640-645.

108. OLEFSKY J M., GLASS C K. Macrophages, inflammation, and insulin resistance. Annual Review of Physiology, 2010, 72: 219–246.

109. PALIN S L, MCTERNAN P G, ANDERSON L A, et al. 17Beta-estradiol and anti-estrogen ICI: Compound 182, 780 regulate expression of lipoprotein lipase and hormone-sensitive lipase in isolated subcutaneous abdominal adipocytes. Metabolism, 2003, 52: 383-388.

110. PEDERSEN S B, BRUUN J M, HUBE F, et al. Demonstration of estrogen receptor subtypes alpha and beta in human adipose tissue: Influences of adipose cell differentiation and fat depot localization. Molecular and Cellular Endocrinology, 2001, 182: 27-37.

111. PEDERSEN S B, KRISTENSEN K, HERMANN P A, et al. Estrogen controls lipolysis by up-regulating alpha2A-adrenergic receptors directly in human adipose tissue through the estrogen receptor alpha. Implications for the female fat distribution. The Journal of Clinical Endocrinology and Metabolism, 2004, 89: 1869-1878.

112. PELLITERO S, OLAIZOLA I, ALASTRUE A, et al. Hypogonadotropic hypogonadism in morbidly obese males is reversed after bariatric surgery. Obesity Surgery, 2012, 22: 1835-1842.

113. PETERSEN K F, DUFOUR S, BEFROY D, et al. Reversal of nonalcoholic hepatic steatosis, hepatic insulin resistance, and hyperglycemia by moderate weight reduction in patients with type 2 diabetes. Diabetes, 2005, 54: 603-608.

114. PHILLIPS I, SHAH S I, DUONG T, et al. Androgen deprivation therapy and the re-emergence of parenteral estrogen in prostate cancer. Oncol Hematol Rev, 2014, 10: 42-47.

115. POPKIN B M, ADAIR L S, NG S W. Global nutrition transition and the pandemic of obesity in developing countries. Nutrition Reviews, 2012, 70: 3-21.

116. PRICE T M, O'BRIEN S N, WELTER B H, et al. Estrogen regulation of adipose tissue lipoprotein lipase-possible mechanism of body fat distribution. American Journal of Obstetrics and Gynecology, 1998, 178: 101-107.

117. QIU Y, NGUYEN K D, ODEGAARD J I, et al. Eosinophils and type 2 cytokine signaling in macrophages orchestrate development of functional beige fat. Cell, 2014, 157: 1292-1308.

118. REMESAR X, TANG V, FERRER E, et al. Estrone in food: A factor influencing the development of obesity？ European Journal of Nutrition, 1999, 38: 247-253.

119. RIBAS V, DREW B G, LE J A, et al. Myeloid-specific estrogen receptor alpha deficiency impairs metabolic homeostasis and accelerates atherosclerotic lesion development. Proceedings of the National Academy of Sciences of the United States of America, 2011, 108: 16457-16462.

120. RIBAS V, DREW B G, ZHOU Z, et al. Skeletal muscle action of estrogen receptor α is critical for the maintenance of mitochondrial function and metabolic homeostasis in females. Science Translational Medicine, 2016, 8: 334-354.

121. RIEBE C J, HILL M N, LEE T T, et al. Estrogenic regulation of limbic cannabinoid receptor binding. Psychoneuroendocrinology, 2010, 35: 1265-1269.

122. ROGERS N H, PERFIELD J W, STRISSEL K J, et al. Reduced energy expenditure and increased inflammation are early events in the development of ovariectomy-induced obesity. Endocrinology, 2009, 150: 2161-2168.

123. ROSELLI C E, LIU M, HURN P D. Brain aromatization: Classic roles and new perspectives. Seminars in Reproductive Medicine, 2009, 27: 207-217.

124. RUAN H, HACOHEN N, GOLUB T R, et al. Tumor necrosis factor-alpha suppresses adipocyte-specific genes and activates expression of preadipocyte genes in 3T3-L1 adipocytes: Nuclear factor-kappaB activation by TNF-alpha is obligatory. Diabetes, 2002, 51: 1319-1336.

125. SANCHIS D, BALADA F, DEL MAR G M, et al. Oleoyl-estrone induces the loss of body fat in rats. International Journal of Obesity and Related Metabolic Disorders, 1996, 20: 588-594.

126. SANCHIS D, BALADA F, PICó C, et al. Rats receiving the slimming agent oleoylestrone in liposomes (Merlin-2) decrease food intake but maintain thermogenesis. Archives of Physiology and Biochemistry, 1997, 105: 663-672.

127. SCHNEIDER G, KIRSCHNER M A, BERKOWITZ R, et al. Increased estrogen production in obese men. The Journal of Clinical Endocrinology and Metabolism, 1979, 48: 633-638.

128. SERRANO M, GRASA M M, JANER G, et al. Oleoylestrone affects lipid metabolism in adrenalectomized rats treated with corticosterone through modulation of SREBP1c expression. The Journal of Steroid Biochemistry and Molecular Biology, 2009, 117: 15-22.

129. SHAHANI S, BRAGA-BASARIA M, BASARIA S. (2008). Androgen deprivation therapy in prostate cancer and metabolic risk for atherosclerosis. The Journal of Clinical Endocrinology and Metabolism, 93: 2042-2049.

130. SIMERLY R B, CHANG C, MURAMATSU M, et al. Distribution of androgen and estrogen receptor mRNA-containing cells in the rat brain: an in situ hybridization study. The Journal of Comparative Neurology, 1990, 294, 76-95.

131. SIMPSON E R. Genetic mutations resulting in estrogen insufficiency in the male. Molecular and Cellular Endocrinology, 1998, 145: 55-59.

132. SIMPSON E R. Sources of estrogen and their importance. The Journal of Steroid Biochemistry and Molecular Biology, 2003, 86: 225-230.

133. SIMPSON E R. Aromatase: Biologic relevance of tissue-specific expression. Seminars in Reproductive Medicine, 2004, 22: 11-23.

134. SMITH E P, BOYD J, FRANK G R, et al. Estrogen resistance caused by a mutation in the estrogen-receptor gene in a man. The New England Journal of Medicine, 1994, 331: 1056-1061.

135. SPENCER M, YAO-BORENGASSER A, UNAL R, et al. Adipose tissue macrophages in insulin-resistant subjects are associated with collagen VI and fibrosis and demonstrate alternative activation. American Journal of Physiology Endocrinology and Metabolism, 2010, 299: E1016-E1027.

136. STEPHENS J M, LEE J, PILCH P F. Tumor necrosis factor-alpha-induced insulin resistance in 3T3-L1 adipocytes is accompanied by a loss of insulin receptor substrate-1 and GLUT4 expression without a loss of insulin receptor-mediated signal transduction. The Journal of Biological Chemistry, 1997, 272: 971-976.

137. STOFFEL-WAGNER B, WATZKA M, SCHRAMM J, et al. Expression of CYP19 (aromatase) mRNA in different areas of the human brain. The Journal of Steroid Biochemistry and Molecular Biology, 1999, 70: 237-241.

138. STOUT M B, STEYN F J, JURCZAK M J, et al. 17α-Estradiol alleviates age-related metabolic and inflammatory dysfunction in male mice without inducing feminization. The Journals of Gerontology Series A, Biological Sciences and Medical Sciences, 2017, 72 (1): 3-15.

139. STRAUB R H. The complex role of estrogens in inflammation. Endocrine Reviews, 2007, 28: 521-574.

140. SUGANAMI T, OGAWA Y. Adipose tissue macrophages: Their role in adipose tissue remodeling. Journal of Leukocyte Biology, 2010, 88: 33-39.

141. TAGAWA N, YUDA R, KUBOTA S, et al. 17Beta-estradiol inhibits 11beta-hydroxysteroid dehydrogenase type 1 activity in rodent adipocytes. The Journal of Endocrinology, 2009, 202: 131-139.

142. TAKEDA K, TODA K, SAIBARA T, et al. Progressive development of insulin resistance phenotype in male mice with complete aromatase (CYP19) deficiency. The Journal of Endocrinology, 2003, 176: 237-246.

143. TAN R B, GUAY A T, HELLSTROM W J. Clinical use of aromatase inhibitors in adult males. Sex Medicine Review, 2014, 2: 79-90.

144. THIRUMALAI A, BERKSETH K E, AMORY J K. Treatment of hypogonadism: Current and future therapies. F1000Research, 2017, 6: 68.

145. TITOLO D, CAI F, BELSHAM D D. Coordinate regulation of neuropeptide Y and agoutirelated peptide gene expression by estrogen depends on the ratio of estrogen receptor (ER) alpha to ERbeta in clonal hypothalamic neurons. Molecular Endocrinology, 2006, 20: 2080-2092.

146. TODA K, HAYASHI Y, SAIBARA T. Deletion of tumor necrosis factor-alpha receptor type 1 exacerbates insulin resistance and hepatic steatosis in aromatase knockout mice. Biochimica et Biophysica Acta, 2010, 1801: 655-664.

147. TORAN-ALLERAND C D, TINNIKOV A A, SINGH R J, et al. 17alpha-estradiol: A brain-active estrogen? Endocrinology, 2005, 146: 3843-3850.

148. TRITOS N A, SEGAL-LIEBERMAN G, VEZERIDIS P S, et al. Estradiol-induced anorexia is independent of leptin and melanin-concentrating hormone. Obesity Research, 2004, 12: 716-724.

149. VAN SINDEREN M L, STEINBERG G R, JØRGENSEN S B, et al. Hepatic glucose intolerance precedes hepatic steatosis in the male aromatase knockout (ArKO) mouse. PLoS One, 2014, 9: e87230.

150. VILÀ R, ADÁN C, GRASA M M, et al. Effect of food deprivation on rat plasma estrone fatty acid esters. Diabetes, Obesity & Metabolism, 1999, 1: 353-356.

151. VILJANEN A P, IOZZO P, BORRA R, et al. Effect of weight loss on liver free fatty acid uptake and hepatic insulin resistance. The Journal of Clinical Endocrinology and Metabolism, 2009, 94: 50-55.

152. WADA T, IHUNNAH C A, GAO J, et al. Estrogen sulfotransferase inhibits adipocyte differentiation. Molecular Endocrinology, 2011, 25: 1612-1623.

153. WANG H, YE J. Regulation of energy balance by inflammation: Common theme in physiology and pathology. Reviews in Endocrine & Metabolic Disorders, 2015, 16: 47-54.

154. WANG F, VIHMA V, SORONEN J, et al. 17β-Estradiol and estradiol fatty acyl esters and estrogen-converting enzyme expression in adipose tissue in obese men and women. The Journal of Clinical Endocrinology and Metabolism, 2013, 98: 4923-4931.

155. WEISBERG S P, MCCANN D, DESAI M, et al. Obesity is associated with macrophage accumulation in adipose tissue. The Journal of Clinical Investigation, 2003, 112: 1796-1808.

156. WIEHLE R, CUNNINGHAM G R, PITTELOUD N, et al. Testosterone restoration by enclomiphene citrate in men with secondary hypogonadism: Pharmacodynamics and pharmacokinetics. BJU international, 2013, 112 (8): 1188-1200.

157. WIEHLE R D, FONTENOT G K, WIKE J, et al. Enclomiphene citrate stimulates testosterone production while preventing oligospermia: A randomized phase II clinical trial comparing topical testosterone. Fertility and Sterility, 2014, 102: 720-727.

158. WING R R, GROUP L A R. Long-term effects of a lifestyle intervention on weight and cardiovascular risk factors in individuals with type 2 diabetes mellitus: Four-year results of the Look AHEAD trial. Archives of Internal Medicine, 2010, 170: 1566-1575.

159. XU H, BARNES G T, YANG Q, et al. Chronic inflammation in fat plays a crucial role in the development of obesity-related insulin resistance. The Journal of Clinical Investigation, 2003, 112: 1821-1830.

160. XU Y, NEDUNGADI T P, ZHU L, et al. Distinct hypothalamic neurons mediate estrogenic effects on energy homeostasis and reproduction. Cell Metabolism, 2011, 14: 453-465.

161. YE J, MCGUINNESS O P. Inflammation during obesity is not all bad: Evidence from animal and human studies. American Journal of Physiology Endocrinology and Metabolism, 2013, 304 (5): E466-E477.

162. ZITZMANN M, ROHAYEM J, RAIDT J, et al. Impact of various progestins with or without transdermal testosterone on gonadotropin levels for non-invasive hormonal male contraception: A randomized clinical trial. Andrology, 2017, 5 (3): 516-526.

163. ZUMOFF B, MILLER L K, STRAIN G W. Reversal of the hypogonadotropic hypogonadism of obese men by administration of the aromatase inhibitor testolactone. Metabolism, 2003, 52: 1126-1128.

第五节　雌二醇对棕色脂肪产热的调节

摘要

雌激素最重要的生理功能是调节生殖系统，随着研究进展，其在能量平衡和代谢方面的调节作用也日渐明了，且已逐步达成共识。研究发现，围绝经期或卵巢切除（OVX）小鼠的卵巢功能受损，除雌激素水平低下外，还可出现摄食增加、能量消耗减少、超重和肥胖现象。雌二醇（E_2）作为雌激素中最重要的组成部分，可通过外周组织或中枢神经系统活化棕色脂肪、增加棕色脂肪组织（BAT）产热、提高体温增加能量消耗，进而减轻体重。关于 E_2 调节 BAT 的机制，目前研究发现，E_2 在中枢神经系统主要通过下丘脑 AMP 激活的蛋白激酶（AMPK）调节 BAT 产热。本节系统总结了 E_2 对 BAT 产热的调控，以及影响能量平衡和代谢的相关机制。

引言

肥胖是一个全球性的健康问题，可被简单地理解为能量摄入大于能量消耗的热力学失衡结果。每年死于肥胖及其相关并发症（如癌症、心血管疾病和 2 型糖尿病）的人成千上万。世界卫生组织（WHO）最新报告显示，目前全球有 13% 成年人患有肥胖症，其中男女患病率的显著性差异（男性占 11%，女性占 15%）提示肥胖存在性别二态性。如上所述，体重增加可理解成由于食物中获取的热量持续高于代谢、产热或体力活动消耗热量所致。然而，这仅是肥胖发生复杂机制的冰山一角。事实上，肥胖是控制能量平衡稳态系统持续失调的结果，包括大量复杂的交叉调节和整合机制，并涉及全身信号系统。研究发现，一些中枢信号（如神经肽和递质）及多种外周激素参与食物摄入和能量消耗的调节。近些年，代谢组织（如胰腺、脂肪和肠道）及肠道菌群在肥胖发生中所发挥的作用引起了广泛关注及研究。长期以来，"经典"内分泌器官（如肾上腺、甲状腺和性腺）分泌的激素一直被认为在调节新陈代谢和能量平衡方面起关键作用。

雌激素的代谢效应

雌激素（如 17β- 雌二醇）是多种细胞功能的多效调节因子，除卵巢外，还可在其他多个器官内合成，且在不同的生命周期和病理状态下出现生理性波动。目前，雌激素在调节全身代谢、体重和能量消耗方面的重要作用已被公认，但其中的作用机制尚不明确。

研究发现，雌性大鼠绝经或 OVX 后出现的 E_2 水平降低与暴饮暴食、能量消耗减少和体重增加相关，而予以 E_2 替代治疗后，能量摄入减少、消耗增加，由此可见，E_2 可用来预防或逆转卵巢功能减退诱导的肥胖及代谢改变。此外，雌性大鼠在整个发情周期、妊娠及哺乳期间，体内 E_2 水平变化显著，进而摄食量、体重也随之发生显著变化。

药理学研究表明，雌激素受体 α（ERα）激动剂丙基吡唑三醇（PPT）可导致小鼠厌食，而选择性雌激素受体 β（ERβ）激动剂二芳基丙腈（DPN）却没有这方面的作用。全身敲除 *ERα* 的雌雄小鼠均表现为食欲亢进、代谢下降、脂肪增多（脂肪细胞肥大、增生所致）、高瘦素血症和胰岛素抵抗，同样芳香化酶基因敲除小鼠及芳香化酶缺乏症患者也均出现肥胖症状；*ERβ* 敲除小鼠却未见肥胖或任何相关的代谢改变。因此推测，E_2 主要与 ERα 结合调节能量稳态。

在外周组织，E_2 几乎可调控到代谢的方方面面，不仅可作用于胰腺、肝和骨骼肌、胰腺 β 细胞和脂肪组织影响胰岛素敏感性，还可调节脂肪的分布模式、分化、炎症和纤维化，从而对脂肪的调节发挥重要作用。有趣的是，E_2 在外周组织中对代谢的调节作用在两性之间存在显著性差异，如男女身体脂肪分布方式或胰岛素敏感性的差异，致使其在能量稳态调控方面存在性别二态性。

在中枢神经系统（central nervous system，CNS），E_2 也通过与 ERα 结合调节能量平衡。ER 在大脑中主要在下丘脑区域广泛表达，如弓状核（arcuate nuclei，ARC），腹内侧核（ventromedial nuclei，VMH），室旁核（paraventricular nuclei，PVH），以及视前核（preoptic nuclei，POA）和下丘脑外侧核（lateral nuclei，LHA），这些区域在调节能量代谢方面均非常重要。大脑特异性 *ERα* 敲除小鼠能量消耗和运动减少，而内脏脂肪堆积和食欲亢进，也证实 ERα 在能量调节方面的关键作用。

大量证据表明，下丘脑中 E_2 在调节能量稳态时具有核特异性，尤其是在 ARC 和 VMH 内。雌激素对摄食的影响主要发生在 ARC 内，特别是大量表达 ERα 的阿片 – 黑素促皮质素原（POMC：一种厌食的神经肽）神经元中。小鼠 POMC 神经元中选择性敲除 *ERα* 后可出现食欲亢进，但能量消耗及脂肪分布却无明显变化。尽管雌激素对 POMC 神经元作用的分子机制尚不明确，但现有数据已证实 E_2 可抑制下丘脑中的关键能量传感器 -AMPK，反之，在 ARC 内激活 AMPK 可逆转 E_2 诱导的厌食作用。还有一种可能假设，即 E_2 可减弱 ARC 中 POMC 神经元与 LHA 中黑色素聚集激素（melanin-concentrating hormone，MCH）神经元之间的相互作用，进而导致摄食量及体重的降低。另外，除调控 POMC 神经元基因表达或神经元活动外，E_2 还可调节 POMC 神经元突触可塑性（突触形态和功能可发生较为持久改变的特性），如 E_2 可通过依赖信号转导和转录激活因子 3（signal transducer and activator of transcription 3，STAT3）但不依赖瘦素的机制，向 POMC 神经元输入大量兴奋性信号。尽管介导 E_2 调控能量稳态的效应分子尚未明确，目前研究数据提示下丘脑脂肪酸合酶（FAS：可促进更高水平丙二酰辅酶 A 的合成）被抑制后引起的脂肪酸代谢改变可能参与其中。不过，在食欲亢进的妊娠大鼠中，未观察到 E_2 对下丘脑脂肪酸代谢和 POMC 神经元的影响，提示不同物种 E_2 对 POMC 神经元的调控存在一定差异。除此之外，有研究发现 E_2 还可作用于 ARC 内的刺鼠相关蛋白 / 神经肽 Y（agouti-related protein/neuropeptide Y，AgRP/NPY）神经元来调节食物摄入。

➕ 棕色脂肪组织产热与能量平衡

在热平衡（中性）状态下，由代谢率自动产热的专性产热，不需要任何其他恒温调节机制就足以维持体温稳定，故将发生专性产热的最低环境温度称为热中性温度。体积较小的动物，如啮齿动物，由于它们的表面积与体积相差较大（更容易散失热量），其热中性温度（小鼠为 30 ℃，大鼠为 28 ℃）高于体积较大的动物，如人类（23 ℃）。当周围环境温度低于热中性温度时，这些小动物会立即通过血管收缩、立毛、蜷缩和减少活动等来减少散热。但这些减少散热的机制作用非常有限，体内其他产热机制可被迅速激活，维持体温恒定，这种根据需要产生的额外热量称为兼性产热或适应性产热，战栗是兼性产热最早且最原始的反应。然而，恒温动物通过消耗能量储备产生热量是更有效且更持久的兼性产热机制。包括人类在内的哺乳动物，BAT 负责兼性产热。居住在低于中性温度环境下的小型哺乳动物身上可发现大量活性 BAT。既往观点认为，人体中大部分 BAT 在出生后几个月内便迅速萎缩，而近期研究证实部分活性 BAT 可持续到成年。事实上，直到近 10 年 PET-CT 开始被应用，人类身上的 BAT 才被真正发现，^{18}F- 氟代脱氧葡萄糖（^{18}F-FDG）可显示 BAT 活性，结果显示人的宫颈、锁骨上、肾周、肋间和主动脉周围区域均有活性 BAT 分布。然而，最新研究中成人体内发现的棕色脂肪细胞被进一步确定为米色脂肪细胞，且在某些情况下，白色脂肪组织（WAT）中也可出现米色脂肪细胞，白色脂肪前体细胞变成米色脂肪细胞的这一过程称为白色脂肪棕色化。

从形态学上看，棕色脂肪细胞富含脂滴和线粒体。在典型线粒体结构中，呼吸链通过电子传递产生的能量以质子梯度的形式局部存储在线粒体膜内，然后质子梯度产生的质子动力被 ATP 合酶利用将 ADP 转换为 ATP。但这种能量传递并不完美，在质子沿梯度方向穿膜的过程中会出现能量流失，而流失的这部分能量并不能被 ATP 捕获，而是以热的形式消散，这个过程称之为释能反应。棕色脂肪细胞的线粒体表达高水平的解偶联蛋白 1（uncoupling protein 1，UCP1），可为质子返回线粒体基质提供另一种通道，绕开 ATP 合成而产生热量。

BAT 中表达的一些分子受体可调节自身功能，如甲状腺激素（thyroid hormones，TH）与雌激素的受体。TH 及雌激素（将在下一节详细阐述）均可直接影响 BAT，甲状腺激素受体（thyroid receptors，TR）在 BAT 中高度表达，与去甲肾上腺素（norepinephrine，NE）一起诱导产热反应。TR 两个亚型（TRα1 及 TRβ1）诱导产热的机制不同，其中 TRα1 主要维持正常肾上腺素能反应，而 TRβ1 则通过诱导 UCP1 基因表达增加产热。TR 缺陷小鼠表现为不耐寒和体温过低，这均与 BAT 产热减少有关。此外，将甲状腺素 T_4 转化为活性的三碘甲状腺原氨酸 T_3 的 II 型脱碘酶缺失小鼠也会对冷暴露产生肾上腺素能不足的反应。

研究发现，胰岛素可引起 BAT 中葡萄糖摄取的急剧变化，提示胰岛素可直接刺激棕色脂肪细胞产热。因此，胰岛素是 BAT 中脂质累积和功能维持的必需激素。BAT 中胰岛素受体缺失可导致 BAT 重量及脂肪酸合酶减少。此外，已有研究表明，胰岛素通路可作为促进 BAT 产热和能量消耗的治疗靶点。在胰岛素通路中，磷脂酰肌醇 -3-激酶（phosphatidylinositol-3-kinase，PI3K）是主要的激酶介质，而 PI3K 的作用可被磷酸酶与张力蛋白同源物（phosphatase and tensin homologue，PTEN）阻断。最新数据显示，PTEN 阻断 PI3K 后可正向调节 BAT 选择性产热。因此推测，PI3K 抑制剂可增加 BAT 产热和全身能量消耗。脂联素 [ADPN：也称为脂肪细胞补体相关蛋白（Acrp30）、apM1 或 adi-poQ] 是一种由脂肪、胎盘、心肌等组织细胞分泌的蛋白。脂联素可降低 UCP1 表达，进而减少 BAT 产热，反之，脂联素缺失可上调 BAT 中 UCP1 表达、促进腹股沟脂肪的棕色化和体温升高。另外，BAT 中还存在肾上腺激素（糖皮质激素和盐皮质激素）受体。糖皮质激素及盐皮质激素受体激活后均可使脂肪细胞中 UCP1 表达降低，进而使 BAT 产热减少。成纤维细胞生长因子 21（fibroblast growth factor 21，FGF21）是由肝脏分泌的一种蛋白质，参与多种生理活动，如葡萄糖稳态、胰岛素敏感性的维持和酮体生成。FGF21 还可诱导 BAT 产热，FGF21 基因敲除小鼠对慢性寒冷暴露的适应能力有缺陷，同时 WAT 棕色化程度也有所下降。

如上所述，诸多因素可直接诱导或降低 BAT 活性来调节 BAT 产热，然而，触发 BAT 产热的最主要生理因素实际上是交感神经系统（sympathetic nervous system，SNS）和 CNS。在 CNS 中，下丘脑在 BAT 产热调控中占据主导地位，研究已证实 ARC、背内侧核（dorsomedial nucleus，DMH）、PVH 和 VMH 核，以及 LHA 和 POA 均是调节棕色脂肪产热的下丘脑区域。SNS 对刺激 BAT 产热也至关重要。BAT 中交感神经张力增高可导致神经末梢 NE 释放，从而激活棕色脂肪细胞上的 β- 肾上腺素受体（β-adrenergic receptors，β-ARs，G 蛋白偶联受体，主要是 β3 亚型，β3-AR）。β-ARs 被激活后，Gs 蛋白刺激腺苷酸环化酶（adenylate cyclase，AC），增加 cAMP 合成，进而激活蛋白激酶 A（protein kinase A，PKA），诱导 p38 丝裂原活化蛋白激酶（mitogen-activated protein kinase，MAPK）产热并激活下游靶分子。PKA 对棕色脂肪细胞的作用分急性和慢性作用，其中急性作用主要诱导脂肪分解，导致细胞内游离脂肪酸（FFA）水平升高。具体的机制是通过 PKA 激活脂肪甘油三酯脂肪酶（adipose triglyceride lipase，ATGL）、激素敏感脂肪酶（hormone-sensitive lipase，HSL；pHSL 为活化形式）及单酰基甘油脂肪酶（monoacylglycerol lipase，MGL）实现，3 种脂肪酶依次水解三酰甘油释放 FFA。随之，肉毒碱棕榈酰转移酶 1a（carnitine palmitoyl transferase 1a，CPT1a）将 FFAs-CoA 转入线粒体后，FFA 的氧化致使 NADH 和 FADH 形成，然后在电子传递链中被进一步氧化促进能量生成。

性与糖尿病

E₂ 对棕色脂肪组织产热的外周调节

1978 年首次证实 E₂ 可与 BAT 上的雌激素受体结合，提示 BAT 可能是 E₂ 的作用靶点。但直到 1983 后，人们才认识到 BAT 可能参与到 E₂ 诱导的能量消耗过程中。另外，从一些物种如仓鼠、大鼠和小鼠中得到的生理学证据也证实 E₂ 可增加棕色脂肪的脂肪分解、产热，进而导致能量消耗增加。这些耗能增加的效用与 NE 转化增加有关，VOX 后 NE 转化减少，提示 E₂ 对棕色脂肪细胞既有直接作用，也可通过 SNS 间接发挥调节作用。E₂ 通过 SNS 间接调节 BAT 的产热机制与其他基础代谢调节因子（如 TH）的作用类似，可直接调节 UCP1 表达，也可增加 NE 诱导的脂解。然而，也有报道称，E₂ 对棕色脂肪的直接作用可能与 β-AR 和线粒体的生物发生信号因子如 PTEN、核呼吸转录因子 1（NRF1）和过氧化物酶体增殖物激活受体 γ 共激活因子 -1α（PGC-1α）变化有关，与 UCP1 表达变化关系不大（图 2-8）。

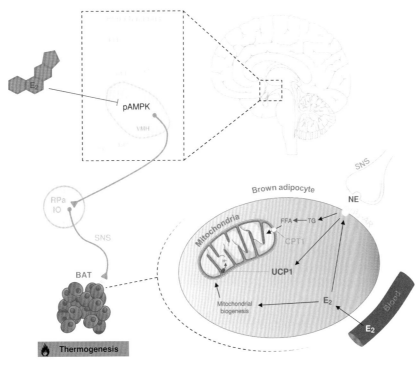

雌二醇（E₂）通过 2 种机制诱导棕色脂肪组织（BAT）产热：直接作用于棕色脂肪细胞和下丘脑。E₂ 通过在外周介导 β-ARs 的变化作用于棕色脂肪，从而刺激 β3-AR 表达并诱导线粒体生物合成。在中枢水平，E₂ 抑制下丘脑腹内侧核（VMH）中的 AMP 激活蛋白激酶（AMPK），激活交感神经系统（SNS）向 BAT 的投射。2 种机制将在棕色脂肪中诱导产热程序，从而导致体温升高，进而导致能量消耗和体重减轻。3V: 第三脑室，ARC: 下丘脑弓状核，β₃-AR: β₃ 肾上腺素能受体，CPT1: 肉碱棕榈酰转移酶 1，DMH: 下丘脑背内侧核，FFA: 游离脂肪酸，IO: 下橄榄核，LHA: 下丘脑外侧区，NE: 去甲肾上腺素，PVH: 下丘脑室旁核，RPa: 中缝苍白核，UCP1: 解偶联蛋白 1，TG: 三酰甘油。

图 2-8　E₂ 对 BAT 外周和中枢产热的作用

雄鼠棕色脂肪细胞中 ER 的表达高于雌鼠，存在性别差异，但 *ERα* 敲除小鼠中雌激素对 BAT 到底有无直接作用尚无明确结论。*ERα* 敲除小鼠的白色脂肪垫中的脂肪堆积呈年龄依赖性（脂肪细胞增生和肥大所致），但 *ERα* 敲除小鼠，不管是雄性还是雌性均未见棕色脂肪垫的重量变化。与之相反，*Ar* 敲除小鼠 BAT 垫增大，而外周给 E₂ 后，BAT 垫的增大可被逆转。而 G 蛋白偶联雌激素受体（*GPER*）敲除小鼠（不管是雄性还是雌性）均出现中等程度体重增加、能量消耗减低、BAT 脂质含量增加（可证实产热活性降低）、UCP1 和 β3-AR 表达减低。

人类 ER 对 BAT 的调控作用尚未被深入研究。在人类胎儿的 BAT 中，ERα 和 ERβ 均有表达，其中以 ERα

第二章　雌激素在代谢稳态中的作用

表达更为丰富。尽管 ER 在成人棕色脂肪中的作用尚不清楚，但成人体内发现功能性 BAT 拉开了雌激素直接调节棕色脂肪活动相关研究的序幕。据报道，女性比男性拥有更多的 BAT 含量和更大的活性，提示人 BAT 的性别二态性，与性激素直接调节人 BAT 的潜在功能一致。

➕ E_2 对棕色脂肪组织产热的中枢调节

与 SNS 对 BAT 产热调节的主导作用相一致，E_2 对 BAT 的调节也可通过靶向中枢神经系统的特定区域进行，尤其是下丘脑区域。下丘脑中这些进化保守的区域由离散的神经元群构成，被称为核。虽然 ARC 被称作食欲调节的"下丘脑中心"，但 VMH 却是第一个被识别出的可调节能量消耗的下丘脑核，特别是体温调节（值得注意的是，VMH 在 20 世纪 50 年代就被假定为"饱中枢"，当时，VMH 主要与摄食量有关）。对 VMH 核进行电、药理学和激素方面的刺激均可通过调节交感神经活性增加肩胛间 BAT 的产热。此外，脑干中有许多区域，如苍白球（raphe pallidus，RPa）和下橄榄核（inferior olive，IO），在功能上与 BAT 的产热调节相关，VMH 神经元被认为是为苍白球和下橄榄核调节 SNS 活性的中继站。

VMH 神经元也是 E_2 促进女性性行为、脊柱前凸的作用靶点。电生理数据显示 E_2 通过 cAMP 依赖性机制影响 VMH 中的神经元兴奋性。在 Clegg 及同事的研究中，通过立体定位的方法用腺病毒沉默 VMH 中的 $ER\alpha$ 基因，结果显示，不管是大鼠还是小鼠，均可诱发肥胖、高血糖及能量消耗减少。继 Clegg 及同事的开创性工作后，越来越多的决定性证据表明 VMH 是 E_2 调节能量消耗的关键下丘脑中心。另有研究证实，VMH 内的类固醇生成因子 -1（steroidogenic factor-1，SF1）神经元介导了 E_2 的能量消耗。当标准饮食喂养时，雌性（而非雄性）$ER\alpha/SF1$ 敲除小鼠表现出与饮食无关的体重和内脏脂肪增加，当高脂饮食（high-fat diet，HFD）喂养时，体重和内脏脂肪增加会更显著。这些表型与代谢减低和 BAT 产热减少导致的热量生成减少有关。实际上，在 SF1 神经元中敲除 $ER\alpha$ 的小鼠表现出棕色脂肪交感神经输出减少，产热标志物如 UCP1 及过氧化物酶体增殖物激活受体 γ（peroxisome proliferator-activated receptor γ，PPARγ），PGC-1α 及 β_3-AR 等一些已知可刺激 UCP1 表达的因子表达下降。与该证据一致的是，SF1 和 POMC 神经元中同时敲除 $ER\alpha$ 会引起代谢减退、食欲亢进和严重肥胖。尽管如此，还要注意 E_2 对 BAT 产热的影响一部分可能是由 ERβ 途径介导的，因为给予 HFD 喂养的雌性小鼠 ERβ 选择性激动剂可诱导 BAT 中 UCP1 的表达，从而减少肥胖的发生。最近的一项研究还在腹内侧下丘脑的腹外侧区域（VMHvl）鉴定出新的 $ER\alpha$ 阳性细胞亚群，该亚群可调节激素依赖性女性运动。这些 $ER\alpha$ 阳性神经元的发育异常可导致活动减少和肥胖，虽然并不影响生育力，对 BAT 产热的影响却较大，表明 E_2 通过不同方式作用于 VMH 神经元群体以调控能量平衡。

新近数据证实了 AMPK 也是 VMH 中 E_2 作用的关键分子。事实上，在 VMH 内选择性地输注 E_2 会诱导分解代谢，其特征是苍白球和下橄榄核的神经元活动增加、交感神经活性增加、BAT 增多、核心体温升高、能量消耗增加、呼吸商（respiratory quotient，RQ）降低及体重下降，而这些效应均与 VMH 的下丘脑 AMPK 活性降低有关（图 2-8）。值得注意的是，在病毒遗传学驱动下，AMPK 在细胞核中的重新激活阻止了 E_2 诱导的棕色脂肪产热和体重减轻。调节棕色脂肪产热的其他分子，如瘦素、TH、尼古丁、骨形态发生蛋白 8b（bone morphogenetic protein 8b，BMP8b）、胰高血糖素样肽 1（glucagon-like peptide 1，GLP1），也可通过 AMPK（VMH）-SNS-BAT 通路发挥作用，表明该通路是调节能量平衡的典型机制。值得一提的是，研究发现雌激素在调节能量平衡方面的作用存在中枢和外周的显著差异。一方面，OVX 小鼠外周 E_2 给药增加脂质氧化、耗氧量和能量消耗，但不影响整体运动活动，重要的是不增加 BAT 产热。相反，中枢 E_2 给药增加了运动活性、体温和 BAT 产热标志物的表达。然而，应注意的是，虽然 HFD 喂养小鼠的 E_2 中枢产热效应得以维持，但在妊娠期间却不存在这些效应。事实上，虽然妊娠期间 E_2 确实抑制了下丘脑 AMPK，但妊娠大鼠体温和 BAT 功能下降。这些数据表明，妊娠可拮抗 E_2 部分厌食及产热作用，从而保留了妊娠期嗜食和肥胖的生理状态，这是成功应对胚胎发育代谢需求的必要条件。

如上所述，与 BAT 产热密切相关的另一种生理机制是白色脂肪棕色化，其生物学效应是将白色脂肪细胞转化为具有棕色脂肪表型特征的组织，从而获得更强的产热能力，进而导致能量消耗增加及体重减轻。虽然 E_2 对棕色脂肪产热的影响已被广泛研究，但雌激素对白色脂肪棕色化作用的研究尚且不足。新近数据表明，雌鼠对性腺 WAT 中棕色脂肪细胞的募集比雄鼠更敏感，这种差异与雌鼠 E_2 水平高及其依赖的交感神经活化有关，从而可以增加雌鼠中米色 / 棕白色脂肪细胞的数量。另一方面，ERβ 对交感神经节和白色脂肪细胞的作用也影响皮下 WAT 的棕色化。给予 ERβ 受体激动剂可导致肥胖雌性小鼠的皮下脂肪垫棕色化。有趣的是，最近出炉的人类相关数据显示女性比男性更容易诱导肾周 WAT 的棕色化。这种棕色化的性别二态性可归因于白色脂肪中间充质干细胞（mesenchymal stem cells，MSC）的性别特异性内在特征。

结论

综上所述，雌激素除调控生殖这个广为人知的功能外，也参与调节能量平衡和代谢。雌激素在中枢和外周水平均发挥作用，而介导这些作用的分子机制直到近期才被阐明。目前，已经确定 E_2 通过 AMPK（VMH）-SNS-BAT 通路在下丘脑的中央水平与其他分子（如瘦素、TH、尼古丁、BMP8b 和 GLP1）以共享的方式起作用。有趣的是，针对肥胖的治疗研发策略中，雌激素尤其是 E_2 也是抗肥胖药物靶点之一。为此，Richard DiMarchi 开发了具有不同功能分子的共轭分子，旨在利用 E_2 治疗肥胖症，并取得了可喜的成果。毫无疑问，研究 E_2 对 BAT 产热的调节，以及雌激素和 AMPK 调节能量平衡的中心机制对于肥胖和其他代谢性疾病新疗法的设计至关重要。

（翻译：刘彦玲　审校：刘艳霞）

参考文献

1. MARGARET B A，MARTIN G，MYERS J R. 20 years of leptin：Connecting leptin signaling to biological function. The Journal of Endocrinology，2014，223：T25-T35.

2. ANAND B K，BROBECK J R. Localization of a "feeding center" in the hypothalamus of the rat. Proceedings of the Society for Experimental Biology and Medicine，1951，77：323-324.

3. BARTNESS T J，WADE G N. Effects of interscapular brown adipose tissue denervation on body weight and energy metabolism in ovariectomized and estradiol-treated rats. Behavioral Neuroscience，1984，98：674-685.

4. BEIROA D，IMBERNON M，GALLEGO R，et al. GLP-1 agonism stimulates brown adipose tissue thermogenesis and browning through hypothalamic AMPK. Diabetes，2014，63：3346-3358.

5. BELLEFONTAINE N，ELIAS C F. Minireview：Metabolic control of the reproductive physiology：Insights from genetic mouse models. Hormones and Behavior，2014，66：7-14.

6. BEYER C，GONZALEZ-MARISCAL G. Elevation in hypothalamic cyclic AMP as a common factor in the facilitation of lordosis in rodents：A working hypothesis. Annals of the New York Academy of Sciences，1986，474：270-281.

7. BIANCO A C，SHENG X Y，SILVA J E. Triiodothyronine amplifies norepinephrine stimulation of uncoupling protein gene transcription by a mechanism not requiring protein synthesis. The Journal of Biological Chemistry，1988，263：18168-18175.

8. BLAUSTEIN J D，WADE G N. Ovarian influences on the meal patterns of female rats. Physiology & Behavior，1976，

17: 201-208.

9. BOYER P D. The ATP synthase a splendid molecular machine. Annual Review of Biochemistry, 1997, 66: 717-749.

10. CAMINOS J E, NOGUEIRAS R, GALLEGO R, et al. Expression and regulation of adiponectin and receptor in human and rat placenta. Journal of Clinical Endocrinology and Metabolism, 2005, 90: 4276-4286.

11. CANI P D, PLOVIER H, VAN H M, et al. Endocannabinoids at the crossroads between the gut microbiota and host metabolism. Nature Reviews Endocrinology, 2016, 12: 133-143.

12. CANNON B, NEDERGAARD J. Brown adipose tissue: Function and physiological significance. Physiological Reviews, 2004, 84: 277-359.

13. CAO X, XU P, OYOLA M G, et al. Estrogens stimulate serotonin neurons to inhibit binge-like eating in mice. The Journal of Clinical Investigation, 2014, 124: 4351-4362.

14. CARLING D, MAYER F V, SANDERS M J, et al. AMP-activated protein kinase: Nature'S energy sensor. Nature Chemical Biology, 2011, 7: 512-518.

15. CARR M C. The emergence of the metabolic syndrome with menopause. Journal of Clinical Endocrinology and Metabolism, 2003, 88: 2404-2411.

16. CASTILLO M, HALL J A, CORREA-MEDINA M, et al. Disruption of thyroid hormone activation in type 2 deiodinase knockout mice causes obesity with glucose intolerance and liver steatosis only at thermoneutrality. Diabetes, 2011, 60: 1082-1089.

17. CHEVALIER C, STOJANOVIC O, COLIN D J, et al. Gut microbiota orchestrates energy homeostasis during cold. Cell, 2015, 163: 1360-1374.

18. CHRISTOFFOLETE M A, LINARDI C C, DE J L, et al. Mice with targeted disruption of the Dio2 gene have cold-induced overexpression of the uncoupling protein 1 gene but fail to increase brown adipose tissue lipogenesis and adaptive thermogenesis. Diabetes, 2004, 53: 577-584.

19. CLEMMENSEN C, MULLER T D, FINAN B, et al. Current and emerging treatment options in diabetes care. Handbook of Experimental Pharmacology, 2016, 233: 437-459.

20. CONTRERAS C, GONZÁLEZ F, FERNO J, et al. The brain and brown fat. Annals of Medicine, 2015, 47: 150-168.

21. CONTRERAS C, NOGUEIRAS R, DIEGUEZ, C, et al. Hypothalamus and thermogenesis: Heating the BAT, browning the WAT. Molecular and Cellular Endocrinology, 2016, 438: 107-115.

22. COOKE P S, HEINE P A, TAYLOR J A, et al. The role of estrogen and estrogen receptor-alpha in male adipose tissue. Molecular and Cellular Endocrinology, 2001, 178: 147-154.

23. CORNEJO M P, HENTGES S T, MALIQUEO M, et al. Neuroendocrine regulation of metabolism. Journal of Neuroendocrinology, 2016, 28: 1-12.

24. CORREA S M, NEWSTROM D W, WARNE J P, et al. An estrogen-responsive module in the ventromedial hypothalamus selectively drives sex-specific activity in females. Cell Reports, 2015, 10: 62-74.

25. CYPESS A M, LEHMAN S, WILLIAMS G, et al. Identification and importance of brown adipose tissue in adult humans. The New England Journal of Medicine, 2009, 360: 1509-1517.

26. DAVIS K E, NEINAST D, SUN K, et al. The sexually dimorphic role of adipose and adipocyte estrogen receptors in modulating adipose tissue expansion, inflammation, and fibrosis. Molecular Metabolism, 2013, 2: 227-242.

27. DAVIS K E, CARSTENS E J, IRANI B G, et al. Sexually dimorphic role of G protein-coupled estrogen receptor (GPER) in modulating energy homeostasis. Hormones and Behavior, 2014, 66: 196-207.

28. DIETRICH M O, HORVATH T L. A marriage made to last in drug design. Nature Medicine, 2012, 18: 1737-1738.

29. DIETRICH M O, HORVATH T L. Limitations in anti-obesity drug development: The critical role of hunger-promoting neurons. Nature Reviews Drug Discovery, 2012, 11: 675-691.

30. DONG M, YANG X, LIM S, et al. Cold exposure promotes atherosclerotic plaque growth and instability via UCP1-dependent lipolysis. Cell Metabolism, 2013, 18: 118-129.

31. EDENS N K, WADE G N. Effects of estradiol on tissue distribution of newly-synthesized fatty acids in rats and hamsters. Physiology & Behavior, 1983, 31: 703-709.

32. FELDMAN D. Evidence that brown adipose tissue is a glucocorticoid target organ. Endocrinology, 1978, 103: 2091-2097.

33. FINAN B, YANG B, OTTAWAY N, et al. Targeted estrogen delivery reverses the metabolic syndrome. Nature Medicine, 2012, 18: 1847-1856.

34. FRANK A, BROWN L M, CLEGG D J. The role of hypothalamic estrogen receptors in metabolic regulation. Frontiers in Neuroendocrinology, 2014, 35: 550-557.

35. FRIAS J P, MACARAEG G B, OFRECIO J, et al. Decreased susceptibility to fatty acid-induced peripheral tissue insulin resistance in women. Diabetes, 2001, 50: 1344-1350.

36. FUTAI M, NOUMI T, MAEDA M. ATP synthase (H$^+$ATPase): Results by combined biochemical and molecular biological approaches. Annual Review of Biochemistry, 1989, 58: 111-136.

37. GAO Q, HORVATH T L. Cross-talk between estrogen and leptin signaling in the hypothalamus. American Journal of Physiology Endocrinology and Metabolism, 2008, 294: E817-E826.

38. GAO H, BRYZGALOVA G, HEDMAN E, et al. Long-term administration of estradiol decreases expression of hepatic lipogenic genes and improves insulin sensitivity in ob/ob mice: A possible mechanism is through direct regulation of signal transducer and activator of transcription 3. Molecular Endocrinology, 2006, 20: 1287-1299.

39. GAO Q, MEZEI G, NIE Y, et al. Anorectic estrogen mimics leptin'S effect on the rewiring of melanocortin cells and Stat3 signaling in obese animals. Nature Medicine, 2007, 13: 89-94.

40. GARCIA M C, LOPEZ M, GUALILLO O, et al. Hypothalamic levels of NPY, MCH, and prepro-orexin mRNA during pregnancy and lactation in the rat: Role of prolactin. The FASEB Journal, 2003, 17: 1392-1400.

41. GAUTRON L, ELMQUIST J K, WILLIAMS K W. Neural control of energy balance: Translating circuits to therapies. Cell, 2015, 161: 133-145.

42. GEARY N, ASARIAN L, KORACH K S, et al. Deficits in E2-dependent control of feeding, weight gain, and cholecystokinin satiation in ER-alpha null mice. Endocrinology, 2001, 142: 4751-4757.

43. GONZALEZ C R, NOVELLE M G, CAMINOS J E, et al. Regulation of lipin1 by nutritional status, adiponectin, sex and pituitary function in rat white adipose tissue. Physiology & Behavior, 2012, 105: 777-783.

44. GRUMBACH M M, AUCHUS R J. Estrogen: Consequences and implications of human mutations in synthesis and action. Journal of Clinical Endocrinology and Metabolism, 1999, 84: 4677-4694.

45. GUERRA C, NAVARRO P, VALVERDE A M, et al. Brown adipose tissue-specific insulin receptor knockout shows diabetic phenotype without insulin resistance. The Journal of Clinical Investigation, 2001, 108: 1205-1213.

46. HARDIE D G, ROSS F A, HAWLEY S A. AMPK: A nutrient and energy sensor that maintains energy homeostasis. Nature Reviews Molecular Cell Biology, 2012, 13: 251-262.

47. HEINE P A, TAYLOR J A, IWAMOTO G A, et al. Increased adipose tissue in male and female estrogen receptor-alpha knockout mice. Proceedings of the National Academy of Sciences of the United States of America, 2000, 97: 12729-12734.

48. HETHERINGTON A W, RANSON S W. The spontaneous activity and food intake of rats with hypothalamic lesions. American Journal of Physiology, 1942, 136: 609-617.

49. HEVENER A, REICHART D, JANEZ A, et al. Female rats do not exhibit free fatty acid-induced insulin resistance. Diabetes, 2002, 51: 1907-1912.

50. HEWITT K N, PRATIS K, JONES M E, et al. Estrogen replacement reverses the hepatic steatosis phenotype in the male aromatase knockout mouse. Endocrinology, 2004, 145: 1842-1848.

51. HONDARES E, ROSELL M, GONZALEZ F J, et al. Hepatic FGF21 expression is induced at birth via PPARalpha in response to milk intake and contributes to thermogenic activation of neonatal brown fat. Cell Metabolism, 2010, 11: 206-212.

52. HU E, LIANG P, SPIEGELMAN B M. AdipoQ is a novel adipose-specific gene dysregulated in obesity. The Journal of Biological Chemistry, 1996, 271: 10697-10703.

53. IVERIUS P H, BRUNZELL J D. Relationship between lipoprotein lipase activity and plasma sex steroid level in obese women. Journal of Clinical Investigation, 1988, 82: 1106-1112.

54. JESPERSEN N Z, LARSEN T J, PEIJS L, et al. A classical brown adipose tissue mRNA signature partly overlaps with

brite in the supraclavicular region of adult humans. Cell Metabolism, 2013, 17: 798-805.

55. DE JESUS L A, CARVALHO S D, RIBEIRO M O, et al. The type 2 iodothyronine deiodinase is essential for adaptive thermogenesis in brown adipose tissue. The Journal of Clinical Investigation, 2001, 108: 379-1385.

56. JONES M E, THORBURN A W, BRITT K L, et al. Aromatase-deficient (ArKO) mice have a phenotype of increased adiposity. Proceedings of the National Academy of Sciences of the United States of America, 2000, 97: 12735-12740.

57. JONES M E, THORBURN A W, BRITT K L, et al. Aromatasedeficient (ArKO) mice accumulate excess adipose tissue. The Journal of Steroid Biochemistry and Molecular Biology, 2001, 79: 3-9.

58. KAMEI Y, SUZUKI M, MIYAZAKI H, et al. Ovariectomy in mice decreases lipid etabolism-related gene expression in adipose tissue and skeletal muscle with increased body fat. Journal of Nutritional cience and Vitaminology (Tokyo), 2004, 51: 110-117.

59. KEY T J, ALLEN N E, VERKASALO P K, et al. Energy balance and cancer: The role of sex hormones. Proceedings of the Nutrition Society, 2001, 60: 81-89.

60. KHARITONENKOV A, SHIYANOVA T L, KOESTER A, et al. FGF-21 as a novel metabolic regulator. The Journal of Clinical Investigation, 2005, 115: 1627-1635.

61. KIM M, NEINAST M D, FRANK A P, et al. ERalpha upregulates Phd3 to ameliorate HIF-1 induced fibrosis and inflammation in adipose tissue. Molecular Metabolism, 2014, 3: 642-651.

62. KIM J H, MEYERS M S, KHUDER S S, et al. Tissue-selective estrogen complexes with bazedoxifene prevent metabolic dysfunction in female mice. Molecular Metabolism, 2014, 3: 177-190.

63. KIM S N, JUNG Y S, KWON H J, et al. Sex differences in sympathetic innervation and browning of white adipose tissue of mice. Biology of Sex Differences, 2016, 7: 67.

64. LAGE R, DIÉGUEZ C, VIDAL-PUIG A, et al. AMPK: A metabolic gauge regulating whole-body energy homeostasis. Trends in Molecular Medicine, 2008, 14: 539-549.

65. LAGE R, VÁZQUEZ M J, VARELA L, et al. Ghrelin effects on neuropeptides in the rat hypothalamus depend on fatty acid metabolism actions on BSX but not on gender. The FASEB Journal, 2010, 24: 2670-2679.

66. LAPID K, LIM A, CLEGG D J, et al. Oestrogen signalling in white adipose progenitor cells inhibits differentiation into brown adipose and smooth muscle cells. Nature Communications, 2014, 5: 5196.

67. LÓPEZ M, TENA-SEMPERE M. Estrogens and the control of energy homeostasis: A brain perspective. Trends in Endocrinology and Metabolism, 2015, 26: 411-421.

68. LÓPEZ M, TOVAR S, VÁZQUEZ M J, et al. Peripheral tissue-brain interactions in the regulation of food intake. Proceedings of the Nutrition Society, 2007, 66: 131-155.

69. LOPEZ M, LAGE R, SAHA A K, et al. Hypothalamic fatty acid metabolism mediates the orexigenic action of ghrelin. Cell Metabolism, 2008, 7, 389-399.

70. LOPEZ M, VARELA L, VAZQUEZ M J, et al. Hypothalamic AMPK and fatty acid metabolism mediate thyroid regulation of energy balance. Nature Medicine, 2010, 16: 1001-1008.

71. LÓPEZ M, ALVAREZ C V, NOGUEIRAS R, et al. Energy balance regulation by thyroid hormones at central level. Trends in Molecular Medicine, 2013, 19: 418-427.

72. LOPEZ M, NOGUEIRAS R, TENA-SEMPERE M, et al. Hypothalamic AMPK: A canonical regulator of whole-body energy balance. Nature Reviews Endocrinology, 2016, 12: 421-432.

73. LOVEJOY J C, SAINSBURY A. Sex differences in obesity and the regulation of energy homeostasis. Obesity Reviews, 2009, 10: 154-167.

74. MARKEN LICHTENBELT W D, VANHOMMERIG J W, SMULDERS N M, et al. Cold-activated brown adipose tissue in healthy men. The New England Journal of Medicine, 2009, 360: 1500-1508.

75. MARTINEZ DE MORENTIN P B, WHITTLE A J, FERNO J, et al. Nicotine induces negative energy balance through hypothalamic AMP activated protein kinase. Diabetes, 2012, 61: 807-817.

76. MARTINEZ DE MORENTIN P B, GONZALEZ-GARCIA I, MARTINS L, et al. Estradiol regulates brown adipose tissue thermogenesis via hypothalamic AMPK. Cell Metabolism, 2014, 20: 41-53.

性与糖尿病

77. MARTINEZ DE MORENTIN P B, LAGE R, GONZALEZ-GARCIA I, et al. Pregnancy induces resistance to the anorectic effect of hypothalamic malonyl-CoA and the thermogenic effect of hypothalamic AMPK inhibition in female rats. Endocrinology, 2015, 156: 947-960.

78. MARTINEZ DE M R, SCANLAN T S, OBREGON M J. The T3 receptor beta1 isoform regulates UCP1 and D2 deiodinase in rat brown adipocytes. Endocrinology, 2010, 151: 5074-5083.

79. MARTINEZ-SANCHEZ N, ALVAREZ C V, FERNO J, et al. Hypothalamic effects of thyroid hormones on metabolism. Best Practice & Research Clinical Endocrinology & Metabolism, 2014, 28: 703-712.

80. MAUVAIS-JARVIS F, CLEGG D J, HEVENER A L. The role of estrogens in control of energy balance and glucose homeostasis. Endocrine Reviews, 2013, 34: 309-338.

81. MERCHENTHALER I, LANE M V, NUMAN S, et al. Distribution of estrogen receptor alpha and beta in the mouse central nervous system: In vivo autoradiographic and immunocytochemical analyses. The Journal of Comparative Neurology, 2004, 473: 270-291.

82. MIAO Y F, SU W, DAI Y B, et al. An ERbeta agonist induces browning of subcutaneous abdominal fat pad in obese female mice. Science Reporter, 2016, 6: 38579.

83. MINAMI T, OOMURA Y, NABEKURA J, et al. 17 beta-estradiol depolarization of hypothalamic neurons is mediated by cyclic AMP. Brain Research, 1990, 519: 301-307.

84. MONJO M, RODRIGUEZ A M, PALOU A, et al. Direct effects of testosterone, 17 beta-estradiol, and progesterone on adrenergic regulation in cultured brown adipocytes: Potential mechanism for gender-dependent thermogenesis. Endocrinology, 2003, 144: 4923-4930.

85. MORRISON S F, MADDEN C J, TUPONE D. Central control of brown adipose tissue thermogenesis. Frontiers in Endocrinology (Lausanne), 2012, 3: 5.

86. MORRISON S F, MADDEN C J, TUPONE D. Central neural regulation of brown adipose tissue thermogenesis and energy expenditure. Cell Metabolism, 2014, 19: 741-756.

87. MOSS R L, DUDLEY C A. Molecular aspects of the interaction between estrogen and the membrane excitability of hypothalamic nerve cells. Progress in Brain Research, 1984, 61: 3-22.

88. MUSATOV S, CHEN W, PFAFF D W, et al. Silencing of estrogen receptor alpha in the ventromedial nucleus of hypothalamus leads to metabolic syndrome. Proceedings of the National Academy of Sciences of the United States of America, 2007, 104: 2501-2506.

89. MYSTKOWSKI P, SEELEY R J, HAHN T M, et al. Hypothalamic melaninconcentrating hormone and estrogen-induced weight loss. The Journal of Neuroscience, 2000, 20: 8637-8642.

90. NEDERGAARD J, CANNON B. The browning of white adipose tissue: Some burning issues. Cell Metabolism, 2014, 20: 396-407.

91. NEDERGAARD J, BENGTSSON T, CANNON B. Unexpected evidence for active brown adipose tissue in adult humans. American Journal of Physiology Endocrinology and Metabolism, 2007, 293: E444-E452.

92. NICHOLLS D G, LOCKE R M. Thermogenic mechanisms in brown fat. Physiological Reviews, 1984, 64: 1-64.

93. OHLSSON C, HELLBERG N, PARINI P, et al. Obesity and disturbed lipoprotein profile in estrogen receptor-alpha-deficient male mice. Biochemical and Biophysical Research Communications, 2000, 278: 640-645.

94. ORTEGA-MOLINA A, EFEYAN A, LOPEZ-GUADAMILLAS E, et al. Pten positively regulates brown adipose function, energy expenditure, and longevity. Cell Metabolism, 2012, 15: 382-394.

95. ORTEGA-MOLINA A, LOPEZ-GUADAMILLAS E, MATTISON J A, et al. Pharmacological inhibition of PI3K reduces adiposity and metabolic syndrome in obese mice and rhesus monkeys. Cell Metabolism, 2015, 21: 558-570.

96. OSTERLUND M, KUIPER G G, GUSTAFSSON J A, et al. Differential distribution and regulation of estrogen receptor-alpha and -beta mRNA within the female rat brain. Brain Research Molecular Brain Research, 1998, 54: 175-180.

97. PALMER B F, CLEGG D J. The sexual dimorphism of obesity. Molecular and Cellular Endocrinology, 2015, 402: 113-119.

98. PELLETIER G, LI S, LUU-THE V, et al. Oestrogenic regulation of pro-opiomelanocortin, neuropeptide Y and

corticotrophin-releasing hormone mRNAs in mouse hypothalamus. Journal of Neuroendocrinology, 2007, 19: 426-431.

99. PERKINS M N, ROTHWELL N J, STOCK M J, et al. Activation of brown adipose tissue thermogenesis by the ventromedial hypothalamus. Nature, 1981, 289: 401-402.

100. PFAFF D W, MCEWEN B S. Actions of estrogens and progestins on nerve cells. Science, 1983, 219: 808-814.

101. PFAFF D W, VASUDEVAN N, KIA H K, et al. Estrogens, brain and behavior: Studies in fundamental neurobiology and observations related to women'S health. The Journal of Steroid Biochemistry and Molecular Biology, 2000, 74: 365-373.

102. QIAO L, YOO H, BOSCO C, et al. Adiponectin reduces thermogenesis by inhibiting brown adipose tissue activation in mice. Diabetologia, 2014, 57: 1027-1036.

103. RIBEIRO M O, LEBRUN F L, CHRISTOFFOLETE M A, et al. Evidence of UCP1-independent regulation of norepinephrine-induced thermogenesis in brown fat. American Journal of Physiology Endocrinology and Metabolism, 2000, 279: E314-E322.

104. RIBEIRO M O, BIANCO S D, KANESHIGE M, et al. Expression of uncoupling protein 1 in mouse brown adipose tissue is thyroid hormone receptor-beta isoform specific and required for adaptive thermogenesis. Endocrinology, 2010, 151: 432-440.

105. RICHARD D. Effects of ovarian hormones on energy balance and brown adipose tissue thermogenesis. The American Journal of Physiology, 1986, 250: R245-R249.

106. RICHARD D, MONGE-ROFFARELLO B, CHECHI K, et al. Control and physiological determinants of sympathetically mediated brown adipose tissue thermogenesis. Frontiers in Endocrinology (Lausanne), 2012, 3: 36.

107. RODRIGUEZ A M, MONJO M, ROCA P, et al. Opposite actions of testosterone and progesterone on UCP1 mRNA expression in cultured brown adipocytes. Cellular and Molecular Life Sciences, 2002, 59: 1714-1723.

108. RODRIGUEZ-CUENCA S, MONJO M, GIANOTTI M, et al. Expression of mitochondrial biogenesis-signaling factors in brown adipocytes is influenced specifically by 17beta-estradiol, testosterone, and progesterone. American Journal of Physiology Endocrinology and Metabolism, 2007, 292: E340-E346.

109. RODRIGUEZ-CUENCA S, MONJO M, FRONTERA M, et al. Sex steroid receptor expression profile in brown adipose tissue. Effects of hormonal status. Cellular Physiology and Biochemistry, 2007, 20: 877-886.

110. ROESCH D M. Effects of selective estrogen receptor agonists on food intake and body weight gain in rats. Physiology & Behavior, 2006, 87: 39-44.

111. ROGERS N H, PERFIELD J W, STRISSEL K J, et al. Reduced energy expenditure and increased inflammation are early events in the development of ovariectomy-induced obesity. Endocrinology, 2009, 150: 2161-2168.

112. ROGERS N H, WITCZAK C A, HIRSHMAN M F, et al. Estradiol stimulates Akt, AMP-activated protein kinase (AMPK) and TBC1D1/4, but not glucose uptake in rat soleus. Biochemical and Biophysical Research Communications, 2009, 4: 646-650.

113. SANTOLLO J, WILEY M D, ECKEL L A. Acute activation of ER alpha decreases food intake, meal size, and body weight in ovariectomized rats. American Journal of Physiology Regulatory, Integrative and Comparative Physiology, 2007, 293: R2194-R2201.

114. SCHNEEBERGER M, CLARET M. Recent insights into the role of hypothalamic AMPK signaling cascade upon metabolic control. Frontiers in Neuroscience, 2012, 6: 185.

115. SCHNEEBERGER M, GOMIS R, CLARET M. Hypothalamic and brainstem neuronal circuits controlling homeostatic energy balance. The Journal of Endocrinology, 2014, 220: T25-T46.

116. SCHNEIDER J E, PALMER L A, WADE G N. Effects of estrous cycles and ovarian steroids on body weight and energy expenditure in Syrian hamsters. Physiology & Behavior, 1986, 38: 119-126.

117. SCOTT, R, TAN T, BLOOM S. Gut hormones and obesity: Physiology and therapies. Vitamins and Hormones, 2013, 91: 143-194.

118. SCOTT M M, XU Y, ELIAS C F, et al. Central regulation of food intake, body weight, energy expenditure, and glucose homeostasis. Frontiers in Neuroscience, 2014, 8: 384.

119. SEOANE-COLLAZO P, MARTINEZ DE MORENTIN P B, FERNO J, et al. Nicotine improves obesity and hepatic

性
与
糖
尿
病

steatosis and ER stress in diet-induced obese male rats. Endocrinology，2014，155：1679-1689.

120. SHIMIZU H，ARIMA H，WATANABE M，et al. Glucocorticoids increase neuropeptide Y and agouti-related peptide gene expression via AMP-activated protein kinase signaling in the arcuate nucleus of rats. Endocrinology，2008，149：4544-4553.

121. SILVA J E. Thermogenic mechanisms and their hormonal regulation. Physiological Reviews，2006，86：435-464.

122. SIMERLY R B，CHANG C，MURAMATSU M，et al. Distribution of androgen and estrogen receptor mRNA-containing cells in the rat brain：An in situ hybridization study. The Journal of Comparative Neurology，1990，294：76-95.

123. SIMONIAN S X，HERBISON A E. Differential expression of estrogen receptor alpha and beta immunoreactivity by oxytocin neurons of rat paraventricular nucleus. Journal of Neuroendocrinology，1997，9：803-806.

124. SOHN J W，ELMQUIST J K，WILLIAMS K W. Neuronal circuits that regulate feeding behavior and metabolism. Trends in Neurosciences，2013，36：504-512.

125. SOUMANO K，DESBIENS S，RABELO R，et al. Glucocorticoids inhibit the transcriptional response of the uncoupling protein-1 gene to adrenergic stimulation in a brown adipose cell line. Molecular and Cellular Endocrinology，2000，165：7-15.

126. STORLIEN L H，JAMES D E，BURLEIGH K M，et al. Fat feeding causes widespread in vivo insulin resistance，decreased energy expenditure，and obesity in rats. The American Journal of Physiology，1986，251：E576-E583.

127. STUBBINS R E，HOLCOMB V B，HONG J，et al. Estrogen modulates abdominal adiposity and protects female mice from obesity and impaired glucose tolerance. European Journal of Nutrition，2012，51：861-870.

128. SUAREZ-ZAMORANO N，FABBIANO S，CHEVALIER C，et al. Microbiota depletion promotes browning of white adipose tissue and reduces obesity. Nature Medicine，2015，21：1497-1501.

129. TANIDA M，YAMAMOTO N，SHIBAMOTO T，et al. Involvement of hypothalamic AMP-activated protein kinase in leptin-induced sympathetic nerve activation. PLoS One，2013，8：e56660.

130. TIANO J P，MAUVAIS-JARVIS F. Importance of oestrogen receptors to preserve functional beta-cell mass in diabetes. Nature Reviews Endocrinology，2012，8：342-351.

131. TRITOS N A，SEGAL-LIEBERMAN G，VEZERIDIS P S，et al. Estradiol-induced anorexia is independent of leptin and melanin-concentrating hormone. Obesity Research，2004，12：716-724.

132. TSCHOP M H，FINAN B，CLEMMENSEN C，et al. Unimolecular polypharmacy for treatment of diabetes and obesity. Cell Metabolism，2016，24：51-62.

133. VAN DEN BEUKEL J C，GREFHORST A，HOOGDUIJN M J，et al. Women have more potential to induce browning of perirenal adipose tissue than men. Obesity（Silver Spring），2015，23：1671-1679.

134. VELICKOVIC K，CVORO A，SRDIC B，et al. Expression and subcellular localization of estrogen receptors alpha and beta in human fetal brown adipose tissue. The Journal of Clinical Endocrinology and Metabolism，2014，99：151-159.

135. VIENGCHAREUN S，PENFORNIS P，ZENNARO M C，et al. Mineralocorticoid and glucocorticoid receptors inhibit UCP expression and function in brown adipocytes. American Journal of Physiology Endocrinology and Metabolism，2001，280：E640-E649.

136. VIRTANEN K A，LIDELL M E，ORAVA J，et al. Functional brown adipose tissue in healthy adults. The New England Journal of Medicine，2009，360：1518-1525.

137. VOISIN D L，SIMONIAN S X，HERBISON A E. Identification of estrogen receptor-containing neurons projecting to the rat supraoptic nucleus. Neuroscience，1997，78：215-228.

138. VON B C，WIEDENMANN A，DIMROTH P. Essentials for ATP synthesis by F1F0 ATP synthases. Annual Review of Biochemistry，2009，78：649-672.

139. WADE G N，GRAY J M. Cytoplasmic 17 beta-[3H]estradiol binding in rat adipose tissues. Endocrinology，1978，103：1695-1701.

140. WHITTLE A J，LOPEZ M，VIDAL-PUIG A. Using brown adipose tissue to treat obesity - the central issue. Trends in Molecular Medicine，2011，17：405-411.

141. WHITTLE A J，CAROBBIO S，MARTINS L，et al. BMP8B increases brown adipose tissue thermogenesis through both central and peripheral actions. Cell，2012，149：871-885.

142. WREN B G. The benefits of oestrogen following menopause：Why hormone replacement therapy should be offered to

postmenopausal women. The Medical Journal of Australia，2009，190：321-325.

143. WU J，BOSTROM P，SPARKS L M，et al. Beige adipocytes are a distinct type of thermogenic fat cell in mouse and human. Cell，2012，150：366-376.

144. XU Y，NEDUNGADI T P，ZHU L，et al. Distinct hypothalamic neurons mediate estrogenic effects on energy homeostasis and reproduction. Cell Metabolism，2011，14：453-465.

145. YEPURU M，ESWARAKA J，KEARBEY J D，et al. Estrogen receptor-β -selective ligands alleviate high-fat diet- and ovariectomy-induced obesity in mice. The Journal of Biological Chemistry，2010，285：31292-31303.

146. YONEZAWA R，WADA T，MATSUMOTO N，et al. Central versus peripheral impact of estradiol on the impaired glucose metabolism in ovariectomized mice on a high-fat diet. American Journal of Physiology Endocrinology and Metabolism，2012，303：E445-E456.

147. YOSHIDA T，NISHIOKA H，YOSHIOKA K，et al. Reduced norepinephrine turnover in interscapular brown adipose tissue of obese rats after ovariectomy. Metabolism，1987，36：1-6.

148. YOSHIMATSU H，EGAWA M，BRAY G A. Sympathetic nerve activity after discrete ypothalamic injections of L-glutamate. Brain Research，1993，601：121-128.

149. ZENNARO M C，LE M D，VIENGCHAREUN S，et al. Hibernoma development in transgenic mice identifies brown adipose tissue as a novel target of aldosterone action. The Journal of Clinical Investigation，1998，101：1254-1260.

150. ZINGARETTI M C，CROSTA F，VITALI A，et al. The presence of UCP1 demonstrates that etabolically active adipose tissue in the neck of adult humans truly represents brown adipose tissue. The FASEB Journal，2009，23：3113-3120.

性与糖尿病

第六节 大脑雌激素和进食行为

 摘要

　　雌激素在抑制摄食和预防体重增加方面发挥至关重要的作用。大量研究专注于雌激素在摄食控制方面的生理作用。雌激素受体及其相关信号已成为肥胖新疗法的研究热点。本节的重点是脑内雌激素功能与其他食欲调节信号通路之间的相互作用，这些信号通路包括雌激素调控摄食所涉及的关键雌激素受体亚型和特定大脑区域，以及相关的细胞内分子信号。

引言

　　绝经后女性循环中显著下降的 17β- 雌二醇（E_2）与肥胖、2 型糖尿病和代谢综合征相关。补充 E_2 可能会降低这类风险，但对绝经后女性补充 E_2 仍有争议。E_2 可作用于多种类型的雌激素受体（ER）并与细胞内多种信号偶联，E_2 导致的减重获益通常伴随着心脏病、生殖内分泌毒性和乳腺癌的风险增加。因此，大量研究致力于明确特定的 ER 亚型、ER 特异性作用位点，以及雌激素导致减重效应的细胞内 ER 偶联信号。

　　ER 在整个大脑中均有表达，越来越多的证据表明，E_2 可通过与大脑中的 ER 结合发挥强大的抑制食物摄入作用。本节将重点讨论大脑雌激素在控制进食行为中的作用。将讨论 E_2 和其他食欲调节信号功能之间的相互作用，包括关键的 ER 亚型和介导 E_2 对摄食抑制作用的特定脑区，以及与之相关的细胞内信号。应该指出的是，ER 活性对能量消耗的调节也很重要，可参阅本书其他相关章节。

E_2 与其他食欲调控信号功能之间的相互作用

　　雌激素在预防体重增加中发挥重要作用。例如，雌性动物卵巢切除术（OVX）后内源性雌激素缺乏可导致体重增加和高脂血症，而补充 E_2 可抑制 OVX 雌性动物的摄食，预防肥胖及其相关表型。值得注意的是，已证实 OVX 雌性小鼠口服马结合雌激素可减轻体重，而摄食量却不受显著影响，然而，外源性 E_2 显著抑制 OVX 雌性动物进食的作用也很明确，提示不同剂型、不同剂量、不同应用途径的雌激素制剂可能通过不同机制调节能量平衡。在这里，将首先讨论 E_2 和一些其他激素 / 神经元信号功能之间的相互作用，这些信号也调节进食行为。

（1）瘦素（Leptin）

　　Leptin 是一种循环中的脂肪因子，在调节体重和身体成分方面起着关键作用。Leptin 通过影响摄食和能量消耗调节体重。Leptin 的生物学作用被认为主要是由瘦素长型受体（也称为 B 型 leptin receptor，LEPR-B）介导的。越来越多的证据表明，leptin 通过脑内的 LEPR-B 发挥拮抗肥胖作用。LEPR-B 分布于包括下丘脑的弓状核（arcuate nucleus，ARH）在内的多个脑区。有研究报道 LEPR-B 在 ARH 的表达与 ERα 表达有共同位点，E_2 可以调控 LEPR-B mRNA 在 ARH 的表达。这 2 个受体的共定位表明在调节能量稳态的过程中这些外周信号之间存在密切的相互作用。此外，较高水平的 E_2 与瘦素敏感性增加有关。特别是，与正常雌性大鼠相比，OVX 降低了对中枢瘦素的敏感性，而这一现象可通过 E_2 治疗恢复。此外，给予雄性大鼠外源性 E_2 会增加对中枢瘦素的敏感性。

（2）胆囊收缩素

胆囊收缩素（cholecystokinin，CCK）由小肠上段细胞合成和释放，作用于腹腔 CCK-A 受体，在消化过程中发挥多种作用，包括减慢胃排空和小肠蠕动等，主要通过激活膈下迷走传入神经元发挥其饱腹作用。E_2 可通过增加迷走神经 CCK-A 受体的敏感性增加 CCK 的效力，但并不增加 CCK 的分泌或 CCK-A 受体的数量。雌鼠发情期或 OVX 大鼠经 E_2 处理后，CCK-A 拮抗剂对摄食量抑制作用较大，而在发情间期对摄食的抑制作用相对减弱。通过检测进食后 c-Fos 的表达模式或注射 CCK，在雄性大鼠身上发现 CCK 会影响进餐量。E_2 处理OVX 雌性大鼠后，增加了进餐数和孤束核（NTS）、下丘脑室旁核（PVH）和中央杏仁核上 CCK 诱导的 c-Fos阳性细胞数量。这些数据表明，外源性 E_2 可能通过选择性增加控制进餐量的多个脑区神经元活动减少进餐量。目前尚不清楚 CCK 导致具有生理周期的动物在发情期间食量减少或饱腹增加的机制。

虽然有确凿的证据表明，E_2 增加了 CCK 对餐量的直接抑制作用，但这种相互作用并不能完全解释在性腺完好的动物发情期间或在 OVX 啮齿动物接受 E_2 治疗后食物摄入量减少。例如，在发情期，在性腺完好的雌鼠中观察到，在进食时阻断 CCK 的释放可阶段性减少（但没有阻断）进食量。因此，E_2 应该具有调节在进食时直接产生负反馈的其他刺激物的效力。

（3）胃饥饿素 / 生长激素释放肽（Ghrelin）

Ghrelin 在胃内产生，作用于生长激素促分泌素受体（growth hormone secretagogue receptor，GHSR）发挥刺激进食的作用。外源性 ghrelin 在雄性大鼠或 OVX 雌性大鼠体内的作用较正常雌性大鼠体内显著：第三脑室注射（intra-third ventricular，i3vt）或外周应用 ghrelin 确实可以增加雄性大鼠或 OVX 雌鼠的摄食，然而，正常雌鼠使用上述给药途径达到增加摄食的阈值均显著降低。当用 E_2 处理OVX雌性大鼠时，中等剂量的腹腔内（i.p.）或 i3vt 的 ghrelin 不再刺激进食。总之，这些数据表明 E_2 减弱了 ghrelin 对雌鼠的促食欲能力。最后，E_2 处理雄性大鼠同样降低了 i3vt ghrelin 对进食的刺激作用，这表明在两性中，都存在雌性激素对 ghrelin 的作用，这是一个潜在的治疗相关性。在制定以 ghrelin 为基础的饮食行为临床研究时，应注意性别差异和性腺激素状况的影响。

Ghrelin 刺激进食的作用在性腺完整雌性大鼠卵巢周期的不同阶段是不同的。在不考虑周期的情况下，使用 i3vt ghrelin 没有可靠的整体效果。然而，当考虑周期时，i3vt 生长素在第 1 和第 2 发情期增加进食，而在发情期前或发情期不增加进食。此外，在 E_2 处理的 OVX 雌性大鼠中，ghrelin 增加了未受影响大鼠在模拟发情间期的食物摄取量，而未增加在模拟发情前期或发情期的食物摄取量。因此，类似的女性排卵期进食减少可能是由于雌激素的变化影响了 ghrelin 对进食的刺激作用。为了评估 ghrelin 信号在 OVX 诱导的食欲和肥胖中的重要性，研究中切除了缺乏 GHSR 的 Ghsr$^{-/-}$ 小鼠的卵巢。OVX 小鼠术前与野生型小鼠在体重和摄食方面相似，术后未见食物摄入增加或体重增加。这说明 E_2 对雌性小鼠内源性 ghrelin 信号有抑制作用，而这种抑制作用的解除对于 OVX 小鼠增加摄食和体重是必要的。这一机制可能解释之前报道的其他性别 Ghsr$^{-/-}$ 小鼠在饮食和体重调节中的差异。例如，雌性 Ghsr$^{-/-}$ 小鼠在摄入高脂饮食时，其体重和脂肪积聚较少。此外，在雌性 Ghsr$^{-/-}$ 和野生型小鼠之间观察到的脂肪差异比雄性小鼠更明显。Ghrelin 信号似乎是雌激素控制饮食和体重调节的必要组成部分。

（4）中枢皮质素系统

中枢黑皮质素系统由产生内源性黑皮质素的神经元和表达黑皮质素受体的下游神经元组成。黑素皮质素神经元包括表达阿黑皮素原（POMC）的神经元，以及表达神经肽 Y（NPY）和刺鼠相关肽（AgRP）的神经元，均位于弓状核（ARH）。POMC 神经元合成和分泌抑制食欲的肽类 α 促黑素细胞刺激素（α-melanocyte-stimulating hormone，α-MSH），激活黑皮质素受体，NPY/AgRP 神经元释放促进食欲的肽类 NPY 和 AgRP。

值得注意的是，AgRP 是黑皮质素受体的内源性拮抗剂。长期以来，POMC 和 NPY/AgRP 被认为是能量稳态的主要调节因子。ARH POMC 神经元对于预防肥胖是必不可少的，因为这些神经元的消融会导致暴饮暴食和肥胖。多种激素和神经信号调节 POMC 神经冲动调节体重平衡。例如，瘦素刺激 POMC 神经冲动来预防肥胖。类似地，大脑神经递质血清素通过血清素 2C 受体（serotonin 2C receptor，5-HT2CR）刺激 POMC 神经冲动抑制进食，防止肥胖。有选择地刺激 ARH POMC 神经元可以减少食物摄入和降低体重。总之，这些发现很好地证明了 POMC 神经活动是能量稳态的一个关键生理调节因子。

除了 POMC 神经活动外，POMC 基因本身的表达对体重控制也具有重要的生理意义。POMC 基因产物，包括 α-MSH，可作用于大脑黑皮质素 3 和 4 受体，抑制食物摄取和体重增加。最近的证据表明，某些刺激（如大麻素）可以特异性增加 β- 内啡肽（另一个 POMC 基因产物）的产生以增加进食。然而，在 POMC 基因缺陷的小鼠中还是观察到了大规模的肥胖。一直以来，POMC 基因功能缺失突变的人会患上肥胖症。因此，POMC 基因表达是 POMC 神经元在能量平衡环境下的另一个基本功能。

POMC 水平对雌激素信号有反应。POMC mRNA 水平在发情周期内波动，在发情前期变化最为剧烈。POMC 神经元表达 ERα，OVX 降低了 POMC mRNA，而 E_2 治疗可逆转这一现象。$ERα$ 基因敲除小鼠的 POMC 水平也较低。Horvath 团队利用了电子显微镜观察，他们报道，ARH POMC 神经元兴奋性突触输入的数量随雌鼠进入 E_2 水平较高的发情前期而增加。此外，中枢 E_2 给药可迅速增加 POMC 神经元上的兴奋性突触，这种效应也反映在 POMC-GFP 神经元记录到的兴奋性突触后电流增加上。POMC 神经元的这些突触重新排列与 E_2 对食物摄取、能量消耗和体重的影响紧密相关。E_2 部分通过 PI3k 介导的机制激活雌性动物的 POMC 神经元。这些研究表明 E_2 直接作用于 POMC 神经元调节细胞活性。

（5）神经肽 Y（NPY）

神经肽 Y（NPY）是一种内源性神经肽，由 ARH AgRP 神经元共同表达。与 AgRP 类似，NPY 的中枢给药增加了食物摄入。然而，无论是单剪切 AgRP 或 NPY，还是 AgRP 和 NPY 双剪切，都不会导致小鼠的食物摄入和体重异常。有观点认为，胚胎期基因突变动物的表型缺乏可能是由于早期发育过程中存在的遗传补偿所致。为了解决这一问题并建立 NPY/AgRP 神经元在体重控制中的作用，多个团队使用不同的遗传小鼠模型，实现了 NPY/AgRP 神经元在成年期的选择性消融。例如，Palmiter 和他的同事使用了一种仅在 AgRP 表达细胞中表达白喉毒素受体（diphtheria toxin receptor，DTR）的小鼠模型。向这些小鼠注射白喉毒素可导致 NPY/AgRP 神经元的选择性消融。他们发现成年期 NPY/AgRP 神经元的消融会导致食物摄入量和体重的快速下降。同样，Barsh 和他的同事将 AgRP-Cre 转基因小鼠与 loxP 侧的线粒体转录因子 a（Tfam）等位基因杂交，选择性地从 AgRP 细胞中删除 Tfam，这导致随着动物的生长这一种群逐渐消失。这些 NPY/AgRP 消融的小鼠表现出适度的瘦型。最后，神经毒性的 ataxin-3 靶向表达于表达 AgRP 的神经元，导致 NPY/AgRP 神经元的丢失，食物摄入量和体重下降。3 种不同模型 NPY/AgRP 神经元基因消融的结果均支持这些神经元在促进摄食和体重增加方面的生理作用。最近的研究进一步支持了这一观点，这些研究使用遗传工具选择性地控制 NPY/AgRP 神经元的电生理特性。例如，Aponte 和他的同事们建立了仅在 NPY/AgRP 神经元中表达光激活阳离子通道的小鼠，即视紫红质通道 2（channel elrhodopsin-2，ChR2）。在这些小鼠中，光刺激可诱导 NPY/AgRP 神经元的快速激活，从而增加摄食。类似地，Krashes 和他的同事们使用了设计药物专门激活的设计受体（designer receptors exclusively activated by designer drugs，DREADD）在小鼠中快速去极化或超极化 NPY/AgRP 神经元。NPY/AgRP 神经元的去极化促进进食，而这些神经元的超极化则抑制进食。总的来说，这些 NPY/AgRP 小鼠基因模型在成年期的消融或刺激 / 抑制证明了 NPY/AgRP 神经元在控制能量稳态方面的生理作用。

在体外下丘脑神经细胞株 N-38 中，E_2 以双向方式影响 NPY 的表达，这与 ERα 与 ERβ 的比值变化相关。

当 ERα 与 ERβ 的比值高时，NPY 转录受抑制；相反，当比值较低时，NPY 转录受到刺激。此外，最近的一项研究表明，NPY/AgRP 神经元参与介导雌激素的厌食作用。在该研究中，Xu 和同事发现，NPY 和 AgRP 的下丘脑表达在整个发情周期中受到严格的调控，在发情期间，野生型小鼠的 NPY 和 AgRP 表达水平最低，这与其血浆雌激素的峰值和摄食低谷相一致。他们进一步表明，中枢 E_2 给药抑制禁食诱导的 c-Fos 在 NPY/AgRP 神经元中的激活并抑制再喂养反应。重要的是，在 NPY/AgRP 神经元退化的小鼠中，食物摄入的周期性变化和 E_2 引起的厌食症被减弱了。该研究表明，共表达 NPY 和 AgRP 的神经元是在整个发情周期中摄食周期变化的功能需要，而 NPY/AgRP 神经元是 E_2 厌食症发生的重要调节因子。令人惊讶的是，这些研究者也发现 ERα 完全排除在老鼠的下丘脑 NPY/AgRP 神经元之外，这表明 E_2 可能间接调节这些神经元通过突触前神经元表达 ERα。然而，这些作用于 NPY/AgRP 神经元的 ERα 表达神经元仍有待发现。

（6）血清素

E_2 通过选择性影响神经控制餐量减少食物摄入，这可能需要 5- 羟色胺能系统。大脑 5- 羟色胺（5-HT）主要由中脑中缝背核（DRN）神经元合成，向中脑其他区域和下丘脑投射。饥饿会减少 DRN 释放的 5-HT，而进食会迅速增加。提示动态 5-HT 生物利用度可能参与了摄食行为的调控。事实上，d- 芬氟拉明（d-fenfluramine，d-Fen）是一种增加 5- 羟色胺含量的药物，在啮齿动物和人类身上表现出很强的抑制食欲作用。相反，抑制中枢 5-HT 信号的治疗会引起食欲亢进和体重增加。

据报道，E_2 可增加 OVX 雌性大鼠背核和中缝核中血清素转运蛋白（serotonin transporter，5-HTT）的表达，使 E_2 调节 5-HT 系统。的确，E_2 增强了 5- 羟色胺能神经传递增加引起的厌食。这种 E_2/5-HT 的相互作用也可能具有临床意义，因为大脑 5-HT 再摄取功能障碍与神经性厌食症有关，神经性厌食症是一种主要影响女性的进食障碍。

🔲 多个大脑 ERα 种群调节摄食行为

雌激素对摄食行为的影响被认为主要是由 ERα 这种"经典"的雌激素受体介导的。存在 ERα（*Esr1*）基因突变的人或老鼠会肥胖。此外，老鼠 ERα 的缺失阻断了 E_2 治疗导致的食欲减退。早期的研究表明，将 E_2 微量注射到大脑的不同区域会改变动物的进食行为，表明大脑内表达的 ERα 对调节摄食十分重要。这一观点进一步得到了各种遗传小鼠模型观察结果的支持。例如，将小鼠携带的 loxP-flanked ERα 等位基因（$ERα^{lox/lox}$）转移到 *nestin-Cre* 转基因小鼠制造仅在脑内存在 ERα 缺乏的小鼠。证明了雌性突变小鼠会出现肥胖，特征是体重和体脂增加。这些小鼠的肥胖与摄食过量、能量消耗减少和体力活动减少有关，这些都可能导致肥胖的发生。值得注意的是，雌性老鼠大脑中缺乏 ERα 表现为循环中 E_2 升高，可能是由于雌激素的负反馈调节功能受损。鉴于这些小鼠循环中的 E_2 较高，但仍发展为肥胖表型，因此观察结果进一步认为，与外周 ERα 相比，大脑 ERα 在调节能量平衡中扮演主要角色。

ERα 在多个脑区表达并参与调节摄食行为。包括 ARH、NTS、DRN 和内侧视前区（medial preoptic area，MPOA）。因此，一个重要的问题是大脑中哪一种 ERα 是调节食物摄入量的关键。多个团队通过遗传学方法剖析了不同脑区 ERα 体重控制的生理作用。

（1）POMC 神经元的 ERα

ARC 内 20% ～ 30% 的 POMC 神经元共表达 ERα。Gao 等利用电子显微镜研究发现，E_2 可增加 ARH 内 POMC 神经元的兴奋性突触输入，这与 ARH 内 POMC 神经元的兴奋性突触后电流增加相关。类似地，Malyala 等人报道，E_2 通过从 G 蛋白门控内部整流 K^+ 通道快速解偶联 GABAB 受体刺激 POMC 神经元。笔者报道了一

性与糖尿病

个选择性 ERα 受体激动剂，丙基吡唑三醇（PPT）可使 ERα 阳性 POMC 神经元快速去极化。进一步发现仅有 POMC 神经元缺乏 ERα 的雌鼠表现为食欲过盛和适度体重增加。此外，E_2 导致的食欲减退效应在仅有 POMC 神经元缺乏 ERα 的突变小鼠体内被阻断。这些观察结果表明，POMC 神经元的 ERα 有调节 E_2 抑制摄食的效应。

（2）NTS 内的 ERα

ERα 也存在于脑干，包括 NTS。此类 ERα 的作用尚未明确。Geary 和他的同事们发现，在野生型雌鼠中 E_2 处理可抑制摄食，增强 CCK 诱导的饱腹感，并伴随着 NTS 神经元活性的增加。有趣的是，这些反应在缺乏 ERα 的雌鼠体内消失。进一步表明，在 NTS 中直接给予 E_2 可增强 CCK 诱导饱腹感的信号。总的来说，这些发现支持在 NTS 等脑干核团内的 ERα 可能是 E_2 介导厌食作用的另一个重要生理位点。

（3）DRN 内的 ERα

ERα 在 DRN 中大量表达。笔者进一步发现，大多数 ERα 阳性的 DRN 神经元为 5-HT 神经元。与早期的结果一致，E_2 增加了 DRN 中的神经活动（通过 c-Fos 免疫反应性证实）。还发现 PPT 通过 ERα 依赖机制激活标记的 DRN 5-HT 神经元。Santollo 等人报道称，将 E_2 微注射到 DRN 中会减少雌鼠的食物摄入量。为了进一步检查 DRN 5-HT 神经元 ERα 的功能，使用 ERα$^{lox/lox}$ 小鼠和 TPH2-CreERT2 小鼠建立仅在 5-HT 神经元缺乏 ERα 的模型。虽然未发现突变雌鼠基础食物摄入量和体重的差异，但这些老鼠却有对 E_2 抑制暴饮暴食的作用有抵抗，进食的驱动因素不是饥饿而是奖赏或享乐因素。这些结果表明，表达 ERα 的 DRN 5-HT 神经元的主要功能是抑制享乐进食，而在饥饿诱导进食中的作用较小。

当然，其他脑区 ERα 的生理功能还没有完全明晰。例如，Santollo 等人报道了将 E_2 微注射到 MPOA 中可以减少雌性大鼠的食物摄入量。此外，早期的研究表明在没有任何外部雌激素刺激迹象的情况下，将 E_2 植入下丘脑室旁核（PVH）可以降低 OVX 雌性大鼠的食物摄入量和体重。此外，皮下 E_2 的厌食作用在 PVH 病变的大鼠中被减弱。然而，随后的研究未能在 PVH 植入的大鼠中重现这些表型。此外，需要指出 PVH 表达低水平的 ERα 但高水平的 ERβ。总之，虽然女性大脑中的一些结构（如 ARH、NTS 和 DRN）是 E_2 介导厌食的关键，大脑其他区域的功能（如 MPOA 和 PVH）和潜在的机制需要进一步在遗传模型中验证（图 2-9）。

（4）雄性大脑中的 ERα

很明显，ERα 可以预防男性肥胖。例如，*ERα* 基因缺乏导致雄性老鼠和男性肥胖。此外，给予 E_2 或其类似物可以减轻雄性小鼠的体重。睾酮可以通过芳香化酶转化为 E_2，敲除芳香化酶的雄鼠和雌鼠都出现肥胖。值得注意的是，大量的芳香化酶在大脑的少数区域表达，这使雄性脑区的 ERα 在循环中缺乏雌激素的情况下充分暴露于高水平的 E_2 下。与这个概念相符，雄性老鼠大脑中缺乏 ERα 会导致肥胖，可认为大脑 ERα 也调节雄性的能量平衡。然而，缺失 ERα 的 POMC 神经元或 5-HT 神经元虽然使雌性产生喂养和（或）体重表型，但不影响雄性老鼠的食物摄入量。因此推测，雄性大脑中不同类型的 ERα 可能参与 E_2 抑制进食的行为，这仍有待确认（图 2-9）。

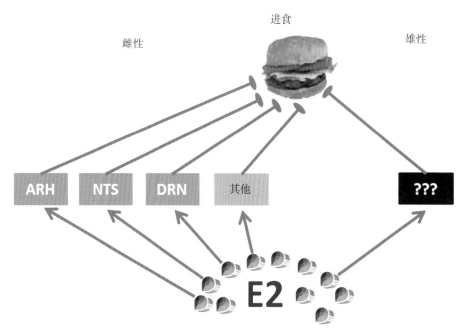

在雌性大脑中，ARH、NTS 和 DRN 是介导 E_2 诱导的厌食症识别区域；其他几个脑区仍有待进一步检验。在雄性大脑中，E_2 抑制食物摄入的确切作用位点仍有待确定。

图 2-9　在雌性和雄性动物中，调节 E_2 诱导的厌食症脑区

ERα 偶联的细胞内信号

除了不同位点 ERα 的作用外，另一个主要问题是细胞内信号调解 ERα 对摄食行为和体重平衡的影响。ERα 偶联的细胞内事件可以分为几种模式。首先，细胞内的子集 ERα 集中在细胞膜和细胞质，快速调节包括 PI3K/Akt 通路和 AMPK 途径的信号通路。据报道，E_2 能迅速刺激 ARH 上 POMC 神经元快速激活，而可以被 PI3K 抑制剂阻断。重要的是，ARH 中 POMC 神经元 PI3K 的遗传抑制减弱了 E_2 的抗肥胖作用，强调 PI3K 在调节 E_2 对食物摄入和体重平衡影响方面的重要作用。NERKI 敲入小鼠模型的观察结果支持这一观点，在该模型中 *E207A/G208A* 突变被引入 DNA 结合域，从而破坏了 ERα 与染色体 ERE 基序的结合。这些小鼠因 *ERα* 敲除而产生的包括体重、血糖稳态、能量消耗、身体活动等代谢表型恢复到接近正常水平，这表明 ERE 依赖的 ERα 功能不是保持体重所需的。

然而，值得注意的是，Pedram 等人构建了转基因 MOER 小鼠模型，ERα 蛋白全长被受体的 E 域取代，它只存在于细胞膜并保留快速启动信号（如 PI3K）的能力。重要的是，MOER 小鼠的细胞质或细胞核中没有 ERα 活性。有趣的是，MOER 小鼠显示出类似 *ERα* 基因敲除小鼠的肥胖表型。这些发现表明，由细胞膜 ERα 启动的快速信号不足以介导 E_2 的抗肥胖作用。此外，Handgraaf 等人最近报道，缺乏激活功能 motif-2（activation function motif-2，AF-2）的小鼠会出现肥胖和糖尿病。ERα 的转录活性需要 AF-2 域，这些结果强调了 ERα 转录活动在调节能量平衡中的重要性。

因此，当前发现表明雌激素预防体重增加的作用需要 ERα 启动的快速信号通路和 ERα 转录活动参与。需要进一步研究明确通过 ERα 功能调节摄食行为和体重平衡的细胞和分子机制。

性与糖尿病

➕ ERβ

与 ERα 相比，另一个经典的 ER——ERβ 在控制体重平衡方面受到的关注较少。Ohlsson 等人的早期研究报道，与野生型小鼠相比，缺乏 ERβ 小鼠（雄性和雌性）食物喂养后体重和脂肪量正常。此外，复合基因敲除的小鼠 ERα 和 ERβ 表现出与单纯缺乏 ERα 同样严重的肥胖。与此一致的是，Santollo 等人（2007）和 Roesch（2006）发现，ERβ 受体激动剂丙腈乳（diary propionitrile，DPN）不影响食物喂养 OVX 大鼠的食物摄入量和体重，而相似剂量的 PPT 可显著减少食物摄入量和降低体重。虽然这些早期研究表明 ERβ 在食物喂养动物体重控制中的作用微弱，但 Foryst-Ludwig 等人证明高脂饮食（HFD）喂食时，与野生型小鼠相比，ERβ 基因敲除小鼠会发展为肥胖。这种对饮食引起肥胖的敏感性增加与正常的食物摄入有关，但增加了能量消耗并减少了脂肪氧化。同样地，Yepuru 等人开发了新的选择性 ERβ 受体激动剂（β-LGND），并发现这些受体激动剂通过减弱能量消耗导致 HFD 诱导体重增加。因此，目前的数据表明，ERβ 在防止肥胖动物进食致胖饮食中发挥重要作用，而 ERβ 的功能在常规动物饲料喂养的动物中作用很小。当然，ERβ 介导的控制能量平衡还需要进一步研究。例如，ERβ 参与能量平衡的作用位点仍待确定，尽管 Foryst-Ludwig 等人和 Yepuru 等人都提出了 ERβ 在外周组织作用的证据。

➕ GPR30

GPR30（也称为 GPER）是一种与细胞膜结合的 G 蛋白偶联雌激素受体。体外研究证实 E_2 与 GPR30 结合。几个独立 *GPR30* 敲除小鼠系的体重表型存在争议。例如，Haas 等和 Sharma 等都观察到了由 Wang 等构建的雌雄 *GPR30* 基因敲除小鼠的肥胖表型，然而，Liu 等人报道在相同的 *GPR30* 敲除小鼠中体重没有差异。Otto 等人构建了一个独立的 *GPR30* 敲除系，在雌性突变体中没有发现肥胖表型。有趣的是，由 Martensson 等人构建的另一个 *GPR30* 敲除系，只有雌性小鼠的体重有所下降，而雄性小鼠则没有。最近，Davis 等人对 Wang 的 *GPR30* 基因敲除小鼠进行了仔细鉴定，并报道说，无论雄性还是雌性突变体都比野生型幼鼠体重更大，野生型幼鼠似乎依赖于非体力活动的能量消耗，而不是食物摄入。这些研究的差异可能是由于构建 *GPR30* 基因敲除等位基因的策略不同、小鼠遗传背景不同、设施环境不同等原因造成的。尽管如此，与 Wang 等的 *GPR30* 基因敲除线观察结果基本一致，提示 GPR30 可能在雌激素调节体重稳态中发挥作用。显然，GPR30 对能量平衡的影响需要进一步验证。

➕ 结论

在本节中，讨论了 E_2 抑制食物摄入的重要作用，以及 E_2 与其他内源性食欲调节信号之间的功能相互作用。总结了目前关于 ERα 在不同脑区调节摄食行为作用的证据。关于 ERα 偶联细胞内信号，ERα 快速信号（如 PI3K）和"经典"的转录活动似乎有助于 E_2 对食物摄入量和体重的调节，但这个复杂信号网络的总体情况还不清楚。过去其他 ER（ERβ 和 GRP30）对体重平衡的影响可能没有得到充分重视；幸运的是，对各种基因敲除模型的重新研究开始揭示这些受体以前未被认识的作用，这些都需要进一步的研究。

（翻译：张献博　审校：李朦朦）

211

1. ALEXANDER G M, ROGAN S C, ABBAS A I, et al. Remote control of neuronal activity in transgenic mice expressing evolved G protein-coupled receptors. Neuron, 2009, 63: 27-39.

2. ALINGH PRINS A, DE JONG-NAGELSMIT A, KEIJSER J, et al. Daily rhythms of feeding in the genetically obese and lean Zucker rats. Physiol Behav, 1986, 38: 423-426.

3. ALLENDE-VIGO M Z. Women and the metabolic syndrome: an overview of its peculiarities. Puerto Rico Health ences Journal, 2008, 27: 190-195.

4. APONTE Y, ATASOY D, STERNSON S M. AGRP neurons are sufficient to orchestrate feeding behavior rapidly and without training. Nat Neurosci, 2011, 14: 351-355.

5. ARNOLD M, MURA A, LANGHANS W, et al. Gut vagal afferents are not necessary for the eating-stimulatory effect of intraperitoneally injected ghrelin in the rat. J Neurosci, 2006, 26: 11052-11060.

6. ASARIAN L, GEARY N. Cyclic estradiol treatment phasically potentiates endogenous cholecystokinin's satiating action in ovariectomized rats. Peptides, 1999, 20: 445-450.

7. ASARIAN L, GEARY N. Estradiol enhances cholecystokinin-dependent lipid-induced satiation and activates estrogen receptor-alpha-expressing cells in the nucleus tractus solitarius of ovariectomized rats. Endocrinology, 2007, 148: 5656-5666.

8. BAILER U F, FRANK G K, HENRY S E, et al. Serotonin transporter binding after recovery from eating disorders. Psychopharmacology (Berl), 2007, 195: 315-324.

9. BALTHASAR N, COPPARI R, MCMINN J, et al. Leptin receptor signaling in POMC neurons is required for normal body weight homeostasis. Neuron, 2004, 42: 983-991.

10. BERGLUND E D, LIU C, SOHN J W, et al. Serotonin 2C receptors in pro-opiomelanocortin neurons regulate energy and glucose homeostasis. J Clin Invest, 2013, 123: 5061-5070.

11. BEWICK G A, GARDINER J V, DHILLO W S, et al. Post-embryonic ablation of AgRP neurons in mice leads to a lean, hypophagic phenotype. FASEB J, 2005, 19: 1680-1682.

12. BILLECI A M, PACIARONI M, CASO V, et al. Hormone replacement therapy and stroke. Curr Vasc Pharmacol, 2008, 6: 112-123.

13. BLAUSTEIN J D, WADE G N. Ovarian influences on the meal patterns of female rats. Physiol Behav, 1976, 17: 201-208.

14. BLUNDELL J E, LESHEM M B. Central action of anorexic agents: effects of amphetamine and fenfluramine in rats with lateral hypothalamic lesions. Eur J Pharmacol, 1974, 28: 81-88.

15. Brüning J C, Gautam D, Burks D J, et al. Role of Brain Insulin Receptor in Control of Body Weight and Reproduction. Science, 2000, 289 (5487): 2122-2125.

16. BUTERA P C, BEIKIRCH R J. Central implants of diluted estradiol: independent effects on ingestive and reproductive behaviors of ovariectomized rats. Brain Res, 1989, 491: 266-273.

17. BUTERA P C, WILLARD D M, RAYMOND S A. Effects of PVN lesions on the responsiveness of female rats to estradiol. Brain Res, 1992, 576: 304-310.

18. BUTERA P C, BRADWAY D M, CATALDO N J. Modulation of the satiety effect of cholecystokinin by estradiol. Physiol Behav, 1993, 53: 1235-1238.

19. CALLEWAERT F, VENKEN K, OPHOFF J, et al. Differential regulation of bone and body composition in male mice with combined inactivation of androgen and estrogen receptor-alpha. FASEB J, 2009, 23: 232-240.

20. CAO X, XU P, OYOLA M G, et al. Estrogens stimulate serotonin neurons to inhibit binge-like eating in mice. J Clin Invest, 2014, 124: 4351-4362.

21. CHALLIS B G, PRITCHARD L E, CREEMERS J W, et al. A missense mutation disrupting a dibasic prohormone processing site in pro-opiomelanocortin (POMC) increases susceptibility to early-onset obesity through a novel molecular mechanism. Hum Mol Genet, 2002, 11: 1997-2004.

性与糖尿病

22. CLEGG D J，BROWN L M，WOODS S C，et al. Gonadal hormones determine sensitivity to central leptin and insulin. Diabetes，2006，55：978-987.

23. CLEGG D J，BROWN L M，ZIGMAN J M，et al. Estradiol-dependent decrease in the orexigenic potency of ghrelin in female rats. Diabetes，2007，56：1051-1058.

24. CONE R D. The Central Melanocortin System and Energy Homeostasis. Trends Endocrinol Metab，1999，10：211-216.

25. CONE R D. Anatomy and regulation of the central melanocortin system. Nat Neurosci，2005，8：571-578.

26. CREEMERS J W，LEE Y S，OLIVER R L，et al. Mutations in the amino-terminal region of proopiomelanocortin（POMC）in patients with early-onset obesity impair POMC sorting to the regulated secretory pathway. J Clin Endocrinol Metab，2008，93：4494-4499.

27. DALMASSO C，AMIGONE J L，VIVAS L. Serotonergic system involvement in the inhibitory action of estrogen on induced sodium appetite in female rats. Physiol Behav，2011，104：398-407.

28. DAUNCEY M J. Activity-induced thermogenesis in lean and genetically obese（ob/ob）mice. Experientia，1986，42：547-549.

29. DAUNCEY M J，BROWN D. Role of activity-induced thermogenesis in twenty-four hour energy expenditure of lean and genetically obese（ob/ob）mice. Q J Exp Physiol，1987，72：549-559.

30. DAVIDSON T L，KANOSKI S E，TRACY A L，et al. The interoceptive cue properties of ghrelin generalize to cues produced by food deprivation. Peptides，2005，26：1602-1610.

31. DAVIS K E，CARSTENS E J，IRANI B G，et al. Sexually dimorphic role of G protein-coupled estrogen receptor（GPER）in modulating energy homeostasis. Horm Behav，2014，66：196-207.

32. DE FANTI B A，HAMILTON J S，HORWITZ B A. Meal-induced changes in extracellular 5-HT in medial hypothalamus of lean（Fa/Fa）and obese（fa/fa）Zucker rats. Brain Res，2001，902：164-170.

33. DE SOUZA F S，NASIF S，LÓPEZ-LEAL R，et al. The estrogen receptor α colocalizes with proopiomelanocortin in hypothalamic neurons and binds to a conserved motif present in the neuron-specific enhancer nPE2. Eur J Pharmacol，2011，660：181-187.

34. DIANO S，KALRA S P，SAKAMOTO H，et al. Leptin receptors in estrogen receptor-containing neurons of the female rat hypothalamus. Brain Res，1998，812：256-259.

35. DINARDO L A，TRAVERS J B. Distribution of fos-like immunoreactivity in the medullary reticular formation of the rat after gustatory elicited ingestion and rejection behaviors. J Neurosci，1997，17：3826-3839.

36. DREWETT R F. Sexual behaviour and sexual motivation in the female rat. Nature，1973，242：476-477.

37. ECKEL L A，GEARY N. Endogenous cholecystokinin's satiating action increases during estrus in female rats. Peptides，1999，20：451-456.

38. ECKEL L A，GEARY N. Estradiol treatment increases feeding-induced c-Fos expression in the brains of ovariectomized rats. Am J Physiol Regul Integr Comp Physiol，2001，281：R738-R746.

39. ECKEL L A，HOUPT T A，GEARY N. Estradiol treatment increases CCK-induced c-Fos expression in the brains of ovariectomized rats. Am J Physiol Regul Integr Comp Physiol，2002，283：R1378-R1385.

40. ELMQUIST J K，ELIAS C F，SAPER C B. From lesions to leptin：hypothalamic control of food intake and body weight. Neuron，1999，22：221-232.

41. FAROOQI I S，DROP S，CLEMENTS A，et al. Heterozygosity for a POMC-null mutation and increased obesity risk in humans. Diabetes，2006，55：2549-2553.

42. FENG Y，MANKA D，WAGNER K U，et al. Estrogen receptor-alpha expression in the mammary epithelium is required for ductal and alveolar morphogenesis in mice. Proc Natl Acad Sci USA，2007，104：14718-14723.

43. FERGUSON S M，ESKENAZI D，ISHIKAWA M，et al. Transient neuronal inhibition reveals opposing roles of indirect and direct pathways in sensitization. Nat Neurosci，2011，14：22-24.

44. FINAN B，YANG B，OTTAWAY N，et al. Targeted estrogen delivery reverses the metabolic syndrome. Nat Med，2012，18：1847-1856.

45. FOLTIN R W，MORAN T H. Food intake in baboons：effects of a long-acting cholecystokinin analog. Appetite，1989，

12: 145-152.

46. FORYST-LUDWIG A, CLEMENZ M, HOHMANN S, et al. Metabolic actions of estrogen receptor beta (ERbeta) are mediated by a negative cross-talk with PPARgamma. PLoS Genet, 2008, 4: e1000108.

47. GAO Q, MEZEI G, NIE Y, et al. Anorectic estrogen mimics leptin's effect on the rewiring of melanocortin cells and Stat3 signaling in obese animals. Nat Med, 2007, 13: 89-94.

48. GEARY N, SMITH G P, CORP E S. The increased satiating potency of CCK-8 by estradiol is not mediated by upregulation of NTS CCK receptors. Brain Res, 1996, 719: 179-186.

49. GEARY N, ASARIAN L, KORACH K S, et al. Deficits in E2-dependent control of feeding, weight gain, and cholecystokinin satiation in ER-alpha null mice. Endocrinology, 2001, 142: 4751-4757.

50. GEYER M A, PUERTO A, MENKES D B, et al. Behavioral studies following lesions of the mesolimbic and mesostriatal serotonergic pathways. Brain Res, 1976, 106: 257-269.

51. GHOSH M N, PARVATHY S. The effect of cyproheptadine on water and food intake and on body weight in the fasted adult and weanling rats. Br J Pharmacol, 1973, 48: 328-329.

52. GROPP E, SHANABROUGH M, BOROK E, et al. Agouti-related peptide-expressing neurons are mandatory for feeding. Nat Neurosci, 2005, 8: 1289-1291.

53. GRUMBACH M M, AUCHUS R J. Estrogen: consequences and implications of human mutations in synthesis and action. J Clin Endocrinol Metab, 1999, 84: 4677-4694.

54. HAAS E, BHATTACHARYA I, BRAILOIU E, et al. Regulatory role of G protein-coupled estrogen receptor for vascular function and obesity. Circ Res, 2009, 104: 288-291.

55. HALAAS J L, BOOZER C, BLAIR-WEST J, et al. Physiological response to long-term peripheral and central leptin infusion in lean and obese mice. Proc Natl Acad Sci USA, 1997, 94: 8878-8883.

56. HANDGRAAF S, RIANT E, FABRE A, et al. Prevention of obesity and insulin resistance by estrogens requires ERα activation function-2 (ERα AF-2), whereas ERα AF-1 is dispensable. Diabetes, 2013, 62: 4098-4108.

57. HEINE P A, TAYLOR J A, IWAMOTO G A, et al. Increased adipose tissue in male and female estrogen receptor-alpha knockout mice. Proc Natl Acad Sci USA, 2000, 97: 12729-12734.

58. HIROSAWA M, MINATA M, HARADA K H, et al. Ablation of estrogen receptor alpha (ERalpha) prevents upregulation of POMC by leptin and insulin. Biochem Biophys Res Commun, 2008, 371: 320-323.

59. HRUPKA B J, SMITH G P, GEARY N. Hypothalamic implants of dilute estradiol fail to reduce feeding in ovariectomized rats. Physiol Behav, 2002, 77: 233-241.

60. HUANG Y S, DOI R, CHOWDHURY P, et al. Effect of cholecystokinin on food intake at different stages of the estrous cycle in female rats. J Assoc Acad Minor Phys, 1993, 4: 56-58.

61. HUSZAR D, LYNCH C A, FAIRCHILD-HUNTRESS V, et al. Targeted disruption of the melanocortin-4 receptor results in obesity in mice. Cell, 1997, 88: 131-141.

62. JAKACKA M, ITO M, MARTINSON F, et al. An estrogen receptor (ER) alpha deoxyribonucleic acid-binding domain knock-in mutation provides evidence for nonclassical ER pathway signaling in vivo. Mol Endocrinol, 2002, 16: 2188-2201.

63. JONES M E, THORBURN A W, BRITT K L, et al. Aromatase-deficient (ArKO) mice have a phenotype of increased adiposity. Proc Natl Acad Sci USA, 2000, 97: 12735-12740.

64. KIM J H, MEYERS M S, KHUDER S S, et al. Tissue-selective estrogen complexes with bazedoxifene prevent metabolic dysfunction in female mice. Mol Metab, 2014, 3: 177-190.

65. KOCH M, VARELA L, KIM J G, et al. Hypothalamic POMC neurons promote cannabinoid-induced feeding. Nature, 2015, 519: 45-50.

66. KRASHES M J, KODA S, YE C, et al. Rapid, reversible activation of AgRP neurons drives feeding behavior in mice. J Clin Invest, 2011, 121: 1424-1428.

67. LECHIN F, VAN DER DIJS B, HERNÁNDEZ-ADRIÁN G. Dorsal raphe vs. median raphe serotonergic antagonism. Anatomical, physiological, behavioral, neuroendocrinological, neuropharmacological and clinical evidences: relevance for neuropharmacological therapy. Prog Neuropsychopharmacol Biol Psychiatry, 2006, 30: 565-585.

68. LEIBEL R L，CHUNG W K，CHUA SC J R. The molecular genetics of rodent single gene obesities. J Biol Chem，1997，272：31937-31940.

69. LI B H，ROWLAND N E. Cholecystokinin- and dexfenfluramine-induced anorexia compared using devazepide and c-fos expression in the rat brain. Regul Pept，1994，50：223-233.

70. LINDELL K，BENNETT P A，ITOH Y，et al. Leptin receptor 5'untranslated regions in the rat：relative abundance，genomic organization and relation to putative response elements. Mol Cell Endocrinol，2001，172：37-45.

71. LIU S，LE MAY C，WONG W P，et al. Importance of extranuclear estrogen receptor-alpha and membrane G protein-coupled estrogen receptor in pancreatic islet survival. Diabetes，2009，58：2292-2302.

72. MALYALA A，ZHANG C，BRYANT D N，et al. PI3K signaling effects in hypothalamic neurons mediated by estrogen. J Comp Neurol，2008，506：895-911.

73. MÅRTENSSON U E，SALEHI S A，WINDAHL S，et al. Deletion of the G protein-coupled receptor 30 impairs glucose tolerance，reduces bone growth，increases blood pressure，and eliminates estradiol-stimulated insulin release in female mice. Endocrinology，2009，150：687-698.

74. MAUVAIS-JARVIS F，MANSON J E，STEVENSON J C，et al. Menopausal Hormone Therapy and Type 2 Diabetes Prevention：Evidence，Mechanisms，and Clinical Implications. Endocr Rev，2017，38：173-188.

75. MCGUIRK J，GOODALL E，SILVERSTONE T，et al. Differential effects of d-fenfluramine，l-fenfluramine and d-amphetamine on the microstructure of human eating behaviour. Behav Pharmacol，1991，2：113-119.

76. MCLAUGHLIN C L，BAILE C A. Ontogeny of feeding behavior in the Zucker obese rat. Physiol Behav，1981，26：607-612.

77. MILLER M M，TOUSIGNANT P，YANG U，et al. Effects of age and long-term ovariectomy on the estrogen-receptor containing subpopulations of beta-endorphin-immunoreactive neurons in the arcuate nucleus of female C57BL/6J mice. Neuroendocrinology，1995，61：542-551.

78. MORTON G J，CUMMINGS D E，BASKIN D G，et al. Central nervous system control of food intake and body weight. Nature，2006，443：289-295.

79. NAKAZATO M，MURAKAMI N，DATE Y，et al. A role for ghrelin in the central regulation of feeding. Nature，2001，409：194-198.

80. OHLSSON C，HELLBERG N，PARINI P，et al. Obesity and disturbed lipoprotein profile in estrogen receptor-alpha-deficient male mice. Biochem Biophys Res Commun，2000，278：640-645.

81. OKURA T，KODA M，ANDO F，et al. Association of polymorphisms in the estrogen receptor alpha gene with body fat distribution. Int J Obes Relat Metab Disord，2003，27：1020-1027.

82. OLOFSSON L E，PIERCE A A，XU A W. Functional requirement of AgRP and NPY neurons in ovarian cycle-dependent regulation of food intake. Proc Natl Acad Sci USA，2009，106：15932-15937.

83. OSTERLUND M，KUIPER G G，GUSTAFSSON J A，et al. Differential distribution and regulation of estrogen receptor-alpha and -beta mRNA within the female rat brain. Brain Res Mol Brain Res，1998，54：175-180.

84. OTTO C，FUCHS I，KAUSELMANN G，et al. GPR30 does not mediate estrogenic responses in reproductive organs in mice. Biol Reprod，2009，80：34-41.

85. PAEZ X，MYERS R D. Insatiable feeding evoked in rats by recurrent perfusion of neuropeptide Y in the hypothalamus. Peptides，1991，12：609-616.

86. PALMER K，GRAY J M. Central vs. peripheral effects of estrogen on food intake and lipoprotein lipase activity in ovariectomized rats. Physiol Behav，1986，37：187-189.

87. PARK T H，CARR K D. Neuroanatomical patterns of fos-like immunoreactivity induced by a palatable meal and meal-paired environment in saline- and naltrexone-treated rats. Brain Res，1998，805：169-180.

88. PARK C J，ZHAO Z，GLIDEWELL-KENNEY C，et al. Genetic rescue of nonclassical ERα signaling normalizes energy balance in obese Erα-null mutant mice. J Clin Invest，2011，121：604-612.

89. PEDRAM A，RAZANDI M，KIM J K，et al. Developmental phenotype of a membrane only estrogen receptor alpha（MOER）mouse. J Biol Chem，2009，284：3488-3495.

90. PELLETIER G, LI S, LUU-THE V, et al. Oestrogenic regulation of pro-opiomelanocortin, neuropeptide Y and corticotrophin-releasing hormone mRNAs in mouse hypothalamus. J Neuroendocrinol, 2007, 19: 426-431.

91. PIERROZ D D, CATZEFLIS C, AEBI A C, et al Chronic administration of neuropeptide Y into the lateral ventricle inhibits both the pituitary-testicular axis and growth hormone and insulin-like growth factor I secretion in intact adult male rats. Endocrinology, 1996, 137: 3-12.

92. QIAN S, CHEN H, WEINGARTH D, et al. Neither agouti-related protein nor neuropeptide Y is critically required for the regulation of energy homeostasis in mice. Mol Cell Biol, 2002, 22: 5027-5035.

93. QIU J, BOSCH M A, TOBIAS S C, et al. Rapid signaling of estrogen in hypothalamic neurons involves a novel G-protein-coupled estrogen receptor that activates protein kinase C. J Neurosci, 2003, 23: 9529-9540.

94. RAYBOULD H E. Mechanisms of CCK signaling from gut to brain. Curr Opin Pharmacol, 2007, 7: 570-574.

95. RINAMAN L, HOFFMAN G E, DOHANICS J, et al. Cholecystokinin activates catecholaminergic neurons in the caudal medulla that innervate the paraventricular nucleus of the hypothalamus in rats. J Comp Neurol, 1995, 360: 246-256.

96. RINAMAN L, BAKER E A, HOFFMAN G E, et al. Medullary c-Fos activation in rats after ingestion of a satiating meal. Am J Physiol, 1998, 275: R262-R268.

97. RIVERA H M, OBERBECK D R, KWON B, et al. Estradiol increases Pet-1 and serotonin transporter mRNA in the midbrain raphe nuclei of ovariectomized rats. Brain Res, 2009, 1259: 51-58.

98. RIVERA H M, SANTOLLO J, NIKONOVA L V, et al. Estradiol increases the anorexia associated with increased 5-HT (2C) receptor activation in ovariectomized rats. Physiol Behav, 2012, 105: 188-194.

99. ROESCH D M. Effects of selective estrogen receptor agonists on food intake and body weight gain in rats. Physiol Behav, 2006, 87: 39-44.

100. ROGERS P J, BLUNDELL J E. Effect of anorexic drugs on food intake and the micro-structure of eating in human subjects. Psychopharmacology (Berl), 1979, 66: 159-165.

101. ROGERS N H, PERFIELD J W, STRISSEL K J, et al. Reduced energy expenditure and increased inflammation are early events in the development of ovariectomy-induced obesity. Endocrinology, 2009, 150: 2161-2168.

102. ROWLAND N E, CARLTON J. Neurobiology of an anorectic drug: fenfluramine. Prog Neurobiol, 1986, 27: 13-62.

103. ROWLAND N E, ROKADIA S, GREEN D J, et al. Relationship between anorexia and loss of serotonin uptake sites in brain of mice and rats receiving d-norfenfluramine or d-fenfluramine. Pharmacol Biochem Behav, 2004, 77: 541-546.

104. SAITO K, CAO X, HE Y, et al. Progress in the molecular understanding of central regulation of body weight by estrogens. Obesity (Silver Spring), 2015, 23: 919-926.

105. SAITO K, HE Y, YANG Y, et al. PI3K in the ventromedial hypothalamic nucleus mediates estrogenic actions on energy expenditure in female mice. Sci Rep, 2016, 6: 23459.

106. SALLER C F, STRICKER E M. Hyperphagia and increased growth in rats after intraventricular injection of 5, 7-dihydroxytryptamine. Science, 1976, 192: 385-387.

107. SANTOLLO J, WILEY M D, ECKEL L A. Acute activation of ER alpha decreases food intake, meal size, and body weight in ovariectomized rats. Am J Physiol Regul Integr Comp Physiol, 2007, 293: R2194-R2201.

108. SANTOLLO J, TORREGROSSA A M, ECKEL L A. Estradiol acts in the medial preoptic area, arcuate nucleus, and dorsal raphe nucleus to reduce food intake in ovariectomized rats. Horm Behav, 2011, 60: 86-93.

109. SCHLENKER E H, HANSEN S N. Sex-specific densities of estrogen receptors alpha and beta in the subnuclei of the nucleus tractus solitarius, hypoglossal nucleus and dorsal vagal motor nucleus weanling rats. Brain Res, 2006, 1123: 89-100.

110. SHARMA G, HU C, BRIGMAN J L, et al. GPER deficiency in male mice results in insulin resistance, dyslipidemia, and a proinflammatory state. Endocrinology, 2013, 154: 4136-4145.

111. SMITH E P, BOYD J, FRANK G R, et al. Estrogen resistance caused by a mutation in the estrogen-receptor gene in a man. N Engl J Med, 1994, 331: 1056-1061.

112. SOHN J W, XU Y, JONES J E, et al. Serotonin 2C receptor activates a distinct population of arcuate pro-opiomelanocortin neurons via TRPC channels. Neuron, 2011, 71: 488-497.

113. TARTAGLIA L A. The leptin receptor. J Biol Chem, 1997, 272: 6093-6096.

性与糖尿病

114. THAMMACHAROEN S, LUTZ T A, GEARY N, et al. Hindbrain administration of estradiol inhibits feeding and activates estrogen receptor-alpha-expressing cells in the nucleus tractus solitarius of ovariectomized rats. Endocrinology, 2008, 149: 1609-1617.

115. TRAYHURN P, THURLBY P L, JAMES W P. Thermogenic defect in pre-obese ob/ob mice. Nature, 1977, 266: 60-62.

116. TSCHÖP M, SMILEY D L, HEIMAN M L. Ghrelin induces adiposity in rodents. Nature, 2000, 407: 908-913.

117. VAISSE C, CLEMENT K, GUY-GRAND B, et al. A frameshift mutation in human MC4R is associated with a dominant form of obesity. Nat Genet, 1998, 20: 113-114.

118. WALLEN W J, BELANGER M P, WITTNICH C. Sex hormones and the selective estrogen receptor modulator tamoxifen modulate weekly body weights and food intakes in adolescent and adult rats. J Nutr, 2001, 131: 2351-2357.

119. WANG C, DEHGHANI B, MAGRISSO I J, et al. GPR30 contributes to estrogen-induced thymic atrophy. Mol Endocrinol, 2008, 22: 636-648.

120. WILLIAMS D L, SCHWARTZ M W. The melanocortin system as a central integrator of direct and indirect controls of food intake. Am J Physiol Regul Integr Comp Physiol, 2005, 289: R2-R3.

121. WISE P M, SCARBROUGH K, WEILAND N G, et al. Diurnal pattern of proopiomelanocortin gene expression in the arcuate nucleus of proestrous, ovariectomized, and steroid-treated rats: a possible role in cyclic luteinizing hormone secretion. Mol Endocrinol, 1990, 4: 886-892.

122. WREN A M, SEAL L J, COHEN M A, et al. Ghrelin enhances appetite and increases food intake in humans. J Clin Endocrinol Metab, 2001, 86: 5992.

123. WREN A M, SMALL C J, ABBOTT C R, et al. Ghrelin causes hyperphagia and obesity in rats. Diabetes, 2001, 50: 2540-2547.

124. WU M V, MANOLI D S, FRASER E J, et al. Estrogen masculinizes neural pathways and sex-specific behaviors. Cell, 2009, 139: 61-72.

125. XU A W, KAELIN C B, MORTON G J, et al. Effects of hypothalamic neurodegeneration on energy balance. PLoS Biol, 2005, 3: e415.

126. XU Y, NEDUNGADI T P, ZHU L, et al. Distinct hypothalamic neurons mediate estrogenic effects on energy homeostasis and reproduction. Cell Metab, 2011, 14: 453-465.

127. YASWEN L, DIEHL N, BRENNAN M B, et al. Obesity in the mouse model of pro-opiomelanocortin deficiency responds to peripheral melanocortin. Nat Med, 1999, 5: 1066-1070.

128. YEO G S, FAROOQI I S, AMINIAN S, et al. A frameshift mutation in MC4R associated with dominantly inherited human obesity. Nat Genet, 1998, 20: 111-112.

129. YEPURU M, ESWARAKA J, KEARBEY J D, et al. Estrogen receptor-β-selective ligands alleviate high-fat diet- and ovariectomy-induced obesity in mice. J Biol Chem, 2010, 285: 31292-31303.

130. ZHAN C, ZHOU J, FENG Q, et al. Acute and long-term suppression of feeding behavior by POMC neurons in the brainstem and hypothalamus, respectively. J Neurosci, 2013, 3 3: 3624-3632.

131. ZHU L, XU P, CAO X, et al. The ERα-PI3K Cascade in Proopiomelanocortin Progenitor Neurons Regulates Feeding and Glucose Balance in Female Mice. Endocrinology, 2015, 156: 4474-4491.

132. ZIGMAN J M, NAKANO Y, COPPARI R, et al. Mice lacking ghrelin receptors resist the development of diet-induced obesity. J Clin Invest, 2005, 115: 3564-3572.

第七节　性别差异及雌二醇在低血糖相关反调节中的作用

摘要

　　机体内神经细胞在发挥包括维持跨膜电压和信息传递过程在内的重要功能都需要消耗大量的能量。专为机体代谢供能的葡萄糖的不足可导致神经元功能障碍，增加其损伤的风险。机体内部的能量平衡调节网络由多个组成部分构成，包括后脑背侧迷走神经复合体，其可动态读取细胞能量代谢失衡信号，而下丘脑可利用这些信号形成反调节的自主神经、神经内分泌和行为调节变化，从而恢复葡萄糖稳定状态。非糖尿病患者很少发生临床低血糖，但不幸的是，在1型糖尿病或胰岛素治疗的晚期2型糖尿病患者中经常发生这种情况。严格的血糖控制，包括使用胰岛素、磺脲类或格列奈类药物治疗，可能会因反调节不良而引起频繁的医源性低血糖发作，包括血糖阈值降低和运动反应幅度降低。卵巢类固醇激素 17β- 雌二醇可作用于中枢底物，维持脑内神经细胞的能量稳定性，从而发挥针对生物能损伤（如神经退行性疾病和急性脑缺血）的神经保护作用。本节中着重强调的最新证据表明，雌激素可通过调控后脑代谢传感器的筛查及低血糖相关的神经能量不稳定的信号传导作用，从而参与女性的葡萄糖调节。可以预见，对于雌激素影响关键脑位点到离散的下游调控网络底物代谢感觉输入的作用机制的新的认识，可为模拟激素作用的治疗方式提供新的分子靶点，即在急性和反复发作的低血糖症中促进可拮抗低血糖神经元的代谢状态。

引言

　　能量平衡是细胞能量的产生足以执行和维持基本生命功能的理想生理环境。细胞的健康与存活取决于大量的能量依赖性活动，因此能量不足会威胁到细胞的健康。复杂的神经调节通路(由广泛的神经解剖学特征的整合，运动前和运动成分组成)通过协调内分泌、自主神经和行为运动的输出，以使机体能量供求保持一致，从而保护人体免受代谢不足的有害影响。动态评估大脑和胃肠道等不同部位细胞能量代谢稳定性的数据显示：除了与外周能量储备相关的激素信号外，这种连续的代谢指标变化还为该调控通路提供了重要并且灵敏的调节依据。由于重要的神经元功能（包括跨膜电压和信息传递）所需能量较多，中枢神经系统消耗了很大一部分所获得的能量，使其容易遭受与能量缺乏相关的功能障碍或损伤。因此，大脑在一定程度上利用神经细胞能量失衡的自我衍生感觉信息来调节纠正代谢失衡的运动反应，并不明显。这种内部输入来自少数神经结构，包括下丘脑，例如，弓状核（arcuate，ARH）、背内侧核（dorsomedial，DMH），以及下丘脑外侧区（lateral hypothalamic area，LHA）和背侧迷走神经复合体（dorsal vagus complex，DVC），其中特定的神经元会根据能量供应的减少来调节突触放电。

临床胰岛素诱导低血糖的性别差异

　　医源性低血糖是内源性胰岛素缺乏症，即1型糖尿病（T1DM）和晚期2型糖尿病（T2DM）治疗管理的主要并发症，这归因于诸如治疗性胰岛素释放和吸收率等因素，导致循环中的胰岛素与血糖不匹配。在非糖尿病患者中，循环中葡萄糖水平的进行性降低会引发一系列复杂的、分层的反调节反应。随着葡萄糖水平的下降，早期的生理反应包括胰岛素分泌减少（当葡萄糖降至下限或生理性正常血糖，如 4.5 mmol/L），随后胰高血糖素和肾上腺髓质的肾上腺素释放增加（葡萄糖水平低于 3.8 mmol/L），可通过糖原分解和糖异生作用增强肝葡萄糖生成。血糖进一步降低（葡萄糖水平低于 3.5 mmol/L）会引起一些其他的、升糖作用不强的升糖激素释放，如肾上腺皮质的糖皮质激素和垂体生长激素。最终葡萄糖水平降至 3.0 ～ 3.5 mmol/L 时，交感神经激活驱动神经源性症状 [精神错乱、视力模糊、思维或说话困难、晕眩、嗜睡和（或）头晕]、自主神经症状（出汗、刺痛、颤抖、心悸、焦虑），并触发行为反应，如摄入碳水化合物。当葡萄糖水平低于 2.6 mmol/L 时，会发生神经源性低血糖，如脑葡萄糖缺乏，并与认知障碍相关；葡萄糖水平低于 1.5 mmol/L 会导致严重的神经源性低血糖，并出现昏迷和癫痫发作。机体对低血糖的反应强度与葡萄糖最低值呈负相关，而不是与葡萄糖下降的速率呈负相关。当持续性高血糖或低血糖分别上调或下调阈值时，糖尿病患者容易发生次优反向调节变化。T1DM 相关的葡萄糖反调节障碍包括疾病发作后短时间内发生的胰高血糖素旁分泌失调。随后，肾上腺素释放，以及神经源性 / 自主神经症状成为低血糖症的主要防御手段。

尽管两种性别之间的血糖阈值相似，但临床及基础实验研究中均一致记录了低血糖调控存在性别差异，与男性相比，女性反调节较弱，其发生重度低血糖的风险降低。临床研究表明，尽管血糖阈值相近，但与男性相比，成年非糖尿病女性胰岛素引起的葡萄糖谱反应不同，反调节胰高血糖素和肾上腺素的分泌幅度，以及外周和肝胰岛素敏感性也有所不同。目前对性别特异性的性激素对反调节影响了解有限，然而动物研究表明，雌二醇可刺激雌性大鼠产生低血糖相关的高胰高糖素血症和高皮质酮血症。其中，卵巢切除动物的基础皮质醇和应激后皮质酮水平显著降低，与高皮质酮血症一致。研究人员同时发现，在非应激与应激条件下，睾丸切除术（orchiectomy，ORDX）可刺激升糖激素的释放。笔者实验室正在进行的研究表明，ORDX 可降低接受胰岛素注射的雄性大鼠胰高糖素的释放，增加其皮质酮的释放，而这些反应可被外源性睾酮所逆转（Briski 个人交流）。总之，已有的数据表明，雄激素及雌激素对低血糖刺激后的胰高糖素释放的调节可能存在差异。

🏥 中枢神经系统感应低血糖的细胞 / 分子机制：雌二醇的影响

葡萄糖代谢是大脑主要的能量来源，按其细胞类型划分，涉及星形胶质细胞和神经元之间代谢物质的交换。星形胶质细胞 – 神经元乳酸穿梭假说（astrocyte-neuron lactate shuttle hypothesis，ANLSH）假定葡萄糖是由星形胶质细胞从循环系统中获取的，并以糖原（一种复杂的支链聚合物）的形式存储，或分解代谢为可氧化的 L- 乳酸盐，运输至神经元。这种细胞间转运分别由神经胶质细胞和神经细胞特异性单羧酸转运蛋白 MCT1 和 MCT2 完成。乳酸作为神经细胞有氧呼吸的重要能量代谢底物释放到细胞外。尽管神经元细胞有较高的能量需求，但其缺乏能量存储，并且葡萄糖代谢主要通过糖酵解而非产能的三羧酸循环途径以促进戊糖磷酸代谢和抗氧化保护作用。当体内两种代谢底物充足时，神经元细胞将优先依赖星形胶质细胞产生的乳酸代谢产能。这种能量储备在大脑正常活动和代谢停滞期间是持续存在的，并且在活动增强或葡萄糖缺乏的状态下是乳酸当量的重要储备。与神经元不同，星形胶质细胞维持较高的糖酵解速率，因此，内部糖原储存有利于神经胶质和神经元的能量稳定性，其储存的葡萄糖可以迅速转化为能量和可输出的代谢底物，以满足各种细胞类型的需求。

后脑尾部背内侧是葡萄糖源性能量筛选的关键部位，现有证据认为，第四脑室尾侧（caudal fourth ventricle，CV4）给予单羧酸转运蛋白抑制剂 α- 氰基 -4- 羟基肉桂酸酯（alpha-cyano-4- hydroxycinnamate，4CIN）可呈剂量依赖性增加循环中葡萄糖，而向该部位注射外源性乳酸盐可加重低血糖的程度和持续时间。下丘脑是脑干 / 脊髓自主神经细胞群和垂体前叶传出控制的最终共同通道。后脑尾部背内侧的信号可影响大脑葡萄糖调节通路的下游下丘脑元件，如 Fos 免疫标记的与血糖稳态相关的下丘脑元件，包括 VMH、DMH、

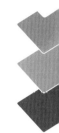

PVH、ARH 及 LHA，与经 CV4 给予的 4CIN 剂量成比例增加。为了应对代谢应激（如运动、饥饿、血糖、缺氧等），灵敏度高、稳定性好的能量调节的关键分子腺苷 5'- 单磷酸激活蛋白激酶（adenosine 5'-monophosphate-activated protein kinase，AMPK）通过磷酸化激活，升高细胞内 AMP/ATP 比值，该比值是调节大脑通路神经元 ATP 的决定性因素。下丘脑 AMPK 激活对于反调节激素最佳分泌至关重要。后脑尾部背内侧乳酸补给可使下丘脑 AMPK 活性和代谢神经肽正常化，并减弱高胰高血糖素 / 皮质酮血症，这些研究结果强调后脑能量状态与下丘脑代谢监测和调节纠正低血糖的反调节效应器相关。后脑乳酸的补充会加剧男性和女性的低血糖，而女性的雌二醇会进一步增加血糖下降的幅度。

DVC 的电生理图谱研究表明，在其感觉（孤束核，NTS），运动（迷走神经背运动核）和室间隔器官（最后区）中，体外和体内实验中均表现出对代谢底物丰度具有电生理反应性的神经元主要位于尾部 NTS。这些细胞与相邻的无电生理反应神经元不同，可表达一种低亲和力，高 Km（米氏常数）己糖激酶的生物标志物，即葡萄糖激酶（glucokinase，GCK），其活性随葡萄糖浓度而变化。NTS 是其异质性神经递质细胞组成中典型的脑细胞核。这种细胞多样性使明确该部位代谢 – 感觉功能分子的机制变得复杂，因此需要对同质细胞样品进行选择性分析。激光捕获显微切割技术是一种强大的技术，可基于形态学或神经化学技术获取感兴趣的单个 CNS 神经元，用于下游分子（DNA、RNA、蛋白质）分析。尾侧 DVC 中的去甲肾上腺素能 A2 神经元调节维持体内生理平衡的各种生理、行为和认知功能，包括控制面对应激的情绪、内分泌和自主神经反应。使用原位免疫细胞化学、激光捕获显微切割技术和单细胞实时定量 PCR 相结合的分析方法，发现这些细胞表达编码 GCK 和离子内流 ATP 依赖性钾离子通道 K_{ATP} 的 mRNA（从而证明了细胞内葡萄糖监测和能量状态转导至膜电压的分子基础），并且可被胰岛素诱导的低血糖上调。给予葡萄糖抗代谢药物后，A2 神经元表现出 Fos 蛋白免疫染色和多巴胺 -β- 羟化酶（dopamine-beta-hydroxylase，DβH）mRNA 表达增强，表明其对低血糖具有反应性。DVC AMPK 调节摄食和糖代谢稳态。A2 神经元是已知的唯一表达 AMPK 的尾侧 DVC 细胞群，并且由于 AMPK 对低血糖相关的泌乳刺激反应性在髓质儿茶酚胺群中是独特的。A2 细胞在低血糖时介导脑干 – 下丘脑去甲肾上腺素（NE）信号传导，因为后脑尾部背内侧乳酸补给可阻止 NE 在不同下丘脑葡萄糖调节位点中的积累。最终，A2 神经元功能对于后脑乳酸代谢调节血浆葡萄糖水平、摄食、反调节激素分泌和下丘脑 AMPK 活性是必需的，因为这种反应被后脑尾部背内侧儿茶酚胺神经毒性损伤有效减弱。A2 神经元表达编码葡萄糖（GLUT3、GLUT4），以及单羧酸盐（MCT2）转运蛋白的 mRNA，这表明其具有筛选葡萄糖和乳酸的可能性。根据观察，这些基因在急性低血糖症中表达谱不同（GLUT3、GLUT4 和 MCT2 mRNA 分别升高或降低），尾侧后脑乳酸补给可使 MCT2 基因表达正常化，推测葡萄糖可能是低血糖时这些细胞的主要能源，细胞乳酸摄取水平低下可能是细胞水平系统性葡萄糖缺乏的重要监测指标。

A2 神经元表达雌激素受体 α（ERα）和雌激素受体 β（ERβ）蛋白，表明其可能作为雌激素调节代谢缺陷信号至葡萄糖调节网络的底物。据报道，雌二醇可增强全脑或特定大脑区域（如大脑皮质、小脑等）的糖酵解，三羧酸（tricarboxylic acid，TCA）循环，以及呼吸链酶的表达及活性和氧化呼吸反应。对纯化的 A2 细胞样品进行的研究表明，雌二醇增加了糖酵解限速酶（磷酸果糖激酶，phosphofructokinase，PFKL）和 TCA 限速酶（异柠檬酸脱氢酶）、丙酮酸脱氢酶、复合物 Ⅱ 和 ATP 合成酶亚基的基础表达。在低血糖期间，这些细胞在雌二醇存在时表现出 PFKL 的进一步增加和 TCA 第二种关键酶 α- 酮戊二酸脱氢酶（alpha ketoglutarate dehydrogenase，OGDH）的上调。雌激素依赖的 A2 激活抗低血糖反应意味着在应激时，雌激素可促进细胞代谢的稳定。AMPK 代谢通路对低血糖无效，尽管可能增加能量产生并且下调上游激酶 Ca^{2+}/ 钙调蛋白依赖性蛋白激酶 β（Ca^{2+}/calmodulin-dependent protein kinase-beta，CaMMKβ）的表达，但其可能反映了尽管全身葡萄糖缺乏，但雌激素对所产生能量与消耗能量的比值有稳定作用。另外，在未经雌激素处理的卵巢切除（OVX）大鼠中，A2 pAMPK 引起的低血糖上调可能部分表明 CaMMKβ 表达增加和（或）相对于使用能量产

性与糖尿病

生的不平衡。结果显示，A2 神经元以雌激素依赖性方式表达脂肪生成关键酶乙酰辅酶 A- 羧化酶和脂肪酸合酶，表明雌二醇可以在正常血糖和低血糖情况下抑制 A2 细胞中脂肪酸从头合成。雌二醇可控制 A2 细胞和下丘脑中 AMPK 的激活，以及在 OVX 雌性大鼠后脑尾侧注射 AMP 类似物 5- 氨基咪唑 – 四唑酰胺 – 核糖核苷（5-Aminoimidazole-4-carboxamide-riboside，AICAR）时对其做出反应的下丘脑代谢神经递质和反调节谱。重要的是，该研究强调后脑 – 下丘脑 AMPK 功能相互作用对雌激素的依赖性，因为在后脑 AMPK 激活后，雌二醇和红花油植入后的 OVX 大鼠中 AMPK 活性发生了不同的改变，例如，在 ARH 和 PVH 中，AMPK 活性增强，而在 VMH 中其活性减弱。

➕ 雌激素控制的后脑低血糖相关乳酸信号的下丘脑靶点

在卵巢完整的雌性大鼠中，雌二醇分泌在发情周期的 4 ~ 5 天波动，循环中激素水平从基线（发情后期）逐渐增加 4 ~ 5 倍，到发情前期下午达到峰值浓度。昼夜节律性食物摄入量在发情周期内的夜间有所不同，在垂体促黄体激素激增后的发情前期夜间（排卵夜和行为发情夜）下降，而在整个发情期中，白天的摄入量则相对稳定。大鼠发情周期内能量平衡，表明全身能量状态的波动与雌激素分泌有关，在雌二醇释放水平从基线到最大值期间，净能量平衡从正失衡（发情间期）转变为平衡 / 轻度负平衡状态（发情期）。尽管当天的热量过剩量出现净下降，但这种放大的激素信号反常地抑制了发情前夜的食物摄入；然而，这种消耗量减少的程度很可能被能量状态正性下降的信号所缓解。

研究表明，在雌性大鼠中，雌二醇建立了后脑 AMPK 激活的独特下丘脑神经肽递质靶点，即 ARH 神经肽 Y（NPY）和 PVH 促肾上腺皮质激素释放激素（CRH），而在雌二醇和溶剂植入的 OVX 大鼠中，促黑素皮质素蛋白谱对这种信号均有反应。在大鼠发情周期内雌二醇输出的阶段特异性模式决定了低血糖期间后脑底物缺陷信号传导的神经解剖学和分子机制。笔者观察到，注射胰岛素的大鼠在所有检查的视前 / 下丘脑结构中均表现出乳酸可逆的 NE 积累增加，但 DMH 除外，即给予雌激素替代来分别构建循环中雌激素最低值及最高值的 OVX 大鼠中，DMH 后脑乳酸输注分别抑制或增强了 OVX 大鼠中的 NE 含量。这些结果与雄性大鼠的情况不同，雄性动物的视神经前 NE 活性与低血糖无关。如表 2-1 所示，通过对胰岛素注射的大鼠进行尾侧第四脑室 L- 乳酸输注，低血糖反应性代谢神经肽的表达谱无一例外地正常化（尽管在雌二醇峰值浓度下具有更高的功效）。结果表明，成年雌性大鼠发情周期中雌二醇不同的释放模式明显决定了后脑乳酸缺陷信号共同、独特的下丘脑代谢神经递质靶点，如 DMH RFamide 相关肽 -1 和 DMH RFamide 相关肽 -3、ARH NPY 和前原胃蛋白酶肽，以及 VMH 神经元一氧化氮合酶（nNOS）蛋白对低血糖的反应随雌二醇剂量的不同而异，有必要做进一步的研究来确定后脑低血糖性乳酸剥夺信号对下游前脑靶点的激活是否涉及雌二醇浓度依赖性单个神经递质组对 NE 输入和（或）NE 刺激强度容受性的细胞群水平调节。

表 2-1　尾侧第四脑室 L- 乳酸输注对发情周期雌二醇峰值和最低值浓度下下丘脑代谢神经肽递质蛋白在低血糖时表达水平的影响

	EN（30 μg/mL）[a]			EP（300 μg/mL）[b]		
神经肽递质	V/V	I/V	I/L	V/V	I/V	I/L
下丘脑弓状核						
神经肽 Y（NPY）	×[c]	×	>[d]	↑[e]	↓[f]（N）[g]
阿黑皮素原（POMC）	×	×	>	×	×

	EN（30 μg/mL）[a]		EP（300 μg/mL）[b]	
前 / 促神经激肽 B	↑	↓（N）	✕	↓
下丘脑腹内侧核				
神经元一氧化氮合酶（nNOS）	✕	↓	↑	↓（N）
谷氨酸脱羧酶 65/67（$GAD_{65/67}$）	↓	↑	↓	↑（N）
丘脑下丘脑背核				
相关肽 1（RFRP-1）	↑	N ＞	✕	↓
相关肽 3（RFRP-3）	✕	↓	↑	↓（N/↓）[h]
下丘脑外侧区				
食欲素 A（ORX-A）	↑	↓（N）	↑	↓（N/↓）
黑色素浓度激素（MCH）	↓	↑ ＞	↓	↑（N）
脑室下丘脑旁核				
促肾上腺皮质激素释放激素	↑	↓（N）＞	↑	↓（N/↓）
视前内侧核				
谷氨酸脱羧酶 65/67	↓	↑（N）	↓	↑（N/↑）
前腹侧脑室周围核				
前 / 促神经激肽 B	↓	↑（N）	↓	↑（N）
眼前视区				
促性腺激素释放激素（GnRH）	↓	↑	↓	↑（N）

a. OVX 大鼠皮下植入浓度为 30 μg 雌二醇 /mL 红花油的硅橡胶胶囊；b. OVX 大鼠皮下植入浓度为 300 μg 雌二醇 /mL 红花油的硅橡胶胶囊；c. 给予相同的雌二醇剂量处理与 V/V 对照组无差异；d. 给予 30 μg 雌二醇 /mL 红花油，高于 V/V 组；e. 与 V/V 对照组相比升高；f. 与 V/V 对照组相比降低；g. 与 V/V 对照组一致；h. 标准化显著超过 V/V 组平均值。

雌二醇对低血糖时下丘脑糖原代谢的调节

脑星形胶质细胞参与许多有益于神经细胞功能和存活的活动，包括释放调节性神经胶质递质，控制局部血液供应，以及提供氧化磷酸化底物。葡萄糖是大脑的主要供能物质，从血液循环中被神经元和星形胶质细胞摄取，并以糖原的形式储存在后者的细胞质内。在大脑和其他部位，糖原代谢受糖原合酶（glycogen synthase，GS）和糖原磷酸化酶（glycogen phosphorylase，GP）的拮抗作用控制。当能量供应低于需求时，如癫痫发作、睡眠剥夺和低血糖症时，CNS 糖原分解增加。人们对阐明脑糖原储备在能量失衡期间保护神经功能的能力产生了浓厚兴趣。神经和内分泌信号可调节星形胶质细胞糖原代谢。NE 在体内刺激大脑皮质的糖原分解，并可影响体外培养的皮质星形胶质细胞，但在低血糖时其在星形胶质糖原代谢中的作用尚不清楚。星形胶质细胞表达 ERα 和 ERβ，并参与女性大脑的雌激素神经保护和抗炎作用。雌二醇通过调节 NE 神经传递量及对底物的作用方向，控制 NE 输入到视前区 – 下丘脑。研究的前提是雌二醇通过背侧后脑儿茶酚胺（catecholamine，CA）依赖性机制在体内正常血糖及低血糖时调节下丘脑星形胶质的糖原代谢。通过对胶质纤维酸性蛋白免疫标记原位鉴定的单个星形胶质细胞从几个代谢位点进行激光捕获显微切割技术，以进行糖原代谢酶蛋白表达的 Western blotting 分析。结果显示，给予儿茶酚胺神经毒素 6- 羟基多巴胺（6-hydroxydopamine，6-OHDA）进行尾侧第四脑室预处理可以避免前三个部位的雌二醇介导刺激（VMH、LHA）或抑制（PVH、ARH）GS 表达（图 2-10）。

性与糖尿病

6-OHDA 也逆转（VMH、PVH）或不改变（LHA）GP 蛋白谱对雌激素的抑制作用。同时，6-OHDA 可抑制雌二醇存在时低血糖上调下丘脑腹内侧核、弓状核及外侧核 GP 的表达水平。这些发现揭示了雌激素在正常和低血糖模式下调节雌性大鼠下丘脑星形胶质细胞糖原代谢酶表达水平的特异性位点及作用，并确定了背内侧后脑儿茶酚胺输入的位置。观察到，雌二醇增加了 GS，同时降低了 VMH 和 LHA 中的 GP 蛋白水平，但在低血糖时刺激了后者的蛋白谱表达，这表明在葡萄糖充足和缺乏时，雌二醇可能以神经保护方式对这些部位的糖原含量和代谢更新起作用。有趣的是，GS 和 GP 对低血糖的反应，以及后脑 NE 信号参与调节基础和低血糖的模式显然具有性别依赖性，因为这些蛋白谱在大多数情况下对雄性大鼠的低血糖是无反应的，并且与 6-OHDA 预处理组基线水平相比是上调的（图 2-11）。类固醇调控的后脑对下丘脑星形胶质细胞糖原代谢的调节可能与该位置的代谢信号传导有关。例如，VMH 包含电反应神经元，并提供底物可用性信号，从而形成反调节。有学者推测，VMHγ- 氨基丁酸（γ-aminobutyric acid，GABA）和 nNOS 的神经元分别作为"葡萄糖兴奋"（glucose-excited，GE）或"葡萄糖抑制"（glucose-inhibited，GI）传感器的下游发挥作用，因为调节这些标记蛋白会改变反调节作用。

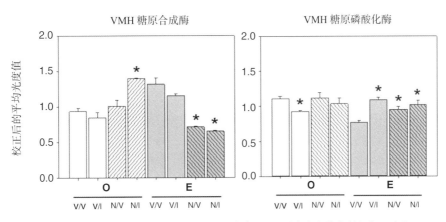

6-OHDA 组 N：（阴影斜线）和对照组（V：实心条），预处理的 O（白条）和 E（灰条）的大鼠组在 0 时（time zero，t_0）给予中性鱼精蛋白 Hagedorn 胰岛素皮下注射（I；12.5 U/kg）或注射溶剂；2 h 后处死动物，每个处理组（每组 n=12/13 个细胞）进行 n=50 激光捕获显微切割技术的胶质原纤维酸性蛋白免疫阳性 VMH 星形胶质细胞的裂解物进行 Western 印迹分析，一式三份，用于 GS（左侧）或 GP（右侧）；目标蛋白的光密度以 α- 微管蛋白来校正。条形图表示各组标准化的蛋白条带光密度（O.D.+/-S.E.M.）。动物分组为：① V/V（n=5 O；n=5 E）；② V/I（n=5 O；n=5 E）；③ N/V（n=5 O；n=5 E）；④ N/I（n=5 O；n=5 E）。* 为与对照组相比，$P < 0.05$。

图 2-10　尾侧 CV4 注射儿茶酚胺神经毒素，6-OHDA 对雌二醇（E）和油剂（O）处理的 OVX 雌性大鼠胰岛素诱导的低血糖过程中 VMH 星形胶质糖原代谢酶蛋白表达的影响

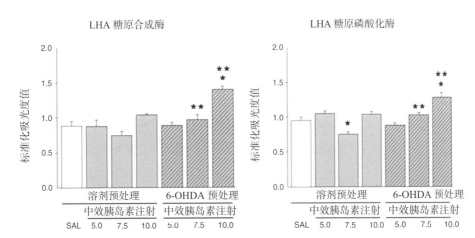

条形图表示校正后的各组 LHA GS（右侧）或 GP（左侧）蛋白光密度值平均值 +/-S.E.M.。分组为媒介物（V；实心条）或 6-OHDA（水平条纹条）预处理的大鼠在 t0 时注射胰岛素 [5.0 U/kg（浅灰色填充），7.5 U/kg（中灰色填充）或 10.0 U/kg（深灰色填充）] 或 V/V 控件（白色填充）（n=4/ 组）。* 表示与 V/V 相比，$P < 0.05$；* 表示与 V/I 相比，$P < 0.05$；# 表示与 N/I 10.0 U/kg 相比，$P < 0.05$。

图 2-11　6-OHDA 预处理对雄性大鼠下丘脑外侧区域（LHA）在低血糖时对 GS 和 GP 蛋白表达的影响

笔者评估了 GP 抑制剂 1，4- 二甲氧基 -1，4- 亚氨基 -d- 阿拉伯糖醇（1，4-dideoxy-1，4-imino-d-arabinitol，DAB）对每种性别 VMH GAD$_{65/67}$ 和 nNOS 谱的影响。数据表明，DAB 在两种性别中均增加了 nNOS 的表达，但在雄性中仅增加了 AMPK 活性，而在雌性中仅降低了 GAD$_{65/67}$ 的表达（图 2-12，图 2-13）。这些结果证明，糖原衍生的底物供应以性别特异性方式抑制了 VMN AMPK 活性和代谢缺陷的神经递质信号。

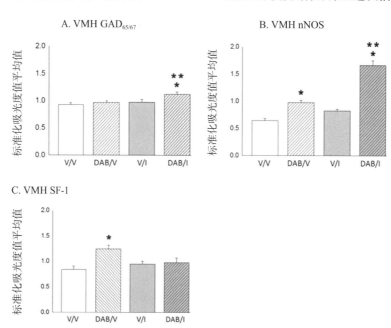

微穿孔解剖获取各组雄性大鼠的 VMH 组织，即给予大鼠 VMN 内注射 DAB（150 pmol/L）或 V 及 I 或 V 预处理，通过 Western blot 分析 GAD$_{65/67}$（A），nNOS（B），和 SF-1（C）蛋白质含量。条形图为标准化蛋白质 O.D. 平均值 +/-S.E.M.。分组为（每组 n=4 只大鼠）：V VMN+V sc（实心白条），DAB VMN+V sc（对角条纹白条），V VMN+I sc（实心灰色条）和 DAB VMN 加 I sc（对角条纹灰色条）。* 表示为 P ＜ 0.05。

图 2-12　在血糖正常及低血糖雄性大鼠中 GP 抑制剂 1，4- 二脱氧 -1，4- 亚氨基 -D- 阿拉伯糖醇（1，4-dideoxy-1，4-imino-D arabinitol，DAB）对 VMH 谷氨酸脱羧酶$_{65/67}$（GAD$_{65/67}$），神经元一氧化氮合酶（nNOS）和类固醇生成因子 -1（SF-1）蛋白表达的影响

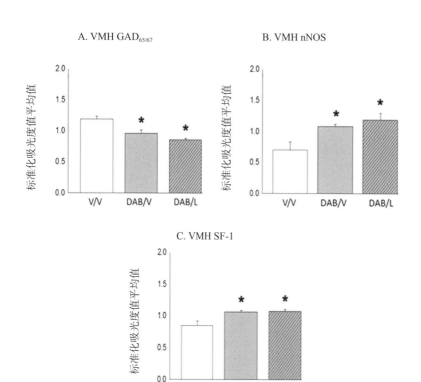

在开始对 L- 乳酸盐或 V 进行连续 VMH 内注射前，给将成组的 OVX+E 动物 VMH 内注射 DAB（150 pM）或 V。通过 Western blot 分析 VMH 组织中 GAH$_{65/67}$ 的（A），nNOS（B）和 SF-1（C）蛋白质含量。条形图为标准化蛋白质 O.D. 值均值 +/-S.E.M.。分组为（每组 n=4 只大鼠）：V/V（白色实心条）、DAB/V（灰色实心条）和 DAB/L（斜条纹灰色条）。* 为与 V/V 组相比，P ＜ 0.05。

图 2-13　DAB 对注射 E 的 OVX 雌性大鼠 VMH 谷氨酸脱羧酶$_{65/67}$（GAD$_{65/67}$）、神经元一氧化氮合酶（nNOS）和类固醇生成因子 1（SF-1）蛋白表达的影响（L- 乳酸的影响）。

负能量平衡可损害女性、食用动物和实验室动物的繁殖力。女性生殖（包括排卵、受孕、妊娠和哺乳）是一项消耗大量能量的活动，因为这一复杂过程很可能会受损从而造成能量浪费，因此代谢不足时会抑制或阻碍其过程。临床和基础研究证实了代谢状态对雌性哺乳动物繁殖的关键调节作用。供能底物不足会抑制大脑向垂体前叶释放促性腺激素释放激素（gonadotropin-releasing hormone，GnRH）。GnRH-垂体促黄体生成激素（luteinizing hormone，LH）神经内分泌轴的类固醇正反馈激活触发关键的卵巢周期信号，该信号控制着卵子的发生、排卵和黄体功能。后脑葡萄糖刺激诱导的 GnRH 神经元类固醇正反馈激活的逆转和 LH 峰的诱导证实了视前外代谢传感器对 GnRH 的调节。实际上，后脑（而非下丘脑）是抑制 LH 代谢缺陷信号的主要来源。如上所述的研究表明，视前叶 NE 活化引起的低血糖（眼前视前区、前室周围核、视前内侧核），以及神经递质蛋白和生物合成酶的表达与生殖神经内分泌功能有关（GnRH，前促胰蛋白酶原和 GAD$_{65/67}$），并且通过后脑乳酸补给使其表达正常化。这些结果表明，在代谢不足时，后脑介导的能量分配独立于下丘脑 – 垂体 – 性腺轴，结果强调需要更好地理解系统层面的组织、相互作用，以及后脑对乳酸缺乏敏感的神经肽递质参与对不同能量失衡的矫正反应调节。

尾侧 DVC AMPK 活性和 ERβ 蛋白表达在短期食物剥夺或 AICAR 模拟局部能量短缺过程中均增强。低血糖可升高类固醇引发的 OVX 雌性大鼠 A2 pAMPK 和 ERβ（而非 ERα）蛋白谱，这表明 ERβ 蛋白对 AMPK 活性状态的反应可能是 A2 去甲肾上腺素能抑制代谢信号传导至 GnRH- 垂体 LH 轴的基础。最近的研究评估了选择性 ERβ 拮抗剂 4-[2- 苯基 -5，7- 双（三氟甲基）吡唑并 [1，5-a] 嘧啶 -3- 基] 苯酚（4-[2-phenyl-5，7-bis（trifluoromethyl）pyrazolo[1，5-a]pyrimidin-3-yl]phenol，PHTPP）尾侧第四脑室给药的作用，以确定尾侧后脑 ERβ 是否参与低血糖抑制类固醇正反馈激活 LH 激增。由于在性腺激素（而非类固醇）替代的 OVX 雌性大鼠中，后脑内葡萄糖抗代谢物传递或 AICAR 激活后脑尾部 AMPK 会升高胰高血糖素和皮质酮的分泌，同时还评估了胰高血糖素和皮质酮分泌引起的低血糖是否由 ERβ 介导的后脑调控机制来控制。激光捕获显微切割技术 A2 神经元的 western blot 分析显示，低血糖增强了 AMPK 活性，并且 PHTPP 可逆地刺激了多巴胺 -β- 羟化酶蛋白的表达。PHTPP 使低血糖大鼠的 LH、胰高血糖素和皮质酮分泌模式正常化，但并未阻止其抑制延髓视前区（rostral preoptic area，rPO）GnRH-1 蛋白的表达。后脑 ERβ 的拮抗作用可抑制 ARH 中 NE 活化对低血糖的刺激，但不能抑制其他与生殖相关的视前 / 下丘脑结构，同时逆转了前 / 促神经激肽 B 蛋白表达的调节。这些新的结果表明，后脑尾部 ERβ 的底物可能起着整合生殖和反调节激素对低血糖反应的作用。PHTPP 预处理后 GnRH-1 前体蛋白和 LH 分泌反应不同意味着 ERβ 控制的后脑信号传导可能通过作用于正中隆突轴突末梢内的神经递质胞吐作用和（或）降解，抑制下丘脑 GnRH 传递至垂体。有趣的是，尾侧后脑 ERβ 可对前脑投射部位（尤其是ARH）NE 激活产生的低血糖模式进行位点特异性控制，证实前 / 促神经激肽 B 可能是该信号的作用靶点。

反复发作的低血糖和低血糖相关的自主神经衰竭的性别差异

以严格的血糖控制为目标的严格 T1DM 治疗管理与医源性低血糖高度相关。这种并发症具有直接和广泛的损害作用，因为它可以在随后的低血糖发作期间减少低血糖意识反应和反调节流出。前期低血糖是自主神经衰竭（hypoglycemia-associated autonomic failure，HAAF）发生的主要因素。HAAF 是一种病理生理综合征，是由反调节障碍和症状性无意识（无法感知低血糖）引起的严重且不断加重的低血糖发作的恶性循环，是患者安全的重大风险。T1DM 相关的胰岛素减少和胰高血糖素增加使这些患者对肾上腺素的依赖转变为对低血糖的主要反调节防御。HAAF 的特征是肾上腺素释放受抑，引起的 3 个主要反调节反应减弱导致 T1DM 患者处于严重低血糖的高风险中。HAAF 还限制了人们对低血糖的感知，直到神经糖原减少症发作，这通常使患者无法得到治疗。因为患者担心重复使用过量胰岛素会对认知和行为产生负面影响，医源性低血糖症仍然是最佳血糖稳定的主要障碍。临床研究证据表明，前期低血糖对反调节作用的影响存在性别二态性，因为结果表明，女性对一定范围内的前期血糖降低表现出更大的抵抗力，并且在再次暴露于低血糖期间，这些反应的钝化程度也显著降低。事实上，该研究表明，肾上腺素反应仅在前期血糖水平低于 2.9 mmol/L 时出现减弱，对血糖曾低于 3.9 mmol/L 或 3.3 mmol/L 的女性患者，其降低幅度较大；而男性患者反应不明显。血糖降低至可检测的最低值 2.9 mmol/L 后 1 天，男性的胰高血糖素释放受损，但女性没有。成年大鼠对反复发生的胰岛素诱导低血糖(recurring insulin-induced hypoglycemia，RIIH) 的反调节适应也具有性别依赖性。研究表明，在注射胰岛素的雄性大鼠中，前期低血糖会降低胰高血糖素的释放，但不会降低皮质酮的释放，而这些动物中，低血糖引起的食欲亢进并没有减轻。在雌性动物中，与急性低血糖引起的食欲亢进相比，RIIH 增加了雌二醇和溶剂处理组 OVX 大鼠的食物摄入量。在单次或连续注射胰岛素后，经雌二醇和溶剂处理动物的净摄食量没有差异，但是雌二醇处理组在胰岛素治疗的第 1 至第 4 天保持了当时的摄入模式。曲线下面积分析显示，单次和连续给药后，雌二醇处理组 OVX 大鼠的总胰高血糖素和皮质酮分泌均高于溶剂处理组大鼠。这些结果表明，在动物为适应 RIIH 而分泌胰高血糖素及食物摄入方面可能存在性别差异。

➕ 脑是雌二醇调节 RIIH 的作用靶点

目前迫切需要阐明不良适应性反调节的潜在机制，这可用于发现预防或最小化 HAAF 及其产生对患者生活质量有损害影响的治疗方法。大脑的糖调节通路对 RIIH 的性别特异性是关注的焦点。涉及单次或连续注射胰岛素后大鼠前脑和后脑 Fos 免疫细胞组织图谱的研究揭示了 DVC 和下丘脑中 RIIH 相关基因组适应性的性别差异。暴露于 RIIH 的雄性大鼠 PVH、DMH 和 LHA 中表现出 Fos 免疫反应性降低，但是雌二醇处理组而不是溶剂组的 OVX 大鼠在急性和反复低血糖后那些部位均显示出一致的 Fos 标记染色。这些观察结果表明，雄性大鼠葡萄糖调节通路的不同感觉、整合和运动前成分有可能适应 RIIH，而雌性大鼠的糖调节通路可能无法适应 RIIH。这项研究提出了一个明显的问题，即在 RIIH 期间，原位杂交和免疫细胞化学研究表明，ER 在雌性大鼠大脑整个葡萄糖调节网中均有表达，雌二醇可能在大脑中起维持血糖水平的作用。还观察到，经连续脑室内（intracerebroventricular，icv）注射雌二醇治疗的 OVX 大鼠，在 1 次或 4 次胰岛素给药后的几天内，均表现出一致的低血糖模式，而在注入较高剂量激素的大鼠中，其从单次和多次低血糖发作中恢复的速度更快。在 icv 注射雌二醇的动物中，核 ERα 免疫反应性（-ir）图谱显示了表达 ER 的代谢基因位点特异性染色，其特征是在 RIIH 期间无 Fos 标记。有证据表明，ARH 和 VMH 中 ERα-ir 的水平相对较高，而 DVC 的染色较少，这促使人们研究雌二醇对急性和慢性胰岛素刺激血糖反应的中枢作用是否涉及这些结构中的一种或多种底物。给予腹内侧核和弓状核等剂量的雌二醇刺激可延迟急性和慢性低血糖的恢复，或未改善低血糖，但减弱了 RIIH。此外，给予弓状核较低剂量的类固醇刺激可抑制其从 RIIH 的恢复。尾背侧后脑注射雌二醇后，RIIH 同样表现出剂量依赖性，与高雌二醇和低雌二醇剂量处理的动物相比，急性低血糖的血糖分别保持不变或降低。这些结果表明，全脑暴露于相对较高的雌二醇水平可能会促进反调节发挥作用，并在反复暴露于低血糖期间阻断低血糖的发生，并维持血糖水平。相反，在 CNS 底物上这种类固醇含量相对较低，可能会促使适应性调节，从而导致急性和慢性低血糖症发生时循环血液减少。重要的是，这些结果表明，雌二醇对 RIIH 的影响具有位点特异性及浓度依赖性，还需要进一步的研究来确定雌二醇的 CNS 特异性是否及如何影响对糖代谢的防御（如检测细胞代谢障碍、反调节行为和内分泌反应、肝葡萄糖代谢和外周胰岛素敏感性）。有关 icv 雌二醇注射呈

性与糖尿病

浓度依赖性影响 RIIH 的证据提出了一个问题，即发情期和月经周期相关内源性激素分泌的变化，以及妊娠和衰老相关激素分泌是如何影响急性和慢性低血糖症的。由于上述采用的连续 icv 注射方式不能模拟发生在成年卵巢完整雌性动物中的脑激素水平动态波动，因此，人们公认，大脑对静态雌二醇水平（低或高）的反应可能无法模拟内源性雌激素引起的反应。

RIIH 期间 DVC A2 去甲肾上腺素能神经细胞代谢 – 感觉功能的性别差异

目前有证据表明，A2 去甲肾上腺素能神经细胞的功能是低血糖细胞能量后遗症感觉信号转导的重要来源，因此提出了一个前提，即 RIIH 导致 A2 代谢稳态表现出性别特异性适应不良，这与使用串联 mRNA，以及蛋白质分析结合激光捕获显微切割技术改变底物转运蛋白表达相关。在雄性大鼠中，前期发生的低血糖会降低基础 A2 MCT2、GLUT3 和 GLUT4 的表达，并抑制 MCT2、GLUT4 和葡萄糖激酶对再次发生的低血糖的反应。尽管急性低血糖增加了 A2 AMPK 的活性，但从前期发生的低血糖症恢复后，基线磷酸化 AMPK（phospho-AMPK，pAMPK）水平升高，再次暴露于低血糖症进一步升高至最小幅度。基础 A2 葡萄糖和乳酸摄取减少，以及 pAMPK 介导的低血糖相关能量缺乏的检测结果表明，在该性别中，A2 细胞通过采用新的代谢稳态来适应 RIIH，其特征是能量缺乏和对低血糖的敏感性降低。雌二醇处理的 OVX 雌性大鼠对急性和慢性低血糖症表现出相反的 A2 蛋白反应。这些动物在急性低血糖期间表现出 A2 MCT2 蛋白表达的增加，并且在前期低血糖后表现出基线 MCT2 谱升高，RIIH 进一步使它们升高，结果与细胞 DBH RNA 含量的下降幅度越来越大有关。在存在和不存在雌二醇的情况下，OVX 动物的急性和慢性低血糖可分别逐渐抑制或升高 A2 神经细胞的 pAMPK 水平。这些结果与雌二醇可能会在急性低血糖症期间提高 A2 细胞乳酸利用率一致，从而相对于正常血糖对照组降低 AMPK 的激活。在雌性大鼠中，可以得出结论，即 A2 细胞对 RIIH 的适应性可能涉及雌二醇依赖性的乳酸和 GLUT3 介导的葡萄糖摄取增加，以及激素非依赖性的 GLUT4 表达增加，这与 pAMPK 介导的能量缺乏过程中去甲肾上腺素能信号传递减弱相一致。

雌二醇调节 RIIH 对 A2 神经递质合成的影响与低血糖发作期和发作间期对能量代谢途径功能的神经保护作用相关。先前低血糖导致雌二醇（下调）与溶剂（上调）处理 OVX 雌性大鼠的基础 A2 DβH 蛋白表达发生相反的变化，再次暴露于低血糖时，这些差异性进一步加重。在雌二醇替代与非类固醇替代的 OVX 雌性大鼠低血糖复发时，DβH 蛋白表达水平变化相反，提示 A2 信号对这种应激的潜在适应是激素依赖性的。雌二醇的这种作用与在这种反复发生的代谢应激过程中促进正能量状态的观点是一致的。雌二醇还可调节反复发作性低血糖对参与能量代谢和脂肪酸合成的蛋白酶的影响。A2 细胞在低血糖症后表现出糖酵解限速酶 PFKL 的基线表达升高，与 C-V-α 和 ATP 合酶 -α 蛋白谱的减少一致，表明雌二醇可能刺激糖酵解，但抑制线粒体有氧呼吸 / 能量产生。因此，在低血糖发作期间，当雌二醇存在时，这些神经元可能获得对糖酵解代谢物或衍生能量的更高需求，同时减少对氧化磷酸化的依赖。在 RIIH 期间，雌二醇促进 OGDH 上调并抑制 ATP 合酶 -α 下调，这意味着在再次暴露于这种应激时，可以有益地减轻 A2 细胞的负性能量状态。同样，有证据表明，与 E 大鼠相比，O 大鼠在低血糖复发时 A2 AMPK 激活水平更高。综上所述，研究结果表明，雌二醇介导的 A2 去甲肾上腺素能信号传导减少可能部分反映了这些细胞对反复发作的低血糖的能量适应。A2 神经元与维持体内稳态的各种生理、行为和认知功能神经调节有关，包括控制情绪、内分泌和自主神经对压力的反应，仍需要开展进一步的研究来确定低血糖 A2 神经传递之间的适应性调整对葡萄糖调节的影响，尤其是由该细胞群控制的非糖调节功能的影响。

　　除医源性原因外，糖尿病患者的低血糖也可能是由于漏餐或延迟进餐所造成的。在现实中，由于生理、心理、社会和遗传因素的复杂相互作用可能影响进餐时间、摄食量和食物偏好，因此随意不受限制的理想进食能力情况是很难实现的。事实上，在现代生活中，有计划或无计划短期暂停食物摄入通常是不可避免且不可预测的。在短期暂停喂养的模型中，从熄灯后 2 h 开始禁食 12 h，与溶剂处理组 OVX 大鼠相比，雌二醇组减少了重新进食并减弱了 DVC AMPK 的激活。第四脑室尾侧注射 AICAR 后，在完全喂养的雌二醇与溶剂处理组动物中，传感器的活性也有相似的差异，这意味着在治疗后，雌激素介导的局部能量平衡得到改善。值得注意的是，有证据显示在雌二醇处理的食物剥夺（food-deprived，FD）动物中同时禁食，AMPK 失活，这表明雌二醇可能减轻轻度/中度生物能量损伤对 DVC 能量稳定性的不利影响。另一方面，同时进行 FD 加 AICAR 治疗可增加雌二醇和溶剂处理组 OVX 大鼠的 DVC AMPK 活性，尽管前者程度较轻。这些发现表明，短期禁食引发的雌激素能量稳定机制显然被另一大能量挑战所取代，如模拟 AMP 增多。但雌二醇仍可提供针对增强的复合代谢应激的神经保护作用。需要进一步实验来研究雌激素是否能减轻糖尿病患者因漏餐和胰岛素治疗不匹配而导致的 A2 神经元信号减弱的能量稳定性威胁，并确定这种激素是否可以调节传感器对不同代谢应激模式的交叉适应。

　　总而言之，人们逐渐意识到 DVC 乳酸敏感的 A2 去甲肾上腺素能神经元 AMPK 与神经葡萄糖调节功能的生理相关性，包括参与功能性、互动性的后脑–下丘脑 AMPK 传感器轴。预计将刺激绘制该关键传感器元件与下游整合、运动前和运动细胞群的神经解剖学和功能连接图，这些下游细胞群将协同控制对抗自主神经、神经内分泌和行为流出。必然的结果是各种营养、激素和神经递质信号将会聚在一起，形成该关键细胞群对低血糖的动态感觉反应。这取决于由摄食方式、能量消耗（运动），以及在女性中雌二醇分泌的生殖状态特异性模式。新的观点可能会挑战普遍的观念，即在大脑内部和外部的多个位置起作用的代谢传感器，为大脑能量调节通路的下游整合和前运动元件提供独立的输入指令。结果支持非传统的概念，即后脑代谢–感觉信号取代下丘脑来源的信号。预期将会出现一种新的调控方式，该方式不同于既往关注下丘脑、后脑或门静脉传感器，且因融入了传感器之间交互作用和相互协作的新观点将逐渐取代原有的传统方式。这种"包容性"的观点代表了下丘脑作为一种独立、单一细胞代谢失衡感官指标来源习惯观点思考模式的转变。特别需要了解来自外周传感器的传入神经输入如何塑造大脑代谢特别是后脑 A2 神经元的感知功能。预测研究结果将会强调代谢传感器可吸收独特的代谢刺激，如它们是不可互换的，并且传感器之间的神经通讯是一种传播独特信号并最终集体评估人体新陈代谢状态的机制。此外，糖尿病患者反复出现的低血糖过程中，A2 神经细胞可能介导雌激素对细胞和系统能量稳态的防御作用，与正常或与生活方式相关的禁食或过度运动相叠加。仍需继续努力阐明这种有益的雌激素作用分子机制，这无疑将确定维持男女糖尿病患者在 RIIH 期间正能量平衡的潜在治疗靶点。

（翻译：林栋　审校：王伟好）

参考文献

1. ADACHI A，KOBASHI M，FUNAHASHI M. Glucose-responsive neurons in the brainstem. Obesity Research，1995，3：35S-740S.

2. ADLER B A，JOHNSON M D，LYNCH C O，et al. Evidence that norepinephrine and epinephrine systems mediate the stimulatory effects of ovarian hormones on luteinizing hormone and luteinizing hormone-releasing hormone. Endocrinology，

1983，113：1431-1438.

3.   ALENAZI F S H，IBRAHIM B A，BRISKI K P. Estradiol regulates effects of hindbrain AICAR administration on hypothalamic AMPK activity and metabolic neurotransmitter mRNA and protein expression. Journal of Neuroscience Research，2014，93：651-659.

4.   ALENAZI F S H，IBRAHIM B A，ALHAMAMI H，et al. Role of estradiol in intrinsic hindbrain AMPK regulation of hypothalamic AMPK，metabolic neuropeptide，and norepinephrine activity and food intake in the female rat. Neuroscience，2016，314：35-46.

5.   AMIEL S A，SIMONSEN D C，TAMBORLANE W V. Rate of glucose fall does not affect counterregulatory hormone response to hypoglycemia in normal and diabetic humans. Diabetes，1987，36：518-522.

6.   AMIEL S A，MARAN A，POWRIE J K，et al. Gender differences in counterregulation to hypoglycaemia. Diabetologia，1993，36：460-464.

7.   ANDREW S F，DINH T T，RITTER S. Localized glucoprivation of hindbrain sites elicits corticosterone and glucagon secretion. American Journal of Physiology - Regulatory，Integrative and Comparative Physiology，2007，292：R1792-R1798.

8.   ASARIAN L，GEARY N. Cyclic estradiol treatment normalizes body weight and restores physiological patterns of spontaneous feeding and sexual receptivity in ovariectomized rats. Hormones and Behavior，2002，42：461-471.

9.   ASARIAN L，GEARY N. Modulation of appetite by gonadal steroid hormones. Philosophical Transactions of the Royal Society B，2006，361：1251-1263.

10. AZCOITIA I，SIERRA A，GARCIA-SEGURA L M. Localization of estrogen receptor beta-immunoreactivity in astrocytes of the adult rat brain. Glia，1999，26：260-267.

11. BALFOUR R H，HANSEN A M K，TRAPP S. Neuronal responses to transient hypoglycaemia in the dorsal vagal complex of the rat brainstem. The Journal of Physiology，2006，570：469-484.

12. BARROS L F. Metabolic signaling by lactate in the brain. Trends in Neurosciences，2013，36：396-404.

13. BOLLI C G，DE FEO P，COSMO S. A reliable and reproducible test for adequate glucose counterregulation in type 1 diabetes. Diabetes，1984，33：732-737.

14. BRISKI K P，NEDUNGADI T P. Adaptation of feeding and counter-regulatory hormone responses to intermediate insulin-induced hypoglycaemia in the ovariectomised female rat：Effects of oestradiol. Journal of Neuroendocrinology，2009，21：578-585.

15. BRISKI K P，PATIL G D. Induction of Fos immunoreactivity labeling in forebrain metabolic loci by caudal fourth ventricular administration of the monocarboxylate transporter inhibitor，α-cyano-4-hydroxycinnamic acid. Neuroendocrinology，2005，82：49-57.

16. BRISKI K P，SHRESTHA P K. Hindbrain estrogen receptor-beta antagonism normalizes reproductive and counter-regulatory hormone secretion in hypoglycemic steroid-primed ovariectomized female rats. Neuroscience，2016，331：62-71.

17. BRISKI K P，SYLVESTER P W. Effects of the glucose antimetabolite，2-deoxy-D-glucose（2-DG），on the LH surge and Fos expression by preoptic GnRH neurons in ovariectomized，steroid-primed rats. Journal of Neuroendocrinology，1998，10：769-776.

18. BRISKI K P，KOSHY CHERIAN A，GENABAI N K. In situ coexpression of glucose and monocarboxylate transporter mRNAs in metabolic-sensitive dorsal vagal complex catecholaminergic neurons：Transcriptional reactivity to insulin-induced hypoglycemia and caudal hindbrain glucose or lactate repletion during insulin-induced hypoglycemia. Neuroscience，2009，164：1152-1160.

19. BRISKI K P，IBRAHIM B A，TAMRAKAR P. Energy metabolism and hindbrain AMPK：Regulation by estradiol. Hormone Molecular Biology and Clinical Investigation，2014，17：129-136.

20. BROER S，RAHMAN B，PELLEGRI G，et al. Comparison of lactate transport in astroglial cells and monocarboxylate transporter 1（MCT 1）expressing Xenopus laevis oocytes. Expression of two different monocarboxylate transporters in astroglial cells and neurons. The Journal of Biological Chemistry，1997，272：30096-30102.

21. BROWN A M. Brain glycogen re-awakened. Journal of Neurochemistry，2004，89：537-552.

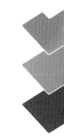

22. BUTCHER R L, COLLINS W E, FUGO N W, et al. Plasma concentrations of LH, FSH, progesterone, and estradiol-17beta throughout the 4-day estrous cycle of the rat. Endocrinology, 1974 (94): 1704-1708.

23. CHAN O, ZHU W, DING Y, et al. Blockade of GABAA receptors in the ventromedial hypothalamus further stimulates glucagon and sympathoadrenal but not the hypothalamo-pituitary-adrenal response to hypoglycemia. Diabetes, 2006, 55: 1080-1087.

24. CHAN O, LAWSON M, ZHU W. ATP-sensitive K (+) channels regulate the release of GABA in the ventromedial hypothalamus during hypoglycemia. Diabetes, 2007, 56, 1120-1126.

25. CHEN M D, O'BYRNE K T, CHIAPPINI S E, et al. Hypoglycemic' stress' and gonadotropin-releasing hormone pulse generator activity in the rhesus monkey: Role of the ovary. Neuroendocrinology, 1992, 56: 666-673.

26. CHEN J Q, BROWN T R, RUSSO J. Regulation of energy metabolism pathways by estrogens and estrogenic chemicals and potential implications in obesity associated with increased exposure to endocrine disruptors. Biochimica et Biophysica Acta, 2009, 1793: 1128-1143.

27. CHERIAN A K, BRISKI K P. Quantitative RT PCR and immunoblot analyses reveal acclimated A2 noradrenergic neuron substrate fuel transporter, glucokinase, phospho-AMPK, and dopamine-beta-hydroxylase responses to hypoglycemia. Journal of Neuroscience Research, 2011, 89: 1114-1124.

28. CHERIAN A K, BRISKI K P. A2 noradrenergic nerve cell metabolic transducer and nutrient transporter adaptation to hypoglycemia: Impact of estrogen. Journal of Neuroscience Research, 2012, 90: 1347-1358.

29. CLARKE I J, HORTON R J E, DOUGHTON B W. Investigation of the mechanism by which insulin-induced hypoglycemia decreases luteinizing hormone secretion in ovariectomized ewes. Endocrinology, 1990, 127: 1470-1476.

30. CRYER P E. Hypoglycemia begets hypoglycemia in IDDM. Diabetes, 1993, 42: 1691-1693.

31. CRYER P E. Hypoglycemia-associated autonomic failure in diabetes. American Journal of Physiology - Endocrinology and Metabolism, 2001, 281: E1115-E1121.

32. CRYER P E. Mechanisms of hypoglycemia-associated autonomic failure and its component syndromes in diabetes. Diabetes, 2005, 54: 3592-3601.

33. DAVIS S N, SHAVERS C, COSTA F. Gender-related differences in counterregulatory responses to antecedent hypoglycemia in normal humans. The Journal of Clinical Endocrinology and Metabolism, 2000, 85: 2148-2157.

34. DE GALAN B E, SCHOUWENBERG B J, TACK C J, et al. Pathophysiology and management of recurrent hypoglycaemia and hypoglycaemia unawareness in diabetes. The Netherlands Journal of Medicine, 2006, 64: 269-279.

35. DEBERNARDI R, PIERRE K, LENGACHER S, et al. Cell-specific expression pattern of monocarboxylate transporters in astrocytes and neurons observed in different mouse brain cortical cell cultures. Journal of Neuroscience Research, 2003, 73: 141-155.

36. FANELLI C, PAMPANELLI S, EPIFANO L, et al. Relative roles of insulin, and hypoglycemia on induction of neuroendocrine responses to, symptoms of, and deterioration of cognitive function in hypoglycemia in male and female humans. Diabetologia, 1994, 37: 797-807.

37. GILES E D, JACKMAN M R, JOHNSON G C, et al. Effect of the estrous cycle and surgical ovariectomy on energy balance, fuel utilization, and physical activity in lean and obese female rats. American Journal of Physiology - Regulatory, Integrative and Comparative Physiology, 2010, 299: R1634-R1642.

38. GOODMAN R L. A quantitative analysis of the physiological role of estradiol and progesterone in the control of tonic and surge secretion of luteinizing hormone in the rat. Endocrinology, 1978, 102: 142-150.

39. GRUETTER R. Glycogen: The forgotten cerebral energy store. Journal of Neuroscience Research, 2003, 74: 179-183.

40. GUJAR A D, IBRAHIM B A, TAMRAKAR P, et al. Hindbrain nutrient status regulates hypothalamic AMPK activity and hypothalamic metabolic neurotransmitter mRNA and protein responses to hypoglycemia. American Journal of Physiology - Regulatory, Integrative and Comparative Physiology, 2014, 306: R457-R469.

41. HAN S M, NAMKOONG C, JANG P G, et al. Hypothalamic AMP-activated protein kinase mediates counter-regulatory responses to hypoglycaemia in rats. Diabetologia, 2005, 48: 2170-2178.

42. HARDIE D G. Minireview: The AMP-activated protein kinase cascade: The key sensor of cellular energy status.

Endocrinology，2003，144：5179-5183.

43. HARIK S I，BUSTO R，MARTINEZ E. Norepinephrine regulation of cerebral glycogen utilization during seizures and ischemia. The Journal of Neuroscience，1982，2：409-414.

44. HERBISON A E，DYER D G. Effect of luteinizing hormone secretion of GABA receptor modulation in medial preoptic area at the time of proestrous luteinizing hormone surge. Neuroendocrinology，1991，53：317-320.

45. HERZOG R I，CHAN O，YU S，et al. Effect of acute and recurrent hypoglycemia on changes in brain glycogen concentration. Endocrinology，2008，149：1499-1504.

46. HOPKINS D. Exercise-induced and other daytime hypoglycemic events in patients with diabetes：Prevention and treatment. Diabetes Research and Clinical Practice，2004，65（S 1）：35-39.

47. HOSLI E，RUHL W，HOLI L. Histochemical and electrophysiological evidence for estrogen receptors on cultured astrocytes：Colocalization with cholinergic receptors. International Journal of Developmental Neuroscience，2000，18：101-111.

48. IBRAHIM B A，BRISKI K P. Role of dorsal vagal complex A2 noradrenergic neurons in hindbrain glucoprivic inhibition of the luteinizing hormone surge in the steroid-primed ovariectomized female rat：Effects of 5-thioglucose on A2 functional biomarker and AMPK activity. Neuroscience，2014，269：199-214.

49. IBRAHIM B A，BRISKI K P. Deferred feeding and body weight responses to short-term interruption of fuel acquisition：Impact of estradiol. Hormone and Metabolic Research，2015，47：611-621.

50. IBRAHIM B，TAMRAKAR P，GUJAR A，et al. Caudal fourth ventricular administration of the AMPK activator 5-aminoimiazole-4-carboxamide-riboside regulates glucose and counterregulatory hormone profiles，dorsal vagal complex metabolosensory neuron function，and hypothalamic Fos expression. Journal of Neuroscience Research，2013，91：1226-1238.

51. IRWIN R W，YAO J，HAMILTON R T，et al. Progesterone and estrogen regulate oxidative metabolism in brain mitochondria. Endocrinology，2008，149：3167-3175.

52. KAHN B B，ALQUIER T，CARLING D，et al. AMP-activated protein kinase：Ancient energy gauge provides clues to modern understanding of metabolism. Cell Metabolism，2005，1：15-25.

53. KING A B，CLARK D. Omitting late-night eating may cause hypoglycemia in "well controlled" basal insulin-treated type 2 diabetes. Endocrine Practice，2015，21：280-285.

54. KOSTANYAN A，NAZARYAN K. Rat brain glycolysis regulation by estradiol-17 beta. Biochimica et Biophysica Acta，1992，1133：301-306.

55. LAMING P R，KIMELBERG H，ROBINSON S，et al. Neuronal- glial interactions and behaviour. Neuroscience and Biobehavioral Reviews，2000，24：295-340.

56. LI A J，WANG Q，RITTER S. Differential responsiveness of dopamine-beta-hydroxylase gene expression to glucoprivation in different catecholamine cell groups. Endocrinology，2006，147：3428-3434.

57. MITRAKOU A，MOKAN M，RYAN C. Influence of plasma glucose rate of decrease on hierarchy of responses to hypoglycemia. Journal of Clinical Endocrinology and Metabolism，1993，76：462-465.

58. MIZUNO Y，OOMURA Y. Glucose responding neurons in the nucleus tractus solitarius of the rat：In vitro study. Brain Research，1984，307：109-116.

59. MUFSON E J，CAI W J，JAFFAR S，et al. Estrogen receptor immunoreactivity within subregions of the rat forebrain：Neuronal distribution and association with perikarya containing choline acetyltransferase. Brain Research，1999，849：253-274.

60. NEDUNGADI T P，BRISKI K P. Site-specific effects of intracranial estradiol administration on recurrent insulin-induced hypoglycemia in ovariectomized female rats. Neuroendocrinology，2012，96：311-323.

61. NEDUNGADI T P，GOLEMAN W L，PARANJAPE S A，et al. Effects of estradiol on glycemic and CNS neuronal activational responses to recurrent insulin-induced hypoglycemia in the ovariectomized female rat. Neuroendocrinology，2006，84：235-243.

62. NEHLIG A，WITTENDORP-RECHENMANN E，LAM C D. Selective uptake of ^{14}C 2-deoxyglucose by neurons

and astrocytes: High-resolution microautoradiographic imaging by cellular ^{14}C-trajectography combined with immunohistochemistry. Journal of Cerebral Blood Flow and Metabolism, 2004, 24: 1004-1014.

63. NILSEN J, IRWIN R W, GALLAHER T K, et al. Estradiol in vivo regulation of brain mitochondrial proteome. The Journal of Neuroscience, 2007, 27: 14069-14077.

64. OBEL L F, MULLER M S, WALLS A B, et al. Brain glycogen - new perspectives on its metabolic function and regulation at the subcellular level. Frontiers in Neuroenergetics, 2012, 4: 15-28.

65. OHKURA S, TANAKA T, NAGATANI S, et al. Central, but not peripheral, glucose-sensing mechanisms mediate glucoprivic suppression of pulsatile luteinizing hormone secretion in the sheep. Endocrinology, 2000, 141: 4472-4480.

66. OSTERLUND M, KUIPER G G, GUSTAFSSON J A, et al. Differential distribution and regulation of estrogen receptor-alpha and -beta mRNA within the female rat brain. Brain Research Molecular Brain Research, 1998, 54: 175-180.

67. OZ G, KUMAR A, RAO J P, et al. Human brain glycogen metabolism during and after hypoglycemia. Diabetes, 2009, 58: 1978-1985.

68. PARANPAPE S A, BRISKI K P. Recurrent insulin-induced hypoglycemia causes site-specific patterns of habituation or amplification of CNS neuronal genomic activation. Neuroscience, 2005, 130: 957-970.

69. PATIL G D, BRISKI K P. Lactate is a critical sensed variable in caudal hindbrain monitoring of CNS metabolic stasis. American Journal of Physiology - Regulatory, Integrative and Comparative Physiology, 2005, 289: R1777-R1786.

70. PELLERIN L. Lactate as a pivotal element in neuron-glia metabolic cooperation. Neurochemistry International, 2003, 43: 331-338.

71. PELLERIN L, MAGISTRETTI P J. Glutamate uptake into astrocytes stimulates aerobic glycolysis: A mechanism coupling neuronal activity to glucose utilization. Proceedings of the National Academy of Sciences of the United States of America, 1994, 91: 10625-10629.

72. PELLERIN L, STOLZ M, SORG O, et al. Regulation of energy metabolism by neurotransmitters in astrocytes in primary culture and in an immortalized cell line. Glia, 1997, 21: 74-83.

73. PIERRE K, PELLERIN L, DEBERNARDI R, et al. Cell-specific localization of monocarboxylate transporters, MCT1 and MCT2, in the adult mouse brain revealed by double immunohistochemical labeling and confocal microscopy. Neuroscience, 2000, 100: 617-627.

74. RAJU B, MCGREGOR V P, CRYER P E. Cortisol elevations comparable to those that occur during hypoglycemia do not cause hypoglycemia-associated autonomic failure. Diabetes, 2003, 52: 2083-2089.

75. RINAMAN L. Hindbrain noradrenergic A2 neurons: Diverse roles in autonomic, endocrine, cognitive, and behavioral functions. American Journal of Physiology - Regulatory, Integrative and Comparative Physiology, 2011, 300: R222-R235.

76. RONNETT G V, RAMAMURTHY S, KLEMAN A M, et al. AMPK in the brain: Its roles in energy balance and neuroprotection. Journal of Neurochemistry, 2009, 109: 17-23.

77. ROUTH V H, HAO L, SANTIAGO A M, et al. Hypothalamic glucose sensing: Making ends meet. Frontiers in Systems Neuroscience, 2014, 8: 236.

78. SANDERS N M, FIGLEWICZ D P, TABORSKY G J, et al. Feeding and neuroendocrine responses after recurrent insulin-induced hypoglycemia. Physiology & Behavior, 2006, 87: 700-706.

79. SANTIAGO J V, CLARKE W L, SHAH S D. Epinephrine, norepinephrine, glucagon and growth hormone release in association with physiologic decrements in the plasma glucose concentration in normal and diabetic man. The Journal of Clinical Endocrinology and Metabolism, 1980, 51: 877-883.

80. SEALE J V, WOOD S A, ATKINSON H C, et al. Gonadal steroid replacement reverses gonadectomy-induced changes in the corticosterone pulse profile and stress-induced hypothalamic-pituitary-adrenal axis activity of male and female rats. Journal of Neuroendocrinology, 2004, 16: 989-998.

81. SHRESTHA P K, BRISKI K P. Hindbrain lactate regulates preoptic gonadotropin-releasing hormone (GnRH) neuron GnRH-I protein but not AMPK responses to hypoglycemia in the steroid-primed ovariectomized female rat. Neuroscience, 2015, 298: 467-474.

82. SHRESTHA P K, TAMRAKAR P, IBRAHIMA B A, et al. Hindbrain medulla catecholamine cell group involvement in

lactate-sensitive hypoglycemia-associated patterns of hypothalamic norepinephrine and epinephrine activity. Neuroscience, 2014, 278: 20-30.

83. SHUGHRUE P J, LANE M V, MERCHENTHALER I. Comparative distribution of estrogen receptor-alpha and beta mRNA in the rat central nervous system. The Journal of Comparative Neurology, 1997, 388: 507-525.

84. SPENCE R D, WISDOM A J, CAO Y, et al. Estrogen mediates neuroprotection and anti- inflammatory effects during EAE through ERα signaling on astrocytes but not through ERβ signaling on astrocytes or neurons. The Journal of Neuroscience, 2013, 33: 10924-10933.

85. STOBART J L, ANERSON C M. Multifunctional role of astrocytes as gatekeepers of neuronal energy supply. Frontiers in Cellular Neuroscience, 2013, 7: 38.

86. SUH S W, BERGHER J P, ANDRESON C M, et al. Astrocyte glycogen sustains neuronal activity during hypoglycemia: Studies with the glycogen phosphorylase inhibitor CP-316, 819 ([R-R*, S*]-5-chloro-N-[2-hdroxy-3- (methoxymethylamino) -3-oxo-1- (phenylmethyl) propyl]-1H-indole-2 carboxamide). The Journal of Pharmacology and Experimental Therapeutics, 2007, 321: 45-50.

87. TAMRAKAR P, BRISKI K P. Impact of recurrent hypoglycemic stress on metabolic signaling in dorsal vagal complex neurons: Modulation by estradiol. Acta Neurobiologiae Experimentalis, 2017, 77: 31-44.

88. TAMRAKAR P, IBRAHIM B A, GUJAR A K, et al. Estrogen regulates energy metabolic pathway and upstream AMPK kinase and phosphatase enzyme expression in dorsal vagal complex metabolo-sensory neurons during glucostasis and hypoglycemia. Journal of Neuroscience Research, 2015a, 93: 321-332.

89. TAMRAKAR P, SHRESTHA P K, BRISKI K P. Dorsomedial hindbrain catecholamine regulation of hypothalamic astrocyte glycogen metabolic enzyme protein expression: Impact of estradiol. Neuroscience, 2015b, 292: 34-45.

90. TER HAAR M B. Circadian and estrual rhythms in food intake in the rat. Hormones and Behavior, 1972, 3: 219-225.

91. VAVAIYA K V, BRISKI K P. Caudal hindbrain lactate infusion alters glucokinase, SUR1, and neuronal substrate fuel transporter gene expression in the dorsal vagal complex, lateral hypothalamic area, and ventromedial nucleus hypothalamus of hypoglycemic male rats. Brain Research, 2007, 1176: 62-70.

92. VAVAIYA K V, BRISKI K P. Effects of caudal hindbrain lactate infusion on insulin-induced hypoglycemia and neuronal substrate transporter glucokinase and sulfonylurea receptor-1 gene expression in the ovariectomized female rat dorsal vagal complex: Impact of estradiol. Journal of Neuroscience Research, 2008, 86: 694-701.

93. WADE G N, JONES J E. Neuroendocrinology of nutritional infertility. American Journal of Physiology - Regulatory, Integrative and Comparative Physiology, 2004, 287: R1227-R1296.

94. WHITE N H, SKOR D, CRYER P E, et al. Identification of type 1 diabetic patients at increased risk for hypoglycemia during intensive therapy. The New England Journal of Medicine, 1983, 308: 485-491.

95. WISE P M, RANCE N, BARRACLOUGH C A. Effects of estradiol and progesterone on catecholamine turn-over rates in discrete hypothalamic regions in ovariectomized rats. Endocrinology, 1981, 108: 2186-2193.

96. WYSS M T, JOLIVET R, BUCK A, et al. In vivo evidence for lactate as a neuronal energy source. The Journal of Neuroscience, 2011, 31: 7477-7485.

97. ZHU W, CZYZYK D, PARANJAPE S A, et al. Glucose prevents the fall in ventromedial hypothalamic GABA that is required for full activation of glucose counterregulatory responses during hypoglycemia. American Journal of Physiology - Endocrinology and Metabolism, 2010, 298: E971-E977.

第八节 雌激素在胰岛生理病理中的作用

📖 摘要

在胰岛素缺乏的糖尿病啮齿动物模型中，17β-雌二醇（E₂）可保护胰腺β细胞免受氧化应激、淀粉样多肽毒性、糖脂毒性和凋亡的影响。在啮齿动物和人β细胞中发现了3种雌激素受体（ER）：ERα、ERβ和GPER。本节介绍了胰岛β细胞功能、营养稳态、促凋亡刺激物刺激后存活情况和增殖的最新研究进展，同时也讨论了ER成为维持功能性β细胞量潜在治疗靶点的原因和方式。

🏥 引言

性激素E₂通过ER参与生殖、骨骼、心血管和神经生理调控。在过去10年的研究中，ER还成为葡萄糖稳态和能量平衡的重要调节器。本节综合了近年来对雌激素和胰岛β细胞ER在糖尿病患者β细胞生存和功能中的作用，以及功能性β细胞量保护方面的研究进展。还将讨论新的治疗途径来强化雌激素在β细胞中的作用，而不产生一般雌激素治疗的不良反应。

🏥 雌激素对啮齿动物模型β细胞的保护作用

糖尿病β细胞衰竭的啮齿动物模型表现出雄性偏倚，因此探索E₂在胰岛保护中的作用至关重要。关于这些动物模型在本节不再赘述。

虽然非肥胖糖尿病（non-obese diabetic，NOD）小鼠最接近人类1型糖尿病（T1DM）模型，但出人意料的是它显示出雌性优势。在NOD小鼠中发现的性别二态性与雌性NOD小鼠的器官特异性性腺激素对免疫系统的影响，以及与糖尿病无关的特定基因有关。不过最近的一项研究发现，全身超生理剂量的E₂治疗可通过恢复恒定自然杀伤T细胞（iNKT细胞）的免疫调节功能来预防NOD小鼠的炎症和T1DM；而在iNKT细胞缺陷型NOD小鼠中，这种保护消失，表明E₂可能充当免疫调节剂并通过iNKT细胞预防T1DM。

链脲佐菌素（streptozotocin，STZ）或四氧嘧啶诱导的糖尿病小鼠是模拟胰岛素缺乏症患者体内β细胞凋亡的经典模型。在这些糖尿病模型中，雌性鼠表现出对β细胞的保护作用：其经STZ或四氧嘧啶处理后，并未诱导出胰岛素缺乏表型，而通过卵巢切除术或芳香酶基因敲除后的E₂缺陷雌性小鼠β细胞更容易受STZ或四氧嘧啶侵害。但是E₂缺陷的雌性小鼠经E₂治疗后，又可保护β细胞免受氧化应激诱导的体内细胞凋亡。值得注意的是，不同遗传背景的动物模型中均观察到雌性对STZ或四氧嘧啶诱导的胰岛破坏的保护作用，提示修饰基因在其中起的作用很小。

在β细胞中过表达人类胰岛淀粉样多肽（human IAPP，hIAPP）的转基因小鼠是T2DM的另一种经典性偏倚模型。IAPP会产生致病的胰岛聚集体，这种聚集体与人类而非啮齿动物的T2DM有关。因此，为了研究IAPP在啮齿动物中的致病性，研究人员在小鼠胰岛中过表达了hIAPP，研究发现成年转基因雄性鼠过度表达hIAPP会导致β细胞衰竭、β细胞量明显减少，而在雌性中则没有这种现象。这种雄性偏倚表明E₂可以预防hIAPP诱导的β细胞损伤。事实上，卵巢切除术会引起雌性小鼠胰岛淀粉样蛋白聚集。然而，这与β细胞衰竭无关。尽管如此，E_2 治疗雄性 hIAPP 转基因小鼠仍可减少胰岛淀粉样蛋白聚集，并防止 β 细胞衰竭。

Zucker 糖尿病肥胖（zucker diabetic fatty，ZDF）大鼠也是具有性别二态性的 T2DM 经典模型。雄性 ZDF 大鼠在胰岛脂质蓄积后表现出进行性 β 细胞衰竭并发展为典型的糖尿病。然而，雌性 ZDF 大鼠可以避免胰岛脂质蓄积，保持正常的 β 细胞功能，并且不会发展为糖尿病。Tiano 等研究发现，雄性 ZDF 大鼠经过 E_2 治疗后可抑制胰岛脂肪生成并预防 β 细胞衰竭。而非糖尿病 Zucker 肥胖（zucker fat，ZF）对照组大鼠的胰岛不发生 β 细胞衰竭，表现出胰岛脂解和脂肪酸氧化，抵消了脂肪生成的增加，因此有利于胰岛脂质蓄积的解毒。相比之下，来自 ZDF 大鼠的胰岛表现出脂肪生成增加，而不会通过脂解或者 β- 氧化而得到抵消，从而导致胰岛脂质蓄积。E_2 治疗会降低 ZDF 胰岛中的从头脂肪酸合成和酯化反应，从而防止有毒脂质中间体积累所导致的葡萄糖脂毒性。同样，Garris 等人使用 *db/db* 小鼠（与 ZDF 大鼠等效的小鼠）发现 E_2 治疗减少了胰岛脂质蓄积，这与预防胰岛破坏从而延缓糖尿病进展有关。

Akita 鼠提供了另一种有趣的带有性别二态性的 T2DM 模型，这些小鼠的 *Ins2* 基因存在错义突变，导致胰岛素原错误折叠。折叠错误的胰岛素原保留在内质网中，引起慢性内质网应激，导致 β 细胞衰竭，雄性 Akita 鼠迅速发展为严重的糖尿病。相反，雌性小鼠仅表现出较轻微的高血糖。通过对雄性 Akita 鼠的初步研究表明，雌激素可药理性的缓解内质网应激。在雄性 Akita 小鼠的胰岛中，未折叠的胰岛素原积累促进了内质网应激，从而诱导了促凋亡转录因子 CCAAT- 增强子结合蛋白同源蛋白（CCAAT-enhancer-binding protein homologous protein，CHOP）的表达。在这些小鼠中，用雌激素治疗可降低胰岛 CHOP 表达，预防胰岛破坏以及胰岛素缺乏型糖尿病的进展。

β 细胞中的雌激素受体表达

在大多数细胞中，雌激素通过 ERα、ERβ 和 G 蛋白偶联雌激素受体（G protein-coupled ER，GPER）传递信号。Angel Nadal 使用单个小鼠胰岛细胞模型首先证实了 ER 的存在，并报道了 E_2 通过与 ERα 或 ERβ 无关的膜受体作用于 K^+ ATP 通道和钙内流产生快速促胰岛素作用。ER 拮抗剂 ICI182，780 并未阻止 E_2 在 β 细胞中的这些非经典快速反应。随后，John Geisler 通过验证小鼠和人类胰岛中 ERα 的蛋白表达水平，证实了 β 细胞中存在经典的 ER，而 Juan Contreras 证明 ER 拮抗剂可以逆转胰岛中的 E_2 作用。Mauvais-Jarvis 及其同事首次报道了 ER 在体内 β 细胞中的作用，在啮齿动物和人类 β 细胞同时表达 ERα 和 ERβ 的长 66 kD 亚型和较短的 58 kD 亚型。其中 INS-1 β 细胞表达 ERα36，这是一种 36 kD 的短 ERα 亚型，既缺乏转录激活结构域又没有功能性的 DNA 结合结构域。尽管这些 ER 可以在 β 细胞核中找到，可以在靶基因的启动子上激活雌激素反应元件（estrogen response elements，ERE），但它们主要定位在核外。

雌激素和胰岛存活

E_2 是一种作用强大的"生存"激素，可保护细胞免受氧化应激和促炎性细胞因子诱导的凋亡。其可以通过 ERα 在两性小鼠中作用于一条独立于经典 ERE 的途径促进胰岛生存。这种保护涉及核外 ER 的激活和 ERα 的主导作用。似乎 ERα 和 ERβ 通过冗余途径防止细胞凋亡，导致 caspase 3/7 的抑制。这种保护的确切信号传导途径仍在研究中。在培养的 β 细胞中，E_2 的抗凋亡作用可以独立于基因转录或从头合成蛋白质诱导，表明这种细胞保护可以独立于核事件而发生，这种保护作用可能涉及快反应事件，如蛋白质磷酸化或离子通道功能的改变。有趣的是，在 MIN6 β 细胞中，与 E_2 相比在包含 ERE 的基因构建体上非雌性化的立体异构体 17α- 雌二醇显示较弱的转录活性。然而，人类胰岛暴露于 E_2 或 17α- 雌二醇对 H_2O_2 诱导的细胞凋亡产生了相似的保护作用。近期研究发现，17α-雌二醇可能通过 ERα36 发出信号，值得进一步探索。重要的是，因为 17α-雌二醇几乎没有与雌性激素活性相关的生物学作用，可能是性别非特异性糖尿病抗凋亡治疗的候选药物。同样有趣的是，大剂量的染料木黄酮（一种在雌激素中与大豆结合的植物雌激素）可以防止体外和体内四氧嘧啶介导的氧化应激损伤胰岛。除了快速反应，E_2 还可以通过涉及 ERα 的经典基因组机制促进胰岛生存。肝受体同源物（liver receptor homolog, LRH-1）是一种调节胆固醇稳态和细胞可塑性的孤儿核受体（nuclear receptor 5A2，NR5A2），E_2 可通过 ERα 增加其 mRNA 表达水平。siRNA 沉默 LRH-1 可消除 E_2 对大鼠胰岛细胞因子的保护作用。该 ERα 途径可诱导胰岛糖皮质激素的生物合成，从而减弱炎症诱导的胰岛细胞凋亡。

GPER 是 E_2 的膜受体，可介导快速的非基因组信号。体内缺乏 GPER 的雌性小鼠在 STZ 诱导下胰岛 β 细胞更容易凋亡。此外，在培养的小鼠和人类胰岛中，激动剂 G-1 对 GPER 的药理学激活可防止氧化应激和促炎性细胞因子诱导的细胞凋亡。

目前已经有研究提出使用 GLP1 作为载体将 E_2 导入胰岛来保护糖尿病患者 β 细胞功能的方法，这种方法没有一般雌激素疗法的不良反应。实际上胰岛细胞同时表达 ER 和 GLP1 受体（GLP1R）。已有技术可以合成在单个分子中稳定连接到 E_2 的 GLP1 结合物。在饮食诱导的雄性肥胖小鼠中，GLP1-E_2 偶联物产生的协同抗肥胖作用高于单一激动剂所观察到的抗肥胖作用，这种作用不会介导 E_2 的生殖作用。该作用归因于下丘脑中 E_2 和 GLP1 之间的协同作用，导致食物摄入受到抑制。GLP1-E_2 偶联物的作用也有效预防了雄性新西兰肥胖小鼠的 T2DM。这些小鼠中的糖尿病预防作用是 GLP1-E_2 靶向下丘脑的结果，通过厌食作用改善了肥胖症，间接改善了胰岛功能。此外，在雄性小鼠和培养的人类胰岛中，GLP1-E_2 偶联物并没有比 GLP1 单独增强胰岛素作用。目前正在进行相关研究以确定 GLP1-E_2 偶联物对 β 细胞生存的治疗作用。

在胰岛保护中靶向 ER 的另一种方法是将雌激素与在乳房和子宫中具有拮抗作用的选择性雌激素受体调节剂（selective estrogen receptor modulator，SERM）配合使用。例如，将偶联雌激素（conjugated equine estrogens，CE）与 SERM 巴多昔芬配合使用是一种新的围绝经期激素疗法，既能提供 CE 对围绝经期症状的益处，又能用巴多昔芬拮抗 CE 对子宫和乳房的作用。单独使用巴多昔芬或者结合使用 CE/巴多昔芬可降低雌性小鼠胰岛破坏和 STZ 诱导的胰岛素缺乏型糖尿病的严重程度。预防 STZ 诱导的小鼠 β 细胞凋亡是证明雌激素激动剂活性的标志。因此，用巴多昔芬预防 STZ 诱导的糖尿病表明，巴多昔芬在雌性小鼠的 β 细胞中充当 ER 激动剂。

雌激素和胰岛素的分泌与生物合成

E_2 的促胰岛素作用已详细阐述。其在啮齿动物体内的作用包括促进胰岛肥大、增加胰腺胰岛素浓度和促进胰岛素分泌。E_2 还增加了灌注大鼠胰腺和啮齿类动物胰岛中的胰岛素分泌。在胰岛素分泌细胞 INS-1 中，E_2 对胰岛素分泌和离子通道活性有直接作用。在此模型中，E_2 不影响胰岛素含量、基础或刺激的胰岛素输出或 Ca^{2+} 通量。然而，这些细胞过度表达 ER，因此在基础状态下 ER 输出增加，从而钝化了刺激作用。在大鼠胰岛素瘤（rat insulinoma，RIN）细胞中，E_2 诱导了葡萄糖激酶活性的增加，从而增加了葡萄糖刺激的胰岛素释放。在 MIN6 细胞和人类原代 β 细胞中，E_2 引起去极化和 Ca^{2+} 内流，从而触发胰岛素释放。因此，就分泌而言，E_2 可能会影响 β 细胞对其他刺激（如葡萄糖）的反应性。另外主要的雌激素受体 α 在刺激胰岛素合成中也很重要。E_2 对 ERα 的激活通过核外 ERα 刺激 Src 和 ERK 激酶发出信号，从而刺激 β 细胞胰岛素原基因的转录和胰岛素合成，这增强了转录因子 NeuroD1 葡萄糖诱导的核易位及其与胰岛素启动子的结合。E_2 还可以迅速降低 K_{ATP} 通道活性，从而通过 ERβ 增强在小鼠胰岛中葡萄糖诱导的 Ca^{2+} 信号和胰岛素释放。ERβ 的这种促胰岛素作用需要通过膜性心钠肽受体作用。因此，在妊娠期间，高 E_2 浓度可通过增强胰岛素的生物合成（通过 ERα）和胰岛素分泌（通过 ERβ）来促进胰岛适应新陈代谢的需求。

GPER 同样具有促胰岛素作用。在一项研究中，GPER 缺陷小鼠和培养的胰岛表现出 GSIS 改变。Sharma 等人报道称 GPER 参与了 E_2 刺激 β 细胞的基础分泌和葡萄糖依赖性胰岛素的分泌过程，因为在纯合 GPER 敲除小鼠胰岛和 siRNA 沉默 GPER 后 MIN6 细胞中 E_2 的作用丧失了。GPER 的促胰岛素作用似乎通过表皮生长因子受体（epidermal growth factor receptor，EGFR）和细胞外信号调节激酶（extracellular signal-regulated kinase，ERK）发出信号。但是，GPER 似乎不参与 E_2 诱导的胰岛素生物合成。

➕ 雌激素和胰岛脂质稳态

在啮齿动物中，E_2 可抑制肝、白色脂肪组织和肌肉中的关键脂肪合成基因，这与脂肪和肝脏脂质含量的减少，以及葡萄糖代谢的改善有关。Tiano 等进一步证明雌激素可通过 ERα、ERβ 和 GPER 抑制啮齿动物和人胰岛中的胰岛脂肪酸合成和酯化为三酰甘油。活化 ER 的这种抗脂肪形成作用与 T2DM ZDF 大鼠模型中针对脂毒性 β 细胞衰竭的保护作用有关。E_2 在体内作用于胰岛 ERα，以抑制脂肪酸合酶的表达和活性，从而减少胰岛有毒脂质的积累并防止 β 细胞衰竭。这些作用依赖于核外 ER 激活 STAT3 和活化 AMP 蛋白激酶并能促进抑制脂肪合成的主要调节因子表达，如肝 X 受体（liver X receptor，LXR）及其脂肪合成的靶标，固醇调节元素结合蛋白 1c（sterol regulatory element-binding protein 1c，SREBP1c）和碳水化合物反应元素结合蛋白（carbohydrate response element-binding protein，ChREBP）。这些研究证明了雌激素信号通路在促进胰岛脂质稳态中的重要性。

➕ ER 和 β 细胞增殖

Houssay 和 Rodriguez 认为，胰腺次全切除术后，在剩余的胰腺中植入雌激素颗粒会导致局部胰岛再生。此外在四氧嘧啶诱导的糖尿病大鼠中也观察到胰岛再生。最近，有研究发现药理剂量的 E_2 促进了 STZ 损伤大鼠胰岛的 β 细胞再生，但仅在轻度高血糖大鼠中观察到此作用，而在重度高血糖大鼠中未观察到此现象。此外，E_2 和运动在促进卵巢切除术后的啮齿类动物 β 细胞增殖方面具有协同作用，这种作用与 IRS-2 和 Pdx-1 表达的增加有关。同时，E_2 促进成年人类胰岛来源的前体细胞增殖并抑制其分化，而对胎儿胰岛来源的前体细胞没有影响。这些有趣的结果值得进一步研究。

GPER 可能与妊娠期间功能性 β 细胞的扩增有关。在妊娠的啮齿动物中，GPER 明显上调，这与胰岛 microRNA miR-338-3p 的表达降低有关。下调 miR-338-3p 促进了啮齿动物的 β 细胞增殖，而 miR-338-3p 表达增加则减少了啮齿动物的 β 细胞量。在体外大鼠胰岛中，用 E_2 或 GPER 激动剂 G-1 处理也会降低 miR-338-3p 表达，这与增加的 β 细胞增殖有关，这些 E_2 效应取决于 cAMP 和蛋白激酶 A。尽管暴露于 E_2 也降低了体外人胰岛细胞中 miR-338-3p 的水平，但 E_2 或沉默 miR-338-3p 都不会刺激体外人 β 细胞的增殖。同样，E_2 和 G1 处理均不会增加雄性小鼠中移植人 β 细胞的增殖。因此，在啮齿动物 β 细胞增殖中观察到的 GPER 激活和 miR-338-3p 的抑制作用在人 β 细胞中没有观察到。

部分导管结扎（partial duct ligation，PDL）是一种构建胰腺损伤啮齿动物模型的常用方法，可导致 β 细胞膨胀。PDL 后，在导管附近生成表达神经元 3（Neurogenin3，NGN3$^+$）的细胞，并可以分化为 β 细胞。在 PDL 啮齿动物中，β 细胞主要通过复制产生，但它们也可以通过 NGN3$^+$ 阶段新生。在雄性小鼠中用 ERα 拮抗剂他莫昔芬治疗或敲除 ERα 同样降低了 PDL 模型中的 NGN3 表达和 β 细胞增殖，表明 ERα 参与了这一过程。有趣的是，PDL 增加了胰腺结扎部分的局部 E_2 浓度，并刺激了 β 细胞中的 ERα 核定位（正常情况下，ERα 在 β 细胞中呈胞质状态）。他莫昔芬抑制胚胎胰腺中 ERα 或者 ERα（*ERα* 基因敲除小鼠）的缺失，也会降低妊娠末期 NGN3 的表达和减少 NGN3$^+$ 祖细胞。因此，在小鼠中，似乎 ERα 刺激了发育中或受损胰腺中 NGN3$^+$ 细胞的生成，以及由此产生的 β 细胞量增加。

具有诱导性 cAMP 早期抑制物 Iγ 的 β 细胞定向表达的转基因（transgenic，Tg）小鼠模型表现出 β 细胞复制减少和 β 细胞量严重损失，仅在雄性小鼠中引发糖尿病。在该模型中，用 E_2 处理去势雄性 Tg 小鼠，通过刺激导管中新 β 细胞的生成，以及胰岛中现有 β 细胞的复制，可增强 β 细胞的增殖。E_2 刺激 β 细胞增殖与胰腺十二指肠同源盒 1（pancreatic duodenal homeobox-1，PDX-1）的表达增加有关。

因此，在这 2 种 β 细胞再生的啮齿动物模型中，E_2 可以通过 ERα 信号诱导现有 β 细胞的复制或通过激活 NGN3 或 PDX-1 诱导新 β 细胞的新生诱导 β 细胞大量增殖。这些发现对人 β 细胞的有效性尚待确定。

ERβ 也可能参与 β 细胞的再生。在 STZ 诱导的雄性糖尿病 C57BL6 小鼠和糖尿病 db/db 小鼠中，选择性 ERβ 激动剂可增加 β 细胞增殖。总之，β 细胞中 ER 的激活可促进啮齿动物模型的生存和 β 细胞量的增加。如果能利用它们的有益特性，选择性激活胰岛 ER 可能是保护功能性 β 细胞量的一种策略。

雌激素和胰岛移植

人胰岛移植（pancreatic islet transplantation，PIT）为 T1DM 提供了一种生理治疗方法。但是，要获得足够的胰岛产量，需要一些已故的人类供体。同时需要新的方法改善胰岛移植功能，以更少的胰岛产生更多的胰岛素。女性性别是全胰切除和胰岛细胞自体移植后胰岛素独立性的预测指标，表明 E_2 可以改善女性的 PIT。脑死亡（brain death，BD）的特征是促炎细胞因子（pro-inflammatory cytokines，PIC）激活，胰岛产量降低，死亡供体的胰岛功能降低，使用 E_2 体内治疗 BD 供体大鼠，改善了体外胰岛的恢复，以及生存能力和功能。暴露于 PIC 后，E_2 还可以促进培养的人类胰岛存活并改善胰岛功能。该机制可能是由于 E_2 可减少促炎因子 NF-κB 和 c-Jun N 末端激酶（c-Jun N-terminal kinase，JNK）激活，以及线粒体细胞色素 c 释放和 caspase-9 激活。Liu 等人通过研究 STZ 诱导为糖尿病并移植人类胰岛的裸鼠发现，在 PIT 时短暂使用 E_2 可以改善雄性，以及雌性糖尿病裸鼠的胰岛移植功能。E_2 可快速保护胰岛移植物免受缺氧、氧化应激和细胞凋亡，以及慢性诱导的胰岛血运重建损伤，这些作用主要通过 ERα 介导。

沉默诱导型一氧化氮合酶（inducible nitric oxide synthase，iNOS）是促进移植胰岛存活的另一种方法。Huang 等人使用肽微团将小分子干扰 RNA（small interfering RNA，siRNA）-iNOS 和 E_2 一起装载在疏水核中，这些肽微团的传递改善了雄性糖尿病同系小鼠移植后的胰岛植入状态。有必要进行进一步的研究以评估局部 E_2 递送改善 PIT 期间胰岛植入的功效。

结论和观点

E_2 通过胰岛 ER 促进胰岛对代谢应激的适应。ER 有利于胰岛生存、脂质稳态、葡萄糖刺激的胰岛素生物合成和分泌，以及在特定条件下的胰岛细胞量的增加。雌激素已被美国食品和药品管理局（FDA）批准用于绝经后治疗，但对其引起的激素依赖性癌症恐惧是目前 ER 配体保护糖尿病 β 细胞的主要障碍。因此，还需要进一步的研究，以确定和开发新的无不良反应的配体来保护 β 细胞。

（翻译：王伟好　审校：林栋）

性与糖尿病

1. AL-MAJED H T，SQUIRES P E，PERSAUD S J，et al. Effect of 17beta-estradiol on insulin secretion and cytosolic calcium in Min6 mouse insulinoma cells and human islets of Langerhans. Pancreas，2005，30：307-313.

2. ALONSO-MAGDALENA P，MORIMOTO S，RIPOLL C，et al. The estrogenic effect of bisphenol A disrupts pancreatic beta-cell function in vivo and induces insulin resistance. Environmental Health Perspectives，2006，114：106-112.

3. ALONSO-MAGDALENA P，ROPERO A B，CARRERA M P，et al. Pancreatic insulin content regulation by the estrogen receptor ER alpha. PLoS One，2008，3：e2069.

4. ALONSO-MAGDALENA P，ROPERO A B，GARCIA-AREVALO M，et al. Antidiabetic actions of an estrogen receptor beta selective agonist. Diabetes，2013，62：2015-2025.

5. BALHUIZEN A，KUMAR R，AMISTEN S，et al. Activation of G protein coupled receptor 30 modulates hormone secretion and counteracts cytokine-induced apoptosis in pancreatic islets of female mice. Molecular and Cellular Endocrinology，2010，320：16-24.

6. BAO M，YANG Y，JUN H S，et al. Molecular mechanisms for gender differences in susceptibility to T cell-mediated autoimmune diabetes in nonobese diabetic mice. Journal of Immunology，2002，168：5369-5375.

7. BAQUIE M，ST-ONGE L，KERR-CONTE J，et al. The liver receptor homolog-1（LRH-1）is expressed in human islets and protects β-cells against stress-induced apoptosis. Human Molecular Genetics，2011，20：2823-2833.

8. BERNAL-MIZRACHI E，KULKARNI R N，SCOTT D K，et al. Human beta-cell proliferation and intracellular signaling part 2: Still driving in the dark without a road map. Diabetes，2014，63：819-831.

9. BETSHOLTZ C，CHRISTMANSSON L，ENGSTROM U，et al. Sequence divergence in a specific region of islet amyloid polypeptide（IAPP）explains differences in islet amyloid formation between species. FEBS Letters，1989，251：261-264.

10. BETSHOLTZ C，SVENSSON V，RORSMAN F，et al. Islet amyloid polypeptide（IAPP）：cDNA cloning and identification of an amyloidogenic region associated with the species-specific occurrence of age-related diabetes mellitus. Experimental cell research，1989，183：484-493.

11. CHOI S B，JANG J S，PARK S. Estrogen and exercise may enhance β-cell function and mass via insulin receptor substrate 2 induction in ovariectomized diabetic rats. Endocrinology，2005，146：4786-4794.

12. CONTRERAS J L，SMYTH C A，BILBAO G，et al. 17β-Estradiol protects isolated human pancreatic islets against proinflammatory cytokine-induced cell death：molecular mechanisms and islet functionality1. Transplantation，2002，74：1252-1259.

13. CONTRERAS J L，ECKSTEIN C，SMYTH C A，et al. Brain death significantly reduces isolated pancreatic islet yields and functionality in vitro and in vivo after transplantation in rats. Diabetes，2003，52：2935-2942.

14. COSTRINI N V，KALKHOFF R K. Relative effects of pregnancy，estradiol，and progesterone on plasma insulin and pancreatic islet insulin secretion. The Journal of clinical investigation，1971，50：992-999.

15. TARA M D，SOUZA S C，ARONOVITZ M，et al. Estrogen regulation of adiposity and fuel partitioning evidence of genomic and non-genomic regulation of lipogenic and oxidative pathways. Journal of Biological Chemistry，2005，280：35983-35991.

16. DEROO B J，KORACH K S. Estrogen receptors and human disease. The Journal of clinical investigation，2006，116：561-570.

17. ECKHOFF D E，SMYTH C A，ECKSTEIN C，et al. Suppression of the c-Jun N-terminal kinase pathway by 17β-estradiol can preserve human islet functional mass from proinflammatory cytokine-induced destruction. Surgery，2003，134：169-179.

18. ECKHOFF D E，ECKSTEIN C，SMYTH C A，et al. Enhanced isolated pancreatic islet recovery and functionality in rats by 17β-estradiol treatment of brain death donors. Surgery，2004，136：336-345.

19. FAURE A，SUTTER-DUB M T. Insulin secretion from isolated pancreatic islets in the female rat. Short and long term oestradiol influence. Journal de physiologie，1979，75：289-295.

20. FINAN B，YANG B，OTTAWAY N，et al. Targeted estrogen delivery reverses the metabolic syndrome. Nature medicine，

第二章 雌激素在代谢稳态中的作用

2012, 18: 1847.

21. FOX H S. Androgen treatment prevents diabetes in nonobese diabetic mice. The Journal of experimental medicine, 1992, 175: 1409-1412.

22. GAO H, BRYZGALOVA G, HEDMAN E, et al. Long-term administration of estradiol decreases expression of hepatic lipogenic genes and improves insulin sensitivity in ob/ob mice: a possible mechanism is through direct regulation of signal transducer and activator of transcription 3. Molecular endocrinology, 2006, 20: 1287-1299.

23. GARRIS D R, GARRIS B L. Estrogenic restoration of functional pancreatic islet cytoarchitecture in diabetes (db/db) mutant C57BL/KsJ mice: relationship to estradiol localization, systemic glycemia, and persistent hyperinsulinemia. Cell and tissue research, 2005, 319: 231-242.

24. GEISLER J G, ZAWALICH W, ZAWALICH K, et al. Estrogen can prevent or reverse obesity and diabetes in mice expressing human islet amyloid polypeptide. Diabetes, 2002, 51: 2158-2169.

25. GOODMAN M N, HAZELWOOD R L. Short-term effects of oestradiol benzoate in normal, hypophysectomized and alloxan-diabetic male rats. Journal of Endocrinology, 1974, 62: 439-449.

26. GOURDY P, BOURGEOIS E A, LEVESCOT A, et al. Estrogen therapy delays autoimmune diabetes and promotes the protective efficiency of natural killer T-cell activation in female nonobese diabetic mice. Endocrinology, 2016, 157: 258-267.

27. HORN P A, MOHLIG M, OSTERHOFF M, et al. Effect of estradiol on insulin secreting INS-1 cells overexpressing estrogen receptors. European journal of endocrinology, 2000, 142: 84-91.

28. HOUSSAY B A, FOGLIA V G, RODRIGUEZ R R. Production or prevention of some types of experimental diabetes by oestrogens or corticosteroids. Acta endocrinologica, 1954, 17: 146.

29. HWANG H J, LEE M, PARK J H, et al. Improved islet transplantation outcome by the co-delivery of siRNAs for iNOS and 17β-estradiol using an R3V6 peptide carrier. Biomaterials, 2015, 38: 36-42.

30. INADA A, INADA O, FUJII N L, et al. β-cell induction in vivo in severely diabetic male mice by changing the circulating levels and pattern of the ratios of estradiol to androgens. Endocrinology, 2014, 155: 3829-3842.

31. JACOVETTI C, ABDERRAHMANI A, PARNAUD G, et al. MicroRNAs contribute to compensatory β cell expansion during pregnancy and obesity. The Journal of clinical investigation, 2012, 122: 3541-3551.

32. JANSON J, SOELLER W C, ROCHE P C, et al. Spontaneous diabetes mellitus in transgenic mice expressing human islet amyloid polypeptide. Proceedings of the National Academy of Sciences, 1996, 93: 7283-7288.

33. JOHNSTON P C, LIN Y K, WALSH R M, et al. Factors associated with islet yield and insulin independence after total pancreatectomy and islet cell autotransplantation in patients with chronic pancreatitis utilizing off-site islet isolation: Cleveland Clinic experience. The Journal of Clinical Endocrinology & Metabolism, 2015, 100: 1765-1770.

34. KAHN S E, ANDRIKOPOULOS S, VERCHERE C B, et al. Oophorectomy promotes islet amyloid formation in a transgenic mouse model of Type II diabetes. Diabetologia, 2000, 43: 1309-1312.

35. KANG L, ZHANG X, XIE Y, et al. Involvement of estrogen receptor variant ER-α 36, not GPR30, in nongenomic estrogen signaling. Molecular Endocrinology, 2010, 24 (4): 709-721.

36. KILIC G, ALVAREZ-MERCADO A I, ZARROUKI B, et al. The islet estrogen receptor-α is induced by hyperglycemia and protects against oxidative stress-induced insulin-deficient diabetes. PLoS One, 2014, 9 (2): e87941.

37. KIM J, MAUVAIS-JARVIS F. The combination of conjugated equine estrogens with bazedoxifene prevents streptozotocin-induced diabetes in female mice. Matters, 2016, 2: e201605000017.

38. KIM J H, MEYERS M S, KHUDER S S, et al. Tissue-selective estrogen complexes with bazedoxifene prevent metabolic dysfunction in female mice. Molecular metabolism, 2014, 3: 177-190.

39. KOMM B S. A new approach to menopausal therapy: the tissue selective estrogen complex. Reproductive sciences, 2008, 15: 984-992.

40. KUMAR R, BALHUIZEN A, AMISTEN S, et al. Insulinotropic and antidiabetic effects of 17β-estradiol and the GPR30 agonist G-1 on human pancreatic islets. Endocrinology, 2011, 152: 2568-2579.

41. LE MAY C, CHU K, HU M, et al. Estrogens protect pancreatic β-cells from apoptosis and prevent insulin-deficient diabetes mellitus in mice. Proceedings of the National Academy of Sciences, 2006, 103: 9232-9237.

性与糖尿病

42. LEE Y, HIROSE H, OHNEDA M, et al. Beta-cell lipotoxicity in the pathogenesis of non-insulin-dependent diabetes mellitus of obese rats: impairment in adipocyte-beta-cell relationships. Proceedings of the National Academy of Sciences, 1994, 91: 10878-10882.

43. LIU S, MAUVAIS-JARVIS F. Rapid, nongenomic estrogen actions protect pancreatic islet survival. Islets, 2009, 1: 273-275.

44. LIU S, MAUVAIS-JARVIS F. Minireview: estrogenic protection of β-cell failure in metabolic diseases. Endocrinology, 2010, 151: 859-864.

45. LIU S, LE MAY C, WONG W P S, et al. Importance of extranuclear estrogen receptor-α and membrane G protein-coupled estrogen receptor in pancreatic islet survival. Diabetes, 2009, 58: 2292-2302.

46. LIU S, NAVARRO G, MAUVAIS-JARVIS F. Androgen excess produces systemic oxidative stress and predisposes to β-cell failure in female mice. PloS one, 2010, 5: e11302.

47. LIU S, KILIC G, MEYERS M S, et al. Oestrogens improve human pancreatic islet transplantation in a mouse model of insulin deficient diabetes. Diabetologia, 2013, 56: 370-381.

48. MACLAREN N K, NEUFELD M, MCLAUGHLIN J V, et al. Androgen sensitization of streptozotocin-induced diabetes in mice. Diabetes, 1980, 29: 710-716.

49. MAGGIOLINI M, VIVACQUA A, FASANELLA G, et al. The G protein-coupled receptor GPR30 mediates c-fos up-regulation by 17β-estradiol and phytoestrogens in breast cancer cells. Journal of Biological Chemistry, 2004, 279: 27008-27016.

50. MAGNATERRA R, PORZIO O, PIEMONTE F, et al. The effects of pregnancy steroids on adaptation of beta cells to pregnancy involve the pancreatic glucose sensor glucokinase. Journal of endocrinology, 1997, 155: 247-254.

51. MARTENSSON U E A, SALEHI S A, WINDAHL S, et al. Deletion of the G protein-coupled receptor 30 impairs glucose tolerance, reduces bone growth, increases blood pressure, and eliminates estradiol-stimulated insulin release in female mice. Endocrinology, 2009, 150: 687-698.

52. MAUVAIS-JARVIS F. Estrogen and androgen receptors: regulators of fuel homeostasis and emerging targets for diabetes and obesity. Trends in Endocrinology & Metabolism, 2011, 22: 24-33.

53. MAUVAIS-JARVIS F, CLEGG D J, HEVENER A L. The role of estrogens in control of energy balance and glucose homeostasis. Endocrine reviews, 2013, 34: 309-338.

54. NADAL A, ROVIRA J M, LARIBI O, et al. Rapid insulinotropic effect of 17β-estradiol via a plasma membrane receptor. The FASEB Journal, 1998, 12: 1341-1348.

55. NADAL A, ROPERO A B, LARIBI O, et al. Nongenomic actions of estrogens and xenoestrogens by binding at a plasma membrane receptor unrelated to estrogen receptor α and estrogen receptor β. Proceedings of the National Academy of Sciences, 2000, 97: 11603-11608.

56. NOLAN C J, LEAHY J L, DELGHINGARO-AUGUSTO V, et al. Beta cell compensation for insulin resistance in Zucker fatty rats: increased lipolysis and fatty acid signalling. Diabetologia, 2006, 49: 2120-2130.

57. OHAGI S, NISHI M, BELL G I, et al. Sequences of islet amyloid polypeptide precursors of an Old World monkey, the pig-tailed macaque (Macaca nemestrina), and the dog (Canis familiaris). Diabetologia, 1991, 34: 555-558.

58. OYADOMARI S, KOIZUMI A, TAKEDA K, et al. Targeted disruption of the Chop gene delays endoplasmic reticulum stress-mediated diabetes. The Journal of clinical investigation, 2002, 109: 525-532.

59. PAIK S G, MICHELIS M A, KIM Y T, et al. Induction of insulin-dependent diabetes by streptozotocin Inhibition by estrogens and potentiation by androgens. Diabetes, 1982, 31: 724-729.

60. PEARCE R B, FORMBY B, HEALY K, et al. Association of an androgen-responsive T cell phenotype with murine diabetes and Idd2. Autoimmunity, 1995, 20: 247-258.

61. PUAH J A, BAILEY C J. Insulinotropic effect of ovarian steroid hormones in streptozotocin diabetic female mice. Hormone and metabolic research, 1985, 17: 216-218.

62. QUESADA I, FUENTES E, VISO-LEÓN M C, et al. Low doses of the endocrine disruptor bisphenol-A and the native hormone 17β-estradiol rapidly activate transcription factor CREB. The FASEB Journal, 2002, 16: 1671-1673.

63. REN Z, ZOU C, JI H, et al. Oestrogen regulates proliferation and differentiation of human islet-derived precursor cells

through oestrogen receptor alpha. Cell biology international，2010，34：523-530.

64. REVANKAR C M，CIMINO D F，SKLAR L A，et al. A transmembrane intracellular estrogen receptor mediates rapid cell signaling. Science，2005，307：1625-1630.

65. ROPERO A B，SORIA B，NADAL A. A nonclassical estrogen membrane receptor triggers rapid differential actions in the endocrine pancreas. Molecular endocrinology，2002，16：497-505.

66. ROSMALEN J G M，PIGMANS M J G，KERSSEBOOM R，et al. Sex steroids influence pancreatic islet hypertrophy and subsequent autoimmune infiltration in nonobese diabetic （NOD） and NOD scid mice. Laboratory investigation，2001，81：231-239.

67. SCHWENK R W，BAUMEIER C，FINAN B，et al. GLP-1-oestrogen attenuates hyperphagia and protects from beta cell failure in diabetes-prone New Zealand obese （NZO） mice. Diabetologia，2015，58：604-614.

68. LENZEN S. Effects of ovariectomy and treatment with progesterone or oestradiol-17β on the secretion of insulin by the perfused rat pancreas. Journal of Endocrinology，1978，78：153-154.

69. SHARMA G，PROSSNITZ E R. Mechanisms of estradiol-induced insulin secretion by the G protein-coupled estrogen receptor GPR30/GPER in pancreatic β-cells. Endocrinology，2011，152：3030-3039.

70. SORIANO S，ROPERO A B，ALONSO-MAGDALENA P，et al. Rapid regulation of KATP channel activity by 17β-estradiol in pancreatic β-cells involves the estrogen receptor β and the atrial natriuretic peptide receptor. Molecular Endocrinology，2009，23：1973-1982.

71. SUTTERDUB M T. Preliminary report：effects of female sex hormones on insulin secretion by the perfused rat pancreas. Journal de physiologie，1976，72：795-800.

72. TAKADA M，NADEAU K C，HANCOCK W W，et al. Effects of explosive brain death on cytokine activation of peripheral organs in the Rat1. Transplantation，1998，65：1533-1542.

73. TIANO J P，MAUVAIS-JARVIS F. Importance of oestrogen receptors to preserve functional β-cell mass in diabetes. Nature Reviews Endocrinology，2012，8：342.

74. TIANO J P，MAUVAIS-JARVIS F. Molecular mechanisms of estrogen receptors' suppression of lipogenesis in pancreatic β-cells. Endocrinology，2012，153：2997-3005.

75. TIANO J P，DELGHINGARO-AUGUSTO V，LE MAY C，et al. Estrogen receptor activation reduces lipid synthesis in pancreatic islets and prevents β cell failure in rodent models of type 2 diabetes. The Journal of clinical investigation，2011，121：3331-3342.

76. TIANO J，FINAN B，DIMARCHI R，et al. A Glucagon-like peptide-1-estrogen fusion peptide shows enhanced efficacy in preventing insulin-deficient diabetes in mice. Endocr Rev，2012，33：OR21-OR26.

77. TIANO J P，TATE C R，YANG B S，et al. Effect of targeted estrogen delivery using glucagon-like peptide-1 on insulin secretion，insulin sensitivity and glucose homeostasis. Scientific reports，2015，5：10211.

78. VAN DE CASTEELE M，LEUCKX G，CAI Y，et al. Partial duct ligation：β-cell proliferation and beyond. Diabetes，2014，63：2567-2577.

79. WANG J，TAKEUCHI T，TANAKA S，et al. A mutation in the insulin 2 gene induces diabetes with severe pancreatic β-cell dysfunction in the Mody mouse. The Journal of clinical investigation，1999，103：27-37.

80. WONG W P S，TIANO J P，LIU S，et al. Extranuclear estrogen receptor-α stimulates NeuroD1 binding to the insulin promoter and favors insulin synthesis. Proceedings of the National Academy of Sciences，2010，107：13057-13062.

81. XU B，ALLARD C，MAUVAIS-JARVIS F. Estrogen Complexes Improve the Unfolded Protein Response and Prevent ER Stress-induced beta-Cell Failure in Akita Mice Diabetes，2015，64：A35-A35.

82. YAMABE N，KANG K S，ZHU B T. Beneficial effect of 17β-estradiol on hyperglycemia and islet β-cell functions in a streptozotocin-induced diabetic rat model. Toxicology and applied pharmacology，2010，249：76-85.

83. YANG W，WANG S，LI L，et al. Genistein reduces hyperglycemia and islet cell loss in a high-dosage manner in rats with alloxan-induced pancreatic damage. Pancreas，2011，40：396-402.

84. YOSHIOKA M，KAYO T，IKEDA T，et al. A novel locus，Mody4，distal to D7Mit189 on chromosome 7 determines early-onset NIDDM in nonobese C57BL/6 （Akita） mutant mice. Diabetes，1997，46：887-894.

85. YUCHI Y，CAI Y，LEGEIN B，et al. Estrogen receptor α regulates β-cell formation during pancreas development and following injury. Diabetes，2015，64：3218-3228.

第九节　雌激素受体 α 的核膜作用：调节能量及葡萄糖稳态

摘要

雌激素受体 α（ERα）除在生殖系统中起关键作用外，在非生殖组织中也发挥许多功能。因此，目前 ERα 被公认为能量稳态和葡萄糖代谢的关键调节因子，并介导雌激素对抗肥胖和 2 型糖尿病的保护作用。本节旨在总结目前对 ERα 激活及其调节能量平衡和葡萄糖代谢机制的理解。首先关注的是基础实验研究，这些研究有助于理解 ERα 作为核受体的基础，更具体地说，是关于其 2 个激活功能区（activation functions，AF）所发挥的关键作用。本书描述了小鼠模型中这些 AF 选择性失活的结果，如对生殖道和血管系统的影响，进一步强调了 ERα 核受体在预防肥胖和糖尿病方面的重要作用。除 ERα 的核受体作用外，一小部分 ERα 与质膜相关，并通过质膜激活非细胞核信号，这种快速效应称为膜启动的类固醇信号（membrane-initiated steroid signal，MISS），且在多种细胞系包括内皮细胞中均得到了详细描述。选择性药理学工具的开发，如特异性激活 MISS，以及表达阻碍膜定位 ERα 蛋白小鼠的构建，阐明了 MISS 在体内的生理作用及其对 ERα 介导的代谢保护作用。最后，讨论了设计组织选择性 ER 调节剂的新观点。

引言

传统上认为雌激素是哺乳动物的生殖激素，但现在人们已经清楚地认识到，雌激素几乎能诱导所有组织的细胞变化，并影响许多生理或病理生理状况。例如，雌激素在某些癌症或子宫内膜异位症的发展或进展中作用复杂，但对皮肤、骨骼、心血管系统，以及能量守恒和糖代谢具有保护作用，这些特征使得雌激素通路逐渐成为预防内脏肥胖和 2 型糖尿病发展的有效靶点。

众所周知，围绝经期更易出现内脏脂肪沉积和胰岛素抵抗，进而导致 2 型糖尿病风险显著增加，说明了雌激素对胰岛素作用和葡萄糖稳态具有保护作用。值得注意的是，激素替代疗法降低了绝经后妇女 2 型糖尿病的发病率。随机安慰剂对照研究显示，在接受孕马结合雌激素和醋酸甲羟孕酮联合治疗的围绝经期女性中，糖尿病发生率降低了 21% ~ 35%。在猴子和啮齿类动物等动物模型中，切除双侧卵巢可损害胰岛素敏感性和葡萄糖代谢，这种有害的代谢效应可通过长期服用雌激素逆转。此外，由于芳香化酶基因失活突变造成雌激素合成障碍，导致内脏肥胖、胰岛素抵抗和糖耐量受损。这些临床观察结果已在基因小鼠模型中得到证实，因为失活芳香化酶基因同样表现为雄鼠和雌鼠内脏肥胖、胰岛素抵抗和糖耐量受损等特征。临床和实验数据一致证明，雌激素对能量和葡萄糖稳态有强大的保护作用。

雌激素的作用多是由 2 个靶分子介导的，即雌激素受体 α（ERα）和雌激素受体 β（ERβ），这 2 个受体在哺乳动物大多数细胞都有表达。一项临床观察首次提出 ERα 在脂肪分布和葡萄糖稳态中的关键作用，该研究描述了一位携带 ERα 基因突变的男性患有与血管功能障碍相关的早期严重代谢综合征。几年后，有研究证实 *ERα* 基因失活小鼠出现了类似表型，即无论雌鼠还是雄鼠均表现为体重增加、内脏肥胖、胰岛素抵抗和糖耐量受损。因此，确定 ERα 通路是对抗小鼠营养应激引起代谢紊乱的有效治疗靶点。事实上，E_2 给药对高脂饮食（HFD）诱导的葡萄糖不耐受和胰岛素抵抗有保护作用，这一获益在 ERα 缺乏小鼠中未被观察到。有趣的是，雌激素治疗可以增强胰岛素合成和分泌，并通过 ERα 相关机制使小鼠胰腺 β 细胞免于凋亡。雌激素对胰腺内分泌作用的益处在本书其他章节中进行了系统回顾，本节不再赘述。在经典的雌激素作用模型中，雌激素与细胞质中的 ER 结合，ER 二聚化后易位至细胞核，该复合物与靶基因中的特定 DNA 序列 – 雌激素反应元件（estrogen-responsive element，ERE）相互作用，为激素作用的最初"两步机制"提供了基础。雌激素 -ER 复合物通过其两种激活功能域（AF1 和 AF2）招募转录核心调节因子和 RNA 聚合酶 Ⅱ 复合物成分，这些复合物随后共同调控靶基因的转录。目前较为明确的是无论有无配体，在很多细胞中 ER 主要位于细胞核。然而，需要注意的是，这些核转录作用不能解释 ERα 所有的生物学功能。在过去的 20 年里，很明显一部分 ERα 与质膜有关，它可以在多种细胞类型的细胞膜微囊（或脂筏）中激活膜启动的类固醇信号（membrane-initiated steroid signals，MISS），也被称为快速或非基因组甚至非核效应。本节将总结目前对 ERα 的核和 MISS 效应的理解，尤其是它们各自对雌激素代谢和血管作用影响的数据。与大多数其他生理学领域一样，最近的主要进展是通过构建转基因小鼠模型（影响特定的 AF 和膜定位元件），以及设计特定的化合物来选择性激活 ERα MISS 效应。最后，将研究 ERα 激活的在体分子实验如何揭示实际和未来选择性雌激素受体调节剂（selective estrogen receptor modulator，SERM），特别是优化其对肥胖和糖尿病的保护作用。

✚ 核转录因子 ERα 的结构和功能

（1）ERα 的功能域

根据核受体氨基酸序列的排列，该转录因子超家族的成员有相似的模块化组织，可细分为 6 个结构域（图 2-14）。ERα 和 ERβ 在 C 域和 E 域具有高度同源性，分别为 97% 和 60%，而其他结构域的同源性则更具差异性。

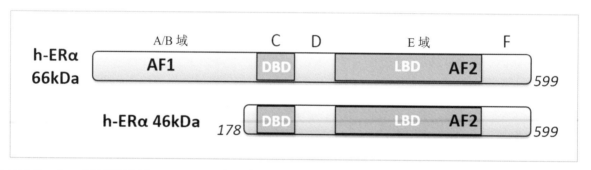

全长 66 kD ERα（595 个氨基酸）和短 46 kD ERα 亚型（421 个氨基酸）的示意图。66 kD ERα 的分子结构包括 1 个 DNA 结合域（DNA-binding domain，DBD）、1 个配体结合域（ligand-binding domain，LBD）和 2 个转录激活功能域，分别命名为 AF1 和 AF2。N 端 A/B 区含有 AF1，C 端结构域与称为 EREs 的 DNA 基序结合。D 区为铰链域，有助于 ERs 的 DNA 结合特异性和核定位。LBD 位于 E 区，与雌激素或 SERMs 相互作用。46 kD ERα 亚型缺乏含有 AF1 的 NH2 末端区。

图 2-14　雌激素受体 α（ERα）亚型的模块化结构

在大多数核受体中，N 端结构域包含激活功能和（或）沉默功能。根据序列比对将这个区域划分为 2 个区，称为 A 和 B。人 ERα 中的 A 区对应于前 38 个 N 端氨基酸。在没有配体的情况下与受体的 C 端相互作用，与螺旋 12（H12）和核抑制剂竞争，以获得相同的结合位点。通过这种相互作用，A 区阻碍了配体非依赖性转录和反式抑制。

B 区具有反式激活功能域 1（ERα AF1）。在没有雌二醇的情况下从蛋白的其余部分分离出来时，因为其组成的转录活性，该功能域被认为是非激素依赖性的。然而，在整个蛋白质中，它仍然是配体依赖的功能域，在没有前面提到的配体的情况下，活性被 C 端区域抑制。B 区的丝氨酸残基是参与生长因子信号通路的几种细

性与糖尿病

胞内激酶的磷酸化靶点，其中包括丝氨酸 104、丝氨酸 106、丝氨酸 118，其磷酸化控制着各种辅激活物的募集，从而增加了受体依赖配体或非依赖配体的活性。

核受体的中心区域包括 C 区内的 DNA 结合域（DBD），它被认为是转录因子 NR 超家族系统发育的标志。C 区的晶体结构揭示了一个由 2 个锌指形成的致密球状结构，每一个由 2 个锌离子与 4 个半胱氨酸残基的四面体配体形成。它是第一个锌指模块的 α 螺旋，通过直接插入 DNA 的主沟来控制 / 调节 DNA 结合。这种 α 螺旋是核受体与核苷酸直接接触的唯一序列，允许它们通过 5 个氨基酸进行特异性识别，构成 "P-box"。ER 识别雌激素反应元件（EREs）的 DNA 序列，它有 13 个碱基对的共有序列（GGTCAnnnTGACC）。ER 二聚体与这种倒置回文的结合意味着这 2 个单体是以对称、面对面的方式排列的。D 区是 C 区和 E 区之间的铰链区。它参与了 DNA 和 E_2 结合上的 ERα 构象变化和蛋白质 – 蛋白质相互作用。因此，该结构域是与其他转录因子如 Fos/Jun（AP1 位点）或 SP1 的受体相互作用所必需的，从而导致与 DNA 的间接相互作用。它含有核定位信号（nuclear localization signals，NLS），这对于受体从细胞质向细胞核的易位很重要。最后，D 区受到各种翻译后修饰调节受体的活性，包括磷酸化、乙酰化、甲基化、泛素化或糖基化。

E 区为配体结合域（LBD），在结构和功能上是一个相对较大和复杂的区域。E 区围绕着由 12 个 α 螺旋和 2 个 β 片层组成的 3 层结构，构成配体的疏水口袋。配体结合后，包括 H12 在内的几个螺旋被重新定位，以产生更紧凑的结构。因此，在没有任何配体的情况下，LBD 采用 "开放构象"，H12 可远离受体。相比之下，H12 在激素介导的配体进入 / 退出途径的三维重组中占据了一个位置，这一过程被称为 "老鼠陷阱" 机制。E 区包含配体依赖的激活功能区 AF2，包含在 H12 中（ERα 中覆盖氨基酸 538 ～ 552 的小区域）。

E 区是受体的主要二聚界面，尽管每个单体的 DBD 也有助于二聚体的稳定性。然而，未加配体的 LBD 或 E 区可以形成稳定的二聚体，通过配体可进一步稳定。在核受体超家族中 ER 的 F 区是最不保守的。由于 F 区与 H12 直接相邻，有人提出该区受到 H12 位置的影响，并且可反过来影响 H12。最后，除了 "经典的" 最丰富的全长 66 kD ERα（ERα66）外，在哺乳动物中还发现了另一种 ERα 亚型。ERα46 是一种 46 kD 同工型，缺乏前 173 个 N 端氨基酸，因此没有 A/B 区，也就没有了 ERα AF1（图 2-14）。据报道该亚型在多种细胞类型中均表达，如人成骨细胞、巨噬细胞和血管内皮细胞。ERα46 甚至在大多数乳腺肿瘤中表达，这强调了选择抗体用于诊断乳腺癌的重要性。它可以通过选择性剪接、蛋白水解或通过内部核糖体进入位点（internal ribosome entry site，IRES）翻译产生。然而，ERα46 在正常组织中表达的程度，以及它可能发挥的生理作用基本上是未知的。

（2）辅助因子的招募决定 ERα 转录机制

核受体通过其反式激活结构域 AF1 和 AF2 来调节其靶基因的转录。辅调节因子，包括辅激活物和辅抑制物，通常在染色质重塑，组蛋白翻译后修饰，转录起动，RNA 延伸，RNA 剪接或转录终止过程中表现出内在的酶活性。其中一些辅调节因子还可作为对接平台招募其他辅因子或转录机制的组成部分。已确定存在近 300 个 NR 的辅调节因子，并证明 ERα 联合招募了 17 到超过 100 个这样的辅调节因子。在结构上，ER 与辅激活物的相互作用主要是通过与由配体结合引起的结构修饰在 ER C 端结构域内产生的疏水表面直接接触而发生的。这一表面容纳了称为 "NR 盒" 的 LxxLL 基序的结合，例如，这种结合存在于 p160 辅激活物家族中，包括 3 个类似因子：SRC-1/NCoA-1、SRC-2/NCoA-2/T IF-2/GRIP-1 和 SRC-3/NCoA-3/pCIP/AIB-1/ATR/RAC3/TRAM-1。其他含有 NR 盒的辅助因子是 CBP 和 p300 蛋白。

核受体还能够招募参与转录抑制的核抑制剂，如核受体辅抑制剂（nuclear receptor corepressor，NCoR）和维 A 酸和甲状腺激素受体的沉默介质（silencing mediator for retinoid and thyroid hormone receptor，SMRT）通过它们的 CoRNR 盒基序。这些蛋白质通常通过动员组蛋白去乙酰化酶（histone deacetylases，HDAC）来发挥作用。与核受体家族的一些成员（如 TR 或 RAR- 亚型受体）相比，ERα 在没有配体时不招募 NCoR/SMRT

复合物。在 MDA-ERα46 转染的细胞中，NCoR/SRMT 抑制复合物仅存在于 pS2 启动子上，因为 NCoR 与 E 区的相互作用表面被未加配的 ERα 的 A 区所掩盖。当 ERα 与某些化合物（如他莫昔芬）结合时，也会招募这种核心抑制剂。这种 SERM 与 ERα 的结合使其 AF1 与 HDAC4 直接相互作用，进而有助于转导某些雌激素调节基因。

在体研究核 ERα 具体作用的方法

遗传模型的实验发展大大增加了人们对 ER 生理作用的理解和认识。这些模型首先是各个基因的整体失活，导致小鼠缺乏功能性 ERα（*ERα-KO*）或 ERβ（*ERβ-KO*）。随后在特定的细胞或组织中选择性失活 ERα 可产生组织选择性 KO 小鼠和选择性灭活特定功能（有限的缺失或点突变），体内 ER 功能，特别是 ERα。图 2-15 展示了 ERα 敲除（KOs）或敲入的方法，这些小鼠模型各自的表型总结在表 2-2 中。

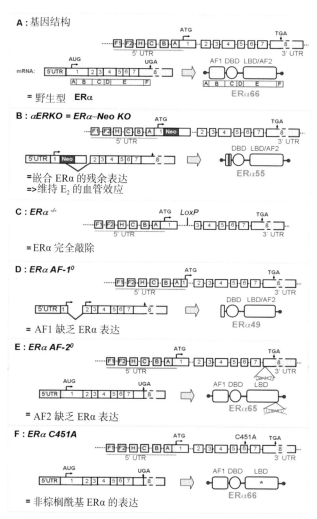

A. 小鼠 ERα（*Esr1*）基因的原理图，包括 8 个编码外显子。如图 2-14 所示，ERα 蛋白由 6 个结构域组成（A～F），包括 DNA 结合域（DBD）、配体结合域（LBD）和两个激活功能域（AF1 和 AF2）。B. 第一种用于使 ERα 表达无效的策略涉及在 Esr1 基因的第一外显子（αERα-KO，或 *ERα-Neo-KO*）中插入新霉素盒。然而，由于涉及新霉素盒的非自然剪接，*ERα-Neo-KO* 表达的嵌合 66 kDa 亚型可能缺少 AF1 功能域。C. 第一个完全基因敲除（ERα⁻ mice）是基于引入 LoxP 位点，以允许切除 Esr1 基因的第二编码外显子，即对 DBD 部分进行编码。D. 通过靶向编码 A 和大多数 B 结构域的 Esr1 基因的第一外显子，也是 AF1（氨基酸 2～148 相对应的缺失）产生 *ERαAF1⁰* 小鼠。E. 通过在构成 AF2 核心的螺旋 12 中缺失 7 个氨基酸（543～549）产生小鼠 *ERαAF2⁰* 模型。通过两个点突变，L543A 和 L544A（*ERαAF2-KI* 小鼠）可产生另一个 AF2 模型（未显示）。F. 膜 ERα 失活的第一个模型通过 ERα 的棕榈酰化位点的点突变获得（*C451A-ERα*，是人 ERα C447A 残基的小鼠对应物）。

图 2-15　敲除或敲入 ERα 小鼠模型的转基因策略

表 2-2　敲除和敲入 ERα 小鼠模型的表型特征（包括对 17β 雌二醇、E_2 的反应）

表型特征	WT	*ERα^{-/-}*	*ERα AF1°*	*ERα AF2°*	*C451A-ERα*
雌性育性	正常	不育	不育	不育	不育
卵巢周期	正常	发情后期 / 间期	发情后期 / 间期	发情后期 / 间期	发情期
卵巢功能形态	排卵的	多囊不排卵 +++	多囊不排卵 ++	多囊不排卵 +++	多囊不排卵 +
生殖器官	正常	萎缩	萎缩	萎缩	正常
子宫对 E_2 的反应	生长繁殖	萎缩无反应	萎缩无反应	萎缩无反应	萎缩无反应
乳腺对 E_2 的反应	生长繁殖	萎缩无反应	ND	ND	ND
血管对 E_2 的反应	保护	丧失	丧失	丧失	丧失
E_2 对内皮 NO 生成 / 血管扩张的影响	刺激	无作用	刺激	刺激	无作用
E_2 对内皮愈合的影响（再内皮化）	加速	无作用	加速	加速	无作用
E_2 的动脉粥样硬化保护作用	保护	丧失	保护	丧失	ND
代谢表型（正常饮食）	正常	肥胖 IGT	正常	肥胖 IGT	ND
HFD 引起的代谢紊乱	正常	加重	正常	加重	ND
E_2 预防 HFD 引起的代谢紊乱	保护	丧失	保护	丧失	ND
E_2 预防骨脱矿	保护	丧失	保护皮质骨	丧失	丧失

注：ND 为未确定。

（1）ERα 敲除的小鼠模型

Chambon 的团队（法国斯特拉斯堡）构建了一个 *ERα* 基因破坏的小鼠模型，由第二外显子组成，可缺失 C 区（图 2-15C）。利用 *ERα* 完全缺失模型（*ERα^{-/-}*），首次证明 ERα（而非 ERβ）对于 E_2 对再内皮化和内皮 NO 生成的加速作用是绝对必要的。后来，Pare 等人证明 ERα 具有与 E_2 对血管损伤后内侧增生的预防作用相同的作用。

重要的是，Korach 等人之前构建了第一个 ERα 缺失模型，将新霉素抗性盒插入外显子 2 以产生移码突变（图 2-15B）。然而，这些 *ERα-Neo-KO* 小鼠仍然表达 N 端截短的 55 kD 突变体形成的 ERα，这是由非自然选择性剪接产生的。笔者研究了这种转录泄露产生的嵌合 55 kD 亚型的功能性血管作用数量级。这种 ERα 亚型缺乏 B 区的重要部分，可能是功能性 AF1，足以介导 E_2 对内皮 NO 生成、损伤后内侧增生，以及再内皮化的影响。如上所述，所有这些 E_2 作用在第二个小鼠模型（*ERα^{-/-}*）中都丧失，而这个小鼠的 ERα 是完全缺乏的。除了使用选择性 ERα 或 ERβ 激动剂的药理学方法外，E_2 的大多数有益血管作用都需要激活 ERα。

同样的结论也适用于雌激素对能量平衡和葡萄糖稳态的影响。事实上，正如本节的引言部分所总结的，无论雄性还是雌性 *ERα-Neo-KO* 和 *ERα^{-/-}* 小鼠，都会形成肥胖和代谢紊乱的表型，其特征是能量消耗减少、运动减少，而肥胖、胰岛素抵抗和葡萄糖不耐受加重。此外，还证明 ERα 缺失（*ERα^{-/-}* 小鼠）会加重高脂饮食引起的体重增加和血糖增高，并完全消除外源性给予雌激素所赋予的代谢保护作用。

（2）改变 ERα DNA 结合

由于某些 ERα 配体的组织特异性可能是由 ERα 的组织特异性作用机制引起的，2 个研究团队旨在确定

ERα 体内的 DNA 识别模式是否可能是造成这些差异的原因。为了区分 ERα 与 ERE 的直接相互作用和通过结合 AP1 位点上的 FOS/JUN 二聚体的间接相互作用，它们在 DBD 中引起突变，以改变其 DNA 序列选择性。

第一个小鼠模型的产生归功于基因敲入策略，使小鼠 ERα207 和 208 位氨基酸特定突变，这 2 个残基是控制 DNA 序列选择性的。然后将这种等位基因突变（E207A/G208A，命名为 AA）构建到 $ERα^{-/-}$ 突变背景以获得 $ERα^{-/AA}$ 转基因小鼠（称为 KIKO 小鼠模型）。Park 等人报道，AA 等位基因突变通过能量消耗的正常化（包括自发活动）很大程度上缓解了在 $ERα^{-/-}$ 小鼠中观察到的肥胖和代谢异常表型，表明了与 ERE 无关的非经典途径的重要作用。然而，K.Korach 团队进一步研究表明，KIKO ERα 保留 DNA 结合活性。事实上，全子宫染色质免疫沉淀测序显示 KIKO ERα 与激素应答元件（hormone response element，HRE）基序结合丰富，并用报告基因和 DNA 结合分析证实了这种结合。

Ahlbory-Dieker 等人构建了另一种 ERα 突变小鼠，在 DNA 识别螺旋中有 4 个氨基酸交换（Y201E、K210A、K214A、R215E），因此命名为 EAAE。重要的是，与 KIKO 模型相比，EAAE/EAAE 未能诱导 ERE 报告基因的表达，也未与 DNA HRE 基序结合。EAAE/EAAE 小鼠的表型与丧失一般功能的 $ERα^{-/-}$ 小鼠表型相似，出现子宫生长和转录活性受损、卵巢出血、乳腺不发育。EAAE-ERα DBD 突变小鼠表明，ERα DNA 结合对生殖组织中的生物学和转录过程至关重要，ERα 栓系可能不会导致体内雌激素的反应。此外，EAAE/EAAE 小鼠肝转录组结果提供了证据，与野生型（wild type，WT）小鼠相比，E_2 敏感基因调控几乎完全丧失。这表明肝对 E_2 的基因反应需要体内完整的 ERα DBD。

（3）ERα 激活功能域（ERαAF1 和 ERαAF2）的作用

笔者构建了缺乏 ERαAF1 的小鼠，表现为在短 49 kDa ERα 亚型中缺失大部分 AB 结构域，而不是全长 66 kDa 的 ERα（图 2-15D，命名为 $ERαAF1^0$）。首先报道了 ERαAF1 对于 E_2 的生殖作用是必要的，而对于 E_2 的 3 种大血管保护作用即再内皮化过程、NO 生成和预防动脉粥样硬化是可有可无的，与 $ERα^{-/-}$ 小鼠中这些 E_2 作用全部丧失形成鲜明对比（表 2-2）。还研究了 ERαAF1 在皮质骨脱矿中的作用，在 $ERαAF1^0$ 中也保留了 E_2 小鼠的保护作用。

与先天性肥胖和代谢异常表型的 $ERα^{-/-}$ 小鼠不同的是，雄性和雌性 $ERαAF1^0$ 节食小鼠的体重、身体成分和葡萄糖耐受与 WT 同窝小鼠中观察到的相似。此外，至少直到 7 个月大，在体重、脂肪、胰岛素敏感性和葡萄糖代谢方面，$ERαAF1^0$ 和高脂饮食的 WT 小鼠之间没有发现差异。总之，这些研究表明，虽然 ERαAF1 是 E_2 对子宫和乳腺的增殖作用所必需的，但它的作用似乎对血管（包括动脉粥样硬化）、代谢（HFD 引起的肥胖和 2 型糖尿病），以及雌激素赋予的皮质骨保护是可有可无的（图 2-14）。

为了评估 ERαAF2 的作用，Billon-Gales 等人通过基因敲入的方法在小鼠 ERα 的 H12 中引入了 7 个氨基酸（543 ~ 549）的靶向缺失（$ERαAF2^0$ 小鼠，图 2-15E），或 2 个点突变（L543A 和 L544A，$ERαAF2$-KI 小鼠）。这些动物模型首先证明了 ERαAF2 对于雌激素对生殖道的影响是必需的。特别的是，突变小鼠子宫对给予急性 E_2 的基因表达反应完全消失。与 $ERαAF1^0$ 小鼠不同，E_2 对 $ERαAF2^0$ 小鼠骨脱矿和动脉粥样硬化的保护作用消失。接着研究了 ERαAF2 在调节能量平衡和葡萄糖代谢中的作用，发现即使是节食，雄性和雌性 $ERαAF2^0$ 小鼠都会出现严重肥胖和代谢紊乱，与 $ERα^{-/-}$ 小鼠一样。与 WT 和 $ERαAF1^0$ 相比，HFD 喂养使这种代谢异常表型恶化，肥胖和高血糖水平显著增加。因此，使用了正糖钳技术评估由 ERαAF2 失活引起的胰岛素抵抗状态。此外，与 WT 和 $ERαAF1^0$ 相比，$ERαAF2^0$ 小鼠中 E_2 抵抗体重增加和高血糖的保护作用及对脂肪组织和肝代谢关键基因表达的调节作用完全消失。

$ERαAF2^0$ 小鼠丧失了 E_2 的大多数作用，这种表型很容易让人联想到 $ERα^{-/-}$ 小鼠，而 E_2 对内皮修复的促进作用与 WT 小鼠相似。这一结果表明，$ERαAF2^0$ 突变体足以介导这种血管作用以引起 MISS E_2 的效应。雌激

素 - 大分子结合物（estrogen-dendrimer conjugate，EDC）是一种合成的雌激素大分子结合物，可选择性地激活膜 ERα，通过与 ERα 核激活无关的机制，刺激体外内皮细胞的增殖和迁移，以及内皮型一氧化氮合酶（nitric oxide synthase，eNOS）的激活。此外，最近在 $ERαAF2^0$ 小鼠中测试 EDC，发现其与 E_2 一样能加速内皮修复，表明 $ERαAF2^0$ 突变体能介导 MISS 效应。

最后，由于体内 2 个 ERαAF 间的相互作用仍然知之甚少，因此特定激活 ERαAF1 引起的代谢影响仍有待探讨。为此，笔者最近研究了他莫昔芬对同时 HFD 喂养的去卵巢雌性小鼠的影响，他莫昔芬是一种选择性 ER 调节剂，可作为 ERαAF1 激动剂 /ERαAF2 拮抗剂。他莫昔芬可明显减少 WT 小鼠食物摄入，完全预防肥胖、胰岛素抵抗、高血糖和肝脂肪变性。这些效应在 $ERα^{-/-}$ 和 $ERαAF1^0$ 小鼠中被消除，揭示了后者激活功能对他莫昔芬的特异性作用。因此，他莫昔芬在 WT 小鼠中引起的肝基因表达变化在 $ERαAF1^0$ 小鼠中被消减。结合药理学和转基因实验方法表明，他莫昔芬对 ERαAF1 的选择性激活足以引起代谢保护，这与 ERαAF2 在 E_2 代谢作用中的特殊要求不同。2 种 ERαAF 分别介导代谢预防的能力冗余与它们在乳腺癌增殖等病理生理情况下的作用形成了明显对比。

✚ 识别 ERα 的膜启动的类固醇信号

（1）体外研究首次揭示 ERα MISS 效应

从免疫组织化学或免疫细胞化学数据来看，多年以来人们普遍认为 ERα 主要是一种核蛋白，而不考虑其是否与配体复合。反复观察 ERα 在细胞核中的主要位置，以及根据癌细胞中 ERα 核染色的百分比定义 ERα 阳性乳腺癌，让人们误以为 ERα 不过是专门调节靶基因转录的核受体。

最早提出膜作用假说的观察是一些 ERα 介导事件的迅速发生（几秒钟到几分钟），而不是转录作用所需的时间。有作者使用了"核外""非核"或"非基因组"这样的术语，但"膜启动的类固醇信号（membrane-initiated steroid signaling，MISS）"是一个广为接受的名称，涵盖了膜区室内引发的所有类固醇信号转导事件，实际上，这可能会激活不同途径的细胞质或核信号传导，并扩展为长期影响。笔者认为，MISS 是通过改变经典第二信使（如 cAMP 和钙动员）或各种激酶途径（如 MAPKs 和 PI3K/Akt）水平而快速激活多种信号通路，这些不同的 MISS 作用主要报道在多种癌细胞系和内皮细胞中。

目前将研究重点放在内皮，因为 ERα MISS 似乎在体内这种细胞类型（即分化细胞）中起着重要作用。内皮细胞表达内皮型 eNOS，一种将精氨酸转化为瓜氨酸和 NO 的酶。NO 合成后迅速扩散，然后舒张其下的平滑肌细胞，并阻止血小板激活 / 黏附及白细胞 – 内皮细胞黏附。除内皮细胞产生基础 NO 之外，多种激动剂（如乙酰胆碱）可在几秒钟内急性刺激 eNOS 活性，但至少在体内最重要的刺激是通过切应力的血流。雌激素以依赖于 ERα 的方式迅速刺激 eNOS 酶活性，值得注意的是，雌激素的短期血管舒张特性也在人体中得到了证实。

大多数关于内皮细胞的研究都认为全长 ERα（66 kD）是与 MISS 信号相关的主要质膜 ERα 亚型，但有学者提出了其他受体介导核外雌激素信号的假说。如前所述，有学者在一些人的内皮细胞系中发现了 N 端缺失亚型 ERα46。ERα46 与细胞膜微囊中的小窝蛋白 1 共定位并有效转导 MISS 对 E_2 的反应。当在细胞系中表达时，ERβ 还能以与 ERα 相同的方式引发 MISS 作用。然而，尽管 ERβ 在生殖中起关键作用，但它似乎在 E_2 的血管和代谢作用中作用很小。最后，有人提出将位于质膜或内质网中的 G 蛋白偶联受体 30（GPR30）作为非经典内质网。4 只 GPR30 KO 转基因小鼠显示出不同的表型，尽管雌性小鼠均未显示出循环或生育异常，然而，GPR30 是否是生殖功能中雌激素反应的生物学相关蛋白仍受到人们质疑。尽管 Clegg 等人最近提供了关于 GPER 功能在青春期后能量平衡发展中性别二态性的信息，但 GPR30 作为能量稳态调节剂的作用仍然有待阐明，并在本书的另一章中讨论。

（2）ERα 翻译后修饰与膜定位

利用转染 ERα/ERβ 的 CHO 细胞系进行亚细胞定位和信号转导的研究表明，只有 2% ~ 3% 的 ERα/ERβ 定位于质膜。细胞膜微囊（脂筏的亚类）是专门富含胆固醇的质膜细胞器，可将信号转导分子分隔在细胞表面。值得注意的是，eNOS 通过肉豆蔻酰化和棕榈酰化翻译后修饰靶向细胞膜微囊。在分离的小窝膜中，E_2 和乙酰胆碱均以非常相似的特征激活 eNOS。ERα 和 G 蛋白之间的直接相互作用似乎对于激活激酶级联反应，以及增强内皮中 eNOS Ser-1177 的磷酸化至关重要。

位于 ERαLBD 的 Cys-447 为棕榈酰化位点，似乎对于 ERα 的膜定位非常重要。这种 S- 棕榈酰化是可逆的脂质修饰，动态调节细胞内运输，棕榈酰化的 ERα 与细胞膜微囊蛋白 1 结合在质膜上。据报道，其他翻译后修饰也参与膜 ERα 转导。例如，在 MCF-7 乳腺癌细胞中，精氨酸甲基转移酶 PRMT1 使 Arg-260 在 ERαDNA 结合域甲基化，从而触发受体与 PI3K p85 亚基和 c-Src 的相互作用。

探讨 ERα MISS 活动作用的体内研究

（1）药理化合物选择性激活 ERα MISS

膜不透性类固醇通常与牛血清白蛋白（bovine serum albumin，BSA）结合，最初用于表征 MISS 作用并排除核 ER 的参与。例如，E_2-BSA 迅速增加动脉内皮细胞中细胞内钙或 eNOS 激活。最近，J.Katzenlenbogen 等人合成了 EDC，其中乙烯基雌二醇附着在一个大的带正电荷的聚（酰胺）胺 [poly（amido）amine，PAMAM] 聚合物上。EDC 可使配体以最佳方式进入膜 ER，而不会进入细胞核。EDC 还提供了一种独特的方式来研究 MISS 雌激素在体内的作用。

前文已经指出，给予去卵巢小鼠 EDC 足以诱导一些 ERα 依赖性血管保护作用，如血管内损伤后内皮 NO 的产生和内皮修复。与 E_2 相反，EDC 不能预防高胆固醇血症 apoE 缺乏小鼠的动脉粥样硬化，也不能保护以西方饮食喂养的雌性小鼠免受肥胖和葡萄糖不耐受的增加。然而，E_2 和 EDC 有类似的有益作用，通过下调肝中与脂肪酸和三酰甘油合成有关的基因限制饮食引起的肝脂肪变性。最后，与同样介导 ERα 核激活的 E_2 不同，已证实 EDC 对子宫或乳腺肿瘤细胞没有增殖作用。

2016 年，J.Katzenellenbogen 研究小组发布了一项开发新颖结构化合物的新策略，该化合物可优先激活 ER 核外通路并产生有利的靶组织选择性活性。通过对雌激素配体进行结构改变，降低与 ERα 的结合亲和力，他们设计了"通路优先雌激素"（pathway preferential estrogen，PaPE），该通路与雌激素相互作用以优先激活核外启动的信号通路，而不是核启动通路。PaPE-1 可通过激活 mTOR 和 MAPK 信号通路来调控与代谢相关的基因，而没有 ERα DNA 结合。在去卵巢小鼠中，PaPE-1 在代谢组织（脂肪组织和肝）中触发了有益的反应，从而预防体重增加和脂肪堆积并降低血浆甘油三酸酯水平。在血管中，PaPE-1 加速了内皮损伤的修复，类似于 E_2。非常有趣的是，用 EDC 观察到的 PaPE 不能刺激生殖和乳腺组织或乳腺癌细胞。

这些新的可选择性激活 ERα MISS 作用的药理化合物设计无疑是重要的进展，以理解 ERα 核和核外通路各自对雌激素作用。已经得出结论，选择性激活膜 ERα 足以诱导某些内皮和代谢有益作用。但是，这些药理学工具无法明确探究 MISS 与核效应之间的复杂相互作用，从而无法最终探究 ERα MISS 的生理作用。为了达到这一重要目的，最近已经产生了新的遗传小鼠模型。

（2）纯膜 ERα（MOER）小鼠模型的表型

如前所述，由于 AF2 失活，$ERαAF2^0$ 小鼠似乎表达了无核作用的 ERα 蛋白，但保留了该蛋白在 EDC 作用

性与糖尿病

下传递 MISS 效应的能力。但是，其被 E_2 激活不足以引发可检测到的代谢保护，表明 MISS 效应在雌激素有益作用中的作用很小（如果有）。更确切地说，这一观察结果得出这样的结论：在没有功能性核 ERα 和直接转录调节的情况下，MISS 效应的激活不足以提供显著的代谢保护。

Levin 团队将 MISS 与核效应分离开来，使用仅表达 ERα E 区的结构，修饰了来自神经调节蛋白衍生肽的多个棕榈酰化位点，以增强其与质膜的结合。该转基因用于生成纯膜 ERα（membrane-only ERα，MOER）小鼠，在与 ERα−/+ 小鼠繁殖后在 ERα−/− 背景中表达 ERα E 区转基因。用 MOER 小鼠获得的结果表明，E 区不足以介导 ERα 的大多数生理功能，因为它们具有与 ERα−/− 小鼠相似的生殖表型。此外，与 WT 对照小鼠相比，雌性 MOER 体重增加并积累更多腹部脂肪。但是，暴露于 ERα 激动剂丙基吡唑三醇（PPT）的 WT 和 MOER 小鼠的肝中胆固醇、甘油三酸酯和脂肪酸的含量均降低，而 ERα−/− 小鼠肝中未降低。PPT 给药后肝组织样品的转录谱显示，参与脂质合成的许多基因在 MOER 和 WT 小鼠肝中的表达也同样降低，但在 ERα−/− 小鼠的肝中并未被抑制，这表明膜定位的 ERα E 区能够发挥不需要核 ERα 的代谢作用。同样，核外 ERα 抑制胰岛中的脂肪生成基因。但是，这些小鼠尚未受到 HFD 的影响，并且其血管表型迄今尚未报告。

（3）去除 ERα 膜定位的小鼠模型

为了进一步研究 MISS 在体内的生理作用，笔者的研究小组构建了小鼠模型，其表达的 ERα 在棕榈酰化位点处有点突变（*C451A-ERα*，人 ERα C447A 残基的小鼠对应物，图 2-15F）。预计此突变会导致 ERα 的膜特异性功能丧失。用 WT 或不可棕榈酰化的 C447A-ERα 突变体转染 HeLa 癌细胞的确证明，ERα 的棕榈酰化是必要的，因为它与膜蛋白小窝蛋白 1 相互作用和质膜联系，以及诱导非基因组活动，包括信号通路的激活和细胞增殖。

ERα 的膜定位在 *C451A-ERα* 小鼠原代肝细胞中被消除，并且这一点突变导致雌性不育并伴有卵巢异常（黄体不足和存在出血性囊性卵泡）和血浆中黄体生成激素水平升高。*C451A-ERα* 小鼠对 E_2 的某些血管反应，如快速血管舒张、内皮修复的加速和 eNOS 磷酸化也被废除（表 2-2）。相比之下，*C451A-ERα* 小鼠保留了 E_2 对子宫的影响，包括急性生理剂量 E_2 引起的早期基因反应和子宫内膜上皮细胞增殖，以及对慢性 E_2 的长期反应，与在 WT 小鼠中观察到的反应相似。然而，Levin 等报道他们的 *C451A-ERα* 小鼠品系在慢性暴露于药理剂量 E_2 下时具有异常的子宫反应。将来必须对这 2 个 *C451A-ERα* 模型进行仔细而系统的比较。但是，*C451A-ERα* 小鼠的子宫对 E_2 有明显且明确的反应。*C451A-ERα* 小鼠首次实现了膜与类固醇激素受体核作用的遗传分离，从而证明了它们各自在体内的组织特异性作用。该小鼠模型还可以交叉验证利用 MISS 效应的药理方法（如使用 EDC 或 PaPE）获得的结果。

值得注意的是，最近报道，ERα 的棕榈酰化位点不仅是雌激素和生育力内皮作用所必需的，而且在 E_2 的骨保护中也起作用。因此，使用 *C451A-ERα* 小鼠模型分析 ERα 棕榈酰化和 MISS 效应对雌激素调节能量稳态和葡萄糖代谢的贡献是很有趣的。

最近，Pedram 等的确报道了由 E.Levin 团队构建的 *C451A-ERα* 雌性小鼠，也称为 NOER（纯核雌激素受体）小鼠，与 WT 小鼠相比，表现出广泛的腹部内脏脂肪沉积和体重增加。由于在 MOER 和 NOER 小鼠中均观察到相似的表型，因此他们得出结论，尽管体外实验表明成熟脂肪细胞中脂质合成的抑制取决于核外 ERα，但核外 ERα 和核 ERα 库共同抑制脂肪细胞的发育。进一步的数据支持 ERα MISS 在内源性雌激素代谢保护中的作用。事实上，初步结果表明，*C451A-ERα* 雌性小鼠易于发生肥胖和胰岛素抵抗，尽管程度比 ERα−/− 和 *ERαAF2⁰* 小鼠要小（数据未发表），从而突出了膜和核 ERα 诱导信号相互作用的生理重要性。

现在人们普遍认为，ERα 是能量稳态和葡萄糖代谢的关键调节剂，因此可作为预防或治疗与肥胖相关代谢异常的相关靶点，如胰岛素抵抗、2 型糖尿病或非酒精性脂肪肝。近 10 年来开发的实验策略为 ERα 激活机制提供了重要的新见解，这些机制有助于代谢获益。

首先，ERα 介导的核效应起着重要作用，ERαAF2 功能对于预防内源性或外源性雌激素引起的肥胖和高血糖症是绝对必需的。然而，他莫昔芬对 ERαAF1 的选择性激活对 HFD 诱导的代谢紊乱具有类似的保护作用，表明 2 种 ERαAF 分别介导代谢预防的能力是多余的。这种观点与两者的绝对需要形成鲜明对比，即恶化导致子宫癌或乳腺癌进展的病理生理增殖过程。

其次，近期研究结果表明，ERα MISS 效应可以介导（或至少增强）雌激素对能量平衡、胰岛素敏感性和葡萄糖代谢的有益作用。实际上，核外 ERα 库的选择性激活不仅足以诱导某些内皮作用，而且可限制肥胖和脂肪肝的积累。此外，从 *C451A-ERα* 小鼠模型获得的初步数据支持膜 ERα 库和 MISS 效应在雌激素代谢保护中具有重要作用。

除了对雌激素对能量和代谢稳态作用的理解有新见解外，这些发现还开辟了直接的视角，以描绘现有 SERM（如巴多昔芬或雷洛昔芬）可能的作用机制。最后，采用这种系统性剖析 ERα 激活机制的策略，将非常有助于设计新型 SERM 介导代谢和血管保护，而对生殖靶点无不良反应。

（翻译：樊静雯　审校：段晓晔）

参考文献

1. AL-MAJED H T，SQUIRES P E，PERSAUD S J，et al. Effect of 17beta-estradiol on insulin secretion and cytosolic calcium in Min 6 mouse insulinoma cells and human islets of Langerhans. Pancreas，2005，30：307-313.

2. ALONSO-MAGDALENA P，MORIMOTO S，RIPOLL C，et al. The estrogenic effect of bisphenol A disrupts pancreatic beta-cell function in vivo and induces insulin resistance. Environmental Health Perspectives，2006，114：106-112.

3. ALONSO-MAGDALENA P，ROPERO A B，CARRERA M P，et al. Pancreatic insulin content regulation by the estrogen receptor ER alpha. PLoS One，2008，3：e2069.

4. ALONSO-MAGDALENA P，ROPERO A B，GARCIA-AREVALO M，et al. Antidiabetic actions of an estrogen receptor beta selective agonist. Diabetes，2013，62：2015-2025.

5. BALHUIZEN A，KUMAR R，AMISTEN S，et al. Activation of G protein coupled receptor 30 modulates hormone secretion and counteracts cytokine-induced apoptosis in pancreatic islets of female mice. Molecular and Cellular Endocrinology，2010，320：16-24.

6. BAO M，YANG Y，JUN H S，et al. Molecular mechanisms for gender differences in susceptibility to T cell-mediated autoimmune diabetes in nonobese diabetic mice. Journal of Immunology，2002，168：5369-5375.

7. BAQUIE M，ST-ONGE L，KERR-CONTE J，et al. The liver receptor homolog-1（LRH-1）is expressed in human islets and protects β -cells against stress-induced apoptosis. Human Molecular Genetics，2011，20：2823-2833.

8. BERNAL-MIZRACHI E，KULKARNI R N，SCOTT D K，et al. Human beta-cell proliferation and intracellular signaling part 2：Still driving in the dark without a road map. Diabetes，2014，63：819-831.

9. BETSHOLTZ C，CHRISTMANSSON L，ENGSTROM U，et al. Sequence divergence in a specific region of islet amyloid

polypeptide（IAPP）explains differences in islet amyloid formation between species. FEBS Letters，1989，251：261-264.

10.　BETSHOLTZ C，SVENSSON V，RORSMAN F，et al. Islet amyloid polypeptide（IAPP）：cDNA cloning and identification of an amyloidogenic region associated with the species-specific occurrence of age-related diabetes mellitus. Experimental cell research，1989，183：484-493.

11.　CHOI S B，JANG J S，PARK S. Estrogen and exercise may enhance β-cell function and mass via insulin receptor substrate 2 induction in ovariectomized diabetic rats. Endocrinology，2005，146：4786-4794.

12.　CONTRERAS J L，SMYTH C A，BILBAO G，et al. 17β-Estradiol protects isolated human pancreatic islets against proinflammatory cytokine-induced cell death：molecular mechanisms and islet functionality1. Transplantation，2002，74：1252-1259.

13.　CONTRERAS J L，ECKSTEIN C，SMYTH C A，et al. Brain death significantly reduces isolated pancreatic islet yields and functionality in vitro and in vivo after transplantation in rats. Diabetes，2003，52：2935-2942.

14.　COSTRINI N V，KALKHOFF R K. Relative effects of pregnancy，estradiol，and progesterone on plasma insulin and pancreatic islet insulin secretion. The Journal of clinical investigation，1971，50：992-999.

15.　TARA M D，SOUZA S C，ARONOVITZ M，et al. Estrogen regulation of adiposity and fuel partitioning evidence of genomic and non-genomic regulation of lipogenic and oxidative pathways. Journal of Biological Chemistry，2005，280：35983-35991.

16.　DEROO B J，KORACH K S. Estrogen receptors and human disease. The Journal of clinical investigation，2006，116：561-570.

17.　ECKHOFF D E，SMYTH C A，ECKSTEIN C，et al. Suppression of the c-Jun N-terminal kinase pathway by 17β-estradiol can preserve human islet functional mass from proinflammatory cytokine-induced destruction. Surgery，2003，134：169-179.

18.　ECKHOFF D E，ECKSTEIN C，SMYTH C A，et al. Enhanced isolated pancreatic islet recovery and functionality in rats by 17β-estradiol treatment of brain death donors. Surgery，2004，136：336-345.

19.　FAURE A，SUTTER-DUB M T. Insulin secretion from isolated pancreatic islets in the female rat. Short and long term oestradiol influence. Journal de physiologie，1979，75：289-295.

20.　FINAN B，YANG B，OTTAWAY N，et al. Targeted estrogen delivery reverses the metabolic syndrome. Nature medicine，2012，18：1847.

21.　FOX H S. Androgen treatment prevents diabetes in nonobese diabetic mice. The Journal of experimental medicine，1992，175：1409-1412.

22.　GAO H，BRYZGALOVA G，HEDMAN E，et al. Long-term administration of estradiol decreases expression of hepatic lipogenic genes and improves insulin sensitivity in ob/ob mice：a possible mechanism is through direct regulation of signal transducer and activator of transcription 3. Molecular endocrinology，2006，20：1287-1299.

23.　GARRIS D R，GARRIS B L. Estrogenic restoration of functional pancreatic islet cytoarchitecture in diabetes（db/db）mutant C57BL/KsJ mice：relationship to estradiol localization，systemic glycemia，and persistent hyperinsulinemia. Cell and tissue research，2005，319：231-242.

24.　GEISLER J G，ZAWALICH W，ZAWALICH K，et al. Estrogen can prevent or reverse obesity and diabetes in mice expressing human islet amyloid polypeptide. Diabetes，2002，51：2158-2169.

25.　GOODMAN M N，HAZELWOOD R L. Short-term effects of oestradiol benzoate in normal，hypophysectomized and alloxan-diabetic male rats. Journal of Endocrinology，1974，62：439-449.

26.　GOURDY P，BOURGEOIS E A，LEVESCOT A，et al. Estrogen therapy delays autoimmune diabetes and promotes the protective efficiency of natural killer T-cell activation in female nonobese diabetic mice. Endocrinology，2016，157：258-267.

27.　HORN P A，MOHLIG M，OSTERHOFF M，et al. Effect of estradiol on insulin secreting INS-1 cells overexpressing estrogen receptors. European journal of endocrinology，2000，142：84-91.

28.　HOUSSAY B A，FOGLIA V G，RODRIGUEZ R R. Production or prevention of some types of experimental diabetes by oestrogens or corticosteroids. Acta endocrinologica, 1954, 17: 146.

29. HWANG H J, LEE M, PARK J H, et al. Improved islet transplantation outcome by the co-delivery of siRNAs for iNOS and 17β-estradiol using an R3V6 peptide carrier. Biomaterials, 2015, 38: 36-42.

30. INADA A, INADA O, FUJII N L, et al. β-cell induction in vivo in severely diabetic male mice by changing the circulating levels and pattern of the ratios of estradiol to androgens. Endocrinology, 2014, 155: 3829-3842.

31. JACOVETTI C, ABDERRAHMANI A, PARNAUD G, et al. MicroRNAs contribute to compensatory β cell expansion during pregnancy and obesity. The Journal of clinical investigation, 2012, 122: 3541-3551.

32. JANSON J, SOELLER W C, ROCHE P C, et al. Spontaneous diabetes mellitus in transgenic mice expressing human islet amyloid polypeptide. Proceedings of the National Academy of Sciences, 1996, 93: 7283-7288.

33. JOHNSTON P C, LIN Y K, WALSH R M, et al. Factors associated with islet yield and insulin independence after total pancreatectomy and islet cell autotransplantation in patients with chronic pancreatitis utilizing off-site islet isolation: Cleveland Clinic experience. The Journal of Clinical Endocrinology & Metabolism, 2015, 100: 1765-1770.

34. KAHN S E, ANDRIKOPOULOS S, VERCHERE C B, et al. Oophorectomy promotes islet amyloid formation in a transgenic mouse model of Type II diabetes. Diabetologia, 2000, 43: 1309-1312.

35. KANG L, ZHANG X, XIE Y, et al. Involvement of estrogen receptor variant ER-α36, not GPR30, in nongenomic estrogen signaling. Molecular Endocrinology, 2010, 24 (4): 709-721.

36. KILIC G, ALVAREZ-MERCADO A I, ZARROUKI B, et al. The islet estrogen receptor-α is induced by hyperglycemia and protects against oxidative stress-induced insulin-deficient diabetes. PLoS One, 2014, 9: e87941.

37. KIM J, MAUVAIS-JARVIS F. The combination of conjugated equine estrogens with bazedoxifene prevents streptozotocin-induced diabetes in female mice. Matters, 2016, 2: e201605000017.

38. KIM J H, MEYERS M S, KHUDER S S, et al. Tissue-selective estrogen complexes with bazedoxifene prevent metabolic dysfunction in female mice. Molecular metabolism, 2014, 3: 177-190.

39. KOMM B S. A new approach to menopausal therapy: the tissue selective estrogen complex. Reproductive sciences, 2008, 15: 984-992.

40. KUMAR R, BALHUIZEN A, AMISTEN S, et al. Insulinotropic and antidiabetic effects of 17β-estradiol and the GPR30 agonist G-1 on human pancreatic islets. Endocrinology, 2011, 152: 2568-2579.

41. LE MAY C, CHU K, HU M, et al. Estrogens protect pancreatic β-cells from apoptosis and prevent insulin-deficient diabetes mellitus in mice. Proceedings of the National Academy of Sciences, 2006, 103: 9232-9237.

42. LEE Y, HIROSE H, OHNEDA M, et al. Beta-cell lipotoxicity in the pathogenesis of non-insulin-dependent diabetes mellitus of obese rats: impairment in adipocyte-beta-cell relationships. Proceedings of the National Academy of Sciences, 1994, 91: 10878-10882.

43. LIU S, MAUVAIS-JARVIS F. Rapid, nongenomic estrogen actions protect pancreatic islet survival. Islets, 2009, 1: 273-275.

44. LIU S, MAUVAIS-JARVIS F. Minireview: estrogenic protection of β-cell failure in metabolic diseases. Endocrinology, 2010, 151: 859-864.

45. LIU S, LE MAY C, WONG W P S, et al. Importance of extranuclear estrogen receptor-α and membrane G protein-coupled estrogen receptor in pancreatic islet survival. Diabetes, 2009, 58: 2292-2302.

46. LIU S, NAVARRO G, MAUVAIS-JARVIS F. Androgen excess produces systemic oxidative stress and predisposes to β-cell failure in female mice. PloS one, 2010, 5 (6): e11302.

47. LIU S, KILIC G, MEYERS M S, et al. Oestrogens improve human pancreatic islet transplantation in a mouse model of insulin deficient diabetes. Diabetologia, 2013, 56: 370-381.

48. MACLAREN N K, NEUFELD M, MCLAUGHLIN J V, et al. Androgen sensitization of streptozotocin-induced diabetes in mice. Diabetes, 1980, 29: 710-716.

49. MAGGIOLINI M, VIVACQUA A, FASANELLA G, et al. The G protein-coupled receptor GPR30 mediates c-fos up-regulation by 17β-estradiol and phytoestrogens in breast cancer cells. Journal of Biological Chemistry, 2004, 279: 27008-

性
与
糖
尿
病

27016.

50. MAGNATERRA R, PORZIO O, PIEMONTE F, et al. The effects of pregnancy steroids on adaptation of beta cells to pregnancy involve the pancreatic glucose sensor glucokinase. Journal of endocrinology, 1997, 155: 247-254.

51. MARTENSSON U E A, SALEHI S A, WINDAHL S, et al. Deletion of the G protein-coupled receptor 30 impairs glucose tolerance, reduces bone growth, increases blood pressure, and eliminates estradiol-stimulated insulin release in female mice. Endocrinology, 2009, 150: 687-698.

52. MAUVAIS-JARVIS F. Estrogen and androgen receptors: regulators of fuel homeostasis and emerging targets for diabetes and obesity. Trends in Endocrinology & Metabolism, 2011, 22: 24-33.

53. MAUVAIS-JARVIS F, CLEGG D J, HEVENER A L. The role of estrogens in control of energy balance and glucose homeostasis. Endocrine reviews, 2013, 34: 309-338.

54. NADAL A, ROVIRA J M, LARIBI O, et al. Rapid insulinotropic effect of 17β-estradiol via a plasma membrane receptor. The FASEB Journal, 1998, 12: 1341-1348.

55. NADAL A, ROPERO A B, LARIBI O, et al. Nongenomic actions of estrogens and xenoestrogens by binding at a plasma membrane receptor unrelated to estrogen receptor α and estrogen receptor β. Proceedings of the National Academy of Sciences, 2000, 97: 11603-11608.

56. NOLAN C J, LEAHY J L, DELGHINGARO-AUGUSTO V, et al. Beta cell compensation for insulin resistance in Zucker fatty rats: increased lipolysis and fatty acid signalling. Diabetologia, 2006, 49: 2120-2130.

57. OHAGI S, NISHI M, BELL G I, et al. Sequences of islet amyloid polypeptide precursors of an Old World monkey, the pig-tailed macaque (Macaca nemestrina), and the dog (Canis familiaris). Diabetologia, 1991, 34: 555-558.

58. OYADOMARI S, KOIZUMI A, TAKEDA K, et al. Targeted disruption of the Chop gene delays endoplasmic reticulum stress-mediated diabetes. The Journal of clinical investigation, 2002, 109: 525-532.

59. PAIK S G, MICHELIS M A, KIM Y T, et al. Induction of insulin-dependent diabetes by streptozotocin Inhibition by estrogens and potentiation by androgens. Diabetes, 1982, 31: 724-729.

60. PEARCE R B, FORMBY B, HEALY K, et al. Association of an androgen-responsive T cell phenotype with murine diabetes and Idd2. Autoimmunity, 1995, 20: 247-258.

61. PUAH J A, BAILEY C J. Insulinotropic effect of ovarian steroid hormones in streptozotocin diabetic female mice. Hormone and metabolic research, 1985, 17: 216-218.

62. QUESADA I, FUENTES E, VISO-LEÓN M C, et al. Low doses of the endocrine disruptor bisphenol-A and the native hormone 17β-estradiol rapidly activate transcription factor CREB. The FASEB Journal, 2002, 16: 1671-1673.

63. REN Z, ZOU C, JI H, et al. Oestrogen regulates proliferation and differentiation of human islet-derived precursor cells through oestrogen receptor alpha. Cell biology international, 2010, 34: 523-530.

64. REVANKAR C M, CIMINO D F, SKLAR L A, et al. A transmembrane intracellular estrogen receptor mediates rapid cell signaling. Science, 2005, 307: 1625-1630.

65. ROPERO A B, SORIA B, NADAL A. A nonclassical estrogen membrane receptor triggers rapid differential actions in the endocrine pancreas. Molecular endocrinology, 2002, 16: 497-505.

66. ROSMALEN J G M, PIGMANS M J G, KERSSEBOOM R, et al. Sex steroids influence pancreatic islet hypertrophy and subsequent autoimmune infiltration in nonobese diabetic (NOD) and NOD scid mice. Laboratory investigation, 2001, 81: 231-239.

67. SCHWENK R W, BAUMEIER C, FINAN B, et al. GLP-1-oestrogen attenuates hyperphagia and protects from beta cell failure in diabetes-prone New Zealand obese (NZO) mice. Diabetologia, 2015, 58: 604-614.

68. LENZEN S. Effects of ovariectomy and treatment with progesterone or oestradiol-17β on the secretion of insulin by the perfused rat pancreas. Journal of Endocrinology, 1978, 78: 153-154.

69. SHARMA G, PROSSNITZ E R. Mechanisms of estradiol-induced insulin secretion by the G protein-coupled estrogen receptor GPR30/GPER in pancreatic β-cells. Endocrinology, 2011, 152: 3030-3039.

70. SORIANO S, ROPERO A B, ALONSO-MAGDALENA P, et al. Rapid regulation of KATP channel activity by

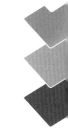

17β-estradiol in pancreatic β-cells involves the estrogen receptor β and the atrial natriuretic peptide receptor. Molecular Endocrinology, 2009, 23: 1973-1982.

71. SUTTERDUB M T. Preliminary report: effects of female sex hormones on insulin secretion by the perfused rat pancreas. Journal de physiologie, 1976, 72: 795-800.

72. TAKADA M, NADEAU K C, HANCOCK W W, et al. Effects of explosive brain death on cytokine activation of peripheral organs in the Rat1. Transplantation, 1998, 65: 1533-1542.

73. TIANO J P, MAUVAIS-JARVIS F. Importance of oestrogen receptors to preserve functional β-cell mass in diabetes. Nature Reviews Endocrinology, 2012, 8: 342.

74. TIANO J P, MAUVAIS-JARVIS F. Molecular mechanisms of estrogen receptors' suppression of lipogenesis in pancreatic β-cells. Endocrinology, 2012, 153: 2997-3005.

75. TIANO J P, DELGHINGARO-AUGUSTO V, LE MAY C, et al. Estrogen receptor activation reduces lipid synthesis in pancreatic islets and prevents β cell failure in rodent models of type 2 diabetes. The Journal of clinical investigation, 2011, 121: 3331-3342.

76. TIANO J, FINAN B, DIMARCHI R, et al. A Glucagon-like peptide-1-estrogen fusion peptide shows enhanced efficacy in preventing insulin-deficient diabetes in mice. Endocr Rev, 2012, 33: OR21-OR26.

77. TIANO J P, TATE C R, YANG B S, et al. Effect of targeted estrogen delivery using glucagon-like peptide-1 on insulin secretion, insulin sensitivity and glucose homeostasis. Scientific reports, 2015, 5: 10211.

78. VAN DE CASTEELE M, LEUCKX G, CAI Y, et al. Partial duct ligation: β-cell proliferation and beyond. Diabetes, 2014, 63: 2567-2577.

79. WANG J, TAKEUCHI T, TANAKA S, et al. A mutation in the insulin 2 gene induces diabetes with severe pancreatic β-cell dysfunction in the Mody mouse. The Journal of clinical investigation, 1999, 103: 27-37.

80. WONG W P S, TIANO J P, LIU S, et al. Extranuclear estrogen receptor-α stimulates NeuroD1 binding to the insulin promoter and favors insulin synthesis. Proceedings of the National Academy of Sciences, 2010, 107: 13057-13062.

81. XU B, ALLARD C, MAUVAIS-JARVIS F. Estrogen Complexes Improve the Unfolded Protein Response and Prevent ER Stress-induced beta-Cell Failure in Akita Mice Diabetes, 2015, 64: A35-A35.

82. YAMABE N, KANG K S, ZHU B T. Beneficial effect of 17β-estradiol on hyperglycemia and islet β-cell functions in a streptozotocin-induced diabetic rat model. Toxicology and applied pharmacology, 2010, 249: 76-85.

83. YANG W, WANG S, LI L, et al. Genistein reduces hyperglycemia and islet cell loss in a high-dosage manner in rats with alloxan-induced pancreatic damage. Pancreas, 2011, 40: 396-402.

84. YOSHIOKA M, KAYO T, IKEDA T, et al. A novel locus, Mody4, distal to D7Mit189 on chromosome 7 determines early-onset NIDDM in nonobese C57BL/6 (Akita) mutant mice. Diabetes, 1997, 46: 887-894.

85. YUCHI Y, CAI Y, LEGEIN B, et al. Estrogen receptor α regulates β-cell formation during pancreas development and following injury. Diabetes, 2015, 64: 3218-3228.

性
与
糖
尿
病

第十节　G蛋白偶联雌激素受体与性别特异性代谢稳态

摘要

肥胖和代谢综合征在男性和女性之间显示出不同的患病率和调节方式。具有正常月经/发情周期的人类和啮齿动物都表现出免受体重增加和相关慢性疾病的困扰。这些有益作用主要归因于雌激素，特别是17β-雌二醇（E_2）。E_2通过多种受体、核和核外ERα和ERβ，以及G蛋白偶联雌激素受体（G-protein-coupled estrogen receptor，GPER，先前称为GPR30）发挥作用。GPER在调节代谢性稳态中起作用，但很复杂，仍不清楚。GPER选择性药理制剂（激动剂和拮抗剂）的发现，以及GPER基因敲除小鼠的实用性大大增强了对GPER在正常生理和疾病中功能的了解。GPER反应在新陈代谢活跃的组织（如胰腺、脂肪、肝和骨骼肌）中发挥多效作用。细胞和动物研究表明，GPER参与体重、进食行为、炎症，以及葡萄糖和脂质稳态的调节。GPER缺乏会导致小鼠肥胖、胰岛素抵抗和代谢功能异常。相反，体内药物刺激GPER可限制体重增加和改善代谢，显示出治疗肥胖症和糖尿病的新潜力。

概述：肥胖、新陈代谢和性别差异

肥胖在现代社会是一个严重的公共卫生问题，已成为全球流行病，在过去的二三十年中，无论是发达国家还是发展中国家，肥胖者的人数都在急剧增加。根据疾病控制中心的最新人口统计数据估计，仅在美国就有超过65%的人口超重或肥胖。肥胖不仅仅是体重超标，而且是代谢综合征的主要危险因素。代谢综合征是一组包括高血糖、腰围增加、高血压和异常胆固醇（如低高密度脂蛋白水平）或三酰甘油水平的疾病，这些情况可共同增加患糖尿病、心脏病、脑卒中，以及某些癌症的风险。肥胖造成的社会经济负担是巨大的，仅在美国，当前每年的年度费用估计就在147亿～210亿美元，同时生活质量和寿命预期也会降低。肥胖可能是由遗传、行为和环境等多种因素引起的。然而，近期研究发现肥胖流行的主要原因包括高热量食物、高饱和脂肪和精制糖的食用增加，以及久坐的生活方式，导致长期的能量失衡。导致肥胖和代谢功能障碍的确切机制是复杂的，还不完全清楚。因此，迫切需要寻找新的分子靶点和治疗药物，以预防或限制肥胖及其导致的代谢异常的发展。

肥胖、糖尿病和心血管疾病表现出明显的性别二态性，绝经前女性的发病率低于年龄相仿的男性或绝经后女性。此外，脂肪分布的数量和部位在男性和女性之间也有所不同，从而导致不同的健康结局。总体而言，男性的体内脂肪比女性少；但是，男性脂肪分布在上半身或腹部，反映出男性肥胖模式，而女性则显示出女性肥胖模式，体现在脂肪分布于下半身或皮下。男性肥胖和女性肥胖脂肪的性质不同，前者更容易发生脂肪分解，分泌更多的促炎细胞因子，因此与代谢综合征和心血管疾病的风险增加有关。在男性和女性中典型的性别差异性脂肪分布表明了控制能量平衡和肥胖的调节机制不同。肥胖导致脂肪特异性激素和细胞因子分泌谱改变，血糖和血脂水平升高，以及全身炎症，导致胰腺、肝和骨骼肌等外周代谢组织异位脂质沉积，随之而来的葡萄糖毒性、脂毒性和炎症导致这些组织功能障碍，包括胰岛素产生和胰腺分泌的缺陷，抑制骨骼肌中胰岛素刺激的葡萄糖摄取，以及肝中葡萄糖生成的增加。

两性间胰岛素敏感性也存在差异，与年龄相仿的男性或绝经后女性相比，绝经前女性的胰岛素敏感性更高。绝经后妇女由于脂肪沉积增加、能量消耗减少、胰岛素抵抗、葡萄糖/脂质代谢受损和炎症而导致代谢健康水平下降。绝经后雌激素的全身性丢失与女性患年龄相关代谢疾病和心血管疾病的风险增加有关。相反，绝经后妇女激素替代疗法改善了代谢。随着整体预期寿命的增加，开发治疗药物来减轻妇女的体重增加、改善代谢功能障碍的影响，以及提高绝经后的生活质量是至关重要的。小鼠模型在体重增加和新陈代谢方面也表现出相似的性别差异。与雌性小鼠相比，饲喂高脂饮食雄性小鼠的肥胖、激素失衡和葡萄糖代谢受损影响更明显。在人类和啮齿动物中，这些代谢保护作用主要归因于雌激素，尽管公认其对生殖和发育有作用，但雌激素作用于代谢组织的复杂机制目前仍不完全清楚。

🔳 代谢组织中的雌激素作用

雌激素（最重要的是 17β-雌二醇，E_2）是类固醇激素，对生殖器官的发育和功能，以及第二性征的发育至关重要。此外，E_2 的作用涉及神经、免疫、血管、肌肉、骨骼和内分泌系统，这些都有助于其改善代谢功能。由于体重、食物摄入、葡萄糖/脂质稳态和胰岛素敏感性存在性别差异，E_2 及其受体对代谢功能的调节引起研究者极大的兴趣。由于自然绝经或手术绝经引起的循环 E_2 下降导致动物和人类全身代谢、脂肪分布、炎症和胰岛素作用的迅速变化。E_2 或其功能丧失会增加中心型肥胖、血脂异常、糖尿病和心血管疾病的风险。同样，缺乏芳香化酶的雄性和雌性小鼠 E_2 不足（芳香化酶是睾酮生物合成 E_2 的关键酶）导致肥胖增加、循环脂质、胰岛素水平升高，以及体重的减少。在肥胖的啮齿动物模型中，如果高脂饮食（模拟西方饮食）饲养、瘦素缺乏或卵巢切除后，补充 E_2 或其类似物可减轻体重增加和代谢异常。在绝经后妇女人群中，尽管激素替代疗法是缓解围绝经期症状的可行治疗选择，但它与致癌和心血管疾病风险有关。

研究 E_2 在体内作用最广泛使用的啮齿动物模型之一是卵巢切除术模型，其中手术切除卵巢显著降低了内源性循环 E_2 的水平。卵巢切除小鼠体内 E_2 的全身缺乏揭示了 E_2 对代谢的重要性。通过与卵巢完整的幼鼠相比，去卵巢小鼠的食物摄入量增加、能量消耗减少和体重增加，这说明 E_2 介导通过中枢神经系统作用的某些代谢反应。在去卵巢的小鼠中，胰腺表现出 β 细胞功能丧失和死亡。相反，补充 E_2 可促进促凋亡环境中的胰腺 β 细胞存活 [如暴露于氧化应激和（或）促炎症细胞因子]，诱导葡萄糖刺激的胰岛素分泌（glucose-stimulated insulin secretion，GSIS），并抑制脂肪生成，后者可下调参与脂质合成的关键转录因子的表达。此外，卵巢切除术会导致葡萄糖和脂质稳态异常，从而导致脂肪量增加、胰岛素抵抗、糖耐量异常、血脂异常和异位脂肪沉积。卵巢切除术后，小鼠脂肪细胞增多、内脏脂肪增加、脂肪生成和促炎基因表达增加。此外，E_2 作用的丧失增加了对氧化应激的敏感性，并降低了多个代谢组织中的脂肪酸氧化。肥胖的啮齿动物模型和 2 型糖尿病患者也表现出氧化应激和炎症反应增加。小鼠补充 E_2 可以增加抗氧化酶的表达并减少炎症反应。最后，去卵巢的小鼠对高脂饮食（HFD）有害作用的敏感性增加，可以通过补充生理浓度的 E_2 来逆转。令人惊讶的是，喂食 HFD 的雄性小鼠在用 E_2 或其模拟物治疗后也表现出体重减轻和糖耐量改善的现象。

许多具有雌激素活性的天然或合成化合物可以调节内分泌信号通路，产生有利或不利的影响。动物研究表明，产前暴露于双酚 A 和己烯雌酚等内分泌干扰物，会导致分化 E_2 靶组织的异常编程，从而导致日后肥胖的发生。另一方面，饮食中摄入染料木黄酮（一种模仿 E_2 某些作用的异黄酮）可通过改善多种代谢异常小鼠模型中的高血糖、葡萄糖耐量和胰岛素水平来发挥抗糖尿病作用。综上所述，这些观察结果表明 E_2 对参与代谢的多个组织发挥多效作用。因此，要更全面地了解 E_2 对代谢组织作用的机制，就需要对单个雌激素受体的作用进行彻底研究。

性与糖尿病

雌激素受体、信号传导和 GPER 选择性

E₂ 作为调节体重和多种组织中代谢复杂事件的重要生理调节因子，其作用是由多种受体介导的。通过核雌激素受体（ERα 和 ERβ）进行的经典基因组作用涉及配体激活时的二聚作用，以及最终与靶基因启动子中 ER 反应元件的结合，以促进基因表达的调节。除基因组反应外，E₂ 还通过核外 ER 和 GPER 引发快速的非基因组信号传导。然而，GPER 活性的长期作用还涉及靶基因的转录调控。GPER 最初是作为孤儿受体发现的，但此后证明其可结合 E₂ 并激活多种非基因组以及基因组通路。GPER 在多种细胞类型和组织中表达，包括生殖组织、胰岛、脂肪、肝、骨骼肌、中枢神经系统、心脏、肠和炎症细胞，在功能上涉及代谢调节、免疫调节、心血管生理、生殖、神经系统和癌症。GPER 的刺激激活了多种细胞信号通路，包括 MAPK、PKC、PI3K、腺苷酸环化酶、eNOS 和 Ca^{2+} 动员通路。

虽然核 ER 在代谢中的作用已被证实，但 GPER 在代谢信号转导中的生理或病理作用仍在不断被研究发现（图 2-16）。与其他系统一样，E₂ 及其多种受体对代谢的影响可能是直接的也可能是间接的，并且可能表现出影响整体代谢状态的协同作用或拮抗作用。因此，为了评估参与这些复杂相互作用的机制，必须评估个体受体的具体作用。有趣的是，缺乏 ERα 或 GPER 的小鼠在代谢表型上有不同程度的相似性，如肥胖加重、胰岛素敏感性降低、葡萄糖 / 脂质稳态缺陷和炎症。这表明 2 种受体可能通过相似或不同的机制途径协同作用来介导代谢反应。但是，重要的是要注意，在长期缺乏单个受体的情况下，可能会发生代偿作用，从而掩盖了给定受体在正常生理或疾病中的作用。

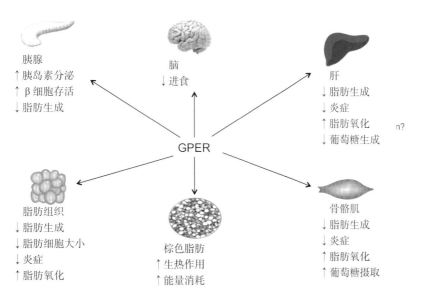

GPER 对代谢活跃的组织（如胰腺、脂肪、褐色脂肪、肝和肌肉）发挥多效作用。GPER 通过调节食物摄入量，增加能量消耗，以及棕色脂肪组织的生热作用来控制体重。胰腺中的 GPER 激活促进 β 细胞存活和胰岛素分泌。胰腺、脂肪、肝和骨骼肌中 GPER 的激活通过抑制脂肪生成和促进脂质氧化来减少脂质沉积。GPER 激活还可以减轻多个组织的炎症。GPER 介导的非脂肪组织脂质体毒性和炎症的预防可分别通过胰腺、骨骼肌和肝，增加胰岛素分泌、改善葡萄糖摄取并减少肝葡萄糖生成来改善中的葡萄糖稳态。

图 2-16　GPER 代谢作用示意

由于 E₂ 与多种受体结合，因此可以采用药理和遗传学方法来区分各个受体的作用。通过使用 GPER 选择性药理制剂，如激动剂 G-1 或拮抗剂 G15 和 G36，现在有可能在表达多种雌激素受体类型的复杂系统中研究 GPER 与 ER 的特定功能。但是，使用选择性雌激素受体调节剂（selective estrogen receptor modulator，SERM）和选择性雌激素受体下调剂（selective estrogen receptor downregulator，SERD）的实验应仔细解释，因

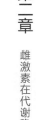

为多种 SERM，如他莫昔芬和雷洛昔芬，以及 SERD 氟维司群作为 GPER 激动剂已被证明缺乏 ER 特异性。此外，各种基因工具，如 *GPER* 基因敲除（GPER knockout，GPER KO）小鼠和针对 GPER siRNA 或 shRNA 的利用能力大大提高了人们对 GPER 功能的了解。GPER KO 小鼠具有 GPER 的全基因缺失特点（其中 4 个独立的转基因品系已在 Prossnitz 和 Hathaway 2015 年的综述中进行了总结）已被用于评估代谢表型，通常来研究体重增加和代谢功能障碍。药理学和遗传学方法常是相辅相成的，其中用 GPER 选择性激动剂 G-1 治疗小鼠会导致在 GPER KO 小鼠中观察到相反的效果。此外，用 G-1 处理的 GPER KO 小鼠缺乏 G-1 对 WT 小鼠的刺激作用，从而通过无脱靶效应证实了该化合物对 GPER 的选择性。在许多研究中，E_2 刺激 GPER KO 小鼠无明显效果进一步证实了 GPER 信号传导在 E_2 作用中的重要性。因此，利用 GPER 选择性方法的研究提供了强有力的证据证明 GPER 信号传导对代谢稳态的贡献。

➕ GPER 和体重、能量稳态

多项研究已经评估了 GPER 是否调节体重、脂肪含量和能量平衡（表 2-3，表 2-4）。在 2009 年的一项相关研究中，Barton 和他的同事们发现与野生型小鼠相比，缺乏 GPER 的雄性和雌性小鼠体重和内脏脂肪含量都有所增加。约在同一时间，Leeb Lundberg 及其同事报告了相反的实验结果，他们发现雌性 GPER KO 小鼠的体重比相应的 WT 小鼠略低，而雄性 GPER 缺乏对体重没有影响。2013 年，笔者研究发现与 WT 小鼠相比，6 ～ 24 个月的雄性 GPER KO 小鼠肥胖加重。MRI 分析显示，GPER KO 小鼠的脂肪含量总体增加，在皮下脂肪，以及内脏脂肪（如附睾和肾周脂肪垫）中的脂肪沉积增加。GPER KO 小鼠的肥胖增加而没有食物摄入或运动活动的改变。此外，雄性 GPER KO 小鼠的体重增加与胆固醇、三酰甘油和 LDL 循环水平的显著增加相关，这表明 GPER 调节了脂质体内稳态的关键途径。

与后面这些研究结果一致，在 2014 年的后续研究中，Clegg 和同事观察到在食物摄入量没有任何变化的情况下，雄性和雌性 GPER KO 小鼠均表现出体重增加和能量消耗减少。此外，与不同年龄的野生型小鼠相比，雄性和雌性 GPER KO 小鼠的体重表现出差异。虽然雄性 GPER KO 小鼠在 8 周龄时开始肥胖，而雌性 GPER KO 小鼠仅在 14 周龄时才显示出可检测到的体重增加。重要的是，在 GPER KO 小鼠的棕色脂肪组织中，2 个产热基因解偶联蛋白 1（Uncoupling Protein 1，*UCP1*）和 β_3- 肾上腺素能受体的表达降低了。有趣的是，尽管雄性和雌性 GPER KO 小鼠中 β_3- 肾上腺素受体的表达均降低，但 UCP1 表达仅在雄性 GPER KO 小鼠中降低。此外，与野生型小鼠相比，雌性 GPER KO 小鼠对瘦素对食物摄入的抑制作用和胆囊收缩素（cholecystokinin，CCK）对饱腹感的抑制作用较不敏感，而雄性则没有发现任何差异。有趣的是，尽管 E_2 在去卵巢的 WT 雌性小鼠中诱导了下丘脑 ERK 激活，但 GPER KO 小鼠却没有这种现象。一些研究表明下丘脑 ERK1/2 参与了能量稳态的调节。雌性 GPER KO 小鼠下丘脑 E_2 介导的 ERK1/2 磷酸化降低可能解释了瘦素和 CCK 减少厌食的作用。这些发现强烈支持 E_2 与 GPER 的相互作用是体重调节重要媒介的观点。与刚刚概述的多项独立研究相反，Wang 等人报告称，雌性 GPER KO 小鼠（与笔者和 Clegg 先前研究中使用的小鼠相同）受到饮食诱导肥胖的意外保护，表现为体重减轻，脂肪形成减少，夜间时相能量消耗增加。这些矛盾结果背后的原因尚不清楚。一般而言，诸如食物、垫料或环境之类的因素会混淆观察到的表型。此外，由于 GPER KO 小鼠造模的方法（如胚胎干细胞与 cre/loxP 的同源重组，其中由于易位或伪 loxP 位点而导致染色体易位）不同也可能导致研究之间的差异。

因为许多关于 GPER KO 小鼠的研究发现 GPER 的缺失会导致肥胖，所以假设肥胖小鼠模型中 GPER 的选择性激活可能会减少体重增加并减轻肥胖引起的其他慢性疾病。为此，笔者在代谢功能障碍的小鼠模型（即卵巢切除术）中采用 G-1 测试选择性 GPER 激动剂的治疗潜力。该模型模拟女性的围绝经期，并且由于内源性

性与糖尿病

E_2 的丧失而导致肥胖和代谢功能障碍，补充 E_2 可以逆转代谢功能障碍。在该模型中，通过 DEXA 和 MRI 扫描显示，用 G-1 处理卵巢切除的小鼠导致体重增幅减少和脂肪含量降低，而对骨矿物质密度、骨矿物质含量或瘦体重没有影响。此外，经 G-1 处理后，观察到多个脂肪储存库的质量显著降低，并且能量消耗增加，棕色脂肪组织中 UCP1 的表达更高。尽管 G-1 在调节体重和脂肪沉积方面与 E_2 发挥了相似的作用，但与 E_2 不同的是，它没有增加子宫重量，反映出 E_2 缺乏有效的"女性化"作用。因此，GPER 的激活可能代表一种抵消体重增加和脂肪沉积的新策略。

表 2-3　GPER 表达缺失对代谢的影响

细胞 / 组织 / 小鼠	治疗	作用	参考文献 / 年
GPER KO（雌）小鼠	-	轻微减轻体重	
		高血糖和糖耐量受损	
	OVX+E_2	血清胰岛素水平没有增加	
GPER KO（雌）胰岛	基础	胰岛素和胰高血糖素分泌减少	Martensson 等（2009）
	E_2	没有胰岛素增加或胰高血糖素分泌减少	
GPER KO（雄）小鼠	-	体重无变化，血糖稳态正常	
GPER KO（雄）胰岛	基础	胰岛素分泌减少，胰高血糖素分泌不变	
	E_2	胰岛素或胰高血糖素分泌无变化	
GPER KO（雌）小鼠	STZ	糖尿病的发生率升高（与野生型小鼠+STZ 相比）	
		降低胰岛素水平和胰腺胰岛素含量	
GPER KO（雄）小鼠	STZ	与野生型小鼠相似的糖尿病发病率	Liu 等（2009）
GPER KO胰岛	STZ+E_2	胰岛存活率提高（可能通过 ER）	
	STZ+G-1	胰岛存活率没有增加	
GPER KO（雌）胰岛	E_2 或 G-1	高血糖时胰岛素分泌减少	Sharma 和 Prossnitz（2011）
GPER KO胰岛	E_2	脂质堆积没有减少	Tiano 等（2011）
GPER KO（雄）小鼠	-	体重、脂肪含量增加和血脂异常	Sharma 等（2013）
		葡萄糖耐量受损和胰岛素抵抗	
		空腹胰岛素增加	
GPER KO（雌）小鼠	-	体重增加	
		能量消耗和褐色脂肪生热减少	
	OVX+E_2	体重没有减少或葡萄糖耐量没有改善	
	瘦素或 CCK	食物摄入没有减少	Davis 等（2014）
GPER KO（雄）小鼠	-	体重增加	
	-	能量消耗和褐色脂肪生热减少	
	瘦素或 CCK	食物摄入减少	

细胞 / 组织 / 小鼠	治疗	作用	参考文献 / 年
GPER-lacZ（雌）小鼠	HFD	体重无变化	Meoli 等（2014）
		肝脂肪积累增加，HDL 降低	
GPER-lacZ（雄）小鼠		体重，肝脂肪积累或 HDL 水平无变化	

注：体外，离体和体内研究表明，GPER 调节体重、食物摄入和能量消耗。此外，GPER 还可以调节胰腺细胞的存活和激素分泌，以及葡萄糖和脂质代谢。将在 GPER KO 小鼠或胰岛中的作用与野生型对照动物或胰岛进行比较，详情请参阅正文。

表 2-4　GPER 介导的新陈代谢作用

细胞 / 组织 / 小鼠	治疗	作用	参考文献 / 年
αβERKO（雌）小鼠	OVX+STZ+E_2	较低的糖尿病发生率（相对于 OVX+STZ）（通过非 ERs 可能是 GPER）	Liu 等（2009）
		较高的胰岛素水平和胰腺胰岛素含量	
小鼠			
人体 胰岛	G-1	胰岛细胞存活率提高	Liu 等（2009），Balhuizen 等（2010），Kumar 等（2011）
MIN6 细胞			
WT 小鼠（雌）胰岛	G-1	高糖时胰岛素分泌增加	Balhuizen（2010）
		低血糖时胰高血糖素分泌减少	
		高糖时生长抑素分泌减少	
		抑制胰腺细胞凋亡	
人体（女）胰岛	G-1	高糖时胰岛素分泌增加	Kumar 等（2011）
		胰腺细胞凋亡减少	
MIN6	E_2 或 G-1	胰岛素分泌增加	Sharma 和 Prossnitz（2011）
	（± G15 或 ± siRNA）	抑制 E_2 或 G-1 介导的胰岛素分泌	
WT 小鼠（雌）胰岛	E_2 或 G-1	胰岛素分泌增加	
	（± G15）	抑制 E_2 或 G-1 介导的胰岛素分泌	
ZDF（雄）胰岛			
INS-1 细胞	G-1	脂质蓄积减少	Tiano 等（2011），Tiano 和 Mauvais-Jarvis（2012）
人体 胰岛			
3T3-L1	E_2 或 G-1	抑制脂质蓄积	Zhu 等（2013）
	（± siRNA）	逆转 GPER 介导的脂质沉积减少	

细胞 / 组织 / 小鼠	治疗	作用	参考文献 / 年
WT 小鼠	OVX+G-1	体重和脂肪含量减少 糖耐量改善 胰岛素抵抗减少 降低空腹血糖、胰岛素和胆固醇水平 代谢组织中脂肪酸氧化增加	未发表的数据

注：GPER 的选择性药理激活或基因敲低表明，GPER 的刺激可促进人和鼠的胰腺细胞存活和胰岛素分泌，减少脂肪细胞中的脂质蓄积。在卵巢切除的小鼠中，GPER 激活可减轻肥胖症并改善葡萄糖耐量，并降低空腹血糖、胰岛素和胆固醇。

➕ GPER 和血糖稳态

GPER 成为葡萄糖稳态的关键参与者（表 2-3，表 2-4）。在暴露于链脲佐菌素（STZ）的 ERα/β 双敲除小鼠的研究中首次发现了 GPER 在体内葡萄糖代谢调节中发挥作用的证据。与单独的 ERα KO 或 ERβ KO 小鼠相比，这些小鼠的糖尿病发病率没有进一步升高。此外，卵巢切除术增加了 STZ 处理后 ERα/ERβ 双 KO 小鼠中胰岛素缺乏型糖尿病的严重程度，这种作用可通过补充 E_2 来逆转，表明存在针对 E_2 的其他独特反应机制。这些研究表明，即使在没有 ERα 和 ERβ 的情况下，E_2 仍会继续发挥抗糖尿病作用，这与另一种雌激素受体（如 GPER）的可能参与有关。通过研究 GPER KO 小鼠，许多研究已经确定了 GPER 在葡萄糖稳态中的作用。2009 年，Leeb-Lundberg 及其同事研究发现，小鼠 GPER 的缺失会导致葡萄糖耐量受损和高血糖症，对雄性和雌性小鼠产生不同的影响。与野生型相比，雌性 GPER KO 小鼠表现出葡萄糖耐量受损、血糖升高和 GSIS 缺陷，而雄性小鼠没有表现出野生型和 GPER KO 表型间的任何差异。在切除卵巢的小鼠中，GPER 缺乏完全消除了 E_2 介导的血清胰岛素增加。此外，Mauvais Jarvis 和他的同事发现，只有雌性而不是雄性 GPER KO 小鼠在暴露于 STZ 后，表现出更高的胰岛素缺乏型糖尿病倾向、更高的血糖水平、β 细胞丢失，以及胰腺胰岛素含量降低。但是，与上述研究不同的是，笔者的观察结果表明雄性 GPER KO 小鼠对葡萄糖耐量和胰岛素抵抗具有年龄依赖性。在 6 个月时，尽管 GPER KO 小鼠已经通过胰岛素耐量实验（insulin tolerance test，ITT）表现出胰岛素抵抗，但它们在葡萄糖耐量实验（glucose tolerance test，GTT）中没有显示任何差异，后者与 Leeb-Lundberg 及其同事先前的研究结果一致。但是，在 12 个月龄时，GPER KO 小鼠表现出葡萄糖耐量受损的趋势，到 18 个月龄时出现统计学差异，同时伴有胰岛素抵抗的加重。在空腹血糖水平正常的情况下，在 GPER KO 小鼠中检测到较高的空腹血浆胰岛素水平，需要增加胰岛素水平才能维持正常的葡萄糖水平进一步证实了胰岛素抵抗的存在。

体重增加，特别是内脏脂肪增加，与慢性炎症状态和血清脂联素的下降有关，脂联素是一种对胰岛素敏感的脂肪因子，也具有抗炎特性。与这些观察结果一致，观察到 GPER KO 雄性小鼠的肥胖伴随着全身性炎症标志物（如 TNF-α、MCP1、IL-1β 和 IL-6）的增加，以及脂联素水平的降低。老年 GPER KO 小鼠中存在的葡萄糖不耐受可能是由肥胖、胰岛素抵抗、血脂异常和炎症的累积作用引起的。Davis 等人随后证实了 GPER KO 小鼠中存在促炎状态，他们发现与 WT 小鼠相比，雄性和雌性 GPER KO 小鼠表现出全身性的炎症标志物 SAA3 水平升高和脂联素水平降低。此外，用 E_2 处理去卵巢的 GPER KO 小鼠并没有像去卵巢的 WT 小鼠那样对葡萄糖耐量产生任何改善，表明在 E_2 介导的葡萄糖代谢中需要 GPER 的参与。这些研究清楚地表明，雄性和雌性 GPER KO 小鼠均以性别特异性方式表现出通过 GPER 调节葡萄糖代谢的作用。

为了确定 GPER 的选择性激活是否可以缓解关于胰岛素抵抗和葡萄糖耐量的代谢功能障碍症状，笔者用

GPER 选择性激动剂 G-1 处理了去卵巢小鼠。研究结果表明，G-1 治疗可显著改善卵巢切除小鼠的葡萄糖耐量，同时降低空腹血糖和胰岛素水平。此外，经 G-1 治疗的小鼠表现出胰岛素敏感性改善，并且循环促炎细胞因子、瘦素和抵抗素水平降低。去卵巢小鼠的空腹血糖和胰岛素水平降低表明 G-1 对肝和骨骼肌的葡萄糖稳态具有有益的作用，因此人们推测 G-1 可能直接调节肝的葡萄糖生成和骨骼肌的葡萄糖摄取。如上所述，由于用 G-1 治疗还可以防止卵巢切除小鼠的体重增加和内脏脂肪沉积，所以葡萄糖稳态改善可能是由于所涉及的组织中 GPER 介导信号转导事件的直接或间接作用在代谢调节中表现出与葡萄糖稳态有关的持续相互作用。

➕ GPER 和胰腺功能

胰腺 β 细胞产生、储存和释放调控葡萄糖稳态的关键激素——胰岛素。GPER 可以促进和改善胰岛中多种细胞类型（尤其是 β 细胞）的存活和相关功能，这些细胞的机制已经过详细研究，并表现出明确的性别差异（表 2-3，表 2-4）。在小鼠和人类中，雌性胰岛中的 GPER 表达均高于雄性胰岛。在基础条件下，与野生型对照组相比，从雄性和雌性 GPER KO 小鼠分离的胰岛在葡萄糖或甲苯磺丁酰胺（钾离子通道阻滞剂，通过阻断胰岛 β 细胞的钾离子通道而促进胰岛素分泌）的刺激下表现出胰岛素分泌减少。有趣的是，与野生型小鼠相比，雌性 GPER KO 小鼠的胰岛素分泌比雄性 GPER KO 小鼠的胰岛减少更多。此外，在基础条件下，相比 WT 小鼠，雌性 GPER KO 小鼠胰岛的胰岛素含量降低，这可能是由于在缺乏 GPER 的情况下，E_2 信号传导减弱所致。同样，尽管使用了超生理浓度的 E_2（5μmol/L），从雄性和雌性 GPER KO 小鼠分离的胰岛完全缺乏 WT 小鼠胰岛中存在的 E_2 刺激胰岛素分泌现象。尽管 E_2 处理去卵巢的 GPER KO 小鼠血清胰岛素水平未能提高，但与野生型对照组相比，处理组小鼠的胰岛表现出更高的胰腺胰岛素含量（可能是通过 ERα），这表明 GPER 可能对于胰腺分泌胰岛素很重要。最后，人和鼠胰岛的 G-1 刺激以类似于 E_2 的剂量依赖性方式调节激素分泌并发挥抗糖尿病作用，2 种药物均增加胰岛素分泌，同时抑制胰高血糖素和生长抑素分泌。

由 E_2 或 G-1 激活 GPER 后导致胰岛素分泌的机制涉及通过 cAMP/PKA 和 PLC/IP3 途径增加的信号传导，因为 2 种药物的刺激均在人类女性胰岛上以剂量依赖性方式增加了 cAMP 和 IP3 的形成。G-1 对 IP3 的产生更有效，而 E_2 对 cAMP 的产生表现出更高的效力。在培养的小鼠胰岛素瘤 MIN6 细胞中，E_2 和 G-1 均刺激了胰岛素的分泌，这种作用可被 G15 的药理性 GPER 选择性拮抗作用和 siRNA 的消除 GPER 作用所抑制。同样，G15 也可抑制 E_2 或 G-1 对 GPER 的激活反应引起的 WT 小鼠胰岛中胰岛素分泌，两者均未能诱导 GPER KO 小鼠胰岛中的胰岛素分泌。在 MIN6 细胞中，刺激 GPER 会导致细胞内钙释放，以及 ERK 和 PI3K 途径的激活。正如先前在某些癌症和其他细胞系中报道的那样，GPER 介导的 ERK 激活是通过 EGFR 间接激活发生的。有趣的是，尽管 ERK 激活对胰岛素分泌有积极作用，但 PI3K 激活却抑制了胰岛素分泌。因此，尽管抑制 EGFR 或 ERK 可以阻止 E_2 或 G-1 诱导的胰岛素分泌增加，但与单独使用 E_2 和 G-1 相比，抑制 PI3K 信号传导导致胰岛素分泌增加。这些结果表明，E_2 和 G-1 介导的 ERK 和 PI3K 通路激活相互对立，可能有助于平衡胰岛素分泌对多种信号输入的反应。

肥胖和胰岛素抵抗会引起胰岛的代偿，从而增加胰岛素的生物合成和分泌，以及维持正常血糖水平所需要的 β 细胞数量。与肥胖和胰岛素抵抗相关的持久性细胞应激，如细胞因子诱导的炎症、线粒体功能障碍、氧化应激、ER 应激和糖脂毒性，最终导致 β 细胞死亡和高血糖。已知 E_2 在这些条件下可促进 β 细胞存活。已有实验证实 E_2 或 G-1 激活 GPER 可以促进细胞存活，并抵消小鼠和人胰岛，以及 MIN6 细胞中促炎性细胞因子和氧化应激诱导的细胞凋亡。在遭受炎症性损伤的胰岛中，E_2 或 G-1 通过激活基因（如 CREB、Akt 和 ERK1/2）的磷酸化促进胰岛细胞存活，同时抑制应激蛋白（如 SAPK/JNK 和 p38）的活性。用 ER 拮抗剂 ICI 182 780 或 EM-652 进行的预处理未抑制 E_2 的保护作用，这表明 E_2 可能通过 GPER 起作用，与 G-1 的保护作

性与糖尿病

用一致。此外，尽管 E_2 介导的存活得以维持，但是暴露于氧化应激的 GPER KO 小鼠胰岛缺乏 G-1 介导的保护，这表明 E_2 通过 ERα 具有平行作用。有趣的是，从缺乏 ERα 和 ERβ 的小鼠分离的胰岛在受到 STZ 攻击时仍表现出对抗细胞死亡的保护作用，这表明 GPER 或另一种未知 ER 参与了这种反应。除上述机制外，对分离的胰岛和培养细胞的研究表明，GPER 激活还通过抑制参与脂肪形成的重要转录因子（如经由 STAT3 作用的 chSREBP 和 SREBP1）的表达来抑制脂质蓄积，从而可能进一步增强抗凋亡作用来降低脂毒性。

另一种生理应激因素——妊娠，也会导致胰岛 β 细胞量的增加，以代偿孕妇的胰岛素抵抗。妊娠期间 β 细胞量的增加是由于胰岛特异性 microRNA mi-338-3p 的下调导致 β 细胞增殖和存活增加所致。在培养的 β 细胞和分离的胰岛中，miR-338-3p 的下调增强了 β 细胞增殖作用，并保护了细胞免受促炎性细胞因子诱导的凋亡。妊娠期大鼠胰岛 GPER 表达增加，第 14 天达到高峰，E_2 通过 cAMP 依赖途径，以及 GPER 抑制胰岛 mi-338-3p 的表达。大鼠胰岛中 GPER 的激活降低了 mi-338-3p 的表达，这种作用可被靶向 GPER 的 siRNA 处理逆转。这些结果表明，通过 GPER 进行的 E_2 信号传导抑制了 miR-338-3p 的表达，这可能是妊娠期间 β 细胞量增加的关键。

➕ GPER 在周围代谢组织中的作用

尽管已观察到 GPER 在体重调节和葡萄糖稳态中的作用，但对于 GPER 在活跃参与代谢的单个外周组织（如脂肪、肝和骨骼肌）中的作用知之甚少，而这些作用共同协调以维持代谢稳态。尽管 GPER 在多种胰岛素敏感性组织（如肝、脂肪和骨骼肌）中广泛表达，但雌性小鼠在白色脂肪组织中的 GPER 表达高于雄性。GPER 表达主要定位于脂肪细胞，在间质血管部分几乎没有表达。在 3T3-L1 前脂肪细胞中也有 GPER 表达，在前脂肪细胞分化为脂肪细胞的过程中，GPER 表达上调。分化过程中用 E_2 或 G-1 预处理 3T3-L1 前脂肪细胞可抑制脂肪细胞的脂质积聚，这一结果可被 GPER 基因敲除的 siRNA 逆转。在成脂分化过程中，在最初的有丝分裂克隆扩增后，细胞停滞在细胞周期的 G_1 生长期，随后表达成脂因子。在 3T3-L1 细胞中用 G-1 处理会导致异常的分化过程，其中大多数细胞即使在分化 48 h 后仍继续分裂，而在对照组中，大多数细胞在分化开始 24 h 后仍停留在 G_0/G_1 期。此外，GPER 激活增加了细胞周期调节因子（如 CDK4、CDK6 和细胞周期蛋白 D）的表达。因此，GPER 至少部分地通过防止细胞周期停滞和随后的分化来抑制脂肪在脂质细胞中的蓄积。

如上文多项研究所述，与 WT 对照组相比，缺乏 GPER 的小鼠在皮下、性腺和肾周脂肪库中的整体脂肪沉积增加。在 GPER KO 小鼠的性腺脂肪垫中，由于脂质存储增加，脂肪细胞比 WT 小鼠的大。有趣的是，在 GPER-lacZ 小鼠 [一种在 Gper 基因座中带有 β- 半乳糖苷酶（β-galactosidase，lacZ）报告基因的小鼠突变体，破坏了 Gper 的表达] 中，与 WT 小鼠相比，只有雌性 GPER KO 小鼠的肝脂质积累增加，循环 HDL 水平降低，雄性小鼠没有这种差异。与 GPER KO 小鼠相一致，一项关于北欧血统的人类队列研究表明，携带 GPER 低功能 P16L 基因变异的人血浆 LDL 胆固醇升高。使用 HepG2 肝细胞进一步验证这些观察结果发现，G-1 激活 GPER 增加了 LDL 受体的表达，这种上调被 GPER 拮抗剂 G15 或 shRNA 敲除 GPER 表达所阻断。这些结果表明，GPER 在调节多种组织参与脂质代谢的中枢途径起着至关重要的作用，表明选择性的 GPER 激活可能有助于降低脂质水平。笔者在去卵巢小鼠模型中检测了 GPER 刺激对体内脂质稳态的影响（来自 Sharma 和 Prossnitz 未发表的数据）。G-1 处理降低了循环脂质的水平，降低了脂肪形成和促炎基因的表达，并增加了与脂肪、肝和骨骼肌脂质氧化有关基因的表达。因此，GPER 在代谢组织中发挥多效性作用，从而减少脂质蓄积和炎症反应。

🩺 结论

GPER 不仅可以调节体重，而且还可以调节全身许多组织（如胰腺、脂肪、肝和骨骼肌）新陈代谢的各个方面。然而，GPER 介导的作用机制仍未明确，值得进一步研究。大部分 GPER KO 小鼠已被许多研究小组用来研究 GPER 在体内的功能，但是由于代谢组织之间的相互干扰，以及发育过程中可能产生代偿作用，因此必须谨慎解释这些研究的结论。使用药理学方法调节 GPER 活性在很大程度上支持了关于 GPER KO 研究的结论。随着肥胖症和代谢功能障碍的流行，特别是对于男性来说，寻找新的治疗方法模拟 E$_2$ 的有益作用并避免雌激素的女性化作用和其他不良反应，比以往任何时候都更为重要。GPER 的靶向治疗可能代表一种能够同时治疗代谢综合征多方面异常的方法。

（翻译：王伟好　审校：林栋）

参考文献

1. ABDUL-GHANI M A，DEFRONZO R A. Pathophysiology of prediabetes. Current diabetes reports，2009，9：193-199.

2. ABU-TAHA M，RIUS C，HERMENEGILDO C，et al. Menopause and ovariectomy cause a low grade of systemic inflammation that may be prevented by chronic treatment with low doses of estrogen or losartan. The Journal of Immunology，2009，183：1393-1402.

3. ALBERTI K G M M，ZIMMET P，SHAW J. Metabolic syndrome ——a new world-wide definition. A consensus statement from the international diabetes federation. Diabetic medicine，2006，23：469-480.

4. ANDERSSON B，MATTSSON L A，HAHN L，et al. Estrogen replacement therapy decreases hyperandrogenicity and improves glucose homeostasis and plasma lipids in postmenopausal women with noninsulin-dependent diabetes mellitus. The Journal of Clinical Endocrinology & Metabolism，1997，82：638-643.

5. ARIAS-PULIDO H，ROYCE M，GONG Y，et al. GPR30 and estrogen receptor expression：new insights into hormone dependence of inflammatory breast cancer. Breast cancer research and treatment，2010，123：51-58.

6. BALHUIZEN A，KUMAR R，AMISTEN S，et al. Activation of G protein-coupled receptor 30 modulates hormone secretion and counteracts cytokine-induced apoptosis in pancreatic islets of female mice. Molecular and cellular endocrinology，2010，320：16-24.

7. BARKHEM T，NILSSON S，GUSTAFSSON J Å. Molecular mechanisms，physiological consequences and pharmacological implications of estrogen receptor action. American Journal of Pharmacogenomics，2004，4：19-28.

8. BARROS R P A，GUSTAFSSON J Å. Estrogen receptors and the metabolic network. Cell metabolism，2011，14：289-299.

9. BARROS R P A，MACHADO U F，GUSTAFSSON J Å. Estrogen receptors：new players in diabetes mellitus. Trends in molecular medicine，2006，12：425-431.

10. BARTON M，PROSSNITZ E R. Emerging roles of GPER in diabetes and atherosclerosis. Trends in Endocrinology & Metabolism，2015，26：185-192.

11. BARTON M，FILARDO E J，LOLAIT S J，et al. Twenty years of the G protein-coupled estrogen receptor GPER：Historical and personal perspectives. The Journal of steroid biochemistry and molecular biology，2018，176：4-15.

12. BASEN-ENGQUIST K，CHANG M. Obesity and cancer risk：recent review and evidence. Current oncology reports，2011，13：71-76.

13. BASTARD J P，MAACHI M，LAGATHU C，et al. Recent advances in the relationship between obesity，inflammation，and insulin resistance. European cytokine network，2006，17：4-12.

14. BAYS H E，TOTH P P，KRIS-ETHERTON P M，et al. Obesity，adiposity，and dyslipidemia：a consensus statement

from the National Lipid Association. Journal of clinical lipidology，2013，7：304-383.

15. BLAAK E. Gender differences in fat metabolism. Current Opinion in Clinical Nutrition & Metabolic Care，2001，4：499-502.

16. BLASKO E，HASKELL C A，LEUNG S，et al. Beneficial role of the GPR30 agonist G-1 in an animal model of multiple sclerosis. Journal of neuroimmunology，2009，214：67-77.

17. BOKOV A F，KO D，RICHARDSON A. The effect of gonadectomy and estradiol on sensitivity to oxidative stress. Endocrine research，2009，34：43-58.

18. BOLOGA C G，REVANKAR C M，YOUNG S M，et al. Virtual and biomolecular screening converge on a selective agonist for GPR30. Nature chemical biology，2006，2：207-212.

19. BONDS D E，LASSER N，QI L，et al. The effect of conjugated equine oestrogen on diabetes incidence：the Women'S Health Initiative randomised trial. Diabetologia，2006，49：459-468.

20. BORRÁS C，GAMBINI J，LÓPEZ-GRUESO R，et al. Direct antioxidant and protective effect of estradiol on isolated mitochondria. Biochimica et Biophysica Acta（BBA）-Molecular Basis of Disease，2010，1802：205-211.

21. BRØNS C，VAAG A. Skeletal muscle lipotoxicity in insulin resistance and type 2 diabetes. The Journal of physiology，2009，587：3977.

22. BROWN L M，CLEGG D J. Central effects of estradiol in the regulation of food intake，body weight，and adiposity. The Journal of steroid biochemistry and molecular biology，2010，122：65-73.

23. BRUNS C M，KEMNITZ J W. Sex hormones，insulin sensitivity，and diabetes mellitus. ILAR journal，2004，45：160-169.

24. BRUNSING R L，PROSSNITZ E R. Induction of interleukin-10 in the T helper type 17 effector population by the G protein coupled estrogen receptor（GPER）agonist G-1. Immunology，2011，134：93-106.

25. BRUNSING R L，OWENS K S，PROSSNITZ E R. The G protein-coupled estrogen receptor（GPER）agonist G-1 expands the regulatory T cell population under T（H）17 polarizing conditions. Journal of immunotherapy，2013，36：190.

26. Center for Disease Control and Prevention. Adult Obesity Facts. [2017-04-29]. https：//www. cdc. gov/obesity/data/adult. html.

27. CERF M E. Beta cell dysfunction and insulin resistance. Frontiers in endocrinology，2013，4：37.

28. CONSITT L A，BELL J A，HOUMARD J A. Intramuscular lipid metabolism，insulin action，and obesity. IUBMB life，2009，61：47-55.

29. D'EON T M. SOUZA SC，ARONOVITZ M，et al. Estrogen regulation of adiposity and fuel partitioning. Evidence of genomic and non-genomic regulation of lipogenic and oxidative pathways. J Biol Chem，2005，280：35983-35991.

30. DAHLMAN-WRIGHT K，CAVAILLES V，FUQUA S A，et al. International union of pharmacology. LXIV. Estrogen receptors. Pharmacological reviews，2006，58：773-781.

31. DAVIS K E，CARSTENS E J，IRANI B G，et al. Sexually dimorphic role of G protein-coupled estrogen receptor（GPER）in modulating energy homeostasis. Hormones and behavior，2014，66：196-207.

32. DELLA VEDOVA M C，MUÑOZ M D，SANTILLAN L D，et al. A mouse model of diet-induced obesity resembling most features of human metabolic syndrome. Nutr Metab Insights，2016，9：93-102.

33. DENNIS M K，BURAI R，RAMESH C，et al. In vivo effects of a GPR30 antagonist. Nature chemical biology，2009，5：421-427.

34. DENNIS M K，FIELD A S，BURAI R，et al. Identification of a GPER/GPR30 antagonist with improved estrogen receptor counterselectivity. The Journal of steroid biochemistry and molecular biology，2011，127：358-366.

35. DEROO B J，KORACH K S. Estrogen receptors and human disease. The Journal of clinical investigation，2006，116：561-570.

36. DIAZ BRINTON R. Minireview：translational animal models of human menopause：challenges and emerging opportunities. Endocrinology，2012，153：3571-3578.

37. DOMINGUETI C P，DUSSE L M S A，DAS GRAÇAS CARVALHO M，et al. Diabetes mellitus：the linkage between

oxidative stress，inflammation，hypercoagulability and vascular complications. Journal of Diabetes and its Complications，2016，30：738-745.

38. ECKEL R H，KRAUSS R M. American Heart Association call to action：obesity as a major risk factor for coronary heart disease. Circulation，1998，97：2099-2100.

39. EL AKOUM S，LAMONTAGNE V，CLOUTIER I，et al. Nature of fatty acids in high fat diets differentially delineates obesity-linked metabolic syndrome components in male and female C57BL/6J mice. Diabetology & metabolic syndrome，2011，3：34.

40. ERNST S，DEMIRCI C，VALLE S，et al. Mechanisms in the adaptation of maternal β -cells during pregnancy. Diabetes management（London，England），2011，1：239.

41. FERNÁNDEZ-SÁNCHEZ A，MADRIGAL-SANTILLÁN E，BAUTISTA M，et al. Inflammation，oxidative stress，and obesity. International journal of molecular sciences，2011，12：3117-3132.

42. FILARDO E J，QUINN J A，BLAND K I，et al. Estrogen-induced activation of Erk-1 and Erk-2 requires the G protein-coupled receptor homolog，GPR30，and occurs via trans-activation of the epidermal growth factor receptor through release of HB-EGF. Molecular endocrinology，2000，14：1649-1660.

43. FILARDO E J，QUINN J A，FRACKELTON JR A R，et al. Estrogen action via the G protein-coupled receptor，GPR30：stimulation of adenylyl cyclase and cAMP-mediated attenuation of the epidermal growth factor receptor-to-MAPK signaling axis. Molecular endocrinology，2002，16：70-84.

44. FLEGAL K M，CARROLL M D，OGDEN C L，et al. Prevalence and trends in obesity among US adults，1999-2008. Jama，2010，303：235-241.

45. FOLLI F，CORRADI D，FANTI P，et al. The role of oxidative stress in the pathogenesis of type 2 diabetes mellitus micro-and macrovascular complications：avenues for a mechanistic-based therapeutic approach. Current diabetes reviews，2011，7：313-324.

46. FREDETTE N C，MEYER M R，PROSSNITZ E R. Role of GPER in estrogen-dependent nitric oxide formation and vasodilation. The Journal of steroid biochemistry and molecular biology，2018，176：65-72.

47. FFURUKAWA S，FUJITA T，SHIMABUKURO M，et al. Increased oxidative stress in obesity and its impact on metabolic syndrome. The Journal of clinical investigation，2017，114：1752-1761.

48. GARAULET M，PEREZ-LLAMAS F，BARAZA J C，et al. Body fat distribution in pre-and post-menopausal women：metabolic and anthropometric variables. The Journal of nutrition，health & aging，2002，6：123-126.

49. GARCÍA-AREVALO M，ALONSO-MAGDALENA P，DOS SANTOS J R，et al. Exposure to bisphenol-A during pregnancy partially mimics the effects of a high-fat diet altering glucose homeostasis and gene expression in adult male mice. PloS one，2014，9：e100214.

50. GEER E B，SHEN W. Gender differences in insulin resistance，body composition，and energy balance. Gender medicine，2009，6：60-75.

51. GODSLAND I F. Oestrogens and insulin secretion. Diabetologia，2005，48：2213-2220.

52. GUH D P，ZHANG W，BANSBACK N，et al. The incidence of co-morbidities related to obesity and overweight：a systematic review and meta-analysis. BMC public health，2009，9：88.

53. GURNEY E P，NACHTIGALL M J，NACHTIGALL L E，et al. The Women's Health Initiative trial and related studies：10 years later：a clinician's view. The Journal of steroid biochemistry and molecular biology，2014，142：4-11.

54. HAAS E，BHATTACHARYA I，BRAILOIU E，et al. Regulatory role of G protein-coupled estrogen receptor for vascular function and obesity. Circulation research，2009，104：288-291.

55. HADJIMARKOU M M，VASUDEVAN N. GPER1/GPR30 in the brain：crosstalk with classical estrogen receptors and implications for behavior. The Journal of Steroid Biochemistry and Molecular Biology，2018，176：57-64.

56. HAGIWARA S，SAKURAI T，TASHIRO F，et al. An inhibitory role for phosphatidylinositol 3-kinase in insulin secretion from pancreatic B cell line MIN6. Biochemical and biophysical research communications，1995，214：51-59.

57. HAMMOND R A，LEVINE R. The economic impact of obesity in the United States. Diabetes，metabolic syndrome and obesity，2010，3：285.

58. HAN T S, LEAN M E J. A clinical perspective of obesity, metabolic syndrome and cardiovascular disease. JRSM cardiovascular disease, 2016, 5: 2048004016633371.

59. HAZELL G G J, YAO S T, ROPER J A, et al. Localisation of GPR30, a novel G protein-coupled oestrogen receptor, suggests multiple functions in rodent brain and peripheral tissues. The Journal of endocrinology, 2009, 202: 223.

60. HEINE P A, TAYLOR J A, IWAMOTO G A, et al. Increased adipose tissue in male and female estrogen receptor-α knockout mice. Proceedings of the National Academy of Sciences, 2000, 97: 12729-12734.

61. HEWITT S C, HARRELL J C, KORACH K S. Lessons in estrogen biology from knockout and transgenic animals. Annu Rev Physiol, 2005, 67: 285-308.

62. HONG J, STUBBINS R E, SMITH R R, et al. Differential susceptibility to obesity between male, female and ovariectomized female mice. Nutrition journal, 2009, 8: 11.

63. Hormone Replacement Therapy and Cancer. Gynecological Endocrinology: The Official Journal of the International Society of Gynecological Endocrinology, 2001, 15: 453-465.

64. HUANG G, XU J, LEFEVER D E, et al. Genistein prevention of hyperglycemia and improvement of glucose tolerance in adult non-obese diabetic mice are associated with alterations of gut microbiome and immune homeostasis. Toxicology and applied pharmacology, 2017, 332: 138-148.

65. HUSSAIN Y, DING Q, CONNELLY P W, et al. G-protein estrogen receptor as a regulator of low-density lipoprotein cholesterol metabolism: cellular and population genetic studies. Arteriosclerosis, thrombosis, and vascular biology, 2015, 35: 213-221.

66. JACOVETTI C, ABDERRAHMANI A, PARNAUD G, et al. MicroRNAs contribute to compensatory β cell expansion during pregnancy and obesity. The Journal of clinical investigation, 2012, 122: 3541-3551.

67. JENSEN M D. Role of body fat distribution and the metabolic complications of obesity. The Journal of Clinical Endocrinology & Metabolism, 2008, 93: S57-S63.

68. JIA M, DAHLMAN-WRIGHT K, GUSTAFSSON J Å. Estrogen receptor alpha and beta in health and disease. Best practice & research Clinical endocrinology & metabolism, 2015, 29: 557-568.

69. JONES M E E, THORBURN A W, BRITT K L, et al. Aromatase-deficient (ArKO) mice have a phenotype of increased adiposity. Proceedings of the National Academy of Sciences, 2000, 97: 12735-12740.

70. KAMEI Y, SUZUKI M, MIYAZAKI H, et al. Ovariectomy in mice decreases lipid metabolism-related gene expression in adipose tissue and skeletal muscle with increased body fat. Journal of nutritional science and vitaminology, 2005, 51: 110-117.

71. KANAYA A M, HERRINGTON D, VITTINGHOFF E, et al. Glycemic effects of postmenopausal hormone therapy: the Heart and Estrogen/progestin Replacement Study: a randomized, double-blind, placebo-controlled trial. Annals of internal medicine, 2003, 138: 1-9.

72. KAUNITZ A M, MANSON J A E. Management of menopausal symptoms. Obstetrics and gynecology, 2015, 126: 859.

73. KELLER K B, LEMBERG L. Obesity and the metabolic syndrome. American Journal of Critical Care, 2003, 12: 167-170.

74. KERNAN W N, DEARBORN J L. Obesity increases stroke risk in young adults: Opportunity for prevention. Stroke, 2015, 46: 1435-1436.

75. KIM J B. Dynamic cross talk between metabolic organs in obesity and metabolic diseases. Experimental & Molecular Medicine, 2016, 48: e214-e214.

76. KIM S, SOHN I, LEE Y S, et al. Hepatic gene expression profiles are altered by genistein supplementation in mice with diet-induced obesity. The Journal of nutrition, 2005, 135: 33-41.

77. KLOP B, ELTE J W F, CABEZAS M C. Dyslipidemia in obesity: mechanisms and potential targets. Nutrients, 2013, 5: 1218-1240.

78. KOTANI K, TOKUNAGA K, FUJIOKA S, et al. Sexual dimorphism of age-related changes in whole-body fat distribution in the obese. International journal of obesity and related metabolic disorders: journal of the International Association for the Study of Obesity, 1994, 18: 207-202.

79. KUMAR R, BALHUIZEN A, AMISTEN S, et al. Insulinotropic and antidiabetic effects of 17β-estradiol and the GPR30 agonist G-1 on human pancreatic islets. Endocrinology, 2011, 152: 2568-2579.

80. LAPPANO R, PISANO A, MAGGIOLINI M. GPER function in breast cancer: an overview. Frontiers in endocrinology, 2014, 5: 66.

81. LE MAY C, CHU K, HU M, et al. Estrogens protect pancreatic β-cells from apoptosis and prevent insulin-deficient diabetes mellitus in mice. Proceedings of the National Academy of Sciences, 2006, 103: 9232-9237.

82. LEE C G, CARR M C, MURDOCH S J, et al. Adipokines, inflammation, and visceral adiposity across the menopausal transition: a prospective study. The Journal of Clinical Endocrinology & Metabolism, 2009, 94: 1104-1110.

83. LEI H, DONG H, XU L, et al. Genistein reverses free fatty acid-induced insulin resistance in HepG2 hepatocytes through targeting JNK. Journal of Huazhong University of Science and Technology, 2011, 31: 185-189.

84. LEVIN E R. Extranuclear steroid receptors are essential for steroid hormone actions. Annual review of medicine, 2015, 66: 271-280.

85. LIN S E, HUANG J P, WU L Z, et al. Prevention of osteopenia and dyslipidemia in rats after ovariectomy with combined aspirin and low-dose diethylstilbestrol. Biomedical and Environmental Sciences, 2013, 26: 249-257.

86. LINDHEIM S R, BUCHANAN T A, DUFFY D M, et al. Original ArticlesComparison of Estimates of Insulin Sensitivity in Pre-and Postmenopausal Women Using the Insulin Tolerance Test and the Frequently Sampled Intravenous Glucose Tolerance Test. Journal of the Society for Gynecologic Investigation, 1994, 1: 150-154.

87. LITWAK S A, WILSON J L, CHEN W, et al. Estradiol prevents fat accumulation and overcomes leptin resistance in female high-fat diet mice. Endocrinology, 2014, 155: 4447-4460.

88. LIU S, MAUVAIS-JARVIS F. Rapid, nongenomic estrogen actions protect pancreatic islet survival. Islets, 2009, 1: 273-275.

89. LIU D, ZHEN W, YANG Z, et al. Genistein acutely stimulates insulin secretion in pancreatic β-cells through a cAMP-dependent protein kinase pathway. Diabetes, 2006, 55: 1043-1050.

90. LIU S, LE MAY C, WONG W P S, et al. Importance of extranuclear estrogen receptor-α and membrane G protein-coupled estrogen receptor in pancreatic islet survival. Diabetes, 2009, 58: 2292-2302.

91. LIU J, YU P, QIAN W, et al. Perinatal bisphenol A exposure and adult glucose homeostasis: identifying critical windows of exposure. PloS one, 2013, 8: e64143.

92. LOBO R A. Metabolic syndrome after menopause and the role of hormones. Maturitas, 2008, 60: 10-18.

93. LONGUET C, BROCA C, COSTES S, et al. Extracellularly regulated kinases 1/2 (p44/42 mitogen-activated protein kinases) phosphorylate synapsin I and regulate insulin secretion in the MIN6 β-cell line and islets of Langerhans. Endocrinology, 2005, 146: 643-654.

94. LOUET J F, LEMAY C, MAUVAIS-JARVIS F. Antidiabetic actions of estrogen: insight from human and genetic mouse models. Current atherosclerosis reports, 2004, 6: 180-185.

95. LUNDHOLM L, BRYZGALOVA G, GAO H, et al. The estrogen receptor α-selective agonist propyl pyrazole triol improves glucose tolerance in ob/ob mice; potential molecular mechanisms. The Journal of Endocrinology, 2008, 199: 275-286.

96. MANGGE H, ALMER G, TRUSCHNIG-WILDERS M, et al. Inflammation, adiponectin, obesity and cardiovascular risk. Current medicinal chemistry, 2010, 17: 4511-4520.

97. MARGOLIS K L, BONDS D E, RODABOUGH R J, et al. Effect of oestrogen plus progestin on the incidence of diabetes in postmenopausal women: results from the Women'S Health Initiative Hormone Trial. Diabetologia, 2004, 47: 1175-1187.

98. MARJON N A, HU C, HATHAWAY H J, et al. G protein-coupled estrogen receptor regulates mammary tumorigenesis and metastasis. Molecular Cancer Research, 2014, 12: 1644-1654.

99. MARTENSSON U E A, SALEHI S A, WINDAHL S, et al. Deletion of the G protein-coupled receptor 30 impairs glucose tolerance, reduces bone growth, increases blood pressure, and eliminates estradiol-stimulated insulin release in female mice. Endocrinology, 2009, 150: 687-698.

性与糖尿病

100. MAUVAIS-JARVIS F. Estrogen and androgen receptors: regulators of fuel homeostasis and emerging targets for diabetes and obesity. Trends in Endocrinology & Metabolism, 2011, 22: 24-33.

101. MAUVAIS-JARVIS F. Sex differences in metabolic homeostasis, diabetes, and obesity. Biology of sex differences, 2015, 6: 1-9.

102. MAUVAIS-JARVIS F. Role of sex steroids in β cell function, growth, and survival. Trends in Endocrinology & Metabolism, 2016, 27: 844-855.

103. MAUVAIS-JARVIS F, CLEGG D J, HEVENER A L. The role of estrogens in control of energy balance and glucose homeostasis. Endocrine reviews, 2013, 34: 309-338.

104. MCALLISTER E J, DHURANDHAR N V, KEITH S W, et al. Ten putative contributors to the obesity epidemic. Critical reviews in food science and nutrition, 2009, 49: 868-913.

105. MEOLI L, ISENSEE J, ZAZZU V, et al. Sex-and age-dependent effects of Gpr30 genetic deletion on the metabolic and cardiovascular profiles of diet-induced obese mice. Gene, 2014, 540: 210-216.

106. MEYER M R, CLEGG D J, PROSSNITZ E R, et al. Obesity, insulin resistance and diabetes: sex differences and role of oestrogen receptors. Acta Physiologica, 2011, 203: 259-269.

107. MEYER M R, FREDETTE N C, HOWARD T A, et al. G protein-coupled estrogen receptor protects from atherosclerosis. Scientific reports, 2014, 4: 7564.

108. MEYER M R, FREDETTE N C, BARTON M, et al. G protein-coupled estrogen receptor inhibits vascular prostanoid production and activity. Journal of Endocrinology, 2015, 227: 61-69.

109. MEYER M R, FREDETTE N C, DANIEL C, et al. Obligatory role for GPER in cardiovascular aging and disease. Science signaling, 2016, 9: 105.

110. MITTENDORFER B. Origins of metabolic complications in obesity: adipose tissue and free fatty acid trafficking. Current opinion in clinical nutrition and metabolic care, 2011, 14: 535.

111. MONTEIRO R, TEIXEIRA D, CALHAU C. Estrogen signaling in metabolic inflammation. Mediators of Inflammation, 2014: 615917.

112. MOTA M, BANINI B A, CAZANAVE S C, et al. Molecular mechanisms of lipotoxity and glucotoxity in nonalcoholic fatty liver disease. Metabolism, 2016, 65: 1049-1061.

113. MUOIO D M, NEUFER P D. Lipid-induced mitochondrial stress and insulin action in muscle. Cell metabolism, 2012, 15: 595-605.

114. MUTHUSAMI S, RAMACHANDRAN I, MUTHUSAMY B, et al. Ovariectomy induces oxidative stress and impairs bone antioxidant system in adult rats. Clinica chimica acta, 2005, 360: 81-86.

115. NABULSI A A, FOLSOM A R, WHITE A, et al. Association of hormone-replacement therapy with various cardiovascular risk factors in postmenopausal women. New England Journal of Medicine, 1993, 328: 1069-1075.

116. NAKHJAVANI M, IMANI M, LARRY M, et al. Metabolic syndrome in premenopausal and postmenopausal women with type 2 diabetes: loss of protective effects of premenopausal status. Journal of Diabetes & Metabolic Disorders, 2014, 13: 102.

117. NEWBOLD R R, PADILLA-BANKS E, SNYDER R J, et al. Perinatal exposure to environmental estrogens and the development of obesity. Molecular nutrition & food research, 2007, 51: 912-917.

118. NEWBOLD R R, PADILLA-BANKS E, JEFFERSON W N. Environmental estrogens and obesity. Molecular and cellular endocrinology, 2009, 304: 84-89.

119. NILSSON B O, OLDE B, LEEB-LUNDBERG L M F. G protein - coupled oestrogen receptor 1 (GPER1) /GPR30: a new player in cardiovascular and metabolic oestrogenic signalling. British journal of pharmacology, 2011, 163: 1131-1139.

120. OWMAN C, BLAY P, NILSSON C, et al. Cloning of human cDNA encoding a novel heptahelix receptor expressed in Burkitt's lymphoma and widely distributed in brain and peripheral tissues. Biochemical and biophysical research communications, 1996, 228: 285-292.

121. PANDEY D P, LAPPANO R, ALBANITO L, et al. Estrogenic GPR30 signalling induces proliferation and migration of breast cancer cells through CTGF. The EMBO journal, 2009, 28: 523-532.

122. PAQUETTE A, CHAPADOS N A, BERGERON R, et al. Fatty acid oxidation is decreased in the liver of ovariectomized

rats. Hormone and metabolic research，2009，41：511-515.

123. PATEL Y M，LANE M D. Mitotic clonal expansion during preadipocyte differentiation：calpain-mediated turnover of p27. Journal of Biological Chemistry，2000，275：17653-17660.

124. PEREIRA R I，CASEY B A，SWIBAS T A，et al. Timing of estradiol treatment after menopause may determine benefit or harm to insulin action. The Journal of Clinical Endocrinology & Metabolism，2015，100：4456-4462.

125. PETRIE W K，DENNIS M K，HU C，et al. G protein-coupled estrogen receptor-selective ligands modulate endometrial tumor growth. Obstetrics and gynecology international，2013：472720.

126. PETTERSSON U S，WALDÉN T B，CARLSSON P O，et al. Female mice are protected against high-fat diet induced metabolic syndrome and increase the regulatory T cell population in adipose tissue. PloS one，2012，7：e46057.

127. POEHLMAN E T，TOTH M J，GARDNER A W. Changes in energy balance and body composition at menopause：a controlled longitudinal study. Annals of internal medicine，1995，123：673-675.

128. POIRIER P，GILES T D，BRAY G A，et al. Obesity and cardiovascular disease：pathophysiology，evaluation，and effect of weight loss：an update of the 1997 American Heart Association Scientific Statement on Obesity and Heart Disease from the Obesity Committee of the Council on Nutrition，Physical Activity，and Metabolism. Circulation，2006，113：898-918.

129. POITOUT V，ROBERTSON R P. Glucolipotoxicity：fuel excess and β-cell dysfunction. Endocrine reviews，2008，29：351-366.

130. PRENTKI M，NOLAN C J. Islet β cell failure in type 2 diabetes. The Journal of clinical investigation，2006，116：1802-1812.

131. PROSSNITZ E R. GPER modulators：opportunity Nox on the heels of a class Akt. The Journal of steroid biochemistry and molecular biology，2018，176：73-81.

132. PROSSNITZ E R，ARTERBURN J B. International Union of Basic and Clinical Pharmacology. XCVII. G protein-coupled estrogen receptor and its pharmacologic modulators. Pharmacological reviews，2015，67：505-540.

133. PROSSNITZ E R，BARTON M. The G-protein-coupled estrogen receptor GPER in health and disease. Nature Reviews Endocrinology，2011，7：715.

134. PROSSNITZ E R，BARTON M. Estrogen biology：new insights into GPER function and clinical opportunities. Molecular and cellular endocrinology，2014，389：71-83.

135. PROSSNITZ E R，HATHAWAY H J. What have we learned about GPER function in physiology and disease from knockout mice？ The Journal of steroid biochemistry and molecular biology，2015，153：114-126.

136. PROSSNITZ E R，ARTERBURN J B，SMITH H O，et al. Estrogen signaling through the transmembrane G protein-coupled receptor GPR30. Annu Rev Physiol，2008，70：165-190.

137. PROSSNITZ E R，OPREA T I，SKLAR L A，et al. The ins and outs of GPR30：a transmembrane estrogen receptor. The Journal of steroid biochemistry and molecular biology，2008，109：350-353.

138. PROSSNITZ E R，SKLAR L A，OPREA T I，et al. GPR30：a novel therapeutic target in estrogen-related disease. Trends in pharmacological sciences，2008，29：116-123.

139. RAHMOUNI K，SIGMUND C D，HAYNES W G，et al. Hypothalamic ERK mediates the anorectic and thermogenic sympathetic effects of leptin. Diabetes，2009，58：536-542.

140. REGITZ-ZAGROSEK V，LEHMKUHL E，WEICKERT M O. Gender differences in the metabolic syndrome and their role for cardiovascular disease. Clinical Research in Cardiology，2006，95：136-147.

141. REVANKAR C M，CIMINO D F，SKLAR L A，et al. A transmembrane intracellular estrogen receptor mediates rapid cell signaling. Science，2005，307：1625-1630.

142. REVANKAR C M，MITCHELL H D，FIELD A S，et al. Synthetic estrogen derivatives demonstrate the functionality of intracellular GPR30. ACS Chemical Biology，2007，2：536-544.

143. RIBAS V，NGUYEN M T A，HENSTRIDGE D C，et al. Impaired oxidative metabolism and inflammation are associated with insulin resistance in ERα-deficient mice. American Journal of Physiology-Endocrinology and Metabolism，2010，298：E304-E319.

144. RIECK S，KAESTNER K H. Expansion of β-cell mass in response to pregnancy. Trends in Endocrinology & Metabolism，

2010, 21: 151-158.

145. Ritchie S A, Connell J M C. The link between abdominal obesity, metabolic syndrome and cardiovascular disease. Nutrition, Metabolism and Cardiovascular Diseases, 2007, 17: 319-326.

146. ROPERO A B, PANG Y, ALONSO-MAGDALENA P, et al. Role of ER β and GPR30 in the endocrine pancreas: A matter of estrogen dose. Steroids, 2012, 77: 951-958.

147. SAMDANI P, SINGHAL M, SINHA N, et al. A comprehensive inter-tissue crosstalk analysis underlying progression and control of obesity and diabetes. Scientific reports, 2015, 5: 12340.

148. SHARMA G, PROSSNITZ E R. Mechanisms of estradiol-induced insulin secretion by the G protein-coupled estrogen receptor GPR30/GPER in pancreatic β-cells. Endocrinology, 2011, 152: 3030-3039.

149. SHARMA G, PROSSNITZ E R. GPER/GPR30 knockout mice: effects of GPER on metabolism. New York: Humana Press, 2016: 489-502.

150. SHARMA G, HU C, BRIGMAN J L, et al. GPER deficiency in male mice results in insulin resistance, dyslipidemia, and a proinflammatory state. Endocrinology, 2013, 154: 4136-4145.

151. SHARMA G, MAUVAIS-JARVIS F, PROSSNITZ E R. Roles of G protein-coupled estrogen receptor GPER in metabolic regulation. The Journal of steroid biochemistry and molecular biology, 2018, 176: 31-37.

152. SHEN M, KUMAR S P D S, SHI H. Estradiol regulates insulin signaling and inflammation in adipose tissue. Hormone molecular biology and clinical investigation, 2014, 17（2）: 99-107.

153. SHOELSON S E, HERRERO L, NAAZ A. Obesity, inflammation, and insulin resistance. Gastroenterology, 2007, 132: 2169-2180.

154. SHULMAN G I. Ectopic fat in insulin resistance, dyslipidemia, and cardiometabolic disease. New England Journal of Medicine, 2014, 371: 1131-1141.

155. SMITH H O, LESLIE K K, SINGH M, et al. GPR30: a novel indicator of poor survival for endometrial carcinoma. American journal of obstetrics and gynecology, 2007, 196: 386: e1-e386, e11.

156. SMITH H O, ARIAS-PULIDO H, KUO D Y, et al. GPR30 predicts poor survival for ovarian cancer. Gynecologic oncology, 2009, 114: 465-471.

157. SRIVASTAVA D P, EVANS P D. G-protein oestrogen receptor 1: trials and tribulations of a membrane oestrogen receptor. Journal of neuroendocrinology, 2013, 25: 1219-1230.

158. STRAUB R H. The complex role of estrogens in inflammation. Endocrine reviews, 2007, 28: 521-574.

159. STREHLOW K, ROTTER S, WASSMANN S, et al. Modulation of antioxidant enzyme expression and function by estrogen. Circulation research, 2003, 93: 170-177.

160. STUBBINS R E, HOLCOMB V B, HONG J, et al. Estrogen modulates abdominal adiposity and protects female mice from obesity and impaired glucose tolerance. European journal of nutrition, 2012, 51: 861-870.

161. TANDON V R, MAHAJAN A, SHARMA S, et al. Prevalence of cardiovascular risk factors in postmenopausal women: A rural study. Journal of Mid-life Health, 2010, 1: 26.

162. TANG Q Q, OTTO T C, LANE M D. Mitotic clonal expansion: a synchronous process required for adipogenesis. Proceedings of the National Academy of Sciences, 2003, 100: 44-49.

163. TCHERNOF A, DESPRÉS J P. Pathophysiology of human visceral obesity: an update. Physiol Rev, 2013, 93（1）: 359-404.

164. THOMAS P, ALYEA R, PANG Y, et al. Conserved estrogen binding and signaling functions of the G protein-coupled estrogen receptor 1（GPER）in mammals and fish. Steroids, 2010, 75: 595-602.

165. TIANO J P, MAUVAIS-JARVIS F. Molecular mechanisms of estrogen receptors' suppression of lipogenesis in pancreatic β-cells. Endocrinology, 2012, 153: 2997-3005.

166. TIANO J P, DELGHINGARO-AUGUSTO V, LE MAY C, et al. Estrogen receptor activation reduces lipid synthesis in pancreatic islets and prevents β cell failure in rodent models of type 2 diabetes. The Journal of clinical investigation, 2011, 121: 3331-3342.

167. VIEIRA POTTER V J, STRISSEL K J, XIE C, et al. Adipose tissue inflammation and reduced insulin sensitivity in

ovariectomized mice occurs in the absence of increased adiposity. Endocrinology, 2012, 153: 4266-4277.

168. VINAYAGAM R, XU B. Antidiabetic properties of dietary flavonoids: a cellular mechanism review. Nutrition & metabolism, 2015, 12: 60.

169. VIVACQUA A, DE MARCO P, SANTOLLA M F, et al. Estrogenic gper signaling regulates mir144 expression in cancer cells and cancer-associated fibroblasts（cafs）. Oncotarget, 2015, 6: 16573.

170. WALTON C, GODSLAND I F, PROUDLER A J, et al. The effects of the menopause on insulin sensitivity, secretion and elimination in non-obese, healthy women. European journal of clinical investigation, 1993, 23: 466-473.

171. WANG C, PROSSNITZ E R, ROY S K. G protein-coupled receptor 30 expression is required for estrogen stimulation of primordial follicle formation in the hamster ovary. Endocrinology, 2008, 149: 4452-4461.

172. WANG A, LUO J, MOORE W, et al. GPR30 regulates diet-induced adiposity in female mice and adipogenesis in vitro. Scientific reports, 2016, 6: 1-12.

173. WRIGHT JR E, SCISM-BACON J L, GLASS L C. Oxidative stress in type 2 diabetes: the role of fasting and postprandial glycaemia. International journal of clinical practice, 2006, 60: 308-314.

174. XU H, QIN S, CARRASCO G A, et al. Extra-nuclear estrogen receptor GPR30 regulates serotonin function in rat hypothalamus. Neuroscience, 2009, 158: 1599-1607.

175. YANG Y, SMITH JR D L, KEATING K D, et al. Variations in body weight, food intake and body composition after long - term high - fat diet feeding in C57BL/6J mice. Obesity, 2014, 22: 2147-2155.

176. YONEZAWA R, WADA T, MATSUMOTO N, et al. Central versus peripheral impact of estradiol on the impaired glucose metabolism in ovariectomized mice on a high-fat diet. American Journal of Physiology-Endocrinology and Metabolism, 2012, 303: E445-E456.

177. ZHANG Y, HOWARD B V, COWAN L D, et al. The effect of estrogen use on levels of glucose and insulin and the risk of type 2 diabetes in American Indian postmenopausal women: the Strong Heart Study. Diabetes care, 2002, 25: 500-504.

178. ZHU P, YUEN J M L, SHAM K W Y, et al. GPER mediates the inhibitory actions of estrogen on adipogenesis in 3T3-L1 cells through perturbation of mitotic clonal expansion. General and comparative endocrinology, 2013, 193: 19-26.

性与糖尿病

第十一节　雌激素硫酸转移酶和类固醇硫酸酯酶在代谢稳态中的性别依赖作用

摘要

雌激素硫酸化和脱硫酸化这 2 个相反的生化过程，是雌激素活性调节机制中一个非常重要的层面。以硫酸转移酶家族和硫酸酯酶家族为主的酶活动，可导致类固醇、甲状腺激素、外源性化学物质、神经递质的结构和功能发生变化。雌激素硫酸转移酶（estrogen sulfotransferase，EST）介导的硫酸化可以使雌激素失活，而类固醇硫酸酯酶（steroid sulfatase，STS）介导的脱硫酸化将失活的雌激素转化为有活性的雌激素，因此 EST 和 STS 分别负向和正向调节雌激素活动。近年来，在代谢性疾病的范畴里，EST 和 STS 在生殖过程中对雌激素的调节作用已被公认，尤其是它们在局部组织中对雌激素和其他信号分子的调节作用受到了越来越多的关注。在肥胖女性和男性的皮下脂肪组织中均可以检测到 EST 的表达，在肥胖症和 2 型糖尿病的啮齿动物模型中，EST 在肝的表达显著上调。在慢性炎症性肝病的患者中也可看到 STS 表达上调。EST 和 STS 的组织分布和转录调节，可以表现出明显的性别和种族特异性。在雌性和雄性肥胖小鼠中，EST 基因敲除可出现完全相反的代谢表型。在鼠类和人类的脂肪细胞中，EST 通过不同的方式调节了脂肪形成。这一节重点讲述目前在代谢稳态范畴内对 EST 和 STS 表达和调节认识的最新进展。

雌激素硫酸转移酶

全身或局部的雌激素活性可通过雌激素硫酸化和脱硫酸化的代谢转化来调节。各种物质包括药物、外源性化学物质、激素、神经递质的硫酸化是代谢过程中普遍的生物机制，可以导致受到影响的分子发生剧烈的结构和功能改变。硫酸化是将一个硫酸基从硫酸供体 3- 磷酸腺苷 -5- 磷酸硫酸（3'-phosphoadenosine 5'-phosphosulfate，PAPS）转移到硫酸受体分子羟基上（也被称作"硫酸结合"作用）。PAPS 由 ATP 和无机硫酸盐形成的，是所有硫酸转移酶反应的普遍硫酸供体。硫酸转移酶（sulfate transferase，SULT）是一个酶的大家族，负责将 PAPS 的硫酸基转移到包括类固醇在内的各种各样内生分子和外生分子。硫酸转移酶既在细胞质内又结合在细胞膜上，主要作用是调节类固醇、甲状腺激素、神经递质等信号分子，通过催化其硫酸化反应来调节生物进程。硫酸化反应可以导致底物的失活或者效能大大减弱，反之亦然。例如，一些硫酸转移酶可以生物活化前体致癌物为活性亲电体（后者致突变和致癌）。然而大多数的情况下，转移一个硫酸基到一个分子将会减弱它的活性，增加它的水溶性，并且促进它在尿液中排出。

雌激素硫酸转移酶（estrogen sulfotransferase，EST 或者 SULT1E1）是硫酸转移酶家族的一员。它的氨基酸和硫酸转移酶的其他亚型高度同源。然而，由于它独特的底物、特殊的组织分布和性别调节的表达，EST 被认为有独特的功能。对雌激素硫酸转移酶最早的描述是在 1958 年大鼠肝中雌激素酮硫酸盐形成过程中。它于 1994 年在人类肝中被克隆出来，另外由于在睾丸间质细胞表达非常丰富，于 1995 年在小鼠睾丸中也被克隆出来。小鼠的 EST 氨基酸序列与大鼠肝中 EST 有 88% 同源性，与人类肝中 EST 有 77% 同源性。EST 对于雌激素有很强的亲和力，包括内源性雌激素如雌二醇、雌酮，以及一系列合成雌激素如己烯雌酚和他莫昔芬；对于甲状腺素、睾酮或者糖皮质激素亲和力较低。

与 EST 使雌激素硫酸化和失活的功能一致，EST 在两性中对于生殖组织的保护起着重要作用。EST[-/-] 的雄性小鼠跟同龄的野生型雄性小鼠相比，表现出年龄相关的睾丸间质细胞增生/肥大，类固醇的生成受损，精子的总数和活动度减低，产仔数较少。对于雌性小鼠，SULT1E1 基因的敲除引起了胎盘血栓形成及自发流产，这与循环中及羊水中的游离雌激素水平升高有关。此外，EST 在体外实验和体内实验中通过使雌激素失活，对雌激素相关的乳腺肿瘤细胞的生长中起着重要的抑制作用。

越来越多证据表明，EST 在生殖组织之外除了调节雌激素代谢还有其他功能。EST 在人类肝、白色脂肪组织、肾、脑、肾上腺皮质、胃肠道的上皮细胞均已被发现。在正常饮食的小鼠中，EST 在肝中的表达很低。然而在瘦素受体缺陷（C57BL/KsJ-db/db）的肥胖糖尿病小鼠中，EST 的 mRNA 和蛋白表达明显上调。有趣的是，db/db 基因型并没有改变睾丸中 EST 的组成型表达。以西式的高脂饮食喂养后，瘦素缺陷 ob/ob 小鼠，以及野生型小鼠均表现出 EST 的表达增加，特别是在肝。地塞米松通过激活糖皮质激素受体（glucocorticoid receptor，GR）刺激肝 EST 的表达上调。由于肝中雄激素/雌激素的平衡失常，GR 的激活可导致存活的遗传肥胖雌黄鼠（Avy）出现高血糖。在小鼠中，EST 的表达呈现出性别特异性。雄性小鼠在白色脂肪组织（WAT）中表达较高的 EST 基础水平高，雌性小鼠则不然。EST 在雄性小鼠的附睾脂肪垫中的表达尤其高。EST 在其他几个脂肪储存处呈低水平表达，在棕色脂肪组织则无表达。去势雄性小鼠在间质脂肪组织中不再表达 EST，但是补充睾酮可以使该表达恢复，这说明雄性 WAT 中 EST 的表达是睾酮依赖的，进一步的分析显示 EST 在基质血管细胞（前脂肪细胞）中表达显著升高。与前脂肪细胞表达模式一致，EST 在分化的 3T3-L1 细胞或者成熟初级脂肪细胞中的表达显著减少。即使雌性小鼠 WAT 中 EST 的基础水平表达较低，通过睾酮治疗可以诱导出子宫旁脂肪组织中 EST 的表达。通过睾酮治疗诱导雌性小鼠 EST 的表达是 WAT 特异性的，因为该治疗不能诱导肝中 EST 的表达。EST 的表达可能可以反映绝经后女性的生理状况，她们的睾酮和雌二醇大部分在局部靶组织里产生，循环中的水平很低，全身来源的雄激素通过芳香化可形成雌激素。EST 在 3T3-L1 细胞中的过表达或者在雌性小鼠 WAT 中的转基因表达，导致初级脂肪细胞分化程度降低及脂肪细胞体积减小，显示出 EST 在 WAT 条件性表达/活性对于女性肥胖有深远影响。EST 对脂肪形成的抑制效果可能是由于 ERK1/2 MAPK 的激活和胰岛素信号的抑制，这就解释了高胰岛素 – 正糖钳夹实验中 EST 转基因雌性小鼠子宫旁脂肪组织葡萄糖摄取减弱的问题。

EST 在脂肪形成中起的作用似乎具有物种特异性。小鼠中 EST 的抗脂肪形作用与人类脂肪细胞中相同的酶产生的促脂肪形成作用相反。对于肥胖或者非肥胖的女性受试者，腹部皮下脂肪组织中，以及初级脂肪干细胞（adipose-derived stem cell，ASC）中 EST 的表达较低，但是当分化开始后 EST 的表达增加。在 ASC 中 EST 过度表达产生的促脂肪形成效果可以通过使用雌激素受体（estrogen receptor，ER）拮抗剂或者 ER 敲除模拟出来，表明 EST 通过致使雌激素失活促进脂肪形成。女性患者全部脂肪 EST 表达与体质指数（BMI）正相关。也有报道显示尽管 EST 的表达可能与全身肥胖或者 BMI 的值正相关，它与男性和女性循环中的雌二醇和睾酮水平并不相关。这个特别的结果可能由于研究群体的异质性和研究人数较少。EST 的表达也可能只影响了性激素的局部浓度，而不影响性激素的全身水平。一项观察性研究证实了这一概念，该研究中 WAT-EST 过表达的雌性小鼠模型在胰岛素敏感性方面仅显示出组织特异性或者局部的变化。

尽管 EST 表达可以在雌鼠的子宫旁脂肪中诱导出来，在野生型（WT）和 EST[-/-] 的雌性小鼠全部的 EST 敲除没有引起脂肪指数（脂肪重量/全身重量）的任何变化。相反，EST[-/-] 的雄性小鼠附睾和腹股沟脂肪指数与 WT 小鼠相比显著增高。并且 EST[-/-] 的雄性小鼠脂肪细胞体积与 WT 小鼠相比显著增大，但是在正常饮食的情况下，这些变化并没有伴随明显的代谢异常。然而，EST 缺失使肥胖雄性小鼠的代谢显著恶化。在 Gao 和同事的一项研究中，雄性缺失 EST 的 *ob/ob* 小鼠（ob/ob mice deficient of EST，obe）糖尿病表型加重。雄性 obe 小鼠有更高的空腹血糖和更差的糖耐量，也存在葡萄糖刺激的胰岛素分泌受损。WAT 中一些巨噬细胞标志物表达增多，冠状结构密度增高，显示出局部炎症反应的增加。与葡萄糖刺激的胰岛素分泌受损一致，雄性 obe 小鼠的胰岛体积、总胰岛面积、β 细胞量均减小；然而，胰岛中没有检测到 EST 的表达。因此 EST 缺失的肥胖雄性小鼠代谢恶化的机制需要进一步阐明。令人惊讶的是，雌性 obe 小鼠表现出完全相反的代谢表型。在 ob/ob 背景下 EST 表达的全身缺失减少了肝糖异生和脂肪形成，改善了身体成分及胰岛素敏感性，增加了能量消耗。能产生这样的效果可能是由于雌激素灭活减少导致的肝雌激素利用率增加，这是因为在卵巢切除的小鼠中这样的代谢获益已被消除。在 obe 小鼠中代谢能力的提高被寄予很大希望，因为肝雌激素活性的增加是具有保护性的，可以抑制肝糖原异生和脂肪形成，以及提高肝胰岛素敏感性。也有研究发现在 *ob/ob* 小鼠的内脏及皮下脂肪组织中，雌二醇可调节不同的基因位点库和性别特异的方式，因此性别依赖的特征就更加明显。这种效果不依赖于给定组织中表达的雌激素受体数量。

与预期的结果一致，敲除雌性 *ob/ob* 小鼠的 EST 没有影响 WAT 的炎症，因为雌性小鼠在 WAT 中 EST 的基础表达几乎检测不到。然而，与小鼠不同，肥胖男性和女性的皮下脂肪组织均可以检测到 EST，特别是在腹部区域。尽管如此，EST 通过控制雌激素的局部含量对脂肪细胞代谢和生长有深远影响。

EST 效果物种特异性的另外一个例子中，雌性 WAT 的 EST 转基因表达没有显著改变促炎症基因如 MCP1 和 IL-1β 的 mRNA 表达水平。相反，肥胖男性和女性 WAT 中 EST 表达的升高与肿瘤坏死因子 α（tumor necrosis factor alpha，TNF-α）和细胞因子信号转导抑制因子 3（suppressor ofcytokine signaling-3，SOCS3）的表达显著相关，后者是 TNF-α 的下游分子，也是炎性标志物。这个结果表明至少在人类脂肪组织中该酶有潜在的炎症调节能力。与这个概念一致，在体外用 IL-1β 处理人类血管平滑肌细胞（vascular smooth muscle cell，VSMC）可以显著诱导 EST mRNA 水平。此外，严重的主动脉粥样硬化病变与轻度的动脉粥样硬化病变相比，EST 在 VSMC 中的表达显著升高。这更加提示了 EST 表达和炎症的相互作用，这是在肥胖和代谢疾病的常见状态。在这种情况下，毫不奇怪，有报道表明败血症小鼠模型的肝中 EST 的诱导表达一定程度上参与了炎症表达。败血症模型中急性炎症反应诱导的 EST 表达是核因子 κB（nuclear factor kappa-B，NF-κB）依赖的，EST 是 NF-κB 的靶基因。EST 表达的另外一个诱导因子是缺氧和氧化应激反应，这可以通过小鼠肝缺血和再灌注（ischemia and reperfusion，I/R）损伤的模型看到。缺氧和氧化应激都与炎症和胰岛素抵抗相关，尤其是在 WAT 中。从机制上讲，在 I/R 中，炎症和氧化应激诱导核因子 2（nuclear factor 2，Nrf2）的激活，接着诱导 EST，后者是 Nrf2 的直接转录靶点。炎症、缺氧、氧化应激、EST 的诱导 / 激活之间相互作用代表的炎症反应的内分泌调节机制尚不明确，它可能在败血症、I/R、慢性炎症的临床结局中发挥重要的作用。至少在小鼠中，肝 X 受体（LXR）可以正向调节肝的 EST，而维 A 酸相关孤儿受体（retinoid-related orphan receptor，ROR）负向调节 EST，这独立于炎症反应。在人原代肝细胞和肝细胞癌 Huh7 细胞中，在孕烷 X 受体（pregnane X receptor，PXR）被利福平激活的情况下，EST 基因明确的抑制物是 PXR。研究显示芳烃受体（Aryl hydrocarbon receptor，AhR）的激活也抑制 EST 的表达。构成性雄烷受体（constitutive androstane receptor，CAR）作为另外一个异生物核受体，也有报道显示在小鼠肝中可以通过用己二烯（diallyl sulfide，DAS）的治疗诱导 EST 的表达。环境污染物（如二噁英、多氯联苯 153 或者双酚 A）也可以通过性别特异的方式诱导肝 EST 的表达，但是诱导的机制尚不清楚。

➕ 类固醇硫酸酯酶

硫酸化减低雌激素的生物学活性，因为雌激素硫酸盐是没有激素活性的。但与此同时，利用类固醇硫酸酯酶（STS）的脱硫作用恢复雌激素活性，硫酸化相当于制造了一个雌激素储备池。这个反应是可行的，因为雌激素硫酸盐相比于雌二醇有更高的循环浓度及更长的半衰期。STS 同时也被称作芳基硫酸酯酶 C，负责将雌激素硫酸盐裂解为雌酮、将硫酸脱氢表雄酮（dehydroepiandrosterone sulfate，DHEA-S）裂解为脱氢表雄酮。STS 的其他重要底物还包括孕烯醇酮硫酸盐和胆固醇硫酸盐。实际上，类固醇大部分以硫酸盐的形式存在，如 DHEA-S，其浓度比非结合态的 DHEA 浓度高 100 倍。与此类似，雌酮硫酸盐也有更长的半衰期，并且在血清含量丰富，浓度比雌酮和雌二醇高 10 ~ 20 倍。因此，STS 介导的脱硫和 EST 介导的硫酸化是可逆反应，紧密地调节着类固醇的稳态。

STS 是一种膜结合蛋白，位于内质网腔内，高尔基体中也有发现。STS 基因跨越超过 10 个外显子，位于 X 染色体的短臂，定位在 Xp22.3-Xpter 上。STS 的表达前体是天冬酰胺连接的低聚糖链，这些链通过内酰胺酶 H 裂解，最终形成 61 kD 大小的 STS。STS 的半衰期约 4 天。STS 的活性首先在大鼠肝的微粒体观察到。尽管 STS 的组织和器官分布具有物种差异性，但 STS 表达几乎无处不在，数量非常少。目前确定存在 STS 表达的不仅包括生殖器官如睾丸、卵巢、胎盘、子宫内膜、前列腺，而且包括肾上腺、脑、胎儿肺、淋巴细胞、主动脉、肾、骨骼、皮肤。由于它在人类皮肤中高表达，因此基因大部分缺失引起的 STS 基因失活，皮肤胆固醇硫酸盐沉积可导致 X 染色体相关的鱼鳞病。总之，报道显示，STS 基因的缺失或突变与生殖缺陷相关，如男性隐睾和女性分娩失败，可能的原因是类固醇激素稳态被打乱。

在很多内分泌相关的肿瘤中，类固醇代谢发生了改变。雄激素水平的调节异常与两性的代谢表型反转相关。雄激素过多与肥胖、胰岛素抵抗、糖尿病、心血管疾病的风险增高相关。雄激素过多的分子基础，其中之一是 DHEA 转化为 DHEA-S 的硫酸化途径被打乱，另一种是脱硫的过度活跃。这 2 个过程增加了 DHEA 的储存量，可用于下游活性雄激素的转化。然而，由于 STS 有包括雌酮硫酸盐在内的多种底物，STS 在代谢活动中的作用更加复杂，似乎有性别特异性。在 ob/ob 小鼠及饮食诱导的肥胖 WT 小鼠中，肝 STS 的表达被诱导。在同一个研究中，通过从喂养到禁食的转换也可以检测到 STS 的诱导表达。在肥胖和糖尿病小鼠中通过转基因使肝 STS 表达增加减轻了一些代谢异常，包括体重减轻、胰岛素敏感性增加、肝脂肪变性和炎症减轻。卵巢切除术消除了保护效果，而 STS 转基因的雄性小鼠在阉割后这个代谢益处保留下来。这个结果显示了肥胖雌性小鼠中 STS 通过将生物学无活性的雌激素硫酸盐转化为有活性的雌激素，可增加肝雌激素活性，最终提高代谢性能。这似乎可以通过以下这个研究证实，将小鼠用 STS 的底物雌酮硫酸盐来治疗，无论在饮食诱导的肥胖模型还是 ob/ob 模型，都可以提高代谢性能。STS 转基因雄性小鼠的代谢益处机制不清楚，但是肝 STS 的过度表达与雄性特异的白色脂肪组织和骨骼肌肉炎症减少相关，也与促进能量消耗的肌肉组织基因表达谱减少相关。然而，STS 转基因在脂肪组织及骨骼肌肉中既没有定位也没有表达。很有可能雄性小鼠肝表达的 STS 转基因可能产生了有保护作用的中间产物，保护了那些非肝组织。血清中的 DHEA 可通过 STS 的作用由 DHEA 硫酸盐转化而成，血清生化显示 DHEA 在雄性 STS 小鼠中增加。STS 突变的小鼠血清 DHEA 水平显著下降，皮质酮水平不变。

DHEA 对于减轻代谢综合征有多种益处。补充 DHEA 可以提高男性的血管内皮功能和胰岛素敏感性，在老年男性及女性中可降低血浆三酰甘油和炎症细胞因子 IL-6 和 TNF-α。在啮齿类动物中，给 db/db 小鼠添加 DHEA 可显著降低血糖水平及葡萄糖 6 磷酸酶（glucose 6-phosphatase，G6P）的 mRNA 水平。在大鼠中，将 DHEA 添加及运动训练结合起来，降低了空腹胰岛素及血糖水平，提高了胰岛素敏感性，可能也提示了肌肉 DHEA 和 DHT 浓度的增加。

STS 在人类和小鼠大脑中的表达都比较高，它可能调节 DHEA/DHEA-S 的水平，而 DHEA/DHEA-S 调节大脑功能。与这个概念一致，STS 功能紊乱与注意力缺陷 / 多动症（attention-deficit/hyperactivity disorder，ADHD）相关。人类 STS 基因的缺失或者突变增加了患 ADHD 及其他神经疾患的风险。动物实验也证实了，小鼠 STS 基因缺失或者药物抑制其活性，可导致注意力缺陷、易冲动及攻击性增加，与人的 ADHD 表型相似。

STS 在女性白色脂肪组织中也有表达，它在形成有活性的性激素方面发挥着重要作用，特别是在绝经后的女性中。相比于绝经前的女性脂肪组织，绝经后女性的脂肪组织中 STS 表达和活性都更高，可能提示着循环中 DHEA-S 的水解使得绝经后局部脂肪组织类固醇的合成增强。

研究显示，慢性肝疾病的患者雌激素水平升高，这是内分泌紊乱的信号。而且，血清雌激素水平与肝疾病的病理生理呈正相关。传统上认为，雌激素的过剩是由于肝代谢雌激素的能力减弱，目前并不清楚使雌激素再活化的 STS 是否对雌激素过剩起了一定的作用。最近报道了肝 STS 的表达在慢性炎症性肝病患者中被诱导，这与循环雌激素水平升高有关。在人类肝细胞中，STS 基因通过炎症刺激物激活 NF-κB 来被诱导，STS 是 NF-κB 的直接靶基因。这些结果提示慢性炎症性肝病存在负反馈环，此环中 NF-κB 通过激活炎症刺激物诱导了 STS 基因的表达。经诱导后，STS 将没有活性的雌激素硫酸盐转化为有活性的雌激素，随后减轻 NF-κB 介导的炎症反应。从代谢的角度看，肝 STS 活性不仅仅限于局部雌激素硫酸盐的失活。患有隐性 X 染色体连锁鱼鳞病的患者由于 STS 缺陷，也表现出血清氧类固醇硫酸盐水平升高。除了胆固醇硫酸盐的积累，X 染色体连锁鱼鳞病患者也显示出更高的循环羟化胆固醇硫酸盐水平，27- 羟化胆固醇 -3- 硫酸盐（27-hydroxycholesterol-3-sulfate，27OHC3S）是含量最丰富的羟化胆固醇硫酸盐之一。27OHC3S 可以脱硫后形成 27OH，后者是肝 X 受体（LXR）的内源性配体。另外一种在大鼠和人类肝中存在的硫酸化羟化胆固醇是 5- 胆甾烯 -3B，25- 二醇 -3- 硫酸盐（25-diol 3-sulfonate，25HC3S）。

羟固醇与 LXR 结合并上调肝脏新生脂肪形成。LXR 的表达与肝脂肪沉积的程度相关，也与 NAFLD 患者肝的炎症和纤维化相关。就这一点而言，STS 活性可能增加内生 LXR 激动剂的储蓄，从而促进肝 LXR 的脂肪形成过程。已有人提出硫酸化的羟固醇不仅仅结合于核受体，而且通过未知的机制抑制 LXR 信号。一个研究发现，25HC3S 可降低 LXR 和甾醇调控元件结合蛋白（sterol regulatory element-binding protein，SREBP）的水平，抑制 SREBP 加工和激活，减少肝细胞及 THP-1 驱动的巨噬细胞内脂质堆积。另外一个报道显示，在小鼠性腺脂肪组织雌激素负向调节 LXR，而 STS 提供非结合态的雌激素。

STS 的诱导和调节可由多个因素介导。乳腺肿瘤中常诱导表达 STS，这与雌激素活动增强及预后不良相关。肿瘤组织中可能由细胞因子及生长因子介导，直接诱导 STS 的表达。通过对 10 种人类组织包括卵巢、肾上腺皮质、子宫、甲状腺、肝、胰腺、直肠、乳腺等 STS 基因转录的分析，有人发现了 6 种不同的启动子驱动 STS 的表达。这些结果说明 STS 的转录调节可能是复杂的并且是组织依赖的。STS 可能也可以通过一种独立于转录之外的方式调节。例如，细胞因子如白介素 6（interleukin-6，IL-6）和肿瘤坏死因子 α（tumor necrosis factor-α，TNF-α）能够在激素依赖的人乳腺肿瘤细胞（MCF-7）中增加 STS 的活性，而 STS 的 mRNA 表达水平不变。

在乳腺肿瘤细胞中可以看到，生长因子如胰岛素样生长因子 1（insulin-like growth factor-1，IGF-1）和碱性成纤维细胞生长因子（basic fibroblast growth factor，bFGF）通过剂量依赖的方式刺激 STS 的活性。即使是在女性绝经后，细胞因子及生长因子促进 STS 活性的能力，可能解释了尽管循环中雌激素浓度很低，在乳腺肿瘤组织中雌激素水平也是升高的。从机制上讲，在人前列腺癌 PC-3 细胞和人角化细胞（2 种都表达相对高水平的 STS）中，磷脂酰肌醇 3 激酶 /Akt 途径能够介导 STS 的诱导表达和生长因子及细胞因子的活性。该途径也能够促进细胞存活及肿瘤进展。STS 也可以被类固醇诱导或者激活。对雄性小鼠进行外源性睾酮治疗可以控制，至少是部分控制 STS 的诱导。雄性大鼠去势后肾上腺、心、肝 STS 的活性显著减低，证实了雄激素影响 STS 的活性。与此相反，切除雌性大鼠的卵巢后没有发现这对抑制雌酮硫酸酯酶是非必要的。给雌性大鼠注射外源性雌酮硫酸盐增强 STS 在肝及白细胞中的活性，提示 STS 可以通过供应底物来诱导。此外，在 HL-60 细胞中，STS 活性可以通过维 A 酸及 1，25 羟维生素 D_3 来诱导，在大鼠的肾上腺中，STS 可以通过压力刺激的促肾上腺皮质激素（adrenocorticotropic hormone，ACTH）分泌来诱导。在 MCF-7 细胞中，孕激素普美孕酮

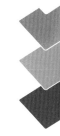

（R-5020）可以减少 STS mRNA 的表达，并抑制 STS 酶的活性。

总结和展望

在代谢稳态和疾病模型中，通过了解硫酸化及脱硫过程如何被调节或者异常调节，给人们提供了对于生理及病理内分泌调控关键而深刻的认识。代谢疾病中 EST 和 STS 的诱导和抑制是非常复杂的。这 2 个酶不仅作用相反，底物也不同，并且它们的表达都具有性别和组织特异性。图 2-17 展示了 EST 和 STS 在代谢疾病和炎症性疾病中具有相反且多样的功能。

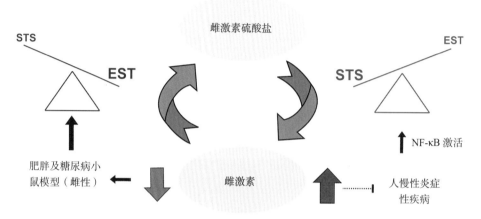

在生理条件下，雌激素稳态在 EST 和 STS 分别的催化作用下维持着硫酸化和脱硫反应的平衡。然而在 2 型糖尿病小鼠模型中，EST 在肝中被显著诱导，超过了 STS 的小幅度增加，导致雌激素的清除增加及胰岛素抵抗的发展。在慢性炎症过程中，至少在人类中，NF-κB 的激活诱导 STS 的表达，下调 EST 的表达，协同增加了循环中雌激素的水平及生物活性。STS 介导的雌激素激活信号可能会抑制 NF-κB 的反应并且抑制炎症。

图 2-17　STS 介导的雌激素稳态在能量稳态和炎症中的作用示意

（翻译：张帅　审校：满富丽）

参考文献

1. ADLERCREUTZ H. Oestrogen metabolism in liver disease. Journal of Endocrinology, 1970, 46: 129-163.

2. AHIMA R S, STANLEY T L, KHOR V K, et al. Estrogen sulfotransferase is expressed in subcutaneous adipose tissue of obese humans in association with TNF-α and SOCS3. The Journal of Clinical Endocrinology & Metabolism, 2011, 96: E1153-E1158.

3. AHN S B, JANG K, JUN D W, et al. Expression of liver X receptor correlates with intrahepatic inflammation and fibrosis in patients with nonalcoholic fatty liver disease. Digestive diseases and sciences, 2014, 59: 2975-2982.

4. AKSOY I A, WOOD T C, WEINSHILBOUM R. Human liver estrogen sulfotransferase: identification by cDNA cloning and expression. Biochemical and biophysical research communications, 1994, 200: 1621-1629.

5. AOKI K, KIKUCHI T, MUKASA K, et al. Dehydroepiandrosterone Suppresses Elevated Hepatic Glucose-6-phosphatase mRNA Level in C57BL/KsJ-db/db Mice. Endocrine Journal, 2000, 47: 799-804.

6. BARTH A, RÖMER W, OETTEL M. Influence of subchronic administration of oestrone-3-O-sulphamate on oestronesulphatase activity in liver, spleen and white blood cells of ovariectomized rats. Archives of toxicology, 2000, 74: 366-371.

性与糖尿病

7. BJERREGAARD-OLESEN C，GHISARI M，KJELDSEN L S，et al. Estrone sulfate and dehydroepiandrosterone sulfate：transactivation of the estrogen and androgen receptor. Steroids，2016，105：50-58.

8. BROOKES K J，HAWI Z，KIRLEY A，et al. Association of the steroid sulfatase（STS）gene with attention deficit hyperactivity disorder. American Journal of Medical Genetics Part B：Neuropsychiatric Genetics，2008，147：1531-1535.

9. CHAI X，GUO Y，JIANG M，et al. Oestrogen sulfotransferase ablation sensitizes mice to sepsis. Nature communications，2015，6：1-9.

10. CHAPMAN E，BEST M D，HANSON S R，et al. Sulfotransferases：structure，mechanism，biological activity，inhibition，and synthetic utility. Angewandte Chemie International Edition，2004，43：3526-3548.

11. CONARY J，NAUERTH A，BURNS G，et al. Steroid sulfatase：biosynthesis and processing in normal and mutant fibroblasts. European journal of biochemistry，1986，158：71-76.

12. COOKE P S，NAAZ A. Role of estrogens in adipocyte development and function. Experimental biology and medicine，2004，229：1127-1135.

13. COURTNEY K D，CORCORAN R B，ENGELMAN J A. The PI3K pathway as drug target in human cancer. Journal of clinical oncology，2010，28：1075.

14. DALLA VALLE L，TOFFOLO V，NARDI A，et al. The expression of the human steroid sulfatase-encoding gene is driven by alternative first exons. The Journal of steroid biochemistry and molecular biology，2007，107：22-29.

15. DAVIES W，HUMBY T，KONG W，et al. Converging pharmacological and genetic evidence indicates a role for steroid sulfatase in attention. Biological psychiatry，2009，66：360-367.

16. DODGSON K S，SPENCER B，THOMAS J. Studies on sulphatases. 6. The localization of arylsulphatase in the rat-liver cell. Biochemical Journal，1954，56：177-181.

17. DOMINGUEZ O V，VALENCIA S A，LOZA A C. On the role of steroid sulfates in hormone biosynthesis. Pergamon，1976：301-309.

18. FALANY C N. Enzymology of human cytosolic sulfotransferases. The FASEB Journal，1997，11：206-216.

19. FERRANTE P，MESSALI S，MERONI G，et al. Molecular and biochemical characterisation of a novel sulphatase gene：Arylsulfatase G（ARSG）. European Journal of Human Genetics，2002，10：813-818.

20. FU J，FANG H，PAULSEN M，et al. Regulation of estrogen sulfotransferase expression by confluence of MCF10A breast epithelial cells：role of the aryl hydrocarbon receptor. Journal of Pharmacology and Experimental Therapeutics，2011，339：597-606.

21. GAMAGE N，BARNETT A，HEMPEL N，et al. Human sulfotransferases and their role in chemical metabolism. Toxicological sciences，2006，90：5-22.

22. GANDE S L，MARIAPPAN M，SCHMIDT B，et al. Paralog of the formylglycine-generating enzyme-retention in the endoplasmic reticulum by canonical and noncanonical signals. The FEBS Journal，2008，275：1118-1130.

23. GAO J，HE J，SHI X，et al. Sex-specific effect of estrogen sulfotransferase on mouse models of type 2 diabetes. Diabetes，2012，61：1543-1551.

24. GAVALER J S. Alcohol effects on hormone levels in normal postmenopausal women and in postmenopausal women with alcohol-induced cirrhosis. Boston：Springer，2002：199-208.

25. GEYER J，BAKHAUS K，BERNHARDT R，et al. The role of sulfated steroid hormones in reproductive processes. The Journal of Steroid Biochemistry and Molecular Biology，2017，172：207-221.

26. GILL A M，LEITER E H，POWELL J G，et al. Dexamethasone-induced hyperglycemia in obese Avy/a（viable yellow）female mice entails preferential induction of a hepatic estrogen sulfotransferase. Diabetes，1994，43：999-1004.

27. GONG H，GUO P，ZHAI Y，et al. Estrogen deprivation and inhibition of breast cancer growth in vivo through activation of the orphan nuclear receptor liver X receptor. Molecular Endocrinology，2007，21：1781-1790.

28. GONG H，JARZYNKA M J，COLE T J，et al. Glucocorticoids antagonize estrogens by glucocorticoid receptor-mediated activation of estrogen sulfotransferase. Cancer research，2008，68：7386-7393.

29. GUO Y，HU B，HUANG H，et al. Estrogen sulfotransferase is an oxidative stress-responsive gene that gender-specifically affects liver ischemia/reperfusion injury. Journal of Biological Chemistry，2015，290：14754-14764.

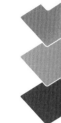

第二章 雌激素在代谢稳态中的作用

30. HATTORI K, YAMAGUCHI N, UMEZAWA K, et al. Interferon gamma induces steroid sulfatase expression in human keratinocytes. Biological and Pharmaceutical Bulletin, 2012, 35: 1588-1593.

31. HOBKIRK R. Steroid sulfotransferases and steroid sulfate sulfatases: characteristics and biological roles. Canadian Journal of Biochemistry and Cell Biology, 1985, 63: 1127-1144.

32. HUGHES P J, TWIST L E, DURHAM J, et al. Up-regulation of steroid sulphatase activity in HL60 promyelocytic cells by retinoids and 1α, 25-dihydroxyvitamin D3. Biochemical Journal, 2001, 355: 361-371.

33. IHUNNAH C A, WADA T, PHILIPS B J, et al. Estrogen sulfotransferase/SULT1E1 promotes human adipogenesis. Molecular and cellular biology, 2014, 34: 1682-1694.

34. JANOWSKI B A, WILLY P J, DEVI T R, et al. An oxysterol signalling pathway mediated by the nuclear receptor LXRα. Nature, 1996, 383: 728-731.

35. JIANG M. The role of steroid sulfatase in energy homeostasis and inflammation. Pittsburgh: University of Pittsburgh, 2014.

36. JIANG M, HE J, KUCERA H, et al. Hepatic overexpression of steroid sulfatase ameliorates mouse models of obesity and type 2 diabetes through sex-specific mechanisms. Journal of Biological Chemistry, 2014, 289: 8086-8097.

37. JIANG M, KLEIN M, ZANGER U M, et al. Inflammatory regulation of steroid sulfatase: A novel mechanism to control estrogen homeostasis and inflammation in chronic liver disease. Journal of hepatology, 2016, 64: 44-52.

38. KAKUTA Y, PEDERSEN L G, CARTER C W, et al. Crystal structure of estrogen sulpho transferase. Nature structural biology, 1997, 4: 904.

39. KANG H S, ANGERS M, BEAK J Y, et al. Gene expression profiling reveals a regulatory role for RORα and RORγ in phase I and phase II metabolism. Physiological genomics, 2007, 31: 281-294.

40. KAUFFMAN F C. Sulfonation in pharmacology and toxicology. Drug metabolism reviews, 2004, 36: 823-843.

41. KAWANO H, YASUE H, KITAGAWA A, et al. Dehydroepiandrosterone supplementation improves endothelial function and insulin sensitivity in men. The Journal of Clinical Endocrinology & Metabolism, 2003, 88: 3190-3195.

42. KHOR V K, TONG M H, QIAN Y, et al. Gender-specific expression and mechanism of regulation of estrogen sulfotransferase in adipose tissues of the mouse. Endocrinology, 2008, 149: 5440-5448.

43. KHOR V K, DHIR R, YIN X, et al. Estrogen sulfotransferase regulates body fat and glucose homeostasis in female mice. American Journal of Physiology-Endocrinology and Metabolism, 2010, 299: E657-E664.

44. KODAMA S, HOSSEINPOUR F, GOLDSTEIN J A, et al. Liganded pregnane X receptor represses the human sulfotransferase SULT1E1 promoter through disrupting its chromatin structure. Nucleic acids research, 2011, 39: 8392-8403.

45. LAM S T S, POLANI P E. Hormonal induction of steroid sulphatase in the mouse. Experientia, 1985, 41: 276-278.

46. LAWLER H M, UNDERKOFLER C M, KERN P A, et al. Adipose tissue hypoxia, inflammation, and fibrosis in obese insulin-sensitive and obese insulin-resistant subjects. The Journal of Clinical Endocrinology & Metabolism, 2016, 101: 1422-1428.

47. LEITER E H, CHAPMAN H D. Obesity-induced diabetes (diabesity) in C57BL/KsJ mice produces aberrant trans-regulation of sex steroid sulfotransferase genes. The Journal of clinical investigation, 1994, 93: 2007-2013.

48. LEOWATTANA W. DHEAS as a new diagnostic tool. ClinicaChimica Acta, 2004, 341: 1-15.

49. LIPMANN F. Biological sulfate activation and transfer. Science, 1958, 128: 575-580.

50. LUNDHOLM L, MOVERARE S, STEFFENSEN K R, et al. Gene expression profiling identifies liver X receptor alpha as an estrogen-regulated gene in mouse adipose tissue. Journal of molecular endocrinology, 2004, 32: 879-892.

51. MATHUR C, PRASAD V V, RAJU V S, et al. Steroids and their conjugates in the mammalian brain. Proceedings of the National Academy of Sciences, 1993, 90: 85-88.

52. MAUVAIS-JARVIS F, CLEGG D J, HEVENER A L. The role of estrogens in control of energy balance and glucose homeostasis. Endocrine reviews, 2013, 34: 309-338.

53. MIKI Y, NAKATA T, SUZUKI T, et al. Systemic distribution of steroid sulfatase and estrogen sulfotransferase in human adult and fetal tissues. The Journal of Clinical Endocrinology & Metabolism, 2002, 87: 5760-5768.

54. MUELLER J W, GILLIGAN L C, IDKOWIAK J, et al. The regulation of steroid action by sulfation and desulfation. Endocrine reviews, 2015, 36: 526-563.

性与糖尿病

55. NAKAMURA Y，MIKI Y，SUZUKI T，et al. Steroid sulfatase and estrogen sulfotransferase in the atherosclerotic human aorta. The American journal of pathology，2003，163：1329-1339.

56. NAVILLE D，PINTEUR C，VEGA N，et al. Low-dose food contaminants trigger sex-specific，hepatic metabolic changes in the progeny of obese mice. The FASEB Journal，2013，27：3860-3870.

57. NEGISHI M，PEDERSEN L G，PETROTCHENKO E，et al. Structure and function of sulfotransferases. Archives of biochemistry and biophysics，2001，390：149-157.

58. NEWMAN S P，PUROHIT A，GHILCHIK M W，et al. Regulation of steroid sulphatase expression and activity in breast cancer. The Journal of steroid biochemistry and molecular biology，2000，75：259-264.

59. NOSE Y，LIPMANN F. Separation of steroid sulfokinases. Journal of Biological Chemistry，1958，233：1348-1351.

60. O'REILLY M W，TAYLOR A E，CRABTREE N J，et al. Hyperandrogenemia predicts metabolic phenotype in polycystic ovary syndrome：the utility of serum androstenedione. The Journal of Clinical Endocrinology & Metabolism，2014，99：1027-1036.

61. PAATELA H，WANG F，VIHMA V，et al. Steroid sulfatase activity in subcutaneous and visceral adipose tissue：a comparison between pre-and postmenopausal women. European Journal of Endocrinology，2016，174：167-175.

62. PASQUALI R，VICENNATI V，GAMBINERI A，et al. Sex-dependent role of glucocorticoids and androgens in the pathophysiology of human obesity. International Journal of Obesity，2008，32：1764-1779.

63. PASQUALINI J R. The selective estrogen enzyme modulators in breast cancer：a review. Biochimica et Biophysica Acta，2004，1654：123-143.

64. PASQUALINI J R，MALOCHE C，MARONI M，et al. Effect of the progestagenPromegestone（R-5020）on mRNA of the oestronesulphatase in the MCF-7 human mammary cancer cells. Anticancer research，1994，14：1589-1593.

65. PUROHIT A，FOSTER P A. Steroid sulfatase inhibitors for estrogen-and androgen-dependent cancers. Journal of Endocrinology，2012，212：99-110.

66. PUROHIT A，WOO L W L，POTTER B V L. Steroid sulfatase：a pivotal player in estrogen synthesis and metabolism. Molecular and cellular endocrinology，2011，340：154-160.

67. QIAN Y M，SUN X J，TONG M H，et al. Targeted disruption of the mouse estrogen sulfotransferase gene reveals a role of estrogen metabolism in intracrine and paracrine estrogen regulation. Endocrinology，2001，142：5342-5350.

68. REED M J，PUROHIT A，WOO L W L，et al. Steroid sulfatase：molecular biology，regulation，and inhibition. Endocrine reviews，2005，26：171-202.

69. REINEN J，VERMEULEN N P E. Biotransformation of endocrine disrupting compounds by selected phase I and phase II enzymes-formation of estrogenic and chemically reactive metabolites by cytochromes P450 and sulfotransferases. Current Medicinal Chemistry，2015，22：500-527.

70. REN S，NING Y. Sulfation of 25-hydroxycholesterol regulates lipid metabolism，inflammatory responses，and cell proliferation. American Journal of Physiology-Endocrinology and Metabolism，2014，306：E123-E130.

71. REN S，HYLEMON P，ZHANG Z P，et al. Identification of a novel sulfonated oxysterol, 5-cholesten-3 β , 25-diol 3-sulfonate，in hepatocyte nuclei and mitochondria. Journal of lipid research，2006，47：1081-1090.

72. SÁNCHEZ-GUIJO A，OJI V，HARTMANN M F，et al. High levels of oxysterol sulfates in serum of patients with steroid sulfatase deficiency. Journal of lipid research，2015，56：403-412.

73. SATO K，IEMITSU M，AIZAWA K，et al. DHEA administration and exercise training improves insulin resistance in obese rats. Nutrition & metabolism，2012，9：1-7.

74. SCHIFFER L，KEMPEGOWDA P，ARLT W，et al. Mechanisms in endocrinology：the sexually dimorphic role of androgens in human metabolic disease. European journal of endocrinology，2017，177：R125-R143.

75. SHAH R，SINGH J，SINGH D，et al. Sulfatase inhibitors for recidivist breast cancer treatment：A chemical review. European Journal of Medicinal Chemistry，2016，114：170-190.

76. SHINOZAKI S，CHIBA T，KOKAME K，et al. Site-specific effect of estradiol on gene expression in the adipose tissue of ob/ob mice. Hormone and metabolic research，2007，39：192-196.

77. SIMPSON E R，MISSO M，HEWITT K N，et al. Estrogen the good，the bad，and the unexpected. Endocrine reviews，

2005，26：322-330.

78. SNYDER V L，TURNER M，LI P K，et al. Tissue steroid sulfatase levels，testosterone and blood pressure. The Journal of steroid biochemistry and molecular biology，2000，73：251-256.

79. SONG W C，MOORE R，MCLACHLAN J A，et al. Molecular characterization of a testis-specific estrogen sulfotransferase and aberrant liver expression in obese and diabetogenic C57BL/KsJ-db/db mice. Endocrinology，1995，136：2477-2484.

80. STROTT C A. Steroid sulfotransferases. Endocrine reviews，1996，17：670-697.

81. STROTT C A. Sulfonation and molecular action. Endocrine reviews，2002，23：703-732.

82. SUEYOSHI T，GREEN W D，VINAL K，et al. Garlic extract diallyl sulfide （DAS） activates nuclear receptor CAR to induce the Sult1e1 gene in mouse liver. PloS one，2011，6：e21229.

83. SUH B Y，JUNG J J，PARK N，et al. Induction of steroid sulfatase expression by tumor necrosis factor-α through phosphatidylinositol 3-kinase/Akt signaling pathway in PC-3 human prostate cancer cells. Experimental & molecular medicine，2011，43：646-652.

84. THOMAS M P，POTTER B V L. The structural biology of oestrogen metabolism. The Journal of steroid biochemistry and molecular biology，2013，137：27-49.

85. TONG M H，CHRISTENSON L K，SONG W C. Aberrant cholesterol transport and impaired steroidogenesis in Leydig cells lacking estrogen sulfotransferase. Endocrinology，2004，145：2487-2497.

86. TONG M H，JIANG H，LIU P，et al. Spontaneous fetal loss caused by placental thrombosis in estrogen sulfotransferase—deficient mice. Nature medicine，2005，11：153-159.

87. TRENT S，DENNEHY A，RICHARDSON H，et al. Steroid sulfatase-deficient mice exhibit endophenotypes relevant to attention deficit hyperactivity disorder. Psychoneuroendocrinology，2012，37：221-229.

88. UTSUMI T，YOSHIMURA N，TAKEUCHI S，et al. Steroid sulfatase expression is an independent predictor of recurrence in human breast cancer. Cancer Research，1999，59：377-381.

89. VAN LANDEGHEM A A J，POORTMAN J，NABUURS M，et al. Endogenous concentration and subcellular distribution of estrogens in normal and malignant human breast tissue. Cancer Research，1985，45：2900-2906.

90. WADA T，KANG H S，ANGERS M，et al. Identification of oxysterol 7α-hydroxylase （Cyp7b1） as a novel retinoid-related orphan receptor α （RORα）（NR1F1） target gene and a functional cross-talk between RORα and liver X receptor （NR1H3）. Molecular pharmacology，2008，73：891-899.

91. WADA T，IHUNNAH C A，GAO J，et al. Estrogen sulfotransferase inhibits adipocyte differentiation. Molecular Endocrinology，2011，25：1612-1623.

92. SHAPIRO L J，WEISS R，WEBSTER D，et al. X-linked ichthyosis due to steroid-sulphatase deficiency. The Lancet，1978，311：70-72.

93. WEISS E P，VILLAREAL D T，FONTANA L，et al. Dehydroepiandrosterone （DHEA） replacement decreases insulin resistance and lowers inflammatory cytokines in aging humans. Aging （Albany NY），2011，3：533-542.

94. YE J. Emerging role of adipose tissue hypoxia in obesity and insulin resistance. International journal of obesity，2009，33：54-66.

95. YEN P H，MARSH B，ALLEN E，et al. The human X-linked steroid sulfatase gene and a Y-encoded pseudogene：evidence for an inversion of the Y chromosome during primate evolution. Cell，1988，55：1123-1135.

性与糖尿病

第三章

雄激素对代谢稳态和代谢性疾病的影响

第一节 睾酮缺乏及 5α- 还原酶抑制剂对男性代谢和性功能的负面影响

摘要

雄激素是一种具有多效性和多种生化生理功能的类固醇激素，而雄激素缺乏对人体健康造成负面影响。睾酮（testosterone，T）既可直接发挥作用，又可转化为活性更强的代谢产物 5α- 双氢睾酮（5α-dihydrotesterterone，DHT）或通过雌二醇（E₂）来调节人体重要的生理生化信号通路，在多种组织器官的生长和（或）功能维持中发挥关键作用。T 和 DHT 在调节肌肉、脂肪组织、肝、骨骼和中枢神经系统的生理及生殖和性功能方面起着重要作用。雄激素缺乏（也称为性腺功能减退症）是一种临床较为常见的疾病，如果不及时治疗，将对人类健康和生活质量产生负面影响。

在这一节中，总结了睾酮缺乏（testosterone deficiency，TD）对一系列生理功能的负面影响，包括瘦体重（lean body mass，LBM）减少、脂肪质量（fat mass，FM）增加、胰岛素抵抗（insulin resistance，IR）、代谢综合征（metabolic syndrome，MetS）、肥胖、骨密度（bone mineral density，BMD）降低、贫血、性功能障碍、生活质量下降和死亡率增加等临床症状。此外，还讨论了雄激素缺乏的另一个重要方面，即在良性前列腺增生（benign prostatic hyperplasia，BPH）和男性型脱发（又称雄激素性脱发（androgenetic alopecia，AGA））治疗过程中，非那雄胺和度他雄胺等 5α- 还原酶（5α-Reductase，5α-R）抑制剂阻断 T 向 DHT 转化所致的 TD。5α-R 抑制剂（5α-R inhibitors，5α-RI）对代谢功能的负面影响主要表现为肝脂肪堆积，可能诱发非酒精性脂肪性肝病（nonalcoholic fatty liver disease，NAFLD）。此外，DHT 合成被抑制后可增加葡萄糖合成，减少葡萄糖清除，可能导致高血糖、IR 和肝酶活性升高，同时伴随着循环 T 水平降低、勃起功能障碍（erectile dysfunction，ED）加重和生活质量的降低。

本节试图总结当前关于"雄激素缺乏"这一重要主题的文献及其对男性健康和生活质量的影响，发现在雄激素缺乏的病理生理学中生化途径的相关知识仍存在许多空白。此节中清晰地罗列出目前尚存在争议的领域，包括与年龄相关的雄激素缺乏（功能性性腺功能减退症）是否需要治疗，以及睾酮治疗是否给患者带来切实的获益。最后，关于使用外源性 T 治疗 TD 的潜在的心血管（cardiovascular，CV）风险存在相当大的争论。此节将不详细讨论 T 替代治疗对 TD 男性患者的益处。

在讨论中，努力解决男性 TD 患者 T 治疗的争议。然而，这些问题在未来一段时间内仍将存在争议。只有随着基础科学和临床研究的进步，这些争议才有可能逐渐平息。然而，我们认为有相当多的可靠证据显示，T 治疗对男性 TD 患者安全有效，且有许多健康益处，因此无论潜在的原因或病因如何，都值得考虑对 TD 男性患者进行治疗。雄激素缺乏的另一个方面是使用 5α-RI 引起药物诱导的 DHT 水平降低。对此笔者认为，医生使用 5α-RI（即非那雄胺或度他雄胺等）来缓解前列腺增生症状或治疗脱发时，应就这些药物对患者整体健康和生活质量的潜在不良反应进行深入讨论。

性与糖尿病

引言

　　睾酮作为一种调节新陈代谢、血管功能、生殖功能和性功能的激素，参与多种生理过程，包括能量利用、三大物质（蛋白质、碳水化合物和脂肪）代谢、肌肉分化、生长和功能，以及骨骼代谢，并影响身体成分、性功能和生活质量。T 经 5α-R 催化合成 DHT，后者是一种与雄激素受体（AR）有很高亲和力的雄激素；也可经芳香化酶催化合成雌二醇。T 及其代谢产物 DHT 和 E_2 是调节代谢、生殖和性功能的重要信号分子，通过调节多种组织和器官中多能干细胞的分化，促进并维持组织重塑和生理功能。

　　众所周知，T 和 DHT 是肌祖细胞分化为平滑肌、横纹肌和心肌的关键信号分子。此外，T 和 DHT 抑制前脂肪细胞向脂肪细胞的分化，在肥胖中起重要作用。T 还调节造血干细胞向造血祖细胞、成骨祖细胞向成骨细胞、上皮祖细胞向血管内皮细胞的分化。因此，认识 T 及其代谢产物（DHT 和 E_2）在维持生理过程、整体健康和生活质量方面的生理作用是非常重要的。生理性 T、DHT 和 E_2 水平的降低，不管病因如何，都会导致一系列的临床体征和症状，如果不加以治疗，TD 将对整体健康和生活质量产生负面影响。

睾酮缺乏对代谢和性功能的负面影响

（1）睾酮缺乏及其对人类健康的影响

　　为清晰起见，在本节对文献中常用的旧术语进行了统一规范，具体如下：使用"T 缺乏症（TD）"代替病因无关的旧术语"性腺功能减退"；使用"T 治疗"来代替较老的术语"睾酮替代治疗（testosterone replacement therapy，TRT）"；术语"低 T"将与 TD 不同语境互换，当提到 TD 时，通常在文献和临床环境中使用。

　　TD 被忽视了几十年，直到最近被推到临床辩论和讨论的前沿，并吸引大量媒体和公众关注。然而，尽管 TD 治疗对男性健康有显著的益处，但 TD 及其治疗仍引起相当大争议。由于循环血浆 T 水平降低，TD 患者出现一系列临床症状和体征，早在 20 世纪 40 年代，就被认为需要治疗。TD 是一种公认的医学疾病，在身体、生殖和性功能方面对男性的健康产生负面影响，并影响情绪、精力和幸福感，对生活质量有重要影响。

　　TD 的症状和体征包括性功能障碍、骨密度降低、肌肉质量和力量减少、乳房发育、贫血、虚弱、体脂和体质指数（BMI）增加、疲劳和胰岛素抵抗（insulin resistance，IR）。TD 还会增加抑郁情绪，降低精力、活力和幸福感，损害认知和记忆，从而影响心理健康。此外，TD 的负面影响包括性欲下降、勃起困难、自发性勃起和夜间勃起减少。

（2）与 TD 和人类病理学有关的雄激素剥夺疗法的经验教训

　　手术或药物的雄激素剥夺治疗（androgen deprivation therapy，ADT）在治疗转移性前列腺癌（prostate cancer，PCa）时，都会引起代谢功能的显著改变，伴随而来身体成分改变，包括体重、体脂增加及 LBM 丢失。在没有糖尿病的男性中，ADT 降低胰岛素敏感性，增加空腹血浆胰岛素水平，并升高空腹血糖和糖化血红蛋白（glycated hemoglobin，HbA1c）水平。在患有 PCa 的非糖尿病男性中，短期 ADT 与 AR 拮抗剂一起使用，可显著增加 FM 并降低胰岛素敏感性。与未接受 ADT 或健康对照的前列腺癌患者相比，接受 ADT 治疗的男性空腹血糖、糖化血红蛋白、胰岛素、瘦素水平和稳态模型评估（homeostatic model assessment，HOMA）指数显著升高。这些结果表明，总 T 水平和游离 T 水平与空腹血糖、胰岛素、瘦素和 HOMA-IR 呈显著负相关，并提示长期 ADT 治疗会增加 2 型糖尿病（T2DM）和 MetS 的患病率，还可增加心血管疾病死亡率。接受 ADT

治疗的患者患糖尿病风险近 1.36 倍，更有可能在 1 年内发展为 T2DM，即使在校正年龄、不佳的健康状况和高血压后也是如此。长期 ADT 会产生不利的激素和代谢表型，包括与年龄和 BMI 无关的 IR 和高血糖，增加 T2DM 风险。

Nguyen 等人研究发现 ADT 增加 IR，改变血糖控制，促进 T2DM 和 MetS 的发生发展，与其他研究报告结果一致。接受 ADT 治疗的男性糖尿病患者，血糖控制更加糟糕。ADT 与糖尿病、冠心病（cardiovascular disease，CHD）、心肌梗死（myocardial infarction，MI）风险增加和恶化有关，以及与猝死风险增加有关。

Keating 等人在 73196 例（66 岁及以上）局部前列腺癌的患者队列中评估了 ADT 对糖尿病、冠心病、心肌梗死和心脏性猝死的影响，结果显示 ADT 与糖尿病、冠心病、心肌梗死和心脏性猝死的风险增加相关。ADT 降低 LBM，增加 FM，降低胰岛素敏感性。由此得出结论，ADT 与糖尿病和心血管疾病（CVD）的高发病率有关。

Hamilton 等人的研究显示，ADT 增加内脏和皮下腹部脂肪分布。FM 增加 14%，肌肉质量减少 3.6%，胰岛素抵抗指数（HOMA-IR）增加 12%。基于这些发现，Hamilton 等人提出 ADT 诱导的身体成分改变会增加 IR、高血糖和 T2DM 的发病风险。根据 HOMA 指数评估，接受 ADT 治疗的患者血糖升高、IR 增加，且独立于年龄和 BMI。在一个日本大样本量研究中，接受 T 治疗的 TD 和 T2DM 男性患者比健康男性的胰岛素敏感性更高，且 IR 和动脉粥样硬化更少。这些发现强烈提示治疗诱发的 TD 参与了 MetS 的病理生理过程，包括 T2DM、IR 和肥胖，而 T 治疗有实质性益处。

（3）TD 与 β 细胞功能在高血糖、胰岛素抵抗和糖尿病中的作用

许多大型观察性研究报告称，前列腺癌患者的雄激素剥夺治疗会出现明显的 TD，并增加 T2DM 的风险，提示 T 对男性胰岛素分泌很重要。因此，在接受 ADT 的患者中，可以考虑一种新的方式来解释 ADT 及其引起的 TD 所诱发的高血糖和糖尿病。正如 Mauvais-Jarvis 提出的，在没有一定程度 β 细胞衰竭的情况下，临床记录到的 IR 和 ADT 后相关的肥胖增加可能不会导致明显的高血糖。Inaba 等人报道，接受 ADT 的 PCa 患者存在显著的高血糖和 β 细胞功能降低，表明 TD 易导致 β 细胞功能障碍和衰竭。需要注意的是，如果仍有足够的 β 细胞代偿，有 IR 和（或）肥胖的 TD 患者可能不会发展成糖尿病。同样，如果肥胖男性出现 β 细胞功能亢进来代偿 IR，他们可能不会患上糖尿病。因此，关于 ADT 患者高血糖的报道表明，严重的 TD 可能会因过度代偿 IR 而最终导致 β 细胞衰竭。必须指出的是，在 β 细胞中，AR 表现出与胰高血糖素样肽 1（glucagon-like peptide 1，GLP-1）相似的作用方式，通过促进 cAMP 的生成、激活 cAMP 依赖的蛋白激酶 A（protein kinase A，PKA）方式，介导葡萄糖刺激的胰岛素分泌（glucose-stimulated insulin secretion，GSIS）。相反，人们认为前列腺中的 AR 通过移位到细胞核并与激活 AR 特异性基因的雄激素反应元件（androgen response elements，ARE）结合来介导其功能。体外培养的胰岛实验表明，T 的胰岛素调节作用依赖于胰岛来源的 GLP-1 对 GLP-1 受体的激活。此外，在 β 细胞 AR 基因敲除（β-cell AR knockout，βARKO）小鼠中，葡萄糖抵抗指数和静脉葡萄糖耐量明显降低，这表明 T 在体内改善了胰岛来源的 GLP-1 胰岛素分泌信号。因此，人们提出 T 促进 GLP-1 介导的胰岛素分泌新模式。

TD 和糖尿病的潜在生化基础得到来自临床和临床前研究的大量证据的支持；然而，TD 和糖尿病发病增加、IR 和高血糖的确切分子机制仍不清楚。据报道，接受 ADT 的 PCa 患者有明显的高血糖和 β 细胞功能降低。这些结果表明，TD 导致 β 细胞功能受损，并导致 IR 失代偿。动物实验已经为雄激素在维持 β 细胞功能中的作用提供证据。在成年雄性 βARKO 小鼠中，研究表明 GSIS 降低会导致葡萄糖耐量受损。暴露于西方饮食的 βARKO 小鼠在进食或禁食状态下出现低血糖和高血糖。在培养的人和小鼠胰岛中，T 促进 GSIS。这一作用可被作用于 βARKO 小鼠胰岛和人胰岛的 AR 拮抗剂氟他胺所抑制，提示 T 直接介导其对 β 胰岛细胞 AR 的作用。

根据体内和体外实验的结果，人们提出一种新的非基因组机制，即核外 AR 与胰岛 β 细胞的旁分泌相互作用调节 GLP-1 受体，从而增强 β 细胞的功能。在 β 细胞中，AR 通过增加细胞内 cAMP 的生物合成来刺激 GSIS，从而激活 PKA。此外，T 的促胰岛素作用归因于胰岛来源的 GLP-1 通过旁分泌机制激活 GLP-1 受体。这些新的机制揭示雄激素缺乏在增加糖尿病风险方面的潜在作用，同时也提供可能有助于预防和（或）治疗糖尿病的新的治疗方法。在这一新范例中提出的生化和生理机制可能部分解释了为什么 ADT 导致 2 型糖尿病风险增加 30%，说明高血糖不是单独随着 IR 而发生，除 IR 之外，ADT 也容易导致 β 细胞衰竭。因此，IR 只有在 β 细胞衰竭的情况下才会导致高血糖。由于 AR 是促进啮齿动物和人类胰岛 β 细胞分泌胰岛素的重要信号分子，因此有必要认识 TD 在 IR、高血糖和糖尿病中的重要性。

（4）TD 及其相关合并症的患病率

TD 的患病率随着年龄的增长而增加，70 ～ 79 岁的人中几乎有 55% 的人出现 TD，而 50 ～ 59 岁的男性中只有 24%。正如 Harman 等人所报道的那样，当游离 T 与 TD 的体征和症状相关时，TD 的患病率更明显。TD 的主要流行危险因素包括肥胖（52%）、2 型糖尿病（50%）、高血压（42%）、高脂血症（40%）和哮喘或慢性阻塞性肺病（43%）。来自 20 项研究中 3825 名患者的数据显示，男性 T2DM 患者的 T 水平显著降低。T2DM 患者中 TD 的患病率在 30% ～ 50%。腰围增加（waist circumference，WC）和肥胖也是导致 T 水平降低的原因之一。约 40% 的年龄 > 45 岁的肥胖非糖尿病男性和 50% 的肥胖糖尿病男性出现 TD。Corona 等人认为，T2DM 男性更易发生 TD，34% 的勃起功能障碍（erectile dysfunction，ED）患者患有 TD。TD 的合并率及其对男性健康的负面影响远比人们之前认识到的要多。TD 对整体健康和生活质量有负面影响，因为它与 MetS、IR、T2DM、CVD、炎症和 ED 的发病率增加有关（图 3-1）。此外，TD 还与 BMD 降低及老年人贫血发病率增加有关，而 T 治疗对整体健康有很多好处。有关 T 治疗对葡萄糖稳态的益处的更多细节，请参考本书中相关的章节。

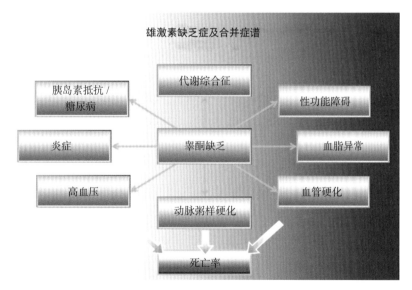

图 3-1　睾酮缺乏对人体生理及其相关合并症的负面影响（改编自 Maggio 和 Basaria 2009）

（5）TD 与脂肪组织病理生理学

众所周知，雄激素在前脂肪细胞向成熟脂肪细胞分化过程中起关键作用，也调节脂肪代谢和内脏脂肪积累。在代谢综合征的动物模型中，Maneschi 等人报道，喂食高脂饮食（HFD）的兔子内脏脂肪组织学和组织病理学有惊人变化（图 3-2）。最令人感兴趣的是，在该动物模型中，T 处理导致 HFD 组动物的脂肪细胞缩小，并使内脏脂肪组织的组织学正常化。

　　这种处理还恢复了膜葡萄糖转运蛋白4（GLUT4）、磷酸化蛋白激酶b（phosphorylated protein kinase b，pAKT）和蛋白激酶AKT比值（pAKT/AKT），以及脂肪包被蛋白（perilipin）的表达。胰岛素信号受损导致前脂肪细胞向成熟脂肪细胞分化增加，进而雄激素缺乏患者体内功能失调的内脏脂肪组织堆积。T治疗似乎保留了内脏脂肪组织的组织特性和生理功能，可能是通过维持胰岛素敏感性，从而调节前脂肪细胞的转换和减少分化为脂肪细胞。更重要的是，T治疗似乎保护下尿路免受代谢综合征诱导的组织病理学改变，这表明TD改变逼尿肌功能，而T治疗则预防这些病理改变出现。类似地，Zhang等人研究了TD对去势公猪的内脏脂肪组织（VAT）沉积的影响。结果表明，TD改变高脂高胆固醇（high fat and cholesterol，HFC）饮食下VAT积累生物学过程中的一些关键基因的表达；T处理逆转TD带来的变化。本研究为T在HFC饮食下调节VAT沉积相关基因中的潜在作用提供一种新的全基因组观点。Dubois等人在2种TD啮齿动物模型[去势和全身雄激素受体AR基因敲除小鼠（androgen receptor knockout mouse，ARKO）]中，检测TD和HFD对身体成分和葡萄糖稳态的综合影响。去势和ARKO都通过削弱肝和骨骼肌中的胰岛素作用来加剧HFD诱导的葡萄糖耐量异常，这是由这些组织中三酰甘油的增加和糖原含量的降低所决定的。此外，在去势的动物中，HFD导致脂肪细胞肥大，随后线粒体含量减少，脂肪生成增加，脂肪酸合成酶上调和激素敏感型脂肪酶下调导致脂解减少。HFD组去势动物皮下白色脂肪组织的组织学分析显示，与HFD组完整动物相比，脂肪细胞体积增大。此外，去势动物的胰岛胰岛素分泌受损。研究表明，TD可增强HFD诱导的代谢改变，包括肥胖增加、糖耐量受损、胰岛素分泌减少和敏感性降低。

　　在迄今报道的所有研究中，需要注意TD与脂肪质量的增加和瘦体重的减少有关，而T治疗会导致瘦体重的增加和脂肪质量的减少。内脏肥胖增加会导致炎症增加，并促进恶性循环，这将加剧TD的病情，并可能增加IR，诱发糖尿病。因此，TD的临床治疗对于缓解MetS和改善心脏代谢功能具有重要意义。

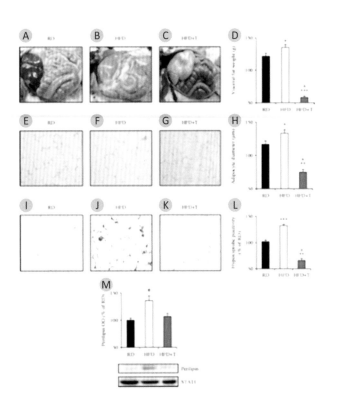

（A～C）图片显示脂肪在肠环内的内脏水平积聚。（d）HFD组（$n=32$）VAT重量明显高于RD组（$n=35$）和睾酮治疗组（HFD+T；$n=19$）。（E～G）苏木精-伊红染色的VAT切片的代表性图像，显示不同实验组（放大20倍）的脂肪细胞大小不同。（H）不同实验组（$n=3$）脂肪细胞直径（μm）的组织形态计量学分析。（I～L）VAT切片中低氧探针加合物的免疫组织化学染色。用MAB（放大12.5倍）在低氧细胞（$PO_2 < 10$ mmHg）的VAT横断面上发现低氧探针加合物。RD（I）和睾酮处理的HFD（K）VAT仅有少量阳性标记，而HFD VAT（J）有强的低氧探针阳性。（L）3个独立实验（每组3个）的计算机辅助图像定量分析。RD光密度取100%。（M）实验兔VAT提取物中脂肪包被蛋白的蛋白表达。报道了具有代表性的抗脂肪包被蛋白和抗STAT1一抗的免疫印迹，以及相应的经STAT1归一化的Perilipin条带强度的光密度（OD）分析的图示（每组$n=3$）。数据为平均值±s.e.m.。以RD值百分比表示 $*P < 0.001$；$**P < 0.001$；$*P < 0.0001$ vs. RD，$P < 0.0001$ vs. HFD，$\#P=0.001$ vs. 所有组。

图3-2　睾酮治疗对实验兔VAT重量、脂肪细胞大小和缺氧的影响

（6）TD 和血脂异常

关于雄激素对动物模型和人类血脂谱影响的研究表明，TD 改变血脂谱，并可能导致总胆固醇（TC）、低密度脂蛋白（LDL）和三酰甘油（TG）升高。Khaw 等人证明较高的内源性 T 水平与 TG 降低、高密度脂蛋白（HDL）、LDL 和 TC 升高相关。然而，Simon 等报道，较高的 T 水平与三酰甘油、总胆固醇和低密度脂蛋白胆固醇水平降低及高密度脂蛋白胆固醇升高有关。在前列腺癌患者中使用 ADT 的研究表明，TG、TC、LDL 和 HDL 胆固醇都因 ADT 而增加。来自干预性研究的数据结果喜忧参半。例如，几项研究表明，T 治疗降低三酰甘油、总胆固醇和低密度脂蛋白；然而，其他研究表明，脂质分布没有明显变化。这些差异可能归因于研究人群中的治疗方式、T 配方、治疗持续时间和其他合并症。最近的研究表明，长达 8 年的长期 T 治疗发现 TC、LDL 和 TG 显著降低，同时伴随着 HDL 的升高。最近的一项研究报道总 T 水平与血糖（$P < 0.001$）、HOMA-IR（$P < 0.001$）、HbA1c（$P < 0.01$）、三酰甘油（$P < 0.001$）、非高密度脂蛋白胆固醇（$P < 0.001$）、载脂蛋白 B（$P < 0.05$）和动脉粥样硬化指数（r=-0.393；$P < 0.001$）呈负相关。T 浓度与高密度脂蛋白胆固醇（$P < 0.001$）、载脂蛋白 A1（$P < 0.001$）呈正相关。因此，T 水平降低与高血糖和 IR 有关。笔者认为，在内脏脂肪堆积和肥胖症的男性患者中，T 在调节脂质代谢和脂肪生成起着关键作用（表 3-1）。

表 3-1　睾酮对血脂和葡萄糖稳态指标的影响（经出版商许可）

睾酮作用	组织	靶器官作用
葡萄糖稳态		
↑ Glut4	肌肉、肝、脂肪	葡萄糖转运蛋白与细胞葡萄糖摄取
↑ IR	肝、喉	胰岛素信号
↑ IRS1	肌肉、脂肪、肝	胰岛素信号
↑ IRS2	肌肉	胰岛素信号
↑ Akt	肌肉	胰岛素受体通路
↑ 蛋白激酶 C	肌肉	胰岛素受体通路
↑ 磷酸果糖激酶	肌肉	糖酵解中的关键调节酶
↑ 己糖激酶	肌肉	糖酵解中的关键调节酶
↑ UQRCB	肌肉	线粒体呼吸中的氧化磷酸化
↑ 糖原合成酶	肌肉	糖原合成
↑ 糖原磷酸化酶	肌肉	糖原分解
↑ G6PD	肌肉	磷酸戊糖途径中的限速酶
脂质稳态		
↓ ACS	脂肪	新生脂肪生成
↓ ACC	肝、皮脂腺、脂肪	脂肪酸合成
↑ ACC	前列腺癌细胞	
—ACAT1	皮脂腺	胆固醇向胆固醇酯的转化
—LDLr	皮脂腺	受体介导的低密度脂蛋白内吞作用
↑ ABC1	皮脂腺	胆固醇外流
↓ FAS	肝、脂肪	脂肪酸合成

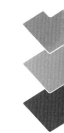

第三章　雄激素对代谢稳态和代谢性疾病的影响

睾酮作用	组织	靶器官作用
—FAS	皮脂腺	
↑ FAS	前列腺癌细胞	
↑ HMG-CoA	皮脂腺、前列腺癌细胞	胆固醇合成
↑ GPAT	皮脂腺	胆固醇合成
↓ HSL	脂肪	三酰甘油分解
↑ β- 肾上腺素能受体	脂肪	去甲肾上腺素刺激的脂解作用
↓ ATGL	脂肪	脂肪分解
↓ LPL	脂肪	三酰甘油摄取
↑ ApoE	肝	胆固醇外流
↓ RBP4	脂肪	胰岛素抵抗与脂质代谢的关系
↓ Scd1	肝	脂肪酸代谢中的关键酶
↑ SCD1	肝	
↓ C7AH	肝	胆固醇转化为胆汁酸的关键酶
SR-1B	肝	从高密度脂蛋白中选择性摄取胆固醇酯
MTTP	肝	脂蛋白聚集的中枢作用；载脂蛋白 B 和极低密度脂蛋白的分泌
主要调节因子		
↑ LXR	肝	糖、胆固醇代谢调节剂、脂肪酸合成与炎症
↓ PPARγ	肝和干细胞	全身能量稳态、脂肪生成与炎症
↑ SREBP-1c	皮脂腺和前列腺癌细胞	新生脂肪生成、胆固醇稳态和葡萄糖稳态的调节
↑ SREBP-1a	皮脂腺	
↓ SREBP-1c	肝	

注：*ABC1*，ATP 结合盒 1；*ACAT1*，乙酰辅酶 A 胆固醇酰基转移酶 -1；*ACC*，乙酰基辅酶 A 羧化酶；*ACS*，乙酰辅酶 A 合成酶；*ApoE*，载脂蛋白 E；*ATGL*，脂肪三酰甘油脂肪酶；*C7AH*，胆固醇 7α 羟化酶；*Fas*，脂肪酸合成酶；*GLUT4*，葡萄糖转运体 -4；*GPAT*，甘油 3 磷酸酰基转移酶；*HMG-CoA*，羟甲基戊二酰辅酶 A；*HSL*，激素敏感脂肪酶；*IR*，胰岛素受体；*IRS*，胰岛素受体底物；*LDLR*，LDL 受体；*LPL*，脂蛋白脂肪酶；*LXR*，肝 X 受体；*MTTP*，微粒体三酰甘油转移蛋白；*PPARγ*，过氧化物酶体增殖物激活受体 γ；*RBP4*，视黄醇结合蛋白 -4；*SCD1*，硬脂酰辅酶 A 去饱和酶 1；*SR-1B*，清道夫受体 B 类成员 1；*SREBP-1c*，甾醇调节元件结合蛋白。

（7）睾酮缺乏、肥胖和代谢综合征

最近几篇医学文献指出了 TD、肥胖、MetS 和心脏代谢功能障碍之间的联系。低 T 是 MetS 的独立危险因素，TD 与肥胖之间存在复杂的多因素关系。肥胖降低循环 T 水平，很可能是通过下调下丘脑 - 垂体 - 性腺轴（hypothalamic-pituitary-gonadal axis，HPGA）。有趣的是，通过改变生活方式或通过减肥手术来减肥（weight loss，WL）会增加循环中的 T 水平。Camacho 等人报道，WL 与 T 水平升高有关，体重增加与 T 水平降低有关。Kelly 和 Jones 提出肥胖与 TD 之间的关系是双向的，有多种原因，可能涉及性腺功能低下 - 肥胖周期假说。

如表 3-1 所示，T 调节碳水化合物和脂肪代谢的过程，是通过作用于脂质、葡萄糖动态平衡和线粒体功能的关键酶来实现。T 水平下降干扰脂肪和碳水化合物的代谢，导致脂肪堆积，从而导致体重增加和内脏肥胖。

（8）睾酮缺乏、胰岛素抵抗和糖尿病

据报道，在 20 世纪 80 年代，美国约有 600 万人患有糖尿病，到 2004 年，这一数字已增加到约 1500 万人。据估计，糖尿病的发病率将继续上升。糖尿病与美国同期报告的肥胖症患病人数同步增加。

TD 在患有肥胖症、MetS 和 T2DM 的男性中很常见，且 TD 可预测肥胖和总体肥胖增加。患有 TD 的男性皮下和内脏脂肪均增加。对 1896 名存在 MetS 的非糖尿病中年男性进行的研究显示，与对照组相比，空腹胰岛素水平随着 TD 的增加而升高。相反，T 和性激素结合球蛋白（sex hormone-binding globulin，SHBG）水平升高与胰岛素敏感性增加和 MetS 风险降低相关。Pagotto 等人提出，与超重 / 肥胖相比，TD 是导致胰岛素和血糖水平升高更强的危险因素。在 MetS 患者中，约 30% 有 TD 的体征和症状，而在健康男性中仅有 3.1% 左右有 TD 的体征和症状。与非糖尿病男性相比，T2DM 患者 TD 的患病率更高。Rancho Bernardo 的研究表明，T 水平可以预测老年人的 IR 和 T2DM 事件。同样，马萨诸塞州的男性老龄化研究和 NHANES III 研究表明，即使在非肥胖男性中，低 T 的男性患 MetS 和 T2DM 的风险也会增加。在马萨诸塞州男性老龄化研究的队列中，通过降低基线水平的游离 T 和 SHBG 联合独立地预测随访中的糖尿病患者，这表明低水平的 T 和 SHBG 在 IR 和随后的 T2DM 的发展中起作用。在一项对 294 名 55 ～ 89 岁没有糖尿病的男性的研究中，低 T 水平预测 IR 和 T2DM 的发生。Colangelo 等人报道，T2DM 和空腹血糖与总 T 水平呈负相关，即使在调整年龄、种族、BMI 和 WC 后也是如此。Vikan 等人指出，正常总睾酮水平较高的患者患糖尿病的风险明显较低。这些发现表明，患有 TD 的男性患 IR、T2DM 和肥胖的风险更高。

大量证据表明，患有 TD 的男性患 IR 和 T2DM 的风险更大，TD 可预测糖尿病的发病。TD 与 IR、高血糖、高血压、血脂紊乱和心血管疾病风险增加有关。例如，Tsai 等人证实 T 水平和 IR 之间呈显著负相关，独立于游离 T、生物有效 T、总 T 及减少的 SHBG 水平。有人认为，这种相反的关系是由内脏肥胖增加引起。Yeap 等人还表明，在非糖尿病老年男性中，低 T 与 IR 的增加独立相关。鉴于 TD 患者中肥胖和 T2DM 的患病率很高，应认真探讨 TD 和 IR、T2DM、肥胖之间的联系。

在 T2DM 和 IR 男性患者中，T 水平降低较为常见。T 浓度与空腹血浆胰岛素、2 h 血浆胰岛素水平和血糖水平显著相关。针对 6427 名男性的 43 项研究的系统综述认为正常的生理 T 水平与 T2DM 的风险降低有关，而 T 水平的降低与 T2DM 的风险增加相关。此外，SHBG 水平降低和 T 降低预示着高血糖、胰岛素水平升高和肥胖。上述发现得到马萨诸塞州男性衰老研究（Massachusetts Male Aging Study，MMAS）的支持，该研究还假设 TD 和 SHBG 在 IR 和 T2DM 的发生中起作用。

TD 和 T2DM 通常合并发生，TD 在肥胖的 T2DM 患者中非常普遍。在一个超过 1100 人的大队列研究中，Corona 等人报道，TD 与内脏脂肪和糖尿病显著相关。患有 T2DM 的男性通常是肥胖的，伴随空腹胰岛素水平的升高，T 水平显著降低。这一观察结果在 BMI > 30kg/m^2 的肥胖者中得到进一步证实，相比于 BMI < 30kg/m^2 的人，他们的空腹血浆胰岛素和胰岛素抵抗指数更高，T 下降的程度也更高。此外，Osuna 等报道 T 水平与 WC、BMI、胰岛素和较高的 HOMA-IR 呈显著负相关。这些发现有力地支持了 TD、IR、T2DM 和肥胖之间的紧密联系。

Pitteloud 等人的研究分别用促性腺激素释放激素（GnRH）和人绒毛膜促性腺激素（human chorionic gonadotropin，hCG）连续刺激垂体和睾丸后抑制 T 的效果。有趣的是，hCG 刺激后 48 h 的 T 水平与胰岛素敏感性及基线血清 T 水平呈正相关。另一方面，Pitteloud 等人的研究没有观察到胰岛素敏感性与 LH 分泌参数或 LH 对外源性 GnRH 的反应之间的相关性，这表明与 IR 相关的低 T 水平并不是下丘脑或垂体激素分泌大幅减少的原因。此外，Pitteloud 等人证明急性雄激素撤除在损害胰岛素敏感性方面并不依赖于身体成分的改变。笔者推测，由于 T 在线粒体的生物合成中起着关键作用，并调节着一系列线粒体酶的表达和活性以及脂肪酸代谢，

TD可能在线粒体功能障碍和IR中起作用。在心肌梗死动物模型中，去势后雄激素剥夺加重线粒体损伤，包括线粒体肿胀和排列紊乱、嵴丢失、线粒体长度缩短、ATP水平降低，导致缺血心肌细胞凋亡。这提示去势可下调过氧化物酶体增殖物激活受体γ辅活化子1-α（peroxisome proliferator-activated receptor gamma coactivator 1-α，PGC1-α）和丝裂原蛋白2（mitofusin 2，MFN2），上调动力素相关蛋白-1（dynamin-related protein-1，DRP1）。更重要的是，T处理逆转线粒体损伤，这也促进pGC1-α上游AMPK的激活。Usui等人报道，T处理动物模型增加PGC1-α的表达，并增加骨骼肌中线粒体的生物生成，在ARKO中PGC1-α表达和线粒体生物合成降低，表明雄激素在线粒体功能中起着关键作用。

Yaialamas等人证实，急性停用性激素2周降低了患有TD（特发性低促性腺激素性性腺功能减退症，idiopathic hypogonadotropic hypogonadism，IHH）的年轻健康男性的胰岛素敏感性，这表明T直接调节胰岛素敏感性，并进一步表明这一途径不是由身体成分的改变介导的。相反，Chen等认为TD是代谢状况不佳的结果，而不是原因。因此，如Traish等人先前提出的，这种相互作用可能是双向的。因此，为了更好地了解T在调节碳水化合物和脂质稳态中的作用，研究TD、线粒体功能异常和IR之间的关系是非常重要的，对于更好地理解T在调节碳水化合物和脂质稳态中的作用具有重要意义。

总而言之，无论潜在的诱因或病因如何，TD都会减少瘦体重，增加FM，增加男性乳房发育和潮热的发生率。TD还促进MetS，导致IR增加、高血糖和以TC、LDL和TG增加为特征的血脂谱改变。TD导致性功能障碍、性欲下降和勃起功能障碍。TD可增加贫血的发生率，降低红细胞计数、血红蛋白和血细胞比容，加重动脉硬化和升高动脉压，这可能导致CVD和死亡率的增加。ADT导致的TD也会对精力和幸福感产生负面影响，增加疲劳，降低认知和生活质量。TD还与心血管风险和总死亡率增加相关，T治疗与降低死亡率相关。对于这个话题的全面讨论，可参考Morgentaler等人的评论。应该指出的是，关于T治疗对TD的各种体征和症状的益处的讨论在这里并不涉及。为了更全面地讨论T治疗对葡萄糖稳态的影响，请参考本书中相关的章节。

⊞ 5α- 还原酶抑制剂治疗对代谢和性功能的负面影响

在用非那雄胺或度他雄胺治疗前列腺增生症和雄激素性脱发（AGA）的过程中，抑制5α-Rs而导致DHT下降进而出现雄激素缺乏的现象，非常重要但却经常被忽略。虽然DHT是公认的强效雄激素，与AR结合的亲和力比T强，而且在生殖功能和性功能的发育和维持中也起着关键作用，但在临床诊断雄激素缺乏时，大多数情况下血浆DHT水平既没有被测定也没有被评估。最近的一些研究表明，DHT是一种关键的信号分子，调节线粒体功能和脂质代谢。TD被认为与T和DHT水平降低相关，而T治疗与T和DHT水平升高相关。因此，DHT这种强效的雄激素在人类生理学和雄激素缺乏的临床治疗中的重要性，人们只略知皮毛。在这里，将讨论关于DHT在调节代谢和性功能方面的潜在作用的信息和新发现。

（1）5α-R在人体生理学中的作用

5α-R是一类在多种组织中广泛表达的酶，调节类固醇代谢和代谢功能。5α-R催化C-19和C-21中Δ4，5位A环上的双键还原。5α-R将多个性腺、肾上腺和中枢神经系统产生的类固醇前体转化为活性激素配体。5α-R的底物包括T、孕酮、去氧皮质酮、皮质酮、皮质醇和醛固酮。例如，T转化为DHT是男性性器官发育和维持的先决条件，而5α-R缺乏的个体表现出生殖器不清晰。迄今为止，有5α-R 3种表征良好的亚型，具有不同的生化特征和组织分布，提示其生理功能多样化。5α-R调节皮肤、肌肉、肝、脂肪组织和中枢神经系统中的类固醇作用。

（2）5α-RI 在良性前列腺增生和雄激素性脱发治疗中的应用

DHT 是正常前列腺组织生长发育的重要激素。Berry 和 Isaacs 报道，在未经治疗的大鼠和犬中，前列腺的增殖生长有一段物种特异性的时间段，在此期间，腺体生长到最大的正常细胞含量。在大鼠和犬这 2 个物种的前列腺达到其最大正常细胞含量的时间分别 1 年、2 年，此后前列腺净增生停止，取而代之的是腺体的稳定维持，即使循环中的雄激素保持在生理水平。因此，尽管年轻成年动物的循环生理 T 和 DHT 水平是正常的，但没有额外的前列腺生长。可以说，一旦成年前列腺达到成熟大小，前列腺就保持在细胞生长和凋亡维持正常前列腺大小的动态状态。随着年龄的增长，T 和 DHT 的生理水平开始下降，然而，前列腺体积的增加导致前列腺增生的发生。因此，虽然 DHT 在前列腺上皮和间质细胞的正常生长中起作用，但前列腺在晚年的年龄依赖性生长并不是由于雄激素活性增加所致。来自横断面和纵向研究的发现并不支持增加 DHT 生理水平会增加前列腺疾病风险的论点。然而，来自 5α-R 缺乏个体中的观察结果支持这样的假设，即用合成药物抑制 5α-R 可导致前列腺体积减小，继发于前列腺增生的下尿路症状（lower urinary tract symptoms，LUTS）得到改善。为此，人们开发了合成的化学抑制剂来阻断 DHT 的形成，以治疗前列腺增生症状。在过去的 25 年里，有 2 种药物已经上市，即非那雄胺，它是 5α- 还原酶 2 型（5α-reductase type 2，5α-R2）的选择性抑制剂和 5α- 还原酶 1 型（5α-reductase type 1，5α-R1）的弱抑制剂，以及度他雄胺，它是 5α-R1 和 5α-R2 的有效抑制剂。

应用非那雄胺和度他雄胺治疗良性前列腺增生症患者的下尿路症状。非那雄胺和度他雄胺抑制 T 向 DHT 的转化，导致前列腺内 DHT 水平降低，抑制上皮细胞生长，从而减小前列腺体积，减轻尿流阻塞，使症状得到缓解。这种治疗可以最大限度降低尿潴留患者中由于前列腺体积大而进行前列腺手术的发生率。另外，由于 DHT 在毛囊周期中起作用，非那雄胺可以防止脱发，是雄激素性脱发的一种治疗方法。虽然这些药物在管理 LUTS 和减少手术需要方面是有用的，但是这些药物相关的代谢和生殖方面不良反应也越来越被医学界关注。

（3）5α-RI 治疗对代谢功能的影响

5α-R 抑制对代谢功能的潜在负面影响是科学和临床讨论的一个关键领域，但在科学文献中尚未得到足够的重视。例如，最近的研究表明，5α-R 调节糖脂代谢和抑制这些酶可能导致 IR 增加和糖尿病。此外，非那雄胺和度他雄胺对 5α-R 的抑制对性功能有严重的负面影响。

糖皮质激素（glucocorticoid，GC）通过高亲和力的糖皮质激素受体（glucocorticoid receptor，GR）调节肝和脂肪组织中糖代谢、糖异生和脂肪分解等基因表达和蛋白质合成途径，从而诱导其生理反应。先前假设抑制 5α-R 会干扰雄激素和糖皮质激素的信号传递。抑制 5α-R 活性可降低 DHT 水平，以及糖皮质激素和盐皮质激素的清除。这种对类固醇转化的抑制可能会增加 IR 和糖尿病风险。

大多数皮质醇在肝通过其 A 环被还原为其代谢产物而灭活。然而，同时肝的 1 型 11β-HSD 将皮质素重新转化为皮质醇，因此，肝皮质醇梯度的总体变化可能相对较小。BPH 或 AGA 患者循环皮质醇水平的升高可能与 1 型 11β-HSD 刺激有关，也可能与 5α-RI 对 5α-R 或 5β-R 的抑制有关。这些酶的活性之间的平衡维持活性 GC 的生理浓度。循环皮质醇增加与腹内脂肪和 IR 相关。皮质醇水平升高会拮抗胰岛素的作用，增加外周血糖以及肝脏中的糖异生，导致高血糖（图 3-3）。5α-RI 治疗可能导致循环 GC 及其经 5α- 还原酶灭活的代谢产物失衡，导致不良代谢反应和炎症反应，增加 IR。

Tomlinson 等人提出，FM 与 GC 分泌率相关，GC 分泌率与胰岛素敏感性呈负相关。减肥继发的 GC 分泌减少会导致胰岛素敏感性增加。这些观察结果支持肥胖与 IR 和脂肪组织皮质醇分泌率增加有关的观点。

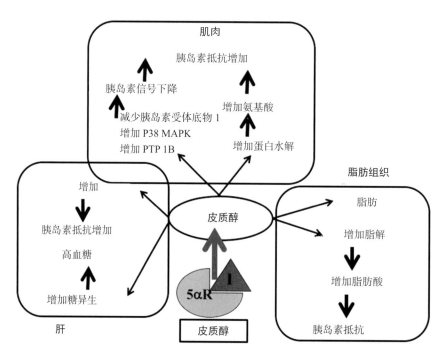

用非那雄胺或度他雄胺（I）抑制 5α-R，可阻断皮质醇分子中 A 环的还原，抑制其代谢和清除。5α-R 抑制引起的皮质醇水平升高使活性皮质醇水平升高。在脂肪组织中，皮质醇水平的增加会导致肥胖和脂肪分解的增加，从而在循环中产生高水平的游离脂肪酸，并加强 IR。在"肌肉"中，由于蛋白水解分解成多肽和氨基酸，也增加了 IR。在肝中，下游受体后胰岛素信号异常，如胰岛素受体底物 1（IRS-1）表达降低和 P38 丝裂原活化蛋白激酶（P38MAPK）表达增加导致 IR。肝脂肪变性增加会导致 IR，并伴随糖异生增加和高血糖。

图 3-3 5α- 还原酶抑制皮质醇 A 环还原代谢的可能机制

据推测 5α-R 增强 GC 失活可能是维持胰岛素敏感性的一种补偿保护机制。对肥胖 Zucker 大鼠的研究表明，循环中 GC 水平的升高过度刺激 GR，促进脂肪沉积。高皮质醇血症会导致体内脂肪扩增，特别是优先内脏脂肪沉积。在该动物模型中，5α-R 的活性显著降低，这可能部分解释了皮质醇积聚显著增加的原因。肥胖与 IR 和血脂异常有关，高皮质醇血症可能在糖化血红蛋白和脂肪沉积之间提供联系。

通过对 5α-R1 敲除（knockout，KO）型动物的研究，推测 5α-R1 在碳水化合物和脂质代谢中的潜在作用。以高脂饮食喂养时，这些动物表现出对体重增加、高胰岛素血症、空腹高血糖、胰岛素 / 葡萄糖比值增加和肝脂肪堆积的敏感性增加。此外，在 5α-R1-KO 型小鼠中，肝脂肪酸 β 氧化和糖异生受损，三酰甘油酯化催化酶和胆固醇合成酶基因表达和清除增加。缺乏 5α-R1 的动物也比野生型小鼠表现出更严重的肝纤维化。此外，在雄性 Zucher 大鼠中抑制 5α-R1 和 5α-R2 会升高血糖和胰岛素水平。这些结果提示，药物抑制 5α-R1 可能参与代谢性疾病的发生，并可能导致肝脂肪变性，从而增加肝纤维化的易感性，加速进展为非酒精性脂肪性肝病（nonalcoholic fatty liver disease，NAFLD）。这些发现强调了接受 5α-R 抑制剂（如非那雄胺或度他雄胺）治疗男性潜在的不良代谢功能。

Livingstone 等人提出，5α-R1 影响代谢性疾病的易感性，导致肝脂肪变性和体脂分布，且伴随非酒精性脂肪肝的加速进展，胰岛素敏感性随之降低。在大鼠中，仅在非那雄胺治疗 3 周后，抑制了 5α-R1 和 5α-R2 异构体，非常明显地观察到脂肪变性。此外，非那雄胺治疗后也观察到 IR。

Dowman 等人报道，5α-R1-KO 型小鼠在长期（12 个月）以美国生活方式诱导的肥胖综合征（American lifestyle-induced obesity syndrome，ALIOS）饮食喂养的情况下容易患上肝细胞癌。这归因于局部糖皮质激素浓度的增加，在由于 5α-R1 缺乏或抑制而导致的肝脂肪变性中发挥作用。

5α-R 的抑制有几个潜在的重要临床意义。度他雄胺是一种双重 5α-R 抑制剂，很可能是通过消耗肌肉中的葡萄糖来增加 IR。Dowman 等认为，考虑到治疗的长期性和受影响的患者组的年龄（其中代谢综合征的风

性与糖尿病

险因素最普遍），接受双重 5α-R 抑制治疗的男性可能会产生不良的代谢后果。Nasiri 等人还提示糖皮质激素和雄激素与 NAFLD 的发病机制有关。5α- 还原酶是糖皮质激素失活和清除的关键酶，也是 T 转化为更强的 DHT 的关键酶。有人认为，5α-R 通过测定糖皮质激素和雄激素配体的受体前浓度来调节这些配体的作用。T 浓度降低被认为与肝脂肪变性增加有关，并与啮齿动物模型中的发现一致，表明 DHT 治疗减少肝脂质堆积（图 3-4）。

在一项前瞻性队列研究中，Joyce 等人在 852 名无糖尿病和心血管疾病的男性中评估 SHBG、T 和 DHT 的基线水平，并报道基线 DHT 水平与降低糖尿病和 IR 的风险密切相关，但 SHBG 水平或 T 水平之间没有统计学意义，与先前的报告一致。上述结果提示，DHT 可能在调节血糖稳态和胰岛素敏感性方面起重要作用。

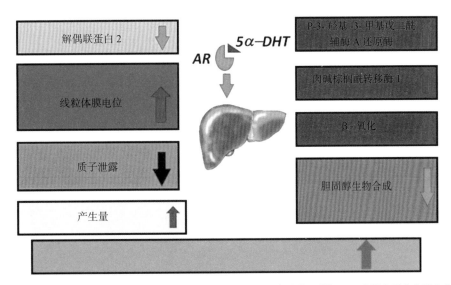

假设 5ATP-DHT/AR 信号通路可能通过增加 CPT-1 介导的 P-HMGCR b- 氧化和磷酸化，增加 ATP 产量和线粒体膜电位，减少质子泄漏和胆固醇合成，从而改善线粒体功能，抑制肝脂肪变性。DHT 调节肝脂肪代谢，进而使线粒体功能正常化。

图 3-4　雄激素预防 NAFLD/NASH 的潜在机制

最近，Upreti 等人报道，在男性中度他雄胺抑制 1 型和 2 型 5α-R，减少了高胰岛素 - 正糖钳夹过程中对葡萄糖处置的刺激，还减少对非酯化脂肪酸的抑制作用。这些发现提示度他雄胺对 5α-R 介导的关键生化通路的抑制会对代谢功能产生负面影响。度他雄胺治疗也增加空腹 HOMA-IR 和血浆胰岛素水平。度他雄胺增加体脂并减少胰岛素介导的非酯化脂肪酸（nonesterified fatty acid，NEFA）抑制。这些发现与 Joyce 等人的发现是一致的。世界卫生组织报告中指出，在老年男性中，DHT 水平与 IR 和糖尿病风险呈负相关。

5α-RI 治疗不仅对个体易患肝脂肪变性和非酒精性脂肪肝有重要的临床意义，而且由于使用 5α-RI 的患者数量较多，因此具有重要的临床意义。由于这些药物长期的代谢影响还没有得到充分的评估，因此有必要确定这些药物对男性 BPH 患者血糖、HbA1c、血脂（TC、LDL-C）和 T 水平的长期影响，以及对肝功能和整体健康的影响。

笔者最近报道了 230 例男性前列腺增生症患者长期服用度他雄胺的效果。度他雄胺治疗 36 ～ 42 个月后，空腹血糖和 HbA1c 水平逐渐升高（图 3-5）。这些发现与 Upreti 等人报告的结果一致，在该研究中，度他雄胺治疗减少了（高胰岛素 – 正糖钳夹过程中）大剂量胰岛素刺激的葡萄糖处置，这很可能是由于包括骨骼肌和（或）脂肪组织在内的外周器官的胰岛素敏感性受损所致。此外，Upreti 等人还指出，度他雄胺减少了胰岛素介导的 NEFA 的抑制，再次表明脂肪组织中的胰岛素敏感性受损。Joyce 等人报告说，在没有心血管疾病和糖尿病的老年男性中，DHT 的基线水平与 HOMA-IR 评估的较低的糖尿病风险和较少的 IR 密切相关。这些发现也与 Hazlehurst 等人报告的结果一致，其中内源性葡萄糖产生率在度他雄胺治疗后明显增加，并与肝 IR 增加一致。Dowman 等还报道了 5α-R1 缺陷小鼠发生 IR 并降低胰岛素受体表达。

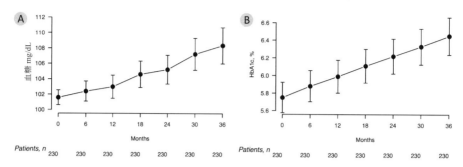

图 3-5 　长期服用度他雄胺对男性前列腺增生症患者空腹血糖水平（A）和糖化血红蛋白水平（B）的影响

此外，在研究中注意到服用度他雄胺的男性 TC 和 LDL-C 水平也升高，这表明脂类代谢发生了改变（图 3-6）。这与 Hazlehurst 等人的发现是一致的，在禁食状态下，度他雄胺对 TC 和 LDL-C 有显著影响。Hazlehurst 等人证明度他雄胺治疗后肝内脂质增加，并与新生脂率升高有关。度他雄胺治疗后可降低脂肪组织的脂质动员。这些发现表明，度他雄胺治疗与肝 IR、肝脂质堆积和脂肪动员减少有关，而不影响外周胰岛素敏感性。因此，男性前列腺增生症患者长期服用度他雄胺可能会抑制 5α-R1 功能，并对代谢过程产生上述不良影响。

5α-R1 活性与调节胰岛素敏感性和脂质代谢有关。在 5α-R1-KO 型小鼠中，3 个月龄时检测到葡萄糖耐量异常，5 个月龄时在葡萄糖耐量试验中检测到高胰岛素血症的趋势。5α-R1-KO 型小鼠对高胰岛素血症、空腹高血糖、高胰岛素 / 葡萄糖比率和肝脂肪堆积的易感性增加。当喂食高脂饮食时，这些动物表现出对肝脂解的抑制和对编码脂肪酸 β 氧化和糖异生相关酶的基因转录诱导，而有利于三酰甘油酯化和胆固醇合成和排泄的基因转录则不成比例地增加。这些发现强烈提示 5α-R1 在糖脂代谢中起重要作用。

Zhang 等人提示，DHT 通过 AR 介导的途径增加卡尼汀棕榈酰转移酶 1（carnitine palmitoyltransferase 1，CPT1）的表达和 3- 羟基 -3- 甲基戊二酰辅酶 A 还原酶（3-hydroxy-3-methylglutaryl-CoA reductase，P-HMGCR）的磷酸化，从而减少肝中的脂质积累和胆固醇合成（图 3-6）。通过增加 HMGCR 磷酸化来下调胆固醇的生物合成与雄激素作用有关。有人认为，DHT 具有调节肝脂质代谢和正常线粒体功能的作用。由于人肝同时表达 5α-R1 和 5α-R2，并且这些异构体在糖皮质激素代谢和清除及雄激素代谢中起着重要的作用，因此，通过抑制 5α-R1 活性，可能会增加内源性糖皮质激素活性，同时降低雄激素活性，导致糖脂稳态的显著改变，导致 IR 和脂质堆积。

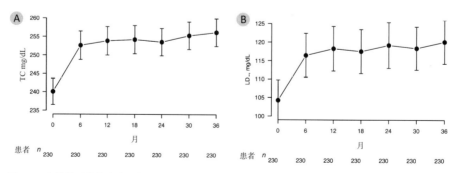

图 3-6 　度他雄胺长期治疗对前列腺增生症患者总胆固醇（A）和低密度脂蛋白胆固醇（B）的影响

此外，我们观察到肝丙氨酸氨基转移酶和天冬氨酸氨基转移酶（ALT 和 AST）活性增加（图 3-7），这表明长期使用度他雄胺治疗改变了肝的代谢功能。必须指出的是，DHT 是一种强效的雄激素，T 向 DHT 的转化

性与糖尿病

可能是维持外周组织功能代谢的关键。综上所述，度他雄胺抑制5α-还原酶家族（1、2和3型）显著降低了（97%）循环中的DHT水平从而损害代谢功能。长期服用度他雄胺可能与血糖、糖化血红蛋白、总胆固醇和低密度脂蛋白升高有关，有可能导致IR和非酒精性脂肪肝的发病增加。此外，度他雄胺增加肝脏转氨酶活性，提示炎症加剧。这些发现引起了人们对长期服用度他雄胺治疗的代谢功能障碍的担忧。

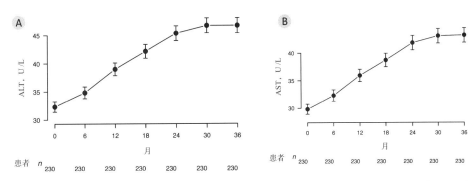

图 3-7　长期服用度他雄胺对男性前列腺增生症患者丙氨酸氨基转移酶（A）和天冬氨酸氨基转移酶（B）的影响

还注意到，长期服用度他雄胺导致总循环T水平下降（图3-8），这与之前使用非那雄胺长期治疗的观察结果一致。横断面临床研究表明，低T浓度与男性肝脂肪增加有关，并与啮齿动物模型的研究结果一致，提示DHT治疗可降低肝脂质堆积。T和（或）DHT水平降低可能导致糖脂代谢改变和肝功能障碍。Joyce等人报道根据HOMA-IR的评估，基线水平DHT与较低的糖尿病风险和IR降低密切相关。在接受ADT治疗的前列腺癌患者中，Mohamedali等人报道了接受1年ADT的男性血糖和血脂升高。同样，Oka等人也报道，ADT后1个月，包括TC、HDL-C和LDL-C在内的血脂谱显著升高。最后，非那雄胺和度他雄胺治疗增加衰老男性症状评分（aging male symptom score，AMS），表明代谢和性功能障碍增加，生活质量降低。

鉴于笔者的研究结果和其他人的报道，重要的是要考虑度他雄胺治疗对代谢功能的潜在长期影响，特别是IR与肝脂肪堆积。因为肝脂肪变性是进展到包括非酒精性脂肪性肝炎在内的更晚期NAFLD的先兆，所以长期服用度他雄胺可能增加NAFLD的发病风险。

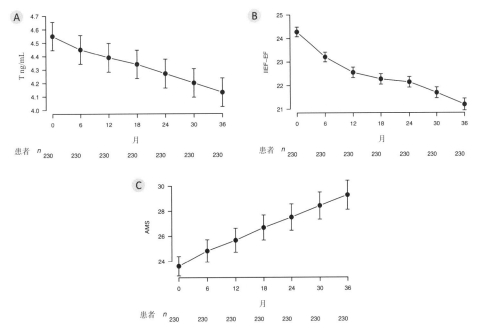

图 3-8　度他雄胺长期治疗对男性BPH患者睾酮水平（A）、勃起功能（B）和衰老男性症状（AMS）评分（C）的影响

（4）5α-RI 治疗对性功能的影响

有相当多的当代文献与 DHT 对性功能的重要性有关。实验动物研究表明，抑制 5α-R 和阻断 T 向 DHT 的转化导致性功能障碍。临床研究也报道使用抑制 5α-R 活性的药物会增加性功能障碍的发生率。使用非那雄胺和度他雄胺等药物增加性功能障碍的发生率是因为改变了涉及性行为的血管和神经机制。

此外，笔者还报道了非那雄胺和度他雄胺对性功能有不良影响。这个发现与以前的研究结果一致，表明抑制 T 细胞转化为 DHT 可能导致性功能障碍。观察结果与之前的研究报告一致，即接受非那雄胺治疗的前列腺增生症患者增加了 AMS 评分（图 3-8C），表明 5α-RI 治疗通过降低 T 和 DHT 水平导致功能性雄激素缺乏（图 3-8A）。这种诱导的雄激素缺乏增加了 TD 相关的症状，同时生活质量的下降，如 AMS 评分的增加所反映的。最近的一项荟萃分析证实，抑制 5α-R 活性可能导致勃起功能障碍。因此，认为抑制 DHT 的形成是另一种形式的诱导性雄激素缺乏，其对健康的影响已不容忽视。

🧰 讨论

在这一节中，强调了 TD 对人类健康和生活质量不利影响的重要性。从一开始就指出 TD 是一种公认对男性的健康有负面影响的疾病，不论何种诱因或病源，都值得治疗。几项流行病学研究表明，随着年龄的增长，男性出现症状性 TD 的情况越来越多；其中包括 MMAS、EMAS，以及 BACH 研究。因此，将医疗注意力重新集中在这种需要治疗的重要疾病上是至关重要的。特发性或获得性 TD 对代谢功能的负面影响体现在碳水化合物代谢的改变上，表现为血糖升高、IR 增加和糖尿病。此外，TD 对脂肪代谢和氮储留也有负面影响。TD 对身体成分的负面影响，增加脂肪生成，以及脂肪堆积和瘦体重的减少已经不再有争议。TD 是 MetS 和肥胖的危险因素。TD 与 CVD 发生率及相关死亡率增加相关。TD 的明显症状包括性欲降低和夜间阴茎勃起减少。TD 还与动力减弱、疲劳增加、精力下降、肌肉质量和力量减少、情绪低落、易怒和注意力不集中有关。Wu 等人提出年龄与游离 T 降低、LH 升高相关联，表明睾丸功能受损。TD 与全面性功能障碍有关，包括性欲丧失、勃起功能降低和性高潮障碍。如果仍不治疗，TD 会对男性的健康和生活质量产生严重的负面影响。

先前假设了 TD 在 MetS、2 型糖尿病和 IR 的病理过程中起核心作用，并在脂肪生成和内脏脂肪增加的过程中起重要作用，从而导致肥胖。内脏脂肪是一种内分泌器官，它会产生炎症因子，影响多个组织和器官，并增加 IR、T2DM、MetS 和内皮功能障碍的风险。当务之急是要认识到 TD 是各种病理的中心因素，如 MetS 和肥胖症，并导致血管并发症。

大量科学和临床证据证明，T 治疗对男性 TD 有好处。尽管在一些方法学、分析和解释方面不足的研究中提出了对心血管疾病风险的安全性担忧，但已有大量的文献支持 T 治疗的许多好处，而没有心血管疾病的风险。最近发表的关于 T 治疗对老年男性益处的安慰剂对照临床试验的结果证实了这一观点。

有相当多的证据证明 T 疗法对 TD 男性患者有好处。关于这些益处更详细的讨论可以在本书相关的章节中找到。因此，这里不再进一步讨论 T 疗法。

虽然自 20 世纪 40 年代以来 TD 就被认为是一种内科疾病，且需要治疗，但 20 世纪 80 年代后，由于其特发性，关于男性 TD 的 T 疗法引起相当大的争议。1981 年，FDA 批准 T 制剂用于治疗"经典性腺功能减退症"。此后科学和医学取得了相当大的进步；然而，FDA 和其他科学界和医学界的观点仍然坚持只有"经典的性腺功能减退症"才值得 T 治疗。有人强烈建议 T 治疗不适用于"年龄相关"疾病，即特发性（功能性）性腺功能减退症。笔者认为，这种说法没有科学依据，应该予以驳斥。如果与年龄有关的疾病不需要治疗，我们便不会治疗与年龄有关的高血压、心血管疾病、甲状腺功能减退症、癌症等。然而所有与年龄有关的疾病都会得到治疗，因此笔者认为不应治疗与年龄有关的性腺功能减退症是荒谬的。

治疗 TD 的 T 产品的分类商标于 1981 年推出。当时，关于 TD 的流行病学、患病率和病理生理原因的信息有限。自 1981 年以来，在科学和临床上取得了相当大的进步，使人们对这种疾病对男性健康的重要性有了丰富的临床知识，而这些知识在 1981 年该标签获得批准时还不为人所知。例如，在 20 世纪 80 年代，人们对 TD 和其他合并症，如 HIV 感染、MetS、肥胖症、糖尿病、肾衰竭、睡眠呼吸暂停和慢性阿片类药物或糖皮质激素的使用知之甚少。鉴于临床科学不断发展，很难相信 1981 年的分类标签一成不变，尽管医学不断进步，却超过 30 多年未受到修改。

在 2010 年 4 月、2013 年末和 2014 年初，有 4 篇文章发表，表明在患有 TD 的男性中使用 T 疗法增加心血管疾病的风险。FDA 回顾了所有四项研究及文献中报道的其他研究，并得出结论，没有可信的证据表明 T 治疗会增加心血管疾病的风险。欧洲医疗机构也得出了类似的结论。尽管如此，FDA 还是在 2014 年 9 月召开了一次咨询委员会会议，讨论使用 T 治疗年龄相关性性腺功能减退症，并解决关于潜在心血管风险的争议。2014 年 9 月 FDA 咨询委员会会议上讨论了心血管风险和 T 治疗的适用人群。FDA 总结为，现有的证据支持 T 治疗仅适用于患有"经典的性腺功能减退症"男性，并强调年龄相关性性腺功能减退症不是适应证，因为 T 治疗对这一人群的有效性和安全性尚未确定。这一结论将 T 药物的适用范围仅限于原发性和继发性性腺功能减退症的男性，即患有 Klinefelter 综合征、睾丸隐匿、腮腺炎睾丸炎、睾丸损伤、癌症治疗、Kallmann 综合征、垂体疾病、炎症性疾病、HIV/AIDS 和药物诱导。这是 FDA 认可的 T 治疗的适用范围。FDA 小组的结论是："鉴于睾酮被广泛用于与年龄相关的性腺功能减退症，缺乏支持这种用法的实质性证据，以及适用范围变化对处方模式的未知影响，睾酮产品在老年男性中的心血管安全性仍然是一个重要的公共卫生问题。"而且有大量证据表明 T 治疗对非典型性腺功能减退症的男性有显著益处。至于脑血管安全性的争论，笔者没有发现任何关于患有"经典的性腺功能减退症"男性的脑血管病是安全性的证据，尽管自 1981 年以来，T 已被指定用于此类人群的治疗。

应该强调的是，T 治疗对非经典型性腺功能减退症的益处在于显著改善性欲、勃起功能、情绪和抑郁症状、身体成分、骨密度、贫血和胰岛素敏感性。目前的文献为 T 治疗对男性 TD 的益处提供了确凿的证据。这些包括在性欲、勃起功能及身体成分和骨密度方面的改善。此外，有很好的证据通过体脂、腰围和 IR 等参数表明，对患有代谢性疾病（糖尿病、肥胖症）的男性来说，T 治疗可以改善病情。此外，有相当多的证据表明该治疗对情绪和幸福感有益。

应该指出的是，许多关于 T 治疗作用的研究都在 65 岁或 65 岁以上男性中进行，没有所谓"经典的性腺功能减退症"。基于这些原因，笔者认为，"经典的性腺功能减退症"与"非经典的性腺功能减退症"之间的区别既没有临床意义，也没有科学意义。此外，即使年龄导致 T 水平下降，为什么要否定所谓与年龄有关的 TD 的治疗获益呢？

最近，有 7 项关于老年男性 T 治疗的安慰剂对照临床试验被报道。这类试验的总结指出："这些结果，连同其他 4 个试验（现已完成），应该会为 65 岁或 65 岁以上男性的 T 治疗提供决策依据，这些男性的 T 水平低除了年龄之外没有其他明显的原因。"如果这样的结论是基于这样的试验得出的，FDA 和医学界的许多其他机构仍然反对对患有特发性 TD 的男性进行 T 疗法，则是令人费解的。其他激素缺乏症的治疗是基于激素的缺乏或缺失，而不是根据病因是已知的还是特发性的。明显的例子包括糖尿病和甲状腺功能减退症。选择在 FDA 批准的适用范围之外提供 T 治疗的医生必须对自己进行关于 T 治疗的风险和益处的教育，使用循证医学并保存他们的决定记录。

笔者认为，TD 的症状和体征是由低 T 水平引起，无论是否有已确定的潜在病因，许多 TD 患者都可能从 T 治疗中获益；而且，反对在男性中使用 T 疗法的任何针对年龄的建议都没有科学依据。没有证据表明"经典的性腺功能减退症"与"非经典的性腺功能减退症"之间的区别具有临床或科学意义。事实上，即使年龄确实

第三章 雄激素对代谢稳态和代谢性疾病的影响

导致低浓度的 T 伴随性腺功能减退的症状，也没有必要拒绝治疗所谓的与年龄相关的 TD。

最重要的是，大量研究表明 T 治疗在男性 TD 患者中对血管健康发挥了有益的作用，而不会造成严重的心血管事件。

另一个值得讨论的关键问题是抑制 5α-R 活性对代谢和性功能的影响。越来越多的证据表明，5α-RI 治疗增加了 IR 和肝脂质堆积，并易导致非酒精性脂肪肝。Bolduc 等人研究了 DHT 对糖和脂代谢相关的几种酶的影响，结果显示 DHT 可以调节涉及能量代谢和脂质动员的生化途径。DHT 增加了羧酸酯酶 3 的表达，羧酸酯酶 3 是一种负责激素敏感脂肪酶（hormone-sensitive Lipase，HSL）的脂肪酶，有独立的脂解作用。此外，还发现 DHT 可上调肉碱乙酰转移酶和参与 β- 氧化的酶，而 DHT 通过糖酵解抑制脂肪生成和丙酮酸的合成。这些观察结果与张等人提出的结果是一致的。笔者最近的发现及本节中讨论的内容表明，用度他雄胺抑制 5α-R1 和 5α-R2 会改变代谢功能，并带来潜在的不良代谢后果。简单地说，5α-RI 治疗的一些观察结果是增加 IR，脂质堆积，以及糖代谢和清除的紊乱。

5α-RI 对性功能的负面影响已被广泛报道。有相当多的文献表明，用这种方法治疗对一部分患者的性欲、勃起和性高潮功能产生不良影响。尽管一些研究人员声称这些药物是安全的，而且患病人数相对较少，但必须指出，近 300 万男性在接受这种治疗方法。如果 9% ～ 10% 的接受治疗的男性经历了严重的性功能不良事件，这个数字可能会转化为数十万。在笔者看来，遭受性欲丧失和勃起功能障碍的男性将不是一小部分。鉴于大量老年男性使用度他雄胺治疗前列腺增生症，在开始治疗之前，必须认真考虑这种不良代谢功能。此外，由于这一人群患 IR 和糖尿病的风险更高，因此使用这种方法进行治疗是非常令人担忧的，可能会增加 NAFLD、IR 和糖尿病的发病，但在临床上尚未引起太多关注。因此强烈建议医生在开始非那雄胺和度他雄胺治疗之前，与他们的患者讨论非那雄胺和度他雄胺治疗对代谢（IR、肝脂质堆积、糖尿病）和性功能的潜在不良影响。

人们对 T 及其代谢物 DHT 可能增加前列腺癌风险的恐惧促使了选择性雄激素受体调节剂（elective androgen receptor modulators，SARM）的开发，这种调节剂与组织选择性的 AR 结合后，激活雄激素依赖的基因（转录）。开发 SARM 的主要动力来自于 T 补充对心血管事件、前列腺刺激和肿大、前列腺癌风险可能增加和血红蛋白水平升高等潜在不良影响。在许多组织中，T 既是 AR 配体，又是 DHT 的底物，在第二性征和性功能的发育和维持、生殖细胞发育和附属性器官的发育中起着重要作用，这是开发 SARM 的关键。SARM 有可能选择性地与各种组织中的 AR 结合，并对肌肉产生选择性的合成代谢作用，而对前列腺没有不良影响。人们认为，SARM 将是一种新的治疗药物，在骨骼、肌肉等选择性组织中具有选择性合成代谢功能，不会出现 T 转化为 DHT 或雌二醇的不良反应，因此不会影响前列腺生长或相关疾病。尽管一些 SARM 正在开发中，但美国食品和药品管理局尚未批准 SARM 用于临床。需要指出的是，SARM 具有 T 而非 DHT 特性，从长期来看可能会对代谢和性功能产生不利影响。随着人们开始了解 5α-DHT 在肝和脂肪功能中的重要作用及它在维持性行为中的关键作用，任何开发和批准用于人类使用的 SARM 都应该测试其对新陈代谢和性功能的潜在和重大不良影响。笔者认为，在包括中枢神经组织在内的各种组织中 5α-R 精准而选择性的表达和发挥功能，是发挥关键和重要生理功能的关键。关键问题仍然是，任何抵抗转化为 DHT 和（或）芳构化为 E_2 的 SARM 都将对宿主组织生理产生负面影响。因此，笔者认为 T 是最好的 SARM。SARM 可能抵抗 DHT 或芳构化对 E_2 作用，无疑会在各种组织中有意想不到的、不良的代谢和性功能影响。因此，应该非常谨慎地看待急于开发 SARM 的问题，并需要认真对待安全问题。尽管 SARM 已经问世 40 多年，但至今并无 SARM 的临床应用，几乎所有制药公司正在开发的 SARM 都已终止。

（翻译：段晓晔　审校：樊静雯）

参考文献

1. CHEN X，LI X，HUANG H Y，et al. Effects of testosterone on insulin receptor sub- strate-1 and glucose transporter 4 expression in cells sensitive to insulin. Zhonghua Yi Xue Za Zhi，2006，86：1474-1477.

2. SATO K，IEMITSU M，AIZAWA K，et al. Testosterone and DHEA activate the glucose metabolism-related signaling pathway in skeletal muscle. American Journal of Physiology Endocrinology and Metabolism，2008，294：961-968.

3. MUTHUSAMY T，MURUGESAN P，BALASUBRAMANIAN K. Sex steroids deficiency impairs glucose transporter 4 expression and its translocation through defective Akt phosphorylation in target tissues of adult male rat. Metabolism，2009，58：1581-1592.

4. MCLAREN D，KELLY D，AKHTAR S，et al. Low testosterone is associated with decreased expression of glut-4 and hexokinase 2 in muscle of the testicular feminised mouse. Endocrine Abstracts，2012，29：559.

5. PARTHASARATHY C，RENUKA V N，BALASUBRAMANIAN K. Sex steroids enhance insulin receptors and glucose oxidation in Chang liver cells. Clinica Chimica Acta，2009，399：49-53.

6. MUTHUSAMY T，MURUGESAN P，SRINIVASAN C，et al. Sex steroids influence glucose oxidation through modulation of insulin receptor expression and IRS-1 serine phosphorylation in target tissues of adult male rat. Molecular and Cellular Biochemistry，2011，352：35-45.

7. SESTI G，MARINI M A，BRIATA P，et al. Androgens increase insulin receptor mRNA levels，insulin binding，and insulin responsiveness in HEp-2 larynx carcinoma cells. Molecular and Cellular Endocrinology，1992，86：111-118.

8. SALEHZADEH F，RUNE A，OSLER M，et al. Testosterone or 17b-estradiol exposure reveals sex-specific effects on glucose and lipid metabolism in human myotubes. Journal of Endocrinology，2011，210：219-229.

9. BERGAMINI E，BOMBARA G，PELLEGRINO C. The effect of testosterone on glycogen metabolism in rat levator ani muscle. Biochimica et Biophysica Acta，1996，177：220-234.

10. PITTELOUD N，MOOTHA V K，DWYER A A，et al. Relationship between testosterone levels，insulin sensitivity，and mitochondrial function in men. Diabetes Care，2005，28：1636-1642.

11. RAMAMANI A，ARULDHAS M M，GOVINDARAJULU P. Differential response of rat skeletal muscle glycogen metabolism to testosterone and estradiol. Canadian Journal of Physiology and Pharmacology，1999，77：300-304.

12. MAX S R，KNUDSEN J F. Effect of sex hormones on glucose-6-phosphate dehydrogenase in rat levator ani muscle. Molecular and Cellular Endocrinology，1980，17：111-118.

13. MAX S R. Androgen-estrogen synergy in rat levator ani muscle：glucose-6-phosphate dehydrogenase. Molecular and Cellular Endocrinology，1984，38：103-107.

14. SANTOSA S，JENSEN M D. Effects of male hypogonadism on regional adipose tissue fatty acid storage and lipogenic proteins. PLoS ONE，2012，7：31473.

15. LIN H Y，YU I C，WANG RS，et al. Increased hepatic steatosis and insulin resistance in mice lacking hepatic androgen receptor. Hepatology，2008，47：1924-1935.

16. KELLY D M，AKHTAR S，BROOKE J C，et al. Testosterone increases hepatic liver X receptor and ApoE expression and improves lipid metabolism in the testicular feminized mouse：a potential protective mechanism against atherosclerosis and fatty liver disease. Endocrine Reviews，2012，33：OR22-OR25.

17. HALL D W，VAN DEN HOVEN W E，NOORDZIJ-KAMERMANS N J，et al. Hormonal control of hamster ear sebaceous gland lipogenesis. Archives of Dermatological Research，1983，275：1-7.

18. ROSIGNOLI C，NICOLAS J C，JOMARD A，et al. Involvement of the SREBP pathway in the mode of action of androgens in sebaceous glands in vivo. Experimental Dermatology，2003，12：480-489.

19. MACOTELA Y，BOUCHER J，TRAN T T，et al. Sex and depot differences in adipocyte insulin sensitivity and glucose metabolism. Diabetes，2009，58：803-812.

20. SWINNEN J V，ULRIX W，HEYNS W，et al. Coordinate regulation of lipogenic gene expression by androgens：evidence for a cascade mechanism involving sterol regulatory element binding proteins. PNAS，1997，94：12975-12980.

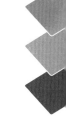

第三章 雄激素对代谢稳态和代谢性疾病的影响

21. CHOW J D, JONES M E, PRELLE K, et al. A selective estrogen receptor a agonist ameliorates hepatic steatosis in the male aromatase knockout mouse. Journal of Endocrinology, 2011, 210: 323-334.

22. MCINNES K J, SMITH L B, HUNGER N I, et al. Deletion of the androgen receptor in adipose tissue in male mice elevates retinol binding protein 4 and reveals independent effects on visceral fat mass and on glucose homeostasis. Diabetes, 2012, 61: 1072-1081.

23. DICKER A, RYDEN M, NASLUND E, et al. Effect of testosterone on lipolysis in human pre-adipocytes from different fat depots. Diabetologia, 2004, 47: 420-428.

24. DE PERGOLA G. The adipose tissue metabolism: role of testosterone and dehydroepiandrosterone. International Journal of Obesity and Related Metabolic Disorders, 2000, 24: S59-S63.

25. REBUFFE-SCRIVE M, MA RIN P, BJO RNTORP P. Effect of testosterone on abdominal adipose tissue in men. International Journal of Obesity, 1991, 15: 791-795.

26. MA RIN P, ODE N B, BJO RNTORP P. Assimilation and mobilization of triglycerides in subcutaneous abdominal and femoral adipose tissuein vivo in men: effects of androgens. Journal of Clinical Endocrinology and Metabolism, 1995, 80: 239-243.

27. RAMIREZ M E, MCMURRY M P, WIEBKE G A, et al. Evidence for sex steroid inhibition of lipoprotein lipase in men: comparison of abdominal and femoral adipose tissue. Metabolism, 1997, 46: 179-185.

28. MOVERARE-SKRTIC S, VENKEN K, ANDERSSON N, et al. Dihydrotestosterone treatment results in obesity and altered lipid metabolism in orchidectomized mice. Obesity, 2006, 14: 662-672.

29. SINGH A B, HSIA S, ALAUPOVIC P, et al. The effects of varying doses of T on insulin sensitivity, plasma lipids, apolipoproteins, and C-reactive protein in healthy young men. Journal of Clinical Endocrinology and Metabolism, 2002, 87: 136-143.

30. HUANG W C, LI X, LIU J, et al. Activation of androgen receptor, lipogenesis, and oxidative stress converged by SREBP-1 is responsible for regulating growth and progression of prostate cancer cells. Molecular Cancer Research, 2012, 10: 133-142.

31. HEEMERS H, MAES B, FOUFELLE F, et al. Androgens stimulate lipogenic gene expression in prostate cancer cells by activation of the sterol regulatory element-binding protein cleavage activating protein/sterol regulatory element-binding protein pathway. Molecular Endocrinology, 2011, 15: 1817-1828.

32. ALI A K, HERAN B S, ETMINAN M. Persistent sexual dysfunction and suicidal ideation in young men treated with low-dose finasteride: A pharmacovigilance study. Pharmacotherapy, 2015, 35: 687-695.

33. ALLAN C A, STRAUSS B J, BURGER H G, et al. Testosterone therapy prevents gain in visceral adipose tissue and loss of skeletal muscle in non-obese aging men. The Journal of Clinical Endocrinology and Metabolism, 2008, 93: 139-146.

34. AMANATKAR H R, CHIBNALL J T, SEO B W, et al. Impact of exogenous testosterone on mood: A systematic review and meta-analysis of randomized placebo-controlled trials. Annals of Clinical Psychiatry, 2014, 26: 19-32.

35. AMORY J K, WATTS N B, EASLEY K A, et al. Exogenous testosterone or testosterone with finasteride increases bone mineral density in older men with low serum testosterone. The Journal of Clinical Endocrinology and Metabolism, 2004, 89: 503-510.

36. AMORY J K, ANAWALT B D, MATSUMOTO A M, et al. The effect of 5a-reductase inhibition with dutasteride and finasteride on bone mineral density, serum lipoproteins, hemoglobin, prostate specific antigen and sexual function in healthy young men. The Journal of Urology, 2008, 179: 2333-2338.

37. ANDERSON J L, MAY H T, LAPPE D L, et al. Impact of testosterone replacement therapy on myocardial infarction, stroke, and death in men with low testosterone concentrations in an integrated health care system. The American Journal of Cardiology, 2016, 117: 794-799.

38. ANDERSSON B, MARIN P, LISSNER L, et al. Testosterone concentrations in women and men with NIDDM. Diabetes Care, 1994, 17: 405-411.

39. ANDRIOLE G L, KIRBY R. Safety and tolerability of the dual 5alpha-reductase inhibitor dutasteride in the treatment of benign prostatic hyperplasia. European Urology, 2003, 44: 82-88.

性与糖尿病

40. ANDRIOLE G L，BOSTWICK D G，BRAWLEY O W，et al. Effect of dutasteride on the risk of prostate cancer. The New England Journal of Medicine，2010，362：1192-1202.

41. ANTONIO L，WU F C，O'NEILL T W，et al. Associations between sex steroids and the development of metabolic syndrome：A longitudinal study in European men. The Journal of Clinical Endocrinology and Metabolism，2015，100：1396-1404.

42. ARAUJO A B，O'DONNELL A B，BRAMBILLA D J，et al. Prevalence and incidence of androgen deficiency in middle-aged and older men：Estimates from the Massachusetts Male Aging Study. The Journal of Clinical Endocrinology and Metabolism，2004，89：5920-5926.

43. ARAUJO A B，ESCHE G R，KUPELIAN V，et al. Prevalence of symptomatic androgen deficiency in men. The Journal of Clinical Endocrinology and Metabolism，2007，92：4241-4247.

44. AUB J C . The use of testosterone. The New England Journal of Medicine，1940，222：877-881.

45. AUB J C，KETY S S. Recent advances in testosterone therapy. The New England Journal of Medicine，1943，228：338-343.

46. AZZOLINA B，ELLSWORTH K，ANDERSSON S，et al. Inhibition of rat alpha-reductases by finasteride：Evidence for isozyme differences in the mechanism of inhibition. The Journal of Steroid Biochemistry and Molecular Biology，1997，61：55-64.

47. BAILLARGEON J，URBAN R J，KUO Y F，et al. Risk of myocardial infarction in older men receiving testosterone therapy. The Annals of Pharmacotherapy，2014，48：1138-1144.

48. BAILLARGEON J，URBAN R J，Morgentaler A，et al. Risk of venous thromboembolism in men receiving testosterone therapy. Mayo Clinic Proceedings，2015，9：1038-1045.

49. Bamberger C M，Schulte H M，Chrousos G P. Molecular determinants of glucocorticoid receptor function and tissue sensitivity to glucocorticoids. Endocrine Reviews，1996，17：245-261.

50. BASARIA S. Androgen deprivation therapy，insulin resistance，and cardiovascular mortality：An inconvenient truth. Journal of Andrology，2008，29：534-539.

51. BASARIA S，DOBS A. Hypogonadism and androgen replacement therapy in elderly men. The American Journal of Medicine，2010，110：563-572.

52. BASARIA S，DOBS A S. Testosterone making an entry into the cardiometabolic world. Circulation，2007，116：2658-2661.

53. BASARIA S，MULLER D，CARDUCCI M，et al. Hyperglycemia and insulin resistance in men with prostate carcinoma who receive androgen-deprivation therapy. Cancer，2006，106：581-588.

54. BASARIA S，COVIELLO A D，TRAVISON T G，et al. Adverse events associated with testosterone administration. The New England Journal of Medicine，2010，363：109-122.

55. BASARIA S，JASUJA R，HUANG G，et al. Characteristics of men who report persistent sexual symptoms after finasteride use for hair loss. The Journal of Clinical Endocrinology and Metabolism，2016，101：4669-4680.

56. BASURTO L，ZARATE A，GOMEZ R，et al. Effect of testosterone therapy on lumbar spine and hip mineral density in elderly men. The Aging Male，2008，11：140-145.

57. BAUM M J. A comparison of the effects of methyltrienolone（R 1881）and 5 alpha-dihydrotestosterone on sexual behavior of castrated male rats. Hormones and Behavior，1979，13：165-174.

58. BECHIS S K，OTSETOV A G，GE R，et al. Personalized medicine for the management of benign prostatic hyperplasia. The Journal of Urology，2014，192：16-23.

59. BERRY S J，ISAACS J T. Comparative aspects of prostatic growth and androgen metabolism with aging in the dog versus the rat. Endocrinology，1984，114：511-520.

60. BHASIN S，WOODHOUSE L，CASABURI R，et al. Older men are as responsive as young men to the anabolic effects of graded doses of testosterone on the skeletal muscle. The Journal of Clinical Endocrinology and Metabolism，2005，90：678-688.

61. BHASIN S，CALOF O M，STORER T W，et al. Drug insight：Testosterone and selective androgen receptor modulators as anabolic therapies for chronic illness and aging. Nature Clinical Practice Endocrinology & Metabolism，2006，2：146-159.

62. BHASIN S，CUNNINGHAM G R，HAYES F J，et al. Testosterone therapy in men with androgen deficiency syndromes：

An endocrine society clinical practice guideline. The Journal of Clinical Endocrinology and Metabolism, 2010, 95: 2536-2559.

63. BJÖRNTORP P, ROSMOND R. Obesity and cortisol. Nutrition, 2000, 16: 924-936.

64. BLOUIN K, DESPRES J P, COUILLARD C, et al. Contribution of age and declining androgen levels to features of the metabolic syndrome in men. Metabolism, 2005, 54: 1034-1040.

65. BLOUIN K, RICHARD C, BROCHU G, et al. Androgen inactivation and steroid-converting enzyme expression in abdominal adipose tissue in men. The Journal of Endocrinology, 2006, 191, 637-649.

66. BOLDUC C, YOSHIOKA M, ST-AMAND J. Transcriptomic characterization of the long-term dihydrotestosterone effects in adipose tissue. Obesity (Silver Spring), 2007, 15: 1107-1132.

67. BOONEN E, VERVENNE H, MEERSSEMAN P, et al. Reduced cortisol metabolism during critical illness. The New England Journal of Medicine, 2013, 368: 1477-1488.

68. BRADSHAW W G, BAUM M J, AWH C C. Attenuation by a 5 alpha-reductase inhibitor of the activational effect of testosterone propionate on penile erections in castrated male rats. Endocrinology, 1981, 109: 1047-1051.

69. BUDOFF M J, ELLENBERG S S, LEWIS C E, et al. Testosterone treatment and coronary artery plaque volume in older men with low testosterone. Journal of the American Medical Association, 2017, 317: 708-716.

70. BUVAT J, MAGGI M, GOOREN L, et al. Endocrine aspects of male sexual dysfunctions. The Journal of Sexual Medicine, 2010, 7: 1627-1656.

71. BUVAT J, MAGGI M, GUAY A, et al. Testosterone deficiency in men: Systematic review and standard operating procedures for diagnosis and treatment. The Journal of Sexual Medicine, 2013, 10: 245-284.

72. CALOF O, SINGH A B, LEE M L, et al. Adverse events associated with testosterone supplementation of older men. The Journals of Gerontology. Series A, Biological Sciences and Medical Sciences, 2015, 60: 1451-1457.

73. CAMACHO E M, HUHTANIEMI I T, O'NEILL T W, et al. Age-associated changes in hypothalamic-pituitary-testicular function in middle-aged and older men are modified by weight change and lifestyle factors: Longitudinal results from the European Male Ageing Study. European Journal of Endocrinology, 2013, 168: 445-455.

74. CARRUTHERS M, TRINICK T R, JANKOWSKA E, et al. Are the adverse effects of glitazones linked to induced testosterone deficiency？ Cardiovascular Diabetology, 2008, 7: 30.

75. CARUSO D, ABBIATI F, GIATTI S, et al. Patients treated for male pattern hair with finasteride show, after discontinuation of the drug, altered levels of neuroactive steroids in cerebrospinal fluid and plasma. The Journal of Steroid Biochemistry and Molecular Biology, 2015, 146: 74-79.

76. CAUCI S, CHIRIACÒ G, CECCHIN E, et al. Androgen receptor (AR) gene (CAG) n and (GGN) n length polymorphisms and symptoms in young males with long-lasting adverse effects after finasteride use against androgenic alopecia. Sexual Medicine, 2017, 5: 61-71.

77. CHAZENBALK G, SINGH P, IRGE D, et al. Androgens inhibit adipogenesis during human adipose stem cell commitment to preadipocyte formation. Steroids, 2013, 78: 920-926.

78. CHEETHAM T C, AN J, JACOBSEN S J, et al. Association of testosterone replacement with cardiovascular outcomes among men with androgen deficiency. JAMA Internal Medicine, 2017, 177: 491-499.

79. CHEN R Y T, WITTEST G A, ANDRESON G R. Relative androgen deficiency in relation to obesity and metabolic status in older men. Diabetes, Obesity & Metabolism, 2006, 8: 429-435.

80. CHI B H, KIM S C. Changes in sexual function in benign prostatic hyperplasia patients taking dutasteride: 1-year follow-up results. Korean Journal of Urology, 2011, 52: 632-636.

81. CHIRIAC G, CAUCI S, MAZZON G, et al. An observational retrospective evaluation of 79 young men with long-term adverse effects after use of finasteride against androgenetic alopecia. Andrology, 2016, 4: 245-250.

82. CHOI S K, HAN S W, KIM D H, et al. Transdermal dihydrotestosterone therapy and its effects on patients with microphallus. The Journal of Urology, 1993, 150: 657-660.

83. CHOI G S, KIM J H, OH S Y, et al. Safety and tolerability of the dual 5-alpha reductase inhibitor dutasteride in the treatment of androgenetic alopecia. Annals of Dermatology, 2016, 28: 444-450.

性与糖尿病

84. COHEN P G. The hypogonadal-obesity cycle：Role of aromatase in modulating the testosterone-estradiol shunt a major factor in the genesis of morbid obesity. Medical Hypotheses，1999，52：49-51.

85. COLANGELO L A，OUYANG P，LIU K，et al. Association of endogenous sex hormones with diabetes and impaired fasting glucose in men：Multi-ethnic study of atherosclerosis. Diabetes Care，2009，32：1049-1051.

86. CORONA G，MANNUCCI E，MANSANI R，et al. Organic，relational and psychological factors in erectile dysfunction in men with diabetes mellitus. European Urology，2004，46：222-228.

87. CORONA G，MANNUCCI E，PETRONE L，et al. Association of hypogonadism and type II diabetes in men attending an outpatient erectile dysfunction clinic. International Journal of Impotence Research，2006，18：190-197.

88. CORONA G，MANNUCCI E，PETRONE L，et al. NCEP-ATPIII defined metabolic syndrome，type 2 diabetes mellitus，and prevalnce of hypogonadism in male patients with sexual dysfunction. The Journal of Sexual Medicine，2007，4：1038-1045.

89. CORONA G，MONAMI M，RASTRELLI G，et al. Testosterone and metabolic syndrome：A meta-analysis study. The Journal of Sexual Medicine，2011，8：272-283.

90. CORONA G，MONAMI M，RASTRELLI G，et al. Type 2 diabetes mellitus and testosterone：A meta-analysis study. International Journal of Andrology，2011，34：528-540.

91. CORONA G，RASTRELLI G，MONAMI M，et al. Body weight loss reverts obesity-associated hypogonadotropic hypogonadism：A systematic review and meta-analysis. European Journal of Endocrinology，2013，168：829-843.

92. CORONA G，ISIDORI A M，BUVAT J，et al. Testosterone supplementation and sexual function：A meta-analysis study. The Journal of Sexual Medicine，2014，11：1577-1592.

93. CORONA G，GIAGULLI V A，MASEROLI E，et al. Therapy of endocrine disease：Testosterone supplementation and body composition：Results from a meta-analysis study. European Journal of Endocrinology，2016，174：99-116.

94. CORONA G，TIRABASSI G，SANTI D，et al. Sexual dysfunction in subjects treated with inhibitors of 5 α -reductase for benign prostatic hyperplasia：A comprehensive review and meta-analysis. Andrology，2017，5：671-678.

95. COUILLARD C，GAGNON J，BERGERON J，et al. Contribution of body fatness and adipose tissue distribution to the age variation in plasma steroid hormone concentrations in men：The HERITAGE Family Study. The Journal of Clinical Endocrinology and Metabolism，2000，85：1026-1031.

96. CUNNINGHAM G R，STEPHENS-SHIELDS A J，ROSEN R C，et al. Testosterone treatment and sexual function in older men with low testosterone levels. The Journal of Clinical Endocrinology and Metabolism，2016，101：3096-3104.

97. DE LIGNIERES B. Transdermal dihydrotestosterone treatment of andropause. Annals of Medicine，1993，25：235-241.

98. DEBRUYNE F，BARKIN J，VAN ERPS P，et al. ARIA3001，ARIA3002 and ARIB3003 study investigators. Efficacy and safety of long-term treatment with the dual 5 alpha-reductase inhibitor dutasteride in men with symptomatic benign prostatic hyperplasia. European Urology，2004，46：488-494.

99. DEBRUYNE F M，BEHRE H M，ROEHRBORN C G，et al. RHYME Investigators. Testosterone treatment is not associated with increased risk of prostate cancer or worsening of lower urinary tract symptoms：Prostate health outcomes in the Registry of Hypogonadism in Men. BJU International，2017，119：216-224.

100. DERIJK R，SCHAAF M，DE KLOET E. Glucocorticoid receptor variants：Clinical implications. The Journal of Steroid Biochemistry and Molecular Biology，2002，81：103-122.

101. DERWEESH I H，DIBLASIO C J，KINCADE M C，et al. Risk of new-onset diabetes mellitus and worsening glycemic variables for established diabetes in men undergoing androgen-deprivation therapy for prostate cancer. BJU International，2007，100：1060-1065.

102. DHINDSA S，PRABHAKAR S，SETHI M，et al. Frequent occurrence of hypogonadotropic hypogonadism in type 2 diabetes. The Journal of Clinical Endocrinology and Metabolism，2004，89：5462-5468.

103. DHINDSA S，MILLER M G，MCWHIRTER C L，et al. Testosterone concentrations in diabetic and nondiabetic obese men. Diabetes Care，2010，33：1186-1192.

104. DI DALMAZI G，PAGOTTO U，PASQUALI R，et al. Glucocorticoids and type 2 diabetes：From physiology to pathology. Journal of Nutrition and Metabolism，2012，2012：1-9.

105. DING E L, SONG Y, MALIK V S, et al. Sex differences of endogenous sex hormones and risk of type 2 diabetes: A systematic review and meta-analysis. Journal of the American Medical Association, 2006, 295: 1288-1299.

106. DOBS A S, BACHORIK P S, ARVER S, et al. Interrelationships among lipoprotein levels, sex hormones, anthropometric parameters, and age in hypogonadal men treated for 1 year with a permeation-enhanced testosterone transdermal system. The Journal of Clinical Endocrinology and Metabolism, 2001, 86: 1026-1033.

107. DOCKERY F, BULPITT C J, AGARWAL S, et al. Testosterone suppression in men with prostate cancer leads to an increase in arterial stiffness and hyperinsulinaemia. Clinical Science, 2003, 104: 195-201.

108. DOWMAN J K, HOPKINS L J, REYNOLDS G M, et al. Loss of 5α-reductase type 1 accelerates the development of hepatic steatosis but protects against hepatocellular carcinoma in male mice. Endocrinology, 2013, 154: 4536-4547.

109. DUBOIS V, LAURENT M R, JARDI F, et al. Androgen deficiency exacerbates high-fat diet-induced metabolic alterations in male mice. Endocrinology, 2016, 157: 648-665.

110. EDWARDS J P, WEST S J, POOLEY C L, et al. New nonsteroidal androgen receptor modulators based on 4-(trifluoromethyl)-2 (1H)-pyrrolidino[3, 2-g] quinolinone. Bioorganic & Medicinal Chemistry Letters, 1998, 8: 745-750.

111. EISENBERG M L, LI S, HERDER D, et al. Testosterone therapy and mortality risk. International Journal of Impotence Research, 2015, 27: 46-48.

112. EMMELOT-VONK M H, VERHAAR H J, NAKHAI POUR H R, et al. Effect of testosterone supplementation on functional mobility, cognition, and other parameters in older men: A randomized controlled trial. Journal of the American Medical Association, 2008, 299: 39-52.

113. ERDEMIR F, HARBIN A, HELLSTROM W J. 5-alpha reductase inhibitors and erectile dysfunction: The connection. The Journal of Sexual Medicine, 2008, 5: 2917-2924.

114. ETMINAN M, SKELDON S C, GOLDENBERG S L, et al. Testosterone therapy and risk of myocardial infarction: A pharmacoepidemiologic study. Pharmacotherapy, 2015, 35: 72-78.

115. FERRIS H A, KAHN C R. New mechanisms of glucocorticoid-induced insulin resistance: Make no bones about it. The Journal of Clinical Investigation, 2012, 122: 3854-3857.

116. FINKLE W D, GREENLAND S, RIDGEWAY G K, et al. Increased risk of non-fatal myocardial infarction following testosterone therapy prescription in men. PLoS One, 2014, 9: e85805.

117. FUKUI M, SOH J, TANAKA M, et al. Low serum testosterone concentration in middle-aged men with type 2 diabetes. Endocrine Journal, 2007, 54: 871-877.

118. FUKUI M, TANAKA M, HASEGAWA G, et al. Association between serum bioavailable testosterone concentration and the ratio of glycated albumin to glycated hemoglobin in men with type 2 diabetes. Diabetes Care, 2008, 31: 397-401.

119. FWU C W, EGGERS P, KAPLAN S A, et al. Long-term effects of doxazosin, finasteride and combination therapy on quality of life in men with benign prostatic hyperplasia. The Journal of Urology, 2013, 190: 187-193.

120. FWU C W, EGGERS P W, KIRKALI Z, et al. Change in sexual function in men with lower urinary tract symptoms (LUT)/benign prostatic hyperplasia (BPH) associated with long-term treatment with doxazosin, finasteride, and combined therapy. The Journal of Urology, 2014, 191: 1828-1834.

121. GANZER C A, JACOBS A R, IQBAL F. Persistent sexual, emotional, and cognitive impairment post-finasteride: A survey of men reporting symptoms. American Journal of Men'S Health, 2015, 9: 222-228.

122. GIATTI S, RIGOLIO R, ROMANO S, MITRO N, et al. Dihydrotestosterone as protective agent in chronic experimental autoimmune encephalomyelitis. Neuroendocrinology, 2015, 101: 296-308.

123. GRAY G D, SMITH E R, DAVIDSON J M. Hormonal regulation of penile erection in castrated male rats. Physiology & Behavior, 1980, 24: 463-468.

124. GROSSMANN M, THOMAS M C, PANAGIOTOPOULOS S, et al. Low testosterone levels are common and associated with insulin resistance in men with diabetes. The Journal of Clinical Endocrinology and Metabolism, 2008, 93: 1834-1840.

125. GUO M, HERAN B, FLANNIGAN R, et al. Persistent sexual dysfunction with finasteride 1 mg taken for hair loss. Pharmacotherapy, 2016, 36: 1180-1184.

126. GUPTA A K, CHARRETTE A. The efficacy and safety of 5alpha-reductase inhibitors in androgenetic alopecia: A network

meta-analysis and benefit-risk assessment of finasteride and dutasteride. Journal of Dermatological Treatment，2014，25：156-161.

127. GUPTA V，BHASIN S，GUO W，et al. Effects of dihydrotestosterone on differentiation and proliferation of human mesenchymal stem cells and preadipocytes. Molecular and Cellular Endocrinology，2008，296：32-40.

128. GUR S，KADOWITZ P J，HELLSTROM W J. Effects of 5-alpha reductase inhibitors on erectile function，sexual desire and ejaculation. Expert Opinion on Drug Safety，2013，12：81-90.

129. HACKETT G，COLE N，BHARTIA M，et al. Testosterone replacement therapy with long-acting testosterone undecanoate improves sexual function and quality-of-life parameters vs. placebo in a population of men with type 2 diabetes. The Journal of Sexual Medicine，2013，10：1612-1627.

130. HACKETT G，COLE N，BHARTIA M，et al. Testosterone replacement therapy improves metabolic parameters in hypogonadal men with type 2 diabetes but not in men with coexisting depression：The BLAST study. The Journal of Sexual Medicine，2014，11：840-856.

131. HACKETT G，COLE N，SAGHIR A，et al. Testosterone undecanoate improves sexual function in men with type 2 diabetes and severe hypogonadism：Results from a 30-week randomized placebo-controlled study. BJU International，2016，118：804-813.

132. HACKETT G，HEALD A H，SINCLAIR A，et al. Serum testosterone，testosterone replacement therapy and all-cause mortality in men with type 2 diabetes：Retrospective consideration of the impact of PDE5 inhibitors and statins. International Journal of Clinical Practice，2016，70：244-253.

133. HAFFNER S M，SHATEN J，STERN M P，et al. Low levels of sex hormone-binding globulin and testosterone predict the development of non-insulin-dependent diabetes mellitus in men. MRFIT research group. Multiple risk factor intervention trial. American Journal of Epidemiology，1996，143：889-897.

134. HAFFNER S M，MIETTINEN H，KARHAPA P，et al. Leptin concentrations，sex hormones，and cortisol in nondiabetic men. The Journal of Clinical Endocrinology and Metabolism，1997，82：1807-1809.

135. HAIDER A，YASSIN A，SAAD F，et al. Effects of androgen deprivation on glycaemic control and on cardiovascular biochemical risk factors in men with advanced prostate cancer with diabetes. The Aging Male，2007，10：189-196.

136. HAIDER A，SAAD F，DOROS G，et al. Hypogonadal obese men with and without diabetes mellitus type 2 lose weight and show improvement in cardiovascular risk factors when treated with testosterone：An observational study. Obesity Research and Clinical Practice，2014，8：339-349.

137. HAIDER A，YASSIN A，DOROS G，et al. Effects of long-term testosterone therapy on patients with "diabesity"：Results of observational studies of pooled analyses in obese hypogonadal men with type 2 diabetes. International Journal of Endocrinology，2014，2014：683515.

138. HAIDER K S，HAIDER A，DOROS G，et al. Long-term testosterone therapy improves urinary and sexual function and quality of life in men with hypogonadism：Results from a propensity matched subgroup of a controlled registry study. The Journal of Urology，2017，17：77145-77145.

139. HAMILTON E J，GIANATTI E，STRAUSS B J，et al. Increase in visceral and subcutaneous abdominal fat in men with prostate cancer treated with androgen deprivation therapy. Clinical Endocrinology，2011，74：377-383.

140. HANSKE J N V L，GILD P，COLE A，et al. Adverse effects of testosterone replacement therapy for men，a matched cohort study. European Urology Supplements，2017，16：448-450.

141. HARMAN S M，METTER E J，TOBIN J D，et al. Longitudinal effects of aging on serum total and free testosterone levels in healthy men. Baltimore Longitudinal Study of Aging. The Journal of Clinical Endocrinology and Metabolism，2001，86：724-731.

142. HART B L. Effects of testosterone propionate and dihydrotestosterone on penile morphology and sexual reflexes of spinal male rats. Hormones and Behavior，1973，4：239-246.

143. HART B L. Activation of sexual reflexes of male rats by dihydrotestosterone but not estrogen. Physiology & Behavior，1979，23：107-109.

144. HAZLEHURST J M，OPRESCU A I，NIKOLAOU N，et al. Dual-5α-reductase inhibition promotes hepatic lipid

accumulation in man. The Journal of Clinical Endocrinology and Metabolism, 2016, 101: 103-113.

145. HELLMAN L, NAKADA F, ZUMOFF B, et al. Renal capture and oxidation of cortisol in man. The Journal of Clinical Endocrinology and Metabolism, 1971, 33: 52-62.

146. HOFSTRA J, LOVES S, VAN WAGENINGEN B, et al. High prevalence of hypogonadotropic hypogonadism in men referred for obesity treatment. The Netherlands Journal of Medicine, 2008, 66: 103-109.

147. IDAN A, GRIFFITHS K A, HARWOOD D T, et al. Long-term effects of dihydrotestosterone treatment on prostate growth in healthy, middle-aged men without prostate disease: A randomized, placebo-controlled trial. Annals of Internal Medicine, 2010, 153: 621-632.

148. INABA M, OTANI Y, NISHIMURA K, et al. Marked hyperglycemia after androgen-deprivation therapy for prostate cancer and usefulness of pioglitazone for its treatment. Metabolism, 2005, 54: 55-59.

149. IRWIG M S. Depressive symptoms and suicidal thoughts among former users of finasteride with persistent sexual side effects. The Journal of Clinical Psychiatry, 2012, 73: 1220-1223.

150. IRWIG M S. Persistent sexual side effects of finasteride: Could they be permanent? The Journal of Sexual Medicine, 2012, 9: 2927-2932.

151. IRWIG M S. Decreased alcohol consumption among former male users of finasteride with persistent sexual side effects: a preliminary report. Alcoholism, Clinical and Experimental Research, 2013, 37: 1823-1826.

152. IRWIG M S. Androgen levels and semen parameters among former users of finasteride with persistent sexual adverse effects. JAMA Dermatology, 2014, 150: 1361-1363.

153. IRWIG M S, KOLUKULA S. Persistent sexual side effects of finasteride for male pattern hair loss. The Journal of Sexual Medicine, 2011, 8: 1747-1753.

154. ISIDORI A M, STROLLO F, MORE M, et al. Leptin and aging: Correlation with endocrine changes in male and female healthy adult populations of different body weights. The Journal of Clinical Endocrinology and Metabolism, 2000, 85: 1954-1962.

155. ISIDORI A M, GIANNETTA E, GRECO E A, et al. Effects of testosterone on body composition, bone metabolism and serum lipid profile in middle-aged men: A meta-analysis. Clinical Endocrinology, 2005, 63: 280-293.

156. ISIDORI A M, BUVAT J, CORONA G, et al. A critical analysis of the role of testosterone in erectile function: From pathophysiology to treatment-a systematic review. European Urology, 2014, 65: 99-112.

157. JOCKENHÖVEL F, MINNEMANN T, SCHUBERT M, et al. Comparison of long-acting testosterone undecanoate formulation versus testosterone enanthate on sexual function and mood in hypogonadal men. European Journal of Endocrinology, 2009, 160: 815-819.

158. JONES T H. Effects of testosterone on type 2 diabetes and components of the metabolic syndrome. Journal of Diabetes, 2010, 2: 146-156.

159. JONES T H, ARVER S, BEHRE H M, et al. Testosterone replacement in hypogonadal men with type 2 diabetes and/or metabolic syndrome (the TIMES2 study). Diabetes Care, 2011, 34: 828-837.

160. 129. JOYCE K E, BIGGS M L, DJOUSSEE L, et al. Testosterone, dihydrotestosterone, sex hormone binding globulin and incident diabetes among older men: The Cardiovascular Health Study. The Journal of Clinical Endocrinology and Metabolism, 2017, 102: 33-39.

161. KAPLAN S A, CHUNG D E, LEE R K, et al. A 5-year retrospective analysis of 5alpha-reductase inhibitors in men with benign prostatic hyperplasia: Finasteride has comparable urinary symptom efficacy and prostate volume reduction, but less sexual side effects and breast complications than dutasteride. International Journal of Clinical Practice, 2012, 66: 1052-1055.

162. KAPOOR D, GOODWIN E, CHANNER K S, et al. Testosterone replacement therapy improves insulin resistance, glycaemic control, visceral adiposity and hypercholesterolaemia in hypogonadal men with type 2 diabetes. European Journal of Endocrinology, 2006, 154: 899-906.

163. KAPOOR D, ALDRED H, CLARK S, et al. Clinical and biochemical assessment of hypogonadism in men with type 2 diabetes. Diabetes Care, 2007, 30: 911-917.

164. KEATING N L, O'MALLEY A J, SMITH M R. Diabetes and cardiovascular disease during androgen deprivation therapy for

性
与
糖
尿
病

prostate cancer. Journal of Clinical Oncology，2006，24：4448-4456.

165. KEATING N L，O'MALLEY A，FREEDLAND S J，et al. Diabetes and cardiovascular disease during androgen deprivation therapy：Observational study of veterans with prostate cancer. Journal of the National Cancer Institute，2012，104，1518-1523.

166. KEATING N L，LIU P H，O'MALLEY A J，et al. Androgen- deprivation therapy and diabetes control among diabetic men with prostate cancer. European Urology，2014，65：816-824.

167. KELLY D M，JONES T H. Testosterone：A metabolic hormone in health and disease. The Journal of Endocrinology，2013，217：25-45.

168. KELLY D M，JONES T H. Testosterone：A vascular hormone in health and disease. The Journal of Endocrinology，2013，217：47-71.

169. KELLY D M，JONES T H. Testosterone and cardiovascular risk in men. Frontiers of Hormone Research，2014，43：1-20.

170. KELLY D M，JONES T H. Testosterone and obesity. Obesity Reviews，2015，16：581-606.

171. KELLY D M，NETTLESHIP J E，AKHTAR S，et al. Testosterone suppresses the expression of regulatory enzymes of fatty acid synthesis and protects against hepatic steatosis in cholesterol-fed androgen deficient mice. Life Sciences，2014，109：95-103.

172. KELLY D M，AKHTAR S，SELLERS D J，et al. Testosterone differentially regulates targets of lipid and glucose metabolism in liver，muscle and adipose tissues of the testicular feminised mouse. Endocrine，2016，54：504-515.

173. KENNY A M，KLEPPINGER A，ANNIS K，et al. Effects of transdermal testosterone on bone and muscle in older men with low bio-available testosterone levels，low bone mass，and physical frailty. Journal of the American Geriatrics Society，2010，58：1134-1143.

174. KHAW K T，DOWSETT M，FOLKERD E，et al. Endogenous testosterone and mortality due to all causes，cardiovascular disease，and cancer in men：European prospective investigation into cancer in Norfolk（EPIC-Norfolk）Prospective Population Study. Circulation，2007，116：2694-2701.

175. KIGURADZE T，TEMPS W H，YARNOLD P R，et al. Persistent erectile dysfunction in men exposed to the 5α-reductase inhibitors，finasteride，or dutasteride. Peer J，2017，5：3020.

176. KIM S，KWON H，PARK J H，et al. A low level of serum total testosterone is independently associated with nonalcoholic fatty liver disease. BMC Gastroenterology，2012，12：69.

177. LAAKSONEN D E，NISKANEN L，PUNNONEN K，et al. Sex hormones，inflammation and the metabolic syndrome：A population-based study. European Journal of Endocrinology，2003，149：601-608.

178. LAAKSONEN D E，NISKANEN L，PUNNONEN K，et al. Testosterone and sex hormone-binding globulin predict the metabolic syndrome and diabetes in middle-aged men. Diabetes Care，2004，27：1036-1041.

179. LAAKSONEN D E，NISKANEN L，PUNNONEN K，et al. The metabolic syndrome and smoking in relation to hypogonadism in middle-aged men：A prospective cohort study. The Journal of Clinical Endocrinology and Metabolism，2005，90：712-719.

180. LAGE M J，BARBER B L，MARKUS R A. Association between androgen deprivation therapy and incidence of diabetes among males with prostate cancer. Urology，2007，70：1104-1108.

181. LEE M J，PRAMYOTHIN P，KARASTERGIOU K，et al. Deconstructing the roles of glucocorticoids in adipose tissue biology and the development of central obesity. Biochimica et Biophysica Acta（BBA），2014，1842：473-481.

182. LIU L，ZHAO S，LI F，et al. Effect of 5α-reductase inhibitors on sexual function：A meta-analysis and systematic review of randomized controlled trials. The Journal of Sexual Medicine，2016，13：1297-1310.

183. LIVINGSTONE D E，GRASSICK S L，CURRIE G L，et al. Dysregulation of glucocorticoid metabolism in murine obesity：Comparable effects of leptin resistance and deficiency. The Journal of Endocrinology，2009，201：211-218.

184. LIVINGSTONE D E，DI ROLLO E M，YANG C，et al. Relative adrenal insufficiency in mice deficient in 5α-reductase 1. The Journal of Endocrinology，2014，222：257-266.

185. LIVINGSTONE D E，BARAT P，DI ROLLO E M，et al. 5α-reductase type 1 deficiency or inhibition predisposes to insulin resistance，hepatic steatosis，and liver fibrosis in rodents. Diabetes，2015，64：447-458.

186. LIVINGSTONE D E，DI ROLLO E M，MAK T C，et al. Metabolic dysfunction in female mice with disruption of 5 α -reductase 1. The Journal of Endocrinology，2017，232：29-36.

187. LUGG J A，RAJFER J，GONZALEZ-CADAVID N F. Dihydrotestosterone is the active androgen in the maintenance of nitric oxide-mediated penile erection in the rat. Endocrinology，1995，136：1495-1501.

188. MAGGI M，WU F C，JONES T H，et al. Testosterone treatment is not associated with increased risk of adverse cardiovascular events：Results from the Registry of Hypogonadism in Men（RHYME）. International Journal of Clinical Practice，2016，70：843-852.

189. MALKIN C J，PUGH P J，JONES R D，et al. The effect of testosterone replacement on endogenous inflammatory cytokines and lipid profiles in hypogonadal men. The Journal of Clinical Endocrinology and Metabolism，2004，89：3313-3318.

190. MALKIN C J，JONES，T H，CHANNER K S. The effect of testosterone on insulin sensitivity in men with heart failure. European Journal of Heart Failure，2007，9：44-50.

191. MANESCHI E，MORELLI A，FILIPPI S，et al. Testosterone treatment improves metabolic syndrome-induced adipose tissue derangements. The Journal of Endocrinology，2012，215：347-362.

192. MANTZOROS C S，GEORGIADIS E I，TRICHOPOULOS D. Contribution of dihydrotestosterone to male sexual behavior. BMJ，1995，310：1289-1291.

193. MANZO J，CRUZ M R，HERNANDEZ M E，et al. Regulation of non-contact erection in rats by gonadal steroids. Hormones and Behavior，1999，35：264-270.

194. MARKS L S，MAZER N A，MOSTAGHEL E，et al. Effect of testosterone replacement therapy on prostate tissue in men with late-onset hypogonadism：A randomized controlled trial. Journal of the American Medical Association，2006，296：2351-2361.

195. MATHER K J，KIM C，CHRISTOPHI C A，et al. Diabetes prevention program. steroid sex hormones，sex hormone-binding globulin，and diabetes incidence in the diabetes prevention program. The Journal of Clinical Endocrinology and Metabolism，2015，100：3778-3786.

196. MAUVAIS-JARVIS F. Androgen-deprivation therapy and pancreatic β -cell dysfunction in men. Journal of Diabetes and its Complications，2016，30，389-390.

197. MAUVAIS-JARVIS F，KULKARNI R N，KAHN C R. Knockout models are useful tools to dissect the pathophysiology and genetics of insulin resistance. Clinical Endocrinology，2002，57：1-9.

198. MCCONNELL J D，WILSON J D，GEORGE F W，et al. Finasteride，an inhibitor of 5 alpha-reductase，suppresses prostatic dihydrotestosterone in men with benign prostatic hyperplasia. The Journal of Clinical Endocrinology and Metabolism，1992，74：505-508.

199. MCCONNELL J D，BRUSKEWITZ R，WALSH P，et al. The effect of finasteride on the risk of acute urinary retention and the need for surgical treatment among men with benign prostatic hyperplasia. Finasteride long-term efficacy and safety study group. The New England Journal of Medicine，1998，338：557-563.

200. MELCANGI R C，CARUSO D，ABBIATI F，et al. Neuroactive steroid levels are modified in cerebrospinal fluid and plasma of post-finasteride patients showing persistent sexual side effects and anxious/depressive symptomatology. The Journal of Sexual Medicine，2013，10：2598-2603.

201. MELCANGI R C，SANTI D，SPEZZANO R，et al. Neuroactive steroid levels and psychiatric and andrological features in post-finasteride patients. The Journal of Steroid Biochemistry and Molecular Biology，2017，171：229-235.

202. MELLA J M，PERRET M C，MANZOTTI M，et al. Efficacy and safety of finasteride therapy for androgenetic alopecia：A systematic review. Archives of Dermatology，2010，146：1141-1150.

203. MOHAMEDALI H Z，BREUNIS H，TIMILSHINA N，et al. Changes in blood glucose and cholesterol levels due to androgen deprivation therapy in men with non-metastatic prostate cancer. Canadian Urological Association Journal，2011，5：28-32.

204. MORGENTALER A，MINER M M，CALIBER M，et al. Testosterone therapy and cardiovascular risk：Advances and controversies. Mayo Clinic Proceedings，2015，90：224-251.

205. MORGENTALER A，ZITZMANN M，TRAISH A M，et al. International expert consensus conference on testosterone

性与糖尿病

deficiency and its treatment held in Prague, Czech Republic. The Aging Male, 2015, 18: 205-206.

206. MORGENTALER A, ZITZMANN M, TRAISH A M, et al. Fundamental concepts regarding testosterone deficiency and treatment: International expert consensus resolutions. Mayo Clinic Proceedings, 2016, 91: 881-896.

207. MULLER M, GROBBEE D E, DEN TONKELAAR I, et al. Endogenous sex hormones and metabolic syndrome in aging men. The Journal of Clinical Endocrinology and Metabolism, 2005, 90: 2618-2623.

208. MULLIGAN T, FRICK M F, ZURAW Q C, et al. Prevalence of hypogonadism in males aged at least 45 years: The HIM study. International Journal of Clinical Practice, 2006, 60: 762-769.

209. NA Y, YE Z, ZHANG S, et al. Efficacy and safety of dutasteride in Chinese adults with symptomatic benign prostatic hyperplasia: A randomized, double-blind, parallel-group, placebo-controlled study with an open-label extension. Clinical Drug Investigation, 2012, 32: 29-39.

210. NARAYANAN R, MOHLER M L, BOHL C E, et al. Selective androgen receptor modulators in preclinical and clinical development. Nuclear Receptor Signaling, 2008, 6: e010.

211. NASIRI M, NIKOLAOU N, PARAJES S, et al. 5α-reductase type 2 regulates glucocorticoid action and metabolic phenotype in human hepatocytes. Endocrinology, 2015, 156: 2863-2871.

212. NAVARRO G, ALLARD C, XU W, et al. The role of androgens in metabolism, obesity, and diabetes in males and females. Obesity (Silver Spring), 2015, 23: 713-719.

213. NAVARRO G, XU W, JACOBSON D A, et al. Extranuclear actions of the androgen receptor enhance glucose-stimulated insulin secretion in the male. Cell Metabolism, 2016, 23: 837-851.

214. NEGRO-VILAR A. Selective androgen receptor modulators (SARMs): A novel approach to androgen therapy for the new millennium. The Journal of Clinical Endocrinology and Metabolism, 1999, 84: 3459-3462.

215. NGUYEN P L, ALIBHAI S M, BASARIA S, et al. Adverse effects of androgen deprivation therapy and strategies to mitigate them. European Urology, 2015, 67: 825-836.

216. NGUYEN C P, HIRSCH M S, MOENY D, et al. Testosterone and "Age-Related Hypogonadism" FDA concerns. The New England Journal of Medicine, 2015, 373: 689-691.

217. NISHIYAMA T, ISHIZAKI F, ANRAKU T, et al. The influence of androgen deprivation therapy on metabolism in patients with prostate cancer. The Journal of Clinical Endocrinology and Metabolism, 2005, 90: 657-660.

218. OH J Y, BARRETT-CONNOR E, WEDICK N M, et al. Endogenous sex hormones and the development of type 2 diabetes in older men and women: the Rancho Bernardo study. Diabetes Care, 2002, 25: 55-60.

219. OKA R, UTSUMI T, ENDO T, et al. Effect of androgen deprivation therapy on arterial stiffness and serum lipid profile changes in patients with prostate cancer: A prospective study of initial 6-month follow-up. International Journal of Clinical Oncology, 2016, 21: 389-396.

220. OSUNA J A, GOMEZ-PEREZ R, ARATA-BELLABARBA, et al. Relationship between BMI, total testosterone, sex hormone-binding-globulin, leptin, insulin and insulin resistance in obese men. Archives of Andrology, 2006, 52: 355-361.

221. OZTEKIN C V, GUR S, ABDULKADIR N A, et al. Incomplete recovery of erectile function in rat after discontinuation of dual 5-alpha reductase inhibitor therapy. The Journal of Sexual Medicine, 2012, 9: 1773-1781.

222. PAGE S T, HERBST K L, AMORY J K, et al. Testosterone administration suppresses adiponectin levels in men. Journal of Andrology, 2005, 26: 85-92.

223. PAGE S T, AMORY J K, BOWMAN F D, et al. Exogenous testosterone (T) alone or with finasteride increases physical performance, grip strength, and lean body mass in older men with low serum T. The Journal of Clinical Endocrinology and Metabolism, 2005, 90: 1502-1510.

224. PAGOTTO U, GAMBINERI A, PELUSI C, et al. Testosterone replacement therapy restores normal ghrelin in hypo- gonadal men. The Journal of Clinical Endocrinology and Metabolism, 2003, 88: 4139-4143.

225. PARK T, CHOI J Y. Efficacy and safety of dutasteride for the treatment of symptomatic benign prostatic hyperplasia (BPH): A systematic review and meta-analysis. World Journal of Urology, 2014, 32: 1093-1105.

226. PASQUALI R, CASIMIRRI F, CANTOBELLI S, et al. Effect of obesity and body fat distribution on sex hormones and insulin in men. Metabolism, 1991, 40: 101-104.

227. PASQUALI R, MACOR C, VICENNATI V, et al. Effects of acute hyperinsulinemia on testosterone serum concentrations in adult obese and normal-weight men. Metabolism, 1997, 46: 526-529.

228. PERMPONGKOSOL S, KHUPULSUP K, LEELAPHIWAT S, et al. Effects of 8-year treatment of long- acting testosterone undecanoate on metabolic parameters, urinary symptoms, bone mineral density, and sexual function in men with late-onset hypogonadism. The Journal of Sexual Medicine, 2016, 13: 1199-1211.

229. PILEPICH M V, WINTER K, LAWTON C A, et al. Androgen suppression adjuvant to definitive radiotherapy in prostate carcinoma-long-term results of phase III RTOG 85-31. International Journal of Radiation Oncology, Biology, Physics, 2005, 61: 1285-1290.

230. PINSKY M R, GUR S, TRACEY A J, et al. The effects of chronic 5-alpha-reductase inhibitor (dutasteride) treatment on rat erectile function. The Journal of Sexual Medicine, 2011, 8: 3066-3074.

231. PITTELOUD N, HARDIN M, DWYER A A, et al. Increasing insulin resistance is associated with a decrease in Leydig cell testosterone secretion in men. The Journal of Clinical Endocrinology and Metabolism, 2005, 90: 2636-2641.

232. PITTELOUD N, MOOTHA V K, DWYER A A, et al. Relationship between testosterone levels, insulin sensitivity, and mitochondrial function in men. Diabetes Care, 2005, 28: 1636-1642.

233. PITTELOUD N, DWYER A A, DECRUZ S, et al. Inhibition of luteinizing hormone secretion by testosterone in men requires aromatization for its pituitary but not its hypothalamic effects: Evidence from the tandem study of normal and gonadotropin-releasing hormone-deficient men. The Journal of Clinical Endocrinology and Metabolism, 2008, 93: 784-791.

234. POLONSKY K S. The beta-cell in diabetes: From molecular genetics to clinical research. Diabetes, 1995, 44: 705-717.

235. PRENTKI M, NOLAN C J. Islet beta cell failure in type 2 diabetes. The Journal of Clinical Investigation. , 2006, 116: 1802-1812.

236. PURNELL J Q, KAHN S E, SAMUELS M H, et al. Enhanced cortisol production rates, free cortisol, and 11beta-HSD-1 expression correlate with visceral fat and insulin resistance in men: Effect of weight loss. American Journal of Physiology Endocrinology and Metabolism, 2009, 296: E351-E357.

237. RAO P M, KELLY D M, JONES T H. Testosterone and insulin resistance in the metabolic syndrome and type 2 diabetes. Nature Reviews Endocrinology, 2013, 9: 479-493.

238. RESNICK S M, MATSUMOTO A M, STEPHENS-SHIELDS A J, et al. Testosterone treatment and cognitive function in older men with low testosterone and age-associated memory impairment. Journal of the American Medical Association, 2017, 317: 717-727.

239. RHODEN E L, RIBEIRO E P, RIEDNER C E, et al. Glycosylated haemoglobin levels and the severity of erectile function in diabetic men. BJU International, 2005, 95: 615-617.

240. Rhoden E L, Ribeiro E P, Teloken C, et al. Diabetes mellitus is associated with subnormal serum levels of free testosterone in men. BJU International, 2005, 96: 867-870.

241. ROEHRBORN C G, BOYLE P, NICKEL J C, et al. Efficacy and safety of a dual inhibitor of 5-alpha-reductase types 1 and 2 (dutasteride) in men with benign prostatic hyperplasia. Urology, 2002, 60: 434-441.

242. ROEHRBORN C G, SIAMI P, BARKIN J, et al. The effects of dutasteride, tamsulosin and combination therapy on lower urinary tract symptoms in men with benign prostatic hyperplasia and prostatic enlargement: 2-year results from the CombAT study. The Journal of Urology, 2008, 179: 616-621.

243. ROEHRBORN C G, PEREZ I O, ROOS E P, et al. Efficacy and safety of a fixed-dose combination of dutasteride and tamsulosin treatment (Duodart™) compared with watchful waiting with initiation of tamsulosin therapy if symptoms do not improve, both provided with lifestyle advice, in the management of treatment-naïve men with moderately symptomatic benign prostatic hyperplasia: 2-year CONDUCT study results. BJU International, 2015, 116: 450-459.

244. ROVIRA-LLOPIS S, BAÑULS C, DE MARAÑON A M, et al. Low testosterone levels are related to oxidative stress, mitochondrial dysfunction and altered subclinical atherosclerotic markers in type 2 diabetic male patients. Free Radical Biology & Medicine, 2017, 108: 155-162.

245. ROVIRA-LLOPIS S, BAÑULS C, DIAZ-MORALES N, et al. Mitochondrial dynamics in type 2 diabetes: Pathophysiological implications. Redox Biology, 2017, 11: 637-645.

性
与
糖
尿
病

246. ROY C N，SNYDER P J，STEPHENS-SHIELDS A J，et al. Association of testosterone levels with anemia in older men：A controlled clinical trial. JAMA Internal Medicine，2017，177：480-490.

247. RUBINOW K B，SNYDER C N，AMORY J K，et al. Acute testosterone deprivation reduces insulin sensitivity in men. Clinical Endocrinology，2012，76：281-288.

248. SAAD F. Androgen deprivation therapy in prostate cancer：Looking beyond prostate-specific antigen and testosterone levels. European Urology，2015，67：837-838.

249. SAAD F，GOOREN L J. The role of testosterone in the metabolic syndrome：A review. The Journal of Steroid Biochemistry and Molecular Biology，2009，114：40-43.

250. SAAD F，GOOREN L J. The role of testosterone in the etiology and treatment of obesity，the metabolic syndrome，and diabetes mellitus type 2. Journal of Obesity，2011，11：1-10.

251. SAAD F，GOOREN L J，HAIDER A，et al. Effects of testosterone gel followed by parenteral testosterone undecanoate on sexual dysfunction and on features of the metabolic syndrome. Andrologia，2008，40：44-48.

252. SAAD F，GOOREN L J，HAIDER A，et al. A dose-response study of testosterone on sexual dysfunction and features of the metabolic syndrome using testosterone gel and parenteral testosterone undecanoate. Journal of Andrology，2008，29：102-105.

253. SAAD F，AVERSA A，ISIDORI A M，et al. Onset of effects of testosterone treatment and time span until maximum effects are achieved. European Journal of Endocrinology，2011，165：675-685.

254. SAAD F，AVERSA A，ISIDORI A M，et al. Testosterone as potential effective therapy in treatment of obesity in men with testosterone deficiency：A review. Current Diabetes Reviews，2012，8：131-143.

255. SAAD F，HAIDER A，DOROS G，et al. Long-term treatment of hypogonadal men with testosterone produces substantial and sustained weight loss. Obesity（Silver Spring），2013，21：1975-1981.

256. SAAD F，YASSIN A，DOROS G，et al. Effects of long-term treatment with testosterone on weight and waist size in 411 hypogonadal men with obesity classes I-III：Observational data from two registry studies. International Journal of Obesity，2016，40：162-170.

257. SAAD F，RÖHRIG G，VON HAEHLING S，et al. Testosterone deficiency and testosterone treatment in older men. Gerontology，2017，63：144-156.

258. SAIGAL C S，GORE J L，KRUPSKI T L，et al. Androgen deprivation therapy increases cardiovascular morbidity in men with prostate cancer. Cancer，2007，110：1493-1500.

259. SAKSENA S K，LAU I F，CHANG M C. The inhibition of the conversion of testosterone into 5alpha-dihydrotestosterone in the reproductive organs of the male rat. Steroids，1976，27：751-757.

260. SAYLOR P J，SMITH M R. Metabolic complications of androgen deprivation therapy for prostate cancer. The Journal of Urology，2009，181：1998-2006.

261. SELVIN E，FEINLEIB M，ZHANG L，et al. Androgens and diabetes in men. Diabetes Care，2007，30：234-238.

262. SEO S I，KIM S W，PAICK J S. The effects of androgen on penile reflex，erectile response to electrical stimulation and penile NOS activity in the rat. Asian Journal of Andrology，1999，1：169-174.

263. SHAHANI S，BRAGA-BASARIA M，BASARIA S. Androgen deprivation therapy in prostate cancer and metabolic risk for atherosclerosis. The Journal of Clinical Endocrinology and Metabolism，2008，93：2042-2049.

264. SHARMA R，ONI O A，GUPTA K，et al. Normalization of testosterone level is associated with reduced incidence of myocardial infarction and mortality in men. European Heart Journal，2015，36：2706-2715.

265. SHARMA R，ONI O A，GUPTA K，et al. Normalization of testosterone levels after testosterone replacement therapy is associated with decreased incidence of atrial fibrillation. Journal of American Heart Association，2017，6：111-134

266. SHASTRI B R，YATURU S. Metabolic complications and increased cardiovascular risks as a result of androgen deprivation therapy in men with prostate cancer. Prostate Cancer，2011，391576.

267. SHORES M M，MATSUMOTO A M，SLOAN K L，et al. Low serum testosterone and mortality in male veterans. Archives of Internal Medicine，2006，166：1660-1665.

268. SIMON D，CHARLES M A，NAHOUL K，et al. Assocation between plasma total testosterone and cardiovascular risk

factors in healthy adult men: The telecom study. The Journal of Clinical Endocrinology and Metabolism, 1997, 82: 682-685.

269. SINGH R, ARTAZA J N, TAYLOR W E, et al. Androgens stimulate myogenic differentiation and inhibit adipogenesis in C3H 10T1/2 pluripotent cells through an androgen receptor-mediated pathway. Endocrinology, 2003, 144: 5081-5088.

270. SINGH R, ARTAZA J N, TAYLOR W E, et al. Testosterone inhibits adipogenic differentiation in 3T3-L1 cells: Nuclear translocation of androgen receptor complex with beta-catenin and T-cell factor 4 may bypass canonical Wnt signaling to down-regulate adipogenic transcription factors. Endocrinology, 2006, 147: 141-154.

271. SINGH S K, GOYAL R, PRATYUSH D D. Is hypoandrogenemia a component of metabolic syndrome in males ? Experimental and Clinical Endocrinology & Diabetes, 2011, 119: 30-35.

272. SKELDON S C, MACDONALD E M, LAW M R, et al. The cardiovascular safety of dutasteride. The Journal of Urology, 2017, 197: 1309-1314.

273. SMITH M R. Changes in fat and lean body mass during androgen-deprivation therapy for prostate cancer. Urology, 2004, 63: 742-745.

274. SMITH M R. Obesity and sex steroids during gonadotropin-releasing hormone agonist treatment for prostate cancer. Clinical Cancer Research, 13: 241-245.

275. SMITH M R. Androgen deprivation therapy for prostate cancer: New concepts and concerns. Current Opinion in Endocrinology, Diabetes and Obesity, 2007, 14: 247-254.

276. SMITH M R. Androgen deprivation therapy and risk for diabetes and cardiovascular disease in prostate cancer survivors. Current Urology Reports, 2008, 9: 197-202.

277. SMITH J C, BENNETT S, EVANS L M, et al. The effects of induced hypogonadism on arterial stiffness, body composition, and metabolic parameters in males with prostate cancer. The Journal of Clinical Endocrinology and Metabolism, 2001, 86: 4261-4267.

278. SMITH M R, FINKELSTEIN J S, MCGOVERN F J, et al. Changes in body composition during androgen deprivation therapy for prostate cancer. The Journal of Clinical Endocrinology and Metabolism. 2002, 87: 599-603.

279. SMITH M R, LEE H, NATHAN D M. Insulin sensitivity during combined androgen blockade for prostate cancer. The Journal of Clinical Endocrinology and Metabolism, 2006, 91: 1305-1308.

280. SMITH E P, AN Z, WAGNER C, et al. The role of beta cell glucagon-like peptide-1 signaling in glucose regulation and response to diabetes drugs. Cell Metabolism, 2014, 19: 1050-1057.

281. SNYDER P J, PEACHEY H, HANNOUSH P, et al. Effect of testosterone treatment on bone mineral density in men over 65 years of age. The Journal of Clinical Endocrinology and Metabolism, 1999, 84: 1966-1972.

282. SNYDER P J, PEACHEY H, HANNOUSH P, et al. Effect of testosterone treatment on body composition and muscle strength in men over 65 years of age. The Journal of Clinical Endocrinology and Metabolism, 1999, 84: 2647-2653.

283. SNYDER P J, BHASIN S, CUNNINGHAM G R, et al. Effects of testosterone treatment in older men. The New England Journal of Medicine, 2016, 374: 611-624.

284. SNYDER P J, KOPPERDAHL D L, STEPHENS-SHIELDS A J, et al. Effect of testosterone treatment on volumetric bone density and strength in older men with low testosterone: A controlled clinical trial. JAMA Internal Medicine, 2017, 177: 471-479.

285. SONI K G, LEHNER R, METALNIKOV P, et al. Carboxylesterase 3 (EC 3. 1. 1. 1) is a major adipocyte lipase. The Journal of Biological Chemistry, 2004, 279: 40683-40689.

286. SRINIVAS-SHANKAR U, ROBERTS S A, CONNOLLY M J, et al. Effects of testosterone on muscle strength, physical function, body composition, and quality of life in intermediate-frail and frail elderly men: A randomized, double-blind, placebo-controlled study. The Journal of Clinical Endocrinology and Metabolism, 2010, 95: 639-650.

287. STEINBROOK R. Facing the diabetes epidemic Mandatory reporting of glycosylated hemoglobin values in New York City. The New England Journal of Medicine, 2006, 354: 545-548.

288. STELLATO R K, FELDMAN H A, HAMDY O, et al. Testosterone, sex hormone-binding globulin, and the development of type 2 diabetes in middle-aged men: Prospective results from the Massachusetts male aging study. Diabetes Care, 2000,

性
与
糖
尿
病

23：490-494.

289. SVARTBERG J，VON MÜHLEN D，SUNDSFJORD J，et al. Waist circumference and testosterone levels in community dwelling men. The Tromsø study. European Journal of Epidemiology，2004，19：657-663.

290. TAN R S，COOK K R，REILLY W G. Myocardial infarction and stroke risk in young healthy men treated with injectable testosterone. International Journal of Endocrinology，2015，11：9707-9750.

291. THIGPEN A E，RUSSELL D W. Four-amino acid segment in steroid 5 alpha-reductase 1 confers sensitivity to finasteride，a competitive inhibitor. The Journal of Biological Chemistry，1992，267：8577-8583.

292. TOMLINSON J W，FINNEY J，GAY C，et al. Impaired glucose tolerance and insulin resistance are associated with increased adipose 11-hydroxysteroid dehydrogenase type 1 expression and elevated hepatic 5-reductase activity. Diabetes，2008，57：2652-2660.

293. TRAISH A M. 5 α -reductases in human physiology：An unfolding story. Endocrine Practice，2012，18：965-975.

294. TRAISH A M. Adverse health effects of testosterone deficiency（TD）in men. Steroids，2014，88：106-116.

295. TRAISH A M. Outcomes of testosterone therapy in men with testosterone deficiency（TD）：Part II. Steroids，2014，88：117-126.

296. TRAISH A M. Testosterone and weight loss：The evidence. Current Opinion in Endocrinology，Diabetes，and Obesity，2014，21：313-322.

297. TRAISH A M. Testosterone therapy in men with testosterone deficiency：Are the benefits and cardiovascular risks real or imagined？American Journal of Physiology，2016，311：R566-R573.

298. TRAISH A M. Testosterone therapy in men with testosterone deficiency：Are we beyond the point of no return？Investigative and Clinical Urology，2016，57：384-400.

299. TRAISH A M，GALOOSIAN A. Androgens modulate endothelial function and endothelial progenitor cells in erectile physiology. Korean Journal of Urology，2013，54：721-731.

300. TRAISH A M，GUAY A T. Are androgens critical for penile erections in humans？Examining the clinical and preclinical evidence. The Journal of Sexual Medicine，2006，3：382-404.

301. TRAISH A M，ZITZMANN M. The complex and multifactorial relationship between testosterone deficiency（TD），obesity and vascular disease. Reviews in Endocrine & Metabolic Disorders，2015，16：249-268.

302. TRAISH A M，PARK K，DHIR V，et al. Effects of castration and androgen replacement on erectile function in a rabbit model. Endocrinology，1999，140：1861-1868.

303. TRAISH A M，SAAD F，GUAY A. The dark side of testosterone deficiency：II. Type 2 diabetes and insulin resistance. Journal of Andrology，2009，30：23-32.

304. TRAISH A M，SAAD F，FEELEY R J，et al. The dark side of testosterone deficiency：III. Cardiovascular disease. Journal of Andrology，2009，30：477-494.

305. TRAISH A M，GUAY A，FEELEY R，et al. The dark side of testosterone deficiency：I. Metabolic syndrome and erectile dysfunction. Journal of Andrology，2009，30：10-22.

306. TRAISH A M，ABDOU R，KYPREOS K E. Androgen deficiency and atherosclerosis：The lipid link. Vascular Pharmacology，2009，51：303-313.

307. TRAISH A M，MINER M M，MORGENTALER A，et al. Testosterone deficiency. The American Journal of Medicine，2011，124：578-587.

308. TRAISH A M，ABDALLAH B，YU G. Androgen deficiency and mitochondrial dysfunction：Implications for fatigue，muscle dysfunction，insulin resistance，diabetes，and cardiovascular disease. Hormone Molecular Biology and Clinical Investigation，2011，8：431-444.

309. TRAISH A M，HASSANI J，GUAY A T，et al. Adverse side effects of 5 α -reductase inhibitors therapy：Persistent diminished libido and erectile dysfunction and depression in a subset of patients. The Journal of Sexual Medicine. 2011，8：872-884.

310. TRAISH A M，HAIDER A，DOROS G，et al. Long-term testosterone therapy in hypo-gonadal men ameliorates elements of the metabolic syndrome：An observational，long-term registry study. International Journal of Clinical Practice，2014，68：

314-329.

311. TRAISH A M, MULGAONKAR A, GIORDANO N. The dark side of 5α-reductase inhibitors' therapy: Sexual dysfunction, high Gleason grade prostate cancer and depression. Korean Journal of Urology, 2014, 55: 367-379.

312. TRAISH A M, GUAY A T, ZITZMANN M. 5α-Reductase inhibitors alter steroid metabolism and may contribute to insulin resistance, diabetes, metabolic syndrome and vascular disease: A medical hypothesis. Hormone Molecular Biology and Clinical Investigation, 2014, 20: 73-80.

313. TRAISH A M, HAIDER K S, DOROS G, et al. Finasteride, not tamsulosin, increases severity of erectile dysfunction and decreases testosterone levels in men with benign prostatic hyperplasia. Hormone Molecular Biology and Clinical Investigation, 2015, 23: 85-96.

314. TRAISH A M, MELCANGI R C, BORTOLATO M, et al. Adverse effects of 5α-reductase inhibitors: What do we know, don't know, and need to know? Reviews in Endocrine & Metabolic Disorders, 2015, 16: 177-198.

315. TRAISH A M, HAIDER A, HAIDER K S, et al. Long-term testosterone therapy improves cardiometabolic function and reduces risk of cardiovascular disease in men with hypogonadism. Journal of Cardiovascular Pharmacology and Therapeutics, 2017, 22: 414-433.

316. TRAISH A, HAIDER KS, DOROS G, et al. Long-term dutasteride therapy in men with benign prostatic hyperplasia alters glucose and lipid profiles and increases severity of erectile dysfunction. Hormone Molecular Biology and Clinical Investigations, 2017, 30: 416-417.

317. TSAI E C, MATSUMOTO A M, FUJIMOTO W Y, et al. Association of bioavailable, free, and total testosterone with insulin resistance: Influence of sex hormone-binding globulin and body fat. Diabetes Care, 2004, 27: 861-868.

318. TSAI H K, D'AMICO A V, SADETSKY N, et al. Androgen deprivation therapy for localized prostate cancer and the risk of cardiovascular mortality. Journal of the National Cancer Institute, 2007, 99: 1516-2154.

319. TSAI H T, KEATING N L, VAN DEN EEDEN S K, et al. Risk of diabetes among patients receiving primary androgen deprivation therapy for clinically localized prostate cancer. The Journal of Urology, 2015, 193: 1956-1962.

320. UK PROSPECTIVE DIABETES STUDY GROUP. UK prospective diabetes study 16. Overview of 6 years' therapy of type II diabetes: a progressive disease. Diabetes, 1995, 44: 1249-1258.

321. UPRETI R, HUGHES K A, LIVINGSTONE D E, et al. 5α-reductase type 1 modulates insulin sensitivity in men. The Journal of Clinical Endocrinology and Metabolism, 2014, 99: 1397-1406.

322. USUI T, KAJITA K, KAJITA T, et al. Elevated mitochondrial biogenesis in skeletal muscle is associated with testosterone-induced body weight loss in male mice. FEBS Letters, 2014, 588: 1935-1941.

323. VANDENPUT L, MELLSTROM D, LORENTZON M, et al. Androgens and glucuronidated androgen metabolites are associated with metabolic risk factors in men. The Journal of Clinical Endocrinology and Metabolism, 2007, 92: 4130-4137.

324. VIGEN R, O'DONNELL C I, BARÓN A E, et al. Association of testosterone therapy with mortality, myocardial infarction, and stroke in men with low testosterone levels. JAMA, 2013, 310: 1829-1836.

325. VIGNOZZI L, MORELLI A, CORONA G, et al. Testosterone protects the lower urinary tract from metabolic syndrome-induced alterations. Hormone Molecular Biology and Clinical Investigation, 2012, 11: 329-337.

326. VIKAN T, SCHIRMER H, NJØLSTAD I, et al. Low testosterone and sex hormone-binding globulin levels and high estradiol levels are independent predictors of type 2 diabetes in men. European Journal of Endocrinology, 2010, 162: 747-754.

327. VÖLZKE H, AUMANN N, KREBS A, et al. Hepatic steatosis is associated with low serum testosterone and high serum DHEAS levels in men. International Journal of Andrology, 2010, 33: 45-53.

328. WALKER B R, STEWART P M, SHACKLETON C H, et al. Deficient inactivation of cortisol by 11 beta-hydroxysteroid dehydrogenases in essential hypertension. Clinical Endocrinology, 1993, 39: 221-227.

329. WALLIS C J, LO K, LEE Y, et al. Survival and cardiovascular events in men treated with testosterone replacement therapy: an intention-to-treat observational cohort study. The Lancet Diabetes and Endocrinology, 2016, 4: 498-506.

330. WANG C, SWERDLOFF R S, IRANMANESH A, et al. Transdermal testosterone gel improves sexual function, mood, muscle strength, and body composition parameters in hypogonadal men. The Journal of Clinical Endocrinology and

Metabolism，2000，85：2839-2853.

331. WANG C，SWERDLOFF R S，IRANMANESH A，et al. Effects of transdermal testosterone gel on bone turnover markers and bone mineral density in hypogonadal men. Clinical Endocrinology，2001，54：739-750.

332. WANG C，CUNNINGHAM G，DOBS A，et al. Long-term testosterone gel（AndroGel）treatment maintains beneficial effects on sexual function and mood，lean and fat mass，and bone mineral density in hypogonadal men. The Journal of Clinical Endocrinology and Metabolism，2004，89：2085-2098.

333. WANG C，NIESCHLAG E，SWERDLOFF R，et al. Investigation，treatment and monitoring of late onset hypogonadism in males：ISA，ISSAM，EAU，EAA and ASA recommendations. European Journal of Endocrinology，2008，159：507-514.

334. WANG C，JACKSON G，JONES T H，et al. Low testosterone associated with obesity and the metabolic syndrome contributes to sexual dysfunction and cardiovascular disease risk in men with type 2 diabetes. Diabetes Care，2011，34：1669-1675.

335. WANG F，YANG J，SUN J，et al. Testosterone replacement attenuates mitochondrial damage in a rat model of myocardial infarction. The Journal of Endocrinology，2015，225：101-111.

336. WELK B，MCARTHUR E，ORDON M，et al. Association of suicidality and depression with 5α-reductase Inhibitors. JAMA Internal Medicine，2017，177：683-691.

337. WESSELLS H，ROY J，BANNOW J，et al. Incidence and severity of sexual adverse experiences in finasteride and placebo-treated men with benign prostatic hyperplasia. Urology，2003，61：579-584.

338. WEYER C，BOGARDUS C，MOTT D M，et al. The natural history of insulin secretory dysfunction and insulin resistance in the pathogenesis of type 2 diabetes mellitus. The Journal of Clinical Investigation，1999，104：787-794.

339. WU F C，TAJAR A，PYE S R，et al. Hypothalamic-pituitary-testicular axis disruptions in older men are differentially linked to age and modifiable risk factors：The European Male Aging Study. The Journal of Clinical Endocrinology and Metabolism，2008，93：2737-2745.

340. WU F C，TAJAR A，BEYNON J M，et al. Identification of late-onset hpogonadism in middle-aged and elderly men. The New England Journal of Medicine，2010，363：123-135.

341. XU Z R，HU L，CHENG L F，et al. Dihydrotestosterone protects human vascular endothelial cells from H_2O_2-induced apoptosis through inhibition of caspase-3，caspase-9 and p38 MAPK. European Journal of Pharmacology，2010，643：254-259.

342. XU L，FREEMAN G，COWLING B J，et al. Testosterone therapy and cardiovascular events among men：A systematic review and meta-analysis of placebo-controlled randomized trials. BMC Medicine，2013，18：108.

343. XU W，NIU T，XU B，et al. Androgen receptor-deficient islet β-cells exhibit alteration in genetic markers of insulin secretion and inflammation. A transcriptome analysis in the male mouse. Journal of Diabetes and its Complications，2017，31：787-795.

344. YANNUCCI J，MANOLA J，GARNICK M B，et al. The effect of androgen deprivation therapy on fasting serum lipid and glucose parameters. The Journal of Urology，2006，176：520-525.

345. YEAP B B，CHUBB S A，HYDE Z，et al. Lower serum testosterone is independently associated with insulin resistance in non- diabetic older men：The Health In Men Study. European Journal of Endocrinology，2009，161：591-598.

346. YEAP B B，ARAUJO A B，WITTERT G A. Do low testosterone levels contribute to ill-health during male ageing？Critical Reviews in Clinical Laboratory Sciences，2012，49：168-182.

347. YIALAMAS M A，DWYER A A，HANLEY E，et al. Acute sex steroid withdrawal reduces insulin sensitivity in healthy men with idiopathic hypogonadotropic hypogonadism. The Journal of Clinical Endocrinology and Metabolism，2007，92：4254-4259.

348. YU G，TRAISH A M. Induced testosterone deficiency：From clinical presentation of fatigue，erectile dysfunction and muscle atrophy to insulin resistance and diabetes. Hormone Molecular Biology and Clinical Investigation，2011，8：425-430.

349. ZHANG H，LIU Y，WANG L，et al. Differential effects of estrogen/ androgen on the prevention of nonalcoholic fatty liver disease in the male rat. Journal of Lipid Research，2013，54：345-357.

350. ZHANG M G，WANG X J，SHEN Z J，et al. Long-term oral administration of 5alpha-reductase inhibitor attenuates erectile

第三章 雄激素对代谢稳态和代谢性疾病的影响

function by inhibiting autophagy and promoting apoptosis of smooth muscle cells in corpus cavernosum of aged rats. Urology，2013，82：743.

351. ZHANG H，SHI L，REN G Q，et al. Dihydrotestosterone modulates endothelial progenitor cell function via RhoA/ROCK pathway. American Journal of Translational Research，2016，8：4300-4309.

352. ZHANG L，CAI Y，WEI S，et al. Testosterone deficiency induces changes of the transcriptomes of visceral adipose tissue in miniature pigs fed a high-fat and high-cholesterol diet. International Journal Molecular Science，2006，17：2125.

353. ZITZMANN M，NIESCHLAG E. Androgen receptor gene CAG repeat length and body mass index modulate the safety of long-term intramuscular testosterone undecanoate therapy in hypogonadal men. The Journal of Clinical Endocrinology and Metabolism，2007，92：3844-3853.

性
与
糖
尿
病

第二节　睾酮缺乏男性的睾酮治疗与葡萄糖稳态

 摘要

自 20 世纪 90 年代初开始，人们已经认识到 2 型糖尿病（T2DM）男性的睾酮（T）水平低于非糖尿病男性（对照组）。据报道，约 50% 的男性 2 型糖尿病患者存在性腺功能减退，其与肥胖的测量指标如腰围和体质指数（BMI）密切相关。纵向研究表明，性腺功能减退症已被确定为 2 型糖尿病事件的预测因子。实验性降低睾酮可导致胰岛素敏感性急剧下降，将睾酮浓度正常化后胰岛素敏感性的下降可被逆转。雄激素剥夺疗法通常用于晚期前列腺癌男性，这种治疗也显著增加了患者罹患 T2DM 的风险。

虽然有研究表明，对性腺功能减退的男性 2 型糖尿病患者进行短期睾酮治疗对血糖影响较小，但长期服用睾酮可有效并持续改善血糖控制，同时减轻体重和腰围（waist circumference，WC）。治疗起始患者胰岛素抵抗和肥胖程度越严重，睾酮治疗的改善效果就越明显，其机制很可能与睾酮治疗后患者不同程度的瘦体重（lean body mass，LBM）增加、精力及动力得以改善有关，后者又被称为睾酮的"精神"影响。按照各种指南的建议，需要对男性 2 型糖尿病患者的睾酮水平进行检测，若其睾酮水平低下，将其睾酮水平恢复到正常的生理范围可能会对性腺功能减退男性 2 型糖尿病患者的血糖控制产生重大影响。

引言

睾酮是一种代谢激素、血管激素和性激素，可在多个组织和器官中发挥生理功能。睾酮可以调节肌肉、脂肪组织、骨骼、上皮和内皮组织，以及造血细胞的功能，并能够调节脂质、碳水化合物和蛋白质的代谢。更重要的是，睾酮是调节血管生理和代谢的关键激素。

睾酮缺乏症（性腺功能减退症）及其对整体健康的影响

众所周知，睾酮缺乏症（TD）又称性腺功能减退症，是一种会对性功能、肌肉质量、脂肪质量、身体成分组成、骨骼密度和强度、整体健康、幸福感和生活质量产生负面影响的医学疾病。由于睾酮能够调节肌肉质量和功能，还抑制脂肪生成，推测 TD 可能与代谢综合征（MetS）、肥胖和胰岛素抵抗（IR）有关。因此，TD 与导致 IR 和 T2DM 的代谢异常之间的相互关系一直是深入研究的课题。

TD 对代谢调节有明显的负面影响，包括减少瘦体重和增加脂肪蓄积（又称脂肪质量，fat mass，FM），以及加重 IR。TD 是 MetS、IR 和 T2DM、炎症、血脂异常、高血压、动脉硬化和动脉粥样硬化的危险因素。TD 和 MetS 组分（高血糖、IR、高血压、血脂异常和肥胖症）之间的复杂关系表明睾酮在代谢功能和体内稳态中起着重要作用。TD 最明显的负面影响之一是其可导致内脏脂肪蓄积及内分泌功能紊乱。很多证据表明，TD 能够促进脂肪生成且与循环炎症细胞因子水平升高有关。患有 TD 的男性，无论年龄大小、生活方式是否改变，以及是否存在合并症，发生 MetS 的风险均明显升高。因此，肥胖和炎症的增加作为 TD 的病理生理反应，促进恶性代谢循环，从而导致代谢功能障碍，导致 IR 和糖尿病。

（1）跨学科研究数据

大量的横断面研究、纵向研究和流行病学研究表明，T2DM 患者存在的明显代谢紊乱可显著影响循环中睾酮水平的变化。早在 1990 年，人们就认识到内脏脂肪蓄积、胰岛素水平、葡萄糖和 C 肽水平与睾酮水平降低之间存在正相关。这些发现表明，男性的腹部肥胖与性激素结合球蛋白（sex hormone-binding globulin，SHBG）、总睾酮及游离睾酮水平降低有关。对男性糖尿病患者的睾酮浓度分析显示，与非糖尿病男性相比，患糖尿病男性的睾酮和 SHBG 水平较低。此外，血浆胰岛素与睾酮水平之间存在很强的负相关性。在 TD 患者中，胰岛素和葡萄糖水平显著升高，SHBG 水平降低。例如，一项对 103 名 T2DM 男性的研究表明，糖尿病男性合并 TD 的比例明显高于一般人群。如果按游离睾酮、总睾酮和生物活性睾酮水平对糖尿病患者进行分层分析，则 TD 患者的百分比分别为 33%、44% 和 36%。该观察研究结果提示，诊断为低促性腺素性功能减退症（hypogonadotropic hypogonadism，HH）的 TD 常见于 T2DM 男性，患者人数随着年龄的增长而显著增加。Kapoor 等人也报道了类似的发现，其中基于总睾酮、生物活性睾酮或游离睾酮诊断，TD 患者比例接近50%。很多研究还观察了年龄、肥胖、TD 和糖尿病之间的关系。TD 的患病率明显与患者的 BMI（肥胖）和年龄增加有关，这表明雄激素缺乏症的持续时间（性腺功能减退状态）可能是导致 T2DM 患病率增加的重要原因。Dandona 小组的研究中表明，在患有严重肥胖症的男性中，同时患有 TD 和糖尿病的男性比例最高，接近58%。同样，按年龄分层时，同时患有 TD 和糖尿病的 70 ~ 79 岁男性比例接近 55%。

在一项 1451 名非糖尿病和 398 名糖尿病男性队列研究中，Dhindsa 等检测了游离睾酮水平，发现在 BMI正常、超重和肥胖的非糖尿病男性中游离睾酮水平降低的患病率分别为 26%、29% 和 40%。而在糖尿病男性中，根据游离睾酮水平诊断 TD 的患病率分别为 44%、44% 和 50%。糖尿病男性的平均游离睾酮水平显著低于非糖尿病男性。游离睾酮水平与年龄、BMI 和 SHBG 呈显著负相关。这些发现提示游离睾酮水平降低的高患病率可能归因于肥胖症和糖尿病的同时存在，从而导致 TD 患病率更高。Hackett 报道称，睾酮水平降低的男性糖化血红蛋白（HbA1c）水平升高，SHBG 水平降低。此外，Brand 等人对 1136 名来自 EPIC-Norfolk 队列的男性内源性睾酮水平与 SHBG 和 HbA1c 之间的关系进行了研究。研究指出，在非糖尿病男性中，HbA1c 水平与总睾酮和估算游离睾酮水平成反比，与年龄、BMI 和吸烟无关。当按四分位数分层时，HbA1c 水平与总睾酮水平和游离睾酮水平成反比，总睾酮和游离睾酮在最高四分位数时，HbA1c 处于最低四分位数。经过多变量校正后，SHBG 水平也与 HbA1c 呈负相关。总之，这些发现表明，在中老年男性中，低内源性睾酮和 SHBG 水平与血糖相关，甚至是在血糖水平未达到糖尿病诊断标准时。因此可以认为睾酮和 SHBG 水平的降低是导致血糖升高的病理过程的标志物，即使在没有糖尿病的男性中也是如此。Jones 回顾了有关 T2DM 男性睾酮水平的流行病学研究，发现迄今为止所有研究均表明在糖尿病男性患者中，无论检测何种睾酮水平（总睾酮、游离睾酮或生物活性睾酮），睾酮检测值均降低，提示 TD 对血糖控制和代谢功能的不良影响。

在对 580 位 T2DM 男性和 69 位 1 型糖尿病男性进行的横断面调查中，Grossmann 等人研究了 TD 的患病率，以及睾酮与 IR 的关系，结果显示，约 43% 的 T2DM 男性存在总睾酮值降低，而 57% 存在估算游离睾酮值降低。只有 7% 的 1 型糖尿病男性存在总睾酮值降低。而 20.3% 的 1 型糖尿病男性存在估算游离睾酮值降低。低睾酮水平与 T1DM 和 T2DM 男性的 IR 独立相关。后来有研究表明，年龄和 BMI 是影响总睾酮和估算游离睾酮水平的主要因素，与之前的研究一致。来自实验研究的数据也支持观察到的动物和人类 T2DM 中总睾酮和游离睾酮，以及 SHBG 水平降低。在近期的一项研究中，Ho 等人对 1306 名男性的睾酮水平进行了检测，其中血糖正常者 577 例（44.2%），糖尿病前期患者 543 例（41.6%），糖尿病患者 186 例（14.2%）。研究者检测了所有男性的总睾酮、游离和生物活性睾酮，以及 SHBG。结果表明，与血糖正常的人相比，糖尿病前期患者总睾酮水平降低的风险增加。同时，该研究进一步提示糖尿病前期与 TD 患病风险增加有关，独立于肥胖和 MetS；且校正 MetS 后，该风险与糖尿病患者的 TD 患病风险相同。此外，在另一项针对 196 名糖尿病患者和 184 名正常血糖男性的研究中，与正常血糖男性相比，糖尿病前期患者的总睾酮水平明显降低。在糖尿病前期男性和正常血糖男性中 TD 的患病率约为 30% 及 13.6%。糖尿病前期亚组分析表明，糖耐量异常患者的总睾酮和游离睾酮水平低于空腹血糖受损的患者。

（2）纵向研究数据

纵向研究的数据发现 TD 可预测中年男性的糖尿病发病率。在一项芬兰的基于人群的队列研究中，检测了参加研究的 702 名中年男性基线时的 SHBG 水平、总估算游离睾酮及与 IR 相关的因素。这些受试者在研究开始时既没有糖尿病也没有 MetS。校正年龄因素后，基线时无糖尿病的 TD 受试者在随访 11 年后更有可能被诊断为 T2DM。在健康男性中进行的流行病学研究还表明，低睾酮值可预示糖尿病的发生。马萨诸塞州男性老龄化研究（Massachusetts Male Aging Study，MMAS，1156 名男性，随访 7～10 年）、MRFIT 研究（528 名男性，随访 5 年）、兰乔·伯纳多研究（Rancho Bernardo study，294 名男性，随访 8 年）和哥德堡研究（Gothenburg study，659 名男性，随访 5 年）等表明，逐渐发展为糖尿病的男性总睾酮或游离睾酮显著降低。在一项对 852 名没有糖尿病和心血管疾病的男性进行的前瞻性队列研究中，Joyce 等人检测了 SHBG、睾酮和双氢睾酮（5α-dihydrotestosterone，5α-DHT）的基线水平，平均随访 9.8 年，评估 IR（胰岛素抵抗稳态模型，HOMA-IR），胰岛素敏感性（1996 年 Gutt 指数）及糖尿病的发病率（n=112 例）。在校正了人口学资料、饮酒、当前吸烟情况、BMI 和其他雄激素后，SHBG 和 5α-DHT 与 IR 呈负相关。研究者认为，在随访 10 年后，老年男性中较高水平的 5α-DHT 与 IR 和患糖尿病的风险呈负相关，而睾酮水平与糖尿病无关。

（3）实验性降低内源性睾酮改变体内葡萄糖和胰岛素稳态

在 21 世纪的第一个 10 年中，马萨诸塞州总医院的一个小组进行了许多优秀的实验研究。在旨在研究睾酮和胰岛素敏感性之间潜在机制的大量实验研究中，Pitteloud 等人用促性腺激素释放激素（GnRH）拮抗剂将健康受试者循环睾酮降低至去势水平。然后，他们通过脉冲性注射 GnRH 和人绒毛膜促性腺激素（hCG）刺激其内源性睾酮产生，之后接受高胰岛素 - 正常血糖钳夹试验，结果显示受试者在刺激下产生的睾酮越多，胰岛素敏感性的增加幅度就越大。这种在睾酮刺激下胰岛素敏感性的快速变化发生在 48 h 之内，因此被认为是睾酮的"即时效应"，而不是由身体成分变化介导的。这些发现表明低睾酮水平与 IR 相关，部分是由于 Leydig 细胞功能改变所致。Yaalamas 等人的研究表明急性性激素撤退使特发性低促性腺激素性功能减退症（idiopathic hypogonadotropic hypogonadism，IHH）导致的年轻 TD 男性的胰岛素敏感性降低。在这项研究中，有 12 名接受激素治疗且睾酮水平正常的 IHH 男性中止了睾酮治疗，停药 2 周后，BMI 保持不变，但血清睾酮水平降低，空腹胰岛素水平升高，HOMA-IR 增加，胰岛素敏感性指数降低。这些发现表明，急性睾酮撤药可增加年轻 IHH 男性的 IR，这证实了 Pitteloud 等人的结论，即性激素可以在没有明显或可检测到的改变身体组成的情况下，调节胰岛素敏感性。但是，这些研究并没有评估急性睾酮撤药对 β 细胞功能的影响，还需要进一步的研究来解决这个问题。

（4）雄激素剥夺治疗改变葡萄糖和胰岛素体内稳态和身体组成

通过手术或药物去势进行的雄激素剥夺治疗（androgen deprivation therapy，ADT）是男性晚期前列腺癌的标准治疗方法。这种治疗方法为研究医源性降低男性睾酮水平对代谢和血管功能的影响提供了独特的机会。实际上，大量研究已经探讨了 ADT 的心脏代谢结局。即使仅治疗 1 个月或 3 个月，ADT 治疗患者的新陈代谢和身体成分参数也会发生显著变化。在一项对 32 名男性用 GnRH 激动剂治疗 12 个月的前瞻性研究中，患者在随访 12 个月时体重增加了 2.4%，体内脂肪增加了 9.4%，瘦体重减少了 2.7%，提示 ADT 引起的身体成分变化特征是瘦体重减少和脂肪增加。此外，尽管血浆葡萄糖水平保持不变，但胰岛素水平升高，提示胰岛素敏感性降低和 IR 加重。ADT 增加脂肪质量和胰岛素浓度的研究结果支持这一观点，即腹型肥胖与诱导性 TD（induced TD）中胰岛素和葡萄糖代谢紊乱密切相关。另一项针对 25 名未诊断糖尿病患者的前瞻性研究表明，ADT 12 周可使胰岛素敏感性降低 12.8%，而空腹血浆胰岛素升高 25.9%。ADT 还显著增加了 HbA1c 水平并增加了脂肪质量。Dockery 等人对 16 例前列腺癌男性患者进行了完全 ADT 方案治疗前列腺癌 3 个月前后内分泌代谢系统变化的研究。2 次访视均对 16 名前列腺癌男性患者进行了葡萄糖耐量和空腹血脂检测，结果显示，睾酮被抑制 3 个月后，所有接受治疗男性的空腹胰岛素水平、总胆固醇和高密度脂蛋白胆固醇均升高。这些发现表明，男性雄激素的降低会导致血清胰岛素水平升高，因此可能对心血管疾病产生不利影响。此外，Basaria 等人在一项横断面研究中对 53 名男性进行了评估，其中包括 18 名在研究开始前接受了至少 12 个月 ADT 的前列腺癌男性（ADT 组），17 名年龄匹配接受前列腺切除术和（或）接受放疗但未接受 ADT 的非转移性前列腺癌男性（非 ADT 组）和 18 个年龄匹配的健康对照男性（对照组）。在校正了年龄和 BMI 之后，与非 ADT 组（$n=17$）的前列腺癌男性或健康对照组（$n=18$）相比，ADT 组男性的空腹血糖、胰岛素、leptin 水平和 HOMA-IR 明显更高。空腹血糖、胰岛素、leptin 和 HOMA-IR 与总睾酮和游离睾酮水平显著负相关。在这项研究中，约 44% 的 ADT 男性空腹血糖高于 126 mg/dL，而其他 2 个对照组的血糖升高患者只有 11% ~ 12%。该研究表明不良的代谢状况独立于年龄和 BMI 进展，且似乎是雄激素缺乏的直接结果，在其随后的综述中指出，与对照组相比，长期（12 个月）的 ADT 可以增加糖尿病和 MetS 的患病率。此外，进行 ADT 的男性心血管疾病死亡率也更高。

Haider 等对 29 名在诊断为转移性前列腺癌并进行 ADT 之前患有胰岛素依赖型糖尿病的患者进行了回顾性分析。结果表明，ADT 后患者血糖控制显著恶化，血糖和 HbA1c 水平同时升高，提示血糖控制受损，需要增加胰岛素治疗剂量。在一项针对 73 196 名年龄在 66 岁或以上男性人群的队列研究中，Keating 等评估了 GnRH 激动剂或睾丸切除术对糖尿病、冠心病、心肌梗死和心源性猝死的影响。结果表明，使用 GnRH 激动剂与发生糖尿病、冠心病、心肌梗死和心源性猝死的风险增加有关。接受睾丸切除术治疗的男性更有可能患上糖尿病，而不是冠心病、心肌梗死或心源性猝死。

众所周知，ADT 减少了瘦体重，增加了脂肪质量，并降低了胰岛素敏感性。ADT 增加低密度脂蛋白胆固醇、高密度脂蛋白胆固醇和三酰甘油。目前认为，ADT 与糖尿病和心血管疾病的高发有关。Saylor 和 Smith 进行的其他研究表明，ADT 与糖尿病、冠心病、心肌梗死和猝死的风险增加和恶化有关。同样，Hamilton 对 26 例非转移性前列腺癌男性 ADT 1 年期间的腹部脂肪分布和 IR 的变化进行了研究。ADT 12 个月后，腹部内脏脂肪面积增加了 22%，腹部皮下脂肪面积增加了 13%，总脂肪面积增加 14%，瘦体重减少 3.6%，IR（由 HOMA-IR 评估）增加了 12%。空腹血糖或 HbA1c 水平无变化。研究者提出，ADT 诱导 TD 并伴有瘦体重的减少、脂肪质量的增加和内脏性肥胖，这些病理生理变化导致接受 ADT 治疗的前列腺癌男性出现 IR 和 T2DM。在最近的一项研究中，Zitzmann 等对 56 名健康男性应用孕激素进行雄激素剥夺，随后用睾酮替代治疗，观察其影响。结果表明，应用孕激素后，受试者总睾酮水平降低，同时 IR 增加（QUICKI 定量胰岛素敏感性检测指数），白介素 6（interleukin-6，IL-6）水平升高，血红蛋白水平降低。而随后的睾酮治疗使得总睾酮水平恢复、HOMA-IR 显著改善、IL-6 降低、血红蛋白水平恢复至孕激素处理前水平。

睾酮缺乏和糖尿病的潜在生化基础得到临床和临床前研究的大量证据支持，然而，对雄激素缺乏和糖尿病发生、胰岛素抵抗和高糖血症的确切分子机制仍知之甚少。Inaba 报道了接受 ADT 的前列腺癌患者出现明显的血糖升高和 β 细胞功能下降，这表明严重的雄激素缺乏会损害 β 细胞功能并导致胰岛素无法代偿性升高。最近，Navarro 等建立了 β- 雄激素受体（androgen receptor，AR）基因敲除（β-androgen receptor knock out，β-ARKO）的小鼠模型，并对人类和动物的胰岛 β 细胞进行培养，研究雄激素作用于 β 细胞功能和调节葡萄糖刺激的胰岛素分泌（glucose-stimulated insulin secretion，GSIS）的潜在生化机制。基于体内和体外实验的发现，研究者提出了一种新的非基因组机制，通过该机制，核外 AR 及其与胰岛 α 细胞的旁分泌相互作用调节胰高血糖素样肽 -1（glucagon-like peptide-1 receptor，GLP-1）受体从而增强了 β 细胞的功能。Navarro 等人证明，成年雄性 β-ARKO 小鼠接受高脂饮食喂养后，GSIS 明显降低，导致糖耐量异常、空腹及餐后低胰岛素血症和高血糖症。最重要的是，睾酮对体外培养的人和动物的胰岛细胞的 GSIS 有促进作用，而对 β-ARKO 小鼠和经氟他胺（雄激素受体阻滞剂）作用的人胰岛细胞的 GSIS 起到抑制作用。在 β 细胞中，AR 通过增加细胞内 cAMP 生物合成来刺激 GSIS，从而激活 cAMP 依赖性蛋白激酶A（protein kinaseA，PKA）。此外，睾酮的促胰岛素作用归因于胰岛来源的 GLP-1 通过旁分泌机制激活了 GLP-1 受体。这些新颖的机制为雄激素缺乏症在增加糖尿病风险中潜在作用的研究提供了新的思路，同时也提供了可能有助于预防和（或）治疗糖尿病的新方法。在另外的实验中，Xu 等人发现 AR 缺失的胰岛表现出与胰岛素分泌有关的基因表达改变，进一步强调了雄激素作用对于男性 T2DM 进展的重要性。

🩺 睾酮治疗对瘦体重、脂肪质量和身体成分的影响

如图 3-9 所示，独立的随机对照试验明确表明，TD 男性在睾酮治疗 1 年后瘦体重显著增加了 3.4 ～ 4.8 kg。其中第一项是 Svartberg 等对挪威 60 ～ 80 岁（平均 69 岁）社区居民进行的研究，另一项是 Aversa 等是在意大利对患有 MetS 的男性（平均年龄 58 岁）进行的研究。瘦体重增加最少的是 Sinclair 等在澳大利亚对合并肝硬化（平均年龄 55 岁）的男性的研究，睾酮治疗组的瘦体重"仅"增加了 3.4 kg。但是，安慰剂组的瘦体重下降，导致两组的组间差异为 4.7 kg。Hoyos 等在澳大利亚针对患有阻塞性睡眠呼吸暂停综合征的肥胖男性进行的短期研究表明，睾酮治疗组在短短 18 周内增加了 1.2 kg 瘦体重，而安慰剂组减少了 0.4 kg，2 组的组间差异是 1.6 kg。Dhindsa 等进行的短期研究表明，对年龄在 30 ～ 65 岁的 T2DM 男性仅应用 24 周的睾酮治疗，结果睾酮治疗组的瘦体重增加了 2.6 kg，而安慰剂减少了 0.8 kg，组间差异为 3.4 kg。在所有这些研究中，睾酮都是以注射方式给药。

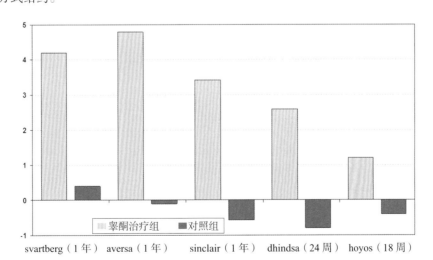

图 3-9　5 项使用睾酮注射液的独立对照研究中瘦体重增加的比较

在一项注册的长期临床试验中，Saad 等人纳入了 411 名患有 TD 接受睾酮治疗且未接受生活方式干预的肥胖男性，结果显示患者体重减轻是渐进且持续进行的。如图 3-10A 所示，约需要 18 个月的睾酮治疗才能使平均体重减轻 5%。同样，花了整整 1 年的时间才能将 HbA1c 降低 0.5%（图 3-10B）。这些发现表明，长

期的睾酮治疗对于维持肥胖男性的持续体重减轻是必要的。而睾酮治疗对于体重的影响是缓慢发展的，这表明生理状态的逐渐正常化，以及肥胖等病理状况的逆转，需要多年时间才能实现。最近发表的瑞典减肥试验系统综述中也证实了 T2DM 患者体重下降将会伴随 HbA1c 的平行降低。

Ng Tang Fui 等人将 100 名男性受试者随机分为睾酮治疗组或安慰剂组并进行了研究。在这样一项为数不多的针对纯肥胖男性应用睾酮治疗的随机、安慰剂对照研究中，患者接受了极低热量饮食（very low energy diet，VLED）10 周，之后接受了 46 周的维持饮食 [按照澳大利亚联邦科学和工业研究组织的健康饮食（1350 kcal/d）进行能量限制饮食，以防止体重反弹]。他们被随机分为睾酮治疗组和安慰剂组，睾酮治疗组在最初的 6 周间隔后，他们每 10 周接受一次睾酮癸酸酯的注射治疗，另一组注射安慰剂。在 VLED 阶段，2 组的脂肪质量和瘦体重量损失相同。如图 3-11A ～ C 所示，在 10 周的 VLED 阶段结束时，治疗组和对照组的体重都相同，而身体成分没有差异（图 3-11A）。安慰剂组和睾酮治疗组的脂肪从基线的减少相似，而且，在这短暂的时间（10 周）内，2 组的瘦体重变化相似（图 3-11A）。但是，在第 56 周研究结束时，接受睾酮治疗的患者比对照组减少了更多的脂肪。更重要的是，睾酮治疗组已完全恢复了其研究初始阶段减少的瘦体重，而安慰剂组与基线相比仍减少了 4 kg 瘦体重（图 3-11B）。当比较用睾酮或安慰剂治疗 10 周和 56 周后内脏脂肪组织的减少量时，很明显，与安慰剂相比睾酮治疗组的脂肪质量减少得更为显著（图 3-11C）。研究者指出，与基线相比，睾酮组患者每天的体育锻炼和步数（通过加速度计测量）显著增加。尽管 2 组都接受了相同的生活方式干预，但在安慰剂组中未观察到这种情况。

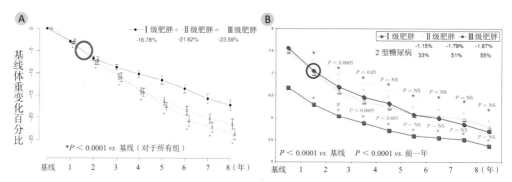

图 3-10　根据肥胖程度分组接受长期睾丸激素治疗的 411 名肥胖性腺功能减退男性的体重减轻情况（%）（A）；根据肥胖程度分组接受长期睾丸激素治疗的 411 名肥胖性腺功能减退男性中的 HbA1c（%）（B）

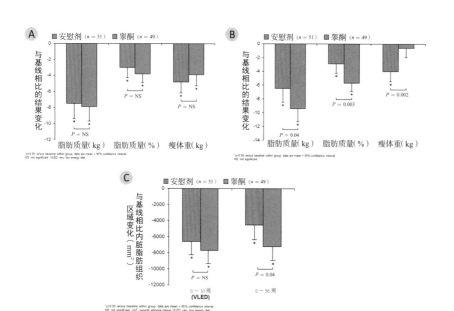

图 3-11　进行 VLED 10 周并用睾酮或安慰剂治疗后，脂肪质量和瘦体重的减少情况（A）；用睾酮或安慰剂治疗 56 周后，脂肪质量和瘦体重的减少情况（B）；用睾酮或安慰剂治疗 10 周和 56 周后内脏脂肪组织的损失情况（C）

睾酮治疗对 TD（性腺功能减退）、IR 或 T2DM 男性的影响

在 20 世纪 90 年代初期，PerBjörntorp 和他在哥德堡的研究小组是最早研究应用不同剂量睾酮对肥胖中年男性影响的小组之一。他们没有采取非常高的剂量，只应用了生理剂量的睾酮。这种治疗方法导致胰岛素敏感性增加，这在基线睾酮低的男性中最为明显。Mårin 等人报道，在 23 名接受睾酮治疗或安慰剂治疗的中年腹型肥胖男性中，睾酮疗法可减少内脏脂肪质量，改善胰岛素敏感性并降低血糖。基线睾酮低的男性其胰岛素敏感性的改善更多。Boyanov 等人研究了 TD 男性的睾酮治疗对中年 T2DM 男性葡萄糖稳态的影响。治疗 3 个月后，研究者注意到患者空腹、餐后血糖和每日平均血糖浓度均降低，HbA1c 也随之降低。其他人也报告了类似的发现。睾酮治疗 8 个月可降低内脏脂肪质量、IR 和空腹血糖。Kapoor 等人在 24 名接受睾酮或安慰剂治疗、合并 T2DM 的 TD 男性患者中进行了 3 个月的治疗，睾酮治疗降低了 HOMA-IR，提示空腹胰岛素敏感性得到改善，空腹血糖和 HbA1c 也显著降低。而通过腰围测量，研究者发现睾酮治疗还可以减少内脏性肥胖。这些研究表明，患有 TD 和糖尿病的男性进行睾酮治疗可改善胰岛素敏感性和葡萄糖稳态。Naharci 等人对 24 例未经治疗的 TD（IHH）患者和 20 例年龄、性别和体重匹配的健康对照者进行了研究。在接受睾酮治疗之前，与对照组相比，IHH 患者的空腹血糖较高，空腹血浆胰岛素水平较高，HOMA-IR 评分较高且 QUICKI 指数较低。对 TD（IHH）男性的 6 个月睾酮治疗可以将 HOMA-IR 改善至对照组相当的水平。通过睾酮治疗，IHH 男性的脂肪质量显著降低，同时体重指数和瘦体重显著增加。有趣的是，IHH 男性睾酮水平与 HOMA 指数之间呈负相关。治疗前，IHH 男性的 HOMA 指数较高，而睾酮治疗后则明显降低。

在一项前瞻性研究中，Wu 等人对 26 名 HH 男性进行了 9 个月的睾酮治疗，并将其与 26 名健康男性进行了比较。2 组均评估了 3 h 时口服葡萄糖耐量试验的 HOMA-IR 和胰岛素曲线下面积（AUC）。在进行睾酮治疗之前，HH 组的 HOMA-IR 显著高于健康组，同时，HH 组的胰岛素和空腹血糖水平也高于健康组。经过 9 个月的睾酮治疗后，HH 组 HOMA-IR 和胰岛素水平显著降低。在一项随机、双盲、双虚拟、安慰剂对照、平行组、单中心研究中，将 50 例患者以 4 : 1 的比例随机分配，接受睾酮治疗或安慰剂治疗 24 个月。1 年后，睾酮治疗可显著改善胰岛素敏感性，并且疗效在治疗期间可维持 2 年。接受安慰剂的患者转为睾酮治疗后，HOMA-IR 也得到显著改善，空腹血糖和空腹胰岛素降低。治疗 12 个月和 24 个月后 HbA1c 的变化非常显著，并且在第 2 年从安慰剂转为睾酮治疗后，HbA1c 明显降低。Quicki 指数也证实了睾酮治疗可以显著降低 HOMA-IR。Zitzmann 等人对来自 IPASS 队列的性腺功能减退合并基线时 HbA1c 升高的男性进行了亚组分析，其 HbA1c 的变化也证实了本研究和其他研究中的上述结论。在基线 HbA1c 水平升高（> 6.1%）且糖代谢异常或 2 型糖尿病患者中，睾酮治疗组在治疗期内降低了 1.1%，这证实了睾酮对控制高血糖的益处。Cornoldi 等人比较了 87 位合并冠心病（coronary artery disease，CAD）的老年糖尿病患者（平均年龄 74 岁）在接受睾酮治疗或安慰剂治疗 12 周后的 HOMA-IR 变化，结果表明，接受睾酮治疗的男性 HOMA-IR 有一定改善。

在一项多中心、前瞻性、随机、双盲、安慰剂对照研究中，Jones 等人评估了 220 名患有 T2DM 和（或）MetS 的性腺功能减退男性进行 12 个月睾酮治疗的疗效和安全性。结果表明，睾酮治疗可使总人群的 HOMA-IR 在 6 个月时降低 15.2%，在 12 个月时降低 16.4%。在合并 T2DM 的患者治疗 9 个月时，与安慰剂组相比，睾酮治疗组的血糖控制明显更好。因此作者得出结论，睾酮治疗对于合并 T2DM 和（或）MetS 的 TD 男性的益处可能与改善 IR 相关。DIMALITE 研究报告了对 32 位年龄在 35 ～ 70 岁男性的研究结果，这些男性是新诊断的 T2DM 患者，HbA1c 在 6.5% ～ 9.0%，且未接受任何口服降糖药和胰岛素治疗。所有男性的饮食和运动（diet and exercise，D & E）都受到监督。一组（16 名男性）接受了睾酮治疗，另一组未接受治疗作为对照组，在研究之前或期间未给予降糖药。睾酮治疗 52 周后，与单独的 D & E 相比，睾酮治疗组的葡萄糖和胰岛素水平显

著改善。D & E 加睾酮治疗组的 HbA1c 水平明显低于对照组（仅 D & E），HOMA-IR 降低，提示胰岛素敏感性有所改善。对于合并 MetS、新诊断 T2DM 的性腺功能减退患者，在 52 周的治疗后，睾酮与有监督的 D & E 可以更好地改善血糖。

与上述研究结果相反，Gianatti 等人在一项随机、双盲、安慰剂对照试验中，对 88 位 T2DM 男性患者进行了研究，其年龄在 35 ～ 70 岁，HbA1c < 8.5%（69 mmol/mol），总睾酮水平 < 12.0 nmol/L（346 ng/dL），在 40 周内给予睾酮治疗或安慰剂。对于睾酮水平低于正常并且血糖控制程度中等的 T2DM 肥胖男性，睾酮治疗不能改善葡萄糖代谢或内脏性肥胖。通过评估 HOMA-IR 或血糖，与安慰剂相比，尽管脂肪质量减少且瘦体重增加，睾酮治疗不能改善胰岛素敏感性，也不能降低 IR。但是，该研究也存在争议，因为睾酮治疗组的基线 HOMA-IR 非常低，仅为 2.11，同时基线 HbA1c 为 6.8%，这表明这些患者在研究开始时几乎没有 IR，他们的糖尿病和血糖已经得到了很好的控制。

TD 与 T2DM 男性的糖尿病血糖受损、BMI 升高、腰围增加及 ED 严重程度增加有关。睾酮水平低于 8 nmol/L 的男性进行 30 周的睾酮治疗可显著改善性功能，包括性欲和清晨勃起。老年男性症状（aging males'symptoms，AMS）量表是一种生活质量的衡量工具，睾酮治疗后该量表评分明显改善，但除腰围以外的其代谢参数无明显改善。睾酮治疗可降低体重、BMI、HbA1c、总胆固醇，以及医院焦虑症和抑郁量表（Hospital Anxiety and Depression Scale，HADS）评分。其治疗完全获益需要至少 12 ～ 18 个月，并且睾酮的谷浓度需要达到 14 ～ 15 nmol/L。达到适当水平后，只有轻度组在 30 周时才能观察到明显的代谢改善，重度组则在 12 ～ 18 个月时才观察到。

在一项前瞻性观察性研究中评估了睾酮治疗对 156 例肥胖合并糖尿病 TD 男性的影响。所有 156 名受试者的基线 BMI ≥ 30 kg/m² 且 WC ≥ 94 cm，有多种合并症，包括 T2DM 和血脂异常。其中，153 名合并高血压，37 名合并 CAD，19 名有心肌梗死病史。肥胖的 TD 糖尿病男性患者经睾酮治疗可减轻体重和 WC，在整个 6 年的观察时间内，每年年底与上一年相比都具有统计学意义。睾酮治疗改善了血糖水平（图 3-12A）和 HbA1c 水平（图 3-12B）。与前 5 年相比，每年年底 HbA1c 的降低在统计上是有显著意义的。同样，睾酮治疗改善了该人群的收缩压和舒张压，并改善了血脂谱，这可以通过高密度脂蛋白胆固醇（HDL-C）的增加，以及总胆固醇（TC），低密度脂蛋白胆固醇（LDL-C）和三酰甘油（TG）的显著降低来证明。此外，睾酮治疗可降低天冬氨酸氨基转移酶（AST）和丙氨酸氨基转移酶（ALT）的活性，提示肝脂肪含量减少、炎症反应减少和肝功能改善。这些发现被同一研究人员证实，并随后报告了更长时间的随访数据。

在 Haider 的"糖尿病研究"中，患者接受了标准糖尿病治疗，在开始睾酮治疗之前，只有 16% 和 8% 的患者分别达到了 7% 和 6.5% 的 HbA1c 目标（图 3-12C）。然而，在接受睾酮治疗之后，最后一次随访时分别有 79% 和 59% 的患者达到这些目标（图 3-12C）。如同一组研究者所述，在持续睾酮治疗长达 8 年甚至 12 年后，这些 HbA1c 达标比例会进一步增加。

如图 3-10B 所示，肥胖的 TD 男性 HbA1c 降低 0.5%，需要进行 1 年的睾酮治疗。在整个随访期间，与其他糖尿病干预措施相比，睾酮治疗可使 HbA1c 逐渐并持续降低。在 I 级肥胖中，T2DM 的患病率为 32.7%，在 II 级肥胖中为 51.3%，在 III 级肥胖中为 55.3%。II 级和 III 级肥胖的平均基线 HbA1c 约为 7.5%，这表明实现糖尿病标准治疗指南中推荐的 HbA1c 目标将是一项重大挑战。

Dhindsa 等人研究了睾酮治疗对 T2DM 合并 TD 男性的 IR 影响。一共招募了 94 名男性，50 名睾酮水平正常的男性和 44 名患有 TD 的男性。性腺功能减退的男性随机接受睾酮治疗或安慰剂治疗 24 周。如图 3-13A 所示，在睾酮治疗组中，HOMA-IR 显著降低，从（4.1±0.9）降至（2.7±0.5）（P=0.03），而安慰剂组在统计学上没有显著增加。两组之间的差异为 -1.72，仍具有统计学意义（p=0.03）。如图 3-13B 所示，通过高胰岛素 - 正

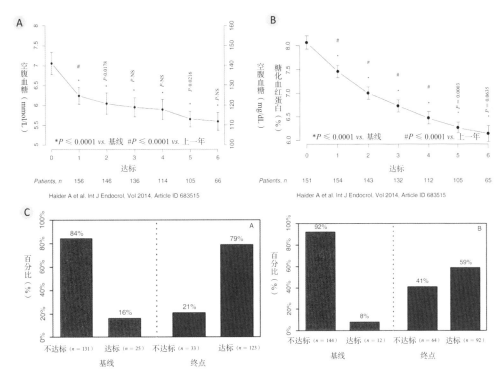

图 3-12 　 156 例经十一酸睾酮注射治疗 6 年的 2 型糖尿病肥胖性腺功能减退男性的空腹血糖值（mg/dL 或 mmol/L）（A）。156 例经十一酸睾酮注射治疗 6 年的 2 型糖尿病肥胖性腺功能减退男性中的 HbA1c（%）（B）。十一酸睾酮注射治疗长达 6 年后，在基线和观察时间结束时达到 HbA1c 目标 ≤ 7%（A）和 ≤ 6.5%（B）的患者（C）

常血糖钳夹法确定胰岛素敏感性，24 周的睾酮治疗使葡萄糖输注率（glucose infusion rate，GIR）从（6.66 ± 4.36）增加到（8.73 ± 4.27），增幅为 32%（$P=0.004$），而安慰剂组没有变化（图 3-13B）。即使在校正混杂因素之后，2 组之间的差异也具有统计学意义（$P=0.03$）。值得注意的是，在这项研究中，睾酮治疗组的总瘦体重从（70.6 ± 9.2）kg 增加到（73.2 ± 10.7）kg（$P=0.001$），而安慰剂组从（69.1 ± 13.4）kg 减少到（68.3 ± 13.0）kg（$P=0.41$），两组之间的平均差为 3.4 kg（$P=0.003$）（图 3-9）。

这项研究还表明，在睾酮治疗 24 周后，脂肪组织中以下胰岛素信号传导介质的 mRNA 表达，以及蛋白质表达水平显著改变，包括：胰岛素受体 β（insulin receptor beta，IR-β），胰岛素受体底物 1（insulin receptor substrate-1，IRS-1），4 型葡萄糖转运蛋白（GLUT4），含有 src 同源结构域 2 的丝氨酸 / 苏氨酸激酶（AKT-2）。

荟萃分析的结果也证实了所报道的胰岛素敏感性改善，睾酮治疗后空腹血糖和 HOMA-IR 降低，表明睾酮治疗可以改善 IR。

一旦停止睾酮治疗，治疗期间取得的改善就不会再维持。在衰老的老年男性人群研究中，肌肉质量和力量的情况已证明这一观点，在睾酮治疗的 6 个月中，患者的肌肉质量和力量有所增加，但在随后的 6 个月停止治疗后，这些作用就消失了。Ng Tang Fui 等也报道了相似的结果，在研究结束中断治疗后，睾酮对身体成分和体重的获益便会消失。这些发现与长期前瞻性注册研究的结果一致，该研究在接受 5.5 年睾酮治疗后，由于经费问题，部分患者中的睾酮治疗中断了平均 14.5 个月，在这个间歇阶段，受试者体重恢复并且 HbA1c 急剧增加。重新开始治疗后，所有测得的参数又开始改善。因此研究者得出结论，性腺功能减退可能需要终生睾酮治疗。

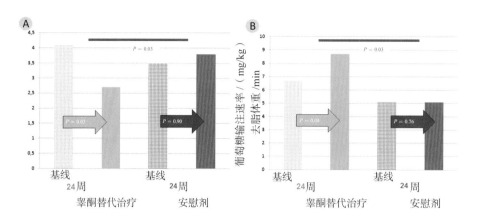

图 3-13　通过 HOMA-IR 评估，接受睾酮治疗及安慰剂治疗的两组性腺功能减退 2 型糖尿病男性患者的胰岛素抵抗比较（A）；通过葡萄糖输注速率（GIR）评估的胰岛素敏感性（B）

　　目前，还没有临床研究通过 HOMA-β 或高血糖钳夹评估 β 细胞功能。但是，一些研究正在对其进行评估，研究结果将在不久的将来发布。

睾酮缺乏症、睾酮治疗和糖尿病前期进展

　　大量研究证据表明，降低的睾酮水平与糖尿病之间具有相关性。而关于 TD 与糖尿病前期之间关系的研究有限。Ho 等人的研究结果表明，对 MetS 进行校正后，糖尿病前期的男性与糖尿病男性总睾酮水平降低的风险相同。Colangelo 等人的研究表明性激素与 T2DM 相关，独立于 BMI 和 WC。Tsai 等人的研究表明，睾酮水平与空腹血糖（FBG）水平和 IR 呈负相关，并且与全身脂肪或腹部脂肪无关。Rancho Bernardo 的研究结果表明，根据糖尿病诊断和分类专家委员会（1997）制定的标准诊断，空腹血糖受损（IFG）或葡萄糖耐量受损（IGT）男性的总睾酮值低于正常葡萄糖耐量的男性。应当注意的是，腹部脂肪和中心性肥胖混淆了睾酮水平与糖尿病之间的关系。患有 TD、T2DM 和（或）MetS 的男性进行睾酮治疗可改善胰岛素敏感性，并且雄激素缺乏的糖尿病前期男性进行睾酮治疗可能会预防发展为显性糖尿病。但糖尿病前期与睾酮之间的关系仍存在争议。近期有报道指出糖尿病前期男性的总睾酮水平低于没有糖代谢异常的男性。糖尿病前期患者高胰岛素血症导致的 SHBG 合成增加可能是睾酮与糖尿病前期之间关系被掩盖的原因。高胰岛素血症可能通过破坏 Leydig 细胞功能或下调睾酮合成而导致 TD。有研究表明低睾酮水平的男性患糖尿病和 IR 的风险增加，并且睾酮和 SHBG 水平可能预示着新的糖尿病病例。肥胖的 TD 患者接受睾酮治疗后，胰岛素敏感性提高。Goodman-Gruen & Barrett-Connor 报告说，即使在校正了年龄和 BMI 之后，IFG 或 IGT 男性的总睾酮水平也比正常葡萄糖耐量的男性低得多。Corona 等人报道，与正常人相比，患有 IFG 和 ED 的男性阴茎血流量减少，这是 TD 的生化学证据。Ho 等人的研究表明，在患有糖尿病前期的男性中，与正常血糖水平较低的个体相比，总睾酮水平降低的 OR 为 1.87（95% CI 1.38 ~ 2.54）和 2.38（95% CI 1.57 ~ 3.6）。校正 MetS 后，总睾酮水平降低的 OR 在患有糖尿病前期男性和患有糖尿病男性中是相同的（1.49 $vs.$ 1.50）。研究者指出 HbA1c 似乎是低睾酮水平的更强预测因子。TD 男性的睾酮治疗可改善胰岛素敏感性并降低 IR、HbA1c、WC、胆固醇和空腹血糖水平。目前迫切需要评估睾酮治疗是否可以终止 TD 男性糖尿病前期向糖尿病进展方面的研究。在欧洲糖尿病研究协会（European Association for the Study of Diabetes，EASD）大会上提交的初步数据表明，在一项为期 8 年的观察性研究中，对 TD 男性进行睾酮治疗可完全阻止其发展为 T2DM。与未经治疗的 TD 男性相比，这些研究结果得到了同一组的证实（性腺功能减退对照组）：尽管在长达 12 年

的观察时间内接受过睾酮治疗的患者没有一人发展为 T2DM，但在随访的 8 年时间，未接受睾酮治疗的对照组中有 37% 的患者发展为 T2DM。这具有重要意义，因为糖尿病的发生和流行是一项公共卫生问题。

➕ 讨论

　　睾酮是具有多效功能的类固醇激素，参与能量代谢。睾酮关键的生化和生理效应作用于全身多种组织，影响多项代谢功能并改变身体成分。无论何种病因导致的 TD 都与脂肪质量增加、瘦体重减少和一些代谢过程的变化有关。TD 引起的身体成分变化导致胰岛素敏感性降低和血糖升高、IR。TD 还与三酰甘油和胆固醇升高以及 HDL-c 降低有关。此外，TD 对许多合并症（如 MetS、肥胖、性功能障碍、疲劳、嗜睡、情绪低落和生活质量下降）会产生负面影响。

　　来自人群研究的数据表明，睾酮水平降低是糖尿病和 MetS 的独立危险因素。合并 IR 或 T2DM 的男性通常也会被诊断 TD。Pitteloud 等人推断，降低的睾酮水平与不良的代谢状况、线粒体功能改变和胰岛素敏感性有关，从而促进了 MetS。根据这些线索，Yiaalamas 等人得出结论，急性睾酮撤退会损害年轻健康 TD 男性（IHH 男性）的胰岛素敏感性。一个重要的发现是，睾酮水平的快速变化与 BMI 的变化不相关，这表明在雄激素撤退的短时间内，睾酮可以在没有明显或可检测的身体成分变化情况下调节胰岛素敏感性。这一点不足为奇，因为睾酮是一种代谢激素和血管激素，在肌肉功能和抑制前脂肪细胞向脂肪细胞的分化中起着重要作用。因此，TD 可能是导致肥胖、血糖升高和脂质代谢异常的重要原因。

　　近期的研究表明，睾酮治疗可改善 MetS 并降低体重、WC、BMI 和 IR。基于这样的发现，人们希望睾酮治疗可以减轻 IR 并改善胰岛素敏感性，同时增加肌肉量和减少脂肪质量，并改善葡萄糖稳态。目前人们尚未完全意识到 TD 对 IR 和 T2DM 的影响。睾酮治疗可降低 IR 并改善 MetS，这一事实可为患有 TD 和 T2DM 的男性提供一种新的治疗策略。IHH 青年男性的 HOMA-IR、胰岛素 AUC 和空腹血糖水平明显高于健康对照男性，这说明 TD 是 IR 的危险因素。由于睾酮治疗可显著提高胰岛素敏感性，因此这种治疗方法可能有助于预防 TD 男性发展为 T2DM。Ho 等人提出，即使在校正了 MetS 之后，糖尿病前期与 TD 风险增加相关，而与肥胖和 MetS 无关，且该风险与糖尿病患者相当。

　　大量证据表明低睾酮水平和 T2DM 相关。循环中睾酮水平的降低可以预测男性 5 年内患上 T2DM 的风险增加，并且短期或中期的睾酮治疗可以改善合并睾酮缺乏或存在睾酮缺乏风险男性的血糖水平，并改善患有 T2DM 和（或）MetS 男性的 IR。此外，有证据表明，睾酮治疗与生活方式干预相结合时，对控制血糖的益处可能最大。Holmboe 等人的研究表明，睾酮和 SHBG 水平降低与随后的 T2DM 风险显著增加有关，认为原发性腺功能减退症本身与 T2DM 的风险增加无关，并得出结论：睾酮降低是 T2DM 发生风险的标志物，而不是危险因素。其他几项研究表明 TD 与 T2DM 风险增加有关。

　　TD 与内脏脂肪、BMI 和 HbA1c 水平升高、IR 及其他临床症状特别是 ED 有关。目前将 TD 与 T2DM 连接的可能生化和生理机制有包含内脏脂肪组织在内的周围组织中的芳香化酶表达和活性增加，以及雌二醇的生物合成增加。降低的睾酮水平将增加前脂肪细胞向脂肪细胞的分化、内脏脂肪的积累和脂蛋白脂肪酶的活化，最终导致 IR。腹型肥胖加重且合并 TD，使芳香酶的表达和活性增加，睾酮水平降低，脂蛋白脂肪酶活性增加，三酰甘油摄取增加，从而导致内脏肥胖和发生 IR 的风险增加。促炎性脂肪细胞因子，如肿瘤坏死因子 α（tumor necrosis factor alpha，TNF-α）和 IL-6，也可能由于垂体-性腺轴的负反馈而进一步抑制睾酮的生物合成。同样，内脏脂肪产生的 leptin（瘦素）通过下丘脑-垂体轴的反馈降低 LH，从而进一步降低睾酮。目前有强有力的证据表明，低睾酮水平在内脏肥胖发生之前就已经存在，而不仅仅是后果。

不论糖尿病类型如何，TD 在糖尿病男性中都很常见，约 43% 的 T2DM 男性总睾酮水平降低，而 57% 的估测游离睾酮降低。在糖尿病男性中，降低的睾酮水平也与 IR 相关。Grossmann 等人进行了一项荟萃分析，评估睾酮治疗对低睾酮水平或正常偏低睾酮水平的 T2DM 和（或）MetS 男性的糖代谢的影响。虽然使用 HOMA-IR 模型 1 在空腹状态下评估睾酮治疗可改善葡萄糖 – 胰岛素谱，这与改善 IR 的有益作用相一致，但当使用 HOMA-IR 模型 2 评估时并未发现 IR 得到改善。研究者认为，当通过 HbA1c 水平评估时，睾酮治疗对血糖控制无明显影响。此外，据推测，在各项研究中，睾酮治疗引起 IR 改善主要报告于合并 MetS 但未发展为 T2DM 的男性，因此，与已经发展为 T2DM 的男性相比，MetS 男性的睾酮治疗可能在改善血糖结果方面更为有效。在仅有的 7 项入选研究中，除一项研究外，其他所有研究的持续时间都少于 1 年，因此研究者推测，更长的治疗时间可能会对糖代谢产生更明显的影响。Magnussen 等报道，睾酮治疗后 HOMA-IR 和 HbA1c 的值并没有变化。对于低生物活性睾酮水平且接受二甲双胍单药治疗的 T2DM 老年男性，睾酮治疗可改善其身体成分，但是，血糖控制、外周胰岛素敏感性、内源性葡萄糖合成（endogenous glucose production，EGP）及底物代谢均未得到改善。但是，这项研究的持续时间仅为 24 周。

Gummesson 等人最近报道了在 T2DM 患者中减轻体重对 HbA1c 的作用。得出的结论是，体重每减少 1 kg 或 1%，T2DM 人群中的 HbA1c 平均减少 0.1%。研究者指出，在体重减轻程度相同的情况下，血糖控制不佳的人群 HbA1c 降低比血糖控制良好的人群更有效。

研究表明，减重手术可在大部分肥胖的 T2DM 患者中完全治愈糖尿病，并且在所有手术组中，减肥后 HbA1c 的水平均朝正常水平发展。

雄激素和雄激素受体（AR）调节在胰岛素敏感性中起作用的肌肉和脂肪组织中的作用已得到公认。然而，AR 在调节胰岛素分泌中的作用仍有待研究。Mauvais-Jarvis 小组研究了睾酮对 β 细胞选择性 AR 缺乏症（β-ARKO）小鼠胰岛素分泌的影响。结果表明，成年雄性 β-ARKO 小鼠的 GSIS 减少，从而导致糖耐量异常。用西方饮食喂养的小鼠出现了空腹高血糖。睾酮增强了培养的人和小鼠胰岛中的 GSIS，这一作用在 β-ARKO 胰岛和用 AR 拮抗剂氟他胺干预的人胰岛中被阻断。

IR 是骨骼肌丢失的原因。近期有研究表明，HOMA-IR 水平大于 2.3 的受试者在 4.6 年的随访中出现四肢骨骼肌质量（appendicular skeletal muscle mass，ASM）降低的风险增加 2.9 倍，并且在校正了年龄后，该风险增加 ≥ 3.9 倍。由于肌肉是葡萄糖代谢的主要组织，因此肌肉质量的丧失可能导致高血糖症和 IR。高胰岛素血症是 IR 的早期标志物，一项针对没有其他慢性健康状况异常的社区居住老年男性和女性的队列研究表明，高胰岛素血症其与 ASM 的丧失有关。以空腹胰岛素水平 > 8.4 mU/mL 来评估可能有助于临床医生确定老年人群中 ASM 丧失风险高的个体。Srikanthan 和 Karlamangla 提出，相对于体重，骨骼肌质量与 IR 及糖尿病前期的风险成反比。众所周知，T2DM 的病理生理特点是会导致肌肉萎缩，这是由于合成代谢激素（如 IGF-1、睾酮、生长素释放肽）的活性下降、炎症增加、蛋白质降解增加，以及 T2DM 对肌肉的血供减少等因素。应当指出，T2DM 的特征还在于功能性 β 细胞量减少和胰岛素分泌不足。因此，T2DM 中的血糖升高不仅是 IR 增加（与肌肉质量下降有关）的结果，而且是 β 细胞功能降低的结果。Fornari 等人报道，在肥胖患者中，较高的瘦体重与较轻的炎症状况、更高的胰岛素敏感性和更好的代谢状况直接相关。

睾酮治疗增加的瘦体重是改善葡萄糖利用、高血糖症和胰岛素敏感性的重要生理组成。大量研究明确表明，睾酮治疗可增加瘦体重并减少脂肪质量，从而改善身体成分，改善 MetS，减轻体重，减少 WC、BMI，改善血糖及 HbA1c、血脂谱和血压。胰岛素介导的葡萄糖代谢主要在肌肉组织中进行。众所周知，肌肉量减少会加重 IR 和糖尿病。较高的肌肉质量可以更有效地进行葡萄糖代谢，提高胰岛素敏感性，并减少糖尿病的发生。因此推测，由睾酮治疗引起的身体成分变化可能是其他任何糖尿病药物都无法达到的关键独特作用。

Srikanthan 和 Karlamangla 对 13 644 名受试者的数据进行了分析，评估了 HOMA-IR、HbA1c、糖尿病前期及糖尿病的患病率。结果表明，在校正了年龄、种族、性别、全身性和中心性肥胖症之后，骨骼肌指数每增加 10%，HOMA-IR 相对降低 11%，糖尿病前期患病率相对降低 12%。这些发现清楚地表明，相对于体重而言，骨骼肌质量与 IR 和糖尿病前期风险呈负相关。此外，相对低水平 ASM 的发生率与 60 ~ 72 岁男性的 IR 显著相关。此外，在 4.6 年随访中发展为相对低水平 ASM 的男性在基线时的 HOMA-IR 值明显高于正常男性。这些发现表明，校正年龄后，HOMA-IR 值大于 2.3 时，发生相对低水平 ASM 的风险增加 3.9 倍。在一项后续研究中，研究者对高胰岛素血症（作为 IR 的早期预测指标）与 ASM 丢失之间的关系进行了研究。结果表明，基线胰岛素水平升高与 ASM 升高有关，而在 4.6 年的随访结果显示高胰岛素血症使得老年男性和女性 ASM 丢失的风险均增加。即使在校正了年龄、性别、吸烟、饮酒、脂肪质量、心脏病、高血压、体育锻炼和药物使用之后，这种关系仍然很明显。这些发现表明，对于看起来健康的老年非糖尿病男性，在其 ASM 并未明显丢失时，高胰岛素血症是 ASM 丢失的重要危险标志。这些发现与 Fornari 等人报道的研究一致，后者表明，肥胖人群中更高的瘦体重与更好的胰岛素敏感性和更低的炎症状态有关。

患有 TD 的男性会感到疲劳和嗜睡，身体活动减少。因此，患有 TD 的男性进行睾酮治疗的一个重要方面是情绪、精力和身体活动的改善，进而促进了更健康的生活方式。能量代谢以及情绪和身体活动的改善有望促进肌肉质量的改善和胰岛素敏感性的提高。除改善身体成分外，睾酮治疗还具有其他显著的健康获益，例如，精神作用，有助于增加身体活动，增加动力以及积极的态度和情绪。在一项针对肥胖男性的安慰剂对照研究中，与基线相比，睾酮组每天的体力活动和步数显著增加（通过加速计进行测量），但在安慰剂组中并未观察到这一现象，尽管 2 组均接受了相同的生活方式干预。Jockenhövel 等人报道，睾酮治疗组可在 6 周内显著降低抑郁和疲劳评分，并且焦虑和专注力评分也得到改善。还有研究表明情绪和自信心也出现小幅度但显著的改善。Zitzmann 等人指出，随着睾酮水平的降低，TD 相关症状显著加重，活力降低，提示长期注射睾酮治疗的患者如果出现缺乏活力和性欲，应注意是否出现雄激素缺乏。TD 男性中也有关于 TD 症状阈值的类似观察结果。接受睾酮治疗的 TD 男性患者会达到睾酮治疗阈值而再次出现 TD 症状并寻求重新治疗。

与正常总睾酮水平相比，低睾酮水平的糖尿病男性全因死亡率更高。对患有 T2DM 男性的研究进一步表明，睾酮可降低全因死亡率。

图 3-14 显示了应用睾酮对 55 岁和 65 岁的男性进行治疗，预期的绝对风险（absolute risk reduction，ARR）、相对风险（relative risk reduction，RRR）和终身风险均会降低。当 55 岁开始接受睾酮治疗时，终身风险的降低幅度会更大。在所选的 2 个年龄段，睾酮治疗相关的 RRR 相似。

生活质量（quality of life，QoL）SF-12 量表的评估表明，睾酮治疗可改善生活质量。SF-12 评分中改善最显著的是活力，其次是总体健康、社会功能、身体角色功能和情感角色功能。积极治疗组的身心健康综合得分显著提高。积极治疗组与安慰剂组之间的身体和心理健康综合评分存在显著差异。Tong 等人还报道了睾酮治疗对改善 TD 男性 QoL 心理健康成分的有效性。尽管在治疗 30 周内 SF-12 综合评分明显改善，但值得注意的是，在治疗 48 周时身体综合评分会持续升高。因此，对于因 TD 而 QoL 较差的男性，可能需要进行睾酮治疗。Zitzmann 等人对接受睾酮治疗的 1493 名性腺功能减退男性的心理和性功能（性欲、活力、整体状况、情绪和专注力）评分进行了研究。结果表明，在睾酮治疗期间，报告幸福感低下的患者比例有所下降。活力的总体水平得到了显著改善，情绪得到改善，专注力也会增强。

总之，对性腺功能减退合并 T2DM 的男性进行长期睾酮治疗可在持续减轻体重和腰围的同时，带来有意义且持续的血糖控制改善。这些影响很可能是由瘦体重的增加（通常通过睾酮治疗实现），以及能量代谢的改

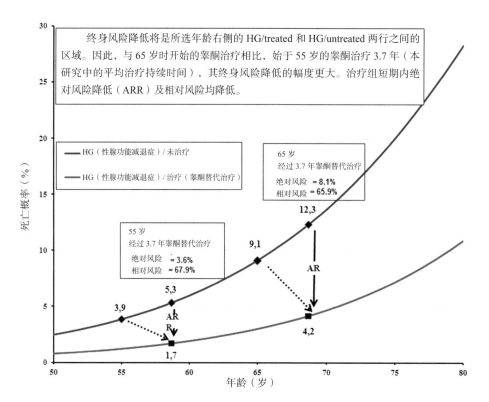

图3-14 患有性腺功能减退症 [性功能减退症状和总睾酮 < 12 nmol/L（348.1 ng/dL）] 合并 T2DM 的男性接受睾酮治疗组和未接受睾酮治疗组的比较，与未接受睾酮治疗组相比，睾酮治疗组的绝对风险、相对风险和终身风险均降低

善导致，而这可能有助于患者选择更健康的生活方式。根据各种指南的建议，T2DM 的男性应检测睾酮。如果诊断为性腺功能减退，长期足疗程的睾酮治疗可对改善 T2DM 产生实质性的积极影响。

（翻译：满富丽　审校：张帅）

参考文献

1.　ALEMÁN-MATEO H，LÓPEZ TEROS M T，RAMÍREZ F A，et al. Association between insulin resistance and low relative appendicular skeletal muscle mass：evidence from a cohort study in community-dwelling older men and women participants. J Gerontol A Biol Sci Med Sci，2014，69：871-877.

2.　ANDERSSON B，MÅRIN P，LISSNER L，et al. Testosterone concentrations in women and men with NIDDM. Diabetes Care，1994，17：405-411.

3.　ANTONIO L，WU F C，O'NEILL T W，et al. Associations between sex steroids and the development of metabolic syndrome：a longitudinal study in European men. J Clin Endocrinol Metab，2015，100：1396-1404.

4.　ARTHUR R，ROHRMANN S，MØLLER H，et al. Pre-diabetes and serum sex steroid hormones among US men. Andrology，2017，5：49-57.

5.　ATLANTIS E，MARTIN S A，HAREN M T，et al. Members of the Florey Adelaide Male Ageing Study. Inverse associations between muscle mass，strength，and the metabolic syndrome. Metabolism，2009，58：1013-1022.

6.　ATLANTIS E，FAHEY P，MARTIN S，et al. Predictive value of serum testosterone for type 2 diabetes risk assessment in men. BMC Endocr Disord，2016，16：26.

7.　AVERSA A，BRUZZICHES R，FRANCOMANO D，et al. Effects of testosterone undecanoate on cardiovascular risk factors and atherosclerosis in middle-aged men with late-onset hypogonadism and metabolic syndrome: results from a 24-month, randomized, double-blind, placebo-controlled study. J Sex Med, 2010, 7: 3495-3503.

8. BASARIA S. Androgen deprivation therapy, insulin resistance, and cardiovascular mortality: an inconvenient truth. J Androl, 2008, 29: 534-539.

9. BASARIA S, MULLER D C, CARDUCCI M A, et al. Hyperglycemia and insulin resistance in men with prostate carcinoma who receive androgen-deprivation therapy. Cancer, 2006, 06: 581-588.

10. BOYANOV M A, BONEVA Z, CHRISTOV V G. Testosterone supplementation in men with type 2 diabetes, visceral obesity and partial androgen deficiency. Aging Male, 2003, 6: 1-7.

11. BRAND J S, WAREHAM N J, DOWSETT M, et al. Associations of endogenous testosterone and SHBG with glycated haemoglobin in middle-aged and older men. Clin Endocrinol (Oxf), 2011, 74: 572-578.

12. BUCHWALD H, OIEN D M. Metabolic/bariatric surgery Worldwide 2008. Obes Surg, 2009, 19: 1605-1611.

13. BUYSSCHAERT M, MEDINA J L, BERGMAN M, et al. Prediabetes and associated disorders. Endocrine, 2015, 48: 371-393.

14. CAMINITI G, VOLTERRANI M, IELLAMO F, et al. Effect of long-acting testosterone treatment on functional exercise capacity, skeletal muscle performance, insulin resistance, and baroreflex sensitivity in elderly patients with chronic heart failure a double-blind, placebo-controlled, randomized study. J Am Coll Cardiol, 2009, 54: 919-927.

15. COLANGELO L A, OUYANG P, LIU K, et al. Association of endogenous sex hormones with diabetes and impaired fasting glucose in men: multi-ethnic study of atherosclerosis. Diabetes Care, 2009, 32: 1049-1051.

16. CORNOLDI A, CAMINITI G, MARAZZI G, et al. Effects of chronic testosterone administration on myocardial ischemia, lipid metabolism and insulin resistance in elderly male diabetic patients with coronary artery disease. Int J Cardiol, 2010, 142: 50-55.

17. CORONA G, MONAMI M, RASTRELLI G, et al. Testosterone and metabolic syndrome: a meta-analysis study. J Sex Med, 2011, 8: 272-283.

18. CORONA G, RASTRELLI G, BALERCIA G, et al. Hormonal association and sexual dysfunction in patients with impaired fasting glucose: a cross-sectional and longitudinal study. J Sex Med, 2012, 9: 1669-1680.

19. DHINDSA S, PRABHAKAR S, SETHI M, et al. Frequent occurrence of hypogonadotropic hypogonadism in type 2 diabetes. J Clin Endocrinol Metab, 2004, 89: 5462-5468.

20. DHINDSA S, MILLER M G, MCWHIRTER C L, et al. Testosterone concentrations in diabetic and nondiabetic obese men. Diabetes Care, 2010, 33: 1186-1192.

21. DHINDSA S, GHANIM H, BATRA M, et al. Insulin Resistance and Inflammation in Hypogonadotropic Hypogonadism and Their Reduction After Testosterone Replacement in Men With Type 2 Diabetes. Diabetes Care, 2016, 39: 82-91.

22. DOCKERY F, BULPITT C J, AGARWAL S, et al. Testosterone suppression in men with prostate cancer leads to an increase in arterial stiffness and hyperinsulinaemia. Clin Sci (Lond), 2003, 104: 195-201.

23. DOMINGUEZ L J, BARBAGALLO M. The cardiometabolic syndrome and sarcopenic obesity in older persons. J Cardiometab Syndr, 2007, 2: 183-189.

24. EMMELOT-VONK M H, VERHAAR H J, NAKHAI POUR H R, et al. Effect of testosterone supplementation on functional mobility, cognition, and other parameters in older men: a randomized controlled trial. JAMA, 2008, 299: 39-52.

25. FORNARI R, FRANCOMANO D, GRECO E A, et al. Lean mass in obese adult subjects correlates with higher levels of vitamin D, insulin sensitivity and lower inflammation. J Endocrinol Invest, 2015, 38: 367-372.

26. GIANATTI E J, DUPUIS P, HOERMANN R, et al. Effect of testosterone treatment on glucose metabolism in men with type 2 diabetes: a randomized controlled trial. Diabetes Care, 2014, 37: 2098-2107.

27. GIOVANNUCCI E, HARLAN D M, ARCHER M C, et al. Diabetes and cancer: a consensus report. Diabetes Care, 2010, 33: 1674-1685.

28. GOODMAN-GRUEN D, BARRETT-CONNOR E. Sex differences in the association of endogenous sex hormone levels and glucose tolerance status in older men and women. Diabetes Care, 2000, 23: 912-918.

29. GOPAL R A, BOTHRA N, ACHARYA S V, et al. Treatment of hypogonadism with testosterone in patients with type 2 diabetes mellitus. Endocr Pract, 2010, 16: 570-576.

30. GROSSMANN M. Low testosterone in men with type 2 diabetes: significance and treatment. J Clin Endocrinol Metab, 2011, 96: 2341-2353.

31. GROSSMANN M. Testosterone and glucose metabolism in men: current concepts and controversies. J Endocrinol, 2014, 220: R37-R55.

32. GROSSMANN M, THOMAS M C, PANAGIOTOPOULOS S, et al. Low testosterone levels are common and associated with insulin resistance in men with diabetes. J Clin Endocrinol Metab, 2008, 93: 1834-1840.

33. GROSSMANN M, HOERMANN R, WITTERT G, et al. Effects of testosterone treatment on glucose metabolism and symptoms in men with type 2 diabetes and the metabolic syndrome: a systematic review and meta-analysis of randomized controlled clinical trials. Clin Endocrinol (Oxf), 2015, 83: 344-351.

34. GUMMESSON A, NYMAN E, KNUTSSON M, et al. Effect of weight reduction on glycated haemoglobin in weight loss trials in patients with type 2 diabetes. Diabetes Obes Metab, 2017, 19: 1295-1305.

35. HACKETT G I. Testosterone and type 2 diabetes: The forgotten link. Prim Care Cardiovascular Journal, 2010, 3: 190-192.

36. HACKETT G I, COLE N S, DESHPANDE A A, et al. Biochemical hypogonadism in men with type 2 diabetes in primary care practice. British Journal of Diabetes & Vascular Disease, 2009, 9: 226-231.

37. HACKETT G, COLE N, BHARTIA M, et al. Testosterone replacement therapy with long-acting testosterone undecanoate improves sexual function and quality-of-life parameters vs. placebo in a population of men with type 2 diabetes. J Sex Med, 2013, 10: 1612-1627.

38. HACKETT G, HEALD A H, SINCLAIR A, et al. Serum testosterone, testosterone replacement therapy and all-cause mortality in men with type 2 diabetes: Retrospective consideration of the impact of PDE5 inhibitors and statins. International Journal of Clinical Practice, 2016, 70: 244-253.

39. HACKETT G, HEALD A H, SINCLAIR A, et al. Serum testosterone, testosterone replacement therapy and all-cause mortality in men with type 2 diabetes: retrospective consideration of the impact of PDE5 inhibitors and statins. Int J Clin Pract, 2016, 70: 244-253.

40. HAFFNER S M, SHATEN J, STERN M P, et al. Low levels of sex hormone-binding globulin and testosterone predict the development of non-insulin-dependent diabetes mellitus in men. MRFIT Research Group. Multiple Risk Factor Intervention Trial. Am J Epidemiol, 1996, 143: 889-897.

41. HAIDAR A, YASSIN A, SAAD F, et al. Effects of androgen deprivation on glycaemic control and on cardiovascular biochemical risk factors in men with advanced prostate cancer with diabetes. Aging Male, 2007, 10: 189-196.

42. HAIDER A, YASSIN A, DOROS G, et al. Effects of long-term testosterone therapy on patients with "diabesity": results of observational studies of pooled analyses in obese hypogonadal men with type 2 diabetes. Int J Endocrinol, 2014: 683515.

43. HAIDER A, HAIDER K S, DOROS G, et al. No progression from prediabetes to type 2 diabetes (T2DM) in 45 hypogonadal men receiving testosterone therapy (TTh) for up to 9 years: Real-life data from a registry study. Diabetologia, 2017, 60: S395.

44. HAMILTON E J, GIANATTI E, STRAUSS B J, et al. Increase in visceral and subcutaneous abdominal fat in men with prostate cancer treated with androgen deprivation therapy. Clin Endocrinol (Oxf), 2011, 74: 377-383.

45. HEUFELDER A E, SAAD F, BUNCK M C, et al. Fifty-two-week treatment with diet and exercise plus transdermal testosterone reverses the metabolic syndrome and improves glycemic control in men with newly diagnosed type 2 diabetes and subnormal plasma testosterone. J Androl, 2009, 30: 726-733.

46. HO C H, YU H J, WANG C Y, et al. Prediabetes is associated with an increased risk of testosterone deficiency, independent of obesity and metabolic syndrome. PLoS One, 2013, 8: e74173.

47. HOLMBOE S A, JENSEN T K, LINNEBERG A, et al. Low Testosterone: A Risk Marker Rather Than a Risk Factor for Type 2 Diabetes. J Clin Endocrinol Metab, 2016, 101: 3180-3190.

48. HOYOS C M, YEE B J, PHILLIPS C L, et al. Body compositional and cardiometabolic effects of testosterone therapy in obese men with severe obstructive sleep apnoea: a randomised placebo-controlled trial. Eur J Endocrinol, 2012, 167: 531-

性与糖尿病

541.

49. INABA M，OTANI Y，NISHIMURA K，et al. Marked hyperglycemia after androgen-deprivation therapy for prostate cancer and usefulness of pioglitazone for its treatment. Metabolism，2005，54：55-59.

50. JOCKENHÖVEL F，MINNEMANN T，SCHUBERT M，et al. Timetable of effects of testosterone administration to hypogonadal men on variables of sex and mood. Aging Male，2009，12：113-118.

51. JONES T H. Hypogonadism in men with type 2 diabetes. Practical Diabetes International，2007，24：269-277.

52. JONES T H. Effects of testosterone on Type 2 diabetes and components of the metabolic syndrome. J Diabetes，2010，2：146-156.

53. JONES T H. Comment on Gianatti et al. Effect of testosterone treatment on glucose metabolism in men with type 2 diabetes：a randomized controlled trial. Diabetes Care，2014，37：e267-e268.

54. JONES T H，ARVER S，BEHRE H M，et al. Testosterone replacement in hypogonadal men with type 2 diabetes and/or metabolic syndrome（the TIMES2 study）. Diabetes Care，2011，34：828-837.

55. JOYCE K E，BIGGS M L，DJOUSSÉ L，et al. Testosterone，Dihydrotestosterone，Sex Hormone-Binding Globulin，and Incident Diabetes Among Older Men：The Cardiovascular Health Study. J Clin Endocrinol Metab，2017，102：33-39.

56. KALINCHENKO S Y，TISHOVA Y A，MSKHALAYA G J，et al. Effects of testosterone supplementation on markers of the metabolic syndrome and inflammation in hypogonadal men with the metabolic syndrome：the double-blinded placebo-controlled Moscow study. Clin Endocrinol（Oxf），2010，73：602-612.

57. KAPOOR D，GOODWIN E，CHANNER K S，et al. Testosterone replacement therapy improves insulin resistance，glycaemic control，visceral adiposity and hypercholesterolaemia in hypogonadal men with type 2 diabetes. Eur J Endocrinol，2006，154：899-906.

58. KAPOOR D，ALDRED H，CLARK S，et al. Clinical and biochemical assessment of hypogonadism in men with type 2 diabetes：correlations with bioavailable testosterone and visceral adiposity. Diabetes Care，2007，30：911-917.

59. KEATING N L，O'MALLEY A J，SMITH M R. Diabetes and cardiovascular disease during androgen deprivation therapy for prostate cancer. J Clin Oncol，2006，24：4448-4456.

60. KELLEHER S，CONWAY A J，HANDELSMAN D J. Blood testosterone threshold for androgen deficiency symptoms. J Clin Endocrinol Metab，2004，89：3813-3817.

61. KELLY D M，JONES T H. Testosterone：a metabolic hormone in health and disease. J Endocrinol，2013，217：R25-R45.

62. KELLY D M，JONES T H. Testosterone：a vascular hormone in health and disease. J Endocrinol，2013，217：R47-R71.

63. KELLY D M，JONES T H. Testosterone and cardiovascular risk in men. Front Horm Res，2014，43：1-20.

64. KELLY D M，JONES T H. Testosterone and obesity. Obes Rev，2015，16：581-606.

65. KIM C，HALTER J B. Endogenous sex hormones，metabolic syndrome，and diabetes in men and women. Curr Cardiol Rep，2014，16：467.

66. LAAKSONEN D E，NISKANEN L，PUNNONEN K，et al. Testosterone and sex hormone-binding globulin predict the metabolic syndrome and diabetes in middle-aged men. Diabetes Care，2004，27：1036-1041.

67. LAKSHMAN K M，BHASIN S，ARAUJO A B. Sex hormone-binding globulin as an independent predictor of incident type 2 diabetes mellitus in men. J Gerontol A Biol Sci Med Sci，2010，65：503-509.

68. LI Q，CHEN L，YANG Z，et al. Metabolic effects of bariatric surgery in type 2 diabetic patients with body mass index ＜ 35 kg/m^2. Diabetes Obes Metab，2012，14：262-270.

69. LÓPEZ TEROS M T，RAMÍREZ C F A，ALEMÁN-MATEO H. Hyperinsulinemia is associated with the loss of appendicular skeletal muscle mass at 4.6 year follow-up in older men and women. Clin Nutr，2015，34：931-936.

70. MAGNUSSEN L V，GLINTBORG D，HERMANN P，et al. Effect of testosterone on insulin sensitivity，oxidative metabolism and body composition in aging men with type 2 diabetes on metformin monotherapy. Diabetes Obes Metab，2016，18：980-989.

71. MALKIN C J，PUGH P J，WEST J N，et al. Testosterone therapy in men with moderate severity heart failure：a double-blind randomized placebo controlled trial. Eur Heart J，2006，27：57-64.

72. MARIC C. Sex，diabetes and the kidney. Am J Physiol Renal Physiol，2009，296：F680-F688.

73. MÅRIN P，ARVER S. Androgens and abdominal obesity. Baillieres Clin Endocrinol Metab，1998，12：441-451.

74. MÅRIN P，ANDERSSON B，OTTOSSON M，et al. The morphology and metabolism of intraabdominal adipose tissue in men. Metabolism，1992，41：1242-1248.

75. MÅRIN P，HOLMÄNG S，JÖNSSON L，et al. The effects of testosterone treatment on body composition and metabolism in middle-aged obese men. Int J Obes Relat Metab Disord，1992，16：991-997.

76. MÅRIN P，KROTKIEWSKI M，BJÖRNTORP P. Androgen treatment of middle-aged，obese men：effects on metabolism，muscle and adipose tissues. Eur J Med，1992，1：329-336.

77. MÅRIN P，HOLMÄNG S，GUSTAFSSON C，et al. Androgen treatment of abdominally obese men. Obes Res，1993，1：245-251.

78. MAUVAIS-JARVIS F. Role of Sex Steroids in β Cell Function，Growth，and Survival. Trends Endocrinol Metab，2016，27：844-855.

79. MAUVAIS-JARVIS F. Androgen-deprivation therapy and pancreatic β -cell dysfunction in men. J Diabetes Complications，2016，30：389-390.

80. MORGENTALER A，MINER M M，CALIBER M，et al. Testosterone therapy and cardiovascular risk：advances and controversies. Mayo Clin Proc，2015，90：224-251.

81. MORGENTALER A，ZITZMANN M，TRAISH A M，et al. Fundamental Concepts Regarding Testosterone Deficiency and Treatment：International Expert Consensus Resolutions. Mayo Clin Proc，2016，91：881-896.

82. MULLER M，GROBBEE D E，DEN TONKELAAR I，et al. Endogenous sex hormones and metabolic syndrome in aging men. J Clin Endocrinol Metab，2005，90：2618-2623.

83. MURALEEDHARAN V，MARSH H，KAPOOR D，et al. Testosterone deficiency is associated with increased risk of mortality and testosterone replacement improves survival in men with type 2 diabetes. Eur J Endocrinol，2013，169：725-733.

84. NAHARCI M I，PINAR M，BOLU E，et al. Effect of testosterone on insulin sensitivity in men with idiopathic hypogonadotropic hypogonadism. Endocr Pract，2007，13：629-635.

85. NAIR K S，RIZZA R A，O'BRIEN P，et al. DHEA in elderly women and DHEA or testosterone in elderly men. N Engl J Med，2006，355：1647-1659.

86. NAVARRO G，ALLARD C，XU W，et al. The role of androgens in metabolism，obesity，and diabetes in males and females. Obesity（Silver Spring），2015，23：713-719.

87. NAVARRO G，XU W，JACOBSON D A，et al. Extranuclear Actions of the Androgen Receptor Enhance Glucose-Stimulated Insulin Secretion in the Male. Cell Metab，2016，23：837-851.

88. NG TANG FUI M，PRENDERGAST L A，DUPUIS P，et al. Effects of testosterone treatment on body fat and lean mass in obese men on a hypocaloric diet：a randomised controlled trial. BMC Med，2016，14：153.

89. NG TANG FUI M，HOERMANN R，ZAJAC J D，et al. The effects of testosterone on body composition in obese men are not sustained after cessation of testosterone treatment. Clin Endocrinol（Oxf），2017，87：336-343.

90. O'CONNELL M D，ROBERTS S A，SRINIVAS-SHANKAR U，et al. Do the effects of testosterone on muscle strength，physical function，body composition，and quality of life persist six months after treatment in intermediate-frail and frail elderly men？ J Clin Endocrinol Metab，2011，96：454-458.

91. OH J Y，BARRETT-CONNOR E，WEDICK N M，et al. Rancho Bernardo Study. Endogenous sex hormones and the development of type 2 diabetes in older men and women：the Rancho Bernardo study. Diabetes Care，2002，25：55-60.

92. PASQUALI R. Obesity and androgens：facts and perspectives. Fertil Steril，2006，85：1319-1340.

93. PILEPICH M V，WINTER K，LAWTON C A，et al. Androgen suppression adjuvant to definitive radiotherapy in prostate carcinoma long-term results of phase III RTOG 85-31. Int J Radiat Oncol Biol Phys，2005，61：1285-1290.

94. PITTELOUD N，HARDIN M，DWYER A A，et al. Increasing insulin resistance is associated with a decrease in Leydig cell testosterone secretion in men. J Clin Endocrinol Metab，2005，90：2636-2641.

95. PITTELOUD N，MOOTHA V K，DWYER A A，et al. Relationship between testosterone levels，insulin sensitivity，and mitochondrial function in men. Diabetes Care，2005，28：1636-1642.

性与糖尿病

96. RABIJEWSKI M，PAPIERSKA L，PIĄTKIEWICZ P. The prevalence of prediabetes in population of Polish men with late-onset hypogonadism. Aging Male，2014，17：141-146.

97. RABIJEWSKI M，PAPIERSKA L，PIĄTKIEWICZ P. Late-onset hypogonadism among old and middle-aged males with prediabetes in Polish population. Aging Male，2015，18：16-21.

98. RAMACHANDRAN S，HACKETT G I，STRANGE R C. Hypogonadism in men with diabetes：Should testosterone replacement therapy be based on evidence based testosterone levels and lifetime risk reduction? Edorium Journal of Biochemistry，2017，2：1-3.

99. RAO P M，KELLY D M，JONES T H. Testosterone and insulin resistance in the metabolic syndrome and T2DM in men. Nat Rev Endocrinol，2013，9：479-493.

100. THE EXPERT COMMITTEE ON THE DIAGNOSIS AND CLASSIFICATION OF DIABETES MELLITUS. Report of the Expert Committee on the Diagnosis and Classification of Diabetes Mellitus. Diabetes Care，1997，20：1183-1197.

101. SAAD F，HAIDER A，DOROS G，et al. Long-term treatment of hypogonadal men with testosterone produces substantial and sustained weight loss. Obesity（Silver Spring），2013，21：1975-1981.

102. SAAD F，HAIDER A，YASSIN A，et al. Prevention of progression from prediabetes to diabetes in 109 hypogonadal men treated with testosterone for up to 8 years. Diabetologia，2015，58：S317-S318.

103. SAAD F，HAIDER A，HAIDER K S，et al. Type 2 diabetes（T2DM）and mortality in hypogonadal men improve upon long-term treatment with injectable testosterone undecanoate（TU）：A controlled registry study. Diabetologia，2016，59：S184.

104. SAAD F，YASSIN A，DOROS G，et al. Effects of long-term treatment with testosterone on weight and waist size in 411 hypogonadal men with obesity classes I-III：observational data from two registry studies. Int J Obes（Lond），2016，40：162-170.

105. SAAD F，YASSIN D，DORSOS G，et al. Most hypogonadal men with type 2 diabetes mellitus（T2DM）achieve HbA1c targets when treated with testosterone undecanoate injections（TU）for up to 12 years. Diabetes，2017，66：A305.

106. SAIGAL C S，GORE J L，KRUPSKI T L，et al. Androgen deprivation therapy increases cardiovascular morbidity in men with prostate cancer. Cancer，2007，110：1493-1500.

107. SALMINEN M，VAHLBERG T，RÄIHÄ I，et al. Sex hormones and the risk of type 2 diabetes mellitus：A 9-year follow up among elderly men in Finland. Geriatr Gerontol Int，2015，15：559-564.

108. SAYLOR P J，SMITH M R. Metabolic complications of androgen deprivation therapy for prostate cancer. J Urol，2009，181：1998-2008.

109. SCHIPF S，HARING R，FRIEDRICH N，et al. Low total testosterone is associated with increased risk of incident type 2 diabetes mellitus in men：results from the Study of Health in Pomerania（SHIP）. Aging Male，2011，14：168-175.

110. SCHROEDER E T，ZHENG L，ONG M D，et al. Effects of androgen therapy on adipose tissue and metabolism in older men. J Clin Endocrinol Metab，2004，89：4863-4872.

111. SEIDELL J C，BJÖRNTORP P，SJÖSTRÖM L，et al. Visceral fat accumulation in men is positively associated with insulin，glucose，and C-peptide levels，but negatively with testosterone levels. Metabolism，1990，39：897-901.

112. SELVIN E，FEINLEIB M，ZHANG L，et al. Androgens and diabetes in men：results from the Third National Health and Nutrition Examination Survey（NHANES III）. Diabetes Care，2007，30：234-238.

113. SHIN J Y，PARK E K，PARK B J，et al. High-normal Glucose Levels in Non-diabetic and Pre-diabetic Men Are Associated with Decreased Testosterone Levels. Korean J Fam Med，2012，33：152-156.

114. SHORES M M，SMITH N L，FORSBERG C W，et al. Testosterone treatment and mortality in men with low testosterone levels. J Clin Endocrinol Metab，2012，97：2050-2058.

115. SINCLAIR M，GROSSMANN M，HOERMANN R，et al. Testosterone therapy increases muscle mass in men with cirrhosis and low testosterone：A randomised controlled trial. J Hepatol，2016，65：906-913.

116. SMITH J C，BENNETT S，EVANS L M，et al. The effects of induced hypogonadism on arterial stiffness，body composition，and metabolic parameters in males with prostate cancer. J Clin Endocrinol Metab，2001，86：4261-4267.

117. SMITH M R，FINKELSTEIN J S，MCGOVERN F J，et al. Changes in body composition during androgen deprivation

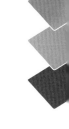

第三章　雄激素对代谢稳态和代谢性疾病的影响

therapy for prostate cancer. J Clin Endocrinol Metab，2002，87：599-603.

118. SMITH M R，LEE H，NATHAN D M. Insulin sensitivity during combined androgen blockade for prostate cancer. J Clin Endocrinol Metab，2006，91：1305-1308.

119. SNYDER P J，BHASIN S，CUNNINGHAM G R，et al. Effects of Testosterone Treatment in Older Men. N Engl J Med，2016，374：611-624.

120. SRIKANTHAN P，KARLAMANGLA A S. Relative muscle mass is inversely associated with insulin resistance and prediabetes. Findings from the third National Health and Nutrition Examination Survey. J Clin Endocrinol Metab，2011，96：2898-2903.

121. SRIKANTHAN P，HEVENER A L，KARLAMANGLA A S. Sarcopenia exacerbates obesity-associated insulin resistance and dysglycemia：findings from the National Health and Nutrition Examination Survey III. PLoS One，2010，5：e10805.

122. STELLATO R K，FELDMAN H A，HAMDY O，et al. Testosterone，sex hormone-binding globulin，and the development of type 2 diabetes in middle-aged men：prospective results from the Massachusetts male aging study. Diabetes Care，2000，23：490-494.

123. SVARTBERG J，AGLEDAHL I，FIGENSCHAU Y，et al. Testosterone treatment in elderly men with subnormal testosterone levels improves body composition and BMD in the hip. Int J Impot Res，2008，20：378-387.

124. TIBBLIN G，ADLERBERTH A，LINDSTEDT G，et al. The pituitary-gonadal axis and health in elderly men：a study of men born in 1913. Diabetes，1996，45：1605-1609.

125. TOMAR R，DHINDSA S，CHAUDHURI A，et al. Contrasting testosterone concentrations in type 1 and type 2 diabetes. Diabetes Care，2006，29：1120-1122.

126. TONG S F，NG C J，LEE B C，et al. Effect of long-acting testosterone undecanoate treatment on quality of life in men with testosterone deficiency syndrome：a double blind randomized controlled trial. Asian J Androl，2012，14：604-611.

127. TRAISH A M. Adverse health effects of testosterone deficiency（TD）in men. Steroids，2014，88：106-116.

128. TRAISH A M. Testosterone therapy in men with testosterone deficiency：are the benefits and cardiovascular risks real or imagined？ Am J Physiol Regul Integr Comp Physiol，2016，311：R566-R573.

129. TRAISH A M，HAIDER A，DOROS G，et al. Long-term testosterone therapy in hypogonadal men ameliorates elements of the metabolic syndrome：an observational，long-term registry study. Int J Clin Pract，2014，68：314-329.

130. TRAISH A M，HAIDER A，HAIDER K S，et al. Long-Term Testosterone Therapy Improves Cardiometabolic Function and Reduces Risk of Cardiovascular Disease in Men with Hypogonadism：A Real-Life Observational Registry Study Setting Comparing Treated and Untreated（Control）Groups. J Cardiovasc Pharmacol Ther，2017，22：414-433.

131. TSAI E C，MATSUMOTO A M，FUJIMOTO W Y，et al. Association of bioavailable，free，and total testosterone with insulin resistance：influence of sex hormone-binding globulin and body fat. Diabetes Care，2004，27：861-868.

132. Tsai H K，D'Amico A V，Sadetsky N，et al. Androgen deprivation therapy for localized prostate cancer and the risk of cardiovascular mortality. J Natl Cancer Inst，2007，99：1516-1524.

133. TSUJIMURA A. The Relationship between Testosterone Deficiency and Men's Health. World J Mens Health，2013，31：126-135.

134. VERMEULEN A，KAUFMAN J M，DESLYPERE J P，et al. Attenuated luteinizing hormone（LH）pulse amplitude but normal LH pulse frequency，and its relation to plasma androgens in hypogonadism of obese men. J Clin Endocrinol Metab，1993，76：1140-1146.

135. VIKAN T，SCHIRMER H，NJØLSTAD I，et al. Low testosterone and sex hormone-binding globulin levels and high estradiol levels are independent predictors of type 2 diabetes in men. Eur J Endocrinol，2010，162：747-754.

136. WANG C，CUNNINGHAM G，DOBS A，et al. Long-term testosterone gel（AndroGel）treatment maintains beneficial effects on sexual function and mood，lean and fat mass，and bone mineral density in hypogonadal men. J Clin Endocrinol Metab，2004，89：2085-2098.

137. WU X Y，MAO J F，LU S Y，et al. Testosterone replacement therapy improves insulin sensitivity and decreases high sensitivity C-reactive protein levels in hypogonadotropic hypogonadal young male patients. Chin Med J（Engl），2009，122：2846-2850.

138. XIA J W，TAN S J，ZHANG X L，et al. Correlation of serum testosterone with insulin resistance in elderly male type 2 diabetes mellitus patients with osteoporosis. J Diabetes Investig，2015，6：548-552.

139. XU W，NIU T，XU B，et al. Androgen receptor-deficient islet β-cells exhibit alteration in genetic markers of insulin secretion and inflammation. A transcriptome analysis in the male mouse. J Diabetes Complications，2017，31：787-795.

140. YASSIN A，ALMEHMADI Y，SAAD F，et al. Effects of intermission and resumption of long-term testosterone replacement therapy on body weight and metabolic parameters in hypogonadal in middle-aged and elderly men. Clin Endocrinol（Oxf），2016，84：107-114.

141. YASSIN A，NETTLESHIP J E，TALIB R A，et al. Effects of testosterone replacement therapy withdrawal and re-treatment in hypogonadal elderly men upon obesity，voiding function and prostate safety parameters. Aging Male，2016，19：64-69.

142. YEAP B B，CHUBB S A，HYDE Z，et al. Lower serum testosterone is independently associated with insulin resistance in non-diabetic older men：the Health In Men Study. Eur J Endocrinol，2009，161：591-598.

143. YIALAMAS M A，DWYER A A，HANLEY E，et al. Acute sex steroid withdrawal reduces insulin sensitivity in healthy men with idiopathic hypogonadotropic hypogonadism. J Clin Endocrinol Metab，2007，92：4254-4259.

144. ZITZMANN M，FABER S，NIESCHLAG E. Association of specific symptoms and metabolic risks with serum testosterone in older men. J Clin Endocrinol Metab，2006，91：4335-4343.

145. ZITZMANN M，MATTERN A，HANISCH J，et al. IPASS：a study on the tolerability and effectiveness of injectable testosterone undecanoate for the treatment of male hypogonadism in a worldwide sample of 1，438 men. J Sex Med，2013，10：579-588.

146. ZITZMANN M，ROHAYEM J，RAIDT J，et al. Impact of various progestins with or without transdermal testosterone on gonadotropin levels for non-invasive hormonal male contraception：a randomized clinical trial. Andrology，2017，5：516-526.

第三节　非人灵长类动物雄激素对代谢调节的性别差异

摘要

深入描述人体生理学相关的性别差异需要正确使用各种各样的动物模型和人类临床数据。非人灵长类（nonhuman primate，NHP）是其中一个重要的实验系统，起着连接啮齿类动物的研究和临床调查的桥梁作用。NHP 研究对于理解性激素在发育和代谢中的作用特别重要，也阐明了相关饮食对于对应的疾病状态（如肥胖和糖尿病）的生理影响。本节借助于代表男性性腺功能减退的雄性 NHP 模型和代表女性多囊卵巢综合征的雌性 NHP 模型，总结了对于雄激素对代谢影响的理解。也重点阐述了雄激素水平的变化与限制饮食、过度饮食，特别是西式饮食之间的相互作用，这为研究人类病理生理过程提供了重要基础。

引言

越来越多的观点认为，在过去的生物医学研究及临床试验中，性别差异并没有得到足够的重视。性别差异可能影响已经建立和正在形成的人类疾病治疗方案的效果和不良反应，这使得需要再次强调和评估性别在生理病理学中的重要作用。最近的一个研究证明了大部分哺乳类动物表型受性别影响，说明了性别差异的重要性。性别差异的一个主要的方面就是其对代谢的影响，这和世界范围内逐渐增加的肥胖和肥胖相关并发症（如心血管疾病）非常相关。尽管最明显（也是研究最多的）决定性别差异的因素是性类固醇激素（如雌激素和雄激素），需要重点关注的是，许多出现性别差异的情况更直接的原因是性染色体的存在和拷贝数，独立于性类固醇激素本身。这些研究利用了强有力的啮齿类动物模型如"四种核心基因型"和 XY 系统，在研究中性染色体和性类固醇激素的效果可以被区别开。性染色体和性类固醇激素的效果存在显然的关联，例如，性别对于肾上腺雄激素的影响。

要全面透彻的理解性别对主要生理过程（如代谢）的影响需要合适的实验系统。临床研究提供了直接的相关信息，而啮齿类动物系统让人们能够使用简易的基因模型。人类临床研究有明显的逻辑和伦理限制，而啮齿类动物代谢控制机制因遗传背景差异不能推测出所有人类的情况。非人灵长类（nonhuman primates，NHP），特别是猕猴种属（如恒河猴和普通猕猴）是临床前模型的重要代表，既比啮齿类动物模型与人生理学更为相似，又比人体研究有更多的试验干预可能。NHP 在基础的生物学及复杂的生理学中都表现出性别差异。

特别是在代谢控制方面，有 2 个至关重要的组织，说明了 NHP 和人类之间的相似性及与啮齿动物的不同，这使 NHP 成为特别重要的实验系统。第一个代谢组织是胰岛，通过分泌胰岛素和胰高血糖素调节血糖代谢。灵长类（恒河猴和人类）胰岛的基础岛结构包括了较少量合成分泌胰岛素的 β 细胞和大量的混合类型细胞，有利于重要的细胞间交互影响。相反，啮齿类动物胰岛由包含 β 细胞的核心及包含非 β 细胞（α、δ 和 PP 细胞）的周边薄层组成。由此可见，产生胰岛素和胰高血糖素的细胞之间的交互作用在灵长类的胰岛中要显著得多，灵长类与啮齿类动物明显不同的其他胰岛结构特征包括血管形成、基底膜组成、血管分布、基因表达模式等方面，这些差异是功能上重要差异的基础，如增殖能力和激素分泌。

另外一个重要的代谢组织是脂肪库，它在脂肪代谢中起主要作用，在糖代谢中起重要作用。人类和 NHP 有一系列特异的脂肪库，包括数个白色脂肪组织（WAT）库和棕色脂肪组织。啮齿类动物和灵长类在解剖上和 WAT 的细化种类上不同。另外，啮齿类动物和灵长类在基因表达及调控还有脂肪分解调控方面也存在不同。

在详细阐述性别差异代谢控制的重要部分时，NHP 之所以能够成为珍贵工具，是由于调节代谢的主要器官有种族特异性，并且这种族特异性在 NHP 和人类之间保存了下来。尽管雌激素在代谢控制中起的作用非常重要，但在男性和女性的代谢状态中雄激素的作用也很重要。在本节中，通过使用雄激素水平调整后的 NHP 模型，回顾雄激素在代谢各种方面中的影响及它与饮食的相互作用。

⊞ 雄激素在雄性 NHP 代谢中的作用

以往的 NHP 研究证明，NHP 被雄激素剥夺且给予低脂饮食后，不会导致肥胖或者胰岛素抵抗。这提示了其他饮食相关因素和（或）热量摄取增加可能使性腺功能减退的雄性 NHP 代谢易损性增加，从而导致代谢紊乱。这个研究也显示，手术切除睾丸剥夺雄激素 1 年可导致腹膜后 WAT 细胞形态异常。雄激素剥夺所导致的形态学改变包含多腔表型（多种脂肪滴的表现）和小脂肪细胞比例增加（图 3-15）。此外，在雄激素剥夺的雄性中，通过 Akt 途径的脂肪细胞胰岛素信号和脂肪形成基因表达减少。与此相反，在这个试验中睾丸切除的雄性在试验的最后 6 个月时接受生理剂量的睾酮治疗，可表现出正常的单腔 WAT 表型（一个单一的中心脂肪滴），大脂肪细胞比例增加，脂肪细胞胰岛素敏感性增加，脂肪形成基因表达增加。

手术阉割

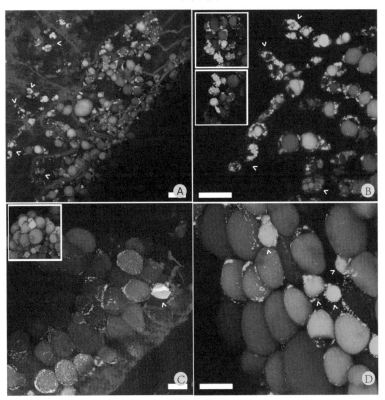

睾酮替代

用胰岛素刺激分别来自手术阉割（A、B）和睾酮再添加（C、D）的成年雄性恒河猴 WAT 移植物，用绿色荧光标记脂肪酸 BODIPY-C12（脂肪滴）和红色荧光标记麦胚凝集素（血管），用共聚焦显微镜分析。箭头显示阉割动物的小多腔脂肪细胞（A、B），睾酮再添加动物的小单腔脂肪细胞（C、D）。比例尺，50 μm。

图 3-15　睾酮缺乏导致雄性 WAT 多腔形态

（1）孕期雄激素增多症的影响

妊娠早期至中期的母体通过实验手段经由胎盘导致雄激素增多症，暴露于高雄激素血症的雌性 NHP 表现出一些类似多囊卵巢综合征（PCOS）样的神经内分泌、卵巢、内分泌和代谢的特征，包括 2 型糖尿病（T2DM）。需要注意具体到代谢功能障碍，这些经过雄激素增多处理的妊娠期的 NHP 使用的是非致肥胖的低脂、高纤维素饮食。

早期妊娠雌性 NHP 在雄激素增多情况下，内脏脂肪细胞在婴儿期或者成年期后，100 ～ 300 个基因启动子位点出现不同的甲基化。对这种表观遗传重编程的生物信息学分析确定，改变的 TGF-β 信号传导是功能上缺陷最大的途径，提示 TGF-β 受体介导的骨形成蛋白和抗苗勒氏激素调节脂肪形成的改变。一种表型的后果是，随着 BMI 增加，腹部脂肪优先在内脏积累，而不是在皮下（subcutaneous，SC）沉积库积累，对照组与此相反，脂肪沉积优先在 SC 沉积库积累。这些差异性的脂肪积累与 SC 脂肪细胞成熟受损一致，伴随着在雄激素暴露的 NHPs 中脂肪干细胞向前体脂肪细胞加速分化，这已通过如下现象证实，小 SC 脂肪细胞数量的不均衡增加，并且 C/EBPα 相应减少、Zfp423 基因表达相应增加。C/EBPα 是雄激素调节的转录因子，可使脂肪细胞成熟，Zfp423 是胰岛素调节的转录因子，使脂肪干细胞分化为前体脂肪细胞表型。这个现象可能减少 SC 脂肪腹部储存，因此解释了为什么内脏脂肪作为一个替代性的脂肪沉积库，在雄激素暴露组中随着 BMI 的升高 SC 脂肪数量明显增加，但对照组雌性 NHP 没有增加。小 SC 脂肪细胞的数量增加是与人类代谢紊乱相关的，也有一种情况是部分 PCOS 女性中 SC 脂肪细胞体积的增加，意味着无论是哪种偏离 SC 脂肪细胞理想体积方向的改变（即无论是体积增加或者缩小）都可能导致代谢相关后果。

同时，这些 NHP 关于脂肪形成的进展提示当能量摄入超过正常 SC 细胞安全储存脂肪的能力，多余的游离脂肪酸（FFA）开始在异常的部位沉积（如肌肉、肝、胰腺），在这些地方 FFA 诱导的氧化 / 内质网应激，与胰岛素抵抗和炎症紧密相关。人类代谢异常很有可能由非脂肪细胞的脂肪异位积累引起，因此上述事件是非常重要的。这与以下几个方面的研究一致，在雄激素暴露的雌性 NHP 中腹部脂肪或者内脏脂肪与胰岛素敏感性独立负相关，在同样的雌性 NHP 中，逐步出现过剩的 FFA、胰岛 β 细胞失代偿、胰岛素抵抗、2 型糖尿病。

在妊娠早期暴露于高雄激素的雌性 NHP 中，胰岛功能异常早在新生儿期就出现了。在雄激素暴露的雌性 NHP 中，会出现一过性的新生儿低血糖、β 细胞数量过多、小胰岛，以及不恰当的 β 细胞代偿和体重增加的现象。这提示了母体雄激素增多症意外诱导了短暂妊娠期高血糖，从而可能导致了胎儿代谢功能的重新编程。

相反，雌性 NHP 母体在妊娠晚期暴露于过量雄激素中，尽管导致成年时期总体脂肪成分更多，但并没有导致代谢紊乱，包括没有 2 型糖尿病。

（2）产后雄激素增多症的影响

前文的妊娠期高雄激素的模型验证了过早暴露于雄激素下将如何导致成年后的代谢编程改变。这些发现明确提示对于高雄的先天性肾上腺皮质增生症（如 21α- 羟化酶缺陷症）有明显的意义，其由胎儿肾上腺生产的雄激素增多引起，可导致雌性后代出生时的男性化，以及终身代谢和生殖并发症。这个研究课题让人们深刻理解了 PCOS，因为很多 PCOS 的生殖和代谢表型通过妊娠模型的雄激素暴露来构建。然而，并不清楚将要发展为 PCOS 的女性是否出现了妊娠期高雄激素血症。临床研究证实了雄激素水平升高的青春期女性发展为 PCOS 的风险升高，提示了出生之后的发展时间窗对于成人的代谢过程也有深远的影响。青春期对于肥胖的"编程"来说也是一个关键时期，这为此时期的雄激素升高可能影响终身代谢情况的假说提供了依据。

出生后雄激素处理的NHP模型已被开发,用于研究青春期的雄激素暴露如何改变成年后的代谢。重要的是,这个模型使用了4倍于正常剂量的雄激素(T)来模拟有成年后发展为PCOS风险的青春期女性相似水平的雄激素增加,在1～2.5岁开始治疗。在1岁的青春期前的动物中进行的初步试验并没有揭示出对照组和T处理的动物之间在体重和胰岛素抵抗方面的显著差异。然而在发育期给予西式饮食(WSD),高雄激素的雌性表现出体重增加,表明对这种高热量的适应性差。高雄激素血症也减少了基础的脂肪分解活动,以及内脏网膜(visceral omental OM)-WAT中激素敏感脂肪酶的表达。令人惊讶的是,这些效果仅在黄体期观察到,而雌激素和孕酮的水平比月经期升高。这个研究也显示了在体外OM-WAT中FFA摄入和胰岛素信号增加。雄激素对于FFA摄取的影响在月经期可以观察到,这时雌激素和孕酮的水平较低,但是在黄体期没有观察到。

较新的研究检测了在青春期起始时(约2.5岁)的雄激素处理的效果,证实了治疗可能导致负面的代谢结果。特别是在给予雄激素的雌性中观察到体重增加、脂肪体积增加及腹围增加。然而,这个研究将雄激素处理的雌性分为了正常饮食组、WSD组,并且许多与雄激素暴露相关的效果在数据上似乎主要是由WSD和雄激素的联合驱动的(见下一节)。高雄激素血症也与体力活动的模式改变相关,雄激素处理的雌性在通常的青春期相关的活动下降中表现出延迟,接下来在研究的后期(对应于观察到的体重增加的时期)出现非常快速的下降。上述研究与青春期前的雄激素增多的动物的表现相似,围青春期时用雄激素处理在体外导致脂肪降解的受损。基础的脂肪降解活动在OM和SC-WAT中显著减少,而β肾上腺能脂肪降解反应仅在SC-WAT显著减少(图3-16)。产后雄激素对于整体代谢和脂肪细胞发展影响的这些现象,和啮齿类动物的现象是大部分一致的。

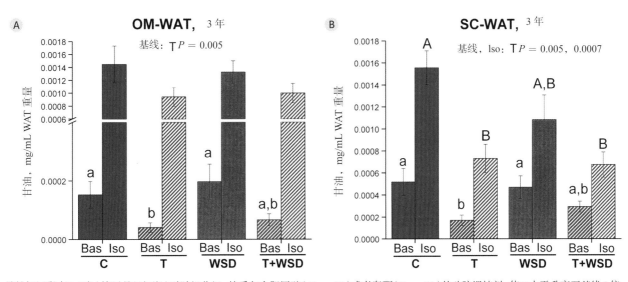

雌性恒河猴在2.5岁(接近月经初潮)时随机分组,接受包含胆固醇(C,n=20)或者睾酮(T,n=20)的硅胶埋植剂,使T水平升高至基线5倍。这些组的一半用低脂猴食喂养,另一半用WSD喂养,最终形成4个治疗组(C:对照饮食、仅添加T、仅WSD、T+WSD,n=10/组),实验持续到目前的进行分析时间即5.5岁(3年的治疗,年轻成年猴)。通过收集和纵向分析分析OM(A)和SC-WAT(B)活检,来看基线(Bas)和异丙肾上腺素(Iso)刺激的脂肪分解。在3年的治疗中,基础脂肪分解在T和T+WSD组的两个WAT沉积点均变慢,而异丙肾上腺素刺激的脂肪分解在T和T+WSD组仅在SC-WAT显著变慢。

图3-16 在雌性WAT中,脂肪分解被雄激素抑制

除了雄激素对于雌性全身代谢的长期影响之外,雄激素在脂肪细胞生理机能方面表现出短期影响。与产后长期雄激素暴露的影响相反,雌性腹膜后WAT移植物体外给予短期非芳香化雄激素双氢睾酮治疗,可增加基础的FFA摄取,减少胰岛素刺激的FFA摄取。此外,在体内实验中,相比于完整的雌性WAT及切除卵巢后用雌激素和孕酮替代治疗的雌性WAT,雄激素刺激的基础FFA摄取在卵巢切除的雌性WAT中更加明显。

（1）雄性 NHP 的雄激素剥夺

早期对雄性动物的研究没有解决雄激素剥夺对于 SC-WAT 和 OM-WAT 的影响，并且局限在非致肥胖的低脂对照饮食。在随访研究中，笔者用了 3 种饮食比较了雄激素剥夺对于完整的和睾丸切除后的中年雄性恒河猴的影响。每一组的动物均在保持了 2 个月的正常饮食后转换成 WSD。随访 WSD 饮食喂养 6 个月，个体的能量摄取减少了 30%（与正常饮食比）。这个实验设计能够收集和纵向研究从相同解剖位点取到的 WAT 活检标本。雄激素剥夺对于 WSD 导致的 OM 和 SC 脂肪细胞体积平均增长没有产生显著影响，而 2 组都发展为胰岛素抵抗。然而，睾丸切除后的动物在能量限制之后，OM 和 SC 脂肪细胞体积减少的程度小，这与持续的胰岛素抵抗相关。

（2）雌性 NHP 高雄激素血症

笔者也研究了围青春期高雄激素血症及 WSD 在雌性代谢方面的相互作用。令人震惊的是，在青春期开始时接受了雄激素和 WSD（T+WSD 组）的动物比接受任何一个单独治疗的动物表现出更差的代谢。这个研究观察的指标是体重的测量值、实验期间脂肪的增量，以及胰岛素抵抗的测量值。脂肪细胞也受到了联合治疗的影响，与其他所有的组相比，T+WSD 组的内脏脂肪细胞更大，以及内脏 WAT 中 FFA 摄取增加。与单独接受 T 或者 WSD 治疗的动物相比，暴露于高雄激素血症及 WSD 的雌性恒河猴表现出与更强的胰岛素抵抗相关的内脏脂肪细胞平均体积的增加（图 3-17）。正如前文所看到的，某种代谢影响经常被单独的饮食或者雄激素驱动而产生统计学意义；而同时接受雄激素及 WSD 的组经常与所有其他组表现出显著的不同，提示当 2 种条件都具备时产生一个更极端的代谢表型。此外，T+WSD 组表现出代谢异质性，一些动物表现出跟对照组相似的代谢参数，而有些发展为更差的代谢表型（体重增加、空腹胰岛素水平增加等）。这些变异性与 PCOS 的临床表现相似，大多数（而不是全部）患者的高雄激素血症与肥胖和胰岛素抵抗相关。

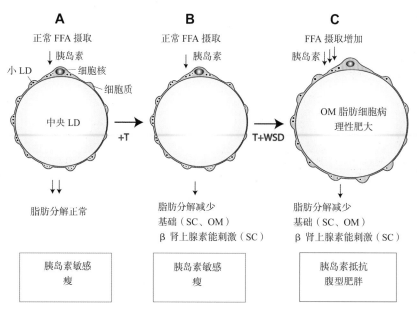

A. 胰岛素刺激脂肪细胞吸收游离脂肪酸（FFA）与单项 FFA 酯化偶联，随后将三酰甘油包装成中央脂滴（LD）。微 LD 战略性分布在细胞质、内质网和中央 LD 的交界处，负责和（或）关联在单腔脂肪细胞中胰岛素刺激的三酰甘油合成及包装。于此相反的过程是三酰甘油的降解，称为脂肪分解，可通过局部交感神经支配的 β 肾上腺素能刺激使反应增强。B. 高雄激素血症（T 过量）同时抑制皮下（SC）及内脏网膜（OM）WAT 沉积，并且在 SC-WAT 中显著抑制 β 肾上腺素能刺激的脂肪分解。在正常低脂饮食喂养的对照组动物中，T 诱导的脂肪分解缺陷不足以引起脂肪细胞肥大和胰岛素抵抗。C. 在喂养有相同库特异性的 WSD 的动物中，T 诱导的脂肪分解抑制持续存在。此外，在 OM 脂肪细胞中，胰岛素刺激的 FFA 摄取显著增加，这是对高雄激素血症及 WSD 联合刺激的反应。在联合刺激下，FFA 的摄取增加及脂肪的分解抑制与 OM 脂肪细胞病理性肥大、腹型肥胖、全身胰岛素抵抗相关。

图 3-17　高雄激素血症对于雌性脂肪细胞的影响

性与糖尿病

结论

(1) 雄性 NHP

NHP 研究提示，至少在低脂饮食的情况下，T 对于维持正常 WAT 表型（图 3-15）、脂肪形成的基因表达、脂肪细胞胰岛素敏感性（图 3-18）是不可缺少的。而且，T 也涉及随着从 WSD 转换到能量限制饮食的转变而产生的脂肪细胞的病理性肥大（图 3-18）。尽管与低 T 和治疗后雄激素剥夺相关的雄性肥胖的机制目前尚不清楚，这可能与在 T 缺乏的雄性中观察到的肌少症（肌肉减少）的发展相关（图 3-18）。因为骨骼肌负责大部分的葡萄糖利用及脂肪酸 β 氧化，肌肉质量减少可能导致底物利用不充分及 WAT 中脂肪储存增加。此外，雄性的雄激素剥夺和肌肉缺失可能也会通过减少整体的身体活动激发刺激效应。

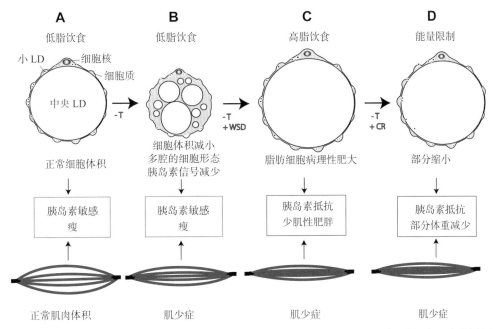

A. 单腔脂肪细胞的细胞结构（图 3-17A）。B. 用对照组饮食喂养的动物，T 缺乏导致多腔的细胞形态，表现为一群更小的脂肪细胞，WAT 中胰岛素信号受损，诱发快速的肌肉减少（肌少症）。C. WSD 刺激内脏网膜（OM）和 SC-WAT 病理性肥大，导致少肌性肥胖和胰岛素抵抗。D. 通过饮食限制逆转 WSD 导致细胞体积的部分正常化，以及脂肪体积的减少，但是并不能消除胰岛素抵抗，以及肌少症的进展。

图 3-18 T 缺乏对于雄性脂肪细胞和骨骼肌的影响

(2) 雌性 NHP

研究表明，雌性孕期及产后的雄激素暴露均可导致代谢异常。妊娠早至中期（注：不包括晚期的妊娠），暴露于雄激素可导致产后胰岛素分泌和作用的缺陷，以及早在婴儿期就增加了雌性后代的体重积累，然而至成年阶段进展的病理缺陷导致 2 型糖尿病发病率增加。强制的脂肪可能形成能够进一步加快体重（很可能是脂肪）积累而导致脂毒性及其成年并发症。出生后至青春期前暴露于雄激素与胰岛素抵抗的增加相关，与人类的 PCOS 情况相似。研究表明，围青春期高雄激素血症抑制了脂肪分解反应（图 3-16，图 3-17），加速了雌性 WAT 的 FFA 摄取（图 3-17）。而雌激素和（或）孕酮可以保护雌性 WAT 不至于产生雄激素导致的脂肪过载。这些研究提示，内脏 WAT 脂肪增加与内脏器官和骨骼肌的异位脂肪沉积相关，对外周胰岛素抵抗的发展起主要作用。相反，SC-WAT 则起保护作用，防止全身脂毒性及胰岛素抵抗。研究提示高雄激素血症改变了内脏脂肪细胞的功能性质，这导致了内脏肥胖和代谢失调。

第三章 雄激素对代谢稳态和代谢性疾病的影响

上述描述的各种各样的 NHP 研究支持了一个概念雄激素在器官特异（脂肪）和代谢系统方面发挥着重要作用，包括男性脂肪功能、代谢控制对雄激素的需求和雄激素缺乏的不良反应，以及在女性中雄激素过量的相似效果。相同的配体通过相同的受体作用导致对于代谢方面产生性别特异性效果的具体分子机制目前并不清楚。同样需要更多了解的是，雄激素、发育期窗和饮食之间的相互作用，这种相互作用在诸如 PCOS 的条件下才开始被人们所认识，并且在男性中也起作用。

（翻译：张帅　审校：满富丽）

参考文献

1. ABBOTT D H，BARNETT D K，BRUNS C M，et al. Androgen excess fetal programming of female reproduction：a developmental aetiology for polycystic ovary syndrome？ Human reproduction update，2005，11：357-374.

2. ABBOTT D H，BARNETT D K，LEVINE J E，et al. Endocrine antecedents of polycystic ovary syndrome in fetal and infant prenatally androgenized female rhesus monkeys. Biology of reproduction，2008，79：154-163.

3. ABBOTT D H，BRUNS C R，BARNETT D K，et al. Experimentally induced gestational androgen excess disrupts glucoregulation in rhesus monkey dams and their female offspring. American Journal of Physiology-Endocrinology and Metabolism，2010，299：E741-E751.

4. H ABBOTT D，E LEVINE J，A DUMESIC D. Translational insight into polycystic ovary syndrome （PCOS） from female monkeys with PCOS-like traits. Current pharmaceutical design，2016，22：5625-5633.

5. ALEXANDERSON C，ERIKSSON E，STENER-VICTORIN E，et al. Postnatal testosterone exposure results in insulin resistance，enlarged mesenteric adipocytes，and an atherogenic lipid profile in adult female rats：comparisons with estradiol and dihydrotestosterone. Endocrinology，2007，148：5369-5376.

6. AMISTEN S，ATANES P，HAWKES R，et al. A comparative analysis of human and mouse islet G-protein coupled receptor expression. Scientific reports，2017，7：46600.

7. APTER D，BÜTZOW T，LAUGHLIN G A，et al. Accelerated 24-hour luteinizing hormone pulsatile activity in adolescent girls with ovarian hyperandrogenism：relevance to the developmental phase of polycystic ovarian syndrome. The Journal of Clinical Endocrinology & Metabolism，1994，79：119-125.

8. ARNOLD A P. Conceptual frameworks and mouse models for studying sex differences in physiology and disease：why compensation changes the game. Experimental neurology，2014，259：2-9.

9. ARNOLD A P，CHEN X. What does the "four core genotypes" mouse model tell us about sex differences in the brain and other tissues？ Frontiers in neuroendocrinology，2009，30：1-9.

10. ARROJO-DRIGO R，ALI Y，DIEZ J，et al. New insights into the architecture of the islet of Langerhans：a focused cross-species assessment. Diabetologia，2015，58：2218-2228.

11. BOSCO D，ARMANET M，MOREL P，et al. Unique arrangement of α-and β-cells in human islets of Langerhans. Diabetes，2010，59：1202-1210.

12. BRISSOVA M，FOWLER M J，NICHOLSON W E，et al. Assessment of human pancreatic islet architecture and composition by laser scanning confocal microscopy. Journal of Histochemistry & Cytochemistry，2005，53：1087-1097.

13. BRISSOVA M，SHOSTAK A，FLIGNER C L，et al. Human islets have fewer blood vessels than mouse islets and the density of islet vascular structures is increased in type 2 diabetes. Journal of Histochemistry & Cytochemistry，2015，63：637-645.

14. BRUNS C M，BAUM S T，COLMAN R J，et al. Prenatal androgen excess negatively impacts body fat distribution in a nonhuman primate model of polycystic ovary syndrome. International journal of obesity，2007，31：1579-1585.

15. BUNNER A E，CHANDRASEKERA P C，BARNARD N D. Knockout mouse models of insulin signaling：relevance past and future. World journal of diabetes，2014，5：146-159.

性与糖尿病

16. BUTLER A E, CAO-MINH L, GALASSO R, et al. Adaptive changes in pancreatic beta cell fractional area and beta cell turnover in human pregnancy. Diabetologia, 2010, 53: 2167-2176.

17. CABRERA O, BERMAN D M, KENYON N S, et al. The unique cytoarchitecture of human pancreatic islets has implications for islet cell function. Proceedings of the National Academy of Sciences, 2006, 103: 2334-2339.

18. CAMERON J L, JAIN R, RAIS M, et al. Perpetuating effects of androgen deficiency on insulin resistance. International Journal of Obesity, 2016, 40: 1856-1863.

19. CHEN X, MCCLUSKY R, CHEN J, et al. The number of x chromosomes causes sex differences in adiposity in mice. PLoS Genet, 2012, 8: e1002709.

20. CHU M, SAMPATH H, CAHANA D Y, et al. Spatiotemporal dynamics of triglyceride storage in unilocular adipocytes. Molecular biology of the cell, 2014, 25: 4096-4105.

21. CHUSYD D E, WANG D, HUFFMAN D M, et al. Relationships between rodent white adipose fat pads and human white adipose fat depots. Frontiers in nutrition, 2016, 3: 10.

22. CLEGG D, HEVENER A L, MOREAU K L, et al. Sex hormones and cardiometabolic health: role of estrogen and estrogen receptors. Endocrinology, 2017, 158: 1095-1105.

23. COHRS C M, CHEN C, JAHN S R, et al. Vessel network architecture of adult human islets promotes distinct cell-cell interactions in situ and is altered after transplantation. Endocrinology, 2017, 158: 1373-1385.

24. COLMAN R J, RAMSEY J J, ROECKER E B, et al. Body fat distribution with long-term dietary restriction in adult male rhesus macaques. Journals of Gerontology Series A: Biomedical Sciences and Medical Sciences, 1999, 54: B283-B290.

25. CONRAD E, DAI C, SPAETH J, et al. The MAFB transcription factor impacts islet α-cell function in rodents and represents a unique signature of primate islet β-cells. American Journal of Physiology-Endocrinology and Metabolism, 2016, 310: E91-E102.

26. DAI C, BRISSOVA M, HANG Y, et al. Islet-enriched gene expression and glucose-induced insulin secretion in human and mouse islets. Diabetologia, 2012, 55: 707-718.

27. DE VRIES G J, RISSMAN E F, SIMERLY R B, et al. A model system for study of sex chromosome effects on sexually dimorphic neural and behavioral traits. Journal of Neuroscience, 2002, 22: 9005-9014.

28. DE ZEGHER F, LOPEZ-BERMEJO A, IBÁÑEZ L. Adipose tissue expandability and the early origins of PCOS. Trends in Endocrinology & Metabolism, 2009, 20: 418-423.

29. DIETZ W H. Critical periods in childhood for the development of obesity. The American journal of clinical nutrition, 1994, 59: 955-959.

30. DOLENŠEK J, RUPNIK M S, STOŽER A. Structural similarities and differences between the human and the mouse pancreas. Islets, 2015, 7: e1024405.

31. EISNER J R, DUMESIC D A, KEMNITZ J W, et al. Timing of prenatal androgen excess determines differential impairment in insulin secretion and action in adult female rhesus monkeys. The Journal of Clinical Endocrinology & Metabolism, 2000, 85: 1206-1210.

32. EISNER J R, DUMESIC D A, KEMNITZ J W, et al. Increased adiposity in female rhesus monkeys exposed to androgen excess during early gestation. Obesity research, 2003, 11: 279-286.

33. GENEVAY M, PONTES H, MEDA P. Beta cell adaptation in pregnancy: a major difference between humans and rodents? Diabetologia, 2010, 53: 2089-2092.

34. GÜLLER I, MCNAUGHTON S, CROWLEY T, et al. Comparative analysis of microRNA expression in mouse and human brown adipose tissue. BMC genomics, 2015, 16: 820.

35. HUDSON J C, BAUM S T, FRYE D M D, et al. Age and sex differences in body size and composition during rhesus monkey adulthood. Aging Clinical and Experimental Research, 1996, 8: 197-204.

36. ISLER K. Adipose tissue in evolution. Totowa: Humana Press, 2014: 3-13.

37. KARP N A, MASON J, BEAUDET A L, et al. Prevalence of sexual dimorphism in mammalian phenotypic traits. Nature communications, 2017, 8: 1-12.

38. KAUFFMAN A S, THACKRAY V G, RYAN G E, et al. A novel letrozole model recapitulates both the reproductive and metabolic phenotypes of polycystic ovary syndrome in female mice. Biology of reproduction, 2015, 93: 1-12.

39. KELLER E, CHAZENBALK G D, AGUILERA P, et al. Impaired preadipocyte differentiation into adipocytes in subcutaneous abdominal adipose of PCOS-like female rhesus monkeys. Endocrinology, 2014, 155: 2696-2703.

40. KEY C, ROSS C. Sex differences in energy expenditure in non-human primates. Proceedings of the Royal Society of London. Series B: Biological Sciences, 1999, 266: 2479-2485.

41. KHAROUTA M, MILLER K, KIM A, et al. No mantle formation in rodent islets the prototype of islet revisited. Diabetes research and clinical practice, 2009, 85: 252-257.

42. KOWALSKI G M, BRUCE C R. The regulation of glucose metabolism: implications and considerations for the assessment of glucose homeostasis in rodents. American Journal of Physiology-Endocrinology and Metabolism, 2014, 307: E859-E871.

43. LEE Y H, PRATLEY R E. The evolving role of inflammation in obesity and the metabolic syndrome. Current diabetes reports, 2005, 5: 70-75.

44. LEGRO R S, KUNSELMAN A R, DUNAIF A. Prevalence and predictors of dyslipidemia in women with polycystic ovary syndrome. The American journal of medicine, 2001, 111: 607-613.

45. LINDROOS J, HUSA J, MITTERER G, et al. Human but not mouse adipogenesis is critically dependent on LMO3. Cell metabolism, 2013, 18: 62-74.

46. MACDONALD M J, LONGACRE M J, STOKER S W, et al. Differences between human and rodent pancreatic islets low pyruvate carboxylase, atp citrate lyase, and pyruvate carboxylation and high glucose-stimulated acetoacetate in human pancreatic islets. Journal of Biological Chemistry, 2011, 286: 18383-18396.

47. MANNERÅS-HOLM L, LEONHARDT H, KULLBERG J, et al. Adipose tissue has aberrant morphology and function in PCOS: enlarged adipocytes and low serum adiponectin, but not circulating sex steroids, are strongly associated with insulin resistance. The Journal of Clinical Endocrinology & Metabolism, 2011, 96: E304-E311.

48. MAUVAIS-JARVIS F. Sex differences in metabolic homeostasis, diabetes, and obesity. Biology of sex differences, 2015, 6: 1-9.

49. MAUVAIS-JARVIS F, ARNOLD A P, REUE K. A guide for the design of pre-clinical studies on sex differences in metabolism. Cell metabolism, 2017, 25: 1216-1230.

50. MCCARTNEY C R, BLANK S K, PRENDERGAST K A, et al. Obesity and sex steroid changes across puberty: evidence for marked hyperandrogenemia in pre-and early pubertal obese girls. The Journal of Clinical Endocrinology & Metabolism, 2007, 92: 430-436.

51. MCGEE W K, BISHOP C V, POHL C R, et al. Effects of hyperandrogenemia and increased adiposity on reproductive and metabolic parameters in young adult female monkeys. American Journal of Physiology-Endocrinology and Metabolism, 2014, 306: E1292-E1304.

52. MCLAUGHLIN T, LAMENDOLA C, COGHLAN N, et al. Subcutaneous adipose cell size and distribution: relationship to insulin resistance and body fat. Obesity, 2014, 22: 673-680.

53. MERKE D P, BORNSTEIN S R. Congenital adrenal hyperplasia. The Lancet, 2005, 365: 2125-2136.

54. MYNATT R L, STEPHENS J M. Agouti regulates adipocyte transcription factors. American Journal of Physiology-Cell Physiology, 2001, 280: C954-C961.

55. NEWELL-FUGATE A E. The role of sex steroids in white adipose tissue adipocyte function. Reproduction, 2017, 153: R133-R149.

56. NICOL L E, O'BRIEN T D, DUMESIC D A, et al. Abnormal infant islet morphology precedes insulin resistance in PCOS-like monkeys. PLos one, 2014, 9: e106527.

57. NILSSON C, NIKLASSON M, ERIKSSON E, et al. Imprinting of female offspring with testosterone results in insulin resistance and changes in body fat distribution at adult age in rats. The Journal of clinical investigation, 1998, 101: 74-78.

58. OTONKOSKI T, BANERJEE M, KORSGREN O, et al. Unique basement membrane structure of human pancreatic islets: implications for β-cell growth and differentiation. Diabetes, obesity and metabolism, 2008, 10: 119-127.

59. OVALLE F, AZZIZ R. Insulin resistance, polycystic ovary syndrome, and type 2 diabetes mellitus. Fertility and sterility, 2002, 77: 1095-1105.

60. REHMAN K S, CARR B R. Sex differences in adrenal androgens. Seminars in reproductive medicine, 2004, 22: 349-360.

61. REINIUS B, SAETRE P, LEONARD J A, et al. An evolutionarily conserved sexual signature in the primate brain. PLoS

Genet，2008，4：e1000100.

62. RESKO J A，ROSELLI C E. Prenatal hormones organize sex differences of the neuroendocrine reproductive system：observations on guinea pigs and nonhuman primates. Cellular and molecular neurobiology，1997，17：627-648.

63. RESKO J A，BUHL A E，PHOENIX C H. Treatment of pregnant rhesus macaques with testosterone propionate：observations on its fate in the fetus. Biology of reproduction，1987，37：1185-1191.

64. RODRIGUEZ-DIAZ R，ABDULREDA M H，FORMOSO A L，et al. Innervation patterns of autonomic axons in the human endocrine pancreas. Cell metabolism，2011，14：45-54.

65. SCHIFFER L，KEMPEGOWDA P，ARLT W，et al. Mechanisms in endocrinology：the sexually dimorphic role of androgens in human metabolic disease. European journal of endocrinology，2017，177：R125-R143.

66. SENGENÈS C，ZAKAROFF-GIRARD A，MOULIN A，et al. Natriuretic peptide-dependent lipolysis in fat cells is a primate specificity. American Journal of Physiology-Regulatory，Integrative and Comparative Physiology，2002，283：R257-R265.

67. SIMPSON E A，NICOLINI Y，SHETLER M，et al. Experience-independent sex differences in newborn macaques：Females are more social than males. Scientific reports，2016，6：19669.

68. SØRENSEN T I A，VIRTUE S，VIDAL-PUIG A. Obesity as a clinical and public health problem：is there a need for a new definition based on lipotoxicity effects？ Biochimica et Biophysica Acta （BBA）-Molecular and Cell Biology of Lipids，2010，1801：400-404.

69. SPENCE J D，PILOTE L. Importance of sex and gender in atherosclerosis and cardiovascular disease. Atherosclerosis，2015，241：208-210.

70. TRUE C A，TAKAHASHI D L，BURNS S E，et al. Chronic combined hyperandrogenemia and western-style diet in young female rhesus macaques causes greater metabolic impairments compared to either treatment alone. Human Reproduction，2017，32：1880-1891.

71. VARLAMOV O，SOMWAR R，CORNEA A，et al. Single-cell analysis of insulin-regulated fatty acid uptake in adipocytes. American Journal of Physiology-Endocrinology and Metabolism，2010，299：E486-E496.

72. VARLAMOV O，WHITE A E，CARROLL J M，et al. Androgen effects on adipose tissue architecture and function in nonhuman primates. Endocrinology，2012，153：3100-3110.

73. VARLAMOV O，CHU M P，MCGEE W K，et al. Ovarian cycle-specific regulation of adipose tissue lipid storage by testosterone in female nonhuman primates. Endocrinology，2013，154：4126-4135.

74. VARLAMOV O，BETHEA C L，ROBERTS JR C T. Sex-specific differences in lipid and glucose metabolism. Frontiers in endocrinology，2015，5：241.

75. VARLAMOV O，BISHOP C V，HANDU M，et al. Combined androgen excess and Western-style diet accelerates adipose tissue dysfunction in young adult，female nonhuman primates. Human Reproduction，2017，32：1892-1902.

76. VIRTANEN I，BANERJEE M，PALGI J，et al. Blood vessels of human islets of Langerhans are surrounded by a double basement membrane. Diabetologia，2008，51：1181-1191.

77. VIRTUE S，VIDAL-PUIG A. Adipose tissue expandability，lipotoxicity and the metabolic syndrome—an allostatic perspective. Biochimica et Biophysica Acta （BBA）-molecular and cell biology of lipids，2010，1801：338-349.

78. XU N，KWON S，ABBOTT D H，et al. Epigenetic mechanism underlying the development of polycystic ovary syndrome （PCOS）-like phenotypes in prenatally androgenized rhesus monkeys. PloS One，2011，6：e27286.

79. ZHOU R，BRUNS C M，BIRD I M，et al. Pioglitazone improves insulin action and normalizes menstrual cycles in a majority of prenatally androgenized female rhesus monkeys. Reproductive toxicology，2007，23：438-448.

80. ZURIAGA M A，FUSTER J J，GOKCE N，et al. Humans and mice display opposing patterns of "browning" gene expression in visceral and subcutaneous white adipose tissue depots. Frontiers in cardiovascular medicine，2017，4：27.

第四节　母羊胰岛素抵抗的起源：胚胎时期的睾酮"编程"

📖 摘要

胰岛素抵抗是肥胖、非酒精性脂肪肝、代谢综合征和多囊卵巢综合征等代谢疾病的共同特征，是糖尿病发展的危险因素。由于性激素协调着性别特异性行为、生殖和代谢差异的建立，因此它们在胰岛素抵抗的发育起源中所发挥的作用也是可以预料的。将胎儿性分化窗口期的母羊暴露于公羊水平的睾酮是研究胰岛素抵抗一个很好的转化模型，本节概述了该胰岛素抵抗模型母羊成年后胰岛素抵抗的发生过程、胰岛素敏感性的组织特异性变化，以及参与"编程"和维持胰岛素抵抗的各种因素。

➕ 引言

Lucas（1991年）创造的术语"编程"描述了在发育关键时期的发育受损对个体产生终身影响的过程。从温度对爬行动物性别决定的影响中可以明显看出，发育编程其实是一种原始的机制。美国短吻鳄基本性别是雌性，其卵在 30 ℃孵化时会变成雌性，在 33 ℃孵化时会变成雄性，提示转换成雄性的发育途径需要在环境调控下的转录因子参与。卵生动物中的这些发现对包括人类在内高等动物疾病的发展起源具有重要意义。强有力的流行病学证据表明，妊娠期间胎儿所接触的激素、营养和代谢环境永久性地改变了胎儿发育的许多方面，并在成年后改变了生理和行为的表达。

从根本上讲，发育编程的概念包含在雄性和雌性的分化方式中。哺乳动物默认表型是雌性，在没有性激素作用的情况下，从苗勒管系统中发育出雌性内生殖器(输卵管、子宫和宫颈)和外生殖器(阴蒂、大阴唇和小阴唇)。而染色体性别为雄性的个体，会在局部合成苗勒管抑制物质 / 抗苗勒管激素（Mullerian-inhibiting substance/anti-Mullerian hormone，MIS/AMH）以抑制女性内生殖器的形成，并合成全身雄性激素 [睾酮（T）]，进而刺激沃尔夫管系统中雄性内生殖器发育（附睾、输精管、精囊）。这种性腺分化也会延伸到大脑，导致大脑雄性化，这些两性分化的过程及时间节点在那些促性腺激素分泌激增模式下的性腺分化研究中已经得到了非常详尽的描述。无论是否存在于敏感的围产期，雄激素都可对下丘脑进行编程，促进子代性腺激素分泌，从而促进生殖细胞释放（雄性连续，雌性不连续）。在生殖、行为、应激和代谢表型编程的背景下，这个有趣的发育生物学现象对医学和疾病有许多实际意义。

由于激素能协调子宫环境与发育胎儿之间的联系，因此在分化的关键窗口期不适当地暴露于性激素会重新编程某些器官系统的发育轨迹，导致成年后适应不良。雌鼠被同子宫内雄性仔鼠分泌的激素雄性化就是一个例子。这种雌性鼠对雄性的吸引力较小，生殖能力受损，并且更具攻击性。同样，在子宫内暴露于过量雄激素的猴子和绵羊会出现不育和代谢功能障碍。产前性激素环境的实验操作为理解产前代谢轴编程的机制提供了强大的实验工具。相对而言，早熟的大型动物模型（如绵羊）是很好的转化模型，以研究表型结果的性别分化，并了解性激素在发育编程中的作用。除了在胎儿和成年体型、脂肪含量、生理和器官分化时间上与人类相似外，绵羊的优势是还有大量现有特征明确的生理数据和独特研究方法，包括：①生殖激素分泌的详细概况；②有关行为性别分化的信息；③垂体门静脉取样方法的独特性允许获得下丘脑样品以评估神经分泌模式；④能够从胎儿中采集和获得系列样本以分析胎儿激素分泌情况；⑤发育时间轴长（月），可针对离散的关键分化窗口；⑥到青春期时间短（数月），可以从早期发育损伤的时间到成年（出现病理表现）对同一只动物进行综合、连续的研究；⑦能够在自然环境中进行研究，保持社会互动的完整性并避免人工居住条件的影响；⑧避免因单胎或双胎妊娠的窝效应；⑨更重要的是与人类相应器官分化前期时间的相似性。

本节使用与人类相关的转化模型，探讨了胎儿时期暴露于公羊的 T 水平对母羊胰岛素抵抗发展的影响。

胰岛素抵抗

胰岛素是人体分泌的主要合成代谢激素，刺激肌肉和脂肪组织摄取葡萄糖，促进肌肉和肝合成糖原和蛋白质，以及肝和脂肪组织合成和储存脂质。它还抑制分解代谢过程，如脂肪酸氧化、糖原分解和糖异生。代谢组织不能对胰岛素刺激做出反应并减少血糖积累是胰岛素抵抗发展的基础。尽管胰岛素细胞最初通过增加胰岛素分泌来补偿，但这种适应性机制未能克服靶组织对胰岛素的反应能力，最终导致胰岛素抵抗和代偿性高胰岛素血症。

从疾病角度看，胰岛素抵抗与 2 型糖尿病、肥胖症、非酒精性脂肪肝（NAFLD）、多囊卵巢综合征（PCOS）和代谢综合征等代谢性疾病相关。2 型糖尿病（T2DM）在美国的患病率为 9.1%，占所有糖尿病患者的 90%～95%，其中糖尿病前期患病率为 38.0%。美国的肥胖患病率约为 37.9%。在美国，肝脂肪堆积引起的 NAFLD 患病率估计为 18%～24%。PCOS 的患病率为 7%～14%，其中高达 75% 的患者表现出胰岛素抵抗。美国国家健康与营养调查（National Health and Nutrition Examination Survey，NHANES）估计 2003 至 2012 年，代谢综合征的患病率约为 35%。这些主要非传染性疾病的流行率估计强调了了解胰岛素抵抗起源的重要性。

胰岛素敏感性的性别差异和性激素的作用

人们普遍认为两性之间的代谢变量存在差异，但其背后的机制尚不清楚。代谢介质的性别二态性似乎与肌肉质量、脂肪含量、产前和成年激素环境的差异，以及生长轨迹的发育差异有关。女性的特征是肌肉含量低和皮下脂肪堆积多，而男性则具有更高的肌肉含量和较高的内脏脂肪。虽然女性胰岛素敏感性比男性高 41%，但是循环中较高的游离脂肪酸浓度和肌脂含量使他们更容易产生胰岛素抵抗。女性胰岛素敏感性增加似乎与骨骼肌摄取葡萄糖的能力增加有关。人们认为随着年龄增长，这种敏感性增加的丧失由绝经后雌激素保护作用丧失引起。

大量资料表明，生理浓度的性激素对组织胰岛素敏感性有积极影响。雌激素可促进肝和肌肉的胰岛素敏感性，以及胰腺 β 细胞胰岛素的分泌，从而促进维持葡萄糖稳态。对雌激素受体 α 敲除小鼠和人体芳香酶基因突变的研究表明，雌激素在调节胰岛素敏感性中的作用具有特异性。同样，T 可增强靶组织的胰岛素作用和葡萄糖吸收，从而有助于维持胰岛素敏感性。女性雌二醇水平低、男性中 T 水平低，或妊娠期患有 PCOS 或雌激素和孕激素的女性中 T 水平高，会增加胰岛素抵抗发生的风险。同样，性激素结合球蛋白可结合性激素并调节其有效性，其表达也会影响胰岛素敏感性。除了维持胰岛素稳态，性激素在胰岛素抵抗的个体发育中起的关键作用也越来越明显。

胎儿期经 T 处理的绵羊代谢缺陷发育编程的研究模型

绵羊胎儿发育的第 30～第 90 天包括相对于生殖器官和代谢器官组织的性分化和敏感性窗口期。绵羊的此发育窗口时间与人类的发育时间相似。产生 PCOS（包括胰岛素抵抗）母羊的方法为：妊娠母羊接受每周

2 次肌内注射丙酸 T，T 剂量为公羊妊娠 30 ～ 90 天水平。这种处理方式使胎儿母羊中的 T 水平与对照组胎儿公羊中的 T 水平相当，并且涵盖了性别分化窗口期。从妊娠期 60 ～ 90 天或 62 ～ 102 天用 T 处理方式产生的代谢表型与 30 ～ 90 天治疗窗口类似，表明代谢编程的关键期在妊娠期的 60 ～ 90 天。

（1）表型

胎儿期暴露于公羊 T 水平的绵羊表型特征与 PCOS 妇女的生殖和代谢特征相似。生殖方面的缺陷包括无排卵、对促性腺激素释放激素敏感性增加、黄体生成素过量、多囊卵巢形态（募集和卵泡持续性增加的结果）和功能性高雄激素血症。心脏代谢方面的缺陷包括胰岛素抵抗和高血压。胎儿期经 T 处理的绵羊所表现出的少 / 无排卵、功能性高雄激素血症和多卵泡性 / 多囊性特征符合美国国立卫生研究院（the National Institutes of Health，NIH）、Rotterdam 和 AE-PCOS 协会对 PCOS 的标准。经典 NIH 标准要求慢性无排卵和高雄激素血症的临床和（或）生化征象。Rotterdam 标准要求满足以下 3 个诊断特征中的 2 个，即排卵少或无排卵、高雄激素血症的临床和（或）生化征象以及多囊卵巢。AE-PCOS 协会标准将 PCOS 定义为存在高雄激素血症、月经稀发或多囊卵巢的临床 / 生化征象的疾病。

诊断 PCOS 在青春期后进行，因此尽管有一些证据表明低出生体重后代会形成 PCOS 表型，但尚无胎儿和新生儿表型的证据。一项西班牙队列研究表明，PCOS 女性的女性后代中低出生体重儿的发生率和胎儿早期扰动增加。胎儿期经 T 处理的绵羊可用于追溯 PCOS 代谢表型发育起源，PCOS 表现出宫内发育迟缓（intrauterine growth restriction，IUGR）、低出生体重和产后追赶式生长，这些特征还与成年代谢紊乱有关，包括胰岛素抵抗，且早期就表现出高胰岛素血症。早期的机制研究发现，胎儿期 IUGR 和低出生体重与胰岛素样生长因子（IGF）的生物利用度降低有关，而在随后的追赶性生长期间 IGF 的生物利用度增加。

（2）外周胰岛素抵抗

评估动物模型和人类疾病中胰岛素抵抗存在与否一般通过横断面单一时间点研究获得。人们需要纵向研究来确定扰动的发育个体，以制定早期干预措施预防疾病的进展和严重化。纵向研究仅在母羊胎儿期暴露于公羊 T 水平进行，其显示出外周胰岛素敏感性的特定年龄变化，表现为婴儿期和幼年期的胰岛素敏感性降低，青春期后的胰岛素敏感性提高（可能是克服病理的代偿过程），成年期胰岛素抵抗再度出现，表明这种代偿机制缺乏可持续性（图 3-19）。这些发现强调在开展此类研究时，需要对胰岛素抵抗进行纵向评估，并对横断面研究的不同结果进行仔细解释。

相对于性激素在胰岛素抵抗发展编程中的作用，胎儿期经 T 处理母羊的胰岛素敏感性指数（insulin sensitivity index，ISI）与对照组公羊相当，这一发现强调了胎儿期暴露于公羊 T 水平可能在建立胰岛素敏感性的性别特异性分化方面起作用。

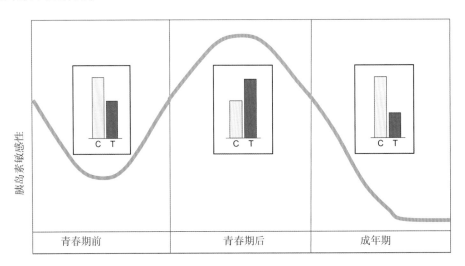

图 3-19　胎儿期暴露于胎儿公羊 T 水平的母羊 ISI 变化的发展进程示意

性与糖尿病

胰岛素抵抗的组织特异性改变

胰岛素通过诱导一系列从胰岛素与其受体（IR）结合开始的信号级联反应，在代谢组织中激发其功能。通过磷酸化激活的主要靶蛋白是 Akt/ 蛋白激酶 B，而丝裂原激活的蛋白激酶（mitogen-activated protein kinase，MAPK）胞外信号调节激酶（extracellular signal-regulated kinase，ERK）和哺乳动物类雷帕霉素靶蛋白（mammalian target of rapamycin，mTOR）也同样可以被激活。Akt 的磷酸化促进葡糖转运蛋白 4（GLUT4）从胞内囊泡转运至细胞膜，并使糖原合酶激酶（glycogen synthase kinase，GSK）失活，从而激活了糖原合酶。这些变化促进肌肉和脂肪细胞摄取葡萄糖，以及肝糖原生成。任一水平的胰岛素信号通路损伤均可导致高血糖（表 3-2）。

（1）肝

肝通过糖原生成和糖异生维持血糖稳态。胰岛素激活其信号传导级联的 AKT 和 mTOR 成员，促进糖原生成。并主要通过失活 GSK 来减少肝糖异生，GSK 失活可以通过叉头状转录因子 O1（forkhead box protein O1，FOXO1）的磷酸化来激活糖原合酶并降低糖原异生酶的表达。胎儿期 T 过量在 90 天胎儿中的早期影响包括 mTOR 蛋白、核糖体蛋白 S6 激酶（ribosomal protein S6 kinase，p70S6K）β-1 和 GSK3β 的磷酸化状态升高，从而有利于增加糖原合成并促进胰岛素敏感状态。利用雄激素拮抗剂和胰岛素增敏剂联合治疗的干预研究表明，雄激素而非胰岛素依赖途径参与了妊娠 T 诱导的 mTOR 激活。与 90 天胎儿的胰岛素敏感状态不同，成年期产前 T 处理诱导的转录变化与肝脏对胰岛素抵抗的情况一致。这些转录变化包括胰岛素受体（insulin resistance，IR）2（肝中的主要形式），胰岛素受体底物（insulin receptor substrate，IRS）2，以及 Akt 和 mTOR 的下调。虽然基础状态下在 Akt、ERK 和 mTOR 的蛋白水平上这种变化并不明显，但在胰岛素刺激下 Akt 磷酸化被阻断。在妊娠 62 ～ 102 天经 T 处理母羊中观察到与胰岛素抵抗状态一致的转录变化，MAP2K4 表达增加，从而增加了应激和促炎基因的表达和 UDP- 葡萄糖神经酰胺葡糖基转移酶（UDP-glucose ceramide glucosyltransferase，UGCG），该酶在糖鞘脂合成过程中催化初始糖基化并在脂肪肝中升高。涉及雄激素拮抗剂和胰岛素增敏剂治疗的干预研究表明，雄激素或代谢途径均未参与该缺陷的维持，提示雌激素在该编程中的作用。总之，在胎儿期和成年期的研究结果表明，肝胰岛素抵抗状态涉及转录和功能水平的损伤，这可能是在胎儿期通过雄激素途径形成的。

（2）肌肉

肌肉是通过糖原合成处理餐后血糖的主要器官。胰岛素通过增加 Akt 的磷酸化导致 GLUT 易位到细胞膜，从而刺激葡萄糖摄取来促进此过程。妊娠期胎儿母羊暴露于公羊 T 水平降低了胎儿肌肉中的 GLUT4 蛋白和 GSK3β 的磷酸化，表明胎儿肌肉中胰岛素敏感状态降低。这种变化似乎涉及雄激素和代谢途径。在成年母羊中，胎儿期经 T 处理会增加 IR1、IRS1、mTOR 复合亚基 rictor，以及 GSK3α 和 GSK3β mRNA。这些变化与胰岛素抵抗状态相关，因为 IR1 以较高的速率内化，降低了胰岛素信号的有效性并增加了 GSK 表达，从而抑制糖原合成。这种胰岛素抗性状态在功能水平上也很明显，因为胰岛素刺激不能增加胎儿期 T 处理动物中的 Akt 磷酸化。因此，类似于肝、肌肉的胰岛素抵抗状态是由胰岛素信号通路在转录和功能水平上的缺陷造成的。

（3）脂肪组织

脂肪组织的葡萄糖摄取主要依赖于胰岛素，其调节方式与骨骼肌类似。由于脂肪组织的葡萄糖摄取仅占全身葡萄糖摄取的 5% ～ 10%，因此它似乎对餐后葡萄糖稳态没有调节作用。然而，从一些动物模型和疾病中可以明显看出，脂肪组织在产生胰岛素抵抗中起重要作用。胎儿期经 T 处理未改变内脏脂肪组织（VAT）中 Akt、mTOR、ERK、GSK3β 和 p70S6K 的磷酸化状态，表明该时间点对胰岛素敏感性缺乏影

表 3-2 胎儿期暴露于胎儿公羊 T 水平诱导母羊胰岛素信号通路元件的组织特异性变化

胰岛素信号元件	脂肪组织		肝		肌肉	
	转录变化（成人）a	蛋白变化（胎儿/成人）b	转录变化（成人）a	蛋白变化（胎儿/成人）b	转录变化（成人）a	蛋白变化（胎儿/成人）b
IR	无变化	未测	↑ IR2	未测	↑ IR1/IR2 比	未测
IRS	↑ IRS2	未测	↓ IRS2	未测	↑ IRS1	未测
蛋白激酶 B/Akt	↑	胎儿：无变化 成人：总蛋白：无变化 磷蛋白：基础的＝无变化 胰岛素刺激：↑	↓	胎儿：无变化 成人：总蛋白：无变化 磷蛋白：基础的＝无变化 胰岛素刺激：↓	无变化	胎儿：无变化 成人：总蛋白：无变化 磷蛋白：基础的＝无变化 胰岛素刺激：未测
MAPK-ERK	无变化	胎儿：无变化 成人：总蛋白：无变化 磷蛋白：基础＝无变化 胰岛素刺激：未测	无变化	胎儿：无变化 成人：总蛋白：无变化 磷蛋白：基础＝无变化 胰岛素刺激：未测	↓ ERK1	胎儿：无变化 成人：总蛋白：无变化 磷蛋白：基础＝无变化 胰岛素刺激：未测
mTOR 复合物	↓ mTOR	胎儿：无变化 成人：未测	↑ rictor	胎儿：↑ mTOR 成人：未测	↑ rictor	胎儿：无变化 成人：未测
p70S6Kβ-1	未测	胎儿：无变化 成人：未测	未测	胎儿：↑	未测	胎儿：无变化 成人：未测
GSK	无变化	胎儿：无变化 成人：无变化	无变化	胎儿：↑ GSK3β 磷酸化 成人：无变化	↑ GSK 3α, GSK 3β	胎儿：↓ GSK3β 磷酸化 成人：无变化
6-磷酸葡萄糖	无变化	未测	↑	未测	无变化	未测
PEPCK	无变化	未测	无变化	未测	无变化	未测

注：↑＝上调；↓＝下调；a：来自 Nada 等人（2010）；b：来自 Lu 等人（2016）。

响。然而，在成年母羊中，胎儿期暴露于公羊 T 水平会增加 VAT 中 IR2、mTOR、Akt、磷脂酰肌醇 -3- 激酶（phosphatidylinositol-3-kinases，PI3K）和过氧化物酶体增殖物激活受体 γ（peroxisome proliferator-activated receptor gamma，PPARG）的 mRNA 表达 [皮下脂肪组织（SAT）未研究]，其基因表达谱与促进胰岛素的信号一致。在 VAT 和 SAT 中，胎儿期 T 过量对胰岛素刺激的磷酸化 Akt 升高没有影响，与胎儿期 T 处理动物脂肪组织的胰岛素敏感状态相一致。总的来说，胎儿期 T 处理动物 VAT（和 SAT）中的转录和蛋白质表达谱表明，它们在胎儿和成年期都没有表现出胰岛素抵抗，与肌肉和肝的胰岛素抵抗表型形成鲜明对比。

（4）心脏组织

心脏组织的主要供能物质是游离脂肪酸，但也可在胎儿期和应激期利用葡萄糖。胰岛素以类似于骨骼肌的方式影响心脏组织对葡萄糖的摄取和储存。虽然尚无胎儿期的数据，但胎儿期经 T 处理的成年母羊心脏组织中 mTORC1 的表达升高，而 PI3K、Akt 和 mTOR 的磷酸化增加。这些在基础状态下的变化表明，胎儿期经 T 处理母羊的心脏组织无胰岛素抵抗。胰岛素刺激的转录反应是否与基础状态不同尚不清楚。同样，这些信号分子的表达增加在多大程度上导致心脏肥厚和高血压表型的不适应状态，以及高血压的发展还有待确定。

（5）胰岛细胞

朗格汉斯胰岛 β 细胞是胰岛素分泌的场所，以应对血糖升高。胰岛素抵抗状态与胰岛素分泌的代偿性增加有关，如果胰岛素敏感性未恢复，则会发生高胰岛素血症。虽然胎儿期经 T 处理母羊的高胰岛素血症可以反映出克服胰岛素抵抗状态的代偿，但原发性胰腺缺陷也可能是一个促成因素。在妊娠第 62 ～第 102 天暴露于 T 的胎儿母羊胰腺 β 细胞数量增加。体外研究发现，这些动物胰腺的基础胰岛素分泌量升高，但葡萄糖刺激的胰岛素分泌却没有升高，表明胰岛功能缺陷。胎儿在妊娠第 62 和第 82 天直接接受 T 也导致胎儿期和青春期 β 细胞数量增加，以及基础胰岛素分泌增加。这种表型仅存在于接受妊娠期 T 处理（而不是己烯雌酚或地塞米松）的动物中，表明这些变化可能是通过雄激素通路介导的。因此，迄今为止的发现（尽管有限）表明，胰腺在胎儿期也受到公羊 T 水平暴露的发育重编程。

🩺 胰岛素抵抗中组织特异性变化的机制

组织胰岛素敏感性可能受到各种因素的影响，如促进激素作用的因素（正性调节因子）与抑制或降低激素效率的因素（负性调节因子）。促进胰岛素信号传导的正性调节因子是脂联素和抗氧化剂，它们通过增强激素作用和（或）减少抑制因子发挥作用。胰岛素作用的负性调节因子包括炎症、氧化应激和游离脂肪酸，它们通过减少胰岛素信号通路成员的表达、阻止受体结合、通过磷酸化或去磷酸化使蛋白质失活，或破坏相关细胞和分子结构而发挥作用。因此，组织的净胰岛素敏感性由影响胰岛素作用的正或负性调节因子的优势方决定。此处讨论胰岛素敏感性调节因子的组织特异性变化及其在胎儿期暴露于公羊 T 水平母羊的胰岛素抵抗状态发展中的作用。

（1）脂联素

脂联素主要由脂肪组织分泌，也可由骨骼肌、心肌和内皮等细胞分泌。它主要通过 2 种形式的脂联素受体 ADIPOR1 和 ADIPOR2 发挥作用。脂联素激活多种下游信号分子，主要是 AMP 激活的蛋白激酶（AMPK）。脂联素在循环中以不同分子量形式存在，通过多聚化产生。其中高分子量（high molecular weight，HMW）形式的脂联素对代谢组织的胰岛素增敏作用最强。脂联素具有抗糖尿病、抗炎和抗动脉粥样硬化作用，因此具有胰岛素增敏作用。在肌肉中，脂联素通过增强 GLUT4 易位、促进葡萄糖摄取和脂质氧化，以及减少肌细胞脂质积聚来增强胰岛素敏感性。在肝中，脂联素主要通过抑制糖异生和糖原分解降低血糖。在脂肪组织中，脂联素通过减少促炎因子并防止巨噬细胞浸润来改善炎症。脂联素的多种代谢位点特异性作用有助于促进胰岛素作用并维持代谢组织中的胰岛素敏感性。与此一致的是在肥胖和PCOS等与胰岛素抵抗相关的疾病中，脂联素（尤其是其HMW形式）的血清浓度较低。

矛盾的是，胎儿期暴露于公羊T诱导的成年母羊循环中脂联素水平和组织AMPK水平发生变化，与其胰岛素增敏作用不一致。这表现为脂肪组织和肌肉中脂联素mRNA表达无变化、HMW脂联素的循环浓度增加、肌肉和肝中的磷酸化AMPK水平增加。HMW脂联素和磷酸化AMPK的变化可能涉及雄激素和代谢重编程。这种关于胰岛素抵抗的矛盾可能反映了克服胰岛素抵抗状态的补偿反应，或者反映了正在研究的时间点相对于胰岛素抵抗进展的功能。

（2）氧化应激

活性氧簇和活性氮簇（reactive oxygen and nitrogen species，ROS和RNS）等活性物质（reactive species，RS）是有氧代谢的副产物。细胞中反应性物质的积累会损坏DNA、RNA和蛋白质，并可能导致细胞死亡。抗氧化剂通过中和ROS和RNS来维持RS稳态，从而保护细胞免受损伤。激素或生长因子、促炎因子、免疫细胞浸润、辐射、脂质、内质网应激、外源性生物和环境内分泌干扰物等各种因素都会影响RS的形成。RS参与调节胰岛素作用，低浓度的RS通过可逆的蛋白修饰、MAPK或调节诸如脂联素和GLUT的基因表达来促进胰岛素信号传导。相反，在导致氧化应激的条件下，RS通过不可逆的蛋白修饰、应激相关信号的激活，以及DNA和脂质氧化对组织胰岛素敏感性产生负面影响。氧化应激与肥胖相关的胰岛素抵抗有关。在其他代谢性疾病如非酒精性脂肪性肝炎和PCOS中也已报道了氧化应激的标志物升高。

在胎儿期暴露于对照公羊胎儿T水平的母羊中观察到氧化应激表型，与它们预期作用一致，表现为硝基酪氨酸的循环浓度升高，这一结果与母羊外周胰岛素抵抗状态一致。同样，肝中的硝基酪氨酸明显升高也符合其胰岛素抵抗状态。矛盾的是，对胰岛素敏感的脂肪组织也具有氧化应激标志物的升高。但是，脂肪组织中抗氧化剂表达同时增加，表明氧化应激的负面影响可以被抗氧化剂所抵消。尽管这些变化似乎是在胎儿期编程的，与雄激素或代谢通路无关，但是这2种途径都与成人表型的维持有关，因为产后用雄激素拮抗剂或胰岛素增敏剂治疗克服了胎儿期经T处理引起的肝和脂肪组织中硝基酪氨酸含量增加。肝中抗氧化剂机制似乎不能克服硝基酪氨酸的负面作用；与此相反，脂肪组织抗氧化剂的增加可能有助于保护机体免受氧化应激，从而维持胰岛素敏感状态。

（3）炎症

组织炎症的特征是促炎因子表达增加和免疫细胞浸润，从而引发更多促炎因子产生和免疫细胞浸润的恶性循环。在各种动物模型和人类疾病状态（如肥胖症）中，胰岛素抵抗与脂肪组织炎症关系密切，因此现在认为脂肪组织的炎症状态会影响全身的胰岛素敏感性。促炎因子通过激活应激激活蛋白激酶并失活胰岛素信号传导而对胰岛素信号传导产生负面影响，而免疫细胞（尤其是巨噬细胞）的浸润促进脂肪分解，增加循环血脂浓度。

胎儿期经T处理动物的VAT中有较高的促炎因子（IL-1β、IL-6、TNF-α和趋化因子CC配体2）mRNA表达和巨噬细胞标志物（CD68）表达，而在SAT、肝或肌肉中则没有，这与脂肪组织的胰岛素敏感表型，以及肌肉和肝的胰岛素抵抗状态不一致。这些标志物的蛋白质水平变化尚不清楚。mRNA水平上的变化似乎是在编程阶段（胎儿期）和维持阶段（成年期）通过雄激素和代谢通路介导的。VAT的促炎表型是否通过激活抗炎标志物来抵消，以及VAT中促炎标志物的增加对外周、肝和肌肉胰岛素抵抗的影响程度尚不清楚。

（4）脂毒性

脂质如游离脂肪酸、固醇类、脂肪酸酯和磷脂是维持细胞体内稳态、细胞信号、免疫功能和能量代谢所必需的。然而，脂质在异位（如肝、骨骼肌和心肌）沉积不当会导致脂质毒性并损害细胞和组织功能。脂质的过多积聚可激活蛋白激酶C和神经酰胺，进而引起炎症和RS生成，这可能会对胰岛素信号产生负面影响。肝脂质蓄积会导致脂肪性肝炎，这是一种非酒精性脂肪肝疾病，最终可导致肝纤维化、肝硬化和肝功能丧失。在胰岛素抵抗状态下（如以高脂饮食喂养的动物或人类肥胖者），肝和骨骼肌中循环脂质和异位脂质积累明显增加。在患有PCOS的女性中，血脂异常和非酒精性脂肪性肝炎的发病率有所增加，这也是胎儿期经T处理绵羊的特征。

相对于所讨论的模型并与它们的胰岛素抵抗状态一致，胎儿期暴露于公羊T水平母羊的血浆脂质浓度升高。雄激素或代谢通路似乎不参与组织或维持血脂异常状态。肝中油红O染色和三酰甘油含量增加，以及肌肉中三酰甘油含量的增加，也符合其胰岛素抵抗状态。雄激素和代谢通路似乎都参与组织表型的编程和维持。因此，与肝和肌肉中脂质升高相关的脂毒性可能是胎儿期暴露于胎儿公羊T水平母羊的外周、肝和肌肉胰岛素抵抗发病的根源。

➕ 胰岛素敏感性负性和正性调节因子的整合变化

考虑到胰岛素敏感性的各种正性和负性调节因子的变化，维持胰岛素敏感性的稳态机制似乎在胎儿期经T处理绵羊肝和肌肉中被破坏，平衡转向增加胰岛素敏感性的负性调节因子，进而促进胰岛素抵抗状态（图3-20）。这种调节似乎也是组织特异性的，氧化应激和脂毒性促进肝中胰岛素抵抗的发展，而只有脂毒性是肌肉胰岛素抵抗的基础。相反，脂肪组织的胰岛素敏感性状态似乎通过氧化剂和抗氧化剂的平衡来维持（图3-20）。由于胰岛素诱导脂肪组织脂质生成，胎儿期经T处理母羊的高胰岛素状态可能会增强脂肪细胞中的胰岛素信号，导致脂肪过度生成。脂肪含量没有变化的情况下脂肪细胞缩小导致这些雌性的脂肪组织脂质贮藏能力降低，因此产生的过量脂质可能会导致循环、肝、肌肉和其他潜在器官中异位脂质堆积，从而对胰岛素信号产生负面影响并促进这些动物的胰岛素抵抗状态。

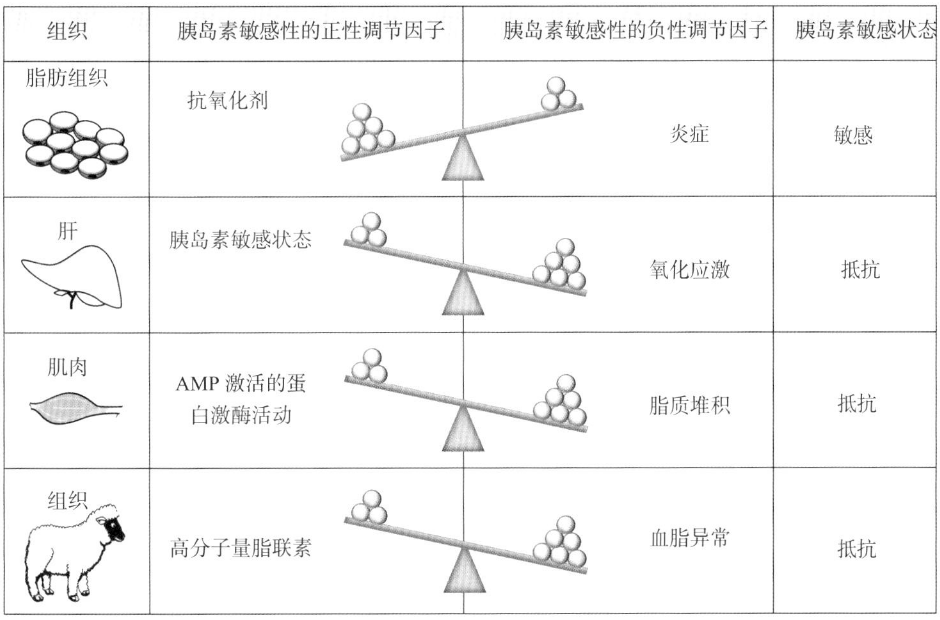

组织	胰岛素敏感性的正性调节因子	胰岛素敏感性的负性调节因子	胰岛素敏感状态
脂肪组织	抗氧化剂	炎症	敏感
肝	胰岛素敏感状态	氧化应激	抵抗
肌肉	AMP激活的蛋白激酶活动	脂质堆积	抵抗
组织	高分子量脂联素	血脂异常	抵抗

图3-20 相对于胎儿期暴露于胎儿公羊T水平成年母羊的胰岛素敏感性表型，代谢组织和外周循环中胰岛素敏感性正性和负性调节因子变化的示意

　　尽管胎盘芳香化可保护女性胎儿免受 T 侵害,但约 40% 的人类女性胎儿在妊娠中期暴露于男性胎儿 T 水平。由于这一时期包含性别分化窗口,男性 T 水平暴露会在此阶段建立性别特定的生殖器、行为、生殖和代谢结果,因此,在发育过程中女性胎儿不适当地暴露于男性 T 水平会使其面临重编程的风险,最终导致成年疾病。本节使用胎儿期经 T 处理的模型讨论了这一概念,因为它与胰岛素抵抗的发育起源有关。胰岛素敏感性的丧失是许多人类代谢疾病的特征,因此使用该模型讨论的研究结果具有转化意义,特别是考虑到绵羊的器官分化发展过程与人类相似并在子宫内完成。由于包括 T 在内的类固醇可以诱导干细胞/祖细胞发生表观遗传学变化,导致发育重编程,因此表观遗传机制促进胎儿期暴露于男性 T 水平女性后代的胰岛素抵抗发展,以及这些重编程变化的潜力通过多代遗传(重复建立相同的表型,需要在每一代进行仔细的表型分型——许多研究中都没有纳入的一个方面)或表观跨代遗传模式传递给后代,这是未来研究的有效途径。这种早熟模型的发现在解决发育过程中暴露于环境类固醇类似物的影响,以及评估 T 是否可以作为妊娠早期生物标志物以识别有发展代谢病风险的后代方面也具有重要意义。

(翻译:樊静雯　审校:段晓晔)

参考文献

1. ABBOTT D H, NICOL L E, LEVINE J E, et al. Nonhuman primate models of polycystic ovary syndrome. Molecular and Cellular Endocrinology, 2013, 373: 21-28.

2. ABEL E D. Glucose transport in the heart. Frontiers in Bioscience, 2004, 9: 201-215.

3. ACHARI A E, JAIN S K. Adiponectin, a therapeutic target for obesity, diabetes, and endothelial dysfunction. International Journal of Molecular Sciences, 2017, 18: 1321.

4. AGUILAR M, BHUKET T, TORRES S, et al. Prevalence of the metabolic syndrome in the United States, 2003-2012. JAMA, 2015, 313: 1973-1974.

5. AZZIZ R, CARMINA E, DEWAILLY D, et al. Positions statement: Criteria for defining polycystic ovary syn- drome as a predominantly hyperandrogenic syndrome: An Androgen Excess Society guideline. The Journal of Clinical Endocrinology and Metabolism, 2006, 91: 4237-4245.

6. BARKER D J. The developmental origins of adult disease. Journal of the American College of Nutrition, 2004, 23: 588S-595S.

7. BARRY J S, ANTHONY R V. The pregnant sheep as a model for human pregnancy. Theriogenology, 2008, 69: 55-67.

8. BASHAN N, KOVSAN J, KACHKO I, et al. Positive and negative regulation of insulin signaling by reactive oxygen and nitrogen species. Physiological Reviews, 2009, 89: 27-71.

9. BECK-PECCOZ P, PADMANABHAN V, BAGGIANI A M, et al. Maturation of hypothalamic-pituitary-gonadal function in normal human fetuses: Circulating levels of gonadotropins, their common alpha-subunit and free testosterone, and discrepancy between immunological and biological activities of circulating follicle-stimulating hormone. The Journal of Clinical Endocrinology and Metabolism, 1991, 73: 525-532.

10. BOONYARATANAKORNKIT V, PATEETIN P. The role of ovarian sex steroids in metabolic homeostasis, obesity, and postmenopausal breast cancer: Molecular mechanisms and therapeutic implications. BioMed Research International, 2015, 2015: 140196.

11. BRAMBLE M S, ROACH L, LIPSON A, et al. Sex-specific effects of testosterone on the sexually dimorphic transcriptome

and epigenome of embryonic neural stem/progenitor cells. Scientific Reports, 2016, 6: 36916.

12. BRONS C, GRUNNET L G. Mechanisms in Endocrinology: Skeletal muscle lipotoxicity in insulin resistance and type 2 diabetes: a causal mechanism or an innocent bystander? European Journal of Endocrinology/European Federation of Endocrine Societies, 2017, 176: R67-R78.

13. CARDOSO R C, PUTTABYATAPPA M, PADMANABHAN V. Steroidogenic versus metabolic programming of reproductive neuroendocrine, ovarian and metabolic dysfunctions. Neuroendocrinology, 2015, 102: 226-237.

14. CARDOSO R C, VEIGA-LOPEZ A, MOELLER J, et al. Developmental programming: Impact of gestational steroid and metabolic milieus on adiposity and insulin sensitivity in prenatal testosterone-treated female sheep. Endocrinology, 2016, 157: 522-535.

15. CASELLI C. Role of adiponectin system in insulin resistance. Molecular Genetics and Metabolism, 2014, 113: 155-160.

16. CLARKE I J. What can we learn from sampling hypophysial portal blood? Ciba Foundation Symposium, 1992, 168: 87-95. discussion 95-103.

17. CRESPI E J, STECKLER T L, MOHANKUMAR P S, et al. Prenatal exposure to excess testosterone modifies the developmental trajectory of the insulin-like growth factor system in female sheep. The Journal of Physiology, 2006, 572: 119-130.

18. DEEMING D C, FERGUSON M W J. The mechanism of temperature dependent sex determination in crocodilians: A hypothesis1. American Zoologist, 1989, 29: 973-985.

19. DIMITRIADIS G, MITROU P, LAMBADIARI V, et al. Insulin effects in muscle and adipose tissue. Diabetes Research and Clinical Practice, 2011, 93: S52-S59.

20. ERTUNC M E, HOTAMISLIGIL G S. Lipid signaling and lipotoxicity in metaflammation: Indications for metabolic disease pathogenesis and treatment. Journal of Lipid Research, 2016, 57: 2099-2114.

21. ESSER N, LEGRAND-POELS S, PIETTE J, et al. Inflammation as a link between obesity, metabolic syndrome and type 2 diabetes. Diabetes Research and Clinical Practice, 2014, 105: 141-150.

22. FLEGAL K M, KRUSZON-MORAN D, CARROLL M D, et al. Trends in obesity among adults in the United States, 2005 to 2014. JAMA, 2016, 315: 2284-2291.

23. FU Y. Adiponectin signaling and metabolic syndrome. Progress in Molecular Biology and Translational Science, 2014, 121: 293-319.

24. HANSON M, GLUCKMAN P. Developmental origins of noncommunicable disease: Population and public health implications. The American Journal of Clinical Nutrition, 2011, 94: 1754S-1758S.

25. HOGG K, WOOD C, MCNEILLY A S, et al. The in utero programming effect of increased maternal androgens and a direct fetal intervention on liver and metabolic function in adult sheep. PLoS One, 2011, 6: e24877.

26. JONES H, SPRUNG V S, PUGH C J, et al. Polycystic ovary syndrome with hyperan-drogenism is characterized by an increased risk of hepatic steatosis compared to nonhyperan-drogenic PCOS phenotypes and healthy controls, independent of obesity and insulin resistance. The Journal of Clinical Endocrinology and Metabolism, 2012, 97: 3709-3716.

27. JOST A. Genetic and hormonal factors in sex differentiation of the brain. Psychoneuroendocrinology, 1983, 8: 183-193.

28. KADOWAKI T, YAMAUCHI T. Adiponectin and adiponectin receptors. Endocrine Reviews, 2005, 26: 439-451.

29. KAHN B B, FLIER J S. Obesity and insulin resistance. The Journal of Clinical Investigation, 2000, 106: 473-481.

30. KING A J, OLIVIER N B, MOHANKUMAR P S, et al. Hypertension caused by prenatal testosterone excess in female sheep. American Journal of Physiology Endocrinology and Metabolism, 2007, 292: E1837-E1841.

31. LIU Y, SWEENEY G. Adiponectin action in skeletal muscle. Best Practice Research Clinical Endocrinology Metabolism, 2014, 28: 33-41.

32. LIU W, BAKER R D, BHATIA T, et al. Pathogenesis of nonalcoholic steatohepatitis. Cellular and Molecular Life Sciences, 2016, 73: 1969-1987.

33. LIVINGSTONE C, COLLISON M. Sex steroids and insulin resistance. Clinical Science (London, England), 2002, 102: 151-166.

34. LU C, CARDOSO R C, PUTTABYATAPPA M, et al. Developmental programming: Prenatal testosterone excess and insulin signaling disruptions in female sheep. Biology of Reproduction, 2016, 94: 113.

35. LUCAS A. Programming by early nutrition in man. Ciba Foundation Symposium, 1991, 156: 38-50.

36. MACUT D, BJEKIC-MACUT J, SAVIC-RADOJEVIC A. Dyslipidemia and oxidative stress in PCOS. Frontiers of Hormone Research, 2013, 40: 51-63.

37. MANIKKAM M, CRESPI E J, DOOP D D, et al. Fetal programming: Prenatal testosterone excess leads to fetal growth retardation and postnatal catch-up growth in sheep. Endocrinology, 2004, 145: 790-798.

38. MAUVAIS-JARVIS F. Sex differences in metabolic homeostasis, diabetes, and obesity. Biology of Sex Differences, 2015, 6: 14.

39. MEISEL R L, WARD I L. Fetal female rats are masculinized by male littermates located caudally in the uterus. Science, 1981, 213: 239-242.

40. MELO A S, VIEIRA C S, BARBIERI M A, et al. High prevalence of polycystic ovary syndrome in women born small for gestational age. Human Reproduction, 2010, 25: 2124-2131.

41. MENKE A, CASAGRANDE S, GEISS L, et al. Prevalence of and trends in diabetes among adults in the United States, 1988-2012. JAMA, 2015, 314: 1021-1029.

42. MORAN L J, NORMAN R J, TEEDE H J. Metabolic risk in PCOS: Phenotype and adiposity impact. Trends in Endocrinology and Metabolism, 2015, 26: 136-143.

43. MORISHIMA A, GRUMBACH M M, SIMPSON E R, et al. Aromatase deficiency in male and female siblings caused by a novel mutation and the physiological role of estrogens. The Journal of Clinical Endocrinology and Metabolism, 1995, 80: 3689-3698.

44. MORRISON J L, DUFFIELD J A, MUHLHAUSLER B S, et al. Fetal growth restriction, catch-up growth and the early origins of insulin resistance and visceral obesity. Pediatric Nephrology, 2010, 25: 669-677.

45. NADA S E, THOMPSON R C, PADMANABHAN V. Developmental programming: Differential effects of prenatal testosterone excess on insulin target tissues. Endocrinology, 2010, 151: 5165-5173.

46. NIJLAND M J, FORD S P, NATHANIELSZ P W. Prenatal origins of adult disease. Current Opinion in Obstetrics Gynecology, 2008, 20: 132-138.

47. NIKOULINA S E, CIARALDI T P, MUDALIAR S, et al. Potential role of glycogen synthase kinase-3 in skeletal muscle insulin resistance of type 2 diabetes. Diabetes, 2000, 49: 263-271.

48. NUUTILA P, KNUUTI M J, MAKI M, et al. Gender and insulin sensitivity in the heart and in skeletal muscles. Studies using positron emission tomography. Diabetes, 1995, 44: 31-36.

49. OHLSSON C, HELLBERG N, PARINI P, et al. Obesity and disturbed lipoprotein profile in estrogen receptor-alpha-deficient male mice. Biochemical and Biophysical Research Communications, 2000, 278: 640-645.

50. PADMANABHAN V, VEIGA-LOPEZ A. Sheep models of polycystic ovary syndrome phenotype. Molecular and Cellular Endocrinology, 2013, 373: 8-20.

51. PADMANABHAN V, VEIGA-LOPEZ A. Reproduction symposium: Developmental programming of reproductive and metabolic health. Journal of Animal Science, 2014, 92: 3199-3210.

52. PADMANABHAN V, VEIGA-LOPEZ A, ABBOTT D, et al. Developmental programming: Impact of prenatal testosterone excess and postnatal weight gain on insulin sensitivity index and transfer of traits to offspring of overweight females. Endocrinology, 2010, 151: 595-605.

53. PADMANABHAN V, CARDOSO R C, PUTTABYATAPPA M. Developmental programming, a pathway to disease. Endocrinology, 2016, 157: 1328-1340.

54. PRADHAN A D. Sex differences in the metabolic syndrome: Implications for cardiovascular health in women. Clinical Chemistry, 2014, 60: 44-52.

55. PUTTABYATAPPA M, ANDRIESSEN V, MESQUITTA M, et al. Developmental programming: Impact of gestational steroid and metabolic milieus on mediators of insulin sensitivity in prenatal testosterone-treated female sheep. Endocrinology,

2017，158：2783-2798.

56. RAE M，GRACE C，HOGG K，et al. The pancreas is altered by in utero androgen exposure：Implications for clinical conditions such as polycystic ovary syndrome（PCOS）. PLoS One，2013，8：e56263.

57. RAMASWAMY S，GRACE C，MATTEI A A，et al. Developmental programming of poly-cystic ovary syndrome（PCOS）：Prenatal androgens establish pancreatic islet alpha/beta cell ratio and subsequent insulin secretion. Scientific Reports，2016，6：27408.

58. RANI V，DEEP G，SINGH R K，et al. Oxidative stress and metabolic disorders：Pathogenesis and therapeutic strategies. Life Sciences，2016，148：183-193.

59. RAO P M，KELLY D M，JONES T H. Testosterone and insulin resistance in the metabolic syndrome and T2DM in men. Nature Reviews Endocrinology，2013，9：479-493.

60. RASK-MADSEN C，KAHN C R. Tissue-specific insulin signaling，metabolic syndrome，and cardiovascular disease. Arteriosclerosis，Thrombosis，and Vascular Biology，2012，32：2052-2059.

61. RECABARREN S E，PADMANABHAN V，CODNER E，et al. Postnatal developmental consequences of altered insulin sensitivity in female sheep treated prenatally with testosterone. American Journal of Physiology-Endocrinology and Metabolism，2005，289：E801-E806.

62. ROCHLANI Y，POTHINENI N V，MEHTA J L. Metabolic syndrome：Does it differ between women and men? Cardiovascular Drugs and Therapy，2015，29：329-338.

63. ROMEO G R，LEE J，SHOELSON S E. Metabolic syndrome，insulin resistance，and roles of inflammation-mechanisms and therapeutic targets. Arteriosclerosis，Thrombosis，and Vascular Biology，2012，32：1771-1776.

64. OPERO A B，ALONSO-MAGDALENA P，QUESADA I，et al. The role of estrogen receptors in the control of energy and glucose homeostasis. Steroids，2008，73：874-879.

65. ROTTERDAM ESHRE/ASRM-SPONSORED PCOS CONSENSUS WORKSHOP GROUP. Revised 2003 consensus on diagnostic criteria and long-term health risks related to polycystic ovary syndrome（PCOS）. Human Reproduction，2004，19：41-47.

66. RUAN H，DONG L Q. Adiponectin signaling and function in insulin target tissues. Journal of Molecular Cell Biology，2016，8：101-109.

67. SALTIEL A R，KAHN C R. Insulin signaling and the regulation of glucose and lipid metabolism. Nature，2001，414：799-806.

68. SAVKUR R S，PHILIPS A V，COOPER T A. Aberrant regulation of insulin receptor alter- native splicing is associated with insulin resistance in myotonic dystrophy. Nature Genetics，2001，29：40-47.

69. SAYINER M，KOENIG A，HENRY L，et al. Epidemiology of nonalcoholic fatty liver disease and nonalcoholic steatohepatitis in the United States and the rest of the world. Clinics in Liver Disease，2016，20：205-214.

70. SIR-PETERMANN T，HITCHSFELD C，MALIQUEO M，et al. Birth weight in offspring of mothers with polycystic ovarian syndrome. Human Reproduction，2005，20：2122-2126.

71. SIR-PETERMANN T，LADRON DE GUEVARA A，VILLARROEL A C，et al. Polycystic ovary syndrome and pregnancy. Revista Médica de Chile，2012，140：919-925.

72. SOUMAYA K. Molecular mechanisms of insulin resistance in diabetes. Advances in Experimental Medicine and Biology，2012，771：240-251.

73. STECKLER T，WANG J，BARTOL F F，et al. Fetal programming：Prenatal testosterone treatment causes intrauterine growth retardation，reduces ovarian reserve and increases ovarian follicular recruitment. Endocrinology，2005，146：3185-3193.

74. TANG W Y，HO S M. Epigenetic reprogramming and imprinting in origins of disease. Reviews in Endocrine Metabolic Disorders，2007，8：173-182.

75. VEIGA-LOPEZ A，STECKLER T L，ABBOTT D H，et al. Developmental programming：Impact of excess prenatal testosterone on intrauterine fetal endocrine milieu and growth in sheep. Biology of Reproduction，2011，84：87-96.

76. VEIGA-LOPEZ A, MOELLER J, PATEL D, et al. Developmental programming: Impact of prenatal testosterone excess on insulin sensitivity, adiposity, and free fatty acid profile in postpubertal female sheep. Endocrinology, 2013, 154: 1731-1742.

77. VERDILE G, KEANE K N, CRUZAT V F, et al. Inflammation and oxidative stress: The molecular connectivity between insulin resistance, obesity, and Alzheimer'S disease. Mediators of Inflammation, 2015, 2015: 105828.

78. VILLA J, PRATLEY R E. Adipose tissue dysfunction in polycystic ovary syndrome. Current Diabetes Reports, 2011, 11: 179-184.

79. VOM SAAL F S. Triennial reproduction symposium: Environmental programming of reproduction during fetal life: Effects of intrauterine position and the endocrine disrupting chemical bisphenol A. Journal of Animal Science, 2016, 94: 2722-2736.

80. VYAS A K, HOANG V, PADMANABHAN V, et al. Prenatal programming: Adverse cardiac programming by gestational testosterone excess. Scientific Reports, 2016, 6: 28335.

81. WALLACE I R, MCKINLEY M C, BELL P M, et al. Sex hormone binding globulin and insulin resistance. Clinical Endocrinology, 2013, 78: 321-329.

82. ZAWADZKI J, DUNAIF A. Current issues in endocrinology and metabolism: Polycystic ovary syndrome. Cambridge: Blackwell Scientific Publications, 1992.

性与糖尿病

第五节　雄激素过多在女性代谢紊乱中的作用

摘要

多囊卵巢综合征（PCOS）的特征是雄激素过多、慢性排卵过少和（或）多囊卵巢，然而PCOS患者非常年轻时即同时出现代谢紊乱和多种经典及非经典心血管危险因素。本节重点探讨PCOS与代谢功能障碍的关联机制，重点探讨雄激素过多对内脏脂肪性肥胖和脂肪组织功能障碍的作用。

引言

多囊卵巢综合征（polycystic ovary syndrome，PCOS）是育龄期女性最常见的内分泌疾病，其特征是雄激素过多与慢性排卵过少和（或）卵巢多囊样改变，并排除如高催乳素血症、非经典型先天性肾上腺皮质增生和分泌雄激素的肿瘤等其他疾病。

在PCOS女性的生命早期，代谢性疾病和经典及非经典心血管危险因素就会簇集出现。因此，患有PCOS的女性应在诊断时尽早开始代谢预防。本节重点探讨PCOS与代谢功能障碍的关系机制，重点探讨雄激素过多对内脏脂肪性肥胖和脂肪组织功能障碍的影响。

雄性激素过多是 PCOS 的主要缺陷

McAllister 和合作者证明卵巢卵泡膜细胞分泌过多的雄激素是 PCOS 的主要特征。即使在原代培养几次后PCOS 患者的卵泡膜细胞分泌的雄激素及其类固醇前体数量较无雄激素过多女性的细胞分泌的数量增加。与此同时，这些细胞中所有参与雄激素合成的酶的表达都增加了。因此，将卵泡膜细胞从 PCOS 女性的内分泌和代谢环境中分离出来时，雄激素合成能力依然增强，这强烈提示雄激素过多是该综合征的主要卵巢缺陷。多数 PCOS 患者的肾上腺也可能具有这种雄激素合成和分泌增加的倾向，因为这种疾病中肾上腺来源的高雄激素血症相当普遍，然而，由于肾上腺是生命所必需的，并且无法从这些患者身上安全地获得肾上腺组织，因此仍然缺乏确凿证据。

从进化的角度看雄性激素过多

生存优势有助于解释目前流行的肥胖、胰岛素抵抗、糖尿病和心血管疾病。节俭的基因型和表型如胰岛素抵抗和体重增加是在长期饥饿和环境压力时期有利于生存的可能选择。然而，随着20世纪环境条件的突然改善，大多数人的食物不受限制，严重的创伤和感染也相对罕见，这种节俭不再有利，进而导致肥胖、胰岛素抵抗和相关疾病。

在 Semmelweis 于 1847 年在产科诊所引入了手部消毒标准之前，妊娠和分娩一直是女性死亡的主要原因，雄激素过多可能有利于女性和她们的后代在早期存活：除了倾向于强势行为外，雄激素过多一方面可能导致生殖轴提前成熟，延长受影响女性的生殖年龄；另一方面，低排卵所产生的亚生育能力会降低生育率，降低患病

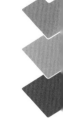

女性分娩死亡的可能性，改善对其后代的照顾，从而增加母婴生存的机会。

雄激素过多可能影响 PCOS 患者早期代谢

虽然 PCOS 的临床发病通常是在青春期前后，但雄激素过多的全身后果可能在生命早期甚至在胎儿时期就开始了。胎儿卵巢表达的妊娠中期分泌雄激素和雌激素所需的类固醇生成酶，主要由胎盘的人绒毛膜促性腺激素驱动。因此，PCOS 倾向的女性可能在胎儿时期受到雄激素浓度增加的影响。然而，这一假设仍然需要进一步证实，即在 PCOS 母亲娩出的女婴中，脐动脉血液中的睾酮浓度升高，她们可能遗传了雄性激素过多的倾向。

然而，一些动物模型表明，胎儿暴露于过量的雄激素不仅会使其后代倾向于在成年雌性动物中出现类 PCOS 症状，而且还会使雌性和雄性动物出现内脏肥胖、胰岛素抵抗和相关的代谢紊乱，类似于在患有 PCOS 女性的子女中所描述的情况。人类在产前暴露于过量的雄激素的原因可能是来源于母亲，因为 PCOS 女性在整个妊娠期都保持着雄激素水平的升高，但是考虑到胎盘芳香化酶将母体雄激素有效地转化为雌激素，女性胎儿继承 PCOS 母亲相同的肾上腺和（或）卵巢导致雄激素过多是一个更有可能的机制。

雄激素过多使体脂分布和脂肪细胞功能男性化

最近提出一个假设：患有 PCOS 的女性会陷入一种恶性循环，即雄性激素过多导致腹部脂肪沉积，从而进一步促进 PCOS 患者卵巢和肾上腺分泌雄性激素（图 3-21）。内脏脂肪堆积和脂肪组织功能障碍可能导致胰岛素抵抗和代偿性高胰岛素血症，由于胰岛素在卵巢中起促性腺激素的作用，而促进雄激素的分泌。

最近的研究支持雄激素影响体脂分布和内脏脂肪组织功能障碍。PCOS 女性腹腔和肠系膜脂肪厚度增加，同时将非高雄激素女性和男性纳入分析后发现，内脏脂肪厚度与血清雄激素浓度呈正相关，与血清雌二醇水平呈负相关。体形消瘦的 PCOS 女性内脏脂肪也会增加。

对人类的干预研究也支持雄激素在女性内脏肥胖发展中的作用。女性变性者服用睾酮内脏脂肪组织增加，而皮下脂肪堆积减少。此外，使用非甾体抗雄激素药物氟他胺治疗 12 个月，可显著减少 PCOS 患者的内脏脂肪。

此外，对内脏脂肪组织基因组学和蛋白质组学的非靶向研究表明，与对照组相比，严重肥胖的 PCOS 患者基因表达产物和蛋白质组存在显著差异，与雄激素影响两性脂肪组织分布和功能的假设作用一致。值得注意的是，PCOS 女性内脏脂肪组织中多个基因的启动子区域均存在假定的雄激素反应元件，提示雄激素过多可能影响这些患者的脂肪组织功能。对此，通过腹腔镜卵巢电烧灼的方法减少不育 PCOS 患者的雄激素过剩，随之而来的是胰岛素抵抗、葡萄糖耐量和脂肪因子分泌的改善，支持雄激素可能在此类女性代谢功能障碍发展中的作用。

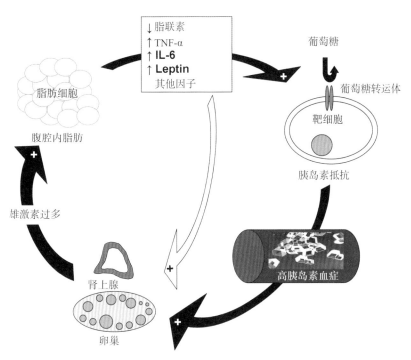

如黑色箭头所代表的一个恶性循环：雄激素过多倾向于腹部脂肪的沉积，而内脏脂肪通过自分泌、旁分泌直接（白色箭头）促进卵巢或肾上腺来源的雄激素过多，和内分泌调节或间接诱导的胰岛素抵抗和高胰岛素血症。

图 3-21　一致的假说解释 PCOS 之间的相互作用和腹部肥胖的结果

✚ 肥胖对 PCOS 代谢性疾病的发生有重要影响

外源性肥胖的发生加重了 PCOS 女性的雄激素过多、腹壁脂肪组织功能障碍、胰岛素抵抗等恶性循环，进一步加重了雄激素过多，明显增加了患病女性的代谢和心血管风险。事实上，最近的代谢组学数据表明，胰岛素抵抗在 PCOS 中并不普遍，肥胖是这种关联的罪魁祸首。

尽管与对照组相比，PCOS 组的患者有高胰岛素血症和胰岛素抵抗，但非肥胖的 PCOS 患者表现出脂肪分解抑制和外周组织葡萄糖利用增加的代谢特性，而 PCOS 患者总体上表现出 2- 酮基异丁酸和丙氨酸的浓度下降，这表明其利用支链氨基酸进行蛋白质合成，而不是糖异生。这些代谢过程需要有效的胰岛素信号转导；因此，胰岛素抵抗并不存在于此类女性的所有组织中，不同的机制如胰岛素清除的减少可能导致了高胰岛素血症。相反，在肥胖 PCOS 患者中，血浆长链脂肪酸（如亚油酸和油酸）和甘油的增加提示脂解增加，可能是脂肪组织的胰岛素作用受损所致。因此，肥胖似乎是 PCOS 代谢异质性的主要决定因素。

虽然腹壁脂肪、代谢功能障碍和亚临床动脉粥样硬化的标记物也可能存在于患有 PCOS 的非肥胖女性中，肥胖与 PCOS 代谢性疾病的发生明显相关，解释了为什么不是每个患者都面临代谢和心血管疾病增加的风险。因此，PCOS 女性血脂异常和糖耐量异常的频率随着肥胖而明显增加。在西班牙，腹部肥胖是 PCOS 的一个固有特征，然而肥胖显著增加了这些女性内脏脂肪组织的脂肪量，事实上，是肥胖导致了 PCOS 与代谢综合征、高血压、高尿酸血症，以及健康相关生活质量下降之间的联系。

因此，肥胖是 PCOS 与代谢功能障碍相关的主要因素，在制定 PCOS 的长期管理策略时，肥胖的预防和管理必须优先考虑。

PCOS 是代谢异常的异质性疾病

PCOS 的代谢异质性可能是由于雄激素过多与腹壁脂肪和胰岛素抵抗之间存在连续的关系。这个谱系的一个极端表现为严重雄激素过多的女性可能在没有任何其他病理生理机制的参与时发展成 PCOS（图 3-22）。另一个极端是，当另一种病理生理机制 [如腹部肥胖、肥胖、胰岛素抵抗和（或）高胰岛素血症] 触发时，雄激素轻度增多的女性才会发展为 PCOS（图 3-22）。后者解释了在西班牙人中 PCOS 的发病率随着肥胖程度的增加而增加，从体型正常女性的 6.5% 到超重和肥胖女性的 28% 和高达 47% 的病态肥胖女性。显然，最严重的表型是同时出现严重雄激素过多和严重肥胖的患者。但雄激素分泌异常是发生 PCOS 的一个主要缺陷，从轻微到严重雄激素过多是必要的。如果没有这样的缺陷，PCOS 就不会发生，这就解释了为什么 1/2 的肥胖女性即使存在大量腹部脂肪和严重胰岛素抵抗也不会患上这种综合征。因为在两个极端之间有一个连续的谱系变化，必须建立雄激素过多与内脏脂肪和肥胖对 PCOS 患者临床表型的相对贡献图谱，以便对每个具体病例应用最充分的预防和治疗策略。

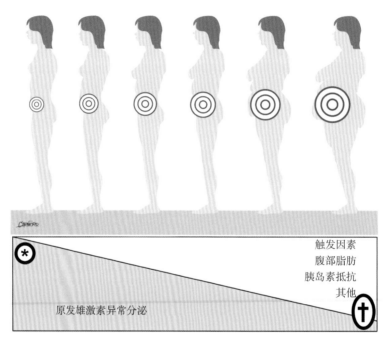

图 3-22　PCOS 主要是由表现为雄激素过多的雄激素合成异常，与环境因素如腹部肥胖、肥胖、胰岛素抵抗等共同作用的结果。在雄激素分泌过多的极端情况下（*），某些患者即使在没有触发环境因素，也足以导致 PCOS。另一个极端（†），非常轻微的雄激素分泌缺陷由腹部肥胖、肥胖和（或）胰岛素抵抗的共存而放大。在这两个极端之间，原发雄激素异常分泌的严重程度有一个谱系，这就解释了 PCOS 患者在肥胖和代谢合并症方面的异质性。然而，所有的患者都存在雄激素异常分泌

PCOS 代谢障碍的临床管理及其对雄激素过多的改善作用

来自雄激素过多和 PCOS 协会（Androgen Excess and PCOS Society，AE-PCOS）的最新建议为如何筛选患有 PCOS 高雄激素表型的女性进行代谢功能障碍筛查提供了指导，并为其长期管理提供了不同的建议。值得注意的是，非高雄激素 PCOS 表型很少与代谢功能障碍相关，因此，以下建议不适用于没有临床和生化高雄激素血症，而表现为排卵障碍和多囊卵巢形态的女性。

根据 AE-PCOS 指南，患有 PCOS 的女性应该在初诊和每次复诊时通过测量体重指数、腰围和血压筛查代

谢功能障碍。应每 2 年筛查血脂异常并获得完整的血脂谱，每 2 年对肥胖女性、40 岁以上的非肥胖女性、妊娠糖尿病史女性、2 型糖尿病家族史女性进行标准 75 g 与口服葡萄糖耐量试验筛查糖耐量。

PCOS 代谢障碍治疗的基础是生活方式的改变，尤其是控制饮食使体重减轻。目前有证据表明，干预生活方式可以改善 PCOS 患者的身体成分、高雄激素血症和胰岛素抵抗。相反，没有足够的证据表明干预生活方式可以改善糖耐量或血脂谱，并且没有评估临床生殖结果、生活质量和治疗满意度的文献。干预生活方式对 PCOS 患者的长期疗效仍有待证实。一般来说，限制热量摄入和增加体力活动可使体重适量减轻，为最初体重的 5% ～ 10% 范围，但通常不能长期维持体重。

应积极使用药物治疗 PCOS 患者的代谢功能障碍，因为与一般人群相比，代谢功能障碍在 PCOS 女性中可能开始得更早。在这方面，目前的证据支持在糖耐量异常和糖尿病患者中使用二甲双胍，对血脂异常患者使用降脂药物。此外，当干预生活方式和药物治疗失败时，手术治疗肥胖似乎是 PCOS 代谢性功能障碍的另一种治疗方法。必须强调，因为这方面的研究很少，目前没有足够的证据普遍推荐 PCOS 和代谢功能障碍患者进行减重手术。但最近的一项荟萃分析显示，在因严重肥胖而接受减重手术的女性中，多达 36%（95% *CI* 22% ～ 50%）的患者存在 PCOS，其中 96%（95% *CI* 89% ～ 100%）的患者在接受手术减轻体重后，PCOS 好转。这使得减重手术成为迄今为止治疗肥胖女性 PCOS 最有效的方法，因为临床和生化的雄激素过多和排卵功能障碍的改善与胰岛素抵抗和代谢紊乱的改善是同步的。

一个更有争议的问题是，治疗 PCOS 患者体内雄激素过多可能导致的代谢结局。考虑到该疾病患者经常出现胰岛素抵抗及相关代谢合并症，而且联合口服避孕药可能会恶化一般人群的胰岛素抵抗和葡萄糖耐量，因此这一领域的专家建议这些药物应该被代谢安全和有效的胰岛素增敏剂药物取代。然而，Cochrane 在 2007 年发表的一篇综述总结了 4 项比较二甲双胍和复方口服避孕药（combined oral contraceptive，COC）的随机临床试验，该综述并没有发现 COC 具有更高的代谢风险，之后的研究也证实了这一结论。此外，用非甾体雄激素受体拮抗剂氟他胺治疗 PCOS 比二甲双胍更显著地降低内脏脂肪，这有力地表明，雄激素过多实际上是导致这些女性腹部肥胖和代谢功能障碍的一个因素，而不仅是胰岛素抵抗和高胰岛素血症的后果。

结论

PCOS 及其相关的代谢合并症可能存在一个恶性循环，即卵巢和（或）肾上腺来源的长期雄激素过多从生命早期，甚至在产前就开始，导致女性腹部内脏肥胖。腹型肥胖可能是胰岛素抵抗和高胰岛素血症的间接结果，也可能是脂肪组织分泌多种介质的直接作用。肥胖加重了 PCOS 的所有表现、风险和代谢并发症。因此，应常规筛查患有 PCOS 的高雄激素女性的代谢功能障碍，一旦确诊应立即采取预防策略，重点是避免和（或）控制体重增加。应通过改善雄激素过多、减重与早期使用适当药物治疗代谢功能障碍。

（翻译：张献博　审校：李朦朦）

参考文献

1.　ABBOTT D H, DUMESIC D A, FRANKS S. Developmental origin of polycystic ovary syndrome - a hypothesis. J Endocrinol, 2002, 174: 1-5.

2.　ABBOTT D H, BRUNS C M, BARNETT D K, et al. Fetal programming of polycystic ovary syndrome. Cambridge, : Cambridge University Press, 2015.

3. ALVAREZ-BLASCO F, BOTELLA-CARRETERO J I, SAN MILLÁN J L, et al. Prevalence and characteristics of the polycystic ovary syndrome in overweight and obese women. Arch Intern Med, 2006, 166: 2081-2086.

4. ALVAREZ-BLASCO F, LUQUE-RAMÍREZ M, ESCOBAR-MORREALE H F. Obesity impairs general health-related quality of life (HR-QoL) in premenopausal women to a greater extent than polycystic ovary syndrome (PCOS). Clin Endocrinol (Oxf), 2010, 73: 595-601.

5. ASUNCIÓN M, CALVO R M, SAN MILLÁN J L, et al. A prospective study of the prevalence of the polycystic ovary syndrome in unselected Caucasian women from Spain. J Clin Endocrinol Metab, 2000, 85: 2434-2438.

6. AZZIZ R, CARMINA E, DEWAILLY D, et al. Positions statement: criteria for defining polycystic ovary syndrome as a predominantly hyperandrogenic syndrome: an Androgen Excess Society guideline. J Clin Endocrinol Metab, 2006, 91: 4237-4245.

7. AZZIZ R, CARMINA E, DEWAILLY D, et al. The Androgen Excess and PCOS Society criteria for the polycystic ovary syndrome: the complete task force report. Fertil Steril, 2009, 91: 456-488.

8. BARRY J A, HARDIMAN P J, SIDDIQUI M R, et al. Meta-analysis of sex difference in testosterone levels in umbilical cord blood. J Obstet Gynaecol, 2011, 31: 697-702.

9. BORRUEL S, FERNÁNDEZ-DURÁN E, ALPAÑÉS M, et al. Global adiposity and thickness of intraperitoneal and mesenteric adipose tissue depots are increased in women with polycystic ovary syndrome (PCOS). J Clin Endocrinol Metab, 2013, 98: 1254-1263.

10. CARMINA E, ORIO F, PALOMBA S, et al. Endothelial dysfunction in PCOS: role of obesity and adipose hormones. Am J Med, 2006, 119: 356.

11. CIAMPELLI M, FULGHESU A M, CUCINELLI F, et al. Heterogeneity in beta cell activity, hepatic insulin clearance and peripheral insulin sensitivity in women with polycystic ovary syndrome. Hum Reprod, 1997, 12: 1897-1901.

12. CORTÓN M, BOTELLA-CARRETERO J I, BENGURÍA A, et al. Differential gene expression profile in omental adipose tissue in women with polycystic ovary syndrome. J Clin Endocrinol Metab, 2007, 92: 328-337.

13. CORTÓN M, BOTELLA-CARRETERO J I, LÓPEZ J A, et al. Proteomic analysis of human omental adipose tissue in the polycystic ovary syndrome using two-dimensional difference gel electrophoresis and mass spectrometry. Hum Reprod, 2008, 23: 651-661.

14. COSTELLO M, SHRESTHA B, EDEN J, et al. Insulin-sensitising drugs versus the combined oral contraceptive pill for hirsutism, acne and risk of diabetes, cardiovascular disease, and endometrial cancer in polycystic ovary syndrome. Cochrane Database Syst Rev, 2007 (1): CD005552.

15. DIAMANTI-KANDARAKIS E, BAILLARGEON J P, IUORNO M J, et al. A modern medical quandary: polycystic ovary syndrome, insulin resistance, and oral contraceptive pills. J Clin Endocrinol Metab, 2003, 88: 1927-1932.

16. DULEBA A J. Medical management of metabolic dysfunction in PCOS. Steroids, 2012, 77: 306-311.

17. EHRMANN D A, BARNES R B, ROSENFIELD R L, et al. Prevalence of impaired glucose tolerance and diabetes in women with polycystic ovary syndrome. Diabetes Care, 1999, 22: 141-146.

18. ELBERS J M, ASSCHEMAN H, SEIDELL J C, et al. Long-term testosterone administration increases visceral fat in female to male transsexuals. J Clin Endocrinol Metab, 1997, 82: 2044-2047.

19. ELBERS J M, GILTAY E J, TEERLINK T, et al. Effects of sex steroids on components of the insulin resistance syndrome in transsexual subjects. Clin Endocrinol (Oxf), 2003, 58: 562-571.

20. ESCOBAR-MORREALE H F, SAN MILLÁN J L. Abdominal adiposity and the polycystic ovary syndrome. Trends Endocrinol Metab, 2007, 18: 266-272.

21. ESCOBAR-MORREALE H F, BOTELLA-CARRETERO J I, ALVAREZ-BLASCO F, et al. The polycystic ovary syndrome associated with morbid obesity may resolve after weight loss induced by bariatric surgery. J Clin Endocrinol Metab, 2005, 90: 6364-6369.

22. ESCOBAR-MORREALE H F, LUQUE-RAMÍREZ M, SAN MILLÁN J L. The molecular-genetic basis of functional hyperandrogenism and the polycystic ovary syndrome. Endocr Rev, 2005, 26: 251-282.

23. ESCOBAR-MORREALE H F, SAMINO S, INSENSER M, et al. Metabolic heterogeneity in polycystic ovary syndrome is

determined by obesity：plasma metabolomic approach using GC-MS. Clin Chem，2012，58：999-1009.

24. ESCOBAR-MORREALE H F，SANTACRUZ E，LUQUE-RAMÍREZ M，et al. Prevalence of 'obesity-associated gonadal dysfunction' in severely obese men and women and its resolution after bariatric surgery：a systematic review and meta-analysis. Hum Reprod Update，2017，23：390-408.

25. FERNÁNDEZ-REAL J M，RICART W. Insulin resistance and inflammation in an evolutionary perspective：the contribution of cytokine genotype/phenotype to thriftiness. Diabetologia，1999，42：1367-1374.

26. GAMBINERI A，PASQUALI R. Insulin resistance，obesity and metabolic syndrome in polycystic ovary syndrome. Endocrinol Nutr，53（Suppl 1）：49-55.

27. GAMBINERI A，PELUSI C，GENGHINI S，et al. Effect of flutamide and metformin administered alone or in combination in dieting obese women with polycystic ovary syndrome. Clin Endocrinol（Oxf），2004，60：241-249.

28. GAMBINERI A，PATTON L，VACCINA A，et al. Treatment with flutamide，metformin，and their combination added to a hypocaloric diet in overweight-obese women with polycystic ovary syndrome：a randomized，12-month，placebo-controlled study. J Clin Endocrinol Metab，2006，91：3970-3980.

29. INSENSER M，MONTES-NIETO R，VILARRASA N，et al. A nontargeted proteomic approach to the study of visceral and subcutaneous adipose tissue in human obesity. Mol Cell Endocrinol，2012，363：10-19.

30. LEGRO R S，KUNSELMAN A R，DODSON W C，et al. Prevalence and predictors of risk for type 2 diabetes mellitus and impaired glucose tolerance in polycystic ovary syndrome：a prospective，controlled study in 254 affected women. J Clin Endocrinol Metab，1999，84：165-169.

31. LEGRO R S，KUNSELMAN A R，DUNAIF A. Prevalence and predictors of dyslipidemia in women with polycystic ovary syndrome. Am J Med，2001，111：607-613.

32. LUQUE-RAMÍREZ M，ESCOBAR-MORREALE H F. Adrenal Hyperandrogenism and Polycystic Ovary Syndrome. Curr Pharm Des，2016，22：5588-5602.

33. LUQUE-RAMÍREZ M，ALVAREZ-BLASCO F，BOTELLA-CARRETERO J I，et al. Comparison of ethinyl-estradiol plus cyproterone acetate versus metformin effects on classic metabolic cardiovascular risk factors in women with the polycystic ovary syndrome. J Clin Endocrinol Metab，2007，92：2453-2461.

34. LUQUE-RAMÍREZ M，ALVAREZ-BLASCO F，MENDIETA-AZCONA C，et al. Obesity is the major determinant of the abnormalities in blood pressure found in young women with the polycystic ovary syndrome. J Clin Endocrinol Metab，2007，92：2141-2148.

35. LUQUE-RAMÍREZ M，MENDIETA-AZCONA C，ALVAREZ-BLASCO F，et al. Androgen excess is associated with the increased carotid intima-media thickness observed in young women with polycystic ovary syndrome. Hum Reprod，2007，22：3197-3203.

36. LUQUE-RAMÍREZ M，ALVAREZ-BLASCO F，URIOL RIVERA M G，et al. Serum uric acid concentration as non-classic cardiovascular risk factor in women with polycystic ovary syndrome：effect of treatment with ethinyl-estradiol plus cyproterone acetate versus metformin. Hum Reprod，2008，23：1594-1601.

37. MOGHETTI P，TOSI F，BONIN C，et al. Divergences in insulin resistance between the different phenotypes of the polycystic ovary syndrome. J Clin Endocrinol Metab，2013，98：E628-E637.

38. MORAN L J，HUTCHISON S K，NORMAN R J，et al. Lifestyle changes in women with polycystic ovary syndrome. Cochrane Database Syst Rev，2011，2：CD007506.

39. NORMAN R J，DAVIES M J，LORD J，et al. The role of lifestyle modification in polycystic ovary syndrome. Trends Endocrinol Metab，2002，13：251-257.

40. POLIN R A，ABMAN S H，ROWITCH D，et al. Fetal and neonatal physiology. Philadelphia：Elsevier Health Sciences，2011.

41. RECABARREN S E，SMITH R，RIOS R，et al. Metabolic profile in sons of women with polycystic ovary syndrome. J Clin Endocrinol Metab，2008，93：1820-1826.

42. SALLEY K E，WICKHAM E P，CHEANG K I，et al. Glucose intolerance in polycystic ovary syndrome a position statement of the Androgen Excess Society. J Clin Endocrinol Metab，2007，92：4546-4556.

43. SAM S，DUNAIF A. Polycystic ovary syndrome：syndrome XX？Trends Endocrinol Metab，2003，14：365-370.

44. SANCHÓN R，GAMBINERI A，ALPAÑÉS M，et al. Prevalence of functional disorders of androgen excess in unselected premenopausal women：a study in blood donors. Hum Reprod，2012，27：1209-1216.

45. SEMMELWEIS I P. Die ätiologie，der begriff und die prophylaxe des kindbettfiebers. Leipzig：Hartleben，1861.

46. SEOW K M，JUAN C C，HO L T，et al. Adipocyte resistin mRNA levels are down-regulated by laparoscopic ovarian electrocautery in both obese and lean women with polycystic ovary syndrome. Hum Reprod，2007，22：1100-1106.

47. SEOW K M，JUAN C C，HSU Y P，et al. Amelioration of insulin resistance in women with PCOS via reduced insulin receptor substrate-1 Ser312 phosphorylation following laparoscopic ovarian electrocautery. Hum Reprod，2007，22：1003-1010.

48. SIR-PETERMANN T，MALIQUEO M，ANGEL B，et al. Maternal serum androgens in pregnant women with polycystic ovarian syndrome：possible implications in prenatal androgenization. Hum Reprod，2002，17：2573-2579.

49. SIR-PETERMANN T，CODNER E，PÉREZ V，et al. Metabolic and reproductive features before and during puberty in daughters of women with polycystic ovary syndrome. J Clin Endocrinol Metab，2009，94：1923-1930.

50. WELLS J C. Sexual dimorphism of body composition. Best Pract Res Clin Endocrinol Metab，2007，21：415-430.

51. WICKENHEISSER J K，NELSON-DEGRAVE V L，MCALLISTER J M. Human ovarian theca cells in culture. Trends Endocrinol Metab，2006，17：65-71.

52. WILD R A，CARMINA E，DIAMANTI-KANDARAKIS E，et al. Assessment of cardiovascular risk and prevention of cardiovascular disease in women with the polycystic ovary syndrome：a consensus statement by the Androgen Excess and Polycystic Ovary Syndrome（AE-PCOS）Society. J Clin Endocrinol Metab，2010，95：2038-2049.

53. YANOVSKI S Z，YANOVSKI J A. Obesity. N Engl J Med，2002，346：591-602.

54. YILDIRIM B，SABIR N，KALELI B. Relation of intra-abdominal fat distribution to metabolic disorders in nonobese patients with polycystic ovary syndrome. Fertil Steril，2003，79：1358-1364.

性与糖尿病

第四章

变性生物学与代谢

染色体性别、社会性别和变性：交叉性激素治疗的代谢影响

📖 摘要

　　大多数临床前及临床研究、动物实验与人类研究在染色体性别（sex）方面存在偏见，在社会性别（gender）方面更是如此。事实上，人们对染色体性别的影响以及社会性别对整体代谢过程的影响知之甚少。美国国立卫生研究院（NIH）已经认识到科学知识的这一空白，现在要求研究需要建立在两性基础上，并增加社会性别作为诸如代谢等生理过程的影响因素。因此，了解并领会如何将染色体性别和社会性别纳入临床前和临床研究，以增进人们对代谢过程因性别而异的机制的理解就显得至关重要。在本节中，将对染色体性别和社会性别进行定义，并讨论它们不一致（如变性人个体）时对代谢过程的影响。讨论了解性激素和性染色体之间相互影响、相互作用的重要性，而不是孤立地关注它们对新陈代谢的相对贡献。这种知识将优化针对个体的治疗方法，而这种治疗方法需要包含染色体性别和社会性别。

➕ NIH 授权将染色体性别和社会性别作为生物学变量纳入代谢研究

　　1993 年，NIH 通过《NIH 振兴法案》，该法案强调将两性纳入生物医学研究。并且规定所有由 NIH 资助的临床试验都需要包括女性和少数民族（除非研究问题只针对一种性别，如前列腺癌）。到 2015 年，参与临床研究的女性比例有所上升；然而，在对主要健康问题（包括心血管疾病和癌症）的调查中，女性的比例仍然不足。此外，尽管更多的研究者在研究设计中包括男女，但很少有人根据性别报告或分析数据。因此，NIH 最近加强了强制将两性，以及社会性别的影响纳入生物医学研究的力度。

➕ 睾酮与雌激素（T/E）比值对性激素的激活影响

　　如上所述，据报道 T 和 E 对疾病风险存在有益、中性或有害的影响，这意味着 T/E 作用的时间和相对比值可能是关键变量。Gong 等人得出 T/E 比值在性激素与脑血管病风险关系中扮演着关键角色的结论，比起单个性激素本身，比值对预测结果的影响更大。另一项针对绝经后妇女冠心病（coronary heart disease，CHD）T/E 比值的研究表明，T/E 比值与总胆固醇、低密度脂蛋白胆固醇（LDL-C）和血浆致动脉粥样硬化指数呈负相关，但与 HDL-C 和 HDL-C/LDL-C 呈正相关（总的来说，$P < 0.0001$）。此外，研究者得出结论，在绝经后冠心病妇女中，T/E 比例失衡与心血管危险因素密切相关。另一项持续 4.5 年的研究比较了低 T 和（或）低 E 对 3000 名 69～80 岁老年男性的影响，低 T 组的全因死亡率高 65%，而低 E_2 组的死亡率也高 55%。与 E_2 和 T 水平较高的男性相比，E_2 水平和 T 水平均低的男性死亡风险几乎是前者的 2 倍。虽然这些数据表明，E_2 和（或）T 水平低本身会增加疾病风险，但它们进一步有力地表明，单独关注任何一种激素可能无法充分提供关于其影响的信息。

性与糖尿病

染色体性别和社会性别对代谢的影响

NIH 要求将性别作为一种生物变量纳入生物学研究中，因此必须适当地定义和使用"染色体性别"和"社会性别"这两个词。"染色体性别"是指人类和动物的一系列生物学属性。它主要与身体和生理特征有关，包括性染色体、基因表达、激素水平，以及生殖/性腺解剖学。相反，社会性别是指人们如何看待自己和他人，及其如何行为和互动。

社会性别是一个连续统一体，指的是女童、妇女、男童、男性和性别多样化人群的社会行为、期望、表达和身份。虽然关于染色体性别对生物过程影响的知识越来越多，但人们对社会性别对生物过程影响依旧知之甚少。重要的是，对健康和疾病风险的评估需要同时考虑染色体性别和社会性别。以下是在将染色体性别和社会性别应用于临床前和临床研究时需要考虑的因素。

染色体性别在科学发现、疾病检测、诊断和治疗中的作用往往没有得到充分的重视，更具体地说，如前所述，性别作为一个生物学变量很少被考虑。当考虑到几乎每个细胞都有性别时，这一点就变得很重要了——对男性来说，是由性染色体 X、Y 体现的，而女性则是由性染色体 X、X 体现的。重要的是，性别对细胞功能的影响可能是独立于性激素的。因为虽然细胞的许多内在特性可以表现出与性激素无关，但细胞在接触性激素时可能也会表现出不同的变化。例如，雌性和雄性细胞对化学和微生物刺激的反应不同。值得注意的是，尽管人们认识到男性和女性细胞存在不同，使用细胞系的基础科学研究却很少将性别因素纳入生物学研究。重要的是，研究细胞的激素环境中含有雌激素化合物和性激素，这些都很少被考虑进去，也很少被纳入结果的整体分析。

性染色体对代谢过程的影响

如前所述，与性激素无关的性染色体也与疾病风险的性别差异有关。X 和 Y 染色体在过去 1.6 亿年中从一对常染色体演化而来。虽然它们最初的大小都差不多，但 Y 染色体已经逐渐失去了与 X 染色体交换遗传信息的能力，因此开始独立进化。随后，Y 染色体只包含它曾经与 X 染色体共有基因的 3%。

Y 染色体现在只存在于男性，所包含的性别决定区域（the sex-determining region，SRY）是睾丸发育、精子发生和男性化的主要决定因素。最近发现，Y 染色体上保存的基因在全身的细胞和组织中均有表达，并参与整个基因组的解码和解析。尽管如此，Y 染色体一度被认为是"遗传荒地"，因此在全基因组关联研究（genome-wide association studies，GWAS）中，Y 染色体基本上被排除在分析之外。然而，近期因许多 Y 染色体基因被发现是单倍剂量不足调节基因，"遗传荒地"这一概念也开始被质疑。此外，Y 染色体上的某些单核苷酸多态性位点（single nucleotide polymorphism，SNP）与心血管疾病（CVD）相关的危险因素相关，而与性激素无关。

另一方面，女性有 2 条 X 染色体，因此每个 X 连锁基因有 2 个拷贝。为了对应男性只有 1 条 X 染色体，女性 X 染色体的一个拷贝随机地失活或关闭。X 染色体的失活可以调整性别、个体和组织之间的基因表达。当 X 染色体失活时，它利用只有女性才有的细胞特性，导致女性比男性更容易在胚胎发育过程中受到遗传或环境干扰。事实上，Wu 等人发现，细胞以不同的方式沉默 X 染色体，提供了可以产生个体差异的机制。尽管如此，在对 GWAS 数据的分析中，X 染色体也基本上被"忽略"，在 2010—2011 年的研究报告中，只有 33% 的报告考虑了 X 染色体的因素。

X、Y 染色体数目异常 [称为性染色体非整倍体（sex chromosome aneuploidy，SCA）] 的情况约占人类所有染色体异常的一半，发生的总概率为 1：400。非整倍体至少发生在 5% 的妊娠中，这是一个相对较高的概率，是人类最常见的染色体异常。包括以下。

特纳综合征：也被称为单体 X（45X），当 X 染色体完全或部分缺失时，仅在女孩和妇女中出现。受影响的个体会经历异常的生长模式、心脏缺陷和某些学习障碍，他们身材矮小，通常缺乏突出的女性第二性征，并且不能生育。

XXX 女性：被称为 X 三体综合征，或三体 X，女性性特征发育正常，具有生育能力。受影响的个体通常比一般人高，体型纤细，没有严重的表型。

克莱恩费尔特综合征：（47，XXY 或 XY/XXY 嵌合）是最常见的性染色体异常，克莱恩费尔特综合征男性携带 2 条或更多的 X 染色体，睾丸发育异常，最终导致性腺功能减退和不育。

XYY 男性：遗传了 1 条额外 Y 染色体的男性 T 水平高于平均水平，并且身高通常高于平均水平，受影响的男性通常是可育的，很多人不知道他们有染色体异常。

关于性染色体如何相互作用和（或）影响人类性腺 / 性激素诱导表型的信息相对较少。由于性别差异是内分泌 / 激素和细胞自主 / 性染色体效应共同作用的结果，未来对性别二态性的作用及其对代谢功能影响的研究将需要结合与激素合成和作用有关的经典内分泌学，以细胞类型特异性方式改变激素作用的现代分子遗传方法，以及改变 X 和 Y 染色体上基因拷贝数和表达的复杂工具和方法，这些基因均是 XX 和 XY 细胞组成遗传差异的基础。

一直以来，性别差异往往源于激素环境与性染色体和常染色体上基因表达的相互作用。值得注意的是，有数据表明，细胞保留了对其来源的供体性别和环境记忆。因此，有必要区分单纯由性染色体作用决定的生物功能和性激素在性分化时、青春期或成年期与激素反应基因相互作用所带来的关联。

✚ 性激素的组织与激活效应

在开始了解性别对代谢等生理过程影响时，认识到性染色体和性激素之间的相互作用受性激素组织性（长期或永久性）与激活性（可逆性）暴露的影响是非常重要的，这种影响包括时机与过程。性激素生物学作用的组织或激活概念在近 60 年前由菲尼克斯等人在出版物中首次提出，指的是"发育期暴露于性腺 / 性激素对大脑的作用是组织的神经基质，然后在成人中选择性地激活神经基质以诱导性别特异性行为的表达"。因此，最基本的观点是性腺 / 性激素会在组织分化和生长过程中引起永久性的性别变化。探索与受体结合的性激素水平或发挥活性的时机非常重要，使得性激素在生物学中的作用既清晰又混乱。如果研究人员控制成年动物或人类体内的激素水平，实际上这些组织在发育过程中就已经被性激素激活了。另一方面，如研究人员控制胎儿或新生动物性激素水平，结果将大不相同。人类和动物模型中激素被调控的"时机"对于数据解释至关重要，当考虑到变性人中性激素的影响时，这一点变得更加关键，这些人正在利用交叉性激素疗法来获得理想的性别。

✚ 雌激素对疾病风险的激活作用

当性别被纳入 CVD 等疾病风险因素时，已充分证实与体重和年龄相仿的男性相比，绝经前女性罹患 CVD 概率相对较小。这种"性别优势"在绝经后消失，导致普遍接受的结论是，性激素，特别是雌二醇（E_2）的激活作用，为代谢综合征提供了保护作用。有数据表明，雌激素的剂量 - 反应曲线呈"U"形，低水平的雌激素与 CVD 风险增加有关，有几项证据表明年轻女性的低雌激素血症（hypoestrogenemia，HypoE）与 CVD 增加有关。这种关联的时机很重要，因为与较晚绝经妇女相比，早期绝经（≤ 45 岁）会出现动脉粥样硬化加速、心血管疾病风险增加 2.6 倍（95% CI 2.05 ～ 3.35），以及 CVD 死亡率增加等情况。导致严重 HypoE 的疾病，如特纳综合征（Turner syndrome，TS）和原发性卵巢功能不全（primary ovarian insufficiency，POI），也与年轻女性CVD 发病率升高有关。

雌激素的激活作用对男性也很重要，因为睾酮（T）可以芳构化为雌激素，男性体内 80% 以上的循环 E 来自于 T 的芳构化。Finkelstein 等人发现，阻断 T 的芳构化会导致男性肥胖增加和性功能降低，进一步支持了E 缺乏在很大程度上是导致男性一些关键代谢和内分泌后果的概念。由于血清 T 水平随着年龄的增长而下降，因此血清 E 水平也随之下降。在一项相关研究中，Jankowska 等人发现 E_2 含量最低的五分位数（最低 20%，< 12.90 pg/mL）男性在 3 年内充血性心力衰竭的死亡率最高，而 E_2 含量在 20 ～ 30 pg/mL 的男性死亡率最低。然而，E_2 水平最高（大于或等于 37.40 pg/mL）的男性动脉粥样硬化（心脏病）、糖尿病、肥胖、脑卒中、前列腺肥大、乳腺组织生长、乳腺癌和其他问题的发生率也会更高。

⚕ 睾酮对疾病风险的激活影响

关于睾酮的激活效应在调节疾病风险方面的作用也有相应的研究，结果却是相互矛盾的，可能是受到研究作用时间的影响。中老年男性较低的 T 水平与胰岛素抵抗、代谢综合征和糖尿病有关。此外，老年男性较低的T 可预测心血管事件，包括脑卒中和短暂性脑缺血发作，并与较高的 CVD 和总死亡率相关。一项对 CVD 患者进行 T 治疗的干预研究发现，运动诱发的心肌缺血可从 T 治疗中获益。然而，在另一项随机接受大剂量 T 的老年男性试验中，研究者报告了心血管不良反应。重要的是，在一项对照试验中没有观察到这些效应，在这项试验中，男性接受了更为保守的 T 剂量，这表明在现有 CVD 的老年男性中，T 的最佳剂量至关重要。在年轻芬兰人的心血管风险研究中，年轻男性（24 ～ 45 岁）较高的 T 水平与心血管风险降低相关，其特征是三酰甘油、胰岛素和收缩压水平较低，高密度脂蛋白胆固醇（HDL-C）水平较高。对于女性来说，T 水平生成增加，如多囊卵巢综合征（PCOS），与胰岛素抵抗和心血管疾病风险相关。

⚕ 性别认同的代谢影响

社会性别是一个范围，受自我认知与出生时性别一致性的影响。男性化和女性化的观念和行为可能出现在同一个人身上，并可能在生活中随着年龄发生变化。有些个体自我性别认同和出生性别不一致，这被称为性别不一致（gender incongruence，GI）。这与性别不协调不同，后者是染色体性别 – 社会性别不协调的主观表现。当一个具有正常躯体性别分化的人确信他或她实际上是异性的一员时，可能会有一种不可抗拒的冲动，希望通过激素、手术和心理方面适应所需的性别，这在变性人身上表现得淋漓尽致。

必须指出，基于人口的调查很少问及变性人的身份，因此不能被用来估计变性人的规模和特点。最近，为了确定和生成有关变性人的数据，美国进行了几次州级人口调查，确定了变性人的受访者。根据这些调查，GI适用的个人数量估计超过人口的 0.6%（约 140 万人）。这个新的估计几乎是 10 年前数据的 2 倍。此外，各州之间似乎也存在差异，州一级变性成人估计值从北达科他州的 0.3% 到夏威夷州的 0.8% 不等。有几个原因可以解释 GI 报告人数的强劲增长，如由于变性人的可见度和社会接受度提高等。2009—2013 年，在退伍军人健康管理局，变性人相关诊断的发生率增加了 76%。尽管这一认识和接受程度有所提高，但变性人群体依然是医疗保健中服务最差和最边缘化的群体之一。染色体配置，男性向女性过渡的 46，XY（简称为跨女性）和女性向男性过渡的 46，XX（简称为跨男性），显然没有变化。然而，他们的内源性激素往往被抑制，同时却要接触外源性激素来增强它们想要的第二性征。接受交叉性激素治疗的跨性别和性别差异个体是研究性类固醇生理效应的独特模型。未知的是，个体与交叉性激素给药相关的代谢影响。具体来说，激素操作对骨骼、肌肉、心血

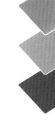

管风险、认知和生活质量的健康影响尚不清楚。

➕ 社会性别的代谢影响

社会性别是一种与心理有关的概念，是一个持续的过程，因此很难界定，因为它不是二元的。有关性别角色和性别相关行为相关的文化规范随着时间的推移而波动和变化，使得将性别作为代谢研究的变量变得更加困难。具体来说，有些文化对性别的定义不同于西方社会对性别的定义，如 Berdache（美洲土著人使用的男性同性恋关系中较年轻的伴侣的法语术语），太平洋地区的 fa'afafine（萨摩亚语，意为"女人的方式"）等文化，泰国的 kathoey 都是对"男性"和"女性"定义不同于西方文化的例子。

研究性别对新陈代谢等生物过程的影响时，很少有人将社会性别因素纳入研究中。有一些研究使用西方化的性别定义，其中"男性"通常被认为患心血管疾病的风险更高，部分原因是他们倾向于吸烟或饮酒等风险行为。重要的是，已经证明承担了与男性相关社会角色的女性，其疾病发病率增加与这些性别定义的角色相关压力有关。将社会性别作为一个生物变量进行研究的复杂性和障碍之一在于，进行体外分析或基础科学动物研究时，不能使用"社会性别"一词，因为这种心理社会背景只能在人类身上进行研究。

➕ 性别认同的环境 / 心理社会影响

为了了解性别二态性和性别认同的成因，重要的是要认识到人类性别特异性发育包括胚胎发育期间外生殖器的不可逆性分化和青春期发生的第二性征性成熟（如性别特异性的身体比例、骨骼大小、青春期的声音变化），随后是生殖器外组织和器官（包括大脑）的性别特异性发育。在 2～3 岁的发育窗口期，对性别"身份"的认知随之而来。有些孩子从会说话起就坚持认为自己不是染色体性别所显示的性别。然而，人们对 GI 的起源尚未完全了解，最初关于 GI 起源的主流理论认为出生性别与经验性别之间的不一致是社会心理因素造成的，认为早期的创伤包括功能失调的家庭动态或儿童时期性虐待是造成这种情况的原因。这一概念后来遭到驳斥。因此，需要充分了解 GI 的生物学基础，这样不仅可以促进人们对人类性生物学的了解，而且可以提高变性人保健的质量和效力。

有数据表明，遗传学可能参与性别认同和 GI 发展。有证据表明，单卵（monozygotic，MZ）双生子比双卵（dizygotic，DZ）双生子 GI 一致性更高。双生子研究结果也显示遗传因素影响性取向，尽管同卵双胞胎的同性恋一致率因确定方法而异，数据仍表明可能存在影响 GI 的环境 / 基因 / 编程相互作用，如表观遗传学。

表观遗传学是一种将内在和外在 / 环境线索转化为改变基因表达模式分子信号的语言。这种遗传、表观遗传和环境条件之间的相互作用就是表型的表现。微小核糖核酸（micro RNAs、miRNA）是一类非编码 RNA，调节转录后基因表达和影响表观遗传学。miRNA 调控细胞增殖、代谢、凋亡和分化。miRNA 在血液中是稳定的，并在血液中以自由 / 不复杂的形式循环，或在微泡、外体或凋亡体中循环，和（或）与蛋白质结合。由于 miRNA 是所有生物体中的调节分子，几乎影响生理学的各个方面，包括胚胎发生、新陈代谢和生长发育等，因此需要注意的是，miRNA 的调控受到性激素和 X 连锁基因的影响。例如，雌激素调控了许多 miRNA，而 X 染色体富含 miRNA。尽管 miRNA 作为表观遗传调控因子已被广泛研究，但只有少数研究关注其在调节性别二态性中的作用和（或）其影响性身份的能力。

近年来，人们强调通过使用基于不同人类疾病和组织的小 RNA 测序数据集的综合分析，着重阐明性别差异与 miRNA 表达之间的潜在关系。结果表明，一些 miRNA 在男性和女性之间表现出不一致甚至相反的表达模式，这些数据进一步支持性染色体和性激素相互作用的重要性及其对代谢等生物系统的影响，而这些生物系统可由大脑结构和功能调节。

🔲 大脑功能和大小受性别影响

大脑中几乎每一个区域都具有性别二态性。即使校正了体型，男性的总脑容量也比女性大。大脑中雄激素受体含量高的区域，如杏仁核，在男性中更大，而大脑中雌激素受体密度高的区域，如海马体，则在女性中更大。重要的是，传统认为大脑的性别分化是由胎儿睾酮的组织效应引起的；然而，最近的研究结果表明，性别差异可能在睾酮合成开始之前就存在。这些差异被认为是由于 X 和 Y 染色体上的基因造成的。大脑发育的起始时间可能是一个易感性窗口，在这个窗口期内出生性别和后天性别可能有所不同，从而影响性别认同。有数据表明，GI 是非典型性别分化的结果，即身体和生殖器朝着一种性别的方向发展，而大脑和社会性别朝着相反性别的方向发展。这种分化在理论上是可能的，因为出生前发育过程中大脑和睾丸 / 性腺对性激素印记的敏感窗口是不同的，并且允许 miRNA 的潜在影响。

对变性人进行的几项研究表明，他们的大脑与 cis- 个体（cis-individuals，出生性别和性别认同一致的人）不同，而是更符合自我认同性别的人。具体来说，Guillamon 等人分别在使用交叉性激素治疗之前和之后使用 MRI 检查了女变男和男变女变性人的大脑。研究人员发现，即使在交叉性激素治疗之前，变性人的大脑结构与他们自我认同性别的大脑更相似，而非与原本性别的大脑相似。例如，由女至男的变性个体有相对薄的皮质下区域（这些区域在 cis- 男性中比在 cis- 女性中更薄），而由男至女的变性个体在右半球的皮质区域更薄，这是 cis- 女性大脑的特征。研究人员继续证明，这些差异在交叉性激素治疗后变得更加明显。

心理学家 Burke 和生物学家 Bakker 在 2014 年发表的其他研究使用功能性磁共振成像，对社会性别不一致的 39 名青春期前和 41 名青春期的男孩和女孩对雄烯二酮（一种有气味的类固醇，具有类似信息素的特性）的反应进行了研究，并发现在 cis- 男性和 cis- 女性的下丘脑中引起的反应存在性别差异。研究人员发现，GI 男女青少年的反应与自我认同性别的同龄人相似。GI 专家 Baudewijntje Kreukels 博士表示这些发现对于建立 GI 的生物基础至关重要，"因为对气味反应的性别差异不能受到训练或环境的影响"。在另一项研究中，Burke 等人测量了 GI 的男孩和女孩对内耳在响应咔嗒声时所发出回声的反应。患有 GI 的男孩的反应更像 cis- 女性，她们对这些声音的反应更强烈。

尽管对 GI 个体大脑进行检查的研究数量仍然很少，但现有的研究告诉人们，即使在青春期激素转换之前，变性人的大脑表型似乎就已经存在，并为产前的大脑组织在 GI 发育中的作用提供了证据。研究者认为，大脑中的性别差异是由于人脑的功能和结构组织造成的，这是一个持续不断的动态过程，贯穿整个人的一生（这被称作经验依赖的可塑性）。例如，在青春期、月经周期、围绝经期或激素替代疗法期间，波动性激素的激活影响都会影响大脑功能。具体地说，在变性男性和女性的大脑中，皮质厚度在睾酮治疗下会增加，而在由男至女的变性个体中，雌激素和抗雄激素治疗与皮质厚度减少有关。这些结果表明，成年后的大脑结构也受到性激素的影响。

🔲 交叉性激素治疗对代谢的影响

当符合 GI 的诊断标准时，个体会选择干预措施和程序，以缓解性别认同与染色体性别之间的不一致。2009 年，内分泌学会指定了变性人实践指南。两种方法被设计来改变自然合成的性激素：交叉性激素治疗（cross-sex hormone therapy，CSHT）和变性手术。CSHT 的目的是：①诱导出现与性别认同一致的性征；②抑制内源性激素水平和与染色体性别相关的第二性征。例如，在 CSHT 的前 6 个月内，由男性到女性变性人的变化包括乳房增长、睾丸体积减小和自发勃起减少。由女性到男性的变性人身体脂肪重分布、肌肉质量和头发生长都会发生变化，达到 CSHT 的预期效果可能需要 3 ~ 5 年；然而，青春期发育的一些变化如声粗和骨骼结构变化，以及可能对代谢的影响，不能通过 CSHT 逆转。变性手术是过渡的最后一步，由于其不可逆转性，并不是所有受试者都选择该手术。

尽管这些推荐程序是根据最佳实践指南制定的，但对 CSHT 理想和不理想效果的了解有限。目前严重缺乏关于交叉性激素治疗效果的精心设计的前瞻性研究。重要的是，交叉性激素治疗提供了一个研究性类固醇生物学的机会，因此需要高质量的研究来指导循证指南，以改善变性人和性别多样性个体的医疗保健。这一点很重要，因为个人往往需要终生交叉性激素治疗，而且需要循证治疗指南来满足对跨性别医疗需求的快速增长。一项大型性别认同研究的数据显示，变性人接受的激素治疗与变性女性（男性至女性）的心血管死亡率较高有关，但在变性男性（女性至男性）中则不高。然而，在 2 种变性人群中，2 型糖尿病的发病率都高于 cis- 人群。这项研究的作者解释说，虽然激素治疗是性别认同障碍既定治疗的一部分，但有关发病率和死亡率的结果数据"很少"。

为了进一步了解为什么交叉性激素治疗会影响代谢性疾病的风险，以及性激素的影响是否以抑制内源性激素或补充外源性激素为指导，笔者在有睾丸和无睾丸的变性女性中研究了性激素的作用及其对胰岛素敏感性和肝脂肪变性的影响，结果显示，尽管接受了类似的雌激素治疗，但与保留睾丸的变性女性相比，选择双侧睾丸切除术的变性女性代谢健康状况得到了改善。更具体地说，当根据循环睾酮水平对变性女性进行分层时，睾酮水平最高的女性肝脂肪变性和胰岛素抵抗的发生率最高。这些发现是很重要的，因为它们是第一次在变性人群中直接比较内源性和外源性激素的作用。此外，数据表明，在变性女性中抑制内源性睾丸激素似乎可以改善胰岛素敏感性和减少肝脂肪变性。需要更多的研究来说明变性个体的最佳激素环境；重要的是，这项研究将提供关于最佳性激素和性染色体组合的信息，以减少 cis- 人群的疾病风险。

🧰 结论

在本节中，讨论与界定了染色体性别和社会性别在疾病风险和患病率中的作用有关的许多因素和挑战。设计和执行专门针对染色体性别和社会性别角色的实验必须考虑到性染色体、性激素组织和激活影响，以及内源性和外源性激素的比例。鼓励研究人员批判性地思考他们的实验设计对性激素水平的影响，并准确分析聚焦于性别影响的数据，不仅是研究对个体的影响，也包括对培养皿中细胞的影响。对染色体性别和社会性别的影响视而不见已经是不可接受的，也不能只关注一种性别而排斥另一种性别。同样重要的是，当解释数据时，必须考虑年龄、类型、给药途径和调控激素水平的时机。在严格地描述性染色体的影响及性激素的组织和激活影响之后，需要对诸如"没有性别差异"的说法进行有力辩护。如果没有同时强调在医学研究中需要考虑到其他基本的发展、进化和生活史特征，则是失职的。研究中出现把所有成年人都等同对待的倾向时，得出的结论就没有把染色体性别、社会性别、年龄、种族和环境等因素考虑在内。而理解这些生理状态对生物学的影响、对个性化医学的发展至关重要。

（翻译：李朦朦　审校：张献博）

参考文献

1. AMERICAN PSYCHIATRIC ASSOCIATION. Diagnostic and statistical manual of mental disorders. Arlington：American Psychiatric Publishing，2013：191.

2. ANDREAZZA T S, COSTA A B, MASSUDA R, et al. Discordant Transsexualism in Male Monozygotic Twins: Neuroanatomical and Psychological Differences. Archives of Sexual Behavior, 2014, 43: 399-405.

3. BEKHOUCHE Y, HAUSMANN R, TYSON L D, et al. The Global Gender Gap Report. geneva switzerland world economic forum, 2015, 25: 41-70.

4. BELLOTT D W, HUGHES J F, SKALETSKY H, et al. Mammalian Y chromosomes retain widely expressed dosage-sensitive regulators. Nature, 508: 494-499.

5. SHALENDER B, CUNNINGHAM G R, HAYES F J, et al. Testosterone therapy in adult men with androgen deficiency syndromes: An endocrine society clinical practice guideline. The Journal of Clinical Endocrinology and Metabolism, 2006, 91: 1995-2010.

6. BOJESEN A, JUUL S, BIRKEBAEK N, et al. Increased mortality in Klinefelter syndrome. The Journal of Clinical Endocrinology and Metabolism, 2004, 89: 3830-3834.

7. Burke S M, Cohen-Kettenis P T, Veltman D J, et al. Hypothalamic response to the chemosignal androstadienone in gender dysphoric children and adolescents. Frontier Endocrinology (Lausanne), 2014a, 5: 60.

8. Burke S M, Menks W M, Cohen-Kettenis P T, et al. Click-evoked otoacoustic emissions in children and adolescents with gender identity disorder. Archives of Sexual Behavior, 2014b, 43: 1515-1523.

9. CARANI C, QIN K, SIMONI M, et al. Effect of testosterone and estradiol in a man with aromatase deficiency. The New England Journal of Medicine, 1997, 33: 91-95.

10. CHARCHAR F J, BLOOMER L D, BARNES T A, et al. Inheritance of coronary artery disease in men: an analysis of the role of the Y chromosome. The Lancet, 2012, 379: 915-922.

11. CHEN X, WATKINS R, DELOT E, et al. Sex difference in neural tube defects in p53-null mice is caused by differences in the complement of X not Y genes. Developmental Neurobiology, 2008, 68: 265-273.

12. CLAYTON J A, COLLINS F S. Policy: NIH to balance sex in cell and animal studies. Nature, 2014, 509: 282-283.

13. Collins P, Stevenson J C, Mosca L. Spotlight on gender. Cardiovascular Research, 2014, 53: 535-537.

14. COOLIDGE F L, THEDE L L, YOUNG S E. The heritability of gender identity disorder in a child and adolescent twin sample. Behavior Genetics, 2002, 32: 251-257.

15. COOPER G S, SANDLER D P. Age at natural menopause and mortality. Annals of Epidemiology, 1998, 8: 229-235.

16. DAI R, AHMED S A. Sexual dimorphism of miRNA expression: A new perspective in understanding the sex bias of autoimmune diseases. Therapeutics and Clinical Risk Management, 2014, 10: 151-163.

17. DAI W, LI Y, ZHENG H. Estradiol/testosterone imbalance: Impact on coronary heart disease risk factors in postmenopausal women. Cardiology, 2012, 121: 249-254.

18. DENG X, BERLETCH J B, NGUYEN D K, et al. X chromosome regulation: diverse patterns in development, tissues and disease. Nature Reviews Genetics, 2014, 15: 367-378.

19. DOKRAS A. Cardiovascular disease risk in women with PCOS. Steroids, 2013, 78: 773-776.

20. FAGEGALTIER D, KONIG A, GORDON A, et al. A genome-wide survey of sexually dimorphic expression of Drosophila miRNAs identifies the steroid hormone-induced miRNA let-7 as a regulator of sexual identity. Genetics, 2014, 198: 647-668.

21. FINKELSTEIN J S, LEE H, BURNETT-BOWIE S A, et al. Gonadal steroids and body composition, strength, and sexual function in men. New England journal of medicine, 2013, 369: 1011-1022.

22. FIRTSER S, JUONALA M, MAGNUSSEN C G, et al. Relation of total and free testosterone and sex hormone-binding globulin with cardiovascular risk factors in men aged 24-45 years. The Cardiovascular Risk in Young Finns Study Atherosclerosis, 2012, 222: 257-262.

23. GONG Y, XIAO H, LI C, et al. Elevated T/E_2 ratio is associated with an increased risk of cerebrovascular disease in elderly men. Plos one, 2013, 8: e61598.

24. GOOREN L J, KREUKELS B, LAPAUW B, et al. (Patho) physiology of cross-sex hormone administration to transsexual people: The potential impact of male-female genetic differences. Andrologia, 2015, 47: 5-19.

25. GUILLAMON A, JUNQUE C, GÓMEZ-GIL, et al. A review of the status of brain structure research in transsexualism. Archives of Sexual Behavior, 2016, 45: 1615-1648.

26. HASSOLD T, HUNT P. To err（meiotically）is human: The genesis of human aneuploidy. Nature Reviews. Genetics, 2001, 2: 280-291.

27. HAUSMANN R, TYSON L D, ZAHIDI S, et al. The global gender gap report 2006. Geneva Switzerland World Economic Forum, 2006, 25: 41-70.

28. HEMBREE W C, COHEN-KETTENIS P, DELEMARRE-VAN DE WAAL H A, et al. Endocrine treatment of transsexual persons: An Endocrine Society clinical practice guideline. The Journal of Clinical Endocrinology and Metabolism, 2009, 94: 3132-3154.

29. HEYLENS G, DE CUYPERE G, ZUCKER K J, et al. Gender identity disorder in twins: A review of the case report literature. The Journal of Sexual Medicine, 2012, 9: 751-757.

30. IZADNEGAHDAR M, SINGER J, LEE M, et al. Do younger women fare worse？ Sex differences in acute myocardial infarction hospitalization and early mortality rates over ten years. Journal of Women'S Health, 2014, 23: 10-17.

31. JACOBSEN B K, NILSSEN S, HEUCH I, et al. Does age at natural menopause affect mortality from ischemic heart disease？ Journal of Clinical Epidemiology, 1997, 50: 475-479.

32. JANKOWSKA E A, ROZENTRYT P, PONIKOWSKA B, et al. Circulating estradiol and mortality in men with systolic chronic heart failure. JAMA, 2009, 301: 1892-1901.

33. KANNEL W B, WILSON P W. Risk factors that attenuate the female coronary disease advantage. Archives of Internal Medicine, 1995, 155: 57-61.

34. KAUTH M R, SHIPHERD J C, LINDSAY J, et al. Access to care for transgender veterans in the Veterans Health Administration: 2006-2013. American Journal of Public Health, 2014, 104: S532-S534.

35. KAWASE K, KWONG A, YOROZUYA K, et al. The attitude and perceptions of work-life balance: A comparison among women surgeons in Japan, USA, and Hong Kong China. World Journal of Surgery, 2013, 37: 2-11.

36. KLINEFELTER H, REIFENSTEIN E, ALBRIGHT F. Syndrome characterized by gynecomastia, aspermatogenesis without A-leydigism, and increased excretion of follicle-stimulating hormone. The Journal of Clinical Endocrinology and Metabolism, 1942, 2: 615-627.

37. LENTINI E, KASAHARA M, ARVER S, et al. Sex differences in the human brain and the impact of sex chromosomes and sex hormones. Cerebral Cortex, 2013, 23: 2322-2336.

38. MARSHALL GRAVES J A. The rise and fall of SRY. Trends in Genetics, 2002, 18: 259-264.

39. MARTIN-SUBERO J I. How epigenomics brings phenotype into being. Pediatric Endocrinology Reviews, 2011, 9: 506-510.

40. MAUVAIS-JARVIS F. Developmental androgenization programs metabolic dysfunction in adult mice: Clinical implications. Adipocytes, 2014, 3: 151-154.

41. MAUVAIS-JARVIS F, ARNOLD A P, REUE K. A guide for the design of preclinical studies on sex differences in metabolism. Cell Metabolism, 2017, 25: 1216-1230.

42. MAZURE C M, JONES D P. Twenty years and still counting: Including women as participants and studying sex and gender in biomedical research. BMC Women'S Health, 2015, 15: 94.

43. MONKS D A, JOHANSEN J A, MO K, et al. Overexpression of wild-type androgen receptor in muscle recapitulates polyglutamine disease. Proceedings of the National Academy of Sciences of the United States of America, 2007, 104: 18259-18264.

44. MORGAN C P, BALE T L. Sex differences in microRNA regulation of gene expression: No smoke, just miRs. Biology of Sex Differences, 2012, 3: 22.

45. NAVARRO G, ALLARD C, XU W, et al. The role of androgens in metabolism, obesity, and diabetes in males and females. Obesity（Silver Spring）, 2015, 23: 713-719.

46. NELSON M D, SZCZEPANIAK L S, WEI J, et al. Transwomen and the metabolic syndrome: Is orchiectomy protective？ Transgender Health, 2016, 1: 165-171.

47. NIEUWENHOVEN L, KLINGE I. Scientific excellence in applying sex and gender-sensitive methods in biomedical and health research. Journal of Women'S Health, 2010, 19: 313-321.

48. NIH Revitalization Act of 1993. 42 U. S. C, 1993.

性与糖尿病

49. PASSARGE E. Colour atlas of genetics. New York：Thieme Medical Publishers，1995.

50. PHILLIPS S P. Defining and measuring gender：A social determinant of health whose time has come. International Journal for Equity in Health，2005，4：11.

51. PHOENIX C H，GOY R W，GERALL A A，et al. Organizing action of prenatally administered testosterone propionate on the tissues mediating mating behavior in the female guinea pig. Endocrinology，1959，65：369-382.

52. REN J，KELLEY R O. Cardiac health in women with metabolic syndrome：Clinical aspects and pathophysiology. Obesity，2009，17：1114-1123.

53. ROYO H，SEITZ H，ELINATI E，et al. Silencing of X-linked microRNAs by meiotic sex chromosome inactivation. PLoS Genetics，2015，11：e1005461.

54. SADEGHI M，FAKHRAI A. Transsexualism in female monozygotic twins：A case report. The Australian and New Zealand Journal of Psychiatry，2000，34：862-864.

55. SCHWARCZ M D，FRISHMAN W H. Testosterone and coronary artery disease. Cardiology in Review，2010，18：251-257.

56. SHARMA S，EGHBALI M. Influence of sex differences on microRNA gene regulation in disease. Biology of Sex Differences，2014，5：3.

57. SIMON L，KOZAK L R，SIMON V，et al. Regional grey matter structure differences between transsexuals and healthy controls - A voxel based morphometry study. PLoS One，2013，8：e83947.

58. SKAFAR D F，XU R，MORALES J，et al. Female sex hormones and cardiovascular disease in women. The Journal of Clinical Endocrinology Metabolism，1997，82：3913-3918.

59. SMITH E S，JUNGER J，DERNTL B，et al. The transsexual brain - A review of findings on the neural basis of transsexualism. Neuroscience and Biobehavioral Reviews，2015，59：251-266.

60. SNYDER P J，BHASIN S，CUNNINGHAM G R，et al. Effects of testosterone treatment in older men. The New England Journal of Medicine，2016，374：611-624.

61. SOSA E，FLORES L，YAN W，et al. Escape of X-linked miRNA genes from meiotic sex chromosome inactivation. Development，2015，142：3791-3800.

62. SOZZI F B，DANZI G B，FOCO L，et al. Myocardial infarction in the young：A sex-based comparison. Coronary Artery Disease，2007，18：429-431.

63. STEENSMA T D，KREUKELS B P，DE VRIES A L，et al. Gender identity development in adolescence. Hormones and Behavior，2013，64：288-297.

64. SWERDLOW A J，HERMON C，JACOBS P A，et al. Mortality and cancer incidence in persons with numerical sex chromosome abnormalities：A cohort study. Annals of Human Genetics，2001，65：177-188.

65. TIVESTEN A，VANDENPUT L，LABRIE F，et al. Low serum testosterone and estradiol predict mortality in elderly men. The Journal of Clinical Endocrinology and Metabolism，2009，94：2482-2488.

66. WIERCKX K，ELAUT E，DECLERCQ E，et al. Prevalence of cardiovascular disease and cancer during cross-sex hormone therapy in a large cohort of transpersons：A case-control study. European Journal of Endocrinology，2013，169：471-478.

67. WIJCHERS P J，YANDIM C，PANOUSOPOULOU E，et al. Sexual dimorphism in mammalian autosomal gene regulation is determined not only by Sry but by sex chromosome complement as well. Developmental Cell，2010，19：477-484.

68. WINTERMANTEL T M，CAMPBELL R E，PORTEOUS R，et al. Definition of estrogen receptor pathway critical for estrogen positive feedback to gonadotropin-releasing hormone neurons and fertility. Neuron，2006，52：271-280.

69. WISE A L，GYI L，MANOLIO T A. eXclusion：Toward integrating the X chromosome in genome-wide association analyses. American Journal of Human Genetics，2013，92：643-647.

70. WU H，LUO J，YU H，et al. Cellular resolution maps of X chromosome inactivation：Implications for neural development, function, and disease. Neuron，2014，81：103-119.

71. YANES L L，RECKELHOFF J F. Postmenopausal hypertension. American Journal of Hypertension，2011，24：740-749.

72. ZUBIAURRE-ELORZA L，JUNQUE C，GOMEZ-GIL E，et al. Effects of cross-sex hormone treatment on cortical thickness in transsexual individuals. The Journal of Sexual Medicine，2014，11：1248-1261.

第四章 变性生物学与代谢

附录：英文名称速查表

英文简写	英文全称	中文名称
^{1}H-MRS	proton MR spectroscopy	质子 MR 波谱
25HC3S	25-diol 3-sulfonate	25- 二醇 -3- 硫酸盐
27OHC3S	27-hydroxycholesterol-3-sulfate	27- 羟化胆固醇 -3- 硫酸盐
2-h PG	plasma glucose 2 h following an OGTT	OGTT 2 小时血糖
3V	third ventricular	第三脑室
4CIN	alpha-cyano-4-hydroxycinnamate	α - 氰基 -4- 羟基肉桂酸酯
5-HT	serotonin	5- 羟色胺
5 α -Rs	5 α -reductase	5 α - 还原酶
6-MWT	6-min walk test	6 分钟步行测试距离
6-OHDA	6-hydroxydopamine	6- 羟基多巴胺
AA	amino acids	氨基酸
ACC	acetyl-CoA carboxylase	乙酰辅酶 A 羧化酶
ActR Ⅱ B	activin receptor IIB	激活素受体 Ⅱ B
ADHD	attention-deficit/hyperactivity disorder	注意力缺陷 / 多动症
ADT	androgen deprivation therapy	雄激素剥夺治疗
AFs	activation functions	激活功能域
AGA	androgenetic alopecia	雄激素性脱发
AhR	aryl hydrocarbonreceptor	芳烃受体
AICAR	5-aminoimidazole-4-carboxamide-riboside	5- 氨基咪唑 -4- 羧酰胺核糖苷
ALT	alanine aminotransferase	丙氨酸氨基转移酶
AMP	adenosine 5'-monophosphate-activated protein kinase	腺苷 5'- 单磷酸激活蛋白激酶
AMPK	AMP-activated protein kinase	AMP 激活的蛋白激酶
AMS	aging males' symptoms	老年男性症状
ARKO	androgen receptor knockout mouse	雄激素受体基因敲除小鼠
AGA	androgenetic alopecia	男性型脱发，又称雄激素性脱发
ANLSH	astrocyte-neuron lactate shuttle hypothesis	星形胶质细胞 - 神经元乳酸穿梭假说
ANS	autonomic nervous system	自主神经系统
APCs	adipose progenitor cells	脂肪祖细胞
AR	androgen receptor	雄激素受体
ARC/ARH	arcuate nucleus	弓状核
ArKO	aromatase knockout	芳香化酶基因敲除

英文简写	英文全称	中文名称
ARKO	androgen receptor knockout	雄激素受体基因敲除
ARR	absolute risk reduction	绝对风险降低
ASCs	adipose stem cells/adipose-derived stem cells	脂肪干细胞
ASM	appendicular skeletal muscle mass	四肢骨骼肌质量
AST	aspartate transaminase	天冬氨酸转氨酶
ATM	adipose tissue macrophage	脂肪组织巨噬细胞
baPWV	brachial-ankle pulse wave velocity	臂踝脉搏波传导速度
BAT	brown adipose tissue	棕色脂肪组织
BD	brain death	脑死亡
BPH	benign prostatic hyperplasia	良性前列腺增生
bFGF	basic fibroblast growth factor	碱性成纤维细胞生长因子
BM	bone marrow	骨髓
BMI	body mass index	体质指数
BMT	bone marrow transplant	骨髓移植
BnST	bed nucleus of the stria terminalis	终末纹床核
BSA	bovine serum albumin	牛血清白蛋白
BZA	bazedoxifene	巴多昔芬
CA	catecholamine	儿茶酚胺
CAD	coronary artery disease	冠状动脉疾病
CaMMKβ	Ca^{2+}/calmodulin-dependent protein kinase-beta	Ca^{2+}/钙调蛋白依赖性蛋白激酶β
CAR	constitutive androstane receptor	构成性雄烷受体
CARB	carbohydrates	碳水化合物
CCK	cholecystokinin	胆囊收缩素
CE	cholesteryl esters	胆固醇酯
CE	conjugated estrogen	结合雌激素
CETP	cholesteryl ester transfer protein	胆固醇酯转运蛋白
CHD	coronary heart disease	冠状动脉粥样硬化性心脏病
CHF	congestive heart failure	充血性心力衰竭
CHOP	CCAAT-enhancer-binding protein homologous protein	CCAAT-增强子结合蛋白同源蛋白
ChREBP	carbohydrate response element-binding protein	碳水化合物反应元素结合蛋白
CLS	crown-like structures	冠状结构
COPD	chronic obstructive pulmonary disease	慢性阻塞性肺疾病
CPT1	carnitine palmityl transferase 1	肉碱棕榈酰转移酶1
CRH	corticotropin-releasing hormone	促肾上腺皮质激素释放激素

英文简写	英文全称	中文名称
CSHT	cross-sex hormone therapy	交叉性激素疗法
CT	computed tomography	计算机断层扫描
CV4	caudal fourth ventricle	第四脑室尾侧
CVD	cardiovascular disease	心血管疾病
D & E	diet and exercise	饮食和运动
DAB	1,4-dideoxy-1,4-imino-d-arabinitol	1,4- 二脱氧 -1,4- 亚氨基 -d- 阿拉伯糖醇
DAS	diallylsulfide	二烯丙基硫醚
DBD	DNA-binding domain	DNA 结合域
DBH	dopamine-beta-hydroxylase	多巴胺 -β- 羟化酶
DHEA	dehydroepiandrosterone	脱氢表雄酮
DHEA-S	dehydroepiandrosterone sulfate	硫酸脱氢表雄酮
DHT	5 α -dihydrotestersterone	5 α - 双氢睾酮
DMH	dorsomedial hypothalamic nucleus	下丘脑背内侧核
DPN	diarylpropionitrile	二芳基丙腈
DREADDs	designer receptors exclusively activated by designer drugs	载体携带特定药物激活的特定受体
DRN	dorsal raphe nucleus	中缝背核
DVC	dorsal vagal complex	迷走神经背核簇
DXA	dual-energy X-ray absorptiometry	双能 X 射线吸收测定法
DZ	dizygotic	双卵
E_2	estradiol	雌二醇
EDC	estrogen-dendrimer conjugate	雌激素 - 大分子结合物
EGFR	epidermal growth factor receptor	表皮生长因子受体
EGP	endogenous glucose production	内源性葡萄糖合成
EMCL	extramyocellular lipids	肌细胞外脂质
eNOS	nitric oxide synthase	一氧化氮合酶
ER	estrogen receptor	雌激素受体
ERE	estrogen response elements	雌激素反应元件
ERK	extracellular signal-regulated kinase	细胞外信号调节激酶
ERKO	knockout mouse for ER	ER 基因敲除小鼠
ERs	estrogen receptors	雌激素受体
ERα	estrogen receptor-α	雌激素受体 α
ERβ	estrogen receptor-β	雌激素受体 β
ESRD	end stage renal disease	终末期肾脏疾病
EST	estrogen sulfotransferase	雌激素硫酸转移酶

英文简写	英文全称	中文名称
FA	fatty acids	脂肪酸
FAS	fatty acid synthetase	脂肪酸合成酶
FD	food deprivation	食物匮乏
FFA	free fatty acid	游离脂肪酸
FM	fat mass	脂肪质量
FOXO	forkhead box O	叉头状转录因子 O
FOXO1	Forkhead box protein O1	叉头状转录因子 O1
FPG	fasting plasma glucose	空腹血糖
G-6-P	glucose-6-phosphate	葡萄糖 -6- 磷酸脱氢酶
GABA	γ -aminobutyric acid	γ - 氨基丁酸
GAD65/67	glutamate decarboxylase 65/67	谷氨酸脱羧酶 65/67
GCK	glucokinase	葡萄糖激酶
GDI	glucose disposition index	葡萄糖清除指数
GE	glucose effectiveness	葡萄糖效能
GE	glucose-excited	葡萄糖兴奋
GI	glucose-inhibited	葡萄糖抑制
GI	gender incongruence	性别不一致
GIP	gastric inhibitory polypeptide	肠抑胃肽
GIR	glucose infusion rate	血糖输注率
GLP-1	glucagon-like peptide-1 receptor	胰高血糖素样肽 -1
GLUT4	glucose transporter 4	葡萄糖转运蛋白 4
HbA1c	glycated hemoglobin	糖化血红蛋白
GnRH	gonadotropin-releasing hormone	促性腺激素释放激素
GP	glycogen phosphorylase	糖原磷酸化酶
GPCRs	orphan G-protein-coupled receptors	孤儿 G 蛋白偶联受体
GPER	G-protein-coupled estrogen receptor	G 蛋白偶联雌激素受体
GPER KO	GPER knockout	GPER 基因敲除
GR	glucocorticoid receptor	糖皮质激素受体
GS	glycogen synthase	糖原合酶
GSIS	glucose-stimulated insulin secretion	葡萄糖刺激的胰岛素分泌
GSK	glycogen synthase kinase	糖原合酶激酶
GTTs	glucose tolerance tests	葡萄糖耐量实验
GWAS	genome-wide association studies	全基因组关联研究
GWAT	viseral gonadal white adipose tissue	内脏性腺白色脂肪组织

英文简写	英文全称	中文名称
HAAF	hypoglycemia-associated autonomic failure	低血糖相关的自主神经衰竭
HADS	Hospital Anxiety and Depression Scale	医院焦虑症和抑郁量表
hCG	human chorionic gonadotropin	人绒毛膜促性腺激素
HDL-C	high-density lipoprotein cholesterol	高密度脂蛋白胆固醇
HFD	high-fat diet	高脂饮食
HGP	hepatic glucose production	肝葡萄糖生成
HGS	handgrip strength	握力
HH	hypogonadotropic hypogonadism	低促性腺素性功能减退症
hIAPP	human islet amyloid polypeptide	人类胰岛淀粉样多肽
HMG-CoA	3-hydroxy-3-methyl glutaryl coenzyme A	羟甲基戊二酸辅酶 A
HMGCR	3-Hydroxy-3-methyl-glutaryl-CoA reductase	HMG-CoA 还原酶
HMW	high molecular weight	高分子量
HOMA-IR	homeostasis model assessment of insulin resistance	胰岛素抵抗的稳态模型评估
HREs	hormone response elements	激素应答元件
HRT	hormone replacement therapy	激素替代治疗
HSC	hematopoietic stem cells	造血干细胞
HypoE	hypoestrogenemia	低雌激素血症
I/R	ischemia and reperfusion	缺血和再灌注
i3vt	intra-third ventricular	第三脑室注射
icv	intracerebroventricular	脑室内
IFG	impaired fasting glucose	空腹血糖受损
IGF	insulin-like growth factors	胰岛素样生长因子
IGT	impaired glucose tolerance	葡萄糖耐量受损
IHH	idiopathic hypogonadotropic hypogonadism	特发性低促性腺激素性功能减退症
IL-6	interleukin-6	白介素 6
IMCL	intramyocellular lipids	肌细胞内脂质
IMT	intima-media thickness	颈动脉内膜中层厚度
iNOS	inducible nitric oxide synthase	沉默诱导型一氧化氮合酶
IO	inferior olive	下橄榄核
ir	immunoreactivity	免疫反应性
IR	insulin resistance	胰岛素抵抗
IRES	internal ribosome entry site	内部核糖体进入位点
IRS	insulin receptor substrate	胰岛素受体底物
IR-β	insulin receptor beta	胰岛素受体 β

英文简写	英文全称	中文名称
ISI	insulin sensitivity index	胰岛素敏感性指数
ITTs	insulin tolerance tests	胰岛素耐量实验
IUGR	intrauterine growth restriction	宫内生长受限
IVGTT	intravenous glucose tolerance test	静脉葡萄糖耐量试验
IWAT	inguinal white adipose tissue	腹股沟白色脂肪组织
JNK	c-Jun-N-terminal kinase	c-Jun-N- 末端激酶
KATP	ATP-dependent potassium channel	ATP 依赖性钾通道
KO	knockout	敲除
L	lipids	脂质
lacZ	β -galactosidase	β - 半乳糖苷酶
LBD	the COOH-terminal ligand- binding domain	COOH 末端配体结合域
LBD	ligand-binding domain	配体结合域
L-COSY	localized 2D correlation spectroscopy	局部二维相关光谱
LD	lipid droplet	脂滴
LDL-C	low-density lipoprotein cholesterol	低密度脂蛋白胆固醇
LDLR	low-density lipoprotein receptor	低密度脂蛋白受体
LF	low-frequency	低频
LH	luteinizing hormone	黄体生成素
LHA	lateral hypothalamic area	下丘脑外侧区
L-NAME	N ω -nitro-l-arginine methyl ester	N ω - 硝基 -l- 精氨酸甲酯
LPS	lipopolysaccharide	脂多糖
LRH-1	liver receptor homolog	肝脏受体同源物
LXR	liver X receptor	肝脏 X 受体
MAPK	mitogen-activated protein kinase	丝裂原活化蛋白激酶
MBH	medial basal hypothalamus	下丘脑内侧基底部
MC4R	melanocortin 4 receptor	黑素皮质素 4 受体
MCH	melanin-concentrating hormone	黑色素聚集激素
MEF2	myocyte enhancer factor 2	肌细胞增强因子 2
MESA	Multi-Ethnic Study of Atherosclerosis	动脉粥样硬化多种族研究
MetS	metabolic syndrome	代谢综合征
MFLM	mineral- free lean mass	非矿盐瘦体重
MHT	menopausal hormone therapy	绝经激素治疗
miRNAs	micrornas	微小核糖核酸
MIS/AMH	Mullerian-inhibiting substance/anti-Mullerian hormone	苗勒式管抑制物质 / 抗苗勒式管激素

附录：英文名称速查表

英文简写	英文全称	中文名称
MISS	membrane-initiated steroid signals	膜启动类固醇信号
MMP	mitochondrial membrane potential	线粒体膜电位
MMP3	matrix metalloproteinase 3	基质金属蛋白酶 3
MOER	membrane-only ER α	纯膜 ER α
MPOA	medial preoptic area	视前内侧区
MR	mineralocorticoid receptor	盐皮质激素受体
MRa	rate of appearance of meal carbohydrate	膳食碳水化合物的生糖速率
MRI	magnetic resonance imaging	磁共振成像
MSNA	muscular sympathetic nerve activity	基础肌肉交感神经活动
mTOR	mammalian target of rapamycin	哺乳动物类雷帕霉素靶蛋白
MZ	monozygotic	单卵
NAFLD	nonalcoholic fatty liver diseases	非酒精性脂肪肝
NASH	non-alcoholic steatohepatitis	非酒精性脂肪性肝炎
NATperivert	perivertebral neck adipose tissue	椎体周围脂肪组织
NATpost	posterior cervical neck adipose tissue	颈后脂肪组织
NATsc	subcutaneous/superficial neck adipose tissue	颈部皮下 / 浅表脂肪组织
ND	normal diet	正常饮食
NE	norepinephrine	去甲肾上腺素
NGN3 +	neurogenin 3	神经元 3
NHANES	National Health and Nutrition Examination Survey	美国国家健康与营养调查
NHPs	nonhuman primates	非人灵长类
NIH	the national institutes of health	美国国立卫生研究院
NLS	nuclear localization signals	核定位信号
NMES	neuromuscular electrical stimulation	神经肌肉电刺激
nNOS	neuronal nitric oxide synthase	神经元一氧化氮合酶
NOD	nonobese diabetic	非肥胖糖尿病的
NPY	neuropeptide Y	神经肽 Y
NR5A2	nuclear receptor	核受体
Nrf2	nuclear factor 2	核因子 2
NTD	NH2-terminal domain	NH2 末端域
NTS	nucleus of the solitary tract	孤束核
obe	ob/ob mice deficient of est	缺失 EST 的 ob/ob 小鼠
OGDH	alpha ketoglutarate dehydrogenase	α - 酮戊二酸脱氢酶
OGTT	oral glucose tolerance test	口服葡萄糖耐量试验

英文简写	英文全称	中文名称
OM	visceral omental	内脏网膜
ORDX	orchidectomy	睾丸切除术
ORWH	Office of Research on Women's Health	女性健康研究办公室
OSA	obstructive sleep apnea	阻塞性睡眠呼吸暂停
OVX	ovariectomy	卵巢切除术
p70S6K	ribosomal protein S6 kinase	核糖体蛋白 S6 激酶
pAMPK	phospho AMPK	磷酸化 AMPK
PaPEs	pathway preferential estrogens	通路优先雌激素
PAPS	3'-phosphoadenosine 5'-phosphosulfate	3- 磷酸腺苷 -5- 磷酸硫酸
PAT	pericardial adipose tissue	心包脂肪组织
PBMC	peripheral blood mono-nuclear cells	外周血单个核细胞
PCa	prostate cancer	前列腺癌
PCOS	polycystic ovary syndrome	多囊卵巢综合征
PDL	partial duct ligation	部分导管结扎
PDX-1	pancreatic duodenal homeobox-1	胰腺十二指肠同源盒 1
PEPI	post menopausal estrogen/progestin interventions	绝经后雌激素 / 孕激素干预
PEW	protein-energy wasting	蛋白质 - 能量消耗
PFKL	phosphofructokinase	磷酸果糖激酶
PHTPP	4-[2-phenyl-5,7-bis（trifluoromethyl）pyrazolo[1,5-a]pyrimi-din-3-yl] phenol	4-[2- 苯基 -5,7- 双（三氟甲基）吡唑并 [1,5-a] 嘧啶 -3- 基] 苯酚
PI3K	phosphatidylinositol-3-kinases	磷脂酰肌醇 -3- 激酶
PIC	pro-inflammatory cytokines	促炎细胞因子
PIT	pancreatic islet transplantation	胰岛移植
PKA	protein kinaseA	蛋白激酶 A
PKC	protein kinase C	蛋白激酶 C
POI	primary ovarian insufficiency	原发性卵巢功能不全
POMC	pro-opiomelanocortin	阿片黑素促皮质素原
PPARG	peroxisome proliferator-activated receptor gamma	过氧化物酶体增殖物激活受体 γ
PPARs	peroxisome proliferation-activated receptor	过氧化物酶体增殖激活受体
PPT	propylpyrazoletriol	丙基吡唑三醇
PR	progesterone receptor	孕激素受体
Ptp1b	protein tyrosine phosphatase 1b	蛋白酪氨酸磷酸酶 1b
PVH	paraventricular nucleus of the hypothalamus	下丘脑室旁核
PXR	pregnane X receptor	孕烷 X 受体
QOL	quality of life	生活质量

英文简写	英文全称	中文名称
Ra	rate of appearance	生成速率
RCT	reverse cholesterol transport	胆固醇的逆向转运
Rd	rate of disappearance	清除速率
REE	resting energy expenditure	静息能量消耗
RIIH	recurring insulin-induced hypoglycemia	胰岛素诱导的反复低血糖
RIN	rat insulinoma	大鼠胰岛素瘤
RNS	nitrogen species	活性氮簇
ROR	retinoid-related orphan receptor	维 A 酸相关孤儿受体
ROS	reactive oxygen species	活性氧簇
RPa	raphe pallidus	中缝苍白核
rPO	rostral preoptic area	鸟类的侧视前区
RRR	relative risk reduction	相对风险
RS	reactive species	活性物质
RT	resistance training	抗阻力训练
SARMs	selective androgen receptor modulators	选择性雄激素受体调节剂
SAT	subcutaneous adipose tissue	皮下脂肪组织
SC	subcutaneous	皮下
SCA	sex chromosome aneuploidy	性染色体非整倍体
SERDs	selective estrogen receptor downregulators	选择性雌激素受体下调剂
SHBG	sex hormone binding globulin	性激素结合球蛋白
siRNA	small interfering RNA	小分子干扰 RNA
SNA	sympathetic nerve activity	交感神经活动
SNPs	single nucleotide polymorphisms	单核苷酸多态性位点
SOCS3	suppressor of cytokine signaling-3	细胞因子信号转导抑制因子 3
SR-BI	scavenger receptor class B member I	清道夫受体 B 类成员 I
SREBP-1	sterol regulatory element-binding protein-1	固醇调节元件结合蛋白 -1
SREBP1c	sterol regulatory element-binding protein 1c	固醇调节元件结合蛋白 1c
SREBPs	sterol regulatory element-binding proteins	固醇调控元件结合蛋白
SRY	the sex-determining region	性别决定区域
STAT3	signal transducer and activator of transcription 3	信号转导和转录激活因子 3
STS	steroid sulfatase	类固醇硫酸酯酶
STZ	streptozotocin	链脲佐菌素
SVF	stromal vascular fraction	基质血管部分
T	testosterone	睾酮

性与糖尿病

英文简写	英文全称	中文名称
T1DM	type 1 diabetes mellitus	1 型糖尿病
T2DM	type 2 diabetes mellitus	2 型糖尿病
TC	total cholesterol	总胆固醇
TCA	tricarboxylic acid cycle	三羧酸循环
TD	testosterone deficiency	睾酮缺乏症
TG	triglycerides	三酰甘油
Tg	transgenic	转基因
TK	tyrosine kinase	酪氨酸激酶
TLR4	Toll-like receptor 4	Toll 样受体 4
TNF-α	tumor necrosis factor alpha	肿瘤坏死因子 α
TRT	testosterone replacement therapy	睾酮替代疗法
TS	turner syndrome	特纳综合征
UCP1	uncoupling protein-1	解偶联蛋白 1
UCP2	uncoupling protein-2	解偶联蛋白 2
UGCG	UDP-glucose ceramide glucosyltransferase	UDP- 葡萄糖神经酰胺葡糖基转移酶
UPS	ubiquitin proteasome system	泛素 - 蛋白酶体系统
VAT	visceral adipose tissue	内脏脂肪组织
VDR	vitamin D receptor	维生素 D 受体
VLED	very low energy diet	极低热量饮食
VMH	ventromedial hypothalamic nucleus	下丘脑腹内侧核
VMHvl	the ventrolateral region of the ventromedial hypothalamus	下丘脑腹内侧核的腹外侧区
VSMCs	vascular smooth muscle cells	血管平滑肌细胞
VTE	venous thrombus embolism	静脉血栓栓塞
WAT	white adipose tissue	白色脂肪组织
WC	waist circumference	腰围
WSD	western-style diet	西式饮食
WT	wild type	野生型
ZDF	Zucker diabetic fatty	Zucker 糖尿病肥胖
ZF	Zucker fatty	Zucker 肥胖
β -ARKO	β -androgen receptor knock out	β - 雄激素受体基因敲除